神经外科学教程

第 3 版

主　　编	陈礼刚　于炎冰　冯　华　孙晓川
副主编	江　涌　张　黎　郭洪波　贾　旺
编写秘书	彭建华

人民卫生出版社
·北京·

图书在版编目（CIP）数据

神经外科学教程/陈礼刚等主编. -- 3 版.
北京：人民卫生出版社，2024. 7. -- ISBN 978-7-117
-36532-1

Ⅰ. R651
中国国家版本馆 CIP 数据核字第 2024UZ5552 号

人卫智网	www.ipmph.com	医学教育、学术、考试、健康，购书智慧智能综合服务平台
人卫官网	www.pmph.com	人卫官方资讯发布平台

神经外科学教程

Shenjing Waikexue Jiaocheng

第 3 版

主　　编： 陈礼刚　于炎冰　冯　华　孙晓川
出版发行： 人民卫生出版社(中继线 010-59780011)
地　　址： 北京市朝阳区潘家园南里 19 号
邮　　编： 100021
E - mail： pmph @ pmph. com
购书热线： 010-59787592　010-59787584　010-65264830
印　　刷： 北京顶佳世纪印刷有限公司
经　　销： 新华书店
开　　本： 889×1194　1/16　　**印张：** 31
字　　数： 1004 千字
版　　次： 2009 年 10 月第 1 版　　2024 年 7 月第 3 版
印　　次： 2024 年 8 月第 1 次印刷
标准书号： ISBN 978-7-117-36532-1
定　　价： 208. 00 元

打击盗版举报电话：**010 - 59787491**　E - mail：**WQ @ pmph. com**
质量问题联系电话：**010 - 59787234**　E - mail：**zhiliang @ pmph. com**
数字融合服务电话：**4001118166**　E - mail：**zengzhi @ pmph. com**

编　者 （以姓氏汉语拼音为序）

包长顺　西南医科大学附属医院

包埅旸　西南医科大学附属医院

蔡晓东　深圳大学第一附属医院

陈　罡　苏州大学附属第一医院

陈　高　浙江大学医学院附属第二医院

陈光祥　西南医科大学附属医院

陈礼刚　西南医科大学附属医院

陈立华　四川省人民医院

陈隆益　四川省人民医院

程宏伟　安徽医科大学第一附属医院

邓华江　西南医科大学附属医院

冯　华　陆军军医大学西南医院

冯军峰　上海交通大学医学院附属仁济医院

高国一　首都医科大学附属北京天坛医院

郭洪波　南方医科大学珠江医院

韩吉中　西南医科大学附属医院

杭春华　南京大学医学院附属鼓楼医院

何海平　西南医科大学附属医院

胡　锦　复旦大学华山医院

胡　荣　陆军军医大学西南医院

黄　玮　广西医科大学附属第一医院

黄昌仁　西南医科大学附属医院

黄润生　广州中医药大学金沙洲医院

贾　旺　首都医科大学附属北京天坛医院

江　涌　西南医科大学附属医院

江基尧　上海交通大学医学院附属仁济医院

江荣才　天津医科大学总医院

姜晓峰　中国科学技术大学附属第一医院

蒋传路　哈尔滨医科大学附属第二医院

康德智　福建医科大学附属第一医院

雷　军　四川大学华西空港医院

李　楠　空军军医大学唐都医院

李　涛　四川大学华西医院

李超杰　西南医科大学附属医院

李定君　成都中医药大学附属医院

李茗初　首都医科大学宣武医院

李慎杰　西南医科大学附属医院

李祥龙　西南医科大学附属医院

李蕴潜　吉林大学白求恩第一医院

李宗平　绵阳中心医院

刘　力　西南医科大学附属医院

刘　亮　西南医科大学附属医院

刘　阳　绵阳市第三人民医院

刘金龙　中山大学附属第一医院

刘劲芳　中南大学湘雅医院

刘洛同　西南医科大学附属医院

刘艳辉　四川大学华西医院

刘英超　山东第一医科大学附属省立医院

刘志雄　中南大学湘雅医院

龙晓东　德阳市人民医院

吕胜青　陆军军医大学新桥医院

罗庆莲　西南医科大学附属医院

马　原　西部战区总医院

毛　庆　四川大学华西医院

明　扬　西南医科大学附属医院

潘　力　复旦大学附属华山医院

庞金伟　西南医科大学附属医院

彭建华　西南医科大学附属医院

彭里磊　西南医科大学附属医院

彭汤明　成都市第五人民医院

漆松涛　南方医科大学南方医院

邱炳辉　南方医科大学南方医院

屈　延　空军军医大学唐都医院

任天剑　四川省肿瘤医院

舒　凯　华中科技大学同济医学院附属同济医院

孙洪涛　中国人民武装警察部队特色医学中心

孙晓川　重庆医科大学附属第一医院

唐　辉　南充市中心医院

田俊杰　西南医科大学附属医院

万伟峰　西南医科大学附属医院

编　者

王　硕　首都医科大学附属北京天坛医院

王东海　山东大学齐鲁医院

王学廉　空军军医大学唐都医院

魏俊吉　北京协和医院

吴安华　中国医科大学附属盛京医院

向　伟　西南医科大学附属医院

许民辉　陆军特色医学中心(大坪医院)

闫东明　郑州大学第一附属医院

严国建　成都市第四人民医院

杨　刚　重庆医科大学附属第一医院

杨　欣　西南医科大学附属医院

杨昌美　西南医科大学附属医院

杨朝华　四川大学华西医院

杨小锋　浙江大学医学院附属第一医院

杨晓波　西南医科大学附属医院

杨学军　清华大学附属北京清华长庚医院

叶　磊　昆明市儿童医院

西　建　西南医科大学附属医院

于炎冰　中日友好医院

曾　春　遂宁市中心医院

曾　山　西南医科大学附属医院

张　捷　武汉大学中南医院

张　黎　中日友好医院

张　苓　西南医科大学附属医院

张　颖　西南医科大学附属医院

张鸿祺　首都医科大学宣武医院

张俊廷　首都医科大学附属北京天坛医院

张孙富　成都市第三人民医院

张旺明　南方医科大学珠江医院

张玉琪　清华大学玉泉医院

张跃康　四川大学华西医院

章文斌　南京医科大学附属脑科医院

赵海康　西安医学院第一附属医院

赵燕茹　西南医科大学附属医院

郑皓文　西南医科大学附属医院

郑念东　乐山市人民医院

钟传洪　西南医科大学附属医院

周　杰　西南医科大学附属医院

主编简介

西南医科大学附属医院神经外科主任

主任医师,二级教授,博士研究生导师,国务院特殊津贴专家、四川省学术技术带头人、国家科学技术进步奖评审专家、教育部长江学者评选专家、四川省卫生健康首席专家、中华医学会神经外科学分会全国委员、中华医学会创伤学分会神经创伤专业委员会副主任委员、中国医师协会神经外科医师分会常务委员、四川省医学会神经外科学专业委员会候任主任委员、四川省医师协会神经外科医师分会会长、王忠诚中国神经外科医师学术成就奖获得者。从事神经外科临床、教学及科研工作 30 余年,擅长脑功能性疾病、脑肿瘤、颅脑损伤的规范化救治及儿童脑肿瘤的个体化治疗。近 5 年发表文章 200 余篇,在 *The Lancet neurology*、*Neuro-Oncology* 等杂志发表 SCI 论文 100 余篇(IF>700)。主编全国高

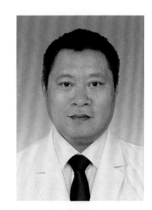

陈礼刚

等学校教材 5 部,主编专著 3 部。已完成国家自然科学基金课题等 8 项,先后获 2011 年度四川省科学技术进步奖,2018 年四川省第八届高等教育优秀教学成果一等奖,2019 年教育部高等学校科学研究优秀成果奖(科学技术)二等奖,2017、2019、2023 年度华夏医学科技奖二等奖,2002、2019 年度四川省科学技术进步奖二等奖,2013 年中华医学科技奖三等奖,2008 年度四川省科学技术进步奖三等奖,2019 年华夏医学科技三等奖等奖励 10 余项。牵头制定中国研究型医院协会"脑胶质瘤全病程管理"等 2 项团体标准。

中日友好医院神经外科主任

主任医师,教授,北京大学医学部及北京协和医科大学博士研究生导师,中国医学科学院博士后流动站及中日友好医院博士后工作站导师。兼任中华医学会神经外科学分会常务委员及功能神经外科学组候任组长、北京医学会神经外科学分会主任委员及功能神经外科学组组长、中国研究型医院学会神经外科学专业委员会主任委员、中国医师协会神经调控专业委员会副主任委员、中国医师协会神经外科医师分会常务委员及功能神经外科专家委员会主任委员、世界华人神经外科协会常务委员及功能神经外科专家委员会主任委员、中国研究型医院学会神经微侵袭专业委员会副主任委员、中国医疗保健国际交流促进会神经外科学分会副主任委员、中国医药教育协会神经外科学分会副主任委员、中国医师协会神经修复学专业委员会颅神经修复学组组长、中国颅神经疾患诊

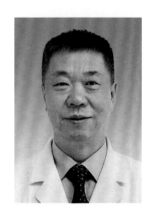

于炎冰

疗协作组组长、北京大学医学部神经外科学学系委员及教授委员会副主任委员,《中华脑科疾病与康复杂志》(电子版)主编,《中华神经外科杂志》《中华神经创伤外科电子杂志》《临床神经外科杂志》副主编,*Neuro-critical Care*(中文版)、《中华神经医学杂志》等 6 个中文核心期刊编委。主持国家科技部"十五"重点攻关课题、国家自然科学基金、卫生部重点科研课题、首都医学发展基金等国家及省部级重点科研课题 10 余项,并作为主要学术骨干参加国家重点基础研究发展计划(973 计划)课题。近年来在核心期刊发表中英文论著 100 余篇,主编专业书籍 4 部,参编 8 部。

主 编 简 介

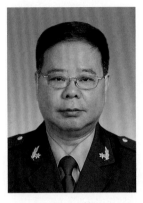

冯 华

陆军军医大学西南医院神经外科学科带头人

主任医师,教授,博士研究生导师。陆军军医大学西南医院神经外科(国家重点学科、国家临床重点专科、全军神经外科研究所、全军神经创伤防治重点实验室、重庆市脑科学协同创新中心、重庆市神经外科临床研究中心、重庆市神经外科重点实验室)学科带头人,中国名医百强专家。中华医学会神经外科分会常委、中国医师协会神经外科医师分会常委、中国医师协会神经修复学专业委员会副主任委员兼总干事、重庆市医学会常务理事、重庆市医学会卒中专业委员会前任主任委员,《中华神经外科》、*Chinise Neurosurgical Journal* 等期刊副总编辑。国家重点基础研究发展计划(973 计划)项目首席科学家,"总后科技银星",军队专业技术三级,重庆市政协委员,重庆市首批学科带头人。主持国家重点基础研究发展计划(973 计划)课题、国家自然科学基金重点项目等科研项目 40 余项,总经费 9 500 余万,发表论文 400 余篇,其中 SCI 收录 162 篇(其中 IF>5.0 的论文 57 篇);获国家科学技术进步奖二等奖 1 项,省部级科学技术进步奖一等奖 7 项;主编(译)专著 10 余部。主持承办第一、二、三、四届重庆国际脑血管外科暨脑血管痉挛学术会议、全军第十一届和第十七届神经外科学术会议、第二届世界华人神经外科学术大会、第十届国际脑血管痉挛会议等大型学术会议 10 余次。主办国家及军队继续教育学习班 20 余次。

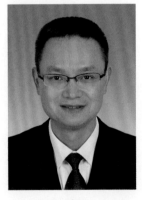

孙晓川

重庆医科大学附属第一医院神经外科学科带头人

主任医师,二级教授,博士研究生导师。先后任中国医师协会神经外科医师分会第六届委员会副会长、中国医疗保健国际交流促进会神经外科学分会副主任委员、中国神经科学学会理事、国家神经疾病医学中心脑胶质瘤 MDT 专科联盟副理事长、重庆市医师协会神经外科医师分会会长、重庆市神经科学学会副理事长、重庆市抗癌协会神经肿瘤专委会主任委员、中华医学会神经外科学分会委员、重庆市医学会神经外科学分会主任委员等学术任职。担任《中华神经外科杂志》(中文版和英文版)、《中华创伤杂志》(中文版和英文版)、《中国微侵袭神经外科杂志》、《中国临床神经外科杂志》、《中华内分泌外科杂志》等多家国内顶级学术期刊编委。入选重庆市"英才计划·名家名师"、荣获重庆市五一劳动奖章。先后主持国家级自然科学基金面上项目 4 项,以第一主研参与国家自然科学基金项目 5 项,承担国家"十一五""十二五""十三五"科技支撑项目子课题 5 项,荣获省部级科技进步奖一等奖 1 项、二等奖及三等奖各 2 项。发表论文 220 余篇,其中 SCI 论文 60 余篇;主编专著 2 部,参编专著 10 余部;主编高等学校教材 2 部。多次荣获"重庆医科大学优秀研究生导师"奖项。

序 一

  神经外科是大外科的一个分支或亚专科,它是研究和治疗中枢神经系统及其附属组织,如血管、骨骼和头皮等结构病变和损伤,包括先天性和后天获得性病损,同时致力于脑功能和解剖的研究,探索新知识、新理论、新技术和新方法的一门学科。由于神经外科研究的中枢神经系统在人体中的重要性和复杂性,神经外科的发展又高度依赖科学技术的发展,因此,在大外科的所有分支中,神经外科几乎最晚分离出来成为独立的亚专科,常称为外科的"冠上明珠",从事神经外科的医务人员称为神经外科医生。由于上述神经外科的专科属性和特殊性,神经外科医生不仅要求有扎实的外科基础,而且要求具有中枢神经系统解剖、功能和相关学科的知识和基础。

  神经外科的成立,在国外最早公推美国的 Cushing 大夫,1912 年他在波士顿哈佛医学院建立世界第一个神经外科中心,开展了神经外科医疗、教学和科研。虽然我国有华佗用麻沸散使病人睡着,进行开颅手术的传说,但是,我国真正开展神经外科工作是在 1949 年后。1950 年《解放日报》报道,上海中山医院外科主任沈克非教授成功切除 1 例额叶胶质瘤。之后沈老又开展脑脓肿、脑膜瘤等手术,因成绩突出,曾获毛泽东主席接见。1952 年,在沈老支持下,史玉泉和朱桢卿两位年轻大夫在上海华山医院成立神经外科,同年赵以成大夫在天津成立神经外科(之后赵以成也在北京成立神经外科)。南北两个神经外科中心不仅开展神经外科医、教、研工作,而且为我国神经外科发展做出了卓越贡献(详见本人主编的《现代神经外科学》)。

  神经外科医生的培养,早期是根据每个医院的情况和要求,采用"师徒制"进行的。以后,随着神经外科学会的成立,开始出现神经外科专科医生培养制",国外是 20 世纪 40 年代,我国是在本世纪初开始试行。近来,随着我国医疗卫生事业的改革深化和国家专科医生培养的推广,我国临床医学教育进入了一个崭新的发展阶段。西南医科大学联合国内多所学校神经外科专家,共同编写了《神经外科学教程》(第 3 版)。该版是在 2009 年第 1 版和 2014 年第 2 版的基础上,经广泛、深入调研后,进行修订和增补,使内容更加丰富、完善和新颖,体现了医学教材的"三基、五性和三特点"的编写原则,具有较强的针对性和实用性。该书的编者是从事神经外科医、教、研的专家学者,具有丰富的临床实践和教学经验。我祝愿本书的再版和发行,对推动我国神经外科教育、普及神经外科专科医生培养起到良好的推动作用。

中国工程院院士
复旦大学神经外科研究所所长
复旦大学附属华山医院神经外科主任
上海市神经外科临床医学中心主任
周良辅
2024 年春

序　二

　　神经外科是外科学的一个重要分支,也是医学中最年轻、最复杂而又发展最快的一门学科。随着显微手术、神经影像、神经介入以及机器人手术等技术的进步,近年来神经外科专业发展迅猛,然而我国神经外科发展水平不平衡,高素质专科医师培训远未普及,临床教学及科学研究仍需进一步努力。因此,神经外科医生的培养需要简明扼要、源于实践、易于学习的教程,来帮助神经病学本科生、研究生、专科医师及青年医师成长。

　　西南医科大学在全国医学院校中较早开展了神经病学专业方向的本科及研究生教学,经过数十年的教学实践,造就了一批优秀的师资。由陈礼刚教授等主编的《神经外科学教程》基于教育改革新思路,源于我校培养方案,充分地体现了医学教材"三基、五性和三特定"的编写原则。内容条理清楚,易于学习,受到国内同行及师生好评,引起强烈反响。

　　此次再版对标中国卫生事业的发展及医学教育标准,围绕"三有八能"人才培养目标,践行"医教协同"助力改革。相信《神经外科学教程》的再版,对我国神经外科医学人才培养将起到很好的促进作用。

西南医科大学党委书记

廖　斌

2024 年 5 月

第 3 版前言

神经外科是医学领域中极具挑战性和复杂性的专业之一。近年来随着新方法、新技术在神经外科临床工作中的推广及应用，我国的神经外科医疗事业得到了高速发展，并取得了举世瞩目的成就，当然也迎来了新的机遇与挑战。目前专科医师的培训仍然缺乏规范的要求和统一的标准，需要针对性较强的统一教材。对于开始学习神经疾病专业的一线医生及基层神经外科专科医师而言，简明扼要的专业书籍则是很好的工具。《神经外科学教程》第 1 版出版发行后，在国内引起一定反响，后续我们根据 21 世纪我国高等医学教育改革和发展的需要，编写了《神经外科学教程》第 2 版，此版教程紧密结合临床，力求突出每个疾病的特点；在诊断及鉴别诊断上强调培养临床思维方法；在治疗上展示已被认同的新技术和新方法，使读者有更深入的认识，使之有所遵循。

自《神经外科学教程》第 2 版出版近十年来，中国神经外科发展到了全新阶段，创新技术的广泛应用、术中监测技术的发展、人工智能在神经外科的应用、神经再生和修复研究的进展、脑血管疾病治疗的创新、脑肿瘤治疗的综合策略、功能神经外科的进步、3D 打印技术的应用以及 AI 人工智能的飞速发展，让既往难以实现的技术成了日常诊疗常规。基于上述背景，我们决定编写《神经外科学教程》第 3 版。本书汇聚了众多本领域专家的心血与智慧，希望能为神经外科从业者提供有益的参考，激发更多的研究与创新，为患者带来更多的福祉。编者依据多年的临床及教学经验，同时吸收国内外有关最新研究成果，既富有亲身实践的体会，又博采众家所长，推陈出新，力求体现与时俱进的时代信息。

在本书的再版过程中，承蒙中国工程院院士、复旦大学附属华山医院周良辅院士的亲切关怀和悉心指导，并在百忙之中为本书作序。本书的成功出版还得到了人民卫生出版社的大力支持，也得到了西南医科大学党委书记廖斌教授、西南医科大学副校长江涌教授的大力支持和鼓励。本书的作者涵盖了全国各地区大型教学医院、医疗中心及地市级医院，编写内容致力于呈现该领域的前沿动态，分享不同级别医院的临床经验与实践智慧，以促进经验交流与共同进步。

由于时间仓促，加之水平有限，书中难免不妥和错漏之处，恳请同道和使用该教程的广大师生批评指正。

陈礼刚　于炎冰　冯　华　孙晓川
2024 年 5 月

目　　录

第一章　神经外科发展简史

神经外科是医学中最年轻、最复杂的学科之一，究竟起源于何时尚难统一。它作为一门独立学科于 19 世纪末在神经病学、麻醉术、无菌术发展的基础上诞生于英国，Mac Ewen 于 1879 年在英国格拉斯哥第一次正式进行开颅手术，而其初期发展与成熟是在 20 世纪初之后的美国。

一、世界神经外科发展简史

神经外科的发展大致经历了 5 个阶段：人类环钻术、近代神经外科学、经典神经外科学、显微神经外科学和微创神经外科学。

1. 人类环钻术　在古希腊、法国、秘鲁和我国山东省广饶等地，早在 4 000 多年前的新石器时代人类就已经开始钻颅术，它是最古老的外科手术之一。其目的和方法至今并未得知，推测可能用于治疗局部头颅畸形、剧烈头痛、癫痫或精神改变（躁狂症）。

2. 近代神经外科学　于 19 世纪末和 20 世纪初逐步建立，其形成和发展与对神经生理功能的认识水平的提高、外科手术器械的改进密切相关。这一时期的神经外科通常是由神经内科医师诊断疾病，设计手术入路，并指导外科医师进行手术。但由于定位诊断精确性比较差，外科医师往往需要大范围开颅暴露，且常找不到病变，因此，整体疗效并不佳。

3. 经典神经外科学　20 世纪初神经外科独立，形成了经典神经外科学，其发展与麻醉（1846）、抗生素（1867）、X 线诊断（1896）、无菌术及开颅手术的发明密不可分。由于诊断手段匮乏，只有当患者出现明显的神经功能缺损后，神经外科医师才能根据神经功能缺损情况，利用脊髓造影术、脑室气造影术、气脑造影术及脑血管造影术，对神经系统疾病做解剖学的定位诊断，确定颅内病灶的大致位置。由于影像学资料都是间接揭示颅内病灶，因此，病灶通常较大。这个时期，神经外科学的概念是与颅内压作斗争，需要采用大骨瓣开颅切除病灶，或去除骨瓣及颞肌下减压。

Harvey Williams Cushing 和 Walter Edward Dandy 是经典神经外科学的奠基者，20 世纪神经外科的巨人。Cushing 是神经外科学史上一位杰出的神经外科手术技术革新家，为神经外科的创立和发展做出了巨大贡献。1917 年他首先提出了神经外科手术操作原则，设计使用了银夹止血、电凝止血，并首先提出术毕缝合硬膜与帽状腱膜，使脑手术死亡率大幅度降低，1920 年 3 月 12 日他在美国 Boston Peter Bent Brigham 医院成立了世界上最早、最大的神经外科机构——神经外科医师学会（the Society of Neurological Surgeons），这个世界上第一个神经外科中心，也是现代神经外科医师的摇篮，Cushing 长期担任主任，各国神经外科医师慕名前往进修学习，其中很多人成为一代泰斗。Dandy 在 1918 年发明"脑室空气造影术"，从而大大地提高了脑部病变的定位诊断，使手术成功率倍增，患者死亡率及致残率大为下降。1927 年葡萄牙的 Moniz 发明了"脑血管造影术"，根据脑血管造影的血管形态改变和位置变化来判断颅内病变的部位和性质，使诊断更为准确，奠定了现代脑血管病的诊断和外科治疗的基础。

4. 显微神经外科学　20 世纪 50 年代后，随着信息技术、生命科学和新材料科学三大领域的发展，形成了以应用手术显微镜为标志的显微神经外科学，是近代神经外科发展史的里程碑。

显微神经外科学的概念是以近代影像学为诊断基础，以一整套与显微手术相配套的手术设备、器械为保证，以病灶为中心的手术，尽量减少手术对脑组织的损伤。神经外科诊断技术于 20 世纪 70 年代发生了划时代改变,相继出现了计算机体层成像(computerized tomography,CT)、磁共振成像(magnetic resonance imaging,MRI)和数字减影血管造影(digital subtraction angiography,DSA),为早期发现、准确定位颅内病变提供了可靠的影像学保证。近年来,单光子发射计算机断层成像(singlephoton emission computed tomography,SPECT)、正电子发射断层成像(positron emission tomography,PET)及功能磁共振成像(functional magnetic resonance imaging,fMRI)的应用能评价神经系统的形态与功能。这些检测手段安全,患者基本无痛苦。DSA、磁共振血管成像(magnetic resonance angiography,MRA)和三维CT(3D-CT)也得到长足发展,脊髓造影及脑池造影的水溶性造影剂使这些检查更加准确可靠,可以直接显示脑和神经的解剖和功能图像,推动了神经诊断学的发展,为显微神经外科提供了坚实的基础。显微神经外科学的建立,使得神经外科的治疗水平明显提高,20世纪80年代,由于设备和技术的日益精进,神经外科医师已能通过一个较小的皮肤切口和骨窗进行较为复杂的颅内手术,即所谓"锁孔手术"。显微神经外科技术已逐渐成为现代神经外科手术的标准技术,是整个微创神经外科的基础,也是一个神经外科医师必备的基本功之一,在目前和可以预见的将来仍然是神经外科技术发展的主线。

1957年美国Kurze、1968年瑞士Yasargil开创了在显微镜下进行神经外科手术的先河,引领了神经外科史上的一项重大技术革命,尤其是Yasargil教授建立了显微神经外科基础,完善了显微神经外科技术,被称为显微神经外科之父。美国的Rhoton于1967年开始在显微镜下研究脑的解剖,开创了显微神经外科解剖的新领域,为显微神经外科的发展做出了巨大贡献。1972年Hounsfield发明的CT是神经放射学上一项划时代的科研成果,使神经外科诊断和治疗水平提高到前所未有的高度。20世纪80年代MRI用于临床,弥补了CT在神经外科疾病诊断方面的不足,对脑血管病变、后颅凹病变,特别是脊髓病变的诊治显示了极大的优越性,使神经外科疾病诊断和治疗发生了又一大飞跃。

5. 微创神经外科学　1992年Bauer和Hellwig提出微创神经外科学概念,是指在诊断和治疗神经外科疾患时,以最小创伤的操作,最大程度恢复神经外科患者的神经解剖、生理功能和心理功能,最大限度地为患者解决病痛,尽量减少医源性损伤以及术后并发症。

20世纪后期,在众多高科技支持下,出现了PET、fMRI、三维脑血管造影和脑磁图,不仅可以早期、准确、快捷地诊断神经系统疾病,还将人体运动和语言等重要的脑功能定位,以图像直接显现出来,为手术中避免损害这些神经功能提供了可靠的影像学保障。同时,影像与计算机技术相结合、新研制的工程材料用于医学临床,促使大批新型高品质的手术设备器械应运而生,如神经导航、神经内镜、立体定向放射治疗(γ-刀)、脑血流和神经电生理监测等设备,有力地推进了微创手术的发展。另外,社会的进步,促使医疗领域治病的概念,由单纯以治疗疾病为中心医疗模式,逐步向以患者为中心转化,形成了"生物-心理-社会"医学模式,这也是微创神经外科学的一个核心理念。至21世纪,在微创理念及立体定向等技术手段的基础上,神经外科手术机器人发展迅速,目前已较常规地应用于神经外科,在充分处理病灶的同时,力求减少操作的侵袭性,最大限度地保护功能区。手术机器人技术的出现符合神经外科精准化、微创化及高效化的发展要求。

微创神经外科手术的特点是小型化、智能化和闭合化,使手术更安全可靠,同时可缩短患者的住院时间和康复期,也降低医疗费用。微创神经外科的概念应该贯穿在治疗的每个步骤,术前、术中以及术后过程。片面地认为小切口开颅,或在手术中应用了某个手术器械,就是微创神经外科手术的认识,都是对微创神经外科学概念的曲解。微创神经外科学包括六个方面的内容:①神经导航神经外科学;②微骨窗手术入路;③神经内镜辅助手术;④血管内神经外科;⑤立体放射治疗;⑥分子神经外科学。

二、中国神经外科发展简史

据载东汉末年,名医华佗可开颅治病。但是,我国神经外科发展是非常迟缓的,中华人民共和国成立以前,我国没有独立的神经外科,直到20世纪30年代初期,只有极少数外科医生进行过简单的脑外科手术操作,而且多为普外科医生或精神科医生兼做脑脊髓手术。中山医院外科主任沈克非教授曾于上海行第一例脑胶质瘤、脑膜瘤及脑脓肿手术。史玉泉教授等自制淀粉明胶海绵,在有限的条件下开展神经外科工作。

赵以成教授是开创我国神经外科的先驱,他于1938年师从加拿大蒙特利尔神经病学研究所著名的神经外科专家Penfield教授,1952年率先在天津市立总医院创立神经外科,于次年组织了全国第一个神经外科专科医师培训班,随后在北京创立了神经外科及北京市神经外科研究所,培养了许多神经外科骨干力量,包括王忠诚、冯传宜、韩哲生、曹美鸿、薛庆澄、蒋先惠、李秉权、易声禹、丘褆光、孙文海、郑广义等,同时,史玉泉、涂今通、段国升及朱祯卿等都为我国神经外科的创建做出了杰出贡献,是我国神经外科的主要创始人和开拓者,其中王忠诚院士是集大成者,并获 2008 年度国家最高科学技术奖;周良辅院士不断求索更新更高难的神经外科手术技术,不遗余力推动国内神经外科的进步。

　　20 世纪 70 年代后期以来,神经放射与神经外科设备技术快速发展,国内各大医院相继从国外引进手术显微镜、显微器械、CT、MRI、DSA、PET、手术机器人等先进医疗设备,使颅脑损伤、颅内肿瘤和脑血管病等神经外科疾病的诊断和治疗水平逐步提高;如今,脑机接口、手术机器人、人工智能等技术让神经外科临床及科研进入了新的篇章。当前,神经外科专业在我国大部分地区已普及,但发展尚不平衡。一方面,较大型的神经外科中心的医师其操作技巧与理念完全可以与世界上先进发达地区同道相媲美;另一方面,在边远地区神经外科诊疗水平还相当落后,而且,总体来讲,相关的基础研究还较薄弱,如何进一步提高我国神经外科事业的整体水平,仍然任重道远。

(陈礼刚　于炎冰)

复习思考题

　　神经外科的发展经历了哪几个阶段?

第二章　神经外科诊疗技术基础

现代神经外科是神经影像学、微导管技术、超声技术、激光技术、放射医学、光学设备和计算机科学迅速发展下的产物，是当代科学技术成果的综合体现，是微侵袭神经外科。近年来，神经外科基础与临床的研究进入一个崭新的时代，人们对神经系统疾病的认识已经深入到分子水平，神经影像学技术的进步和微侵袭外科的发展，也使神经系统疾病的诊断和治疗日臻完善。

第一节　神经影像技术

X 线的发现以及在医学上的应用，是医学科学史的一次技术革命。CT 和 MRI 的应用，是神经系统疾病诊治发展的又一里程碑，随着新一代螺旋 CT、磁共振血管造影（MRA）与数字减影脑血管造影（DSA）技术的应用，对颅内病变，特别是血管性病变的诊断更加快速和准确；将解剖形态和功能代谢有机结合而开发的磁共振频谱分析（MRS）和功能磁共振影像（fMRI）、正电子发射断层扫描（PET）及脑磁图（MEG）等，可反映病变组织结构的变化，更进一步检测功能代谢方面的细微变化，为研究中枢神经系统的病理生理改变提供了新的手段。

一、X 线片

头颅 X 线片（cranial roentgenograph）是神经影像学最基本的技术，但由于 X 线片的一些缺陷，使其临床应用受到局限。常规头颅 X 线片包括头颅后前位及侧位片，可以显示颅骨和颅腔，但影像多有重叠。有时需特殊位置摄片，如 30°额枕位（汤氏位）用于观察颅后窝结构，而 45°后前位（斯氏位）用于观察岩锥、内耳道、乳突和内耳结构，眼眶位（柯氏位）用于观察眼眶诸骨等。局部切线位可观察病灶与骨板的关系。脊柱一般拍摄正侧位片、特殊时增加左、右斜位片。对有疼痛、脊髓病变的患者进行筛选检查时仍有一定的作用。

二、计算机体层成像

计算机体层成像简称 CT。1972 年 G. N. Hounsfield 在英国设计制造了第一台头颅 CT，得到临床迅速广泛应用，被誉为 X 线诊断技术的一次革命，划时代的新技术。尤其是 1989 年问世的螺旋 CT（spiral computed tomography，SCT）检查，开创了头颅 CT 检查的新篇章。

CT 根据人体不同组织对 X 线的吸收与透过率的不同，应用灵敏度极高的仪器对人体进行测量，然后将测量所获取的数据输入电子计算机，电子计算机对数据进行处理后，就可摄下人体被检查部位的断面或立体的图像，发现体内任何部位的细小病变。

1. CT 检查技术

（1）平扫（plain CT scan）：是指不用造影增强或造影的普通扫描。一般都是先做平扫。

（2）造影增强扫描（contrast enhancement，CE）：是经静脉注入水溶性有机碘剂（如 60%～76% 泛影葡胺 60ml）后再行扫描的方法。血内碘浓度增高后，器官与病变内碘的浓度可产生差别，形成密度差，可能使病变显影更为清楚。方法分团注法、静脉滴注法和静脉注射法几种。

（3）造影扫描：是先做器官或结构的造影，然后再行扫描的方法。例如向脑池内注入碘曲仑 8~10ml 或注入空气 4~6ml 行脑池造影再行扫描，称之为脑池造影 CT 扫描，可清楚显示脑池及其中的小肿瘤。

螺旋 CT 是指 X 线焦点相对患者做螺旋运动，数据采集为容积式采集的 CT。螺旋 CT 机是在螺旋式扫描的基础上，通过滑环技术与扫描床平直匀速移动而实现的。其原始容积数据资料输入工作站后，可按临床需要进行多种模式的图像重建。较为成熟和常用的重建技术有二维和三维重建，其中二维重建为多层面重建（multiplanar reconstruction，MPR），包括曲面重建（curved multiplanar reformation，CMPR）、三维重建有多层面容积重建（multiplanar volume reconstruction，MPVR）、表面遮盖重建（surface shaded display，SSD）、仿真内镜（virtual endoscopy，VE）和容积重建（volume rendering，VR）。

2. CT 的几个重要概念

（1）分辨率：是图像对客观的分辨能力，包括空间分辨率、密度分辨率、时间分辨率。

（2）CT 值：将各种组织包括空气的吸收衰减值都与水比较，并将密度固定为上限+1 000Hu，将空气定为下限−1 000Hu，其他数值均表示为中间灰度，从而产生了一个相对的吸收系数标尺。

（3）窗宽和窗位：窗位是指图像显示所指的 CT 值范围的中心，例如观察脑组织常用窗位为+35Hu，而观察骨质则用+300~+600Hu；窗宽指显示图像的 CT 值范围，例如观察脑的窗宽用+100Hu，观察骨的窗宽用+1 000Hu。同一层面的图像数据，通过调节窗位和窗宽，便可分别得到适于显示脑组织与骨质的两种密度图像。

（4）部分容积效应：CT 图像上各个像素的数值代表相应单位组织全体的平均 CT 值，它不能如实反映该单位内各种组织本身的 CT 值。因而，在 CT 扫描中，凡小于层厚的病变，其 CT 值受层厚内其他组织的影响，所测出的 CT 值不能代表病变的真正 CT 值；如在高密度组织中较小的低密度病灶，其 CT 值偏高；反之，在低密度组织中的较小的高密度病灶，其 CT 值偏低，这种现象称为部分容积效应。

（5）伪影：为扫描时的实际情况与建像所带来的一系列假设不符合所造成。

三、磁共振成像

磁共振成像（MRI）是 20 世纪 80 年代之后又一项新的影像诊断技术，MRI 能提供人体组织多方位（横断面、冠状和矢状面）、多层面的信息，分辨率高，没有放射性损害。可很好地区分灰质与白质，对解剖细节的显示更为清晰，对解剖结构的定位更为精确；由于无颅骨伪影，可清楚显示 CT 难以显示的脑干和颅后窝及脊髓结构。

1. MRI 基本原理　借助接收器探测氢质子在磁共振过程中所发出的电磁波信号，从而测出其氢原子的浓度（P）及其弛豫时间（T_1、T_2），作为成像参数，通过电子计算机运算和处理进行图像重建。目前，临床上最常用的 MRI 序列为自旋回波序列（spin echo，SE），采用 SE 序列，T_1 加权像（T_1-weighted image，T_1WI）上灰质呈白色，白质呈灰色，脑脊液呈黑色；T_2 加权像（T_2-weighted image，T_2WI）上灰质呈黑色，白质呈灰色，脑脊液呈白色。T_1WI 用来显示解剖细节，T_2WI 更适于揭示病变。

2. 磁共振血管成像（MRA）　属于不用造影剂的非侵入性检查，与传统 X 线血管造影不同，MRA 不是血管腔本身成像，而是血流成像。可以提高脑血管病变（特别是动脉瘤、动静脉畸形、大血管狭窄或闭塞）的诊断能力。

3. 功能磁共振成像（fMRI）　人类脑的正常生理性功能活动以及各种病理性活动与脑血流变化密切相关，因而获取人类活体脑组织微循环血流的信息很重要。fMRI 已成为目前结合形态学和功能性研究的医学影像热点之一。fMRI 广义上指与脑功能检查有关的所有 MRI，包括弥散 WI 成像（diffusion weighted imaging，DWI）、灌注成像（perfusion weighted imaging，PWI）、血氧水平依赖成像（blood oxygenation level dependent，BOLD）和磁共振波谱（magnetic resonance spectroscopy，MRS）；狭义上仅指 BOLD 方法。

4. fMRI 神经导航融合技术　在术前进行相关的 fMRI 检查，对功能皮质进行定位，将 fMRI 图像登录到神经外科导航系统上，进行图像融合，术中导航，可有效地解决术中定位的缺陷（图 2-1）。

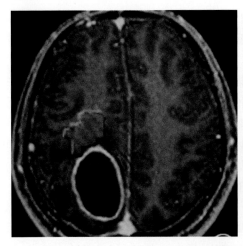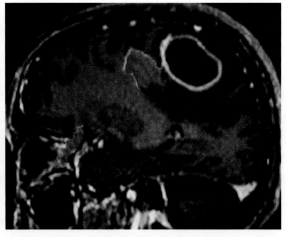

图 2-1　MRI 功能成像示脑脓肿与脑功能区的关系
后者位于脑脓肿的前下方。

四、正电子发射断层成像

20 世纪 70—80 年代,美国成功研制出了现代正电子发射断层成像(positron emission tomography,PET),可无创、直观地对大脑皮质功能区进行定位,被誉为"揭示人脑奥秘的窗口"。

PET 的价值主要在于能够从体外无创地"看到"活体内的生理的和病理的生化过程。病变组织的生化改变往往早于形态学的改变,因此 PET 可以在没有形态学改变之前早期诊断疾病、发现亚临床病变以及早期、准确地评价治疗效果。虽然 PET 的空间分辨能力不及 CT 和 MRI,但显示的病变组织往往与正常组织对比明显,更容易从复杂的或治疗后发生变化的结构中分辨出病灶。目前,PET 多用于早期发现肿瘤的原发、转移和复发病灶,鉴别肿瘤和瘢痕坏死组织,在肿瘤分期、恶性程度分级和疗效判断等方面有显著的优势。PET 还可用于癫痫灶定位、脑血管病脑组织血流储备和代谢测定、帕金森病和早老性痴呆的早期诊断和鉴别等。

在科学研究上,PET 能够将人类视、听等功能活动在大脑皮质上定位。许多从分子水平对生命现象的认识和对疾病的认识都可以直观地显示出来。不仅是无创地反映活体内与疾病相关的细微的生化变化的最好方法,还能从体外显示药物在人体的作用部位和效果,以及无创地检测人体基因的表达状况和基因治疗效果等。因此,PET 将成为分子生物学、分子遗传学、分子药理学等新兴基础学科与临床医学之间的最好桥梁,能够把基础学科的最新成就迅速转化为临床实际应用。

五、单光子发射计算机断层成像

单光子发射计算机断层成像(SPECT)与 PET 一样,都利用核医学的同位素示踪原理进行成像。所不同的是,SPECT 利用的是发射单个光子(单个 γ 射线)的同位素,如锝-99m(^{99m}Tc)、铊-201(^{201}Tl)和铟-111(^{111}In)等。虽然 PET 在肿瘤、心脏和脑部疾病中的许多应用完全可以取代 SPECT,并具有更好的空间分辨和定量计算能力,但 SPECT 有其优势,其检查费用和药物成本较低,具有较好的性价比,而且,^{99m}Tc 半衰期相对较长(6 小时),使用相对方便,此外,SPECT 药物的研究和应用已有一定的基础,因此,估计在相当长一段时间内,SPECT 仍将是核医学影像的主要技术手段。

六、脑(脊髓)血管造影

当前,脑(脊髓)血管造影(cerebral or spinal cord vascular angiography)仍然是诊断脑(脊髓)血管疾病最有价值的检查方法,是诊断大多数脑(脊髓)血管疾病的"金标准"。尤其是数字减影血管造影(digital subtraction angiogram,DSA)技术的应用,不仅是最直接的诊断手段,并且其本身还能提供治疗性平台,诊断与治疗一并完成。

1. 颅内动脉瘤　全脑血管造影是颅内动脉瘤确诊的最主要方法。DSA 可显示 80% 以上的动脉瘤,可明确动脉瘤的部位、大小、形态、方向和瘤颈状态以及交叉充盈代偿情况,同时可测量瘤颈及瘤体大小和观察载瘤动脉情况,对决定治疗方案有重大价值。诊断一经成立,及时可行急诊血管内栓塞治疗。

2. 脑动静脉畸形(cerebral arteriovenous malformation,CAVM)　除了颅内血肿、颅内高压形成等情况,需要先行紧急开颅手术外,脑动静脉畸形均应行 DSA 检查。DSA 几乎可对 100% 的脑动静脉畸形明确诊断,不仅可以了解动静脉畸形血管团的大小、部位等血管结构学情况,更重要的还是了解其供血动脉和引流静脉的流速和流量等血流动力学情况的最佳手段。对决定显微手术切除、立体定向放射治疗、血管内栓塞治疗或多种方法联合等治疗方案的选择以及估计预后,具有决定性意义。在治疗过程中,超选择造影价值则更大。

3. 颈内动脉海绵窦瘘(carotid-cavernous fistula,CCF)　DSA 可以明确 CCF 的部位、大小、形态和分型及引流静脉的特征。CCF 是血管内栓塞治疗的最佳适应证,可脱球囊可闭塞瘘口,还多能保持颈内动脉的通畅,手术操作简单,治愈率高,并发症少。

4. 硬脑膜动静脉瘘(dural arteriovenous fistula,DAVF)　可了解 DAVF 供血动脉的来源和静脉引流的方向、流速、流量以及瘘口所处的位置,从而进行正确分型,并制订有效的治疗方案。血管内栓塞永久、完全地闭塞动静脉瘘口已逐渐成为该病的主要治疗手段。

5. 脊髓血管畸形　尽管脊髓血管畸形目前已大多先由 MRI 检出,但是仍然需要进一步进行 DSA 检查。全面和选择性的 DSA 不仅可了解血管畸形的部位、大小等血管构筑学情况,还可进一步了解供血动脉、引流静脉的流速和流量等血流动力学情况,从而获得脊髓血管畸形的精确分型情况。而对于多种脊髓血管畸形,其有效治疗方式(手术和/或栓塞)的选择正与其分型密切相关。

6. 缺血性脑血管病　DSA 可以直接了解责任血管梗死以及血管狭窄/痉挛等情况。如在有效溶栓时间窗内,尚可进行超选择性动脉内溶栓治疗。目前,对于缺血性脑血管病,重点在于进行病因治疗以预防其发生。DSA 可了解颅内/外动脉粥样硬化性狭窄的部位和程度,从而为选择进一步治疗提供依据。非急性期内,还可进行经皮腔内血管成形术(percutaneous transluminal angioplasty,PTA)/经皮腔内血管成形并支架植入术(percutaneous transluminal angioplasty and stentingPTAS),不仅可以立即使狭窄血管恢复正常管径,改善脑组织血供,而且有助于防止动脉粥样硬化斑块脱落造成脑栓塞。

7. 脑静脉(窦)血栓　脑静脉(窦)血栓在临床上易被忽视,多被误诊为良性颅内高压症。一般检查确诊有相当难度,目前只有 DSA 才能直接显示静脉(窦)血栓或狭窄。明确诊断后,可采取静脉(窦)内接触性溶栓或静脉窦内支架血管成形术治疗,可明显提高闭塞脑静脉(窦)的再通率。

七、脑磁图

脑磁图(magnetoencephalography,MEG)是以超导量子干涉仪(superconducting quantum interference device,SQUID)为基础检测出大脑内极其微弱的生物电磁场信号,是对人体完全无创的脑功能图像测量技术。

MEG 的曲线和脑电图(electroencephalogram,EEG)相似,两者呈高度相关,但信息来源并不相同。MEG 本身不是一种成像系统,它记录的原始资料是头皮各处的磁场转换成的随时间变化的一百多条电压曲线。其探头只能接收到颅内正切方向的磁场,颅内主要的粗大神经位于脑组织表面的沟回里,与皮质表面垂直,MEG 正好可以记录到这部分信号。而 EEG 适合于记录大脑沟回的表面信号,其信号发生源是神经细胞的突触后电位(兴奋性突触后电位和抑制性突触后电位)和细胞外的容积传导电流。MEG 记录的是突触后电位引起的细胞内离子电流所产生的磁场,因为没有脑组织和颅骨的衰减,电磁源的定位对于 MEG 相对简单清楚,常用单个等效电流偶极子模式定位。所以,现代新型 MEG 机可同时记录 64 道 EEG 信号,作为 MEG 信号的印证、定位的补充或触发 MEG 信号的平均叠加处理。另一种显示 MEG 的方法与脑地形图相似,可显示某一时刻头皮各处等磁场强度曲线图来描述磁场源的强度和方向。

分析 MEG 是为了定位神经活动源,把产生神经兴奋的跨膜电流看成三维空间的一个无限小的电流等效偶极子。把 MEG 高时空分辨率的偶极子三维定位图,叠加在 MRI、CT、PET、fMRI、SPECT 的图像上,能实时地合成像电影一样在解剖结构中活动的功能图像。可以动态观察和追踪大脑神经活动的起源和传导通路,这种解剖和功能检测的互补和结合,能给临床和科研提供精确的实时三维神经功能定位解剖图,同时也开创了一门新的学科,即磁源成像(magnetic source imaging, MSI)。

脑磁图可鉴别脑震荡后遗症状及评估重型颅脑损伤的程度和预后。位于功能区附近或其内的脑肿瘤,可进行术前功能区定位,避免术中损伤重要功能区(图 2-2)。可探测到皮质直径 < 3mm 的癫痫灶活动,分辨时相可达 1ms,是目前最灵敏的无创性癫痫灶定位方法。MEG 还可应用于:①脑血管患者后遗症治疗评价;②痴呆的早期诊断;③帕金森病的研究;④胎儿神经系统的监测;⑤精神分裂症的诊断等。

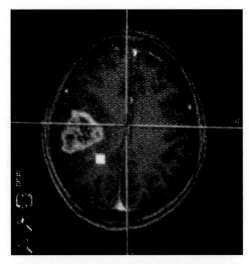

图 2-2　脑磁图功能定位神经导航下手术脑功能区后移(白色方块代表),居肿瘤后方。

(刘英超　陈光祥)

第二节　神经外科麻醉学

麻醉学研究的进步,对神经外科学的发展起到极为重要的作用。19 世纪出现的气体吸入麻醉剂促进了经典神经外科学的建立和发展。同样,20 世纪末,近代神经外科麻醉学成为微创神经外科学兴起的有力支持和技术保证,可以保证在患者清醒状态下手术。

神经外科麻醉药物,原则上应符合以下标准:①起效快,半衰期短;②镇静镇痛强,术中无知晓;③不增加颅内压和脑代谢;④不影响脑血流及其对 CO_2 的反应(CBF-CO_2 应答反应);⑤不影响血-脑脊液屏障功能,无神经毒性;⑥临床剂量对呼吸抑制轻;⑦停药后苏醒迅速,无残余药物作用,无兴奋及术后精神症状。但迄今尚无完全符合上述标准的药物。

神经外科常采用起效速度快的强效静脉麻醉药,并配用肌肉松弛药。阿片类药物(如芬太尼)对循环的影响较小,并可应用拮抗剂(纳洛酮)拮抗。缺点为起效较慢、作用时间较长。苯二氮䓬类药物(咪达唑仑)起效较芬太尼快,对心血管的影响也较轻。异丙酚为新型快速、短效、强效静脉麻醉药,缺点为对循环的影响较大(扩张外周血管,降低血压)。

总的来说,大多数麻醉药能降低碳水化合物代谢,使 ATP 和 ADP 能量储存及磷酸肌酸增加;吸入麻醉药均可呈浓度相关性增加脑血流量(cerebral blood flow,CBF);除氯胺酮外,静脉麻醉药则降低 CBF;麻醉性镇痛药对脑循环和脑代谢的影响轻微。

麻醉风险评级见表 2-1。

表 2-1　麻醉风险评级

分级	病情	死亡率/%(<48 小时)	死亡率/%(<7 天)
I	正常健康患者	0.08	0.06
II	轻度全身疾病、无功能受限	0.27	0.4
III	严重全身疾病、有一定功能受限	1.8	4.3
IV	有危及生命的全身疾病	7.8	23.4
V	濒危、预计 24 小时内死亡	9.4	50.7
E	急诊手术	是择期手术的 3 倍	

一、吸入性麻醉剂

多数都抑制神经元活动,降低脑代谢,但会干扰脑血管的自主调节,引起脑血管扩张,增加 CBF,引起颅内压增高(increased intracranial pressure,IICP)。吸入麻醉时间在 2 小时以上时,还会增加脑脊液(cerebrospinal fluid,CSF)分泌而引起 IICP。大多数吸入麻醉剂还能提高血管的 CO_2 活性,影响术中诱发电位(evoked potential,EP)监测。

1. 氟烷　增加脑血容量(cerebral blood volume,CBV)和 CBF,减少 CSF 吸收,从而引起 IICP;还会影响 EEG 和 EP。吸入浓度为 2% 时,会造成脑中毒效应。

2. 恩氟烷　治疗水平可降低癫痫发作阈值,可增加 CSF 分泌、减少 CSF 吸收,从而引起 IICP。

3. 异氟烷　能造成 EEG 等电效应,可以改善不完全性脑缺血时神经功能的恢复。

4. 氧化亚氮(笑气)　是一种有效的血管扩张剂,显著增加 CBF,对脑代谢的影响最小。其溶解度约是氧气的 34 倍,当它从密闭空间(颅腔)的溶液中释放出来时,会引起 IICP,特别是在坐位麻醉时,术后要特别警惕假性脑水肿和气栓。关闭硬膜前往空腔中注满液体,并且在关闭硬膜前 10 分钟就关掉氧化亚氮,可降低这种危险。

二、静脉麻醉剂

1. 巴比妥类　能显著降低脑耗氧量,清除自由基;大多数能抗惊厥;其心肌抑制作用和外周血管扩张作用则能引起低血压、脑灌注下降,特别是在血容量不足时。

2. 哌替啶　有负性肌力作用,其神经兴奋性产物能引起神经兴奋性增高或癫痫发作。

3. 芬太尼　能透过血-脑脊液屏障减少脑耗氧量和脑血流量,降低颅内压。

4. 苯二氮䓬类　为氨基丁酸(CABA)阻断剂,能降低脑代谢,具有抗惊厥作用,但会造成遗忘。

5. 依托咪酯　主要用于诱导,还用于动脉瘤手术时的脑保护。是一种脑血管收缩剂,能减少脑血流量,降低颅内压,不会抑制脑干活性,但可诱发癫痫。

6. 丙泊酚(异丙酚)　为镇静催眠药,能降低脑代谢,减少脑血流,降低颅内压,用于脑保护和镇静。

7. 利多卡因　能抑制咽反射,减少因气管插管或吸痰引起的颅内压增高。小剂量时有抗惊厥作用,大剂量时会诱发癫痫。

三、插管时用药

1. 吸氧、脱氧　插管前,患者都要吸入 100% 氧气 3~5 分钟,以置换呼吸道内的氮气。

2. 阿托品　减轻插管时的迷走反射,减少分泌物,但能引起心率增快,加重心肌缺血。

3. 利多卡因　插管前静脉给入 100mg 以减轻喉反射。

4. 镇静剂　①地西泮(安定):效果差异大(特别是不同年龄),可能会造成迟发性嗜睡;②咪达唑仑:能溶于水,作用时间更长,不燃烧,不良反应小;③硫喷妥钠:有呼吸抑制作用,大剂量会引起呼吸困难,即使用大剂量也不能抑制咽反射;适用于头外伤或高颅压(减少脑血流量-降低颅内压和脑耗氧量,并抗惊厥)。

5. 肌肉松弛药　除肌肉松弛药外,清醒患者还应使用镇静药;在人工通气前不应使用肌肉松弛药,治疗喉痉挛时除外;由于作用时间长,泮库溴铵(潘龙)不作插管时首选,但可用于插管后,也可小剂量作为琥珀酰胆碱的辅助。

(李涛　郭洪波)

第三节　神经外科监测技术

神经外科重症及开颅术后患者存在颅内因素及系统性因素的继发性损伤,因而应对神经外科患者实施全面的系统性监测及神经功能监测。

首先应对患者进行全身的系统监测,包括循环、呼吸、血液、骨骼、肾脏、胃肠、内分泌等进行系统评估,监测方法包括生命体征、血氧饱和度、有创或无创血压、中心静脉压、呼气末二氧化碳分压、尿量、血气、电解质、渗透压、血糖、凝血、心电图、放射、超声、血流动力学、乳酸、降钙素原，根据具体情况选择监测指标。

其次是神经功能监测，先进行神经系统检查，包括一般反应、脑神经检查、运动感觉、生理反射和病理反射进行神经系统查体，评估 GCS 评分。对有高颅压风险的患者应常规实施颅内压/脑灌注压监测，根据具体情况合理开展进一步神经功能监测，包括经颅多普勒超声（transcranial Doppler，TCD）、颈静脉氧饱和度、脑温、脑组织氧分压、微透析技术、脑电图、脑电双频指数、诱发电位、床旁 CT 和其他影像学监测等。

神经外科常用监测项目见表 2-2。

表 2-2　神经外科术中及 ICU 的监测项目

基本监测	特殊监测
生命体征	放射、CT、MRI
心电图	B 超、超声心动
无创和/或有创血压、CVP	血流动力学
脉搏血氧饱和度	乳酸、血小板压积（plateletcrit，PCT）
尿量、出入量	血浆渗透压
血常规、生化、血糖、电解质	颅内压（ICP）
呼气末二氧化碳、血气	脑电生理监测
凝血功能	诱发电位（听觉和/或体感）
	脑血流量（CBF）、TCD

一、颅内压监测

美国颅脑创伤救治指南和中国颅脑创伤患者颅内压监测专家共识明确推荐对重型颅脑损伤患者应实施颅内压（intracranial pressure，ICP）监测来指导治疗，正常成人颅内压为 $70\sim200mmH_2O$，临床上对于疑有颅内压增高患者均应考虑实施 ICP 监测治疗。ICP 监测包括无创 ICP 监测和有创 ICP 监测，无创 ICP 监测由于准确程度较低、无法提供客观的具体数值来指导临床治疗，目前没有被广泛应用于临床，仅用于研究和试用，临床上广泛采用有创颅内压监测。有创颅内压监测包括腰椎穿刺测压、脑室外引流接压力传感器测压和专业颅内压监测仪测压。

1. 腰椎穿刺测压　经济简单，采集脑脊液容易，有增加感染的可能，对高颅压的患者有诱发脑疝的风险，无法进行颅内压的持续监测，也有损伤脊髓的报道。临床上主要用于神经外科轻、中度患者及术后患者的颅内压评估。

2. 脑室外引流接压力传感器测压　价格低廉，能引流脑脊液并提供客观的数值来指导临床治疗。但该技术基于要准确穿刺脑室，通过液压传导原理测得具体数值会随着脑脊液的引流导致压力衰减失真、需不断调零来更新数值；调零的过程中需冲洗管道到脑室内，增加感染的机会；在脑脊液蛋白增高、出血导致引流管不通畅和堵塞时测压明显偏高；在引流后脑室变小，脑室内无脑脊液时会导致液压传导错误；因而在动态实时反映 ICP 的准确性方面有一定缺陷。

3. 专业颅内压监测仪测压　目前临床采用的专门颅内压监护仪临床使用方便、数据准确可靠，稳定性好，不需反复调零，逐渐代替传统的通过脑室外引流连接压力传感器的方式，但由于其价格较贵，目前在国内的普及还不够。测压原理主要有光纤传导测压和压力应变测压，颅内压探头可放置在硬脑膜外、硬脑膜下、脑实质内和脑室内。硬脑膜外与颅骨之间存在一定腔隙，探头感应和传导压力有偏差，因而临床较少采用。硬脑膜下：将颅内压探头直接放置在正常颅骨处硬脑膜下外接传感器直接测压；脑实质内：将颅内压探头直接插入脑实质内外接传感器测压。硬膜下和脑实质内所测压力的准确性已经得到肯定，只是无法通过引流脑脊液来达到控制颅内压的目的；脑室内：将导管植入侧脑室内，外接传感器直接测压。脑室内颅内压监测被认为是颅内压监测的金标准，同时又能引流脑脊液来达到控制高颅压的目的，但必须准确穿刺脑室，长时间留置导管有一定难度，易合并感染、出血。

颜内压监测的除了客观的数值外,还提供对压力大小和对压力波形的分析(图2-3~图2-6)。ICP 波形分 A 波、B 波与 C 波。A 波,又称高原波,由一组 ICP 8~10kPa 的压力波构成,压力在一般水平,突然上升,持续5~20分钟后,又下降到原压力水平(见图2-4)。如高原波反复出现,预示 ICP 代偿能力耗竭,脑血管舒缩的自动调节趋于消失,颜内血容量增加,致 ICP 骤升。A 波出现频繁时,要考虑病情凶险,预后欠佳。B 波为压力 0.65~1.3kPa 的阵发低幅波,代表 ICP 顺应性降低(见图2-5)。C 波,为偶发单一的低或中波幅波形,无特殊意义。

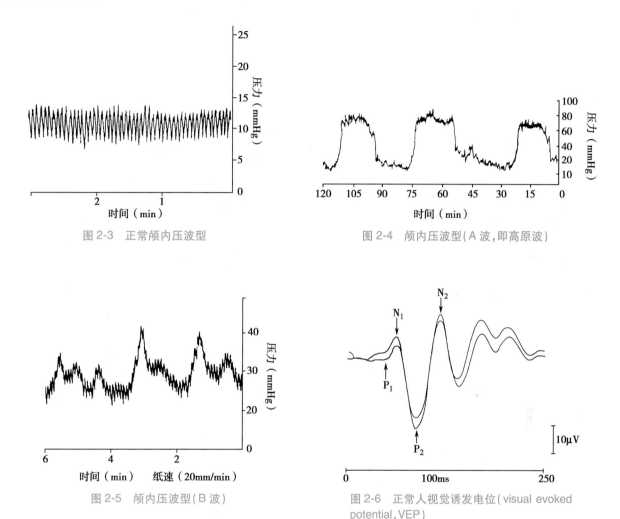

图2-3　正常颜内压波型

图2-4　颜内压波型(A 波,即高原波)

图2-5　颜内压波型(B 波)

图2-6　正常人视觉诱发电位(visual evoked potential,VEP)

颜内压监测最大的作用在于提供客观的 ICP 数值,此种基于 ICP 客观指标监测的降 ICP 和维持脑灌注压(cerebral perfusion pressure,CPP)指导的治疗策略在一定程度上能提高脑血流、脑代谢和脑氧,减轻继发性脑损伤的发生。ICP 持续动态的监测能让医生护士尽早发现病情变化,以更早、更快的干预得到更好的治疗结果。

二、脑血流量监测

脑血流量监测包括直接测量和间接测量,目前直接测定脑血流量的方法包括持续颈部热稀释法、热弥散法、多普勒流向和脑组织影像学技术,由于技术方法及特异性的问题,目前在临床尚没有广泛开展,多用间接测定脑血流量的方法,包括以下几种:

1. 经颅多普勒超声检查(TCD)　TCD 通过测定大脑中动脉直径和流速变化来评估脑血流,可用于手术中监测以及诊断脑死亡等。因为无创,颜内血管的血流速度(cerebral blood flow velocity,CBFV)可以间断或连续使用,术中头位的变化对精确度有一定影响。TCD 是 20 世纪 80 年代发展起来的一种无创持续监测脑血流技术。它可以通过多普勒的深度聚焦功能检测不同深度血管的血流变化。由于颅骨的屏蔽作用,多普勒检测的部位相对固定,颞部是颅骨最薄的地方,通过颞窗可以探测大脑中动脉(middle cerebral artery, MCA)、大脑前动脉(anterior cerebral artery, ACA)、大脑后动脉(posterior cerebral artery, PCA)和颈内动脉(internal carotid artery, ICA)终末段等;通过眼窗探测 ICA 颅内段和眼动脉(ophthalmic artery, OA);通过枕窗检测椎动脉(vertebral artery, VA)颅内段和基底动脉(basilar artery, BA),这样就可以了解基底动脉环(Willis 动脉环)的血流状况,其中最常用到的是检测 MCA 的血流。TCD 可以探测到血管内血流的方向,朝着探头方向的血流规定为正向,背着探头的方向为负向,当出现血流方向异常时常提示血管病变。TCD 检测的指标是血流速度,由于存在解剖差异,无法精确反映 CBF,但它可以检测脑血流的变化情况从而协助诊断。

2. 激光多普勒血流仪(laser Doppler flowmeter, LDF)　激光多普勒可以监测整个微循环系统的血液灌注量,包括毛细血管、微动脉、微静脉和吻合支,能够出色、动态地对局部灌注进行侵袭性的持续、实时测量。但它有两个缺点:一是能够探测到的标本体积较小($1 \sim 2mm^3$);二是只能对相对的变化进行探测。

三、脑氧监测

1. 颈内静脉血氧饱和度(jugular bulb venous oxygen saturation, SjO$_2$)监测　向颈内静脉球部置管,持续测定颈内静脉血氧饱和度(SjvO$_2$)对了解脑氧摄取很有价值。SjvO$_2$ 的正常值为 60% ~ 70%,一旦降低至 54%,则提示存在代偿性大脑低灌注压,有脑缺血的可能。但是和体循环混合静脉血相似,它只能代表多个脑区域的综合结果,不能预见脑局部血流障碍。由 SjO$_2$ 的监测引申出两个指标:脑动脉动静脉血氧含量差(arterio-venous oxygen content difference, AVDO$_2$)和脑氧摄取率(cerebral extraction of oxygen, CEO$_2$)。AVDO$_2$ 是动脉血氧含量与颈内静脉血氧含量的差值,其正常值为 8ml/dl;CEO$_2$ 是动脉血氧饱和度与颈内静脉血氧饱和度之差,正常值为 24% ~ 42%。两者均反映脑氧消耗的状况,其中 AVDO$_2$ 受血红蛋白浓度的影响而 CEO$_2$ 与血红蛋白浓度无关。AVDO$_2$ 增加提示脑缺血,AVDO$_2$ 减少表示脑充血。

2. 近红外光谱(near-infrared spectroscopy, NIRS)技术　是 20 世纪 80 年代应用于临床的无创脑功能监测技术。波长为 650 ~ 1 100nm 的近红外光对人体组织有良好的穿透性,它能够穿透头皮、颅骨到达颅内数厘米的深度。在穿透过程中近红外光只被几种特定分子吸收,其中包括氧合血红蛋白、还原血红蛋白及细胞色素。因此通过测定入射光和反射光强度之差,用 Beer-Lamber 定律计算近红外光在此过程中的衰减程度可以得到反映脑氧供需平衡的指标:脑血氧饱和度(regional cerebral oxygen saturation, rScO$_2$)。rScO$_2$ 是局部脑组织混合血氧饱和度,它的 70% ~ 80% 成分来自静脉血,所以它主要反映大脑静脉血氧饱和度。目前认为 rScO$_2$ 的正常值为 64% ±3.4%,<55% 提示异常,<35% 时出现严重脑组织缺氧性损害。影响 rScO$_2$ 的因素主要有缺氧、颅内压(ICP)升高、脑灌注压(CPP)下降。rScO$_2$ 对于脑缺氧非常敏感,当大脑缺氧或脑血流发生轻度改变时,rScO$_2$ 就可以探测到。

3. 脑组织氧分压(partial pressure of brain tissue oxygen, PbtO$_2$)　是直接反映脑组织氧合状态的指标,它通过放置在脑局部的探头直接测量脑组织的氧分压,一般认为 PbtO$_2$ 的正常范围是 16 ~ 40mmHg。10 ~ 15mmHg 提示轻度缺氧,<10mmHg 则为重度缺氧。目前监测 PbtO$_2$ 使用的方法有 LICOX 和 Neruotrend-7 两种监测仪,LICOX 监测仪可以监测 PbtO$_2$ 和脑温(brain temperature, BT);Neruotrend-7 可以同时监测 PbtO$_2$、pH 值、PbtCO$_2$ 和 BT。PbtO$_2$ 的监测较多地应用于颅脑损伤严重程度以及治疗效果的判断方面。两者都是将一根细探头直接插入脑组织,LICOX 的探头直径<1mm,Neruotrend-7 的探头直径<0.5mm,不会对整个脑组织造成严重影响,但对所测定的局部会产生损伤和压迫,造成探头周围缺氧,使得结果出现偏差,因此在进行结果判定时应该注意结合临床。

四、脑代谢监测

1. 脑微透析技术　是测量脑组织生化变化的一种侵入性方法。运用该技术可以对大脑皮质进行代谢探测,如今正式出现在临床实践的舞台上。床旁微透析技术使得对细胞处葡萄糖、乳酸、丙酮酸、谷氨酸及甘油水平的测定成为可能。许多中心的经验已经证明,乳酸/丙酮酸比值是提示缺血的标志,甘油是细胞膜完整性的标志物。生化功能紊乱对脑损伤预后状况的影响已经开始研究。下一阶段对微透析技术作用的评估主要是探讨干预的治疗措施会产生什么样的微透析改变,并作为加强其他监测方法所提供的信息的一种补充资料,偶尔也可成为某些情况开始恶化的早期警告。未来的应用可能有监测脑实质内药物水平、对干细胞或克隆基因的间接测量及治疗药物的靶向输送。

2. 脑组织温度监测 脑组织温度感受器可以单独使用,或者可能与其他的脑实质感受器联合使用,应用脑组织温度感受器可以避免发热、控制组织的低温。

五、电生理监测

神经外科电生理监测技术主要用于术中监测,也称为术中神经电生理监测(intraoperative neuromonitoring,IONM)。监测的内容包括诱发电位(evoked potential,EP)、肌电图(electromyography,EMG)、脑电图(electroencephalogram,EEG)等。IONM 现已发展成为临床医学中的一个重要组成部分,从广义上来讲,任何与神经(包括中枢神经系统和周围神经系统)有关的手术都可以受益于 IONM。由于术中神经电信号的改变一般都早于系统性变化之前,因此 IONM 可以尽早地发现和辨明由于手术造成的神经损伤。IONM 通过对神经组织的连续监测以及重要神经结构的定位,指导手术操作,提高病灶定位的准确性,精确切除病灶,减少手术时间,最大限度地减少对神经系统结构的不可逆转损伤,并防止术后神经系统缺陷,预防及预测术后神经功能损伤程度。

(一) EP 是神经系统对特异性外界刺激的反应

EP 主要包括躯体感觉诱发电位(somatosensory evoked potential,SEP or SSEP)、运动诱发电位(motor evoked potential,MEP)、脑干听觉诱发电位(brainstem auditory evoked potentials,BAEP)和视觉诱发电位(visual evoked potential,VEP)等。诱发电位优点在于:①监测本身对手术影响小;②能及时较客观地反馈手术损伤,动态反映出由于操作不当引起的神经组织损伤,使手术操作由过去的神经解剖阶段进入功能解剖阶段,大大提高了手术质量;③在一定程度上也能反映麻醉深度。

1. SEP 的解剖学基础为周围 I a 类感觉纤维→后索→内侧丘索→丘脑腹后外侧核(ventral posterolateral nucleus,VPL)→大脑皮质 S1 区和 S4 区。脊髓丘脑束可能与 SEP 某些中长潜伏期成分有关。经典的 SEP方法是通过刺激外周神经使其传导通路产生电位变化而获得的。上肢的检查是通过腕部正中神经或尺神经的刺激传递的,下肢的检查通常是通过踝部胫后神经的刺激传递的。SEP 检查可用于周围神经损伤评定、神经再生和再生速率判断;脊髓损伤评定;神经系统弥散性疾病如变性疾病、遗传代谢性疾病;对多发性硬化有早期诊断的价值,可以协助检出亚临床病灶;对脑血管病、脑肿瘤和脑外伤进行脑功能评定;术中监护外周神经及皮质功能。

2. MEP 是用电或磁刺激运动皮质,通过脊髓下行传导通路在相应的肌肉上记录到的电位变化。运动诱发电位对脊髓受压、缺血、钝性创伤和脊髓受牵拉比体感诱发电位更为敏感。MEP 可用于监测神经系统运动传导的功能状况,反映病变对正常组织生理功能的损害程度,而不是病变性质,是临床神经系统检查和影像学检测的补充。

3. BAEP 是指持续给予一定频率的声音刺激后,传入耳蜗后转化为电化学信号沿着第八对脑神经传导至脑干和皮质的听觉中枢,最后在颅顶记录到的诱发电位,其各波来源于听觉传导通路,可用于听觉损伤的评定。听力下降者的 BAEP I-V 波的各参数可发生变化。需要注意的是,BAEP 只代表纯听力图 1 000 ~ 4 000Hz 范围的听敏度。BAEP 也可用于脑干听觉传导通路的各种疾患的检测,常见的有:①脑桥小脑三角区肿瘤和小脑肿瘤;②脑干内病变和挫伤;③多灶性脑干脱髓鞘疾病等。

BAEP 在术中监测占有重要的地位。一般情况在听神经瘤手术中,BAEP 监测可以帮助确定关键解剖结构,防止术中造成不可逆的神经损伤。很多情况下,由于听神经瘤瘤体较大,保留听觉功能可能不是主要目的,此时即使患侧听神经已经损坏,也可以通过监测健侧的 BAEP 来及早发现脑干功能的变化,配合手术医生防止或减少脑干功能的损伤。在脑干区域的手术同理。

4. VEP 是指给予视觉刺激,在大脑枕叶和额叶后部记录到由视觉通路传导并产生 EP 反应。其传入的视觉神经通路为视网膜→视神经→视交叉→视束→外侧膝状体→视辐射和枕叶视区。VEP 不同于 SEP,当一侧视网膜受刺激时,冲动向两侧枕叶皮质投射,可产生两侧对称性 VEP。在临床上的应用有多种意义,如:①视神经炎和球后视神经炎的早期诊断;②前视路的压迫性病变;③弥散性神经系统病变;④后视路病变。

(二) EMG 是用来评估骨骼肌电活动的检查

EMG 是用针电极插入肌肉中观察并记录肌肉所引起的电活动。这种电活动来自肌肉本身,无需刺激肌肉。通过 EMG 我们可以直接得到肌肉的信息,间接获取支配肌肉的神经的信息。

EMG 也在各种手术中用于预防术后神经功能损伤。它首次使用在 20 世纪 60 年代,用于保护面神经的功能。由于桥小脑角区手术容易损伤面神经,因此 EMG 监测得到了广泛的应用。随着监测技术的发展,以及各类神经相关手术的发展,目前在脊柱、颅脑、周围神经等疾病的相关手术中都有进行 EMG 监测。在神经外科的手术中,脑神经功能的监测依赖于肌电活动的记录,而在手术中使用肌肉松弛药将阻断肌肉的电活动,从而无法记录到相应的电活动。因此麻醉时须使用短效肌肉松弛药,并保证监测开始时肌肉松弛药已代谢完全,不再影响肌肉电活动。

(三) EEG 是反映脑功能状态的电生理指标

EEG 是脑皮质神经细胞电活动的总体反映,受丘脑的节律性释放所影响。由于脑电活动与新陈代谢活动相关,因此也受到代谢活动因素的干扰,例如氧摄取、皮质血流量、pH 等。Gibbs 等于 1937 年首先将 EEG 用于术中麻醉的监测,证明 EEG 变化比起通常所用的麻醉观察指标如血压、脉搏、体温、中心静脉压或对刺激的反应等,更能直接而敏感地反映麻醉药物的中枢作用,但因 EEG 记录及分析上的困难以及众多的干扰因素,EEG 原始波用于手术中患者监测的价值及实用性一直存在着争议。近二十多年来,随着电子计算机技术在脑电波监测和分析上的应用,量化 EEG 用于麻醉和手术中麻醉深度的判断、术后镇静深度的判断以及颈动脉手术、低温麻醉、控制性降压期间的中枢功能的监测越来越受到重视。目前,EEG 在癫痫外科手术中用于致痫灶的定位、在动脉瘤夹闭术中判断脑灌注对皮质的影响都有着重要的作用。

目前认为,术中监测的主要目的就是要尽可能早地发现和辨明由于手术造成的神经损害,并迅速纠正损害的原因,避免永久性的不可逆的神经损伤;协助手术医师鉴别不确定的组织;协助手术医师鉴别神经受损害的部位、节段,并检查受损的神经或神经束是否还有功能;提供给手术医师神经电生理监测的依据,使手术者明确正在进行的手术步骤会不会造成神经的损伤。如 SEP 用于脊椎和脊髓手术中或主动脉瘤切除术中观察主动脉阻断后 SEP 的反应,防止永久性脊髓伤害甚至截瘫。BAEP 对听神经瘤手术中判断听神经的保留和脑干手术中脑干功能的保护均有重要的价值。有关以上各种脑功能监测系统,其目的在于早期监测,适时处理,以避免继发性损伤加重。目前的趋势偏向于多重监测,未来的趋势则以非侵袭性、有效、便宜为主要的方向。

(张苓　赵燕茹)

第四节　神经外科手术基础及应用

神经外科手术设备包括手术显微镜、可控手术床、头架、双极电凝器、超声吸引器、手术用激光等。显微神经外科是现代神经外科的基础,显微手术器械包括显微手术剪刀、自动牵开器,显微针持(镊)等。随着高新技术的发展,现代神经外科在诊断和治疗上的方法和手段得到不断更新。

一、神经外科基本设备

1. 手术显微镜(operative microscope)　主要由照明系统,及可供升降、前后左右调节的多关节支架和底座三部分组成。除吻合血管外,一般显微神经外科手术,放大 5~10 倍可以满足手术的要求,物距 300~400mm,另有冷光源照明、摄像系统等。

2. 多功能可控手术床　手术时术者最好坐在带扶手的专用手术椅操作,手术床的高度适应术者坐位时的双手高度。患者头被固定,为满足观察到各个角度的术野,需随时调整患者的头、体位。因此,显微神经外科手术时,应备有多功能可控手术床以满足上述要求。多功能电动可控手术床由油压控制床的升降,床面高度调节范围 50~100cm。床面可向侧方倾斜 20°,头足倾斜 25°。为保证坐位,床靠背可上曲 90°。上述各部位运动均由电动油压系统调控,确实可靠。床位调整好时,床面各部位不再有任何晃动。

3. 头架和脑牵开器

(1) 头架(head-holders):能保证术中头位稳定不变,防止压迫造成头皮压疮,还可以缓冲开颅钻孔时头部的震动。头架须固定。头架有不同类型,其中 Malid-film 头架有 3 个头钉,位置适宜。头钉的固定位置适宜选择额、顶、枕部,这些部位骨质厚较为安全。固定头钉时应注意避开颞肌、颞浅动脉和骨突出部位。

(2) 脑自动牵开器(brain self-retractors):由一组球面关节组成,内由一钢线穿连在一起,长 30～40cm,一端固定不同规格的脑压板,另一端固定在头架或连接杆上。当扭紧钢线时,其臂硬挺,使前方脑板固定在所需位置。放松钢线,臂变软,可根据需求调节脑板位置。脑板有不同大小型号可供选用,过窄的脑板可损伤脑组织。手术中牵开脑组织的时间不要过长,以减少局部脑损伤。每 10～15 分钟后放松脑压板 3～5 分钟,间断抬压脑组织,牵开脑的压力低于 2mmHg 比较安全,尤其在脑桥、视放射区更应注意。多个脑压板较单一脑压板所造成的脑损伤要小。不要将脑压板垂直插入脑内会因脑板的移动造成脑组织损伤。正确的方法是脑压板弯成与脑表面相符的形状。

4. 双极电凝器(bipolar electrocoagulator)和显微冲洗器

(1) 双极电凝器:是显微神经外科手术重要的止血基本设备。与普通单极电凝器不同的是,双极电凝工作时,电流不通过人体,仅通过两镊尖端,不致产生电火花伤及周围组织。其长度要求 8～25cm,尖端直径 0.25～1.5mm。其尖端越细,电流越大。使用时,应由低功率开始,以防功率过大烧破血管或引起粘连。为减少粘连,镊的尖端内嵌有合金材料,同时在使用时还应不断冲生理盐水。有的双极电凝器带有自动滴水装置,双极镊柄上装有输水细管,除止血外,双极电凝镊还是一把良好的分离器,可用作分离组织。一般为枪状,不阻挡视线,增加了术野的可视范围。直形的双极镊可用于脑表面的操作。电凝血管采用三点式,以保证有 2～3mm 长的血管内腔被电凝闭塞,剪断时方便。工作时,镊的尖端应保持微张,以保持电流可穿透血管的程度即可。另外,镊尖端不要在血管上滑动,以免撕裂血管。血管被良好的电凝后颜色变白,而并非烧成黑色。应经常用湿纱布擦拭双极电凝镊尖端,或用专用的砂纸擦净结痂。用锐利的刀剪清理镊尖的粘连物,会造成镊子尖部粗糙,结果更易粘连,应避免。

(2) 显微冲洗器:在电凝和使用高速钻时,需不断地冲生理盐水,以降低钻头温度和防止双极镊的尖端粘连。显微冲洗器有一球囊储水,顶部连接一相当 18 号的平头弯针头。这种冲洗器体积小,不妨碍视野。冲洗水柱细小、均匀,冲洗位置准确。

5. 高速开颅钻(high speed drill) 其动力有电和压缩气体两种,电钻的钻速不如气钻,但电钻可有正反两个方向旋转适用于临床,在磨除前床突或内耳道时,在右侧病变需要用顺时针方向旋转,以免钻头打滑损伤脑干或听神经等重要结构。气钻钻速高,工作时钻头力矩小,因此使用安全。气钻还配合一个可调节速度的脚踏板,脚踏所加压力与钻头的转速成正比。使用时应逐渐对踏板进行加压,防止突然快速启动钻头打滑。叶片型发动机是现代高速钻的标志,其转速可达 100 000r/min。高速钻的优点是其运转时几乎无力矩,在启动、停止以及改变速度时钻头稳定,可确保手术安全。直径较小的钻头可用于钻孔,穿线固定骨瓣。磨钻头用于磨除蝶骨嵴、前床突、内耳道等部位颅骨。开颅器(铣刀)顶部的剥离端非常精细,可以把硬脑膜自颅骨内板分离,锯下骨瓣,避免切开颅骨时损伤硬脑膜,特别适用于老年患者。术者应以右手持笔式握颅钻柄,并将腕部靠在手托上,以求稳定。

另外,使用高速钻时还需注意以下几点:①用高速钻时,将钻头周围的纱布及棉条提前撤走,以防止钻头旋转时将它们卷进钻头,引起甩鞭样损伤,伤及下方的脑组织,尤其在深部手术时更应注意;②旋转的钻头可能滑动偏离原方向,尤其在低速运转或钻头较慢时。在上述情况下如果用力下压,更易使钻头偏离。为防止这类事情发生,须在钻头接触颅骨前开动电机,并握紧手柄;③不要用钻头尖端垂直下钻,应保持一个角度;④当钻头钻至软组织相邻部位时,应换用金刚石钻头,以免损伤软组织;⑤使用高速颅钻时产生热量,应不断向钻孔区冲水。

二、显微手术器械

1. 显微镊(micro forceps) 由钛合金制作,质量轻,外表光滑,不易腐蚀,不磁化,具备足够弹性。分离组织时,先将镊尖端并拢插入组织,然后靠其弹性自动分开,上述动作反复进行,达到分离组织的作用。显微镊超期限的使用,其紧张度减小,分离组织时显得无力,即应淘汰更新。

2. 显微剪和蛛网膜刀　显微剪应锋利,关闭和开启要灵活自如。使用或保管不当会误伤正常组织,损坏器械,因此在术中或术后应将其放在特殊位置,避免错误使用。显微剪有直头和弯头之分、长短不同型号。用显微刀切开颅底蛛网膜下腔池的蛛网膜、分离神经和血管周围的组织粘连时,其刀尖不应插入刀刃的1/3,免损伤下面组织结构。

3. 显微针持(micro needle holder)　与显微剪设计相同,针持前端有不同的角度,为吻合血管和神经持针用,以直柄针持常用。针持的柄有两种形状:一种针持臂是扁平模型的,能将针在任何角度固定并紧紧抓住,用持针或夹缝线打结时有力精确;还有一种针持柄被设计成圆柱状,有利于在小且深的术野中,仅用示、拇指旋转针持可完成缝合、打结的动作。好的针持可将任何角度的针和线夹住,持夹10-0缝合线时不损伤缝线。针持应用应熟练准确,必须在实验室反复练习。在小的、深部术野中完成缝合、打结等操作。显微手术外科使用的缝合线为6-0至10-0尼龙线。颅内大血管可用7-0至8-0尼龙线,小的血管可用9-0线。

4. 显微分离器(micro dissector)　除双极电凝镊外,专用的显微分离器(也称剥离器),有铲式和球面式不同形状。镊尖端并拢插入被分离组织,依靠其自身弹性,镊尖端分开,反复动作可达到分离组织的作用。

5. 吸引器管(suction tuber)　手术的全过程都需使用,用于清除术野的积血、冲洗水和脑脊液,也可用来牵开组织及作钝性分离。其顶端必须光滑,以防损伤细小的血管和神经。其柄上有一侧孔,用于调节压力,在大出血的紧急情况下,堵住吸引器侧孔,使吸力最大,及时吸除积血,保证术野清洁,以利止血。手术者手持吸引器的姿势以持笔式为好,拇指或示指位于吸引器孔处,根据需要调节孔开放的大小。吸引器的管径有粗细不同(直径0.5~0.7mm),长度在8~15cm,可根据手术进行的不同步骤选用,采用管径较细的吸引器管可减少覆盖视野。

使用注意事项:①禁忌将吸引器头插进手术野中的积血或水中吸除,以免损伤看不见的组织;②尽量避免垂直朝向使用吸引器;③防止扭动吸引器管,选择较柔软的吸引器管并保持合适的位置;④当应用吸引器作为脑压板使用时,应放在肿瘤方一侧使用;⑤手术中寻找出血点时,应迅速吸除积血。血管破口较大时,最好在出血点和吸引器间垫一棉片,保护破口不扩大。

三、神经外科医师培训及显微手术技术训练

一般教科书里关于神经外科的专科知识是极为有限的,要想掌握这门学科,并跟上其发展,必须靠继续教育。

以美国神经外科对年轻医生的培养为例,住院医师要完成6~7年的正规培训,到实验室完成一些基础科研工作,做一年总住院医师之后,才成为真正的神经外科医生。美国神经外科医师代表大会教育委员会制定了非常详尽的"神经外科住院医师课程指南(Resident Curriculum Guidelinse for Neurosurgery)",内容包括:基础科目(神经解剖学,神经生理学,神经病理学,神经药理学,神经内科学,神经放射学)、综合临床科目(水、电解质和营养,一般重症监护,感染,医疗管理、法律和社会经济问题)、神经外科临床科目(脑血管外科,神经外科肿瘤学,神经创伤和神经外科重症监护,疼痛治疗,小儿神经外科,周围神经系统外科,脊柱外科,立体定向和功能神经外科)。在每一科目的每一门课程中,又分别对低年资、中年资和高年资三个级别神经外科医师所应掌握的知识和操作内容作了非常细致的规定。

显微神经外科手术是提高手术质量的重要环节。打好扎实、规范的显微神经外科手术基本功十分重要。显微手术训练包括:①显微手术器械应用操作训练,经过训练熟悉其性能和使用方法;②显微解剖的学习,有条件者可亲自解剖脑标本,目前常采用练习开颅入路操作;③显微手术的综合训练,大部分手术者是右利手,一般习惯左手持续握吸引器,手术中持续地吸出积血,或用其牵引肿瘤;右手操显微器械(剪、镊),准确地完成主要手术操作动作。手术医师要养成有规律的操作程序,避免多余动作。

四、当代神经外科手术辅助技术

1. 超声吸引器　近年来,随着切割式超声手术刀的问世,超声外科吸引(cavitron ultrasonic surgical aspiration,CUSA)和超声驱动手术刀(ultrasonically activated scalpel,UAS)已成为现代手术的新工具。早期的超声技术是以安全剂量用于慢性病治疗和康复的处理,迄今仍为物理治疗的常用方法。

超声外科吸引手术器具的出现是超声外科的一大进步,它是针对软组织病变进行的一种手术工具,其原理是利用超声高频机械震荡所产生的能量作用于软组织,使病变组织产生空化作用,将其碎裂成糊状或溶胶状,再以负压吸引进行清除,从而逐渐地消除病变组织或除去多余的组织(如脂肪)等,而且不易破坏血管,在手术中可明显地减少出血,又无过热等缺点。因此,CUSA 是目前医学界公认的一种较为理想的外科手术切割器械。但因显微手术术野小,为防止视野的死角,需要弯柄超声吸引器,振动功率降低,影响对质地硬的病变的切除。

2. 氩氦刀　也称氩氦超导手术系统,是近年来研制成功的治疗脑肿瘤等病变的高精度仪器,属于目前唯一经皮冷冻治疗的设备,它代表了国际上 20 世纪 90 年代超低温冷冻技术的最先进水平。

氩氦刀并非真正的手术刀,它采用计算机全程监控,对病变进行准确定位,并直接或经皮穿刺的微创方法治疗病变。氩氦刀有 4 或 8 个能单独控制、直径 2mm 的热绝缘超导刀,该超导刀系中空、可输出高压常温氩气(冷媒)或高压常温氦气(热媒)。其温差电偶直接安装在刀尖部,并通过计算机可连续监测刀尖部的温度。应用氩气快速超低温的制冷技术,可借氩气在刀尖急速灌注,在 20~60 秒内冷冻病变组织至零下140℃;又可借氦气在刀尖的急速灌注,快速将冰球冻融及急速升温。其降温的速度、时间和温度,冰球直径与形状,是完全可控和可精确设定的。更重要的是,由于氩氦刀制冷或加热只局限在超导刀的尖端,刀杆又具有很好的冷热绝缘,故不会对穿刺路径上的组织产生附加损伤。氩氦刀在医学上的突破还在于其独特的高压氦气快速加温系统,它不仅可以解决超低温对正常组织的冷冻伤害,更可迅速加热至一定温度之后再行 2 次快速冷冻。此种冷冻逆转的治疗过程对摧毁病变组织尤为彻底。应用于脑肿瘤(尤其是恶性肿瘤)的手术,可于短时间内损毁瘤细胞,又可让冷冻的瘤体以手术方式被切除,在切除脑动静脉畸形中应用也可很好地控制出血。

3. 手术用激光　Rosomoff 于 1966 年首先将激光引入脑肿瘤的手术切除。随着激光器的不断发展与完善,激光在神经系统肿瘤治疗中的应用亦有了长足的进步。激光与手术显微镜、立体定向技术及神经内镜的有机结合,为神经系统肿瘤的治疗提供了更多的方法。激光是激光器产生的一种电磁波光电辐射,它既具有波的性质,有一定的波长和频率,又具备光子流现象,有一定能量的粒子。在谐振腔,工作物质与激励源相结合,形成了激光辐射,对照射组织在数毫秒内可产生数百甚至上千摄氏度的高温,从而引起生物组织的蛋白质变性、凝固性坏死,甚至出现炭化或气化等物理性改变。激光集中能量瞬间作用,对肿瘤周围正常组织影响极小,距激光焦点 1mm 以外的组织细胞都不会造成损伤。试验证实:激光超强热反应作用点周围形成 3 个同心圆分布区。最中心区域细胞坏死崩解只残存细胞碎片;稍向外区域的细胞空泡变性,虽细胞保存外形但已死亡;最外层是水肿区,因内热力使细胞内液增多,但功能尚存。由于激光具有亮度高、方向性好、单色及相干性强等特点,因此,在医学上选择适当能量的激光,可用于组织的切割、凝固性止血和对病变组织的炭化或气化等,以达到治愈增殖性病变、吻合断裂的神经和血管等作用。

神经外科手术的切割、止血等操作必须精确,对周围组织的热学和机械损伤要少。在显微神经外科手术切除深部肿瘤时,邻近有重要神经血管结构,应用激光准确地使肿瘤气化和止血,不会损伤周围重要神经血管结构。二氧化碳激光主要用于切除颅底脑膜瘤、神经纤维肿瘤、颅咽管瘤、椎管内脊髓外瘤和中枢神经系统脂肪瘤。还可用于切开蛛网膜。氩激光和二氧化碳激光适用神经切断性手术,如脊髓侧索切断术、后根神经节损毁术。氧激光等适于治疗血运丰富的肿瘤和中枢神经系统血管性疾病。

手术中使用激光,要有严格的安全措施,包括医务人员和患者的安全。医务人员都应佩戴防护眼镜,以免造成视力损害。应用激光前,应先将肿瘤四周正常脑组织用湿棉片覆盖,水可吸收大量能量。使用激光时,激光束和引导束保持一致,光点不能超出术野以外。激光束可烧着一些易燃物,如酒精、醚类。当进行经口、鼻入路手术时,激光可损伤气管内插管,应特别小心。激光束射在高度磨光的器械上会引起反射,造成损伤。手术中的器械应使用磨砂或无光的。控制激光刀关启的脚闸应妥善放好。激光暂停使用时,应妥善关闭电源装置。激光切除肿瘤时,先用不聚焦激光凝结脑瘤组织,然后再聚焦气化切割。激光气化肿瘤时,散出的气体烟雾应吸除,以免使激光束散射,促使肿瘤的播散,并对人体造成损害。

4. 神经内镜　早在 1910 年 Lespinase 即用膀胱镜电灼侧脑室内的脉络丛以治疗脑积水。以后,多有学者改进技术,但由于设备简陋,死亡率高,故很难推广应用。1986 年,Giffith 提出了"内镜神经外科"(endo-neurosurgery)概念,得益于照明系统、实时摄像监视、激光技术、硬和软的内镜、各种手术器械以及微球囊等的改进和应用,内镜在神经外科得到了广泛开展。神经内镜按质地分为硬质和软质(可屈曲性)两大类,按结构和功能又可分为两类:一类为有操作孔道的内镜,可以通过其孔道对病灶进行切割、钳夹、烧灼和止血等操作,这类大多为硬质内镜;另一类为无操作孔道的内镜,可通过特殊设计的外加导管而实现前者的功能,常单纯地用于对脑深部病变的观察或进行治疗(如用于第三脑室造瘘手术等),该类内镜亦有硬质或软质的(图 2-7)。

由于手术全过程都在直径小于 8mm 的内镜下操作,所以手术创伤极小,恢复快。内镜手术可用于止血、活检和肿瘤切除等。单纯神经内镜术方面,已常用于脑积水、颅内囊性病变和脑室系统病变等。应用内镜定向穿刺进入侧脑室,再经室间孔进入第三脑室,用射频或激光在第三脑室底部开窗,再用球囊导管将其扩大而形成造瘘,脑脊液通过瘘口流入大脑脚间池,进入正常的脑脊液循环和吸收,形成内分流术,克服了以往脑室-腹腔(心房)分流术后常见分流管堵塞和感染的弊端(图 2-8);将颅内囊性病变(蛛网膜囊肿、脑实质内囊肿和透明隔囊肿等)与邻近的脑池或脑室穿通,使原来封闭的囊腔与蛛网膜下腔或脑室相通;对于脑室系统病变,囊性瘤可引流清除,实质性肿瘤也可活检和直接切除,如可完整摘除窄蒂的脉络丛乳头状瘤;可仅经钻孔穿刺达到清除和引流脑内血肿目的。

内镜辅助的显微外科手术(endoscopy assisted microsurgery)中利用内镜的光源及监视系统可对显微镜直视术野以外的区域进行观察,不但能增加术野的暴露,避免病灶的遗漏,同时亦减轻了正常脑组织牵拉的程度,从而降低手术并发症和减轻术后反应,用于动脉瘤夹闭术、三叉神经血管减压术、经鼻-蝶入路脑垂体瘤切除术等;对囊性脑瘤可行肿瘤活检、抽吸囊液减压,并可行肿瘤的内放射治疗;直视下用 CO_2 或 YAG 激光是治疗脑深部中线结构病变及脑室内、基底核、丘脑和脑干等部位肿瘤的良好方法。还可在立体定向指引下,用内镜直视下进行颅内占位病变的活检,可克服单纯立体定向活检的盲目性,尤其是大大降低对位于颅底和颅内中线部位肿瘤活检的风险。

神经内镜可用于椎管内病变的检查和治疗。对脊髓空洞症患者,分离粘连与分离膜性间隔,并进行空洞分流术,可避免对脊髓的损伤并取得良好的疗效。还可用于对脊髓血管畸形、肿瘤以及椎间盘摘除术、脊髓栓系松解术、脊膜膨出等的诊断与治疗。

内镜手术亦存在一定的局限性:①受管径限制,视野狭小,难以观察手术部位全貌,若对周围组织的毗邻关系了解有限,易导致误判或操作上的失误;②需有一定空间才能观察和操作,在脑实质内无间隙可供操

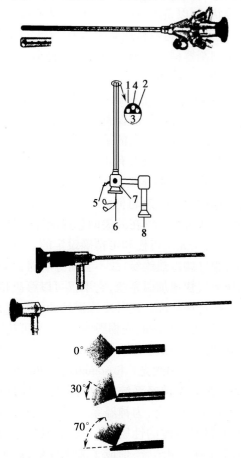

1. 光源接口;2. 摄像系统接口;3. 工作通道接口;4. 灌注/吸引通道接口;5. 灌注/吸引开关;6. 内镜手柄;7. 30°镜头;8. 70°镜头。

图 2-7　有操作孔道的神经内镜,具有广角功能

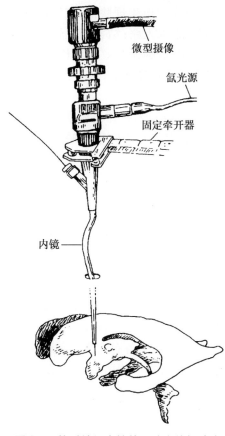

微型摄像

氙光源

固定牵开器

内镜

图2-8　软质神经内镜第三脑室终板造瘘术示意图

作,且图像显示不清,无法判断内镜所达到的位置,易误伤血管及脑组织,物镜接触血液等易致视野模糊;③目前可配套使用的手术器械有限,手术操作有一定困难;④内镜各种连接装置、配件多,操作过程中不易保持无菌条件,易致术后感染。

5. 血管内神经外科　也称介入神经放射学(interventional neuroradiology),是指在X线监测下,经血管等途径借助导引器械(导管、导丝等)递送药物或其他特殊材料进入中枢神经系统病变区域,以达到栓塞、溶解、扩张、成形和抗肿瘤等目的的一种治疗方法。治疗对象主要为颅内动脉瘤、脑及脊髓动静脉畸形、动静脉瘘、硬脑膜动静脉瘘、动脉及静脉窦狭窄、急性脑梗死以及头颈部肿瘤。治疗技术分为血管内栓塞术、血管内药物灌注术和血管成形术。上述治疗过程的通路或治疗对象是相关动脉和引流静脉,因此也称为神经外科血管内治疗学(neurosurgical endovascular therapeutics)、血管内神经外科学(endovascular neurosurgery)。介入神经放射治疗的最大优点是避免了开颅手术带来的组织创伤,也是微创神经外科学重要的组成部分。

1964年Luessenhop等首次经动脉内注入有金属芯的硅胶球珠以栓塞脑动静脉畸形。1973年Serbinenko用可脱性球囊栓塞颅内动脉瘤。1988年Hilal用机械方法解脱铂弹簧圈(MDS)栓塞动脉瘤。1991年Guglielmi用电解可脱弹簧圈(guglielmi detachable coil, GDC)栓塞颅内动脉瘤,后两种技术可通过导管操纵弹簧圈,使之完全进入动脉瘤腔内并产生血栓以闭塞动脉瘤,同时保持了载瘤动脉血流通畅,目前已广泛采用。1984年Zubkov对SAH后有严重血管痉挛的患者用球囊扩张痉挛的动脉,称为血管成形术(angioplasty)。1992年kessell等和Kato等经超选择插管灌注罂粟碱以松解痉挛的动脉。也为颅内血管急性血栓的溶栓治疗开辟了一种治疗缺血性脑血管疾患新的有效方法。同年,Kinugasa等又对动脉瘤破裂急性期而又不宜行夹闭术的患者,先经导管向瘤内注入醋酸纤维素聚合胶(cellulose acetate propionate,CAP),待其聚合凝固后即起到保护动脉瘤的作用,待病情稳定后再行夹闭术。现今,导管的制作和栓塞材料又有了很大进步,多种型号的导管和微导管适用于颅内各种复杂血管,二氰基丙烯酸异丁酯(IBCA)和氰基丙烯酸异丁酯(NBCA)等栓塞材料已成为目前临床上治疗脑血管畸形的首选,大大降低了开颅手术带来的风险。颈内动脉海绵窦瘘介入治疗已作为首选,基本上取代开颅手术。

脑恶性胶质瘤手术后应进行化疗,以往需要经静脉全身给药,全身化疗反应严重,局部药物浓度也较低,因此疗效也受到很大限制。目前,通过微导管行超选择性动脉内化疗,肿瘤局部药物浓度高,疗效大大提高,也明显减轻全身不良反应,在栓塞基础上进行放疗,也可大大提高治愈率。对血供丰富的脑膜瘤,经术前栓塞,可大大减少术中出血。

6. 立体定向神经外科　立体定向技术具有定位准确而创伤小的优点,最初于1948年由治疗帕金森病开始,1979年,Brown应用立体定向框架与CT配准,大大提高了颅内病变和功能核团的定位准确性。随后,广泛应用在脑肿瘤活检、脑囊肿、脑脓肿和脑内血肿穿刺引流和脑内异物摘除等。但由于该方法不能在直视下观察病灶及取样,具有一定的盲目性,故可能出现手术并发症。此外,定位和导向是非实时和非直觉性,并且计算方法烦琐复杂。

随着影像技术的不断更新,新型脑立体定向仪的研制及电子计算机等新技术的应用,立体定向神经外科已进入新的时代。应用立体定向技术原理与其他技术设备相结合应用于临床,如结合放射技术形成立体定向放射外科体系;结合手术显微镜形成立体定向手术显微镜系统;结合内镜可增加导入的精确性,同时直视下有选择性多处活检,可提高活检的阳性率;结合MRI脑立体定向技术,以轴位、冠状位及矢状位任意角度扫描,后颅凹及脑干病变得以良好显示;通过 CT、MRI 直接测出靶点后结合术中电生理验证,定位达到细胞水平;结合电阻抗监测技术,由阻抗值可准确反映活检针的位置,选择最佳手术入路;结合脑血管造影定向技术,根据图像上各血管与头架标记点的位置、距离关系,经计算机处理可获取脑血管三维结构影像;放射性同位素或药物经立体定向系统可准确进行间质内放疗;立体定向技术与激光、射频和氧-氮冷冻系统等现代手段相结合治疗脑肿瘤的新颖方法也相继问世等。

7. 放射神经外科 放射外科的发展与影像学的进步紧密联系。在立体定向原理、计算机科学和神经影像学的综合应用下,放射源可对颅内靶区进行一次性大剂量集中照射。放射生物学效应呈陡峭的梯度改变,即在有效的等剂量曲线中,病变接受大剂量射线后,逐步产生放射性坏死,而放射区边缘的放射性衰减锐利,病变周围正常组织几乎不受损伤,形似刀切,因而疗效远胜于常规放射治疗。

1951 年,Leksell 用正电压牙科 X 线球管装在立体定向仪半环弓上,弧形移动照射三叉神经半月节治疗三叉神经痛,成为立体定向放射外科的起源。现主要有:①X 刀(直线加速器为放射源):20 世纪 80 年代,Betti 等用直线加速器产生的高能光子束围绕等中心的中心位靶区转动以达到治疗作用。1997 年,Adler 等将光束、计算机和机器人技术结合起来制成控制刀,将一个 6MV 的直线加速器安装在一个 6 轴机器人操纵装置上,不论头部的位置怎样变动,均可根据两个互相垂直的诊断性 X 线照相机提供的资料,使直线加速器产生的放射速中心对准靶区。②γ 刀(^{60} 钴为放射源):1967 年 A 型 γ 刀问世,早期为 179 个钴源,后增为 201 个,呈半球状排列,称为 A 型 γ 刀。^{60} 钴的半衰期为 5.27 年,故有重新装载(reloading)的费用问题。为解决此问题,B 型 γ 刀将钴源减少并排列成环形。A 型和 B 型 γ 刀在治疗不同的疾病中各有其优点和适应证。早期进行 γ 刀治疗时,根据病变的大小、形状和数目,通常等中心的总数目不同(每一患者的等中心有 5~10 个),需要对每一等中心改变其立体定向坐标,当需要不同大小的光束时,还需更换头盔。之后,结合了先进的剂量计划系统与机器人工程,利用自动位置系统来建立每一等中心的三维坐标,并将患者头部自动移向靶坐标,省去了用同一直径光束治疗时除去头盔和建立新坐标所需的时间,因此大大缩短治疗过程(图 2-9)。③粒子刀(带电粒子为放射源):利用回旋加速器产生的带电重粒子束,进行大剂量照射。由于可将粒子束的衰减点调节到靶区的边缘,在边缘上的放射性衰减非常锐利,使周围组织所受的损伤极小以至接近于零。因此,粒子束放射优于 X 刀或 γ 刀。④赛勃刀(Cyberknife):也称无框架图像引导机器人立体定向放射外科系统,是目前世界上最为精确的立体定向放射外科治疗设备,它的定位误差控制在亚毫米水平。该系统以其动态定位软件设计提供了无需定位框架的立体定向放射治疗,它的出现将使立体定向放射外科技术延展至身体其他部位。

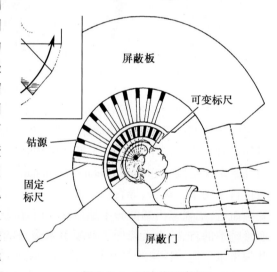

图 2-9 γ 刀工作示意图

屏蔽板
可变标尺
钴源
固定标尺
屏蔽门

目前放射外科治疗应用广泛,主要有听神经瘤、脑动静脉畸形、脑膜瘤、垂体瘤、脑转移瘤和功能性疾病包括三叉神经痛、帕金森病和癫痫等。放射外科也受到以下质疑:①肿瘤并未直接切除;②不能较快地减轻其占位效应;③增加将来施行手术治疗的难度;④术后严重放射性脑水肿和脑神经损伤等并发症较为常见。但是,放射外科在技术设备上仍在进步中,将来神经影像对立体定向靶点的解剖识别可望提高到亚毫米水平,以及 PET、fMRI、MEG 和磁共振波谱等功能性分析与 MRI、CT 结合可用于观察脑重要。

8. 神经导航 由 Robe 等于 1986 年首先设计制造。是将神经影像学、立体定向原理、手术显微镜和高性能的电子计算机结合起来的一种新技术。由于它不需要立体定向框架,故又称"无框架立体定向外科"(frameless stereotactic surgery)或"影像导向外科"(image guided surgery)。

神经导航的基本原理是数个定位标志取代框架贴于患者头部,颅内病变和毗邻结构转换成图像的三维结构,再传至术野的三维坐标系统。从而将患者术前影像学资料与术时的实际解剖通过高性能计算机紧密连接起来,在虚拟数字化影像与实际神经解剖结构之间建立动态的联系。神经导航系统由计算机工作站、红外线接收器、带有红外线发射器的定位装置和手术显微镜所组成。与有框架导航相比,其具有以下优点:①术前能进行手术方案的设计,包括皮肤切口、骨窗位置、脑皮质切口和手术入路,并可术中实时调整手术入路;②术中实时显示入路可能遇到的以及术野周围的结构;③显示目前手术位置与靶灶的空间关系;④显示病灶切除的范围。通过改进扫描和注册技术,定位误差小于1mm。

导航系统在神经外科的应用范围包括颅内肿瘤、脑血管畸形及癫痫的治疗、颅底手术、脑室分流等。应用最广泛的是颅内肿瘤的切除,术前有助于开颅切口及骨瓣的设计,选择最短的手术径路,术中可为肿瘤切除定向定位。对于边界在影像上清晰而在术野与正常组织分界不清,处于无解剖标志或复杂结构区域,以及手术入路区的正常解剖标志被病变或过去手术破坏的病灶,根据影像学所显示的边界,可指导医生彻底切除,尤其最适宜常规难以发现的颅内小病变的切除;对于脑血管疾病,如动静脉畸形和海绵状血管瘤,可在术中显示畸形血管的供血动脉及引流静脉,对手术具有指导意义;用于癫痫外科,可观察并确定前颞叶切除、胼胝体切开和脑皮质致痫灶切除的范围;用于颅内病变活检,可克服安装传统框架给患者带来的痛苦,并使活检更具计划性。此外,利用适配器固定于硬性内镜,经过校正即可将内镜作为定位工具,在导航显示器和内镜显示器上共同监视内镜的三维位置,可术中精确定位,又可扩大手术视角。

但是,神经导航系统也存在一定局限性,如术前影像资料并不能实时反映术中颅内结构变化,随着手术的进行,如应用脱水剂、脑肿胀或水肿、脑脊液或囊液的流失、术中空气进入硬脑膜下腔以及肿瘤切除,均可导致术中脑内结构移位,使定位精度降低。在术中进行影像资料的实时采集,如引入术中超声、X线、CT和MRI技术以实现真正的动态监测,是解决脑移位问题的最佳办法,其中MRI具有明显优势。

9. 机器人辅助立体定向手术　外科机器人手术的基本条件是影像学引导。虽然机器人辅助脑外科手术方面的研究刚刚起步,但许多初步开创性研究成果已应用于临床,如神经外科手术定位装置、激光手术的多关节导光臂等。它们共同的特点是在计算机屏幕上对手术进行虚拟规划操作,以一定的自由度在空间运动,具有高精度的空间定位装置并配装多关节形式的手术器件等。目前研究主要集中在:①医疗外科手术的规划与仿真;②无框架的脑外科立体定向技术;③面向微创外科的定位与遥感操作;④机器人辅助外科手术的安全性问题。

10. 分子神经外科学(molecular neurosurgery)　利用分子生物化学技术治疗神经外科疾患,如颅脑肿瘤、脑血管病、神经损伤、神经功能性疾病和神经退行性疾病,目前仍处在研究阶段。研究方向包括:①脑恶性肿瘤的基因治疗;②神经干细胞:分离培养胎脑和成人脑组织中的神经干细胞,利用转基因技术制备多种永生化的神经干细胞株,改善神经元丢失所致的神经功能障碍,用于脑、脊髓损伤实验性治疗研究;③基因芯片和蛋白质组技术,两者使同时分析神经系统的大量基因的表达和基因产物蛋白质及其相互作用网络成为可能;④细胞移植对脑卒中后脑功能的恢复,进行了动物实验和临床试验。多种类型细胞如猪胚胎细胞、干细胞、永生细胞系以及骨髓细胞间质等,移植到脑内不仅可以存活,而且还可以在不同的神经退行性疾病动物模型中促进神经功能恢复。许多临床前试验也显示神经移植物在局灶和全脑缺血模型中的潜在功效,对已经稳定的永久性神经功能缺损患者的临床试验也在进行中。

五、神经外科患者的围手术期处理

手术既是一个治疗过程,又是一个创伤过程。因此,手术前的准备,就是要采取各种措施,尽量使患者接近生理状态,以便使患者更好地耐受手术;手术后的处理,就是要尽快地恢复患者生理功能,防止各种并发症发生,促进早日恢复健康。

(一)术前准备

术前准备工作主要包括两个方面:①心理方面的准备;②提高手术耐受力的准备。

术前准备与手术急缓程度密切相关,根据手术急缓程度不同,大致分类为:①择期手术:如垂体微腺瘤,不伴有高颅压的听神经瘤或良性肿瘤,部分先天畸形等;②限期手术:如颅内各种恶性肿瘤或鞍区肿瘤已有视力下降,视野缺损者,中线部位已影响脑脊液循环通路部分梗阻,手术时间虽可选择,但有一定限度,不宜过久延迟,应该在一段时间内做好充分准备;③急诊手术:各种原因引起的颅内血肿或脑疝,需在最短时间内尽早手术,同时应根据病情轻重缓急,重点地进行必要的准备。至于极少数如窒息等十分急迫的情况,就必须争分夺秒地进行紧急手术,以便挽救患者的生命。

1. 心理准备　医务人员必须热情地针对患者的思想情况,做好解说工作,使患者能够愉快地接受手术,并能很好配合。应向患者家属和单位实事求是地介绍病情、治疗方案和手术中、手术后可能发生的各种情况,如肿瘤难以完全切除,术后可能出现出血、昏迷、瘫痪、失明、失语、感染乃至死亡等问题,然后由家属或单位代表在正规的手术报表上签字"同意手术治疗"并签名,以完善医疗文书的法律手续。

2. 手术的耐受力可归纳为两类:①耐受力良好:指患者全身状况良好,外科疾病对全身只有较小影响,重要器官无器质性病变,其功能处于代偿状态;②耐受力不良:指患者全身情况欠佳,外科疾病已经对全身造成明显影响,或重要器官有器质性病变,功能濒于失代偿或已有失代偿的表现。

对第一类患者,只要进行一般性准备后,便可施行任何类型的手术。第二类患者,需要深入进行检查和研究,并需作积极和细致的特殊准备后,才能施行手术。一般性准备和部分特殊术前准备同外科总论,这里不再多述。对神经外科比较特殊的术前准备,应注意:①颅内压增高患者的准备:如患者一般情况良好,颅内压增高不严重,术前无需特殊处理;若颅内压增高显著,应先行脱水治疗并尽早手术,若为第三脑室或颅后窝占位,头痛加剧,出现频繁呕吐或意识模糊者,提示有严重颅内压增高,应行脑室穿刺外引流或脑室分流术,以缓解梗阻性脑积水,改善患者的病情,然后尽快手术。②脑疝患者的准备:除急行脱水利尿外,有脑积水者,应立即行脑室穿刺引流,使脑疝复位,缓解病情。如果效果不明显,而病变部位已明确,应考虑急诊开颅手术,解除危及生命的病变。③有些颅内血管性疾病,如颈动脉海绵窦段、颈内动脉床突下段动脉瘤,要在术前2~3周开始做颈内动脉压迫训练,以促进侧支循环的建立。对于鞍区病变,特别垂体功能低下者,术前2~3天开始应用肾上腺皮质激素类药物,以减少或防止术后发生垂体危象。

（二）术后处理

应因人而异,患者先到复苏室,稳定后回 ICU。检测神志瞳孔和生命体征的变化,患者苏醒后每半小时到 2 小时检查一次。

1. 术后监护

（1）生命体征的监护:患者术后均应行生命体征(血压、脉搏、呼吸、体温)的定时监测。危重患者 15~30 分钟监测一次,血压应保持在 18/7kPa(140/60mmHg)左右。呼吸为 10~20 次/min,脉搏为 70~80 次/min,体温在 38.5℃以下。少数情况下需经股动脉插入导管测定血压、中心静脉压(central venous pressure,CVP)、肺动脉压(pulmonary artery pressure,PAP)以及肺毛细血管楔压(pulmonary capillary wedge pressure,PCWP)等,并通过血流动力学监测仪显示、扫描和储存记忆电脑长期监护患者的动态变化以帮助临床医护人员制订诊治方案。

（2）颅内压的监测:颅脑手术后的患者在一定时期间内都会有某种程度的颅内压增高,因此,监测其颅内压变化相当重要,特别是术后 1 周内。传统的方法是借助脑室外引流管来判断颅内压的变化,而且目前仍是可取的,而腰椎穿刺多数临床医生不再主张采用;也可应用颅内压仪监护,通常监测的时间不宜超过 1 周。

（3）实验室检查

1）血常规、血生化检查:若一般情况差,每日检查 1 次。

2）动脉血气分析:术后应监测,特别是脑干及高颈髓术后患者。应用呼吸机患者,应随时检查。呼吸机参数调整后,也需监测动脉血气分析。而应用无创伤性血氧饱和度测定仪可长期方便地进行监测,若血氧饱和度在 96% 以上,就可明显减少动脉血的穿刺测定。

除上述监护外,医护人员还需定时检查患者的神志、瞳孔及肢体活动情况,如患者在术后短期内出现神志恶化,应想到颅内血肿、脑积水、颅内积气或电解质紊乱等的可能,通过做急诊头部 CT、急查电解质进一步明确诊断,予以纠正。鞍区手术还需记每小时尿量和 24 小时出入量。

2. 一般处理

（1）手术后体位:全身麻醉尚未清醒的患者应取仰卧位,头部转向一侧,防止口腔分泌物或呕吐物误吸和窒息。如果患者已清醒,可取头高 15°~30° 的斜坡位,有利于减轻脑水肿,降低颅内压。

（2）饮食和输液:一般神经外科术后清醒的患者次日就可以进流质饮食,3 天后改为半流质饮食,然后过渡到普通饮食。后组脑神经损害严重,饮水、进食有呛咳者可行鼻饲,长期昏迷患者也应置鼻胃管,注射流质,保证每天热量 1 500~2 000kcal,并补充各种维生素。成人每日补液 1 500~2 000ml、适量补给电解质。液体应分配在 24 小时补给,不可在短时间内过快或大量输入,以免加重脑水肿和心脏负荷。

(3) 氧疗法:术后常规给氧,可改善脑的氧代谢,减轻脑水肿,有利于脑功能的恢复。给氧流量一般为 2L/min,氧浓度最好为 30% 左右,使用人工呼吸机给氧的浓度一般不超过 40%;条件允许者,可考虑做高压氧治疗,更有利于脑功能的恢复。

(4) 手术切口的保护:防止切口污染和裂开,是手术后的重要环节。敷料被渗血浸透,应在无菌操作下及时缝合和更换,引流管应在 24~48 小时内拔除,拔除后应将预置缝线结扎,如有渗液应补缝 1~2 针,骨窗处张力高应加强脱水治疗。头皮切口拆线时间一般为 5~7 天,后枕及颈部为 8~10 天。如患者有营养不良,或长期使用激素,可再延缓 1~2 天,或间断拆线,数日后证明确实愈合,再拆除剩余缝线,若有积液可在无菌条件下抽吸后加压包扎,必要时重复穿刺。

3. 药物治疗

(1) 镇痛剂和镇静剂:术后头痛一般不使用吗啡和哌替啶,因其不仅可使瞳孔缩小,影响术后病情的观察,更重要的是此药有抑制呼吸中枢的作用;可口服罗通定、索米痛、镇痛宁胶囊等。不能口服时可肌内注射复方氨基比林(安痛定)、奈福泮(平痛新)或布桂嗪(强痛定)等。患者睡眠差,烦躁明显时,可口服或肌内注射地西泮或苯巴比妥等,尽可能不用冬眠药物,以免血压下降,尤其是鞍区和动脉瘤手术后。

(2) 抗生素:常用的抗生素有红霉素 1.2g,氯霉素 1.5g 静脉滴注或选用青霉素 800 万 U、氨基苄青霉素 2~4g 静脉滴注,每日 1~2 次。选用抗生素要有针对性,除了针对常见细菌感染的药物外,还要注意透过血-脑脊液屏障的能力。一旦发生颅内感染,应做脑脊液培养加药敏试验,还可考虑鞘内或脑室内注入抗生素。但药量不能过大,浓度不可过高,以免因为药物的化学刺激导致抽搐、蛛网膜粘连等。第三代头孢菌素毒性小,抗菌谱广,透过血-脑脊液屏障性能强,因此不做鞘内注射亦可收到良好的疗效。长期使用抗生素时,要警惕二重感染。

(3) 止血剂:①酚磺乙胺:能促使血小板循环量增加,降低毛细血管的通透性,每次 250~500mg(静脉或肌内注射);②卡巴克络:降低毛细血管通透性,缩短出血时间,每次 5~10mg(肌内注射),每日 3 次;③维生素 K_1 和维生素 K_3:促使肝脏合成凝血酶原,改善出血倾向,维生素 K_1 10~20mg,肌内注射,每日 2~3 次;维生素 K_3 作用缓慢,每次 2~4mg,肌内注射,每日 2~3 次;④6-氨基己酸:对纤维蛋白溶解有抑制作用,促进凝血,首次用量 4~6g,静脉滴注,亦可静推,然后每小时使用 1g,持续使用 12~24 小时;⑤氨甲苯酸:止血机制与 6-氨基己酸相同,但其效果却比其强 4~5 倍,每次用量为 100~200mg 静脉滴注,每日 2~3 次;⑥氨甲苯酸:止血机制同前,作用更强,每次 250mg(口服或静推),每日 2~3 次。

(4) 维生素:术后补充维生素利于手术切口的愈合和患者早日康复。常用:①维生素 C 0.5~1g,静脉滴注,每日 1~2 次;②维生素 B_1 100~200mg,肌内注射,每日 1 次;③维生素 B_{12} 0.5~1g,肌内注射,每日 1 次。还可口服施尔康、维生素 A、维生素 D、复合维生素 B、烟酸等。

(5) 抗癫痫药:术前有癫痫发作者常规给予抗癫药。①苯妥英钠或卡马西平:对癫痫大发作和周围性发作最有效,对精神发作次之,对小发作疗效不佳,0.1~0.2g,口服,每日 3 次;②丙戊酸钠:对小发作、大发作和某些肌阵挛癫痫均有较好疗效,0.2g,口服,每日 3 次;③地西泮:对癫痫大发作、癫痫持续状态疗效较好,10mg 静脉缓推或 40mg 加入生理盐水静脉滴注维持。

(6) 脱水剂:凡较大的颅脑手术后,都有不同程度的脑水肿,故应常规在 1 周内适量应用脱水药物,脱水剂分为渗透性和利尿性两种。渗透性脱水剂:主要利用药物的渗透性能,将脑组织内的水分吸入血管内,再由肾脏排出。常用的有:①50% 葡萄糖注射液,每次 100ml,静脉注射,每日 3~4 次;②20% 甘露醇注射液,每次 250ml,每日 2~3 次,亦可按 4~8g/(kg·d)输入;也有学者主张小剂量使用,如 125ml,静脉滴注,每日 2 次;③人体白蛋白或胎盘白蛋白注射液,通常为浓缩 5 倍于人体血液,20ml,静脉滴注,每日 1~2 次。利尿性脱水剂:通过药物对正常肾小球的滤过率的增加和肾小管回收的抑制达到排出大量尿液,使组织脱水。常用的有①呋塞米:每次 20~40mg,肌内注射或静脉注射,每日 3~4 次;②氢氯噻嗪:每次 25~50mg,口服,每日 2~3 次。

(7) 肾上腺皮质激素:对提高人体的应激能力、改善脑毛细血管通透性,维持血-脑脊液屏障的完整;稳定溶酶体膜,使水盐电解质向组织间渗透减少,调节下丘脑功能,减少醛固酮及抗利尿激素的分泌;增加肾血流量和肾小球的滤过能力,防止和减轻脑水肿有良好的作用。但可降低机体免疫能力,不利于炎症控制等副作用,少数患者可产生应激性溃疡,所以,多数学者主张采取"短期大剂量冲击,尽早撤除"的方案。常用的有①氢化可的松:是一种天然提取物,见效快,适合急诊使用,但其潴钠水和排钾作用较强,使用时要注意,每次 300~500mg,静脉滴注,每日 2~3 次。②地塞米松:系人工合成。作用较氢化可的松强 40 倍,但潴水、潴钠、排钾的作用小,临床应用广泛,每次 20~40mg,静脉滴注,每日 2~4 次,亦可按 5mg/kg 首次量静脉滴注,6 小时后改为 1mg/kg,静脉滴注。③甲基泼尼松龙:首次剂量 30mg/kg,6 小时后可重复一次,然后每 6 小时输入 3mg/kg 连续应用 3~5 天。其他激素的配合使用,根据病情需要选用甲状腺素、睾酮和垂体后叶激素等,以改善患者的代谢,控制尿崩症等。

六、开颅手术

(一) 开颅手术一般原则

1. 术前准备及用药

(1) 术前晚上淋浴和洗头。如需要,同时剃头。手术消毒前可用甲紫在头部标画出中线、切口和邻近重要结构的体表位置(图 2-10)。

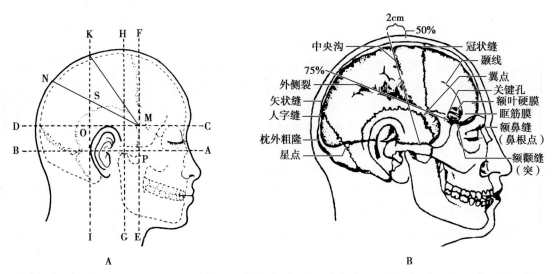

图 2-10　脑重要结构的体表定位

A. 体表定位:AB 线—眶下缘与外耳孔连线;CD 线—眶上缘水平线;EF 线—经颧弓中点的垂直线;GH 线—经下颌关节的垂直线;IK 线—经乳突基部的垂直线;MK 线—中央沟投影线;MN 线—外侧裂投影线;B. 简易定位。

(2) 肿瘤患者如果术前应用激素治疗,术前 6 小时增加 50% 剂量。术前未用者,术前 6 小时地塞米松 10mg 静脉滴注。

(3) 如已经服用抗癫痫药,继续同样剂量。如术前未用抗癫痫药且涉及脑组织者,给予抗癫痫药,如苯妥英钠 300mg,每 6 小时 1 次(早晨用少量水服下),连用 3 次。

(4) 感染性手术,应在手术前给予抗生素。如为无菌手术,术中可预防性应用抗生素。

(5) 推荐使用充气压力靴,或长筒弹力袜,避免下肢静脉血栓。

2. 麻醉

(1) 对于一些相对简单的手术,如头皮肿物、颅骨骨瘤、慢性硬脑膜下血肿钻孔引流可采用局部麻醉,同时静脉给药镇痛。

(2) 绝大多数神经外科手术需要全身麻醉。

3. 体位　依手术部位而定,选取体位的原则是争取手术野的良好暴露,有利于手术操作,长时间体位摆放不应造成患者身体损害,头部不宜过低过高,避免出血过多或空气栓塞。

（1）仰卧位：适用于额、颞和鞍区病变,头部可偏向手术对侧。

（2）侧卧位：适用于颞、顶、枕、后颅凹和脊髓手术,可增加侧卧角度以利暴露。

（3）俯卧位：适用于枕部、后颅凹和脊髓的手术。

（4）坐位：少用,适用于后颅凹和高段颈髓的手术。

4. 手术切口选择　一般原则是选择入路距离近,同时避开重要结构和功能区,又可获得最佳手术视野（图2-11）。在神经导航设备、内镜等辅助下,可以选择小切口小骨瓣锁孔入路（Key-Hole）。幕上开颅皮瓣基底应朝向供血动脉方向,基底宽度一般不小于5cm,皮瓣不宜过高,横与高比不宜超过1∶1.25。

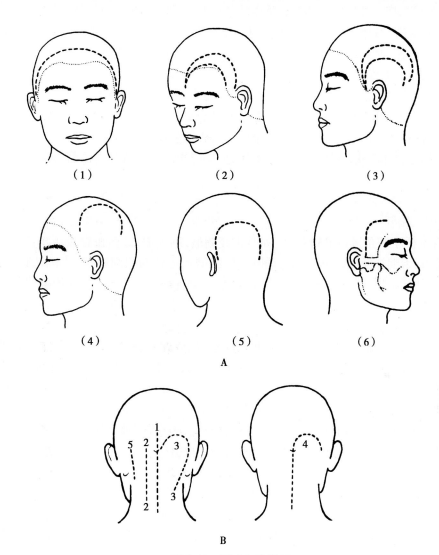

图 2-11　手术入路切口

A. 幕上手术入路：（1）双侧额颞瓣（冠瓣）入路；（2）额部及额颞瓣入路；（3）颞瓣及颞顶入路；（4）额顶入路；（5）顶枕部入路；（6）翼点入路；B. 后枕部入路：1. 枕下正中切口；2. 旁正中直切口；3. 倒钩形切口；4. 钩形切口；5. 乳突后切口。

（二）标准开颅术

1. 头皮切开　头部局部麻醉后,术者和助手每人用一只手,手指并拢用纱布压在切口两旁,一次切开皮肤长度不应超过手指范围,深度到达帽状腱膜下,头皮夹止血,手术刀锐性或钝性分开帽状腱膜下至皮瓣基底。皮瓣下填纱布卷翻向下方,盐水纱布覆盖。

2. 骨瓣成形　如骨瓣游离,可切开和仔细推开骨膜或肌肉筋膜。如保留肌蒂和骨膜,可切开远侧骨膜,分别打孔。一般打孔4~5个,如应用铣刀,骨孔可适当减少。不易出血部位先钻孔,近静脉窦和脑膜中动脉处最后钻孔。如怀疑颅内压高,应在钻孔前静脉输注20%甘露醇250ml,降低颅内压。在相邻两个骨孔穿入线锯导板,带入线锯锯开骨瓣。肌蒂处可在保护肌蒂下锯开,也可两侧咬骨钳咬开。骨瓣取下后,骨窗边缘涂骨蜡止血。

3. 硬脑膜切开 切开硬膜前,应将术野冲洗干净,骨缘四周悬吊硬膜,避免硬膜塌陷出现硬脑膜外血肿。骨缘四周铺湿棉条,手术者洗净或更换手套。硬膜可"十"字切开,后颅凹做 Y 形切开,U 形切开硬膜时基底应在静脉或静脉窦方向。切开中如血管出血,可用银夹止血,尽量避免电凝,造成硬膜回缩,关颅时缝合困难。如硬膜张力高时,可穿刺脑室或肿瘤囊腔,降低颅内压,避免切开过程中损伤脑组织。翻开的硬膜应悬吊,边缘湿棉条覆盖。

4. 脑切开 脑组织切开部位应选择在非重要功能区和距离病变最近的部位。尽量利用脑沟、裂切开脑组织,减少脑组织的损伤。囊性肿瘤或脑内血肿可尝试用脑室穿刺针穿刺病灶,吸除部分内容,达到减压效果,但不要抽空所有内容,抽空所有内容以后寻找病灶时比较困难。穿刺针可以留置以引导病灶的定位,如果穿刺的隧道可以找到,也可拔除。

5. 缝合伤口 手术结束后,应用生理盐水冲洗至清亮为止。并询问血压,不宜在血压低时缝合伤口,以免术后出血;减压性手术,可不缝合硬膜。尽可能严密缝合硬膜,避免皮下积液,如硬膜缺损,可应用骨膜、筋膜或人造硬膜进行修补。游离骨瓣可用粗缝线、钢丝或钛夹固定。带蒂骨瓣可缝合肌肉筋膜和骨膜固定。缝合肌肉、帽状腱膜和皮肤,每隔 1cm 缝合 1 针,分层缝合。如留置外引流管,须在切口外引出,外接引流袋。

(三) 各种开颅手术入路

1. 枕下旁正中入路开

(1) 适用于:①桥小脑角区(CPA)病变:如听神经鞘瘤、脑膜瘤;②微血管减压术:三叉神经痛、单侧面肌痉挛、膝状神经痛、舌咽神经痛;③小脑半球肿瘤:转移瘤或血管网织细胞瘤;④椎动脉附近病变:小脑后下动脉和椎基底动脉起始处动脉瘤、椎动脉内膜剥脱术;⑤脑干前外侧肿瘤(远外侧入路)枕大孔区肿瘤:如脊索瘤、脑膜瘤。

(2) 皮肤切口

1) 线形切口:用于微血管减压和小的 CPA 肿瘤,可以提供足够的肿瘤暴露和减少肌肉的损伤。①"564"切口:切口位于乳突内 5mm,向上 6cm 向下 4cm 的纵形切口,能够暴露横窦,能够到达三叉神经,如治疗三叉神经痛的微血管减压术;②"555"切口:切口位于乳突内 5mm,向上 5cm 向下 5cm 的纵形切口,用于到达面神经和前庭蜗神经,用于微血管减压的面肌抽搐和小的听神经瘤;③"546"切口:切口位于乳突内 5mm,向上 4cm 向下 6cm 的纵形切口,用于到达后组脑神经,治疗舌咽神经痛。

2) 倒钩形切口:用于小脑半球和大的 CPA 肿瘤,切口沿中线,起于 C2 向上到枕外隆凸,后向外行到乳突尖。

(3) 开颅:体表标志:横窦的下缘位于乳突上两横指,一般在上项线上,此处是骨瓣开颅的上界;对于小肿瘤(<2.5cm),开颅可以做横窦和乙状窦夹角处直径为 4cm 骨瓣;对于大肿瘤,骨瓣可以上至横窦,下至枕骨大孔,外侧可打开乳突气房,注意术后脑脊液漏,应用骨蜡、肌肉、骨末或反折的硬膜或筋膜进行封堵。内侧可到中线;到后组脑神经的入路:如是治疗舌咽神经痛的骨瓣,骨瓣可以向下至枕骨大孔上 5mm。

(4) 入路:入路角度决定暴露后颅凹部分。把小脑向下牵拉,可暴露小脑幕和岩骨的结合部分,能够显露三叉神经,如治疗三叉神经痛的微血管减压术;把小脑向中线牵拉,可暴露内耳道,也能够显露三叉神经,如治疗听神经瘤;把小脑向上牵拉,可暴露后组脑神经,如治疗舌咽神经痛。

2. 枕部后正中入路

(1) 适用于

1) 后颅凹中线处病变:①小脑蚓部和蚓部周围的病变,包括蚓部动静脉畸形和小脑近中线处的星形细胞瘤;②第四脑室内肿瘤:如室管膜瘤、髓母细胞瘤;③松果体区肿瘤;④脑干病变:如海绵状血管瘤。

2) 颅骨减压术:治疗小脑扁桃体下疝畸形。

3) 小脑肿瘤:转移瘤、血管网织细胞瘤、囊性星形细胞瘤。

(2) 皮肤切口:中线上从 C3 棘突到枕外隆凸上 2cm,严格沿中线切开。可在切口顶端枕外隆凸两侧 Y

形切开筋膜,保留枕外隆凸上的部分筋膜,以利关颅时严密缝合伤口。可放回骨片,但如果术后脑组织肿胀,可考虑去除骨片。一般需打开枕骨大孔,有的肿瘤巨大需咬除 C1 后弓,不过应注意其上的椎动脉。硬膜 Y 形剪开,如果有囊性病变,可先穿刺放液以减压。

3. 远外侧入路 适用于脑干前外侧区域病变,与枕下旁正中切口相比较,要翻开枕后大片皮肤和肌肉,骨瓣应尽可能使边缘靠外,可用钻磨除乳突,有时需磨除部分枕髁。

4. 翼点和改良翼点入路

(1)适用于:①动脉瘤:所有前循环动脉瘤、基底动脉顶端动脉瘤;②海绵窦直视手术;③鞍上肿瘤:垂体腺瘤(当鞍上部分巨大时)、颅咽管瘤。

(2)体位:仰卧位,如果头部旋转大于30°,可以垫高单侧肩膀,胸部抬高 10°~15°,减少静脉拉伸,膝盖微曲,头顶下垂15°,使同侧颞部位于术野最高点,有利于额叶下垂,离开颅底。头部根据不同的手术旋转:旋转30°,暴露后交通动脉瘤、颈内动脉终末动脉瘤和基底动脉分叉动脉瘤;旋转45°,暴露大脑中动脉动脉瘤;旋转60°,暴露前循环动脉瘤,如前交通动脉动脉瘤和鞍上肿瘤。

(3)皮肤切口:颧弓上耳前 1cm(避免面神经额支、颞浅动脉底额支损伤),弧形向上,行走在发际内,到达中线,有时为了便于皮肤牵引,可越过中线添加弧形切口。切开头皮时注意不要损伤颞浅筋膜。改良翼点切口:起自颧弓上,颞浅动脉主干前方(一般不超过耳屏前 2cm);先垂直向上,近颞上线时呈弧形行向前上方,止于颞上线或稍上,以可显露颞上线起始部为准;切口长度一般约 5~6cm,尽量位于发际内;对于发际较高的患者,切口可出发际,额部切口沿额纹走行,术毕时皮内缝合。

(4)开颅:首先向下切开至颞浅筋膜,颞浅动脉额支可电烧后切断,但应避免损伤颞浅动脉主干,其后的分离方法有 2 种:①筋膜间分离:沿切口走行向前下方分离帽状腱膜下层至脂肪垫,然后切开颞浅筋膜浅层,将颞浅筋膜浅层与皮瓣一同翻向前下方;②筋膜下分离:沿切口切开颞浅筋膜,在颞浅筋膜下钝性或锐性分离筋膜与颞肌,因颞肌表面通常有较薄的颞深筋膜(即固有筋膜)包裹,故仔细分离时颞肌无损伤出血。向前下牵开皮筋膜瓣,用电刀沿皮切口(颞上线下方)切开颞肌及其在眶侧缘的附着点,将颞肌翻向下后方,暴露翼点区的颅骨。额上线和眶侧缘上保留窄条的颞肌附着,以便术后颞肌的复位缝合,防止颞肌萎缩。钻孔:有两个孔特别重要,第一孔在颧弓后缘颞骨上,为尽量多保留骨质,颞部钻孔应尽量低,达到中颅凹底。如果暴露的中心是在前部结构,如前交通动脉和鞍上肿瘤,这个孔可以稍向前。第二孔是在额骨颧突后,颞上线和眶上嵴的交叉点上,这个孔应尽量靠近眶顶(Yasargil 曾说"如果你没有看到眶内脂肪,你就不够低。")。钻孔的时候注意角度,不要钻入眶内。骨瓣以蝶骨嵴为中心。大约 1/3 的骨瓣在颞肌前缘。铣刀由额部孔向前跨过颞上线的前缘,应尽量接近眶顶,对于前循环动脉瘤,向额部延伸的距离大约为 3cm。如果是额底入路,可向中线延伸得更大一些,可以到眶中。此后铣刀急拐向后到达前孔,对于 Willis 环的动脉瘤,骨瓣的短径可为 3cm,对于大脑中动脉瘤,短径可为 5cm,动脉瘤时应尽量少暴露颞叶,而肿瘤时可多暴露颞叶。然后分别从两孔向蝶骨嵴方向铣骨瓣,直到铣刀停转,后用磨钻磨除蝶骨嵴取下骨瓣。以蝶骨嵴为中心弧形剪开硬脑膜,硬膜瓣翻向前下。

(5)关颅:不透水缝合硬脑膜,必要时行硬脑膜修补;骨瓣用丝线或钛钉固定。对位缝合颞肌和颞浅筋膜,张力较高时可减张缝合颞浅筋膜。缝合或头皮钉关闭切口。

5. 颞部开颅

(1)适用于:颞叶病变活检、颞叶切除术(如切除癫痫灶和外伤后减压)、位于颞叶的血肿、颞叶肿瘤。

(2)开颅:①小骨瓣开颅或纵行线形切口开颅:适用于皮质活检或慢性硬脑膜下血肿的钻孔引流,优点是开关颅很简单;②标准的问号切口开颅手术:适用于颞叶肿瘤或急性颅内血肿。

(3)体位:平卧位肩部抬高,胸部抬高 10°~15°,减少静脉拉伸,膝盖微曲,头架固定,单个头钉位于对侧额部。头部向手术对侧旋转,接近水平,但应注意不要过度拉伸颈部静脉。

(4)标准颞部开颅:①问号切口:用于暴露颞叶包括颞极(反向问号切口用于暴露颞叶中部和颞叶后部),问号的下支起于耳前颧弓上,注意避免损伤颞浅动脉,切口向后走行,在优势半球向后的距离是 6~7cm,在非优势半球距离是 8~9cm,后向上到达颞上线水平,向前走行止于发际;②钻孔:第一孔在颧弓后支上,第二孔在蝶骨嵴压迹上,后沿皮缘钻 1~2 个孔;③开颅:铣刀或线锯沿各骨孔成形骨瓣,骨瓣应尽量地低,减少颅骨的咬除,取下骨瓣后,咬除颞骨到中颅凹底。

(5) 颞叶切除术:优势半球存在语言中枢,切除颞极后部 4~5cm 以内脑组织通常是安全的。非优势半球:可以切除颞极后 6~7cm 以内脑组织,而不至引起视放射损伤。保护侧裂,最好从颞极向后切除颞叶直至理想范围,然后再逐步深入。注意辨认颞叶内侧切迹,避免损伤脑干。

6. 额部开颅

(1) 适用于:①暴露额叶,以切除肿瘤,或额叶切除;②达到第三脑室或某些鞍区肿瘤,包括颅咽管瘤、蝶骨嵴脑膜瘤;③修补筛窦 CSF 漏。

(2) 额叶切除:开颅过程中应注意中线处有上矢状窦(结扎上矢状窦的前 1/3,绝大多数的病例不会产生静脉血栓;但损伤上矢状窦的后 2/3,几乎全都出现静脉血栓)。额叶中线深处有大脑前动脉,切除该过程中应注意保护。应避免越过中线的胼胝体损伤对侧半球。优势半球的布罗卡区(Broca 区,运动性语言中枢)位于额下回后部,不应损伤。

(3) 切口有两类:单侧额部入路是发际内的弧形切口,但不能暴露中线处前颅凹;冠状切口能达到单侧或双侧额底。①单侧额部开颅,皮肤切口起于耳前 1cm,没必要超过颧弓,向上向后弧形切口,到达中线。钻孔:第一孔在颞上线与眶缘交界点,第二孔在蝶骨嵴压迹后,第三孔位于中线发际后,第四孔位于切口上界。②冠状切口:沿发际后切口,中线可以有小尖端,没必要到达颧弓,到眶顶水平。不像翼点入路,没必要切开颞肌和筋膜。钻孔:为避免在额部留下过多的孔,可以在上矢状窦上钻两孔,后用铣刀铣下骨瓣。如果额窦开放,应注意防止感染和术后脑脊液鼻漏。

7. Dolenc 入路 即翼点入路同时在硬膜外磨除前床突。这种方法有时很困难,有时比在硬膜内磨除前床突更危险,但优点是可以暴露硬膜内颈内动脉近端,可额外暴露颈内动脉约 6mm,暴露颈内动脉硬脑膜外段(在海绵窦与颈内动脉进入硬膜之间),约 7mm 长;通过磨除 Glasscock 三角表面的骨质,达到岩骨段颈动脉,达到海绵窦,从侧方达到鞍区。Dolenc 入路适用于颈内动脉眼动脉段动脉瘤、海绵窦病变(如颈内动脉海绵窦漏此类血管性病变)和海绵窦肿瘤、颅底肿瘤。如果是非占位性病变可在手术前放置腰池引流,但应注意防止引流过度,引起颞叶沟回疝。体位取翼点入路相同体位,头偏 30°。皮肤切口同翼点入路,但可在耳上稍向后弯曲。骨瓣同翼点入路,但应尽量低,靠近眶顶,内侧到眶中,蝶骨嵴应咬除得更充分些。硬膜外阶段:钻开眶顶,见到球后脂肪,可用双极烧灼收缩脂肪。应用咬骨钳或磨钻去除眶顶到眶上裂的骨质,注意不要损伤眶上裂内穿行的神经,特别是动眼神经。后向内去除眶上裂和视神经管的骨梁,打开视神经管。再磨除前床突。咬除眶侧壁,可见到圆孔和其后的卵圆孔、Glasscock 三角。磨除此处的骨质,可以到达颈内动脉岩骨段。咽鼓管从此处经过在颈内动脉的外侧,在磨除的过程中,见到咽鼓管可用少量脂肪填塞,避免脑脊液耳漏和感染。硬膜内阶段:沿侧裂 T 形剪开硬膜,切开颈内动脉近环和远环,见到动眼神经,剪开其上的硬膜到颈内动脉。向前把滑车神经从硬膜上分离开,见到三叉神经第一支,其向后分离到 Meckel 囊,见到外旋神经通过 Dorello 管进入海绵窦,它不附着在海绵窦外壁上。

8. 乙状窦前入路

(1) 适用于:岩尖病变(如岩斜脑膜瘤,基底在斜坡和岩骨的硬膜上)、斜坡病变(如脊索瘤)涉及双侧后颅凹和幕上部分。优点:保留静脉窦和拉贝静脉(Labbé 静脉),减少对小脑和颞叶的牵拉。

(2) 体位:侧卧位,使乳突位于最高点。

(3) 切口:肿瘤较小,未延伸到海绵窦及颈静脉孔区域,可采用单纯环耳郭的半弧形切口。如肿瘤生长至海绵窦,下至枕大孔前缘及颈静脉孔,应采用颞枕联合皮肤切口。

(4) 开颅:骨瓣游离,下界应过横窦。关键的一个孔应钻在横窦和乙状窦交接点上。然后幕上钻 2~3 个孔,铣下颞枕的骨瓣,应用剥离子仔细分开横窦和乙状窦和骨板,注意此处乙状窦常有导静脉,可电凝之。再咬除乳突下骨板内侧的岩骨,尽可能保留乳突外板的骨皮质,用铣刀和磨钻取下乳突处的骨皮质,暴露后颅凹乙状窦前的硬膜。继续磨除岩骨,到弓状隆起,岩骨和斜坡无角度为满意。如硬膜张力高可将硬膜剪开一小口,穿刺侧脑室枕角放液,降低压力。硬膜剪开:先平行横窦 2cm 处向与岩上窦的交角处剪开幕上硬膜,后平行中颅凹底剪开硬膜在岩上窦前与前切口会合,在乙状窦前 1cm 处平行乙状窦剪开后颅凹硬膜,会合于岩上窦。在岩上窦两侧分别缝扎岩上窦,后继续剪开小脑幕。

（5）关颅：小脑幕、岩上窦、乙状窦和横窦夹角的硬膜不需要复位缝合，其余硬膜可大部缝合。

9. 侧脑室病变的入路

（1）颞顶枕（三角区）入路：主要适用于侧脑室的脑膜瘤或脉络丛乳头状瘤。优势半球应注意保护颞后语言功能区，切口可偏向枕叶。在非优势半球可偏向颞叶防止术后出现同向性偏盲。各种皮质入路包括：颞中回入路：通过扩大了的颞角进入；颞顶侧方入路；顶枕上方入路；经颞角入路：切除颞极达到颞角；枕叶切开或枕叶切除：仅用于术前存在同向偏盲的患者。

（2）额角：经额中回皮质造瘘进入侧脑室前部，适用于肿瘤位于侧脑室前角，侧脑室扩大者。如果肿瘤较小，侧脑室体积正常，会造成较大的皮质损害。额部开颅后，于额中回穿刺脑室额角，依穿刺方向由皮质造瘘进入侧脑室。

（3）侧脑室体部：额中回入路：通常只有等肿瘤切除后才能暴露供血血管（尤其是主要由脉络膜后动脉供血者）。

（4）颞角：通过颞中回或经颞角入路。

10. 第三脑室病变的入路

（1）第三脑室前部的病变入路

1）额中回皮质造瘘：需经侧脑室且仅适于伴有脑积水的病变；尤其适于病变由第三脑室长入一侧侧脑室者。癫痫发生率为5%（比经胼胝体高）。

2）经胼胝体入路：更适于无脑积水者。①经胼胝体前部：第三脑室两侧壁的暴露较好；但有损伤双侧穹隆的危险；②经胼胝体后部：可达四叠体或松果体区，有损伤深静脉的危险。

3）经额底入路：有4种不同的入路。①视交叉下入路：经第三脑室底部进入；②视神经-颈动脉间隙入路：在由视神经为内界、颈内动脉为外界、大脑前动脉为后界构成的三角内进入第三脑室；③终板入路：视交叉上切开终板进入第三脑室；④经蝶入路：需要磨除鞍结节、蝶骨平台和蝶窦前壁进入。

4）经蝶入路。

5）颞下入路。

6）立体定向手术：可用于抽吸囊肿。

（2）切除脑室肿瘤一般原则：入路时，均要避免损伤深静脉，不能过度牵拉深静脉。肿瘤应先囊内切除：先抽吸囊内容物，然后切除囊壁。囊内切除，囊壁就会塌陷，易与周围组织分离。如果囊壁的活动性很差，往往是由于囊内肿瘤切除不完全所致。应判断肿瘤表面的血管是否供应正常脑组织，在囊内切除肿瘤后，应将这些血管从囊壁上分离下来。

11. 经胼胝体入路达到侧脑室或第三脑室　经顶部开颅，从纵裂到达胼胝体。对于优势半球在左侧的患者，常选用右侧开颅。

（1）主要适于侧脑室或第三脑室的肿瘤或病变，如胶样囊肿、颅咽管瘤、囊尾幼虫囊肿、背侧丘脑胶质瘤、动静脉畸形（arteriovenous malformation，AVM）。

（2）体位：平卧位，头屈曲，胸部上抬20°，保持头部垂直可以减少手术中丧失的方向感。或者可使头部轻微向右侧偏斜，利用重力使额叶离开大脑镰。一般不用腰池引流。

（3）切口：U形切口，中线上冠状缝前6cm，向后冠状缝后2cm，外界旁开7~8cm。

（4）开颅：手术前可行血管造影或MRI，明确在手术区有无大的引流静脉。骨瓣可为梯形或三角形，但一定要暴露中线。安全的办法是跨过上矢状窦在中线上钻孔，然后用剥离子分开上矢状窦处的硬膜和骨板。骨瓣的左缘在中线的左边。其缺点是在取下骨瓣时上矢状窦的破口不容易控制。也可在中线右侧切开骨瓣，然后咬除骨质到中线，这种方法虽然安全，但术后留下的骨沟需要填塞，并且费时费力。最危险的是骨瓣左缘直接在上矢状窦上铣下或锯下骨瓣，有上矢状窦破损的危险。暴露上矢状窦1/3在冠状缝后，2/3在冠状缝前（6cm的骨瓣，4cm在冠状缝前，2cm在冠状缝后）。骨瓣侧宽3~4cm，铣下骨瓣，注意最后铣下上矢状窦上的骨质，U形剪开硬膜，基底在上矢状窦。①到达胼胝体：推开纵裂皮质，尽量不损伤引流静脉，特别是大的静脉。一般牵拉右侧皮质，不要压迫上矢状窦，避免血栓形成。注意可打开蛛网膜放液，缓慢牵开纵裂。有时两个扣带回有粘连，可轻轻拨开，不要把扣带回当做胼胝体，把扣带回动脉当做胼胝周动脉。胼胝体是一纯白的结构,往往比预想得深,测量磁共振上的深度会有帮助。②胼胝体切开:切开在胼周动脉间的胼胝体2cm,可切断动脉之间的交通支。切开胼胝体角度是沿冠状缝到两外耳道连线垂直线。在脑积水时胼胝体可以很薄,进入侧脑室,释放脑脊液,可见室间孔。③胼胝体分离切断综合征:胼胝体切开可引起这一综合征,特别是切开胼胝体后部(压部)这一症状更为常见。这一部位有很多视觉信息交叉。从胼胝体膝部尖端后方1~2cm处向后切开长度<2.5cm,可以减少这种风险,对于穹隆间入路,胼胝体切开必须严格沿中线进行。④第三脑室入路:切开胼胝体很难完全沿中线,应注意进入的是哪一侧的侧脑室。观察脑室内的结构:脉络丛沿脉络丛裂向前进入室间孔,同行的有丘纹静脉。透明隔静脉是由前向后进入室间孔。其他第三脑室入路如穹隆间入路:胼胝体完全沿中线,分开双侧透明隔,切开穹隆间,到达第三脑室;或通过扩大的室间孔进入第三脑室。

(5)并发症

1)静脉栓塞:可能原因为:①损伤重要的皮质引流静脉:术前做血管造影或矢状位T_2相MRI帮助设计皮瓣以避免这种情况;②上矢状窦(superior sagittal sinus,SSS)血栓,与静脉窦损伤有关的因素包括:避免静脉窦表面放置牵开器(中线变形不能超过5mm)、过度牵拉静脉窦硬膜瓣或过度牵拉上矢状窦本身(侧方变形应<2cm)、开颅时静脉窦损伤、上矢状窦附近区域双极电灼过度、患者高凝状态,包括脱水状态。

2)一过性缄默症:与牵拉双侧扣带回或损伤与背侧丘脑相连的胼胝体有关。

12. 经皮质入路达到侧脑室或第三脑室

(1)适用于有脑积水的侧脑室或第三脑室病变,如侧脑室内肿瘤、第三脑室顶肿瘤、第三脑室肿瘤明显突入一侧侧脑室。在没有脑积水的情况下,很难准确进入脑室系统,因此,对于正常大小的侧脑室、第三脑室和Monro孔,选择经胼胝体进入更好。

(2)入路:①顶后入路;②颞中回入路:当侧脑室颞角扩大时可选择;③额中回入路:平行于额中回做一4cm切口,在Broca区的前上方和运动区的前方。

13. 半球间(纵裂)入路　适用于毗邻中线的深部的但比胼胝体表浅的肿瘤,与上面的经胼胝体入路相同。选择体位时病变侧可以位于下方,这样可以利用脑组织重力牵开半球,减少牵拉脑组织压力,从而减少机械性损伤。体位可选择侧卧位,头轻抬,注意骨瓣外侧距离中线至少4cm,以利脑组织牵开。

14. 枕部开颅术　适用于枕叶病变,包括大脑镰后部的脑膜瘤或向幕上生长的小脑幕脑膜瘤、枕叶脑内出血。

15. 经口入路达颅颈联合前部　主要用于硬膜外病变。精良的技术设备,如可弯曲的经口气管插管、特殊的(McCarver或Crockard)牵开器、手术显微镜和橡皮导管帮助牵拉暴露,可以帮助暴露口至颅延交界部下至C4椎体的范围,而无需气管造瘘及舌体切开。经口齿状突切除术:因为齿状突切除术造成了韧带的不稳定,75%经口齿状突切除术的患者需要行二期颈枕融合。

16. 眶上额外侧锁孔入路　又称"眉弓入路"。

(1)适应于:①动脉瘤:前交通动脉瘤等;②鞍区肿瘤:垂体瘤、颅咽管瘤、脑膜瘤(<4cm)、视神经胶质瘤等;③颅前窝底病变:脑膜瘤(<4cm)等;④额极病变:胶质瘤等;⑤脑积水:终板造瘘术。

(2)手术技术

1)麻醉与体位:术前不剃头、也不剃眉。采用静脉-吸入复合麻醉,术前放置腰椎穿刺引流。患者取仰卧位。根据病变部位,头向手术对侧旋转20°~45°(鞍区病变一般需20°~40°,鞍结节脑膜瘤则需更大角度),并后仰10°~15°,以利于额叶底面借自身重力离开眶顶,减少术中脑组织牵拉。Mayfield三钉头架固定头位。

2)切口:行眉内横切口。切口内侧端以眶上孔或眶上切迹为界,外侧端一般不出眼眉,如需要,出眼眉的切口应沿皮纹走行。专用护眼膜封闭眼睑,避免消毒液灼伤眼结膜和角膜。切口消毒后铺无菌巾,暴露额部皮肤及眉弓,用生理盐水局部浸润注射以减少皮肤切开时的出血。沿眉弓顺皮肤纹理方向切开皮肤和皮下,将皮肤牵向上方并暴露额肌。切开颞肌及其筋膜在颞上线的附着处约2cm,并牵向外侧。将额部筋膜和颞上线前方的骨膜从额骨上分离,基底部朝向眶缘作一半圆形骨膜瓣,并牵向下方。

3）锁孔开颅术：于额上线后方用小微钻或磨钻钻一孔，直径约 5mm。铣刀作骨瓣成形，直径约 3cm×2cm。依据术前脑 CT（骨窗像），尽量避免额窦开放。若额窦开放，应用骨蜡严密封闭。翻开骨瓣必须磨除眶缘上方颅骨内侧缘（内板），以扩大显微镜的视野。以眶缘为基底弧形剪开硬脑膜，先探查侧裂池并缓慢放出脑脊液，待脑压下降后才可进一步向颅底和鞍区探查。若脑压降低仍不理想时，可进一步采用甘露醇快速静脉滴注、过度换气或开放术前预置腰椎穿刺引流等措施降低颅内压至较理想的程度。其余颅内显微操作与传统经额下入路基本相同。

4）关颅：用可吸收一次性缝合线严密缝合硬脑膜，骨瓣用丝线或钛钉固定，缝合切口。

七、术后并发症及处理

当术后神经系统症状比术前差，特别是术后最初患者症状较好，后来恶化，应警惕术后并发症的发生。常见并发症包括颅内血肿、脑梗死、颅内积气、脑水肿、脑血管痉挛、脑脊液漏、颅内感染、癫痫等，有些情况需紧急手术处理。

1. 术后血肿　开颅术后血肿（post craniotomic hematoma，PCR）是一种严重的、有时甚至是致命的神经外科手术并发症，是颅内手术成败的关键因素之一。术后血肿发生概率 0.8%～1%。最容易发生的是脑膜瘤，其次是外伤、动脉瘤和幕下肿瘤。43%～60% 的术后血肿是脑内血肿，28%～33% 为硬脑膜外血肿，5%～7% 是硬脑膜下血肿，5% 是鞍内血肿，8% 为混合性，11% 局限在表面伤口。术后血肿总的死亡率是 32%。常见原因为病变体积较大、术中脑脊液丢失速度快、量较多等开颅手术致颅内压力骤减；凝血机制障碍；术中有脑膨出、脑灌注压突破、术后血压不稳定等。若条件许可，急诊行头颅 CT 扫描，确定有无颅内出血及类型，是否急诊手术治疗。

2. 脑梗死　发生较少，而大面积脑梗死往往使伤情加重，严重影响预后。关于大面积脑梗死的标准，一般认为梗死灶直径>4cm 或梗死灶超过大脑半球平面面积 2/3，或位于一个脑叶或多脑叶，部分可以累及基底核。包括：①动脉性脑梗死；②静脉性梗死：特别在术区或静脉窦周围。

原因：①脑挫伤可引起脑微循环障碍，从而导致继发性脑缺血改变；②术中对脑组织的牵拉较重时，可能导致脑血管痉挛、损伤而形成血肿，使血管狭窄、闭塞，最后其供血分布区发生梗死；③减压骨窗嵌顿压迫；④手术过程中对重要回流静脉的误伤和不恰当的电凝、阻断，可造成其回流区域的大面积梗死；⑤脑疝：患者由于术前脑疝持续时间较长、术后疝出的脑组织未能复位等，压迫血肿同侧的大脑后动脉，或脑干移位后对侧的大脑后动脉受到天幕游离缘压迫，致血管狭窄、闭塞和血栓形成，使得大脑后动脉分布区出现大面积梗死。另外，脑干受压推移也是造成继发性血管闭塞的重要原因；⑥术后蛛网膜下腔积血及手术操作等因素均可诱发脑血管痉挛；⑦栓子脱落。

开颅手术后继发大面积脑梗死的治疗与缺血性脑血管疾病的治疗原则基本相同，但疗效较差，病死率与致残率较高。所以早期采取积极有效的治疗至关重要，尤其要在发生脑疝前清除血肿，可减少大面积脑梗死发生。而手术过程中仔细操作，避免牵拉血管，尽可能保留回流静脉，骨窗设计时尽量勿使窗缘可能压迫大脑皮质的粗大血管等，也相当关键。

3. 脑脊液漏

（1）原因

1）手术引起脑脊液鼻漏的主要原因是颅底骨折，是由其解剖特点决定：①颅底骨质较薄，特别是颅前窝底；②颅骨与硬脑膜粘连紧密，筛孔处的蛛网膜随嗅神经形成小袋突出筛孔，骨折或通过筛窦时，易撕破形成脑脊液漏；③颅底部有多个副鼻腔，还有中耳鼓室，骨折线通过这些结构时易形成脑脊液漏；④颅底部与脑池相邻近。

2）术后形成脑脊液伤口漏主要原因是切口愈合不良，另外手术中撕破了蛛网膜和硬脑膜亦会造成脑脊液漏，最常见如颅后窝的后正中切口，旁正中切口和因颅内病变长期置管行外引流。脊柱手术常见脊膜膨出切除术后患者，主要因为该处皮肤及皮下层较薄，手术使骨质缺损或缺少肌层，使切口直接与硬膜及脑脊液接触不易愈合，易形成切口脑脊液漏。

脑脊液漏最大危险是逆行性颅内感染引起脑膜炎，发生率为 5%～10%，见于持久性漏液患者。脑脊液漏持续 7 天以上,脑膜炎机会即逐渐增多。感染严重者颅内形成脓肿,患者产生持续高热、昏迷、气颅乃至脑疝。

（2）治疗

1）非手术治疗:①体位:采取头高 30°、卧向患侧的体位,使脑组织沉落在漏孔处,以利贴附愈合;②降颅内压:适当给予乙酰唑胺以减少脑脊液的分泌或采用甘露醇利尿脱水;③间断腰椎穿刺脑脊液外引流。

2）手术治疗:多数脑脊液漏在 1 周内基本治愈,但仍有 10%~20% 患者漏口难以愈合,对于术后切口感染病例漏口愈合率会更低,需行手术,包括:①清创术:对术后形成的脑脊液漏往往需再次清创、封堵开放的鼻窦、乳突小房、加压包扎等处理;②开颅探查:多用于颅前窝底骨折所致脑脊液鼻漏,漏口多位于筛板,可用肌肉脑胶粘堵;③经蝶手术粘堵:多用于经蝶垂体瘤术后脑脊液漏;④脑池造影术:对术前明确漏口位置有帮助。

4. 颅内感染 各种因素的影响可导致开颅术后少数患者并发颅内感染。而且颅内感染常与脑积水、脑水肿、脑膨出等同时存在,并相互促进而快速发展,直接影响手术治疗效果和患者预后。颅内感染的处理:除常规治疗外,针对开颅术后颅内严重感染患者还应根据不同情况采取其他相应措施。

5. 术后癫痫 可能是抗癫痫药物用量不够,也可能是颅内异常情况发生。

6. 急性脑积水。

7. 颅内积气

（1）张力性颅内积气。

（2）单纯气颅:即使没有张力,颅内积气也可引起神经症状,包括:昏睡、意识模糊、剧烈头痛、恶心、呕吐、癫痫。气体可位于大脑凸面、颅后窝或脑室内,通常在 1~3 天后,气体吸收,症状改善。

8. 脑水肿 术后邻近脑组织水肿,通常是暂时的,应用类固醇药物后可改善。

9. 持续性麻醉药物的影响（包括瘫痪患者） 特点是患者术后没有苏醒,没有病情好转随后病情又恶化的过程。可考虑给予催醒药物（应注意高血压和躁动）,如纳洛酮,或肌肉阻滞剂的拮抗药物。

10. 血管痉挛 由蛛网膜下腔出血或手术中血管周围操作引起。

（陈礼刚　江涌）

第五节　神经外科常用穿刺术

一、腰椎穿刺

腰椎穿刺（lumbar puncture）是神经外科应用最多的基本操作技术之一。随着 CT 和 MRI 的应用和普及,通过腰椎穿刺进行脊髓造影的检查方法已逐渐淘汰,但腰椎穿刺在神经外科疾病的诊断和治疗中仍具有不可替代的重要作用。

1. 应用解剖 新生儿的脊髓下端平对第 3 腰椎（L3）,而成人一般平对 L1 下缘,但少数（约 6%）可至 L2,L2 平面以下是马尾神经。腰椎穿刺点可选择 L2~L3、L3~L4、L4~L5 或 L5~S1 椎间隙,一般多采用 L3~L4 或 L4~L5（两侧髂嵴最高点的连线与背正中线的交点为 L4 棘突）。穿刺针从皮肤至蛛网膜下隙所经过的组织结构包括:皮肤、皮下组织、棘上韧带、棘间韧带、黄韧带、硬脊膜外隙、硬脊膜、硬脊膜下隙及蛛网膜。

2. 适应证 ①测定颅内压;②检查脑脊液一般性状、成分（生化、细胞）,或查找病原体;③检查脑脊液动力学,判断脊髓蛛网膜下隙有无梗阻及梗阻程度;④行椎管造影、气脑造影、核素脑池扫描等特殊检查;⑤放出部分脑脊液,以减轻临床症状,如颅内感染、术后蛛网膜下隙出血、颅内压增高等;⑥对某些颅内感染、肿瘤等病变,用于椎管内注药物;⑦术中需放出部分脑脊液,以减少颅内容积,有利于手术显露。

3. 禁忌证 ①临床诊断为颅内占位性病变,特别是颅后窝占位性病变,伴颅内压明显增高者,如确属诊治需要,穿刺前应先脱水降低颅内压,选用细穿刺针施行,缓慢测压,不放出液体,仅取测压管内脑脊液送检,术后严密观察病情变化;②高颈段脊髓压迫性病变,脊髓功能几乎处于完全消失状态,腰椎穿刺后易使病情恶化甚至呼吸停止;③凡有脑疝征象（如双侧瞳孔不等大、呼吸抑制、去皮质强直）者,属绝对禁忌;④心肺功能不全(腰椎穿刺时体位屈曲,可引起心跳、呼吸骤停)、休克或全身衰竭者;⑤穿刺部位有感染、损伤或腰椎畸形者;⑥开放性颅脑损伤或有脑脊液漏者,腰椎穿刺可致神经系统感染;⑦凝血功能不全、有出血倾向者。

4. 术前准备　①一般性准备:术前应向患者及其家属做必要的解释,以消除其恐惧心理,并征询同意后,在取得其配合的情况下才可进行,需进行造影者应做碘过敏试验。②体位:除做气脑或脊髓腔空气造影时采用坐位外,一般均采用去枕垫的侧卧位。床应平直,以保持姿势平稳,使患者躯干背面与检查台平面垂直,头部向胸前尽量俯屈,下肢尽可能向腹部屈曲,即屈颈抱膝位,使脊柱背弯成弓状,椎间隙增大到最大限度。如患者意识不清,应有助手协助以维持体位。③消毒:局部用 3% 碘酊消毒皮肤 1 遍,75% 乙醇脱碘 2 遍,范围以穿刺点为中心、半径 15cm 的圆形大小为宜(以涵盖两个椎间隙为宜)。术者戴上无菌手套后铺盖无菌孔巾。④麻醉:用 1%~2% 普鲁卡因或 0.25%~0.5% 利多卡因于穿刺点做皮内、皮下及深层组织浸润麻醉;先做一皮丘,然后垂直刺入韧带,在向外退针的同时注入麻药,此时即可初步探知椎间隙的大小及方向。

5. 穿刺方法

(1) 穿刺(图 2-12):先触摸好准备穿刺的椎间隙,予以标记(可用指尖压迫皮肤做一痕迹)。术者以一手拇指尖紧按住穿刺点皮肤,另一手持穿刺针(成人用 19 或 20 号针,小儿用 21 或 22 号针),针尖斜面向上,取垂直脊柱背面稍向头侧倾斜的方向刺入,当穿过黄韧带和硬脊膜时,可感阻力突然减小(落空感),即进入蛛网膜下隙(一般成人进针 4~6cm,小儿 2~4cm),然后缓慢抽出针芯,可见脑脊液向外滴出,随即将针芯放回。若无脑脊液流出,则可将穿刺针捻转、略做深浅调节或退至皮下,调整方向重新穿刺。

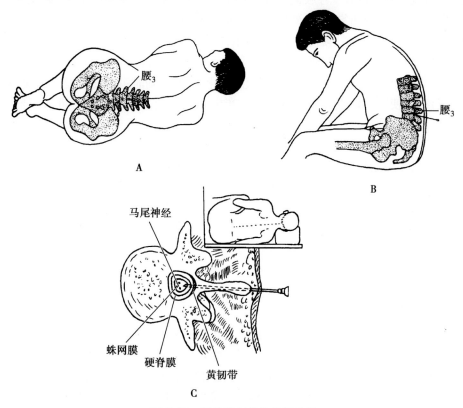

图 2-12　腰椎穿刺的体位与进针
A. 侧卧位;B. 坐位;C. 穿刺位置。

(2) 测压、放液、注药等:穿刺成功后接上测压管,嘱患者完全放松,平稳呼吸,将头稍伸直,双下肢改为半屈位,接上测压管,先测初压,如压力显著增高时,不可放脑脊液,将针拔出,仅将压力管中脑脊液做细胞计数及蛋白定性检查;如压力无明显增高,可缓慢放出需要量的脑脊液,放液后测末压。需做治疗者可通过注射器注射药物,需做造影者则注射造影剂,需动态监测颅内压者,应插入导管,外接颅内压监护仪。

（3）拔针：将未污染之针芯插入，拔出穿刺针，穿刺点上消毒并敷以消毒纱布，用胶布固定。

6. 术中注意事项　①患者体位正确与否，常为穿刺能否成功的关键；②穿刺时患者突感下肢麻木或放射痛，穿刺针遇到骨质阻挡，或穿刺针有血液不断流出（提示损伤了硬脊膜外静脉丛），均应将针退至皮下，调整方向重新穿刺；③在预定穿刺点穿刺多次不成功后可于相邻椎间隙重新进行穿刺；④若确认穿刺针已进入蛛网膜下隙内，但无脑脊液流出，即所谓"干性穿刺"。一般由马尾部肿瘤、蛛网膜粘连、颅内压过低或脑脊液蛋白含量过高黏稠度增加所造成，在这种情况下可试用空针抽吸，但操作应缓慢，不可用力抽吸。

7. 术后处理　术后患者应去枕平卧4~6小时，最好为俯卧，更有利于穿刺孔闭合，亦可为仰卧。但对于颅内压较高者，则可取头高脚低位；而对于颅内压较低者，则取头低脚高位，继续卧床休息一段时间。

8. 并发症及其防治

（1）头痛：最常见，表现为额区、枕区疼痛，为低颅压性头痛。由于脑脊液放出过多或脑脊液从蛛网膜及硬脊膜穿刺孔持续外漏造成颅内压降低，使三叉神经感觉支支配的脑膜及血管组织受到牵拉和移位所引起。可伴有耳鸣、听力减退、眩晕、恶心、呕吐等症状，可能是由于迷路内压力同时降低所引起。平卧时减轻，坐位或站立时加重。头痛多于穿刺后数日内出现，多见于青年，女性较多。坐位穿刺比卧位穿刺多见，穿刺针越粗越多见，连续多次穿刺及穿刺后立即活动易出现。治疗以补充液体为主，可静脉滴注生理盐水或5%葡萄糖液，口服大量饮料，适当给予止痛药物。

（2）脑疝形成：为最严重的并发症。可发生于颅内压明显增高的患者，尤其是颅后窝占位性病变者。主要是由于放出脑脊液过多、过快，使椎管腔内压力急剧下降，从而导致脑组织向下移位形成小脑扁桃体疝。延髓受到压迫后可引起患者昏迷、呼吸骤停。多发生于术后24小时内或在腰椎穿刺过程中，应立即给予强力脱水；呼吸停止者，立即行人工呼吸或呼吸机辅助呼吸；迅速行脑室穿刺引流，如无效，也可行腰椎穿刺推注生理盐水10~20ml，使脑疝复位；此外应力争尽早手术切除病变。

（3）神经根痛及腰背痛：穿刺针损伤神经根（马尾神经）可引起急性神经根性痛或感觉障碍。若穿刺时针孔斜面与椎管长轴垂直，可切断脊椎韧带的纵行纤维，使韧带失去正常的张力而产生腰背痛。婴幼儿以及大约6%的成人脊髓终止于腰2、腰3椎间隙，因此在此椎间隙穿刺时可损伤脊髓。偶见穿刺针刺入椎间盘的纤维囊甚至髓核内，使胶状物质流入蛛网膜下隙产生刺激症状。出现症状后可适当给予对症处理，多能逐渐恢复，少数疼痛可持续数月。

（4）蛛网膜下隙出血及硬脊膜下血肿：穿刺时可发生创伤性出血，大多是由于刺破了硬脊膜或蛛网膜的血管，一般出血量少，不引起临床症状。但如果刺伤较大的血管，可产生较多量的出血，临床上出现脑膜刺激征，提示发生蛛网膜下隙出血。若患者主诉背部剧烈疼痛，并迅速出现截瘫时，应考虑硬脑膜下血肿的可能。防治措施：有出血倾向的患者穿刺时容易出血，对于此类患者应尽量避免进行穿刺。若必须做腰椎穿刺，应在穿刺前检查凝血机制，并给予适当纠正，如输入一定量的血小板、凝血因子、使用止血剂等。穿刺时用细穿刺针，避免反复多次穿刺。对于硬脑膜下血肿患者，可视情况进行手术清除血肿。

（5）感染：穿刺前未经严格消毒或穿刺过程中伤口受到污染均可导致各种类型的感染，如化脓性脊膜炎、脑膜炎、脊柱骨髓炎、局部脓肿形成等。发生感染后应加强全身抗菌治疗，同时应予以鞘内注射敏感抗生素。

（6）置入性表皮样囊肿及神经根的带出：个别病例用无针芯的穿刺针穿刺时可能有小的表皮栓子被带入蛛网膜下隙内，数年后可发展成一个缓慢生长的置入性表皮样囊肿。所以，对于椎管内表皮样囊肿应询问既往有无腰椎穿刺史或腰椎麻醉史。无针芯的穿刺针拔出时可能吸入一些神经根纤维，带出到硬脊膜外隙，引起疼痛。腰椎穿刺进针及拔针时均应插入针芯，可有效防止上述两种并发症的发生。必要时可采取手术切除置入性的表皮样囊肿或采取椎板切除术将神经根纤维还纳入蛛网膜下隙内。

（7）鞘内引入异物或药物造成的并发症：异物包括滑石粉、棉花或纱布纤维等，药物包括碘酊、乙醇等消毒剂，高浓度的普鲁卡因等麻醉剂。可导致：①急性化学性脑膜炎；②慢性粘连性蛛网膜炎；③惊厥发作；④使原有的神经系统疾病加重。

（8）其他：个别精神极度紧张的患者可发生虚脱，3个月内孕妇可发生流产，偶可出现原有症状加重（放出脑脊液后，椎管内占位性病变对脊髓的压迫突然加重），复视（脑脊液持续外漏造成颅内压降低，展神经受到牵拉或移位而麻痹)等。

二、脑室穿刺

脑室穿刺(ventricular puncture)在 CT 和 MRI 问世以前曾作为颅内占位性病变的主要诊断手段,目前多用于解决急性颅内高压的治疗、动态观察脑积水以及发现颅底脑脊液漏口的检查等。

1. 适应证 ①脑积水引起严重颅内压增高,病情危重甚至发生脑疝或昏迷时,作为紧急减压抢救措施;②脑室内出血,穿刺引流血性 CSF 可减轻脑室反应以及防止脑室系统阻塞;③术中为降低颅内压,利于显露;术后尤其在颅后窝术后为解除反应性颅内高压;④向脑室内注入阳性对比剂或气体做脑室造影;⑤引流炎性 CSF,或向脑室内注入抗生素治疗室管膜炎;⑥向脑室内注入靛胭脂1ml 或酚红1ml,鉴别是交通性脑积水或梗阻性脑积水,或观察颅底 CSF 漏口;⑦做 CSF 分流手术,放置各种分流管;⑧抽取脑室内 CSF 做生化和细胞学检查等。

2. 禁忌证 ①硬脑膜下积脓或脑脓肿;②脑血管畸形,特别是巨大或高流量型或位于侧脑室附近的血管畸形;③弥散性脑肿胀或脑水肿,脑室受压缩小者,穿刺困难,引流也很难奏效;④严重颅内高压,视力低于 0.1 者,穿刺需谨慎,因突然减压有导致失明的危险。

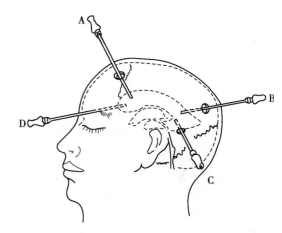

图 2-13 侧脑室穿刺部位
A. 前角穿刺;B. 后角穿刺;C. 侧方穿刺;
D. 经眶穿刺。

3. 穿刺部位(图 2-13)

(1)前角穿刺:穿刺点在发际后 2.5cm 或冠状缝前 2.5cm,中线旁 2.5cm,穿刺方向与矢状面平行,对准两外耳道假想连线,深度不超过 5cm。常用于脑室造影和脑室引流。

(2)后角穿刺:穿刺点在枕外隆凸上 5~6cm,中线旁 3cm,穿刺方向对准同侧眉弓外端,深度不超过 5~6cm。后角穿刺常用于脑室造影、脑室小脑延髓池分流和颅后窝手术中及术后持续引流。

(3)侧方穿刺:穿刺侧脑室下角时,在耳郭最高点上方 1cm;穿刺三角部时,在外耳孔上方和后方各 4cm 处,均垂直进针,深度约 4~5cm。侧方穿刺多用于分流术。

(4)经眶穿刺:在眶上缘中点下后 0.5cm 处,向上 45°向内 15°进针,深度约 4~5cm,可进入前角底部。

4. 穿刺方法

(1)颅骨钻孔穿刺法

1)用甲紫或亚甲蓝液在头皮上画出正中矢状线,再以选定的穿刺点为中点画出头皮切口线,一般为 3cm。皮肤以 3% 碘酊及 75% 乙醇消毒,覆盖无菌手术巾,并用切口膜或缝线固定于头皮上。

2)用 1% 普鲁卡因做局部浸润麻醉。全层切开头皮及骨膜,用骨膜剥离器向两侧分离后,以乳突牵开器牵开。做颅骨钻孔,电灼硬脑膜后“十”字形切开。

3)以脑室穿刺针或带芯的引流管经电凝过的皮质按预定方向穿刺入侧脑室。针头或引流管穿过脑室壁时可感到阻力突然减小,拔出针芯可见 CSF 流出。如需保留导管引流,则需固定引流管。

4)间断缝合帽状腱膜和皮肤切口。引流管接消毒过的脑室引流瓶。切口及引流管各连接处以消毒纱布或薄膜妥善包扎。

(2)颅锥穿刺法:为减少手术创伤,也有学者提倡用细孔锥颅穿刺。锥颅工具有普通手摇钻或专门设计的颅锥,现以上海长征医院设计的套式颅锥为例介绍其操作方法。套式颅锥由带有 T 形手柄和有刻度的 3 刃颅锥及 3/4 开槽的套管和内固定螺旋三部分组成。①在头皮上标出穿刺点后,常规消毒、铺巾、麻醉。以尖刀在头皮上刺一小孔。根据 X 线片测出的颅骨厚度,将套管用固定螺旋固定在颅锥的相应部位,用颅锥连同套管锥透颅骨和硬脑膜。②拔出颅锥,保留套管。将带芯脑室引流管按穿刺方向经套管插入脑室,待有 CSF 流出后,拔出套管。引流管固定于头皮上,接脑室引流瓶。此法不需切开头皮钻颅,简便快速,损伤小。锥颅后拔出颅锥保留套管在骨孔内,可防止头皮软组织与骨孔错位,穿刺针或引流管可沿套管顺利穿入脑室,避免了一般细孔锥颅的缺点。

（3）经眶穿刺法:适用于无颅锥但需行紧急穿刺放出 CSF 降压者。常规消毒、铺巾、局部麻醉后,在眶上缘中点下后 0.5cm 皮肤处用尖刀刺一孔,用小圆凿或斯氏钉或克氏针,凿穿眶上壁,换用脑室穿刺针或腰椎穿刺针,按穿刺方向穿刺进入侧脑室前角底。

（4）经前囟穿刺:只适用于前囟未闭的婴幼儿。穿刺点在前囟侧角的最外端,用腰椎穿刺针在局部麻醉下穿刺,不切开头皮。其穿刺方向同前角穿刺法,前囟大者平行矢状面,前囟小者针尖略指向外侧。

三、深静脉穿刺

深静脉穿刺(deep vein puncture):深静脉穿刺置管有利于采集血液标本、长期或快速地输血、补液、注药,是全胃肠道外营养(静脉内高营养疗法)的重要途径,并可用于血液透析治疗以及静脉血管造影检查。较静脉切开易于操作且能保证导管进入中心静脉。患者创伤小,痛苦少,且同一部位能反复多次置管。导管保留时间长,并可按需要开启或关闭,又可免除患者受每天静脉扎针的痛苦,减轻护士的工作量。导管良好的柔软性使患者能够带管活动,不易折断和阻塞。深静脉穿刺主要包括股静脉穿刺术、锁骨下静脉穿刺术及颈内静脉穿刺术等。

1. 适应证 ①外周静脉穿刺困难而需要采集血液标本或急救时需静脉注药者;②需长期、快速、大量输液、输血或全胃肠道外营养者;③需测中心静脉压者;④需进行血液透析治疗者;⑤经股静脉插管做下腔静脉造影以诊断下腔静脉梗阻者。

2. 禁忌证 ①有出血倾向者;②局部有感染、损伤、骨折或畸形者;③严重肺气肿、呼吸困难者禁忌行锁骨下静脉穿刺术;④碘过敏者禁忌做静脉造影检查。

3. 术前准备

（1）用品:仅为一次性采血或注药者,备好普通注射针头(20 号针)、不同大小的注射器(5ml、10ml、20ml、50ml)。需置管者备好深静脉穿刺包,需测中心静脉压者备好测压装置 1 套。需做静脉造影检查者备好造影剂、X 线摄片机。

（2）体位:①股静脉穿刺:患者取仰卧位,穿刺侧下肢伸直,外展、外旋各 15°~30°。术者立于患者的一侧或头侧端;②锁骨下静脉穿刺:患者取仰卧位,头低足高 15°~30°,两肩胛间垫一薄枕,使两肩后垂,头转向对侧(一般从右侧进针),术者立于患者的一侧;③颈内静脉穿刺:患者取仰卧位,两肩胛间垫一枕,使颈部过伸,头转向对侧。术者立于患者的头侧端。

4. 穿刺点与进针方向

（1）股静脉穿刺:穿刺点为腹股沟韧带中点下方 2~3cm 股动脉搏动点的内侧 0.5cm 处,穿刺针垂直或与皮肤平面呈 30°~45°顺血流方向(针尖指向患者脐部)或逆血流方向刺入。

（2）锁骨下静脉穿刺:①经锁骨下穿刺:穿刺点为锁骨中点下方 1cm 处,穿刺方向指向头部,与胸骨纵轴呈 45°,与胸壁平面呈 15°,贴近锁骨后缘;进针深度约 3~4cm;②经锁骨上穿刺:穿刺点为胸锁乳突肌外缘与锁骨上缘的交界处,进针方向应与胸壁冠状面平行或呈 5°~10°,与横断面呈 40°,进针深度约 2~3cm。此法比经锁骨下途径操作方便,容易成功,并发症也少。

（3）颈内静脉穿刺:穿刺点为胸锁乳突肌的锁骨头和胸骨头形成的夹角顶端颈动脉搏动点的外侧(如夹角不明显,可令患者于平卧时抬头,该夹角即清晰可见),予以标记;穿刺针与皮肤平面呈 30°~45°,指向同侧的乳头。

5. 穿刺方法

（1）用一手的示指和中指轻轻压迫穿刺点头尾两端的皮肤及静脉,另一手持接好针头的注射器从示指和中指间按上述穿刺方向缓缓刺入,边进针边抽吸。当针头刺入静脉时,往往有落空感,并有静脉血液回流入注射器针管内,此时需再进针 2~4mm,以保证针尖斜面完全进入静脉内。然后用左手固定好针头,右手抽血或注药。如一次刺入未抽得回血,可稍改变方向及深度再试。拔针后以无菌棉球或纱布按压穿刺处 2~3 分钟以防出血,然后用胶布固定。

（2）如需穿刺后置管,应用深静脉穿刺针穿刺,刺入静脉后,固定穿刺针,经尾部送入导引钢丝,用扩皮针扩张穿刺点皮肤,在导丝的引导下,插入预先灌注了肝素生理盐水的静脉留置管至所需部位,拔除导丝可注药造影。如为测中心静脉压,需将导管顶端插入上腔静脉或达右心房,外端接测压装置。如为今后输液或血液透析用,静脉留置管需在血管内放置适当的长度,股静脉约 20~25cm,锁骨下静脉 8cm,颈内静脉 12cm。导管外端可接液体、透析管或行肝素生理盐水封管,将导管缝合一针固定在皮肤上,重新消毒皮肤,盖一小块纱布,用透明切口膜粘贴。

四、动脉穿刺

动脉穿刺(artery puncture)可采集动脉血液标本及注射药物进行相关的检查和治疗。主要包括股动脉穿刺、颈总动脉穿刺、颈内动脉穿刺、锁骨下动脉穿刺及各部位表浅动脉穿刺(如足背动脉、桡动脉、肱动脉)等。

1. 适应证　①需采集动脉血液标本进行检查(如血气分析),多采用股动脉穿刺;②需动脉内注射急救药物抢救危重患者或注射药物治疗疾病;③需动脉内输液、输血等抢救休克患者,多采用股动脉穿刺;④需做动脉内血管造影检查者,如经股动脉穿刺可施行脑、心、肺、肾等部位血管造影检查,经颈总动脉或颈内动脉造影用于诊断颅内血管性疾病和占位性病变;⑤需做血管内介入治疗者,多经股动脉穿刺施行脑、心、肺、肾等部位血管性疾病的介入治疗;⑥需监测动脉压及进行血液透析治疗者,多采用足背动脉、桡动脉、肱动脉等表浅动脉穿刺。

2. 禁忌证　①有出血倾向者;②局部有感染、损伤、骨折或畸形者;③碘过敏、禁忌做血管造影检查者。

3. 术前准备

（1）用品:仅为一次性采血或注药者,备好普通注射针头(16~20 号针头)、不同大小的注射器(5ml、10ml、20ml、50ml);需置管者备好动脉穿刺包(内有动脉穿刺针、导管鞘、导丝、导管等)、缝合包、含 12.5U/ml 肝素的生理盐水等。需测动脉压者备好测压装置一套。需做血管造影检查和介入治疗者备好造影剂、治疗用材料(栓塞剂、弹簧圈、球囊、支架等)以及 X 线摄片机等。

（2）体位:①股动脉穿刺:患者取仰卧位,穿刺侧下肢伸直,外展、外旋各 15°~30°,术者立于患者的一侧;②颈总、颈内动脉穿刺:取仰卧位,肩部垫枕抬高,头向后仰,术者立于患者的一侧;③锁骨下动脉穿刺:取仰卧位,术者立于患者的一侧;④肱动脉穿刺:取仰卧位,穿刺侧上股的肩关节外展、外旋各 30°~45°,术者立于患者的一侧;⑤桡动脉穿刺:取仰卧位,穿刺侧前臂固定在木板上,腕下垫高 5~8cm,背屈抬高 60°,术者立于患者的一侧;⑥足背动脉穿刺:取仰卧位,穿刺侧足跖屈,术者立于患者的尾侧。

4. 穿刺点与进针方向

（1）股动脉穿刺:腹股沟韧带中点下方 2~3cm 处,即股动脉搏动最明显处定为穿刺点,穿刺针与皮肤平面呈 30°~45°逆血流方向刺入。首次插管及消瘦患者穿刺点宜适当偏下,多次插管及皮下脂肪厚实者应略偏上。预穿刺道应尽量避开由于多次插管及大隐静脉结扎手术所形成的瘢痕组织。

（2）颈总、颈内动脉穿刺:在甲状软骨上切迹水平下方 1~2cm,而颈内动脉穿刺时稍上,胸锁乳突肌内侧缘,颈总动脉搏动最明显处定为穿刺点,穿刺针与皮肤平面呈 30°~45°顺血流方向刺入。

（3）锁骨下动脉穿刺:在锁骨中外 1/3 向下 2cm,锁骨下动脉搏动最明显处定为穿刺点,穿刺针与胸壁皮肤平面呈 30°斜向内上方指向锁骨中点刺入。

（4）肱动脉穿刺:在上臂下 1/3 内侧、肘窝横纹近侧端 1~2cm 处,触到肱动脉最明显的搏动点,在其远端约 0.5cm 处定为穿刺点,穿刺针与皮肤平面呈 20°~30°逆血流方向刺入。

（5）桡动脉穿刺:在桡骨茎突内侧触到肱动脉最明显的搏动点,在其远端约 0.5cm 处定为穿刺点,穿刺针与皮肤平面呈 10°~30°逆血流方向刺入。

（6）足背动脉穿刺:在足背内中 1/3、靠近踝关节处,触到足背动脉最明显的搏动点,在其远端约 0.5cm 处定为穿刺点,穿刺针与皮肤平面呈 10°~30°逆血流方向刺入。

5. 穿刺方法

（1）单指法:术者用一手的示指或中指在穿刺点上方触到血管搏动,并横行压住血管、固定。另一手拇指、示指和中指持稳穿刺针,针尖斜面向上,按上述穿刺方向缓缓刺入皮肤、皮下组织。当刺入动脉腔时多有突破感,即可见有鲜血喷出。此时应将针体稍微下压,使针与皮肤夹角减小,继续进针1~3mm,以保证穿刺针斜面完全进入管腔。若穿通动脉后壁时,应缓慢向后拔针,见回流鲜血后继续回针1~3mm。穿刺针可为普通的注射针头,也可为专用的动脉穿刺针,由于后者针尖钝粗,穿刺过程中当针尖探触到搏动的动脉前壁时,需用腕力快速进针,有利于穿刺成功。

(2) 双指法:用一手的中指和示指于皮肤穿刺点的稍上方触到动脉搏动,然后两指分别置于动脉的两侧并向下压迫、固定动脉。另一手持穿刺针于中指和示指间刺入,针体紧贴压迫血管的示指,以增加进针时的稳定性。此法适用于较瘦弱的患者。当穿刺成功后,可进行取血和注射药物等操作。操作完毕后即可拔针,拔针后以无菌棉球或纱布立即压迫局部5~15分钟,以防血肿形成,然后用胶布固定。

穿刺后需置管者,穿刺前宜用尖刀片沿穿刺点处皮肤纹理做2~3mm的小切口(只需切开真皮质),以利于穿刺和置管操作。按上述方法穿刺,穿刺成功后缓缓送入导丝和导管,不可强行推入。股动脉穿刺置管有Seldinger经典穿刺法和改良穿刺法之分,Seldinger经典穿刺法系用带针芯的穿刺针经皮贯穿血管前后壁,然后退出针芯,缓慢向外拔针致血流从针尾喷出,引入导丝后插管;Seldinger改良穿刺法系用不带针芯的穿刺针经皮直接穿刺血管前壁,见血流从针尾射出后,引入导丝插管,术中不穿透血管后壁。由于前者操作损伤大,易并发出血和血肿形成,目前多主张采用后一种穿刺方法。造影检查或介入治疗结束,拔管后立即压迫局部5~15分钟,无菌纱布敷盖后加压包扎。股动脉穿刺后应用绷带"8"字加压包扎18~24小时,穿刺侧下肢保持伸直位,穿刺点沙袋压迫6~8小时。

6. 术中注意事项

(1) 穿刺点定位要准确:由于股动脉从腹股沟韧带中点至股深动脉起点之间的长度约为1.2~7.4cm,变化较大。最高发出平面仅距腹股沟韧带1.2cm,提示穿刺点过低,可能穿入股浅动脉。后者因管径细、位置深及周围无股动脉鞘包裹,穿刺不易成功,导丝导管易进入股深动脉,术后易发生局部血肿、假性动脉瘤或血管闭塞。若穿刺点过高,可能穿入髂外动脉,术后因无坚硬的耻骨梳为压迫支撑点,易引起盆腔血肿,晚期肝硬化者可出现腹水漏。

(2) 穿刺时动作要稳而准:不可在一处反复多次地穿刺,以免局部出血及形成血肿。

(3) 穿刺后送入导丝和导管动作要缓慢、轻柔:若遇阻力,应在X线透视下观察导丝、导管头端位置,或注入少量造影剂观察动脉情况。切忌操作粗野,进退导丝和导管过猛,谨防发生血管内膜损伤、动脉破裂出血及粥样斑块脱落导致异位栓塞等并发症。

(4) 拔管后穿刺点压迫止血要彻底:手指应在动脉穿刺内口略上方压迫止血,应将纱布对折后加压包扎,而非卷成棱条状,以免局部压强过大发生水疱或皮肤局灶性坏死。

(5) 固定要妥当:如为婴幼患儿,助手固定肢体时切勿粗暴,免致外伤。

7. 术后处理

(1) 动脉血管造影检查或介入治疗术后常规使用肝素12 500~25 000U/d、阿司匹林0.3g/d进行药物抗凝。穿刺后留置导管者应定时用肝素生理盐水冲洗,每2~3小时使用2~4ml,每次从导管抽血后应及时冲洗,以防止血栓形成。要注意避免肝素液冲洗过量而造成出血,定时查凝血酶原时间。

(2) 定时观察穿刺处及周围皮肤的颜色、温度及肢体灵活度。穿刺后留置导管者若有意识障碍、烦躁表现或为小儿,可应用约束带固定肢体,适当给予镇静药,防止穿刺管脱出,导致大出血。定时用碘酊、乙醇对穿刺点及周围皮肤进行消毒,每天1次,同时更换敷料及切口膜。

(3) 根据治疗和检查的需要,动脉留置管可保留3~4天。但应尽可能早拔管,以减少感染、出血、血栓形成等并发症。拔管后用无菌纱布局部压迫15~30分钟,无出血或渗血后穿刺点用碘酊、乙醇消毒,盖上无菌纱布,再用宽胶布加压包扎。肱动脉和桡动脉拔管后宜高举上肢10~30分钟。

8. 并发症

(1) 穿刺处出血、形成血肿:最常见,表现为穿刺口有鲜血涌出,局部包块,股动脉穿刺可伴发腹膜后血肿。出血量大者可休克,腹膜后巨大血肿常有腰背痛、腹胀,腹腔穿刺可抽出鲜血,应行腹部B超检查。原因:①反复多次穿刺,导管过粗,或使用扩张器及导管鞘,导致血管壁损伤严重,破裂出血;②患者凝血机制差,血小板严重减少,或术中、术后肝素用量过大;③压迫止血手法不当,时间过短;④穿刺部位未严格制动,过早活动,或术后搬动、颠簸剧烈。

(2)假性动脉瘤:是动脉与其周围组织中的血肿有异常的通路,动脉血液经异常通路进入血肿内而形成。多继发于经股动脉穿刺介入性诊断或治疗术后穿刺处形成较大的血肿。在假性动脉瘤局部体表常出现包块,有搏动感,听诊可闻及吹风样血管杂音,多普勒超声检查可以鉴别单纯性血肿与假性动脉瘤。大部分假性动脉瘤颈部很狭小,在外部准确施加压力的情况下可扭曲其颈部,中断血流,血流停止后假性动脉瘤内的积血一般会逐渐吸收而痊愈。如假性动脉瘤形成时间较长或颈部较宽,局部压迫治疗数日后不能奏效,应考虑施行外科血管修补术。

(3)动脉夹层:多由于动脉严重硬化、狭窄、走行迂曲,导管较粗硬,通过不畅时仍强行插入,使导管头端进入血管内膜下形成夹层,可致动脉血管狭窄、闭塞以及肢体缺血性表现。重新穿刺插管行球囊成形术或支架放置术治疗。

(4)动脉痉挛:主要原因是①术中操作时间过长,动作粗野,导丝导管反复刺激血管;②局部麻醉不当,患者因疼痛而过于紧张;③伴有严重的动脉粥样硬化。表现为术中导管不易转动,如为经股动脉穿刺,穿刺侧下肢可出现麻木、酸痛、足背动脉搏动减弱等表现。时间过长可引起血栓,因此要处理及时。应暂停操作,安慰患者,于动脉前壁补加局部麻醉药或经导管动脉内注入利多卡因 25~50mg,可解除痉挛。

(5)导丝导管进入血管周围间隙:多发生于 Seldinger 经典股动脉穿刺。原因是穿刺针贯穿股动脉前后壁,缓慢退针后针尖未完全进入血管腔,或进导丝过程中碰到穿刺针使其重新移位于血管鞘内,使导丝沿腰大肌前缘进入腹膜后间隙。由于该间隙组织疏松,特别是在消瘦患者,有时导丝导管进入相当顺畅,即使有经验的操作者也很难体会到。术中如出现下列情况应高度怀疑导丝或导管已进入血管腔外:①进导丝导管有阻塞感,患者诉腰背酸痛;②透视下导丝导管沿脊柱右侧或左侧行走,不越过脊柱左前方进入胸腔;③导管无血液流出,手推造影剂呈片状或带状分布,久滞不消。

(6)导丝导管进入下腔静脉:多发生于 Seldinger 改良股动脉穿刺。股动脉与股静脉的左右位置几乎都是平行关系,但在前后位置上约 47% 有不同程度的重叠,重叠宽度为 1~8mm,其中约有 1% 股静脉外缘位于股动脉内缘前方。采用 Seldinger 改良法穿刺时,针体贯穿股静脉但针尖未完全穿透股动脉前壁进入血管腔,或进导丝时术者左手放松,穿刺针重新移位于股静脉内。防治措施:①采用 Seldinger 改良法重新穿刺时,宜从股动脉外缘穿透前壁,针尾喷血流畅后插入导丝,左手持针要稳固;②改用 Seldinger 经典穿刺法。

(7)导管未插入:原因主要是反复穿刺致动脉痉挛或形成局部较大血肿,导致穿刺失败。另外穿刺侧动脉严重硬化狭窄,也可导致导丝导管不能通过。

(8)感染:是动脉穿刺后留置导管最多见的并发症。多因置管时间太长所致,一般认为置管时间不宜超过 3~4 天。

(9)血栓:多由留置导管的存在而引起,导管留置时间越长、导管直径与动脉内径的比值越大、同一部位穿刺次数越多,则血栓发生率越高。应尽量使用相对较细的聚四氟乙烯导管,而少用聚乙烯导管,尽可能缩短置管时间。为了减少拔管后血栓形成,有人主张在拔除动脉内导管时,压迫阻断近端动脉血流,并用注射器连接导管,边吸边拔,以尽量吸出导管周围的小凝血块。拔管后局部包扎须松紧适度,既要防止血肿形成,也要防止长时间过度压迫而影响远端血运。此外,股动脉穿刺后还可并发下肢深静脉血栓,原因主要是穿刺侧下肢活动受限,绷带绑得过紧,老年人更易发生。术后应嘱患者常做足部背屈活动,绷带加压包扎应适中。治疗可用尿激酶、低分子右旋糖酐及复方丹参等。

(10)栓塞:动脉内栓子多来自围绕在导管尖端的小血块、冲洗时误入的气泡或混入测压系统的颗粒状物质,也可由于动脉粥样硬化斑块脱落造成。为预防该并发症,除以肝素生理盐水(12.5U/ml)排尽管道内空气,并尽量避免冲洗时误入气泡外,还可用肝素生理盐水以 2~4ml/h 的速度连续冲洗,若间断冲洗应先回抽。对拟施行桡动脉穿刺者,术前应常规做 Allen 试验以了解侧支循环情况,阳性者(转红时间>7 秒)不宜选用该动脉穿刺插管。穿刺置管操作手法一定要轻柔,防止动脉粥样硬化斑块脱落。穿刺后仔细观察穿刺点远端皮肤颜色、温度、动脉搏动,以便早期发现、及时处理。若发现远端肢体有缺血表现应立即拔管,必要时手术探查取除血栓。

（11）其他：经动脉穿刺注射药物，有时药物可外渗至周围组织，如经颈内动脉或颈总动脉穿刺注射化疗药物治疗颅内肿瘤，药物可外渗至周围软组织，出现颈部剧烈疼痛。原因主要是因为注射针头斜面未完全进入动脉管腔内，或注射过程中穿刺针移动，针头斜面部分位于管腔外。一旦出现药物外渗，应适当调整针头的位置，再行注射。如患者反应严重，应拔针停止操作。局部用 50% 硫酸镁湿敷，适当给予镇痛药物。

经锁骨下动脉穿刺时可并发气胸、血气胸。原因主要是由于穿刺点过低，穿刺方法不当，穿刺针刺入胸腔所造成。

（彭建华 李慎杰）

第六节 高压氧治疗

一、高压氧医学概念

临床治疗学可分为 3 类：①经消化道进入人体的固体治疗学；②经循环系统进入人体的液体治疗学；③经呼吸道进入人体的气体治疗学。高压氧治疗学则属气体治疗学，不同的气压即高压、常压和低压对人体会产生不同的作用，从而形成三门气压医学，即常压医学、高气压医学（高压氧医学和潜水医学）、低气压医学（航空和航天医学）。

1. 高压氧的临床定义 高气压下吸入纯的，或氧分压超过 100kPa 高浓度的，有特殊治疗作用的氧气。高压氧治疗学可分为高压氧治疗（系统）管理学、高压氧医（疗）学、高压氧护理（操作）学、高压氧设备（构成与维护）学。高压氧治疗是一门疗效独特，且有一定风险的治疗学科，所以治疗中的安全问题比较突出。

2. 高压氧医学的任务 高压氧医学是高压氧治疗学中的主干，是一门涉及多学科的边缘学科，高压氧医学的任务是运用基础医学和临床医学，以及有关基础理论，不断探索与掌握高压氧治疗的原理，研究并提出高气压性疾病的诊断与防治措施，并应用其作用机制，不断扩大和完善高压氧治疗的各种适应证，严格掌握其禁忌证，即从基础研究和临床应用着手，促使高压氧医学迅速发展，为人类健康事业作出应有的贡献。

二、高压氧的作用机制

高压氧疗与常压氧疗不只是量的不同，而是在量变的基础上发生了质的变化。高压氧疗超出单纯补充氧的概念，具有广泛的用途和独特的疗效。高压氧在临床各科多种疾病的治疗中显示了良好的疗效，已经成为一门涉及临床各学科的临床医学边缘学科。常压氧疗只对低氧血症有治疗作用，而高压氧疗除对低氧血症有较好的治疗作用外还有以下几种作用：

（1）增加体内物理溶解氧，可以实现无血生存，高压氧下较高的物理溶解氧可在无血细胞的情况下为机体提供足够的氧。CO 中毒时红细胞失去携氧能力，全身缺氧，高压氧下氧直接溶解于血浆中，迅速满足全身氧的需要。

（2）高压氧有较强的穿透力，可以使水肿的组织细胞得到氧，切断缺氧-水肿的恶性循环。可使缺血半暗带组织复活，缩小梗死范围。

（3）高压氧下机体对氧的储蓄能力增加，从而在高压氧下可以进行心脏直视手术。

（4）高压氧对厌氧菌有较强的抑制作用，并可增强白细胞对细菌的吞噬作用，还可增加某些抗菌药的作用。

（5）高压氧治疗对禁锢在体内的气体有压缩溶解作用，对减压病、气栓症具有独特的治疗作用。

（6）高压氧对全身各系统具有调节作用而用于多种疾病，如收缩血管、升高血压，扩张椎动脉和肝动脉、降低心肌耗氧量，调节内分泌功能、调节免疫功能，改善肝、肾功能，抑制胃酸、促进胃、肠蠕动等。

（7）高压氧可增强化、放疗对肿瘤的杀伤作用，并减轻化、放疗的副作用。

（8）高压氧对损伤组织有修复作用。

以上 8 个方面是常压氧疗不具备的,另外常压氧疗可使缺血再灌注损伤加重,促进细胞凋亡,而近年研究发现高压氧疗可使缺血再灌注损伤减轻,抑制细胞凋亡。

三、高压氧治疗原则

1. 高压氧的 3 种治疗作用　高压氧有病因治疗、对症治疗和康复治疗 3 种治疗作用。如解除缺氧、压缩禁锢在体内的气体、抑制厌氧菌是高压氧的病因治疗作用。消除水肿、收缩血管、升高血压、止痛、消炎等是高压氧的对症治疗作用。促进细胞生长、促进组织修复和促进功能恢复是高压氧的康复治疗作用。高压氧的三种治疗作用不是同时发生的,只有在病因刚作用于人体时迅速进行高压氧治疗才能获得病因治疗作用,疾病发生过程中较及时地应用高压氧治疗可以发挥对症治疗作用,而不及时的高压氧治疗只会产生康复治疗作用。

2. 影响高压氧疗效的主要因素　影响高压氧疗效的因素有多种,但其主要因素有 3 种。

(1) 治疗时机:在临床多种危、重、急症的抢救中,高压氧治疗是关键抢救措施,只有抓住了时机才会获得理想的效果,失去了抢救时机就不能发挥高压氧的病因治疗作用和对症治疗作用,不及时的高压氧治疗只能产生疗效缓慢,疗效相对较差的康复治疗作用。

(2) 高压氧剂量:高压氧的应用剂量分为处方剂量和操作相关剂量。处方剂量包括稳压压力,稳压时间,加、减压时间,治疗频率和疗程。操作相关剂量包括:洗舱方法与氧浓度、加压和减压方法及时间、治疗各阶段气体吸入的安排。高压氧的剂量不同不仅影响疗效,而且影响作用性质,高压氧与常压氧相比是在量变的基础上发生了质的变化,必须达到一定的量才是高压氧,要想产生理想的疗效必须剂量适宜。剂量不够或过量不仅不会有理想的疗效,甚至产生不良后果。高压氧的许多病理、生理作用是双重性的,其原因与剂量有关。

(3) 辅助治疗:高压氧的有些作用(如对内分泌和免疫功能)虽然属调节性,但作用较弱,有些作用(如对血管的作用)则是单向的,因此为了提高疗效必须采用其他辅助措施。如治疗局部缺血性疾病(冠心病、脑梗死)、眼科疾病、耳及鼻科疾病等时必须并用血管扩张剂才能获得理想的疗效。

具体评价高压氧的作用或疗效必须以高压氧剂量、高压氧应用时机和辅助治疗为基础。

3. 高压氧治疗原则　人体对高压氧的反应与药物不同,个体差异相对较小,异病同治是常事。关于药物应用的权衡利弊原则,同样适用于高压氧治疗,因为高压氧治疗所发生的作用,有时与疾病的治疗相冲突,即对疾病的治疗存在有利和不利,必须权衡利弊。高压氧的应用原则是:严禁延误,尽量适量,合理使用,权衡利弊。

四、高压氧的适应证和禁忌证

1. 高压氧治疗急症适应证(Ⅰ类适应证)　①一氧化碳中毒及其他有害气体中毒;②气性坏疽、破伤风及其他厌氧菌感染;③减压病;④气栓症;⑤各种原因引起的心肺复苏后急性脑功能障碍(电击伤、溺水、缢伤、窒息、麻醉意外等);⑥休克的辅助治疗;⑦脑水肿;⑧肺水肿;⑨挤压伤及挤压综合征;⑩断肢(指、趾)及皮肤移植术后血运障碍;⑪药物及化学物中毒;⑫急性缺血缺氧性脑病。

2. 高压氧治疗非急症适应证(Ⅱ类适应证)　①一氧化碳中毒及其他中毒性脑病;②突发性耳聋;③缺血性脑血管病(脑动脉硬化、TIA、脑血栓形成、脑梗死);④颅脑损伤(脑震荡、脑挫裂伤、颅内血肿清除术后、脑干损伤);⑤脑出血恢复期;⑥骨折或骨折后骨愈合不良;⑦中心性浆液性脉络膜视网膜炎;⑧植物状态;⑨高原适应不全症;⑩周围神经损伤;⑪颅内良性肿瘤术后;⑫牙周病;⑬病毒性脑炎;⑭面神经炎;⑮骨髓炎;⑯无菌性骨坏死;⑰脑瘫;⑱胎儿宫内发育迟缓;⑲糖尿病及糖尿病足;⑳冠状动脉粥样硬化性心脏病(心绞痛、心肌梗死);㉑快速性心律失常(房颤、期前收缩、心动过速);㉒心肌炎;㉓周围血管疾病(脉管炎、雷诺病、深静脉血栓形成等);㉔眩晕症;㉕慢性皮肤溃疡(动脉供血障碍、静脉淤血、压疮);㉖脊髓损伤;㉗消化性溃疡;㉘溃疡性结肠炎;㉙传染性肝病;㉚烧伤;㉛冻伤;㉜整形术后;㉝植皮术后;㉞运动性损伤;㉟放射性损伤(骨、软组织、膀胱炎等);㊱恶性肿瘤(与化疗或放疗并用);㊲视神经损伤;㊳疲劳综合征;㊴血管神经性头痛;㊵脓疱疹;㊶银屑病;㊷玫瑰糠疹;㊸多发性硬化;㊹急性感染性多发性神经根炎;㊺复发性口腔溃疡;㊻麻痹性肠梗阻;㊼支气管哮喘;㊽急性呼吸窘迫综合征。

3. 高压氧治疗绝对禁忌证　①未经处理的气胸、纵隔气肿;②活动性内出血及出血性疾病;③氧中毒史;④结核性空洞形成并咯血。

4. 高压氧治疗相对禁忌证　①重症上呼吸道感染;②重度肺气肿、肺大疱、支气管扩张症;③重度鼻窦炎;④高碳酸血症;⑤Ⅱ度以上心脏传导阻滞;⑥脑血管瘤、脑血管畸形;⑦妊娠 3～4 个月的孕妇高压氧治疗应慎重。

五、高压氧对人体生理功能的影响

1. 对血液系统的影响

①白细胞计数增高,淋巴细胞减少。增强抗感染能力,抑制免疫;②血浆总蛋白降低;③红细胞、血红蛋白计数减少,但是贫血不是高压氧治疗禁忌证;④血小板计数下降;⑤血液黏度降低,出凝血时间延长,血浆胶体渗透压降低;⑥造血功能增强。

2. 对循环系统的影响　①心率减慢(10%～30%);②心内传导减慢;③心肌收缩力减弱,心脏容量扩大,心输出量降低;④心肌耗氧量下降;⑤血压升高(舒张压升高明显),脉压变小;⑥对血流动力学影响,使全身血管收缩(脑血流量减少,冠脉血流量减少,肾血流量减少,视网膜血管收缩),唯独使椎动脉和肝动脉扩张。

3. 对呼吸系统的影响　①呼吸频率下降;②呼吸阻力增高,幅度加大;③最大通气量下降,补吸气和潮气量、肺泡通气量增大,肺活量增大,但时间肺活量下降。

4. 对消化系统的影响　①消化液分泌减少;②胃肠蠕动增强;③促进肠内气体吸收;④改善肝细胞功能。

5. 对泌尿系统的影响　①肾血流量降低;②肾滤过率增加,与出球动脉收缩大于入球动脉收缩有关。

6. 对神经系统的影响　①时相变化:增强相-抑制相;②增加血-脑脊液屏障的通透性;③使脑血管收缩(治疗脑水肿);④提高脑组织及脑脊液氧分压,改善脑缺氧。

7. 对免疫及内分泌的影响(对内分泌有兴奋和调节作用,对免疫有抑制和调节作用)　①抑制体液免疫和细胞免疫(应用于器官移植的排斥反应);治疗与免疫有关变应性疾病如哮喘、多发性硬化、重症肌无力等;但对免疫功能又有调节作用,免疫功能低下者经高压氧治疗后免疫功能升高;②兴奋垂体-肾上腺皮质轴,肾上腺皮质激素增加(治疗炎症、休克等);③增加肾上腺素和去甲肾上腺素分泌(治疗休克);④使甲状腺功能增强,但对轻度甲状腺功能亢进有调节作用。

8. 高压氧对机体生化和代谢的影响　①氧耗最初增加,然后逐渐降低;②心脏的新陈代谢降低。脑的代谢率增加;③酸碱平衡一般不发生紊乱;④生化氧化的酶活性增强。但是高压氧的剂量过大会使酶的活性降低。一般情况下,有氧代谢酶活性增强,无氧代谢受抑制。

六、高压氧的毒、副作用

常规的高压氧治疗,不会产生任何副作用,如果工作人员操作不当,不按操作规程办事,或不讲科学,擅自改变治疗方案,可产生严重后果。

1. 氧中毒　指高压或常压下,吸入高浓度的氧达一定时程后,氧对机体产生的功能性或器质性损害。氧中毒可分为中枢型、肺型、溶血型和眼型。无论发生哪一型氧中毒,整个机体均同时受害。临床上,在高于 0.3MPa 压力下吸氧,常规治疗时随意延长吸氧时间,常压下长时间吸入浓度高于50%的氧是氧中毒的常见原因。其机制大致有 3 个方面:①氧对中枢代谢的毒性作用;②氧对酶的毒性作用;③自由基的过量产生。氧中毒一发生,立即停止吸氧,一般可以缓解症状。维生素 E、维生素 C、维生素 K、Mg 离子制剂等可以预防氧中毒。

2. 气压伤　常见的有中耳气压伤、鼻窦气压伤和肺气压伤。另外,减压中气胸患者未及时发现和处理,可使胸腔内气体过度膨胀,肺和心脏受压,纵隔摆动,可致患者突然死亡。

3. 减压病　减压速度过快,幅度过大,使气体在组织中的溶解度降低,在血液和组织中游离出形成气泡,造成血管气栓,组织受压的一种高压情况。所幸的是,这种情况多发生在潜水作业中,在一般的高压氧治疗中十分少见。

七、高压氧对脑水肿的治疗

脑水肿(brain edema)是由各种原因所致脑组织间液和脑细胞内液体增多使脑体积增加,脑功能障碍的常见并发症。脑水肿超过生理调节的限度时可导致颅内压增高,而后者由于影响脑血液循环和代谢,又加重脑水肿,两者互相影响,互为因果,使颅内压愈来愈高。脑水肿并非独立的疾病,而是脑组织对各种有害刺激产生的一种非特异性反应,也是血-脑脊液屏障通透性障碍所致的一种主要病理状态,常是颅内高压症的主要原因。高压氧治疗对急性脑缺氧、脑水肿有确切的治疗效果。

1. 高压氧治疗原理

(1)高压氧能迅速大幅度增加脑组织及脑脊液的氧含量,提高氧的弥散量及弥散距离,改善脑组织的缺氧状态。

(2)高压氧能阻断脑缺氧-脑水肿-颅内高压的恶性循环,增强脑组织对氧的利用,在高压氧环境中能使颅内动脉血管收缩,血管阻力增加,血流量减少,血管通透性较低,因而使脑水肿得以控制。

(3)高压氧能促进脑血管的修复,促进侧支循环的形成和重建,改善脑微循环,使缺氧的神经组织重新获得氧气供给,使脑水肿减轻。

2. 高压氧治疗方法 稳压压力:一般选用2~2.5ATA;每次吸氧时间:吸氧40分钟,2组,每组中间休息换气10分钟,治疗次数视病情而定,一般未清醒前每日治疗2次,清醒后每日1次,治疗次数不少于20次,长者可达60次以上。

3. 注意事项

(1)心跳、呼吸骤停复苏成功后无绝对禁忌证者,应尽早行高压氧治疗。

(2)治疗时,应保证血液循环及呼吸道的通畅,必要时可行气管插管或气管切开以维持呼吸功能。

(3)高压氧配合激素治疗可防止肺水肿、脑水肿的反跳现象。

八、高压氧对颅脑损伤的治疗

高压氧对各种颅脑损伤(traumatic brain injury),包括原发性脑损伤(如脑震荡、弥散性轴索损伤、脑挫裂伤)和继发性脑损伤均有明显的治疗作用。高压氧治疗对防治脑水肿、降低颅内压、恢复意识、消除局灶症状与体征(如头痛与恶心呕吐、颅内压增高、自主神经功能紊乱)效果显著。近年来经过长期广泛的应用提示高压氧可以促进脑细胞和神经功能恢复,降低死亡率,提高治愈率,减少后遗症和缩短病程。高压氧对颅脑损伤有较显著的治疗效果。高压氧治疗颅脑损伤可以减轻脑水肿,降低颅内压,改善脑电图,促进脑细胞和神经功能恢复,提高治愈率,降低死亡率,减少后遗症和缩短病程。也是目前临床应用高压氧治疗患者最多的病种之一。

1. 高压氧治疗原理

(1)氧的弥散半径扩大,有效纠正脑组织缺氧状态。糖利用率增加,能量增加。

(2)高压氧下脑血管收缩,脑血流量减少,减轻脑水肿,降低颅内压。

(3)促进侧支循环的形成,微循环改善,促进脑组织的修复。

(4)椎动脉血流量增加,脑干网状激活系统供血量增加,提高上行性网状系统的兴奋性,有利于醒觉。

2. 治疗方法 单人氧气加压舱治理压力采用2ATA,治疗时间80~90分钟(包括加、减压时间)。空气加压舱常用压力为2.2ATA氧压下面罩间歇吸纯氧80分钟,也有采用2.5ATA氧压下面罩间歇吸纯氧60分钟。中间间歇吸空气5~10分钟。每日治疗1~2次(早期和病情重者多每日治疗2次,病情稳定后改为每日1次),一般治疗7~10次休息2天为1疗程,连续3~5个疗程后休息1个月再继续治疗。一般总疗程需60~80次。

(酉建 张颖)

第七节　神经康复治疗

一、基本概念和功能评定

康复(rehabilitation)是指在疾病、病态或外伤后的一个恢复过程,以期肌体恢复到正常或接近正常的功能状态。从广义上讲,康复的概念远远超出了传统医学的范畴,因为它的主要目的之一,就是要保护或恢复与社会的同一性。也因此,神经康复(neurological rehabilitation)包含两层意思:其一,它是一门边缘科学,治疗对象是那些因中枢和周围神经系统疾病致残的患者,也可理解为努力为患者减少原发疾病造成的日常生活不便的一个主动过程;其二,神经康复还包含一些特殊的治疗方法,用来克服或改善疾病造成的生活不便。为了更好地理解神经康复的原则和目标,应明确一些名词术语的定义。脑损伤后可造成损害、残疾和残障,WHO 定义病损(impairment)为心理、躯体或解剖结构或功能的丧失或异常;残疾(disability)是在正常范围内执行功能活动能力的限制或缺乏,如不能自己穿衣服、不能行走驾车等;残障(handicap)是由于损伤或残疾的限制或阻碍,使得一个人无法发挥其正常情况下应有的作用。与病损或残疾不同,残障相对于社会水平而言,如一个无法行走的人,他工作的环境是轮椅无法通过的,则他存在无法重返工作的残障。根据近来多数人的观点,伤残(disablement)被看成一个三维结构的概念,包括损害、活动受限和参与限制。随着这些定义的更新,独立性就上升为康复医学的一个最基本概念,比起伤残概念中的某些内容,独立性更容易量化。

一项综合的康复治疗始于对脑损伤后损害、残疾和残障的详细功能评定。完整的社会心理和职业史、详细的神经学检查、神经认知评定和功能评估帮助康复小组制订治疗方案和治疗目标。有许多运动和认知评估工具用来评定运动和认知功能及监测疗效。

二、治疗原则

1. 由多学科组成的康复小组提供全面的功能评定和治疗措施。
2. 治疗目的是功能的改善,而不仅仅是疾病症状控制。
3. 全面、真实的认知、社会心理和运动功能评估。
4. 康复干预越早越好。只要患者神志清楚,生命体征平稳,病情不再发展48 小时后可进行。

三、治疗措施

包括物理康复治疗、运动疗法、生物反馈疗法及针灸治疗等。

(一) 物理康复治疗

物理治疗是包括应用天然的和人工的物理因子(如光、电、声、磁、冷、热等)达到治疗和康复目的的方法。在神经系统疾病中,物理治疗被广泛应用,特别是对功能康复、并发症的治疗,是手术治疗和药物疗法难以取代的。

1. 直流电药物离子导入疗法　用直流电将药物离子通过皮肤、黏膜或伤口导入人体内的方法,称为直流电药物离子导入疗法。根据电学上"同性相斥"的原理,直流电可使电解质溶液阳离子从阳极、阴离子从阴极导入体内。包括衬垫法、电水溶法、体腔法及创面、穴位导入法等。

2. 低频脉冲电疗法　应用频率100Hz 以下的脉冲电流治疗疾病的方法称为低频脉冲电疗法。常用的有神经肌肉电刺激疗法、功能性刺激、经皮电刺激神经疗法、间动电疗法感应疗法、超刺激电疗法等。

3. 中频电疗法　应用1~100kHz 的电流治疗疾病的方法,称为中频电疗法。这种疗法对神经肌肉组织有兴奋作用,与低频电相比,能作用到更深的组织。常用的有干扰电疗法、正弦调制中频电疗法及音频电疗法。

4. 高频电疗法　高频电流分为长波、中波、短波、超短波、微波 5 个波段。应用高频电流治疗疾病的方法称为高频电疗法。近年来,长波、中波疗法应用逐渐减少,短波、超短波、微波疗法得到了更为广泛的研究和应用。

5. 磁疗法　应用磁场治疗疾病的方法称为磁疗法。磁场可以通过对神经的刺激反射作用于全身,通过对体液的作用影响组织的新陈代谢和生理病理过程,还能通过对穴位的刺激影响经络的传感。包括静磁场疗法、动磁场疗法和磁针法。

6. 其他　物理疗法还包括光疗法(红外线疗法、紫外线疗法)、超声波疗法、温热疗法(石蜡疗法、砂疗法)、冷疗法、水疗法(水中运动疗法、脉冲疗法)等,不再一一阐述。

（二）运动疗法

1. 强制性使用运动疗法　基本概念是限制使用健肢,强制性反复使用患肢。研究显示,将强制性使用运动疗法与常规治疗相比较,连续治疗2周进行功能评价,强制性使用运动疗法组患者的运动功能明显改善,并保持2年以上,而常规治疗组没有改善或仅有短时间改善,在随访中这种改善逐渐消失。强制性使用运动疗法的机制不清楚,可能与大脑皮质的重组有关。强制性使用运动疗法是从动物实验到临床应用,具有可靠的神经科学基础,它极有可能成为21世纪神经系统康复治疗体系中的一枝新秀。

2. 运动再学习疗法　把中枢神经系统病变后运动功能的恢复训练视为一种再学习或再训练过程。它是以作业或功能为导向,在强调患者主观参与认知重要性的前提下,按照科学的运动学习方法对患者进行再教育。以恢复其运动功能的一套完整方法。运动再学习疗法的指导思想是强调早期活动、主动活动,明确提出治疗与训练和创造环境要在患者学习代偿以前开始。运动再学习疗法具有主动性、科学性、针对性、实用性与全面性。

3. 减重训练　是通过部分减重以减轻下肢负荷,产生动力学和不同速度下无帮助行走。临床工作中发现,即使脑卒中患者肌肉活动恢复,但肌肉收缩的时相仍存在异常,如常见的偏瘫步态。为此,脑卒中患者的新治疗目标被提出,即促进肌肉激活、和谐的肌肉收缩时相、足够的承重能力和耐力。而大量研究表明,减重训练是实现上述目标的最好措施。因此,减重训练已成为当前脑卒中患者步态训练的最常用手段。除脑卒中、脑瘫、帕金森病、多发性硬化等神经系统疾病所致下肢功能障碍(包括步态异常)外,脊髓损伤、运动系统疾病所致的下肢功能障碍也适合减重训练治疗。

4. 等速肌力训练　其特点主要表现为:①是动力性的运动,可达关节的最大运动幅度;②等速肌力仪能提供一种顺应性阻力,使整个肌肉产生全面的训练效应;③多数等速肌力仪适用于往返运动,可同时对一组拮抗肌进行锻炼,使其平衡发展;④对于3级以下肌力可先在持续被动运动装置下进行运动,有利于肌肉的早期训练;⑤等速肌力训练可防止患肢废用性改变等。因此,等速肌力训练对于促进神经系统损害后的肌力恢复,防治肌萎缩,维持肌肉收缩功能,提高生活质量等,都具有重要意义。

（三）生物反馈疗法

生物反馈疗法是将人们正常意识不到的体内功能变化,借助电子仪器,转变为可以被人意识到的信号,以视觉和听觉的形式,显示体内诸如肌电、心率、血压等生理活动过程,让患者根据这些信号,通过指导和自我训练,学会控制自身不随意的功能,用于治病或训练的方法。其特点是无创伤性、无痛苦、无药物副作用,医患共同参与,能调动患者的主观能动性。

（四）针灸治疗

头枕取穴的选择应根据症状。中枢神经疾病的症状变化多样,一般规律为,偏瘫选对侧运动区;偏身感觉障碍者,选对侧感觉区;感觉性失语选对侧的语言3区;命名性失语选对侧的语言2区;瘫痪肢体水肿选对侧血管舒张区。同时还可以用体针配合治疗,酌情取穴。

（唐辉　张孙富）

复习思考题

1. 什么叫分子神经外科学,其研究方向有哪些?

2. 试述腰椎穿刺的适应证和禁忌证?

第三章　神经系统疾病病理生理基础

本章主要介绍颅内压增高、脑水肿等内容,在神经外科急诊和日常医疗工作中,关系密切,至关重要。

第一节　颅内压增高

一、颅内压

颅内压(intracranial pressure,ICP)系指颅内容物(脑组织、脑脊液、血液是组成颅内压的解剖学基础)对颅腔壁上的压力,它是由来自心脏周期性的波动以及受呼吸运动的影响导致脑血管波动而产生的压力。机体通过各种生理调节,维持着相对稳定的正常颅内压。正常颅内压是保证中枢神经系统内环境稳定和完成各种生理功能的必要条件。

穿刺小脑延髓池或侧脑室,以测压管或压力表测出的读数,即为临床的颅内压力。这一压力与侧卧位腰椎穿刺所测得的脑脊液压力接近,故临床上常用它为代表。正常颅内压:成人:0.78~1.76kPa(80~180mmH$_2$O);0.4~1.0kPa(40~100mmH$_2$O)。

颅内压受多种因素影响而波动。因此在单位时间内所测得的压力只有相对的意义,如需正确地了解颅内压的情况,应采用持续的压力测量和记录的方法。这是神经内、外科临床工作非常重要的动态监测指标。ICP变化与患者疾病的发生、发展及预后有着密切的关系,对于了解患者病情、决定手术时机等有重要意义。

二、颅内压增高及调节机制

1. 定义　颅内压增高(increased intracranial pressure,IICP)为神经外科最常见的临床病理综合征。1789年Monroe提出,1825年由Kellie命名。任何原因引起颅内容物异常增加,ICP持续在2.0kPa(儿童为1.0kPa)以上,主要表现为头痛、呕吐、视盘水肿的综合征,称IICP。

临床上分3类:轻度增高2.00~2.67kPa(15~20mmHg);中度增高2.67~5.33kPa(20~40mmHg);重度增高≥5.33kPa(40mmHg)。

2. 颅内压的调节

(1) Monroe-Kellie原理:成人颅腔容积约为1 400~1 500ml,颅腔主要内容物有脑组织、脑脊液、血液3种成分。脑组织体积约1 150~1 350cm^3,占80%以上,脑脊液总量约150ml,占10%,血液量占2%~11%,变动较大。颅腔的容积基本恒定,颅腔内容物总的体积也基本保持稳定,若脑组织、脑脊液、血液三者中,有一种体积增大或增加,其两种内容物的量则相应减少,这就是颅内压的调节所遵循的Monroe-Kellie原理。颅腔内容物在正常生理情况下,脑组织体积比较恒定,特别是在急性颅内压增高时不能被压缩,颅内压的代偿调节就在脑血流量(cerebral blood flow,CBF)和脑脊液(cerebrospinal fluid,CSF)之间,从理论上讲,可缓解颅内压的代偿容积最多约为颅腔容积的10%,但在实际情况下这个比值往往还要低些。在疾病情况下,通过生理调节作用以取得颅内压代偿的能力有限,当颅内病变的发展超过了可调节的限度时,即产生颅内压增高。

(2) CSF:①CSF的生理作用:保护脑,浮力:1 400g→50g(Merrit,1937);②生成率:0.35~0.5ml/min,

500ml/d,6~8 小时更换一次;③分布:脑室 30ml;脊髓蛛网膜下腔 30ml;脑蛛网膜下腔 80ml。

其调节 ICP 机制:①当 ICP 下降至<0.7kPa 时,CSF 分泌增多,吸收下降,致 CSF 增多,ICP 相对不变;②当 ICP 升高至>2kPa 时,CSF 分泌下降,吸收增多,则 CSF 减少,ICP 相对不变;③CSF 的代偿:ICP 升高,CSF 挤压至脊髓 SA,其中 1/3 被吸收。CSF 可代偿 ICP 的 10%,是调节 ICP 作用最明显的颅内容物。

(3)CBF:CBF 的容量占脑容积 2%~11%(40~100ml);CBF 的流量为 700ml/min~1 200ml/min;CBF 的作用是供氧及供营养、清除代谢废物,起运输作用。

脑血管自动调节功能:当动脉血压升高时,脑血管收缩,致 CBF 下降;当动脉血压下降时,脑血管扩张,致 CBF 升高,使 CBF 自动维持在较为稳定的范围内。

CBF 的代偿机制:当 ICP 升高,静脉血从颅腔挤出,ICP 下降。脑血管收缩可减少 CBF,使 ICP 下降。此过程可在短时间内完成,如过度通气(hyperventilation,HV),致 PO_2 升高、PCO_2 下降,致脑血管收缩,CBF 下降,ICP 下降。CBF 是调节 ICP 作用最快的颅内容物,但仅能调节 ICP 的 3%。

(4)脑组织调节作用:脑组织调节 ICP 靠脑萎缩,作用弱,老年人脑萎缩,可代偿 ICP,IICP 症状轻且出现相对较晚。

(5)ICP 随心跳、呼吸变化而变化,ICP 在收缩期略升高,舒张期稍下降,吸气时下降,呼气时升高;憋气时可达 10kPa,称生理性 IICP。

3. 影响颅内压增高的因素

(1)年龄:幼儿颅缝未闭,颅腔扩大,而老年人脑萎缩,可代偿空间相对大。中年人 ICP 代偿较差。

(2)病变增长的速度:Langfitt 于 1966 年,以猴为实验动物进行颅腔容积与压力关系的实验。在幕上硬膜外放置一个小橡皮囊,每小时向囊内注水 1ml,在注入 4ml 之前颅内压无明显升高,以后每增加 1ml,颅内压高幅度显著增加,最后再增加 1ml,可使颅内压增高 9.3kPa(70mmHg)。这个实验结果,获得了容积/压力关系的曲线(V/P 曲线),见图 3-1。

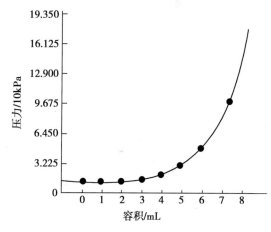

图 3-1 颅内容积/压力关系曲线

曲线说明:①ICP 可通过颅内容物体积改变来代偿,代偿与颅内容物增加速度与数量有明显关系;②在 ICP 代偿期间,颅内容物增加,ICP 变化不大;③代偿是有限的,一旦失代偿,小量颅内容物增加,会使 ICP 明显上升;④代偿需要时间,速度越快,时间越短,代偿越差;⑤曲线是非线性的,为指数关系(函数曲线),折点(break point)之后,即使少量内容物增加,ICP 也会明显上升;⑥颅内压与颅内容物体积变化关系也可用压力容积反应来表示,折点之后即使小量颅内容物减少,也会使 ICP 明显下降。

(3)病变部位:在颅脑中线或颅后窝的占位性病变,由于病变容易阻塞脑脊液循环通路而发生梗阻性脑积水,故 IICP 可出现早且严重。颅内静脉窦附近的病变,也可因早期压迫静脉窦引起静脉回流或脑脊液吸收障碍而早期出现 IICP。

(4)伴发脑水肿的程度:脑寄生虫病、脑脓肿、脑结核瘤、脑肉芽肿等由于炎症反应均可伴有明显的脑水肿而早期出现 IICP。

(5)全身系统性疾病:水盐酸碱失调、肺部感染、尿毒症、肝性脑病等可引起继发脑水肿而致 IICP,高热也可加重 IICP。

4. 颅内压增高的后果

(1)脑血流下降、脑缺血及脑死亡:ICP 升高,则 CBF 下降致脑缺血,脑对缺血的耐受性极差,完全断血 5~6 分钟可导致不可逆的脑损害。

临床上脑灌注压(cerebral perfusion pressure,CPP)可视为平均动脉压(mean arterial pressure,MAP)与颅内压(ICP)之差,其正常值为 9.3~12kPa(70~90mmHg),脑血流(CBF)是 CPP 与脑血管阻力(cerebrovascular resistance,CVR)之比,其正常值为每分钟 50ml/100g 脑组织,CVR 为 0.16~0.33kPa(1.2~2.5mmHg)。当 CPP 在 40~160mmHg 间波动时,脑阻力血管将通过反射性舒缩来调节 CVR,以维持 CBF 的相对恒定。

$$CBF = CPP/CVR = (MAP - ICP)/CVR;而\ MAP = DBP + 1/3(SBP - DBP)$$

当脑血管自动调节功能正常时:ICP 升高,CPP 下降,脑血管扩张,CVR 降低,维持 CBF 相对不变。当 ICP 明显升高,CPP<5.3kPa(40mmHg)时,脑血管自动调节功能丧失,血管不再扩张,CBF 下降,致脑缺血;当 ICP = MAP,CBF 趋为 0,脑功能严重损害,可致脑死亡。

附：脑死亡判定标准(成人)

脑死亡是指任何原因引起大脑及脑干不可逆损害,脑干功能完全丧失的综合征。须由专职组织判定。

1. 先决条件 　①昏迷原因明确;②排除各种原因的可逆性昏迷。

2. 临床判定 　①深昏迷;②脑干反射全部消失;③无自主呼吸(靠呼吸机维持,自主呼吸诱发试验证实无自主呼吸)。以上 3 项必须全部具备。

3. 确认试验 　①脑电图呈电静息;②经颅多普勒超声无脑血流灌注现象;③体感诱发电位 P14 以上波形消失。以上 3 项中至少有 1 项阳性。

4. 脑死亡观察时间 　首次判定后,观察 12 小时复查无变化,方可最后判定为脑死亡。

(2) 脑组织移位:脑疝(见第三章相关内容)。

(3) 脑水肿:IICP 可直接影响脑的代谢和 CBF 从而产生脑水肿,使脑的体积增大,进而加重 IICP。IICP 时出现的脑水肿多为混合性脑水肿,或先出现血管源性脑水肿而后转化为细胞毒性脑水肿。

(4) 库欣(Cushing)反应:库欣于 1900 年曾用等渗盐水注入狗的蛛网膜下腔以造成 IICP,当 ICP 接近动脉舒张压时,出现血压(BP)升高,脉搏(P)缓慢、有力,脉压增大(两高一慢);当 ICP 再升高,接近平均动脉压时,则出现血压下降,脉搏细弱,潮式呼吸,终致呼吸心跳停搏而死亡。这一结果与临床上急性颅脑损伤表现相似,ICP 急剧升高时,患者出现血压升高(全身血管加压反应),心跳和脉搏减慢、呼吸节律紊乱及体温升高等各项生命体征发生变化,这种变化即称为库欣反应。多见于急性 IICP 病例,慢性者则不明显。

(5) 胃肠功能紊乱及消化道出血:部分 IICP 患者可首先出现肠功能的紊乱,出现呕吐、胃及十二指肠出血及溃疡和穿孔等。这与 IICP 引起下丘脑自主神经中枢缺血而致功能紊乱有关;也可能是 IICP 时,消化道黏膜血管收缩造成缺血而产生广泛的消化道溃疡。

(6) 神经性肺水肿:急性 IICP 病例中发生率 5%~10%,原因:下丘脑、延髓受压导致 α-肾上腺素能神经活性升高,血压反应性升高,左心室负荷过重,左心房、肺静压力升高,肺毛细血管压力增高,液体外渗,引起肺水肿,患者表现为呼吸急促,痰鸣,咳粉红色泡沫痰。

三、病因

1. 颅腔内容物体积增大 　①脑水肿:为导致颅内高压各种因素中最常见者;②颅内占位性病变:颅内肿瘤、血肿、脑脓肿、脑寄生虫等;③CSF 增多:脑积水;④CBF 增多:脑血管扩张。

2. 颅腔容积变小 　多见于颅骨先天性病变和畸形、颅骨异常增生症及外伤性颅骨广泛凹陷性骨折等。

四、类型

1. 按病因分 　①弥漫性 IICP:颅腔容积小,脑实质增大,颅内压差小。常见颅内感染、脑炎、脑水肿;②局限性 IICP:局限性扩张性病变,局部压力高,颅内压差大。常见有颅内肿瘤、颅内血肿。

假性脑瘤综合征:又称良性颅内压增高综合征,以脑蛛网膜炎多见,其中发生于颅后窝者 IICP 最为显著。可由于静脉窦阻塞、内分泌失调、血液病、维生素 A 过多症、药物性反应及代谢性疾病等引起。但多数 IICP 症状可随原发疾病好转而逐渐恢复正常。

2. 按时间分　急性:3 日以内;亚急性:3 日至 3 周;慢性:超过 3 周。

五、临床表现

1. 头痛　①性质:持续性胀、剧痛,阵发性加重;②部位:额、颞部,枕→眼眶;③规律:渐加重,早晚多,用力时加重,痛剧烈时出现呕吐,吐后缓解;④机制:IICP 使脑膜血管和神经受刺激与牵扯所致。

2. 呕吐　特点为头痛剧烈时出现,早、晚、饭后。性质为喷射性,常导致水电解质紊乱。是迷走神经中枢受激惹和刺激所致。

3. 视盘水肿　颅内压增高重要客观体征,分早(轻)、中(渗出)、晚(眼底出血及视神经继发萎缩、视神经盘淡白),见图 3-2。机制:颅内压力增高,使眼底静脉回流受阻。

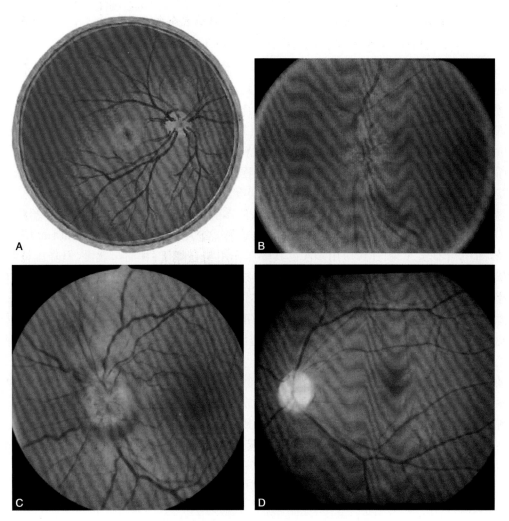

图 3-2　正常眼底及颅内压增高致视神经盘水肿各期表现
A. 正常眼底;B. 早期;C. 中期;D. 晚期。

以上三者是 IICP 的典型表现,称为 IICP 三联征。但三者出现的时间并不一致,可以以其中一项为首发表现,与颅内高压的程度并非完全一致地相关。

4. 意识障碍　急性 IICP 时,头痛剧烈,短时间内出现意识障碍,常伴发脑疝。

5. 生命体征改变　血压升高,脉搏缓慢及呼吸不规则(Cushing 反应),常见于急性 IICP。

6. 消化道出血,肺水肿　常见于严重脑外伤、急性 IICP。

7. 其他　慢性 IICP,可出现明显智力下降,反应迟钝。儿童 IICP 者,可见头皮静脉怒张,颅围长大,颅缝分离,叩击呈破罐音。

六、诊断

1. 病史+症状　IICP 三联征。

2. 体征　视神经盘水肿,神经系统阳性体征。

3. 辅助检查

（1）CT:首选。

（2）MRI:对脑干、颅后窝及脊髓等成像时显示优于 CT。

（3）CAG、DSA:血管性病变、肿瘤等。

（4）X 线摄片:蝶鞍扩大,颅缝分离。

（5）颅内压监测:腰穿可测压、治疗,有危险,需家属同意;有创颅内压监测。

七、治疗措施

1. 目的　治疗的目的是尽量控制颅内压力至正常范围,保证有效的脑灌注压和脑的能量供应,防止脑疝形成。颅内压急性升高往往见于急危重症患者,因此治疗需把握迅速降压,快速明确诊断,及时解除病因,全面对症治疗的原则。

2. 一般处理　①定时观察:神志、瞳孔、生命体征(BP、P、R、T);②体位:头高位30°;③吸氧,保持气道通畅,必要时行气管插管,建立人工气道;④患者应保持安静,降低脑耗氧,防止躁动,必要时可予以镇痛镇静药物,但需密切监测,用药前需查找躁动的原因。⑤建立静脉通路,补液,维持 CVP 及正常血压,避免血浆低渗;⑥昏迷患者需安置尿管,并排空胃内容物,防止误吸发生;⑦避免发热。

3. 渗透性治疗　①肾功能正常患者可选用 20% 甘露醇、甘油、高渗盐水等,渗透性治疗的目标值为300~320mOsm/L;②对于老年患者及肾功能容易损伤患者,治疗目标可为 290~300mOsm/L。甘露醇疗效快、降压明显,但今年研究发现,连续应用多次后其降压作用明显降低;甘油起效慢,但降压持续时间稍长;高渗盐水降压效果与甘露醇相似,副作用少,具有扩容、升血压、改善 CPP 等优势,故对严重脑外伤合并失血性休克患者恢复更有利。

4. 呋塞米　除与甘露醇联合使用于脑疝患者术前准备外,常用于心肾功能不全患者。

5. 人血清白蛋白　对增加血容量和维持血浆渗透压起重要作用,常常与呋塞米联合使用,两者联合脱水作用持久,副作用少,适用于心肾功能障碍患者。

6. 皮质激素　抗脑水肿作用主要是调整血-脑脊液屏障,降低血管通透性。对于血管性脑水肿和细胞毒性脑水肿均有疗效。皮质激素可减轻瘤周围水肿与放射性脑水肿,但对于严重脑外伤,似乎没有作用。

7. 镇痛镇静　可降低脑代谢,从而导致 CBF 和 ICP 下降。

8. 人工冬眠、亚低温　有关研究提示,低体温可减少脑代谢,降低脑血流量和颅内压,可能会改善患者结局。

9. 过度通气(HV)　可在短时间内使 ICP 下降,其中正负压过度通气效果最好。过久易致脑缺氧,造成脑损害。

10. CSF 引流　当颅内压升高合并脑积水时,或病情需要进行颅内压监测时。

11. 去骨瓣减压术　对各种原因引起的严重 IICP,其他降压措施无效或病情进展过快致脑疝形成时。

12. 病因治疗　去除引起颅内压升高的原因,如手术切除肿瘤,清除颅内血肿等。

13. 对症治疗　消化道出血,可选用奥美拉唑镁(洛赛克)、西咪替丁(甲氰咪胍)、H_2 受体拮抗剂等。

八、急性脑疝

1. 定义　IICP(特别是颅内占位病变引起的),颅内压力不平衡,高压区脑组织经解剖裂隙向低压区移位,压迫脑的重要结构(脑干、脑神经、脑血管),产生一系列严重临床症状和体征,包括意识加深、瞳孔改变、锥体束受损、生命体征异常等称急性脑疝(acute brain herniation),又称 IICP 危象。脑疝是 IICP 的一种危急状态,直接威胁患者生命,需立即处理。

2. 分类(图3-3) 根据移位脑组织及其通过的硬脑膜间隙和孔道,常分成3类:①小脑幕切迹疝(transtentorial herniation),又称颞叶钩回疝,为颞叶的海马回、钩回通过小脑幕切迹被推移至幕下;②枕骨大孔疝(herniation of foramen magnum),又称小脑扁桃体疝,为小脑扁桃体及延髓经枕骨大孔推挤向椎管内;③大脑镰下疝(subfalx cerabrel herniation),又称扣带回疝,一侧半球的扣带回经镰下孔被挤入对侧分腔。

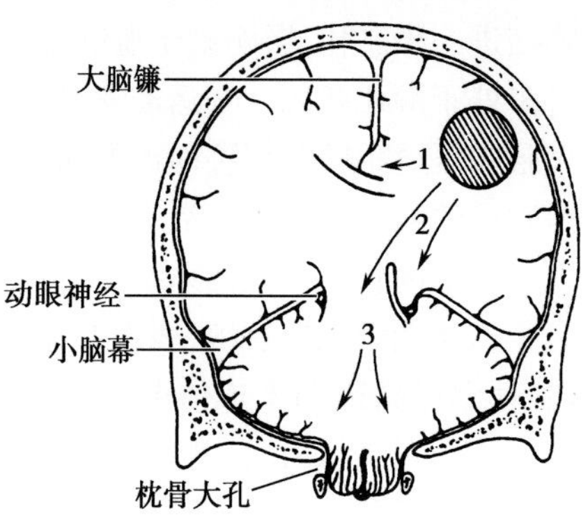

3. 成因 颅内任何部位占位性病变发展到严重程度均可导致颅内各分腔压力不均而引起脑疝。常见病因:①血肿:硬膜外、硬膜下、脑内;②肿瘤:颞叶、颅后窝;③感染:脑脓肿;④寄生虫:肺吸虫;⑤医源性:肿瘤、血肿、脓肿行腰穿放 CSF 过多。

4. 病理 当发生脑疝时,移位的脑组织在小脑幕切迹或枕骨大孔处挤压脑干,脑干受压移位可致其实质内血管受到牵拉,严重时基底动脉进入脑干的中央支可被拉断而致脑干内部出血,出血常为斑片状,有时可沿神经纤维走向达内囊。由于同侧的大脑脚受压而导致病变对侧偏瘫,同侧动眼神经受挤压可产生动眼神经麻痹。移位的钩回、海马回可在小脑幕切迹挤压大脑后动脉,导致同侧枕叶坏死。小脑幕切迹或枕骨大孔被移位的脑组织堵塞,从而使脑脊液循环通路受阻,则进一步加重颅内压增高,形成恶性循环,使病情恶化。3 种常见脑疝的病理变化比较见表3-1。

1. 大脑镰下疝;2. 颞叶钩回疝;3. 枕骨大孔疝。

图 3-3 脑疝示意图

表 3-1 3 种常见脑疝的病理变化比较

病理变化	小脑幕切迹疝		枕骨大孔疝	大脑镰下疝
病变部位	大脑半球		小脑、大脑半球	大脑镰旁
移位组织	颞叶钩回		小脑扁桃体	扣带回
受压部位及表现	大脑脚		延髓	旁中央小叶
	同侧	对侧		
	同侧偏瘫	对侧肢体无力或瘫痪	双侧受损	对侧下肢偏瘫
	上行激活系统受压→昏迷		同左	排尿困难
	第三对脑神经受压→瞳孔缩小→散大		枕神经受压→颈痛	
	环池受压→脑积水→枕骨大孔疝		呼吸中枢受压→R:停止	

5. 临床表现 不同类型的脑疝各有其临床特点。3 种常见脑疝的临床表现比较见表3-2。

表 3-2 3 种常见脑疝的临床表现比较

临床表现	切迹疝	大孔疝	镰下疝
IICP	升高明显	升高明显	
意识改变	早	晚	常无
瞳孔改变	早:患侧缩小、光反射(+)		无
	中:患侧散大、光反射(−)	光反射(+)	
	晚:双侧散大、光反射(−)	双侧散大	
锥体束征	单侧,去大脑强直(晚)	双侧	单侧下肢(轻)
生命体征	Cushing 反应	Cushing 反应	常无

(1) 小脑幕切迹疝:①IICP:剧烈头痛,进行性加重伴烦躁不安,与进食无关的频繁喷射性呕吐,急性脑疝视盘水肿可无。②瞳孔改变:病初由于患侧动眼神经受刺激导致患侧瞳孔缩小,对光反射迟钝,随病情进展患侧动眼神经麻痹,患侧瞳孔逐渐散大,直接和间接对光发射均消失,并有患侧上睑下垂、眼球外斜。如

脑疝进一步恶化,影响脑干血供时,由于脑干内动眼神经核功能丧失,可致双瞳散大,对光反射消失,此时患者多处于濒死状态。③运动障碍:病变对侧肢体肌力减弱或麻痹,病理征阳性。但脑干受压移位可使对侧大脑脚压迫小脑幕切迹而产生同侧的偏瘫,这一现象称为 Kernohan 现象,是一种假定位定性体征。脑疝进展时可致双侧肢体自主活动消失,严重时可出现去大脑强直发作,这是脑干严重受损的信号。④意识改变:由于脑干网状上行激活系统受累,可出现嗜睡、浅昏迷及深昏迷。⑤生命体征紊乱:脑干受压导致其内的生命中枢功能紊乱或衰竭,表现心率减慢或不规则、血压忽高忽低、呼吸不规则、大汗或无汗,面色潮红或苍白,体温可高达 41℃ 或体温不升。最终可因呼吸循环衰竭而致呼吸停止,血压下降,心脏停搏。

(2)枕骨大孔疝:由于脑脊液通路被阻塞,颅内压增高,患者剧烈头痛,频繁呕吐,颈项强直,强迫头位。生命体征紊乱出现较早,意识障碍出现较晚。因脑干缺氧,瞳孔忽大忽小。由于位于延髓的呼吸中枢受损严重,患者早期可突发呼吸骤停而死亡。

(3)大脑镰疝:由于大脑前动脉及其分支受压,引起大脑半球内侧后部的脑组织软化、坏死,出现对侧下肢轻瘫、排便功能障碍等症状。大脑内静脉受压而产生静脉回流障碍,导致 IICP,但一般无意识障碍,并常与小脑幕切迹疝并发,故仅根据临床表现难以诊断。

6. 处理

(1)原则:立即降压,快速明确诊断,力查病因,必要时引流 CSF 或去骨瓣减压。

(2)处理:同 IICP,只是措施要更快、更得力,一切同时进行,不苛求完善辅助检查。以最快、最有力的措施将 ICP 降下来。大部分脑疝患者均需手术治疗,因此在明确脑疝形成后,应争分夺秒,积极与患者家属沟通,可快速给予甘露醇+呋塞米,完善必要检查,明确病因,尽早手术,力争在最短时间控制颅内压。

第二节 脑 水 肿

脑水肿(cerebral edema)属于继发病理过程,是各种因素如物理的、化学的、生物的,影响于脑组织,引起其内水分异常增多的一种病理状态,使脑的体积增大,重量也增加。脑水肿往往关系到颅内疾病的过程和预后,具有重要的临床意义。脑水肿的病因多种多样,不同原因产生的脑水肿,由于发病机制不同,脑水肿的类型有所差异,有的引起全脑水肿,如中毒,而有的较局限,如脑肿瘤、脑挫裂伤等。

一、分类

根据脑水肿的发生机制不同,脑水肿可分为 4 种类型:细胞毒性脑水肿、血管源性脑水肿、间质性脑水肿和缺血性脑水肿。细胞毒性脑水肿是毒性因子直接作用于脑实质引起所有细胞成分(神经元、胶质细胞或血管内皮细胞)肿胀,同时细胞外间隙变小,而血管通透性保持正常,表现为无血-脑脊液屏障(blood-brain barrier,BBB)通透性增加的细胞内肿胀。脑实质内水分的增加主要与组织损伤和细胞渗透压调节障碍引起的渗透压梯度有关。血管源性脑水肿是血管内皮损伤引起的水和血浆成分漏出到周围脑组织而引起水肿,与血管通透性增高有关,水肿液为富含血浆蛋白的血浆滤液,与细胞毒性脑水肿的鉴别见表3-3。间质性水肿是脑脊液吸收障碍,脑室内压升高引起脑室扩大,脑室壁室管膜破裂,脑脊液溢出至脑室周围白质所形成的一种脑水肿类型,又称脑积水性脑水肿,而血-脑脊液屏障没有破坏。缺血性脑水肿属混合性水肿,缺血早期为细胞毒性水肿,缺血后数分钟,缺血区毛细血管内皮细胞及其周围的胶质细胞即开始肿胀,持续肿胀引起 BBB 破坏、毛细血管通透性增加,此时即由细胞毒性水肿过渡到血管源性水肿。由于胶质细胞和神经细胞受破坏,坏死后的分解产物又可引起缺血区渗透性增高,使脑水肿进一步加重。

表 3-3 2 种常见脑水肿的鉴别

血管改变	血-脑脊液屏障	水聚部位	常见病因
血管源性	受累,破坏,通透升高	细胞间隙	外伤、肿瘤、感染
细胞毒性	未受损,大致正常	细胞内部	缺血、缺氧、中毒

二、发病机制

脑水肿的发生机制非常复杂,相关因素很多,血-脑脊液屏障破坏(血管源性脑水肿的主因)、微循环障碍、脑缺血缺氧、脑内自由基增加、血栓素 A_2(TXA_2)及前列环素(PGI_2)的变化、神经递质和神经肽类的变化、神经细胞钙超载以及凝血酶、血红蛋白及其降解产物、兴奋性氨基酸、基质金属蛋白酶和水通道蛋白等,均影响脑水肿的发生发展。

三、诊断

主要依据临床表现和辅助检查。CT 和 MRI 可直接提示脑水肿,是诊断最可靠的方法。CT 表现为在病灶周围或白质区域,不同范围的低密度区;MRI 在 T_1 与 T_2WI 上水肿区为高信号,结果较 CT 更优。

四、治疗

预防和治疗脑水肿需要针对病因作处理,同时采用脱水与改善脑循环和代谢的治疗。防治宜早,才能取得好的效果。除传统方法外,还有望使用白蛋白、自由基清除剂如大剂量维生素 C、介导脑水肿物质的抑制剂如心钠素(心房钠尿肽)和金属蛋白酶抑制剂以及转基因治疗等。

复习思考题

1. 什么叫颅内压？颅内压增高的后果有哪些？
2. 简述颅内压增高的治疗措施。
3. 简述引起颅内压增高的常见疾病。
4. 小脑幕切迹疝和枕骨大孔疝的临床表现有何区别？

（高国一　冯军峰　彭汤明）

第四章 颅脑损伤

第一节 总 论

颅脑损伤(craniocerebral injury)是一种常见的外伤形式,已成为发达国家青少年伤病致死的首位病因。按我国目前的统计资料表明,颅脑损伤的发病率为每年(180~250)/10万,占全身损伤的10%~20%,仅次于四肢伤而居第2位,颅脑损伤的死亡率和致残率占整个创伤患者的首位。当前,国内外在颅脑损伤救治的3个主要环节,即院前急救、急诊室救治和院内治疗以及颅脑损伤基础研究方面均取得了很大的进展,使颅脑损伤患者的致死率、致残率显著下降。但是,我国在颅脑损伤急救体系及伤后治疗过程中颅脑监测技术方面与国际先进水平仍存在较大差距,亟待解决。

一、分类和分级

1. **病理分类** 颅脑损伤根据损伤的组织层次可分为头皮、颅骨和脑损伤,三者皆可单独发生,但常常合并存在。根据致伤物、受力程度等因素不同,将伤后脑组织是否与外界相通而分为开放性脑损伤(open brain injury)和闭合性脑损伤(closed brain injury),前者多由锐器或火器直接造成,均伴有头皮裂伤、颅骨骨折、硬脑膜破裂和脑脊液漏,后者为头部受到钝性物体或间接着力所致,头皮颅骨常完整,或头皮裂伤及颅骨损伤,但无硬脑膜破裂和脑脊液漏。颅底骨折合并脑脊液漏者又称为内开放性脑损伤。

根据脑伤发生的时间分为原发性和继发性脑损伤。脑损伤是指暴力作用于头部造成的脑组织器质性损伤和功能障碍。对颅脑损伤预后起决定作用的是原发脑伤的程度和对并发症处理的效果。原发性脑损伤(primary brain injury)指暴力作用于头部时立即发生的脑损伤,主要有脑震荡(concussion)、脑挫裂伤(cerebral contusion and laceration)及原发性脑干损伤(primary brain stem injury)等。继发性脑损伤(secondary brain injury)指受伤一定时间后出现的脑受损病变,主要有脑水肿(brain edema)和颅内血肿(intracranial hematoma)。脑水肿继发于脑挫裂伤;颅内血肿因颅骨、硬脑膜或脑的出血而形成,与原发性脑损伤可相伴发生,也可单独发生;继发性脑损伤因产生颅内压升高或脑压迫而造成危害。原发性脑损伤如果有症状或体征,是在受伤当时立即出现,并且不再继续加重。同样的症状或体征,如果不是在受伤当时出现,而是在伤后过一段时间(长短依病变性质和发展速度而定)出现,且有进行性加重趋势,皆属于继发性脑损伤所致。区别原发性和继发性脑损伤有重要临床意义:前者无需开颅手术,其预后主要取决于伤势轻重;后者,尤其是颅内血肿往往需及时开颅手术,其预后与处理是否及时、正确有密切关系,尤其是原发性脑损伤并不严重者。

2. **临床分级** 分级的目的是便于制订诊疗常规、评价疗效和预后,并对伤情进行鉴定,近年来以格拉斯哥昏迷量表(Glasgow coma scale,GCS,表4-1)为基础发展而成的方案用得较多。

(1) 按格拉斯哥昏迷量表评分法:GCS系对伤者的睁眼、言语和运动三方面的反应进行记分,最高分为15分,最低分为3分。分数越低表明意识障碍程度越重,8分以下为昏迷。昏迷时间在30分钟以内,处于13~15分者定为轻度;8~12分为中度;3~7分为重度。

表 4-1 格拉斯哥昏迷量表（GCS）

睁眼反应		言语反应		运动反应	
正常睁眼	4	回答正确	5	遵命动作	6
呼唤睁眼	3	回答错误	4	定位动作	5
刺痛睁眼	2	含混不清	3	肢体回缩	4
无反应	1	唯有声叹	2	肢体屈曲	3
		无反应	1	肢体过伸	2
				无反应	1

（2）按伤情轻重分级：①轻型（Ⅰ级）主要指单纯脑震荡，有或无颅骨骨折，昏迷在 20 分钟以内，有轻度头痛、头晕等自觉症状，神经系统和脑脊液检查无明显改变；②中型（Ⅱ级）主要指轻度脑挫裂伤或颅内小血肿，有或无颅骨骨折及蛛网膜下腔出血，无脑受压征，昏迷在 6 小时以内，有轻度的神经系统阳性体征，有轻度生命体征改变；③重型（Ⅲ级）主要指广泛颅骨骨折，广泛脑挫裂伤，脑干损伤或颅内血肿，昏迷在 6 小时以上，意识障碍逐渐加重或出现再昏迷，有明显的神经系统阳性体征，有明显生命体征改变；④临床上又将伤后 3 小时内立即出现双瞳散大、生命体征严重变化、深昏迷者称为特急性颅脑损伤。此分类简单明了在临床上最常用，但尚有些不足，故又将生命功能和眼部症状中的主要征象列为指标综合起来确定级别（表 4-2）。

表 4-2 急性脑损伤的临床分级

指标	Ⅰ级（轻型）	Ⅱ级（中型）	Ⅲ级（重型）		
			Ⅲ1（普重型）	Ⅲ2（特重型）	Ⅲ3（濒死型）
GCS	13~15	9~12	6~8	4~5	3
呼吸	正常	可正常	增快或减慢	节律正常可呈周期性	不规则或停止
循环	正常	可正常	可明显紊乱	可显著紊乱	严重紊乱
瞳孔大小	正常	正常	可不等大	两侧多变或不等	散大固定
瞳孔反应	正常	正常	正常或减弱	减弱或消失	消失固定

无论哪一种分级方法，均必须与脑损伤的病理变化、临床观察和 CT 检查等相联系，以便动态地全面地反映伤情。例如受伤初期表现为单纯脑震荡属于轻型的伤员，在观察过程中可因颅内血肿而再次昏迷，成为重型；由 CT 检查发现的颅内小血肿，无中线结构移位，在受伤初期仅短暂昏迷或无昏迷，观察期间也无病情改变，属于中型；早期属于轻、中型的伤员，6 小时以内的 CT 检查无颅内血肿，其后复查时发现血肿，并有中线结构明显移位，此时尽管意识尚清楚，已属重型。

二、闭合性脑损伤的机制

颅脑损伤的病理改变是由致伤因素和致伤方式决定的。了解患者损伤机制，对推测脑损伤的部位、估计受损组织的病理改变以及制定适当的治疗方案都有重要意义。

1. 致伤原因 交通事故、工程事故、暴力打击、摔伤跌伤、火器伤、自然灾害及新生儿产伤等。

2. 损伤方式

（1）直接损伤：外力直接作用于头部而引起的损伤。①加速性损伤：运动的物体打击静止的头部，常冲击伤严重而对冲伤较轻，如铁棒打击头部；②减速性损伤：运动的头撞击静止的物体，对冲伤较重而冲击伤轻，如高处坠落头部撞击地面；③挤压伤：头部双侧受力，常见产伤。

（2）间接损伤：外力作用于身体其他部位而后传递至颅脑。①传递伤：臀部着地致脑受损伤；②甩鞭伤：躯干被暴力驱动，头旋转运动产生剪应力致脑损伤；③胸部挤压伤：又称创伤性窒息，压力经腔静脉传至脑致弥漫性脑出血。

3. 损伤机制(图 4-1) 脑损伤的机制比较复杂,脑的生物力学特性表现为具有黏滞弹性的液态组织,分为大脑、小脑及脑干,表面有脑沟及脑回。脑的各组成部分的生物力学差异很大,由于人脑的多重特殊性,且针对脑组织的研究方法和角度的不同,提出脑损伤的机制包括旋转剪切力学说、压力梯度学说、振动学说、脑移位学说及颅骨变形学说等,总的来说,其主要致伤因素:①由于颅骨变形,骨折造成脑损伤;②由于脑组织在颅腔内呈直线或旋转运动造成的脑损伤。绝大多数颅脑损伤不是单一的损伤机制造成的,而常常是由几种机制和许多因素共同作用的结果,以接触力导致的冲击伤和惯性力造成的对冲伤最多见。①接触力:着力部位的直接作用力所致的损伤,物体与头部直接碰撞,由于冲击、凹陷骨折或颅骨的急速内陷、回弹,往往造成局部脑损伤;②惯性力:来源于受伤瞬间头部的减速或加速运动,使脑在颅内急速移位,与颅壁相撞,与颅底摩擦以及受大脑镰、小脑幕牵扯,往往造成多处或弥散性脑损伤;③冲击伤(图 4-2):通常将受力侧的脑损伤称为冲击伤(impact lesion),往往由加速性损伤,接触力造成着力点附近的脑损伤,损伤局限、轻;④对冲伤(图 4-3):通常将受力侧的对侧脑损伤称为对冲伤(contre-coup lesion),往往由减速性损伤,惯性力造成对侧的脑损伤,常见枕部着地造成额、颞部脑损伤,损伤较重。

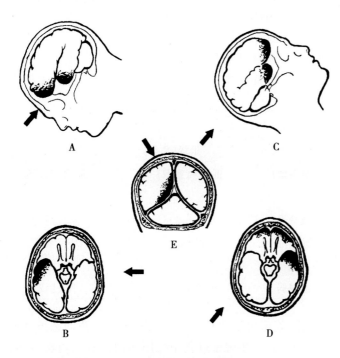

图 4-1 闭合性脑损伤时脑挫裂伤的形成机制与好发部位
箭头示外力方向和作用部位,黑区表示伤灶。
A. 前额受力所致的额颞叶伤灶(着力点伤);
B. 颞部受力所致的对侧颞叶伤灶(对冲伤);
C. 枕部受力所致的额颞叶伤灶(对冲伤);
D. 颞枕部受力所致的额颞叶伤灶(对冲伤);
E. 顶盖部受力所致的颞枕叶内侧伤灶。

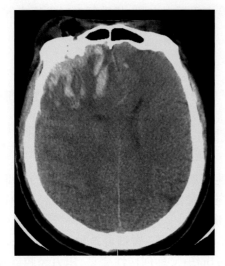

图 4-2 右额着力点伤导致冲击伤 CT 平扫表现

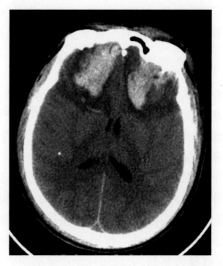

图 4-3 后枕部着力导致双额对冲伤 CT 平扫表现

受伤时头部若为固定不动状态,则仅受接触力影响;运动中的头部突然受阻于固定物体,除有接触力作用外,尚有因减速引起的惯性力作用。大而钝的物体向静止的头部撞击时,除产生接触力外,还同时引起头部的加速运动而产生惯性力;小而锐的物体击中头部时,其接触力可能足以造成颅骨骨折和脑损伤,但其能量因消耗殆尽,已不足以引起头部的加速运动。任何方向外力作用引起的脑损伤,总易伤及额极额底、颞极和颞叶底面,这是因为脑组织移位时与凹凸不平的前颅凹、中颅凹壁、底面相撞击和摩擦所致。而对冲伤很少发生在枕极和枕叶底面,此乃枕部颅壁光滑,小脑幕既光滑且有弹性之故。冲击伤与对冲伤的严重程度不一,两侧可一轻一重或同样严重,或只有冲击伤而无对冲伤,或者相反,这与外力作用的强弱、方向、方式与受力部位等密切相关。一般而言,加速性损伤多发生在外力直接作用的部分,极少对冲性损伤;减速性损伤可发生冲击伤,又可发生对冲伤,且较加速性损伤更为广泛和严重。

4. **继发性脑损伤机制** 继发性损伤的病理生理过程可分为 3 大阶段,但它们具有时间相关性。早期阶段通常发生在 24 小时以内,主要是由于脑血流减少引发的缺血级联反应,引发钙超载、线粒体功能障碍等一系列能量代谢障碍,进而致细胞死亡;中期阶段是脑损伤后几天内,主要是由于神经炎症的发生,放大的神经炎症进一步导致血管损伤和血-脑脊液屏障破坏,引发脑水肿的形成;最后阶段发生在几周内甚至几个月,导致颅脑损伤(traumatic brain injury,TBI)患者的不良神经结局相关,如惊厥和癫痫发作(post-traumatic epilepsy,PTE)等,血-脑脊液屏障(blood-brain barrier,BBB)功能障碍及通透性增加起着重要作用,其中构成血-脑脊液屏障的血管内皮细胞及血管损伤处于核心地位。由于大量的研究集中在中期与最后阶段,神经炎症、脑水肿形成及血-脑脊液屏障的血管破坏在 TBI 中发挥重要作用,其病理和病理生理反应极为复杂,目前尚未彻底研究清楚。总的来说,包括如下几个层次:①整体水平:全身应激反应;②组织和器官水平:颅内压、脑代谢、内环境代谢;③细胞水平:亚细胞结构损伤,离子通道通透性改变;④分子水平:以 NIF、细胞因子、即刻早基因表达和应激蛋白为代表。

大量实验和临床研究证实,外伤造成的脑损害并不仅仅是在伤后瞬间完成的,伤后几小时到几天内逐渐发展演化形成脑水肿或颅内血肿,最终导致继发性脑缺血,这是外伤后脑损害的主要病理过程。外伤后脑继发性缺血性损害分为两类:一是脑局部微循环障碍性缺血;二是系统供血不足性全脑缺血。前者主要局限于挫裂伤灶及其邻近区域,其血流动力学特征为血流阻力增加,血流量下降,多发生于伤后 24 小时内,此时应注意维持收缩压在 90mmHg 以上,并保证充分供氧;后者最常见的原因是颅内压增高和低血容量性休克,一般发生于伤后 1~3 天,此时脑灌注压(CPP)显著降低,脑水肿加重。一般认为脑血流量(CBF)在每分钟 20ml/100g 脑组织以下即为脑缺血。重型颅脑损伤时,脑血管自动调节机制和血-脑脊液屏障(BBB)均遭到不同程度破坏,此时 CBF 直接受到 CPP 的影响,CPP 下降则 CBF 也不足。但 CPP 过高,又可能因增高毛细血管内静水压而加重血管源性脑水肿,这种矛盾给治疗带来了一定困难。长时间缺血缺氧,势必导致氧自由基剧增和超氧化物歧化酶作用减弱,并由此引发一系列病理性脂质过氧化反应,这是导致创伤性脑水肿发生发展的另一重要因素。自由基清除剂如大剂量维生素 C 能有效清除自由基,逆转细胞膜脂质过氧化反应,减轻脑水肿。

颅脑损伤后脑内某些生化物质异常改变能直接损害脑细胞、破坏血-脑脊液屏障、诱发和加重脑水肿等,称为内源性脑损害因子,如乙酰胆碱、儿茶酚胺、兴奋性氨基酸、内源性阿片肽、氧自由基、缓激肽、5-羟色胺、组胺、血小板激活因子和钙等。机体除释放内源性脑损害因子外,还能形成和释放某些对脑组织神经元起保护作用的生化物质,它们被称为内源性保护因子,如神经节苷脂、腺苷、神经生长因子、热休克蛋白和镁离子,其临床应用研究是脑外伤研究的一个热点。

神经系统损伤后程序性细胞死亡是迟发性神经元坏死产生的重要机制之一,已发现许多抑制或促进细胞凋亡的因素,如神经生长因子可以参与抑制细胞凋亡的过程,Bc1-2 家族及 P53 基因均在决定细胞生存与死亡方面起关键作用等。

对脑损伤机制的研究有着广泛而重要的临床应用前景。中枢神经系统损伤后的保护与修复是神经科学家们面临的严峻挑战之一,所涉及的理论问题多为神经科学前沿。许多研究已证实,神经系统具有可塑性,不仅表现为对外界各种刺激有强烈的代偿与适应能力,更重要的是在结构与功能上具有损伤后修复或重建的能力。这个过程的实现既需要神经元自身发育适宜的基因调控程序,又需要相当复杂的局部环境与条件。生长因子在神经元和胶质细胞发育成熟中起关键作用,并对神经元和胶质细胞的损伤有一定的保护作用。转移 NGF、NT 基因是当前人们较关注的热点,利用基因转染技术把神经营养因子相关基因导入哺乳动物细胞株,然后移植到脑内,或用反转录病毒基因载体直接感染脑内神经元和胶质细胞,使这些经过基因修饰的细胞在局部表达相关蛋白,从而达到治疗中枢神经系统损伤的目的。

二次脑损伤理论:1978 年 Miller 首次提出二次脑损伤理论,系指在原发脑损伤后,二次脑损伤因素如血压(BP)、体温(T)、颅内压(ICP)、脑血流(CBF)及脑灌注压(CPP)等的异常改变,可造成第二次脑损害,加重原发脑损伤和创伤性脑水肿。临床研究表明,二次脑损伤的发生率为 44.5%;与单纯颅脑外伤相比较,合并低血压或高热等二次脑损伤因素者死亡率与致残率显著增高。及早治疗或预防二次脑损伤,对提高脑损伤救治水平,尤其是对战伤所致的颅脑损伤救治有重大意义。

三、伤情判断和病情观察

通过病史询问、体格检查和必要的辅助检查,对颅脑损伤必须迅速明确诊断。

(一) 病史

主要包括:①受伤时间、原因、头部外力作用的情况;②伤后意识障碍变化情况;③伤后作过何种处理;④伤前健康情况,主要了解心血管、肾与肝脏重要疾患等。

(二) 体格检查及动态观察

动态的神经系统症状和体征检查是鉴别原发性与继发性脑损伤的重要手段,目的是早期发现脑疝,也为了判断疗效和及时改变治疗方法。轻度头部外伤不论受伤当时有无昏迷,为了防止迟发性颅内血肿的漏诊,均应进行一段时间的观察与追踪。在众多的观察项目中,以意识观察最为重要。

1. 意识 在颅脑损伤中,引起意识障碍的原因为脑干受损、皮质或轴索弥散性受损或丘脑、下丘脑的受损等。意识障碍的程度可视为脑损伤的轻重;意识障碍出现的迟早和有无继续加重,可作为区别原发性和继发性脑损伤的重要依据。

意识观察既重要又不易掌握,对意识障碍程度的分级,迄今已有多种方法用于临床,现介绍其中两种。

传统的方法:分为意识清醒、意识模糊、浅昏迷(半昏迷)、昏迷和深昏迷 5 个阶段或级别。意识模糊为最轻或最早出现的意识障碍,因而也是最需要熟悉和关注的。在此阶段对外界反应能力降低,语言与合作能力减低,但尚未完全丧失,可有淡漠、迟钝、嗜睡、语言错乱、定向障碍(不能辨别时间、地点、人物)、躁动、谵妄和遗尿等表现;重的意识模糊与浅昏迷的区别仅在于前者尚保存呼之能应或呼之能睁眼这种最低限度的合作。浅昏迷指对语言已完全无反应、对痛觉尚敏感的意识障碍阶段,痛刺激(如压迫眶上神经)时,能用手作简单的防御动作,或有回避动作,或仅能表现皱眉。昏迷指痛觉反应已甚迟钝、随意动作已完全丧失的意识障碍阶段,可有鼾声、尿潴留等表现,瞳孔对光反应与角膜反射尚存在。深昏迷时对痛刺激的反应完全丧失,双瞳散大,瞳孔对光反应与角膜反射均消失,可有生命体征紊乱。

由于病因和个体的差别,意识障碍的变化规律不尽相同,上述分级方法的各阶段之间不是截然分明,而且每一阶段本身还有程度上的不等。在实际应用时除了要指出意识障碍的阶段以外,还须对一两项表现如语言、痛觉反应等在程度上加以具体描写,以资比较,例如"意识模糊,嗜睡,轻唤能醒,仅能回答简单问题,无错乱"。

Glasgow 昏迷量表评分法:以其简单易行已广泛应用于临床。从睁眼、语言和运动三个方面分别订出具体评分标准,以三者的积分表示意识障碍程度,以资比较。最高为 15 分,表示意识清楚;8 分以下为昏迷,最低为 3 分(见表 4-1)。

2. 瞳孔 瞳孔变化可因动眼神经、视神经以及脑干等部位的损伤引起,应用某些药物或剧痛、惊骇时也会影响瞳孔。小脑幕切迹疝的瞳孔进行性扩大变化,是最常引起关注的。瞳孔变化出现得迟早、有无继续加剧以及有无意识障碍同时加剧等,可将脑病区别于因颅底骨折产生的原发性动眼神经损伤。有无间接瞳孔对光反应可将视神经损伤区别于动眼神经损伤。

瞳孔应注意对比双侧大小、形状和瞳孔对光反应情况。瞳孔对光反应检查方法:用强光照射瞳孔,观察有无缩瞳反应;光线从侧面照射一侧瞳孔,观察同侧瞳孔有无缩小(直接对光反射),光线照射一侧瞳孔,观察对侧瞳孔有无缩小(间接对光反射),检查一侧后再检查另一侧,上述检查应反复2次。结果判定:双侧直接和间接对光均无反应即可判定为瞳孔对光反应消失。正常瞳孔直径2~4mm,瞳孔直径>4mm为瞳孔散大。

伤后瞳孔改变情况及临床意义:①如伤后一侧瞳孔立即散大,瞳孔对光反应消失,或同时伴有眼内直肌麻痹,眼球外斜,而患者意识清醒,应考虑原发性动眼神经损伤(primary injury of oculomotor nerve);②如伤后双侧瞳孔不等大,瞳孔对光反应灵敏,瞳孔缩小侧眼裂变小,眼球内陷,同侧面部潮红、少汗,为同侧霍纳征(Horner征),系颈交感神经节损伤所致;③若伤后双侧瞳孔扩大或缩小,而瞳孔对光反应正常,患者意识清醒,则无临床意义,或为外伤性散瞳;④如双侧瞳孔大小不等,一侧或双侧时大时小,伴眼球歪斜,表示中脑受损;⑤若双侧瞳孔极度缩小,瞳孔对光反应消失,伴有中枢性高热时,为脑桥损伤;⑥若一侧瞳孔先缩小,继而散大,瞳孔对光反应差,患者意识障碍逐渐加重,而对侧瞳孔早期正常,晚期也随之散大,为典型的小脑幕切迹疝表现,需紧急处理,关键在于早期发现;⑦若双侧瞳孔均散大固定,瞳孔对光反应消失,多示濒危状态;⑧瞳孔对光反应的变化还应与视神经损伤鉴别,视神经损伤时直接光反射消失而间接光反射存在(表4-3),此外,还应注意与原发眼部疾病相鉴别。

表4-3 视神经和动眼神经损伤瞳孔改变情况

脑神经	大小		对光反射			
	患侧	健侧	患侧		健侧	
			直接	间接	直接	间接
视神经损伤	散大	稍大	(-)	(++)	(++)	(-)
动眼神经损伤	散大	正常	(-)	(-)	(+)	(+)

3. 神经系统体征 原发性脑损伤引起的偏瘫等局灶体征,在受伤当时已经出现,且不再继续加重;继发性脑损伤如颅内血肿或脑水肿引起者,则在伤后逐渐出现,若同时还有意识障碍进行性加重表现,则应考虑为小脑幕切迹疝。

4. 生命体征 生命体征紊乱为脑干受损征象。受伤早期出现的呼吸、循环改变,常为原发性脑干损伤所致;伤后,与意识障碍和瞳孔变化同时出现的进行性心率减慢和血压升高,为小脑幕切迹疝所致;枕骨大孔疝可未经明显的意识障碍和瞳孔变化阶段而突然发生呼吸停止。开放性脑损伤的早期可因出血性休克而有血压、脉搏改变。脑损伤时可因颅内压增高等原因而引起某些心电图异常改变,如窦性心动过缓、期前收缩、室性心动过速及T波低平等。

5. 其他 观察期间出现剧烈头痛或烦躁不安症状,可能为颅内压增高或脑疝预兆;原为意识清醒的患者发生睡眠中遗尿,应视为已有意识障碍;患者躁动时,脉率未见相应增快,可能已有脑疝存在;意识障碍的患者由能够自行改变卧位或能够在呕吐时自行改变头位到不能变动,为病情加重表现。

(三) 辅助检查

1. 颅骨X线片 如无CT,只要病情允许应作常规检查,照正、侧位片或特殊位。开放伤更有必要,以便了解颅骨骨折部位、类型及颅内异物等情况。目前已少用。

2. 腰椎穿刺 目的在于测定颅内压高低,了解脑脊液的生化改变及细胞数,有无颅内感染征象,但当患者颅内压显著增高或疑有颅后窝血肿者应视为禁忌,因此腰椎穿刺前均应常规检查眼底,了解有无视盘水肿及颅内高压征象,以防不测。

3. 超声检查 根据超声波在不同介质的组织中传播时所反射回的波形特点,确定颅内各种结构的位置变化和有无异常波形的出现,以判断颅脑损伤的情况。由于超声波无法穿透颅骨,仅仅用于开颅手术中和囟门未闭的婴儿,加之CT扫描等技术的发明,目前临床已很少将超声检查用于急性颅脑创伤患者。

近年来CT扫描检查已在很大程度上取代了脑血管造影,但对无CT设备的地区或有外伤性动脉瘤、动静脉瘘的患者,脑血管造影检查仍有重要诊断价值。由于急性期出现外伤性动脉瘤或动静脉瘘的患者较少见,因此颅脑损伤急性期不需要行脑血管造影检查,后期疑有外伤性动脉瘤或动静脉瘘时可行脑血管造影。

4. CT检查 CT检查有以下目的:①能及时对各型颅脑损伤作出诊断;②早期CT检查已发现脑挫裂伤

或颅内较小血肿,多次 CT 复查可了解脑水肿范围或血肿体积有无扩大,脑室有无受压及中线结构有无移位等重要情况,以便及时处理;③伤后 6 小时以内的 CT 检查如为阴性,尚不能排除颅内血肿可能,多次 CT 复查有利于早期发现迟发性血肿;④有助于非手术治疗过程中或术后确定疗效和需否改变治疗方案,了解血肿吸收、脑水肿消散以及后期有无脑积水(hydrocephalus)、脑萎缩(brain atrophy)等改变发生。但 CT 也存在一些难以避免的缺点,例如,对等密度病变的认识较困难,位于颅底或颅顶病变易遗漏,对脑干内或体积较小的病损显示较差,区别慢性硬膜下积液所致脑沟加宽与脑萎缩改变,尚有一定困难。

5. MRI 检查 采用磁共振原理成像的技术对颅脑疾病作多方位的断层检查,利用两种弛豫时间(T_1,T_2)的不同,更提高了病变的检出率,特别是对颅脑损伤中某些 CT 检查比较困难的病变,如等密度的硬脑膜下血肿、脑轻度的挫裂伤、小灶性出血,脑梗死的初期以及位于颅底、颅顶或后窝等处的薄层血肿,均有明显的优越性。但由于 MRI 成像时间长,对不合作的躁动患者或危急抢救伤员难以检查,因此,对急性头外伤患者首选的检查方法仍为 CT。

(四) 特殊监测

随着科学技术的飞速发展,新型医疗监测仪器的不断涌现,为颅脑损伤患者的救治和减轻继发性脑损伤(二次脑损伤)的发生发展以及提高整体治疗水平提供了重要的条件。目前,对颅脑损伤的认识已由伤者体征变化的推测深入到可根据伤后脑内病理生理和生化改变的真实情况指导治疗。这也是颅脑损伤治疗逐渐进展和深入的过程,其符合循证医学的原则,值得认真研究和推广应用。近年来,在 TBI 患者救治过程中应用的颅脑直接监测技术主要包括颅内压和脑灌注压监护、脑血流、脑组织氧分压和脑组织温度、微透析技术(microdialysis)监测等。

颅内压监测用于一部分重度脑损伤有意识障碍的伤员,有以下目的:①了解颅内压变化:颅内压在 2.0~2.67kPa(1kPa = 7.5mmHg = 102.3mmH$_2$O)为轻度增高,2.68~5.33kPa 为中度增高,5.33kPa 以上为重度增高;平均动脉压与颅内压之差为脑灌注压,一般应保持颅内压低于 2.67kPa,脑灌注压须在 6.67kPa 以上;②作为手术指征的参考:颅内压呈进行性升高表现,有颅内血肿可能,提示需手术治疗;颅内压稳定在 2.67kPa(270mmH$_2$O)以下时,提示无需手术治疗;③判断预后,经各种积极治疗颅内压仍持续在 5.33kPa(530mmH$_2$O)或更高,提示预后极差。

四、颅脑损伤的处理

(一) 急诊处理要求

1. 轻型(Ⅰ级):①留急诊室观察 24 小时;②观察意识、瞳孔、生命体征及神经系体征变化;③颅骨 X 线摄片,或行头部 CT 检查;④对症处理;⑤向家属说明有迟发性颅内血肿可能。

2. 中型(Ⅱ级):①意识清醒者留急诊室或住院观察 48~72 小时,有意识障碍者须住院;②观察意识、瞳孔、生命体征及神经系体征变化;③头部 CT 检查;④对症处理;⑤有病情变化时,即刻做头部 CT 复查,作好随时手术的准备。

3. 重型(Ⅲ级):①须住院或在重症监护病房;②观察意识、瞳孔、生命体征及神经系体征变化;③选用头部 CT 监测、颅内压监测或脑诱发电位监测;④积极处理高热、躁动、癫痫等,有颅内压增高表现者,给予脱水等治疗,维持良好的周围循环和脑灌注压;⑤注重昏迷的护理与治疗,首先保证呼吸道通畅;⑥有手术指征者尽早手术;已有脑疝时,先予以 20% 甘露醇 250ml 及呋塞米 40mg 静脉推注,立即手术。

(二) 一般治疗

1. 补液原则 颅脑损伤患者伤后早期应该首选平衡液,而重型颅脑损伤患者 GCS 评分≤8 分可予以补充高渗液,不应首先使用 5% 或 10% 葡萄糖溶液。其依据包括:①颅脑损伤后血糖越高,死残率越高;②平衡液与葡萄糖溶液治疗颅脑损伤对比研究发现葡萄糖溶液动物死残率高于平衡液;③胰岛素治疗能提高颅脑损伤救治效果;④颅脑损伤后葡萄糖溶液治疗会增加脑组织内乳酸堆积,加重脑水肿和神经元损害。当然,临床医生要根据患者血糖和血浆电解质含量动态监测及时调整补液种类和补液量。

2. 高渗性治疗 适用于病情较重的脑挫裂伤,有头痛、呕吐等颅内压增高表现,腰椎穿刺或颅内压监测压力偏高,CT 发现脑挫裂伤合并脑水肿,以及手术治疗前后。常用的药物为甘露醇、呋塞米(速尿)及清蛋白等。用法：①20%甘露醇按每次 0.5~1g/kg(成人每次 250ml)静脉快速滴注，于 15~30 分钟内滴完，依病情轻重每 6、8 或 12 小时重复 1 次；②20%甘露醇与呋塞米联合应用，可增强疗效，成人量前者用 125~250ml，每 8~12 小时 1 次；后者用 20~60mg，静脉或肌内注射，每 8~12 小时 1 次，两者可同时或交替使用；③清蛋白与呋塞米联合应用，可保持正常血容量，不引起血液浓缩，成人用量前者 10g/d，静脉滴入；后者 20~60mg，静脉或肌内注射，每 8~12 小时 1 次；④甘油，临床不常用。很少引起电解质紊乱，成人口服量 1~2g/(kg·d)，分 3~4 次，静脉滴注量 10%甘油溶液 500ml/d，5 小时内输完。

遇急性颅内压增高已有脑疝征象时，必须立即用 20%甘露醇 250ml 静脉推注，同时用呋塞米 40mg 静脉注射。

甘露醇的应用已成为临床治疗颅脑损伤患者的最基本方法之一，应掌握其使用指征、量效关系、脱水机制、可能不良反应和注意事项。

（1）使用指征：ICP<20mmHg 不使用，而>25mmHg 或 CT 扫描有占位效应时使用。

（2）量效关系：①有效剂量为每次 0.25~1g/kg，间隔时间 4~12 小时（按成人体重 60kg 计，150~1 800ml/d）；②依 ICP 高低定剂量与次数；③依血浆渗透压调节用量（>320mOsm/L 停用）；④甘露醇+呋塞米+白蛋白联合应用脱水作用最佳；⑤正确使用为间歇快速给药；⑥儿童、老年、高血压、肾功能不全及休克慎用。

（3）脱水机制：不明，可能对脑组织有截然不同作用：过去认为甘露醇是通过单纯脱水作用达到降低颅内压的目的，实际上甘露醇和高渗盐水，至少部分通过降低血黏度，改善微循环的血流从而收缩软脑膜微小动脉，导致脑血流容积降低来降低颅内压力。

（4）可能不良反应和注意事项：可反射性血管收缩和 CBF 下降；长程（>3 天）使用脱水效果下降；应监测血电解质、血细胞比容、酸碱平衡及肾功能等；可能出现过敏、血尿、心力衰竭和肾衰竭等。

3. 激素　糖皮质激素一直被临床医生用于治疗创伤性脑水肿患者，但其疗效至今仍有争议。糖皮质激素可增强患者对创伤的适应能力、恢复血-脑脊液屏障的结构和功能、减少血管通透性保护神经细胞和恢复脑功能等。经典观点主张采用地塞米松或氢化可的松治疗重型颅脑损伤脑水肿患者，现仍广泛应用于临床患者，20 世纪 80 年代人们发现甲基泼尼松龙的疗效较地塞米松或氢化可的松好。至于糖皮质激素应用剂量尚不统一，经典方法是采用常规剂量糖皮质激素，如：氢化可的松 100~200mg/d，地塞米松 20~40mg/d，甲基泼尼松龙 40~100mg/d。国内外有人主张采用大剂量，如地塞米松 5mg/kg×2 次，或 1mg/kg×6 次，随后逐渐减量。但新近研究表明即使大剂量常规应用糖皮质激素，也不能改善患者的预后，而且大剂量应用糖皮质激素可以使消化道出血和高血糖的发生率明显增加，有鉴于此，美国神经外科学会已建议在脑外伤的治疗中禁止使用糖皮质激素。用药期间可能发生消化道出血或加重感染，宜同时应用 H_2 受体拮抗剂如雷尼替丁等及大剂量抗生素。

4. 通气治疗　重型颅脑损伤患者因容易出现误吸、呼吸驱动力及功能障碍等问题而需要进行确切的气道保护。脑疝发生时他们还可能需要进行短暂的过度通气作为紧急的救治措施。保持正常的肺通气量是重型颅脑损伤患者未发生脑疝时的通气目标，也就是保持正常的动脉血液中二氧化碳分压（$PaCO_2$）为 35~45mmHg。呼出二氧化碳是机体清除代谢产物的过程，在高代谢状态时机体通过增快呼吸频率来降低 $PaCO_2$ 水平。$PaCO_2$ 是二氧化碳动脉水平的测定，高度依赖于代谢率。在正常情况下，$PaCO_2$ 是决定脑血流量（cerebral blood flow，CBF）的最重要因素，$PaCO_2$ 在 20~80mmHg 范围内与 CBF 呈线性关系。在满足大脑代谢需求时 CBF 是非常重要的，$PaCO_2$ 水平降低可导致 CBF 减少，可能导致脑缺血；而 $PaCO_2$ 水平升高则会导致大脑充血和 ICP 升高。因此，在正常和异常条件下提供最优的 CBF 都是很重要的。接受机械通气的重型颅脑损伤患者可以通过调节潮气量和呼吸频率来严格控制 $PaCO_2$，水平。以往的研究表明脑创伤后患者出现脑充血状态比脑缺血更为常见，因此推荐过度通气治疗策略，然而，最近的研究发现，重型颅脑损伤发生后大脑的代谢率并不总是低下，而是一个可变量，事实上许多研究已经证实了重型颅脑损伤后大脑存在脑缺血的状态，这改变了长期以来存在的对这类患者的通气治疗建议。20 世纪 70 年代以来，临床医师一直主张采用过度通气治疗药物难以控制的高颅压。按照动脉 CO_2 含量将过度通气分为轻度过度通气（$PaCO_2$ 30~35mmHg）、中度过度通气（$PaCO_2$ 25~30mmHg）、重度过度通气（$PaCO_2$<25mmHg）。早期实验研究的临床观察发现 $PaCO_2$ 含量越低，脑血管收缩越明显，降颅内压作用越强。但随着实验研究不断深入，人们发现

持续低动脉 $PaCO_2$,会导致脑血管收缩,甚至痉挛,继而加重脑缺血程度,加重继发性脑损害。所以,20 世纪 90 年代初有人开始提倡采用短时程(<24 小时)轻度过度通气,这样不但可以降低颅内压,而且不会导致和加重脑缺血。直至 90 年代中期,由于脑组织氧含量直接测定技术的问世,人们发现短时程轻度过度通气亦不能提高脑组织氧含量,相反会降低脑组织氧含量。所以,国内外学者已不主张采用任何形式过度通气治疗高颅压,而采用正常辅助呼吸,维持动脉血 $PaCO_2$ 在正常范围为宜。对昏迷患者,应注意呼吸道通畅,呼吸困难者,及时气管插管,人工机械通气,对呼吸道分泌物多,影响气体交换,估计昏迷时间较长者(3~5 天以上),应尽早行气管切开。

5. 亚低温　目前认为压低温能够在代谢紊乱时保护细胞和组织,在急性冠脉综合征所致的新增骤停治疗中,有研究支持压低温作为治疗的标准流程之一,可以起到神经保护作用,引用压低温治疗中枢神经系统创伤导致的组织损伤由来已久。20 世纪 80 年代以来,大量动物实验研究证明亚低温(33~35℃)能显著降低颅脑损伤动物死亡率,减轻脑水肿、保护血-脑脊液屏障。Shiozaki 等从 137 例颅脑外伤中筛选出 62 例应用亚低温治疗以控制高颅压,筛选标准为:①经限制液体摄入量、过度通气和大剂量巴比妥治疗后颅内压仍持续高于 20mmHg;②颅内压低于平均动脉压;③入院时 GCS≤8 分,通过冰毯使患者体表冷却,保持侧脑室内温度在 33.5~34.5℃,持续 2 天后停止,结果表明患者的 ICP 在 20~40mmHg 之间时,亚低温治疗结合传统疗法能有效控制高颅压,显著降低患者的病死率,而弥漫性脑肿胀患者不适合亚低温治疗。亚低温对脑损伤保护作用的可能机制包括:①降低脑能量代谢,减少脑组织乳酸堆积;②保护血-脑脊液屏障,减轻脑水肿及降低颅内压;③抑制兴奋性氨基酸、自由基及一氧化氮等有害物质的释放,减少对脑组织的损害;④减少脑细胞蛋白破坏,促进神经细胞结构和功能的恢复;⑤减少 Ca^{2+} 内流,调节调钙蛋白Ⅱ激酶活性。目前更有研究表明,局灶亚低温治疗以及亚低温治疗后缓慢复温(>48 小时)可更好改善严重创伤性脑损伤患者的神经功能。

6. 麻醉剂、镇痛剂、镇静剂　麻醉剂、镇痛剂和镇静剂基于多种原因是治疗急性:颅脑损伤(TBI)中重要并且常用的手段,包括预防或控制颅内高压和癫痫,巴比妥类药物用来控制颅内压(ICP)已经有很长的一段历史,该类药物是通过防止不必要的活动、咳嗽和插管后的紧张,以及抑制新陈代谢和改变脑血管张力来实现的。新陈代谢和耗氧量的降低在一些患者中被认为具有神经保护作用,麻醉剂和镇静剂例如巴比妥类药物,也可能提高局部脑血流量和代谢需求的耦合,用更低的脑血流量来满足更高的脑氧供应,从而使脑血容量减少而降低 ICP。其他的脑保护机制包括抑制氧自由基介导的脂质过氧化作用。麻醉剂、镇痛剂和镇静剂的副作用包括低血压和心输出量减少,以及肺内分流增加,此可能导致机体缺氧。这些可能会导致脑灌注压的反常降低,可能抵消了 ICP 降低的益处。此外,像丙泊酚这些麻醉药物与高钾血症,代谢性酸中毒,心力衰竭,横纹肌溶解和死亡有关。这些药物的使用可能会导致患者后续病程中的体格检查受到限制并且因此需要更加先进的治疗手段,比如持续的脑电图(EEG)监测。由于潜在的毒副作用,持续时间和给药剂量及镇静深度需要密切监测。

7. 其他　曾用于临床的尚有氧气治疗等。

(三) 昏迷患者的护理与治疗

长期昏迷多因较重的原发性脑损伤或继发性脑损伤未能及时处理所致。昏迷期间如能防止各种并发症,保持内外环境的稳定,使机体不再受到脑缺血、缺氧、营养障碍或水、电解质紊乱等不利因素影响,则相当一部分患者可望争取较好的预后。

1. 呼吸道　保证呼吸道通畅、防止气体交换不足是首要的。在现场急救和运送过程中须取侧卧位(图 4-4),注意清除呼吸道分泌物,呕吐时将头转向一侧以免误吸,深昏迷者须抬起下颌,或将咽通气管放入口咽腔,以免舌根后坠阻碍呼吸。估计在短时间内不能清醒者,宜尽早行气管插管或气管切开。呼吸减弱潮气量不足者,应及早用呼吸机辅助呼吸,依靠血气分析和氧饱和度监测,调整和维持正常呼吸生理。及时清除呼

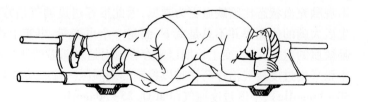

图 4-4　颅脑损伤昏迷患者转运时正确姿势

吸道分泌物,保持吸入空气的湿度和温度,注意消毒隔离与无菌操作,以及定期作呼吸道分泌物细菌培养和药敏试验等措施,是防治呼吸道感染的关键。

2. 头位与体位 头部升高15°有利于脑部静脉回流,对脑水肿的治疗有帮助。为预防压疮,必须坚持采用定时翻身等方法,不断变更身体与床褥接触的部位,以免骨突出部位的皮肤持续受压缺血。

3. 营养 营养障碍将降低机体的免疫力和修复功能,容易发生或加剧并发症。早期采用肠道外营养,如静脉输入20%脂肪乳剂、7%氨基酸、20%葡萄糖与胰岛素以及电解质、维生素等,以维持需要;待肠蠕动恢复后,即可采用肠道内营养逐步代替静脉途径,通过鼻胃管或鼻肠管给予每天所需营养;1个月以上的肠道内营养,可考虑行胃造瘘术以避免鼻、咽、食管的炎症和糜烂。肠道内营养除可应用牛奶、蛋黄、糖等混合膳,配制成4.18kJ/ml(1kcal/ml)并另加各种维生素和微量元素以外,也可用商品制剂,通常以酪蛋白、植物油、麦芽糖糊精为基质,含各种维生素和微量元素,配制成4.18kJ/ml。总热量和蛋白质,成人每天约8 400kJ(2 000kcal)和10g氮的供应,有高热、感染、肌张力增高或癫痫时,须酌情增加。定时测量体重和肌丰满度,监测氮平衡、血浆白蛋白、血糖、电解质等生化指标,以及淋巴细胞计数等免疫学测试,以便及时调整热量和各种营养成分的供应。

胃肠道营养优点是方法简单,价格便宜,缺点是由于应激性溃疡、伤后早期肠蠕动消失,容易引起反流误吸、腹胀腹泻,尤其是应用呼吸机的患者更不宜使用经胃肠道营养。胃肠道外营养优点是营养全面,缺点是容易引起高血糖症、感染、补液量过多加重脑水肿等。目前临床医师多根据患者具体情况,选择使用经胃肠道或经胃肠道外补充营养。至于伤后早期选择补给营养种类的主要依据是在补充足够热量和营养素外,尽量不要选用会引起高血糖的品种。国内外已研制出不同浓度的高热量、营养全面、能促进脑细胞恢复的要素饮食。它不但能有效地保证各种营养成分补给,减少低蛋白血症的发生率,还能有助于促进脑功能恢复,提高重型颅脑损伤救治效果。

4. 尿潴留 长期留置导尿管是引起泌尿系感染的主要原因。尽可能采用非导尿方法,如在膀胱尚未过分膨胀时,用热敷、按摩来促使排尿;必须导尿时,严格执行无菌操作,选择优质硅胶带囊导尿管,并尽早拔除导尿管,留置时间不宜超过3~5日;经常检查尿常规、尿细菌培养及药敏试验。需要长期导尿者,可考虑行耻骨上膀胱造瘘术,以减轻泌尿系感染。

5. 促苏醒 关键在于早期的防治脑水肿和及时解除颅内压增高,并避免缺氧、高热、癫痫、感染等不良因素对脑组织的进一步危害;病情稳定后如仍未清醒,可选用胞磷胆碱、乙酰谷酰胺、氯脂醒以及能量合剂等药物或高压氧治疗,对一部分伤员的苏醒可有帮助。

(四)手术治疗

目前国内外有关颅脑损伤患者,特别是急性患者外科手术治疗的指征、时机和方法均存有争议。鉴于外科手术无法进行双盲临床对照研究和伦理学问题,至今尚无有关颅脑损伤患者外科手术疗效的一级循证医学证据。应该说明的是,手术指征适于绝大多数患者,但是,临床上是千变万化的,临床医师还必须结合患者年龄、全身复合伤、生命体征、伤前有无重要脏器疾病、伤后CT扫描时间等综合因素全面分析,才能做出合理判断。

1. 开放性颅脑损伤 见第四章第六节相关内容。

2. 闭合性颅脑损伤 闭合性颅脑损伤的手术主要是针对颅内血肿或重度脑挫裂伤合并脑水肿引起的颅内压增高和脑疝,其次为颅内血肿引起的局灶性脑损害。

由于CT检查在临床诊断和观察中广泛应用,已改变了以往的"血肿即是手术指征"的观点。一部分颅内血肿患者,在有严格观察及特检监测的条件下,应用脱水等非手术治疗,可取得良好疗效。颅内血肿可暂不手术的指征为:①无意识障碍或颅内压增高症状,或虽有意识障碍或颅内压增高症状但已见明显减轻好转;②无局灶性脑损害体征;③CT检查所见血肿不大(幕上者<30ml,幕下者<10ml),中线结构无明显移位(移位<0.5cm),也无脑室或脑池明显受压情况;④颅内压监测压力<2.67kPa(273mmH$_2$O)。上述伤员在采用脱水等治疗的同时,须严密观察及特检监测,并作好随时手术的准备,如备血、剃头等,一旦有手术指征,须尽早手术。

颅内血肿的手术指征:①意识障碍程度逐渐加深;②颅内压的监测压力在2.67kPa(273mmH$_2$O)以上,

并呈进行性升高表现;③有局灶性脑损害体征;④虽无明显意识障碍或颅内压增高症状,但CT检查血肿较大(幕上者>30ml,幕下者>10ml),或血肿虽不大但中线结构移位明显(移位>1cm)、脑室或脑池受压明显者;⑤在非手术治疗过程中病情恶化者。颞叶血肿因易导致小脑幕切迹疝,手术指征应放宽;硬脑膜外血肿因不易吸收,也应放宽手术指征。重度脑挫裂伤合并脑水肿的手术指征为:①意识障碍进行性加重或已有一侧瞳孔散大的脑病表现;②CT检查发现中线结构明显移位、脑室明显受压;③在脱水等治疗过程中病情恶化者。凡有手术指征者皆应及时手术,以便尽早地去除颅内压增高的病因和解除脑受压。已经出现一侧瞳孔散大的小脑幕切迹疝征象时,更应力争在30分钟或最迟1小时以内将血肿清除或去骨瓣减压;超过3小时者,将产生严重后果。

常用的手术方式如下:

(1) 钻孔探查:当病情危急,已具备伤后意识障碍进行性加重或出现再昏迷等手术指征,又无CT扫描,或因条件限制未能行CT检查,血肿部位不明确者,钻孔探查术是有效的诊断和抢救措施。多数钻孔探查需在两侧多处进行,通常先在颞前部(翼点)钻孔,如未发现血肿或怀疑其他部位还有血肿,则依次在额顶部、眉弓上方、颞后部以及枕下部分别钻孔。注意钻孔处有无骨折,如钻透颅骨后即见血凝块,为硬脑膜外血肿;如未见血肿则稍扩大骨孔,以便切开硬脑膜寻找硬脑膜下血肿,作脑穿刺或脑室穿刺,寻找脑内或脑室内血肿。发现血肿后即作较大的骨瓣或扩大骨孔以便清除血肿和止血;在大多数情况下,须敞开硬脑膜并去骨瓣减压,以减轻术后脑水肿引起的颅内压增高。在选择钻孔部位时,应注意分析损伤的机制,参考瞳孔散大的侧别、头部着力点、颅骨骨折的部位、损伤的性质以及可能发生的血肿类型等安排钻孔探查的先后顺序。①瞳孔散大的侧别:因多数的幕上血肿发生在瞳孔散大的同侧,故首先应选择瞳孔散大侧进行钻孔。如双侧瞳孔均散大,应探查最先散大的一侧。如不知何侧首先散大,可在迅速静脉滴入强力脱水药物过程中观察,如一侧缩小而另侧仍散大或变化较少,则首先在瞳孔仍然散大侧钻孔。②头部着力部位:可借头皮损伤的部位来推断头部着力点。如着力点在额区,血肿多在着力点处或其附近,很少发生在对冲部位,应先探查额区和颞区。如着力点在颞区,则血肿多发生在着力部位,但也可能发生在对冲的颞区,探查时宜先探查同侧颞区,然后再探查对侧颞区。如着力点在枕区,则以对冲部位的血肿为多见,探查应先在对侧额叶底区和颞极区,然后同侧的额叶底区和颞极区,最后在着力侧的颅后窝和枕区。③有无骨折和骨折部位:骨折线通过血管沟,并与着力部位和瞳孔散大的侧别相一致时,以硬脑膜外血肿的可能性为大,应首先在骨折线经过血管沟处钻孔探查。若骨折线经过上矢状窦,则应在矢状窦的两侧钻孔探查,并先从瞳孔散大侧开始。如无骨折,则以硬脑膜下血肿的可能性为大,应参考上述的头部着力部位确定钻孔探查顺序。④损伤的性质:减速性损伤的血肿,既可发生在着力部位,也可发生在对冲部位,加速性损伤,血肿主要发生在着力部位,故应在着力部位探查。

(2) 立体定向血肿穿刺术:对于单纯性脑内血肿、有明显颅内压增高症状,神志清楚、无早期脑疝表现者,血肿经CT确诊后,可采用CT立体定向技术行血肿穿刺抽吸治疗。该法创伤小、术后反应轻、恢复较快,治愈率较高,很受患者欢迎。但是,施行本术时须密切观察病情变化,并动态地进行CT扫描监测。

(3) 开颅血肿清除术:术前CT检查血肿部位明确者,可直接开颅清除血肿。对硬脑膜外血肿,骨瓣应大于血肿范围,以便于止血和清除血肿。遇到脑膜中动脉主干出血,止血有困难时,可向颅中凹底寻找棘孔,用小棉球将棘孔堵塞而止血。术前已有明显脑疝征象或CT检查中线结构有明显移位者,尽管血肿清除后当时脑未膨起,也应将硬脑膜敞开并去骨瓣减压,以减轻术后脑水肿引起的颅内压增高。对硬脑膜下血肿,在打开硬脑膜后,可在脑压板协助下用生理盐水冲洗方法将血块冲出,由于硬脑膜下血肿常合并脑挫裂伤和脑水肿,所以清除血肿后,也不缝合硬脑膜并去骨瓣减压。对脑内血肿,因多合并脑挫裂伤与脑水肿,穿刺或切开皮质至血肿腔清除血肿后,以不缝合硬脑膜并去骨瓣减压为宜。

(4) 去骨瓣减压术:用于重度脑挫裂伤合并脑水肿有手术指征时,做标准外伤大骨瓣(12cm×15cm)开颅术(头皮切口:起自颧弓向上-耳屏前1.5cm-绕耳廓-经顶结节-至矢状线中点沿中线向前-额发际,形成大问号皮瓣),敞开硬脑膜并去骨瓣减压,同时还可清除挫裂糜烂及血液循环不良的脑组织,作为内减压术。对于病情较重的广泛性脑挫裂伤或脑疝晚期已有严重脑水肿存在者,可考虑行两侧去骨瓣减压术。

究竟是否去除骨瓣、全部还是大部分去除骨瓣进行外减压术,尚有争议,应该根据术前患者的临床情况、头部 CT 检查以及在清除失活脑组织及血块以后颅内压的状况综合考虑后作决定。如果保留骨瓣并缝合硬脑膜,术后患者仍存在颅内高压,则有再次发生脑疝并危及生命的危险。但是去除骨瓣以后也存在一些问题:如术后早期脑组织膨出被骨窗边缘挤伤甚至出血;后期脑组织塌陷对患者精神和心理会产生不良影响;需要再次做颅骨修补手术;可能会增加伤者残死率等。下列情况可作为去骨瓣减压术的参考指征:①术前已发生脑疝;②头部 CT 扫描脑挫裂伤范围广泛而严重,但出血量较少;③颅内血肿清除后,脑组织受压严重,表面苍白无血运,无脑搏动,预计术后可能出现大面积脑梗死者;④关颅时脑组织仍有膨出等高颅压的表现。相反,如术前无脑疝,且 CT 扫描损伤灶相对局限在一侧额、颞叶或一个脑叶或虽有脑疝但清除失活脑组织及血凝块后,颅内已有较大空间以及脑组织明显塌陷,则不宜做去骨瓣减压术。也有一些学者主张,减压手术应在早期进行,在持续行颅内压监测情况下,如果颅内压在 35~40mmHg(4.6~5.3kPa)以上,脑灌注压在 70mmHg(9.3kPa)以下,即应施行开颅去骨瓣减压术,尤其 50 岁以下患者早期手术较延迟手术效果好。应考虑去除骨瓣全部,或根据脑压情况仅去除靠近颅底部的颞骨和蝶骨部分,保留凸面的额骨和顶骨,相当于颞肌下减压术。

(5) 脑室引流术:脑室内出血或血肿如合并脑室扩大,应行脑室引流术。脑室内主要为未凝固的血液时,可行颅骨钻孔穿刺脑室置管引流;如主要为血凝块时,则行开颅术切开皮质进入脑室清除血肿后置管引流。

(6) 钻孔引流术:对慢性硬脑膜下血肿,主要采取颅骨钻孔,切开硬脑膜到达血肿腔,置管冲洗清除血肿液。血肿较小者行顶部钻孔引流术,血肿较大者可行顶部和颞部双孔引流术。术后引流 48~72 小时,患者取头低卧位,并给予较大量的生理盐水和等渗溶液静脉滴注,以促使原受压脑组织膨起复位,消除死腔。

(7) 其他:处理颅脑损伤伤员,尤需手术处理的患者需特别注意以下 2 种情况:①合并伤。闭合性颅脑损伤伤员在观察过程中出现血压过低时,除注意头皮伤的大量失血或婴幼儿颅内血肿所引起外,应首先考虑有其他脏器损伤。若未被发现,必须仔细进行全身检查,根据脏器出血和颅内血肿的急缓,决定先后处理顺序。一般应先处理脏器出血,然后行颅内血肿清除手术。如已出现脑疝,同时进行手术。②多发血肿:颅内血肿中约 15% 为多发性血肿。在清除一个血肿后,如颅内压仍很高,或血肿量少不足以解释临床症状时,应注意寻找是否还有其他部位的血肿,如对冲血肿、深部的脑内血肿和邻近部位的血肿等。怀疑多发血肿,情况容许时,应立即进行 CT 检查,诊断证实后再行血肿清除。

(五) 对症治疗与并发症处理

颅脑损伤患者特别是重型颅脑损伤,因颅脑损伤严重或全身处于应激状态或长期昏迷,极易造成局部或全身并发症。其中肺部并发症、肾衰竭、严重上消化道出血以及下丘脑功能失调等严重并发症是临床患者死亡和伤残的主要原因之一,正确处理这些并发症是颅脑救治工作中的重要环节。

1. 外伤性颈内动脉海绵窦瘘　颅底骨折或异物直接损伤颈内动脉海绵窦段及其分支,动脉血由破口直接注入海绵窦内所致。典型症状:①搏动性突眼;②颅内杂音,压迫颈动脉杂音减弱或消失;③眼球运动障碍;④球结合膜水肿、充血。目前首选血管内介入治疗。

2. 外伤性动脉性鼻出血　颅底骨折伤及颈内动脉、蝶腭动脉或筛动脉可引起难以制止的动脉性鼻出血。

(1) 颈内动脉海绵窦段破裂引起的鼻出血表现为头部伤,单眼或双眼失明和严重鼻出血。紧急处理:鼻腔填塞止血,对休克者给予输血、输液补充血容量。严重者需行手术治疗:可用颈动脉结扎术或颈内动脉假性动脉瘤孤立术或蝶窦填塞术。

(2) 蝶腭动脉或筛动脉损伤引起的鼻出血亦可行蝶腭动脉或颈动脉结扎术。术前均需根据临床表现和颈动脉造影明确病变部位才能正确有效的处理。介入治疗是一个有效的新的微创治疗手段。

3. 高热　常见原因为脑干或下丘脑损伤,以及呼吸道、泌尿系或颅内感染等。高热造成脑组织相对性缺氧,加重脑的损害,故须采取积极降温措施。常用物理降温法有冰帽,或头、颈、腋、腹股沟等处放置冰袋、敷冰水毛巾等。如体温过高物理降温无效或引起寒战时,需采用冬眠疗法。常用氯丙嗪及异丙嗪各 25 或

50mg 肌内注射或静脉慢注,用药 20 分钟后开始物理降温,保持直肠温度 36℃ 左右,依照有无寒战及患者对药物的耐受性,可每 4~6 小时重复用药,一般维持 3~5 天。冬眠药物可降低血管张力,并使咳嗽反射减弱,故须注意掌握好剂量以维持血压;为保证呼吸道通畅及吸痰,常需行气管切开。

4. 躁动 观察期间的伤员突然变得躁动不安,常为意识恶化的预兆,提示颅内血肿或脑水肿可能;意识模糊的患者出现躁动,可能为疼痛、颅内压增高、尿潴留、体位或环境不适等原因引起,须先寻找其原因作相应的处理,然后,才考虑给予镇静剂。

5. 蛛网膜下腔出血 为脑裂伤所致。有头痛、发热及颈强直等表现,可给予解热镇痛药作为对症治疗。伤后 2~3 天当伤情趋于稳定后,为解除头痛,可每天或隔天做腰椎穿刺,放出适量血性脑脊液,直至脑脊液清亮为止。受伤早期当颅内血肿不能排除,或颅内压明显增高脑疝不能排除时,禁忌做腰椎穿刺,以免促使脑疝形成或加重脑疝。

6. 外伤性癫痫(traumatic epilepsy) 任何部位的脑损伤都可发生癫痫,但以大脑皮质运动区、额叶、顶叶皮质区受损发生率最高。早期(伤后 1 个月以内)癫痫发作的原因常是颅骨凹陷性骨折、蛛网膜下腔出血、颅内血肿和脑挫裂伤等;晚期癫痫(伤后 1 个月以上)发作主要由脑瘢痕、脑萎缩、脑内囊肿、蛛网膜炎、感染及异物等引起。苯妥英钠每次 0.1g 或丙戊酸钠每次 0.2g。口服每天 3 次用于预防发作,癫痫发作时用地西泮(安定)10~30mg 静脉缓慢注射,直至制止抽搐为止,然后将安定加入 10% 葡萄糖溶液内静脉滴注,每天用量不超过 100mg,连续 3 天。癫痫完全控制后,应继续服药 1~2 年,必须逐渐减量后才能停药。突然中断服药,常是癫痫发作的诱因。脑电图尚有棘波、棘慢波或阵发性慢波存在时,不应减量或停药。对于多种抗癫痫药物都无法控制的癫痫持续状态可以采用肌肉松弛药+呼吸机辅助呼吸。

重型颅脑损伤患者是否需要使用预防性抗癫痫药争议颇大。国内许多医师仍坚持使用预防性抗癫痫药,疗程 1~3 年。但越来越多的临床研究表明使用预防性抗癫痫药不但不会降低颅脑损伤后癫痫发生率,而且会加重脑损害和引起严重毒副作用。近年来有报道采用预防性抗癫痫药的患者伤后癫痫发生率高于安慰剂组患者,其机制尚不清楚。但无论如何,长期预防性服用抗癫痫药有害无益,不宜提倡。当然,若颅脑损伤患者一旦发生癫痫,则应该正规使用抗癫痫药治疗。

7. 消化道出血:为下丘脑或脑干损伤引起应激性溃疡所致,大量使用皮质激素也可诱发。除了输血补充血容量、停用激素外,应用质子泵抑制剂奥美拉唑(洛赛克,omeprazole)40mg 静脉注射,每 8~12 小时 1 次,直至出血停止,然后用 H_2 受体拮抗剂雷尼替丁 0.4g 或西咪替丁(甲氰咪胍)0.8g 静脉滴注,每天 1 次,连续 3~5 天。

8. 尿崩 为下丘脑受损所致,尿量每天 >4 000ml,尿比重 <1.005。给予垂体后叶激素首次 2.5~5U 皮下注射,记录每小时尿量,如超过 200ml/h 时,追加 1 次用药。也可采用醋酸去氨加压素静脉注射、口服或鼻滴剂。较长时间不愈者,可肌内注射长效的鞣酸加压素油剂。尿量增多期间,须注意补钾(按每 1 000ml 尿量补充 1g 氯化钾计算),定时监测血电解质。意识清醒的伤员因口渴能自行饮水补充,昏迷伤员则须根据每小时尿量来调整静脉或鼻饲的补液量。

9. 急性神经源性肺水肿(acute neurogenic pulmonary edema) 可见于下丘脑和脑干损伤。主要表现为呼吸困难、咳出血性泡沫痰、肺部满布水泡音;血气分析显示 PaO_2 降低和 $PaCO_2$ 升高。患者应取头胸稍高位,双下肢下垂,以减少回心血量;气管切开,保持呼吸道通畅,吸入经过水封瓶内 95% 乙醇的 40%~60% 浓度氧,以消除泡沫;最好是用呼吸机辅助呼吸,行呼气终末正压换气;并给予呋塞米 40mg、地塞米松 10mg、去乙酰毛花苷(西地兰)0.4mg 和 50% 葡萄糖 40ml 静脉注射,以增加心输出量、改善肺循环和减轻肺水肿。糖皮质激素对 NPE 有较好的治疗作用。

10. 脑膨出 一般可分早期脑膨出和晚期脑膨出。①早期脑膨出(1 周内),多系广泛脑挫裂伤、急性脑水肿、颅内血肿或早期并发颅内感染等因素引起。经对症治疗,解除颅内压增高后,膨出的脑组织可回复颅腔内,脑功能不致明显损害,可称为良性脑膨出;②晚期脑膨出(1 周以上)。多因初期清创不彻底,颅内骨片异物存留,引起脑部感染、脑脓肿、亚急性、慢性血肿等,使颅内压增高所致。膨出的脑组织如发生嵌顿、感染、坏死,亦可影响邻近的未膨出的脑组织发生血液循环障碍,形成恶性脑膨出或顽固性脑膨出。处理时应将脑膨出部以棉片围好,妥加保护并用脱水及抗生素治疗,因血肿或脓肿所致应予以清除。

11. 脑脓肿　是脑穿透伤常见并发症和后期死亡原因之一。清创不彻底者,脓肿的发生率约为 10% ~ 15% ,所以早期彻底清创是预防脓肿发生的关键措施。处理:应及时手术治疗,早期脓肿应将伤道扩大引流,清除异物。重要功能区的脓肿先行穿刺抽脓。晚期脓肿可连同异物及窦道一并切除。

12. 颅骨骨髓炎　常由颅骨开放骨折、清创不及时或不彻底所致。早期局部红肿热痛并有脓性分泌物。晚期形成慢性窦道,硬膜外炎性肉芽组织或脓肿,X 线片示死骨或骨缺损边缘破坏。处理:急性期应用抗生素使感染得到控制和局限。晚期应切除窦道,摘除死骨,清除硬膜外肉芽组织和脓液。

(六) 康复治疗及后遗症的防治

1. 康复治疗　为了减少脑损伤给患者带来的身心损害,减少后遗症,一定的康复治疗是必要的,应尽早进行,只要患者神志清楚,生命体征平稳,病情不再发展 24 ~ 48 小时后进行。康复治疗的种类很多,小到医护人员及家人的心理安慰、肢体按摩、语言训练,大到系统的中西医结合康复治疗,甚至康复手术。目前国内外较为推崇高压氧康复治疗,有学者甚至提出早期高压氧治疗。

2. 高压氧治疗　系指在高压氧舱内,给予 1 个大气压(101.33kPa)以上的纯氧,通过人体血液循环以携带更多的氧到病损组织和器官,增加血氧弥散和组织内的氧含量,迅速改善和纠正组织缺氧,防止或减轻缺氧性损害的发生和发展,促进病损组织的修复和功能恢复,从而达到治疗或抢救的目的。脑为机体代谢最为旺盛的器官之一,脑的耗氧量较高,约为机体总耗氧量的 20% ,而灰质的耗氧量较白质高 5 倍。在常温常压下,一般组织的储氧量 13ml/kg,而脑储氧量仅为 7 ~ 10ml/kg,一旦发生血氧供应障碍,常压下脑缺氧往往不易纠正。但在高压氧状态下,由于脑组织氧分压和储氧量明显增高,可迅速改善脑缺氧的发生和发展,纠正脑缺血缺氧性损害。大量的临床和实验证明,高压氧可以增加脑组织和脑脊液的氧含量和储氧量;提高血氧弥散能力和增加有效的弥散距离;高压氧下通过提高氧分压,降低脑血流,增强脑的氧化代谢等综合作用,可以改善脑缺氧所致的脑功能障碍促进脑功能的恢复;通过使脑血管收缩降低颅内压,高压氧下既可以提高血、脑组织和脑脊液的氧分压,又有减轻脑水肿降低颅内压的双重作用,从而打断脑缺血缺氧的恶性循环,促进脑功能恢复;促进周围神经再生。高压氧治疗的副作用主有气压伤、氧中毒和减压病等,只要按照一定的治疗方案,严格操作,均可以防止发生。

3. 颅骨缺损　开放性颅脑损伤清创术或闭合性颅脑损伤去骨瓣减压术后,可遗留颅骨缺损。直径 3cm 以上,临床有头晕、头痛,有时还引起恶心、呕吐与癫痫。且患者怕碰伤等不安全感。位于额部影响面容等均须修补。一般伤口愈合后 3 个月可修补,感染过的伤口须延至伤后 1 年以上。凡近期有感染,清创不彻底,或颅内压仍高而有脑膨出者均暂不宜修补。

4. 颅脑损伤后脑积水　参见第十一章第七节相关内容。

5. 颅脑损伤后综合征　颅脑损伤后,患者可遗留有某些神经或精神方面障碍的表现,统称为颅脑损伤综合征,又称之为脑外伤后遗症、脑震荡后遗症、脑外伤神经症,病名不一,说明对此症尚缺乏统一认识和诊断标准。其发病机制可能系在脑的轻度器质性损伤和病理改变(脑点片状出血、脑水肿、脑小软化灶和轻度脑萎缩)的基础上,加之患者思想和精神因素所致。患者主诉经常有头昏、头痛、恶心、厌食、疲劳、易激动、耳鸣、多汗、心悸、记忆力减退、精神萎靡、失眠、性功能减退及月经失调等。症状时轻时重,与精神情绪状态有一定关系,患者主诉常多于神经系统阳性体征。有时虽查出一些轻微征象,也难以定位。其中一些伤员可能脑电图轻度或中度异常,CT 扫描可有轻度脑萎缩等。处理:预防和治疗同等重要。伤后急性期伤员安静卧床休息,勿过多思考问题,暂停阅读长篇读物等。急性期过后,可让伤员早期活动。对存在的临床症状给予适当的镇静和镇痛剂,关心体贴伤员痛苦,以解除伤员思想上对所谓"后遗症"为不能治愈的紧张和忧虑,适当进行一些体疗、气功、太极拳等,配合中医活血化瘀药物的治疗,症状有了进步就鼓励伤员逐渐转入正常的生活、学习和工作。

6. 颅脑损伤后长期昏迷　颅脑损伤后长期昏迷患者能否苏醒? 临床医护人员如何促使长期昏迷患者苏醒? 颅脑损伤后长期昏迷以及长期昏迷苏醒的确切机制是什么? 这些问题迄今尚未搞清。由于目前临床采用的催醒方法缺乏严格随机双盲对照研究,所以其疗效难以被肯定。甚至有人认为颅脑损伤长期昏迷患者苏醒是自然恢复过程,催醒治疗无任何作用。无论如何,目前世界各国医师均常规采用康复训练和药物催醒等综合疗法,期望促使长期昏迷患者苏醒。长期昏迷催醒治疗应包括下列内容:预防各种并发症,使用催醒药物,减少或停止使用苯妥英钠和巴比妥类药物,交通性脑积水外科治疗等。临床回顾性调查资料表明,大约有10%~50%颅脑损伤长期昏迷患者能够苏醒。美国多中心工作组报告,成年颅脑损伤长期昏迷患者苏醒成功率为52%、儿童颅脑损伤长期昏迷患者苏醒成功率为62%。

7. 持续性植物状态(persistent vegetative state,PVS) 俗称植物人,是严重颅脑损伤后的一种生存状态。PVS的诊断目前主要依据临床标准:①认知功能丧失、无意识活动,不能执行指令;②保持自主呼吸和血压;③有睡眠-觉醒周期;④不能理解和表达语言;⑤能自动睁眼或刺激下睁眼;⑥可有无目的性眼球跟踪运动;⑦下丘脑和脑干功能基本保存。处理PVS主要包括以下几个方面:①积极治疗原发病,密切观察病情变化;②加强基础护理,防治各种并发症;③加强肢体功能锻炼,预防失用性挛缩;④制订合理的饮食计划,保证充足的营养供给;⑤创造幽雅舒适的休养环境。

8. 颅脑损伤的预后 为统一颅脑损伤治疗结果的评定标准,1975年Jennett和Bond提出了伤后半年至1年患者恢复情况的分级-格拉斯哥结果分级。

格拉斯哥结果分级(GCS):

一级:死亡;

二级:植物生存,长期昏迷,呈去皮质或去脑强直状态;

三级:重残,需他人照顾;

四级:中残,生活能自理;

五级:良好,成人能工作、学习。

(江基尧 杨小锋 杭春华)

第二节 头皮损伤

一、头皮血肿

(一)解剖基础

头皮是颅盖骨外被覆的软组织。额顶枕区头皮分为5层(图4-5)。①皮层:含有大量毛囊、汗腺和皮脂腺,血液供应丰富;②皮下层:许多纵行的纤维隔将皮肤和帽状腱膜紧密相连,并将皮下脂肪分成很多小叶,其中含有丰富的血管和神经;③帽状腱膜:前部连接额肌,后部连接枕肌,两侧延伸为颞浅筋膜,是维持头皮张力的重要结构;④帽状腱膜下层:又称蜂窝组织层,结构疏松,使头皮可以滑动,有缓冲外界暴力的作用,内有一些小静脉,经导静脉与颅内静脉窦相交通;⑤颅骨膜:附着于颅板,与颅缝连接紧密。在颞部的头皮分为皮肤、皮下组织、颞浅筋膜、颞肌、颞筋膜及骨膜6层。头皮的淋巴管非常丰富,额、颞及顶前区的淋巴汇入耳前及颌下淋巴结,顶后部汇入耳后淋巴结,枕部汇入枕淋巴结,最后共同汇入颈浅、深淋巴结。

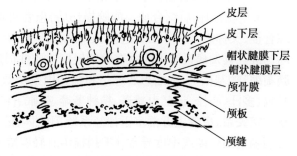

图4-5 头皮各层示意图

当暴力作用在头皮上,由于有坚硬的颅骨衬垫,常使头皮挫伤或出现在皮下组织中、帽状腱膜下或骨膜下的头皮血肿。

(二)临床表现

头皮血肿(scalp hematoma)可分为以下3种类型。

1. 皮下血肿(subcutaneous hematoma) 因皮下组织与皮肤层和帽状腱膜层之间的连接紧密,故在此层内的血肿不易扩散而范围较局限。血肿体积小、张力高、患者疼痛感明显;血肿周围软组织肿胀,触之有凹陷感,常误为凹陷骨折,X线摄片可帮助鉴别诊断。

2. 帽状腱膜下血肿(subgaleal hematoma) 通常由该层内小动脉或导血管破裂引起。帽状腱膜下层结构疏松,血肿易于扩散甚至蔓延到整个帽状腱膜下层,出血量可多达数百毫升。血肿张力较低,波动感明显,患者可有贫血外貌。

3. 骨膜下血肿(subperiosteal hematoma) 多见于钝器损伤时因颅骨发生变形导致骨膜剥离或骨折导致板障出血所致。如婴幼儿乒乓球样凹陷骨折和成人颅骨线形骨折后常并发此类血肿。由于骨膜在颅缝处附着牢固,故血肿范围常不超过颅缝,血肿的张力大,波动感不明显。在婴幼儿,陈旧性血肿的外围与骨膜可钙化或骨化,乃至形成含有陈旧血的骨囊肿。

（三）治疗

较小的头皮血肿,无需特殊处理,早期给予冷敷可以减少出血和减轻疼痛,24~48 小时后可改为热敷,一般经过 1~2 周左右多能自行吸收。较大的血肿常需穿刺抽除积血同时局部加压包扎,经一次或几次治疗可愈。穿刺治疗无效,血肿不消或继续增大时,可切开头皮止血并清除血肿。对合并颅骨骨折的骨膜下血肿,要注意并发颅内血肿的可能。凡已经感染的血肿均需切开引流。

二、头皮裂伤

头皮裂伤(scalp laceration)因致伤因素不同而裂口大小、深度不一,创缘整齐或不整齐,可有或没有皮肤挫伤或缺损。由于头皮血管丰富,血管破裂后不易自行闭合,即使伤口小出血也可能比较严重,甚至因此发生休克,急救时可加压包扎止血。对头皮裂伤患者应及时止血,尽早清创,除去伤口内异物,术中注意有无颅骨骨折及脑膜损伤。对伤后 3 天以上的伤口,也可清创,部分缝合并引流。对有头皮组织缺损者可行皮下松解术或转移皮瓣等方法修复。

三、头皮撕脱伤

头皮撕脱伤(scalp avulsion)多因头皮受到强力的牵扯所致(如发辫卷入转动的机器中),使头皮部分或整块自帽状腱膜下层或骨膜下撕脱,损伤重,出血多,易发生休克。急救时,用无菌敷料覆盖创面,加压包扎止血;同时将撕脱的头皮用无菌纱布包好备用,争取在 12 小时内清创缝合。伤后不超过 6 小时、皮瓣完整、无明显污染和血管断端整齐的病例,可将撕脱的头皮清创后行血管吻合,原位再植;伤后时间不超过 6~8 小时、创面无明显感染、骨膜较完整的病例,可将撕脱的头皮做成全厚或中厚皮片再植。小块撕脱可转移头皮,大面积的头皮、颅骨与脑膜缺损者可用带血管的大网膜覆盖创面,待肉芽组织生长后植皮。伤口感染或植皮失败者按一般感染创面处理,以后可在颅骨裸露区,每隔 1cm 做深达板障的钻孔或将颅骨外板凿除,待肉芽组织生长后植皮。

（刘劲芳　刘亮　邓华江）

第三节　颅　骨　骨　折

颅骨通常指组成颅腔的骨骼,由颚骨、枕骨、蝶骨、筛骨各一块以及顶骨、颞骨各一对连结而成。以眶上缘和外耳门上缘的连线为界,分为后上部围成颅腔的脑颅骨和前下部为面部支架的面颅骨两部分。脑颅骨又以枕外隆凸-上项线-乳突根部-颞下嵴-额骨颧突上缘-眉弓的连线为界,分为颅盖和颅底。颅盖由额骨、顶骨、颞鳞区和枕鳞区借冠状缝、矢状缝、人字缝和鳞状缝连接在一起形成,分为外板、板障和内板 3 层(6 岁以前颅盖为一层;6 岁以后逐渐分化为 3 层;50 岁以后板障层钙化,又融合成为一层)。内、外骨板表面有骨膜被覆,内骨膜即为硬脑膜外层,在颅骨穹窿部,内骨膜与颅骨内板结合不紧密,因而颅顶骨折时易形成硬脑膜外血肿,而颅底部内骨膜与颅骨内板结合紧密,因此颅底骨折时硬脑膜易撕裂,产生脑脊液漏。板障内有额、枕、颞前、颞后 4 对板障静脉,它们吻合成网,借导血管与颅内静脉窦和颅外的静脉互相通连。颅底借蝶骨嵴和颞骨岩部骨嵴分为颅前窝、颅中窝和颅后窝,各颅窝内有许多供神经、血管通过的骨孔和裂隙。颅骨血管主要由颈外动脉分支供应,部分颅底由颈内动脉分支供应。颅骨回流静脉借导血管及板障静脉向内流入邻近的静脉窦,向外汇入邻近的静脉或静脉丛。

一、颅骨骨折

颅骨骨折(skull fracture)是指头部骨骼中的一块或多块发生部分或完全断裂的疾病,是由暴力作用于头颅所产生反作用力的结果,多为钝性冲击引起。闭合性颅脑损伤中约 20% 伴颅骨骨折,其中约 3/4 为颅盖骨折,1/4 为颅底骨折。由于颅骨骨折常并发脑、脑膜、颅内血管和神经的损伤,若不及时正确处理,可引起颅内血肿、脑脊液漏、颅内感染等并发症,从而影响患者的预后。因此,临床中应该高度重视。

二、颅骨骨折分类

颅骨骨折分类较多。按照骨折的部位不同,可分为颅盖和颅底骨折;根据骨折的形态不同,可分为线形、凹陷、粉碎和洞形骨折等;视骨折局部与外界是否相通,又可分为闭合性和开放性骨折。

(一)颅盖骨折

颅盖骨折(fracture of skull vault)以顶骨及额骨多见,枕骨和颞骨次之。骨折形态主要包括线形骨折(linear fracture)、凹陷性骨折(depressed fracture)和粉碎性骨折(comminuted fracture)3 类。

1. 闭合性线性颅盖骨折　单纯线性骨折本身无需特殊处理,以警惕和预防并发症的发生为主。一旦因骨折引起脑损伤或颅内血肿时,则需按各类并发症的治疗原则进行针对性的治疗,因此但凡骨折线穿过矢状窦、横窦或者脑膜血管沟时,均应密切观察,以免延误病情。

2. 开放性线性颅盖骨折　在头皮清创中一般也不需特殊处理,但如骨折处有明显的污染,难以清洗干净时,则应去除污染的骨折边缘。

3. 凹陷和/或粉碎性骨折　一般单纯凹陷性骨折,头皮完整,不伴脑损伤多为闭合性,但粉碎凹陷性骨折多伴有脑和脑膜的挫裂伤,在受伤的近期,可出现颅内血肿、脑水肿等并发症,远期则可能出现癫痫等并发症。因此,大多数此类型骨折需要外科手术处理(图 4-6)。下列情况应该考虑手术:①闭合性骨折凹陷深度>1cm;②开放性凹陷骨折;③闭合性凹陷骨折位于功能区,压迫导致脑功能障碍,如引起偏瘫、失语和局限性癫痫;④闭合性凹陷骨折范围广或压迫静脉窦致血液回流障碍,引起颅内压增高;⑤位于额面部影响外观。下列情况可暂不考虑手术:①非功能区的轻度凹陷骨折,如成年人单纯凹陷骨折,直径<5cm,深度<1cm,不伴有神经缺损症状和体征者;②无脑受压症状的静脉窦区凹陷和/或粉碎性骨折;③年龄较小的婴幼儿凹陷骨折,有自行恢复的可能,当时又无明显局灶性症状者。手术方法包括骨折片撬起复位、游离骨瓣成形术、颅骨代用品作一期颅骨成形等。对静脉窦上的此类型骨折,手术应持慎重态度,有时骨折片已刺入窦壁,但尚未出血,在摘除或撬起骨折片时可造成大出血,故应先做好充分准备,然后才施行手术。而严重污染骨折片应祛除,待二期修补,合并颅内出血和脑挫裂伤者按相应外科规范处理。

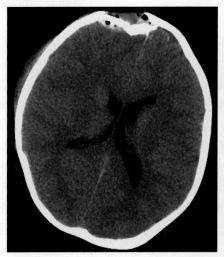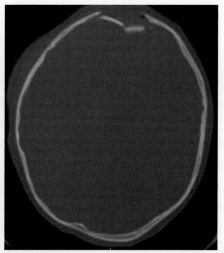

图 4-6　右额骨粉碎凹陷骨折 CT 表现

4. 生长性骨折　好发于额顶部,婴幼儿多见,是小儿颅盖骨线性骨折中的特殊类型。小儿硬脑膜较薄且与颅骨内板贴附较紧,当颅骨骨折的裂缝较宽时,硬脑膜也可以同时撕裂、分离,以致局部脑组织、软脑膜及蛛网膜凸向骨折的裂隙。由于脑搏动的长期不断冲击,使骨折裂隙逐渐加宽,以致脑组织继续凸出,最终形成局部搏动性囊性脑膨出,患儿常伴癫痫或局限性神经缺损。治疗应早期手术修补硬脑膜缺损为宜。

5. 颅缝分离 可发生在各个颅缝,以人字缝多见,可单独发生,但常合并骨折,较重的颅缝分离还可有颅骨的错位和重叠。一般可做双侧颅缝的对比,双侧相差>1mm,单侧缝间 1~2mm,成人颅缝单侧>1.5mm 诊断,而儿童以<2mm 为正常。

(二) 颅底骨折

单纯性颅底骨折(fracture of skull base)很少见,大多为颅底和颅盖的联合骨折。颅底骨折大多由颅盖骨折延伸而来,少数可因头颅挤压伤所造成,垂直方向打击头顶或坠落时臀部着地也可引起颅底骨折。骨折类型以线形为主,可仅限于某一颅窝,亦可能穿过两侧颅底或纵行贯穿颅前、中、后窝。由于骨折线经常累及鼻旁窦、岩骨或乳突气房,使颅腔和这些窦腔交通而形成隐性开放性骨折,易致颅内继发感染。颅底骨折可伤及颈内动脉,造成颈动脉-海绵窦瘘或鼻出血。颅底骨折的诊断主要依靠临床表现,X 线片对诊断无益,CT 可以通过高分辨率多层面扫描或者三维重建进行诊断。

1. 临床表现及诊断

(1) 症状与体征:颅底骨折临床表现多样,颅前、中、后窝骨折表现又各不相同(表4-4)。但总的来说,临床上有三大体征:①迟发性瘀斑、瘀血;②脑脊液鼻、耳漏;③脑神经损伤。这也是诊断颅底骨折的主要依据。

表 4-4 颅底骨折临床表现区别

	颅前窝	颅中窝	颅后窝
受累骨	额、眶、筛骨	蝶骨、岩骨前部	岩骨后部、枕部
淤血斑	眼眶、结合膜下瘀血	颞肌下瘀血压痛	枕颈部压痛、乳突皮下瘀血
	熊猫眼		Battle 征
血 CSF 漏	鼻	耳、鼻	乳突(耳、鼻)
脑神经损伤	Ⅰ、Ⅱ	Ⅱ~Ⅵ、Ⅶ、Ⅷ	Ⅸ、Ⅹ、Ⅺ
可能的损伤	额极	颞极	小脑及脑干
并发症	气脑	CCF、ICA 破裂	气道梗阻

颅前窝骨折(fracture of anterior cranial fossa)发生后,血液向下侵入眼眶,引起球结合膜下及眼睑皮下淤血,呈紫蓝色,多在伤后数小时出现,称为“黑眼征”或“熊猫眼”。颅前窝骨折还常有单侧或双侧嗅觉障碍;眶内出血可致眼球突出;若视神经管骨折或视神经受损,尚可出现不同程度的视力障碍。颅前窝骨折累及筛窦或筛板时,可撕破该处硬脑膜及鼻腔顶部黏膜,而致脑脊液鼻漏(CSF rhinorrhea)或气颅。个别情况下,脑脊液也可经眼眶内流出形成脑脊液眼漏。

颅中窝骨折(fracture of middle cranial fossa)常累及岩骨,损伤内耳结构或中耳腔,故患者常有听力障碍和周围性面瘫。由于中耳腔受损,脑脊液可由此经耳咽管流向咽部或经破裂的鼓膜进入外耳道形成耳漏(CSF otorrhea)。若骨折伤及海绵窦,可致动眼神经、滑车神经、三叉神经或展神经麻痹,并可引起颈内动脉假性动脉瘤或海绵窦动静脉瘘,甚至导致大量鼻出血。鞍区骨折,波及下丘脑或垂体柄,可并发尿崩症。

颅后窝骨折(fracture of posterior cranial fossa)时虽有可能损伤面神经、听神经、舌咽神经、迷走神经、副神经及乙状窦、舌下神经等,但临床上不多见。其主要表现为颈部肌肉肿胀,乳突区皮下迟发性瘀斑(Battle征)及咽后壁黏膜瘀血水肿等征象。

(2) 影像学检查 ①X 线片不易显示颅底结构,对诊断意义不大;②CT 检查扫描可利用窗宽和窗距调节,清楚显示骨折的部位,有一定价值;③MRI 扫描检查对颅后窝骨折尤其是对颅颈交界区的损伤有价值。诊断颅底骨折的主要依据是临床表现。

2. 治疗 颅底骨折本身无需特殊处理,治疗主要是针对由骨折引起的并发症和后遗症。

一般原则:不堵流,头高患侧卧,防感染,忌腰穿。早期应以预防感染为主,可在使用能透过血-脑脊液屏障的抗菌药物的同时,采取头高位 30°~70°,做好五官清洁与护理,避免放置鼻饲胃管及用力擤鼻、打喷嚏等增加颅内压行为,让患者放松,保持大便通畅,避免过度劳累。通过上述处理,脑脊液漏多可在 2 周内自行封闭愈合。对经久不愈长期漏液达 4 周以上,或反复引发脑膜炎以及有大量溢液的患者,则应在内镜下或开颅施行硬脑膜修补手术。

个别患者出现颅底骨折伴大量鼻出血,可因休克或窒息致死,故应立即采取急救措施。应立即气管插管,清除气道内血液保证呼吸;随即填塞鼻腔,有时须经咽部填塞鼻后孔;快速补充失血量;于患侧颈部压迫颈总动脉、必要时实施手术结扎,挽救生命。

脑脊液漏:脑脊液漏主要分为鼻漏和耳漏,患者常有流泪、流鼻涕、口苦(脑脊液中含氯化钠)及听力丧失等,一般在患者坐起、低头时漏液增加,脑脊液漏患者常伴头痛,多与颅内压高低有关,高颅压头痛呈持续性,低颅压头痛与位置有关,平卧时可缓解。颅脑外伤后创口局部出血、脑组织水肿,可暂时将硬脑膜破口封堵,待血凝块溶解、吸收,水肿消退后,可因颅内压突然增高出现迟发性脑脊液漏。颅内积气、脑膜炎等为脑脊液漏常见并发症。

若清亮液体从患者鼻腔或耳道流出可明确诊断为脑脊液漏,但颅底骨折合并脑脊液漏,多为血性液体。可将液体放至滤纸和床单上,若含脑脊液,则可产生同心圆征。同心圆征指脑脊液混有血液和其他浆液性液体时,在滤纸和床单上扩散产生的图谱,脑脊液扩散得更远。也可定量检查漏液中糖浓度,并与血清中糖浓度相比,若比率在 0.5~0.67 之间,该漏液中多含脑脊液。在颅外追踪到注入脑脊液中的示踪物质可以明确脑脊液漏的部位。

脑神经损伤:脑神经损伤的治疗较困难,对已经断离的脑神经治疗尚无良策。若系部分性损伤或属继发性损害,应在有效解除颅内高压的基础上,给予神经营养性药物及血管扩张剂,必要时可行血液稀释疗法,静脉滴注低分子右旋糖酐及丹参注射液,改善末梢循环,多数可以治愈。伤后早期(<12 小时)出现视力进行性障碍,并伴有视神经管骨折变形、狭窄或有骨刺的患者,应早施行视神经管减压手术;对于那些伤后视力立即丧失但有恢复趋势的伤员,手术应视为禁忌。

颅面部骨折:导致成人颅面部外伤的原因主要包括车祸、殴斗及工伤。对于严重颅面部骨折的患者,均需对其损伤进行仔细检查,既包括头颈局部,又要包括身体其他部分。对于颅面部骨折的患者需注意气道梗阻、大量出血、眼损伤、脑脊液漏、感染等。不要将面骨骨折的修复拖延到头部外伤完全复原之后,因为年轻患者常需数周甚至数月才可复原。若不能在 2 周之内修复面部骨折,将形成严重的已定型的畸形,且多无法通过二次手术纠正,对于儿童,早期治疗更为关键。即使是最为严重的损伤,亦可进行一期修复,避免继发畸形的发生。

(邱炳辉 孙洪涛)

第四节 原发性脑损伤

一、脑震荡

1. 病理 一般认为脑震荡(concussion)是头部外伤引起的短暂的脑功能障碍。脑组织无肉眼可见的病理变化,而在显微镜下可以观察到细微的形态学改变如毛细血管充血、神经元胞体肿大、线粒体和轴索肿胀,有的则毫无异常。

2. 临床表现 患者可出现意识障碍、定向障碍、近事遗忘、癫痫发作和短暂意识丧失;婴幼儿常出现嗜睡、易激惹和呕吐,成人或年龄较大的儿童常有头痛、头晕、易激惹、注意力不集中和疲乏等症状。

(1) 意识障碍:伤后立即出现,表现为短暂神志不清或完全昏迷,一般不超过 30 分钟。

(2) 逆行性遗忘:清醒后不能回忆受伤当时乃至伤前一段时间内的情况。

(3) 伤后短时间内可能表现为面色苍白、出汗、血压下降、心动徐缓、呼吸浅慢、肌张力降低、各种生理反射迟钝或消失。此后可能有头痛、头昏、恶心、呕吐、耳鸣、失眠等,这些症状常在数日内好转或消失,部分患者症状延续时间较长。

(4) 神经系统检查无阳性体征,脑脊液压力正常,脑脊液成分化验正常,CT 检查颅内无异常发现。

3. 诊断依据 主要是受伤史、伤后短暂意识障碍、近事遗忘、无神经系统阳性体征、脑脊液正常、影像学阴性等。

4. 治疗 一般只需卧床休息5~7天,给予观察;自觉症状重者给予镇静、止痛等对症治疗。多数患者两周内恢复正常,预后良好。除了药物和休息外,医务人员要对患者做耐心细致的解释工作,解除患者对脑震荡的恐惧和担心,以免日后留下心理阴影。

二、脑挫裂伤

1. 病理 脑挫伤(contusion of brain)指脑组织损伤较轻,软脑膜仍保持完整者;脑裂伤(laceration of brain)指软脑膜、血管和脑组织有破损、断裂。两者常同时并存,不易区分,故常合称脑挫裂伤。脑挫裂伤多发生在脑表面皮质,也可发生在脑深部,以额极、颞极、脑底面多见。肉眼可见点状出血或紫红色片状改变。镜下可见脑实质点片状出血、水肿和坏死;脑皮质分层结构不清或消失;神经细胞大片消失;血管充血水肿,血管周围间隙扩大等。脑挫裂伤的继发性改变,早期主要为脑水肿和出血或血肿形成,脑水肿包括细胞毒性水肿和血管源性水肿,前者神经元胞体增大,主要发生在灰质,伤后立即出现,后者为血-脑脊液屏障破坏,血管通透性增加,细胞外液增多,主要发生在白质,伤后2~3天明显,3~7天内发展到高峰。水肿涉及的范围,最初只限于伤灶附近,而后可四周扩展,严重者则迅速遍及全脑。其中,弥漫性脑肿胀(diffuse brain swelling,DBS)是一种严重情况,DBS是指发生严重的脑挫裂伤和广泛脑损伤之后的急性继发性脑损伤,以小儿和青年头伤后多见,一般多在伤后24小时内发生,两侧大脑半球广泛肿胀,脑血管扩张、充血、脑血流量增加,脑体积增大,脑室、脑池缩小,以强力脱水、过度通气等治疗为主,手术无益。在后期被损坏的脑组织最终由小胶质细胞清除并由星形细胞增生所修复,伤灶小者留下单纯的瘢痕,巨大者则成为含有脑脊液的囊肿,后者可与脑膜或直接与头皮粘连,成为癫痫灶。如蛛网膜与软脑膜粘连,可因脑脊液吸收障碍,形成外伤后脑积水。较重的脑挫裂伤伤后数周,多有外伤性脑萎缩,脑室相应扩大,如某处尚有较大的瘢痕存在,脑室局部有被瘢痕牵拉变形的现象。

2. 临床表现

(1) 意识障碍:伤后立即出现,持续时间和意识障碍的程度与脑挫裂伤的程度、范围直接相关,大多数在半小时以上,长者数周、数月,有的持续昏迷致死或成为植物人。

(2) 颅内压增高症状:如头痛、呕吐,头痛只有患者清醒之后才可陈述,对于意识障碍的患者,应注意因呕吐可能误吸,有窒息的危险;生命体征也可能出现相应变化:血压一般正常或偏高,脉搏正常或加快,呼吸正常或急促;如果血压升高,脉搏缓慢有力,呼吸深慢,应该警惕有无颅内血肿导致脑疝的可能;如出现休克时应注意可能合并胸腹等其他脏器的损伤。

(3) 神经系统体征:除某些"哑区"损伤或意识障碍不能判断失语,偏盲等体征外,常立即出现损伤区相应表现:如一侧运动区损伤则对侧锥体束征阳性或偏瘫;脑干损伤时,可有两侧瞳孔不等大或极度缩小,眼球位置不正、分离或同向偏斜,两侧锥体束征阳性,肢体肌张力增高或去脑强直等表现;当延髓损伤时出现严重的呼吸、循环障碍;下丘脑损伤,主要表现为昏迷、高热或低温,尚可出现消化道出血或穿孔、糖尿病、尿崩症及电解质紊乱等。

(4) 癫痫:早期性癫痫多见于儿童,表现形式为癫痫大发作和局限性发作。

(5) 脑膜刺激征:脑挫裂伤后由于蛛网膜下腔出血,患者常有脑膜激惹征象,表现为闭目畏光,蜷曲而卧,早期的低热和恶心呕吐与此有关。颈项抵抗力1周左右逐渐消失,若持续不见好转,应考虑有无颅颈交界处损伤或颅内继发感染。

3. 辅助检查

(1) 脑脊液:压力增高,有不等数量的红细胞,乳酸、蛋白和乙酰胆碱等增高。

(2) 血液:白细胞显著增高,分类左移而嗜酸性粒细胞锐减,血细胞比容明显降低,血浆蛋白下降(常为白蛋白下降,球蛋白相对增高),血糖、乳酸和非蛋白氮增高,动脉和静脉血氧含量降低和二氧化碳含量增高等。

(3) CT:散在出血点或血肿形成(图4-7)。

(4) MRI:急性期为长T_1、长T_2及混杂信号(图4-8)。

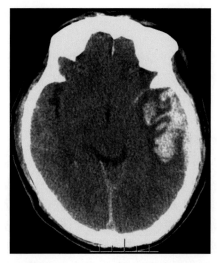

图 4-7 CT 示左颞叶脑挫伤

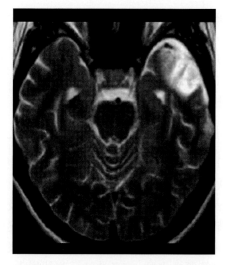

图 4-8 对冲性脑挫伤 MRI 表现

4. 治疗 脑挫裂伤以止血、脱水、营养神经、密切观察病情变化等非手术治疗为主。有部分患者因继发性病理损害严重,保守治疗无效,颅内压进行性增高,甚至发展成脑疝,则必须施行手术治疗。通过手术方式及时清除血细胞凝集块,清除局部坏死和液化的脑组织,解除对脑功能区的压迫,可迅速缓解颅内高压,促进脑水肿的消退,抑制继发性病理损害进一步加重,挽救患者的生命,并有利于今后患者的神经功能恢复。

(1) 手术参考指征:①脑挫裂伤严重,头部 CT 扫描显示脑内血肿>30ml;②额叶区或颞叶前区严重脑组织碎裂,其间有多个大小不等血块,血肿量 20ml 左右,周围脑组织水肿严重,同侧侧脑室前角或下角受压或者消失,中线移位>0.5cm;③一侧额叶和颞叶脑挫裂伤并弥漫性点状和片状出血,脑组织水肿,同侧的侧脑室受压和移位,中线偏移近 1cm,临床已出现小脑幕切迹疝表现;④中央区附近脑挫裂伤并发脑内出血>15ml;⑤小脑挫裂伤并出血>10ml,或因水肿压迫导水管、第四脑室,甚至发生梗阻性脑积水;⑥双侧额叶和颞叶广泛性脑挫裂伤,经非手术治疗意识障碍加重,颅内压监护压力>5.33kPa(40mmHg)时。

(2) 下列情况是否手术应谨慎:①年龄过大,一般情况较差;②严重的心脏、肺、肾、肝脏疾病及其功能障碍;③出血和凝血功能障碍;④脑挫裂伤严重,但无脑室受压或中线结构被推挤、移位等占位征象者;⑤病情已至深度昏迷、去皮质强直状、双侧瞳孔散大、对光反应消失等脑疝晚期状态。

(3) 手术入路:严重的脑挫裂伤特别是对冲性脑挫裂伤,损伤部位多在额叶区、颞叶前区(即额极、颞极)以及额叶眶面和颞叶底区。传统的手术方式即采用额颞骨瓣开颅手术,采用此入路可以清除额极、颞极区域碎裂脑组织及出血,同时可做相应脑叶的切除和去骨瓣减压术。但此入路对于额叶底面(即眶回、直回区域)的坏死脑组织和血块清除有一定困难,除非切除同侧额极方能较好地暴露该区域的病灶。因此,应该根据病情和受伤部位来灵活选择手术入路。

(4) 手术方式:清除失活脑组织、出血灶以后,是否进行去骨瓣减压尚有分歧。详见颅脑损伤治疗节。

三、弥漫性轴索损伤

弥漫性轴索损伤(diffuse axonal injure,DAI)系当头部遭受加速性旋转暴力时,因剪切力而造成的脑白质神经轴突损伤为特征的一系列病理生理变化。病理改变主要位于脑的中轴部分,即半球白质、胼胝体、内囊、脑室周围、大脑脚、脑干及小脑上脚等处有点、片状出血。肉眼可见组织间裂隙及血管撕裂性出血,镜下可见神经轴突断裂,轴浆溢出,稍久则可见圆形回缩球及血细胞溶解后的含铁血黄素,最后囊变及胶质增生。

1. 临床表现 以意识障碍为典型表现,伤后立即出现,可长时间昏迷,可与脑挫裂伤合并存在,也可继发脑水肿而再次昏迷。若累及脑干可表现为单或双侧瞳孔散大,光反射消失等。

2. 辅助检查(图 4-9) ①CT:可见大脑皮质与髓质交界处、胼胝体、内囊、脑室周围、大脑脚、脑干及小脑上脚等有多个点或片状出血;②MRI:可精确反映出早期缺血灶、小出血灶和轴突损伤改变。

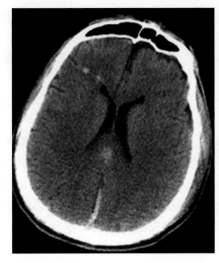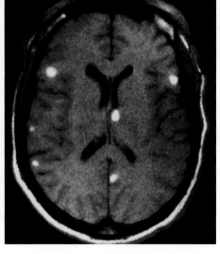

图 4-9 弥漫性轴突损伤 CT/MRI 表现,脑白质散在点状出血高密度影

3. 诊断 ①伤后持续长时间昏迷(>6 小时);②ICP 正常但临床状况差;③无颅脑明确结构异常的创伤后 PSV;④创伤后弥漫性脑萎缩;⑤CT/MRI 散在出血点;⑥尸解 DAI 可见的病理改变。

4. 治疗 仍采用传统的综合治疗,无突破性进展,预后差,占颅脑损伤早期死亡的 33%。

四、原发性脑干损伤

原发性脑干损伤(primary brain stem injury)占重型颅脑损伤的 5% ~7%,死亡率可高达 44%,常与弥漫性脑损伤并存,预后常常不佳。

1. 病理 脑干结构紊乱,神经轴索断裂、出血、挫伤或软化等。

2. 临床表现 ①意识障碍:持续昏迷数周、数月或更久;②颅内病变引起颅内压增高(RICP):不一定有;③瞳孔:时大时小,变化无常;④神经系统检查:双侧锥体束受损,去脑强直;⑤生命体征:明显改变,如高热、血压不稳等。

3. CT 脑干点、片状出血。

4. 损伤部位 多见中脑被盖部,脑桥和延髓次之。

(1) 中脑:意识障碍突出,瞳孔可大可小或双侧交替,去大脑强直。

(2) 脑桥:持续意识障碍,双瞳极度缩小,角膜反射和咀嚼反射消失,呼吸节律不整,呈潮式或抽泣样呼吸。

(3) 延髓:主要为呼吸抑制和循环紊乱。

5. 治疗 对于轻度脑干损伤患者可按脑挫裂伤治疗,部分患者可获得良好疗效。对于重型脑干损伤者,死亡率高,预后差。

五、下丘脑损伤

下丘脑损伤(hypothalamus injury)是严重的脑损伤之一,单纯下丘脑损伤较少,常与严重脑挫裂伤或者脑干损伤伴发,可引起神经-内分泌紊乱和机体代谢障碍。

1. 病理 灶性出血、水肿、软化、坏死,偶可见垂体柄断裂和垂体内出血。

2. 主要表现 ①意识与睡眠障碍;②循环呼吸紊乱;③体温调节障碍:中枢性高热,体温不升;④水、电解紊乱,尿崩,糖代谢紊乱;⑤消化道出血;患者一旦出现下丘脑症状(间脑发作)则预后极差;⑥CT:下丘脑点、片状出血。

3. 治疗 应按重型颅脑损伤的治疗原则进行严密监护。对于循环功能异常的患者应积极维持血压,确保脑灌注;呼吸功能异常者必要时可应用人工呼吸机辅助呼吸;中枢性高热者可使用亚低温冬眠疗法;水、电解质失衡者,应严格检测出入量,尽力维持内环境稳定;高渗高糖非酮性昏迷者、急性消化道出血者均应按照各自诊治原则,积极处理。

(龙晓东 曾春)

第五节 颅内血肿

由于创伤等原因,当脑内的或者脑组织和颅骨之间的血管破裂之后,血液积聚于脑内或者脑与颅骨之间,并对脑组织产生压迫时,颅内血肿(intracranial hematomas)因此形成。颅内血肿属颅脑损伤严重的继发性病变,约占闭合性颅脑损伤的10%,占重型颅脑损伤的40%~50%。颅内血肿最重要的危险诱因是颅骨骨折,大约1/2伴有颅骨骨折的重型颅脑损伤患者可发现明显的颅内血肿。如不能及时诊断和治疗,可出现血肿周边的脑组织水肿加重或进行性颅内压增高,形成脑疝而危及生命。因此,其早期诊断和及时手术治疗非常重要。一般而言,急性颅内血肿量幕上超过20ml,幕下达10ml可引起颅内压增高症状。

颅内血肿分类:

(1) 按血肿部位分为4类:①硬脑膜外血肿:指血肿形成于颅骨与硬脑膜之间者;②硬脑膜下血肿:指血肿形成于硬脑膜与蛛网膜之间者;③脑内(包括脑室内)血肿:指血肿形成于脑实质内或脑室内者;④多发性血肿:指颅内同时形成2个以上不同部位及类型的血肿者。

(2) 按血肿的症状出现时间分为3型:①急性血肿:伤后3天内出现者,大多数发生在24小时以内;②亚急性血肿:伤后3天~3周出现者;③慢性血肿:伤后3周以上出现者。

(3) 特殊部位和类型的血肿:如颅后窝血肿、脑室内血肿、多发性血肿等。因其各有临床特点而与一般血肿有所区别。

一、硬脑膜外血肿

硬脑膜外血肿(extradural hematoma)是位于颅骨内板与硬脑膜之间的血肿,好发于小脑幕上半球凸面,占颅脑损伤的1%~3%,占颅内血肿的25%~30%,大多属于急性。可发生于任何年龄,但以15~30岁的青年多见,小儿则少见,可能因小儿的脑膜中动脉与颅骨尚未紧密贴附有关。在成人,硬脑膜外血肿发生率少于硬脑膜下和脑内血肿,然而却是儿童颅内血肿中最常见的一种。婴幼儿丰富的板障和硬脑膜血管以及硬脑膜与颅骨内板结合不牢固是其高发病率的原因。

1. 发生机制 多发生在头部直接损伤部位,其形成多与颅骨损伤有密切关系,骨折或颅骨的短暂变形,撕破位于骨沟的硬脑膜中动脉(约70%)或静脉窦,引起出血或骨折的板障出血;少数患者并无骨折,其血肿可能是头部受到暴力后,造成硬脑膜与颅骨分离,硬脑膜表面的小血管被撕脱所致。血肿开始为新鲜血液和血块,为时较久形成硬膜外肿,一般为6~9天即有机化现象,由硬膜长入纤维细胞并有薄层肉芽包裹且与硬膜及颅骨粘连。小血肿可以完全机化,大血肿则囊性变,内贮褐色血性液体。血肿多位于颞部、额顶部和颞顶部。

2. 临床表现 硬脑膜外血肿的临床表现与出血速度和血肿量密切相关。以典型的颞部硬脑膜外血肿为例描述硬脑膜外血肿症状和体征:

(1) 意识障碍:由于原发性颅脑损伤程度不一,这类患者的意识变化,有3种不同情况:①原发性脑损伤较轻,伤后无原发昏迷,至颅内血肿形成后,开始出现进行性颅内压增高及意识障碍,这类患者容易漏诊。②原发性脑损伤略重,伤后曾一度昏迷,随后即完全清醒或有意识好转,但不久又再次陷入昏迷状态,这类患者出现典型的昏迷-清醒-再昏迷的过程,即出现中间清醒期。③原发性脑损伤严重,伤后持续昏迷,且有进行性加深表现,颅内血肿的征象常被原发性脑挫裂伤或脑干损伤所掩盖,此类血肿较易误诊而错过手术时机。8%~24%的患者不出现意识丧失,23%~44%从外伤开始即意识丧失,20%~28%短暂意识丧失后有恢复,14%~21%开始清醒后逐渐昏迷。

(2) 颅内压增高:因颅内压增高,常有头疼、恶心呕吐等症状,在出现继发性昏迷前患者常有躁动不安。

生命体征变化,表现为血压升高、脉搏和呼吸减慢,即"两慢一高"的 Cushing 综合征,此时提示脑疝即将发生,若病情进一步恶化,则出现血压下降、脉搏细弱及呼吸抑制。

(3) 神经系统体征:血肿压迫脑功能区时,会出现相应的阳性体征,但单纯的硬脑膜外血肿,早期较少出现神经受损体征。当患者伤后立即出现面瘫、偏瘫或失语等症状和体征时,应考虑有原发性颅脑损伤。当血肿不断增大引起颞叶钩回疝时,患者不仅意识障碍加深,生命体征紊乱,同时还将相继出现患侧瞳孔散大、对侧肢体偏瘫等典型征象。偶尔,因为血肿发展急速,造成早期脑干扭曲移位并嵌压在对侧小脑幕切迹缘上,则可引起不典型体征:即对侧瞳孔散大、对侧偏瘫;同侧瞳孔散大、同侧偏瘫;或对侧瞳孔散大、同侧偏瘫。脑疝晚期可表现为去皮质强直。幕下血肿较少出现瞳孔改变,而容易出现呼吸紊乱甚至骤停。

慢性硬脑膜外血肿在临床上较少见,是指伤后的硬脑膜外血肿在 3 周以上,占硬脑膜外血肿的 3.5% ~3.9%,一般认为伤后 13 天以上,血肿即开始有钙化现象,可作为慢性血肿的诊断依据。本病以青年男性多见,好发部位与急性硬脑膜外血肿正好相反,即位于额顶、枕等处为多,而颞部较少。临床特点主要是头痛、呕吐及视乳突水肿。患者可以较长时间处于慢性颅内高压状态,如果不认真检查,往往误诊为脑外伤后综合征,直到因颅内高压引起神经系统阳性体征,如意识障碍、偏瘫、瞳孔异常或眼部体征时,开始被引起重视。

3. 诊断 急性硬脑膜外血肿的早期诊断,应在出现颞叶钩回疝征象之前做出及时判断,而不是等到昏迷加深瞳孔散大之后。故临床观察尤为重要,当患者头痛呕吐加剧、躁动不安、血压升高、脉压加大和/或出现新的体征时,即应高度怀疑颅内血肿,及时给予必要的影像学检查,有条件的单位首选头部 CT 扫描,不但能明确诊断,而且能准确反映血肿部位、大小、占位效应、合并脑内损伤等,为手术提供可靠的依据。

(1) CT:于颅骨内板下方,急性血肿为梭形或半月形高密度影(图 4-10),CT 值为 40~100Hu,含不凝血时可有低密度影(图 4-11),边界清楚;亚急性血肿为双凸镜高密度影,系混杂密度。均有同侧侧脑室受压,中线结构向对侧移位。骨窗位像上,尚能显示颅骨骨折。慢性硬脑膜外血肿 CT 扫描的典型表现,是位于脑表面的梭形高密度影,周界光滑,边缘可被增强,偶见钙化。

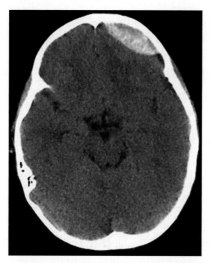

图 4-10 左额部硬脑膜外血肿 CT 平扫
示左额部梭形高密度影,占位效应明显。

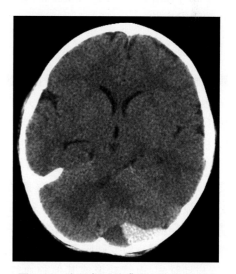

图 4-11 左枕部硬脑膜外血肿 CT 平扫
示左枕部梭形高密度影,右侧有低密度
不凝血成分,占位效应明显。

(2) MRI:可用于各型血肿的检查,血肿的形态与 CT 扫描表现基本相似,并能分辨出低信号的硬脑膜。根据 T_1、T_2(图 4-12)加权像可做出诊断。

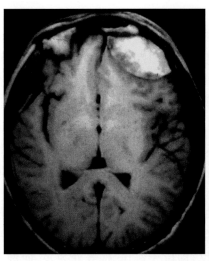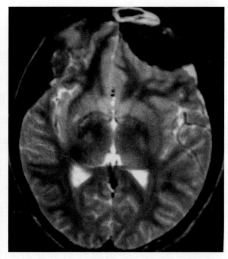

图 4-12　左额部硬脑膜外血肿 MRI 平扫

显示左额部梭形病灶,T_1WI 呈等高信号,T_2WI 为低信号。

4. 治疗及预后　急性硬脑膜外血肿的治疗原则上一经诊断应立即行手术治疗,清除血肿以缓解颅内高压,术后根据病情给予适当的非手术治疗。

（1）手术治疗

1）手术指征:①有明显的颅内压增高的症状和体征;②患者意识障碍进行性加重,或出现昏迷、脑疝;③头颅 CT 扫描提示明确的硬脑膜外血肿,幕上血肿量大于 30ml,颞部血肿量大于 20ml,颅后窝血肿量大于 10ml 或中线移位超过 5mm;④颅内压大于 5.3kPa(40mmHg)或进行性升高。

2）手术方法:主要有骨窗开颅或骨瓣开颅术等式式,便于彻底清除血肿充分止血和必要时行硬膜下探查,是硬脑膜外血肿沿用已久的式式。

（2）非手术治疗:对于神志清楚、病情平稳、CT 示幕上血肿量<15ml 者可行保守治疗,但必须动态观察患者神志、临床症状和行动态 CT 扫描,一旦发现血肿增大,应立即行手术治疗。

慢性硬脑膜外血肿,除少数血肿发生液化,包膜尚未钙化者,可行钻孔冲洗引流之外,其余大多数患者须行骨瓣开颅清除血肿。

二、硬脑膜下血肿

硬脑膜下血肿(subdural hematoma)是指颅脑损伤后发生在脑皮质与硬脑膜之间的血肿。占颅脑损伤的 5%~6%,占颅内血肿的 50%~60%。急性:70%;亚急性:5%;慢性:25%;多发:30%;双侧:20%。血肿发生在硬脑膜下腔,是颅内血肿中最常见的一类。

1. 发生机制　急性和亚急性硬脑膜下血肿都是由脑挫裂伤皮质血管破裂引起出血,故均属复合型硬脑膜下血肿,仅在病程上略有差异。两者致伤因素和损伤机制亦相同:加速或减速性的暴力使脑组织与固定的硬脑膜之间形成移位,将脑皮质与静脉窦的桥静脉撕裂引起出血,也可由脑组织挫伤后的皮质血管断裂造成出血,血液流入硬脑膜下腔所致,血肿多在同侧;绝大多数慢性硬脑膜下血肿都有轻微头部外伤史,尤以老年人多见,当额前或枕后着力时,脑组织在颅腔内的移动度较大,易撕破自大脑表面汇入上矢状窦的桥静脉,其次静脉窦、蛛网膜粒或硬膜下积液受损也是血肿发生的原因之一。非外伤性慢性硬脑膜下血肿十分少见,可能与动脉瘤、血管畸形或其他脑血管病有关。慢性硬脑膜下血肿扩大的原因,可能与患者脑萎缩、颅内压降低、静脉张力增高及凝血机制障碍等因素有关。小儿慢性硬脑膜下血肿双侧居多,常因产伤引起。出血来源多为大脑表面汇入矢状窦的桥静脉破裂所致。

2. 临床表现

（1）急性和亚急性硬脑膜下血肿

1）意识障碍:患者伤后意识障碍较为突出,常表现为持续性昏迷,并有进行性恶化,较少出现中间清醒期,即使意识障碍程度曾一度好转,也为时短暂,随着脑疝形成迅速又陷入深昏迷。亚急性者,由于原发性脑挫裂伤较轻,出血速度稍缓,故血肿形成至脑受压的过程略长,使颅内容积代偿力得以发挥,因此常有中间清醒期,不过神志恢复的程度,不如硬脑膜外血肿明显。

2）颅内压增高:急性者主要表现为意识障碍加深,生命体征变化突出,期间呕吐、躁动比较明显,较早出现小脑幕切迹疝的征象;亚急性者则往往表现头痛、呕吐加剧、躁动不安及意识进行性恶化,至脑疝形成时即转入昏迷。

3）神经系统体征:伤后早期可因脑挫裂伤累及某些脑功能区,伤后即有相应的体征,如偏瘫、失语、癫痫等;若是在观察过程中有新体征出现,若伤后早期所没有的或是原有的阳性体征明显加重等,均应考虑颅内继发血肿的可能。

4）小儿及老人急性硬脑膜下血肿的临床特点:小儿脑受压症状出现较早、较重,有时脑挫裂伤不重但脑水肿或肿胀却很明显,易有神经功能缺损,癫痫较多,预后较成人差;老年人因血管硬化、脑萎缩脑的活动度大,故轻微头伤也可造成严重损害,故急性硬脑膜下血肿多属对冲性复合型血肿,常伴有脑内血肿,虽然脑水肿反应不像青年人重,但组织修复能力差,恢复慢,并发症多,死亡率亦高。

（2）慢性硬脑膜下血肿　进展缓慢,病程较长,多为 1 个月左右,可为数月。血肿位于硬脑膜与蛛网膜之间,具有包膜。好发于小儿及老年人,占颅内血肿的 10%,占硬脑膜下血肿的 25%。起病隐匿,临床表现无明显特征,容易误诊。可将临床表现归纳为 4 种:①颅内压增高症状;②智力、精神症状:如记忆力和理解力减退、智力低下、精神失常;③局灶性症状:如偏瘫、失语、偏侧感觉障碍等,但均较轻;④婴幼儿患者,前囟膨隆,头颅增大,可误诊为先天性脑积水。国外有人将慢性硬脑膜下血肿的临床表现分为四级。Ⅰ级:意识清楚,轻微头疼,有轻度神经功能缺失或无;Ⅱ级:定向力差或意识障碍,有轻偏瘫等神经功能缺失;Ⅲ级:木僵,对痛刺激适当反应,有偏瘫等严重神经功能障碍;Ⅳ级:昏迷,对痛刺激无反应,去大脑强直或去皮质状态。

3. 诊断

（1）急性或亚急性硬脑膜下血肿:根据头部外伤史,伤后即有意识障碍并逐渐加重,或出现中间清醒期,伴有颅内压增高症状,多表明有急性或亚急性硬脑膜下血肿。

1）CT:应于接诊后迅速完成。急性血肿表现为颅骨内板下方可见新月形或半月形高密度影,CT 值 70~80Hu,少数血肿内渗入脑脊液者呈混杂或低密度(图 4-13)。亚急性血肿多为混杂密度或低密度,也可为高密度。内侧皮质内可见点、片状出血灶与低密度区的脑水肿带;同侧侧脑室受压、变形,中线向对侧移位。CT 扫描是目前颅脑损伤并发颅内血肿诊断中首选的辅助检查方法。

2）MRI:显示硬脑膜下血肿其信号演变与血肿的变化规律相似,在 T_1 和 T_2 加权像上,可表现为等、高或低信号,有的为混杂信号的多种改变,应结合具体情况进行分析与判断。

（2）慢性硬脑膜下血肿:容易误诊漏诊。凡老年人出现慢性颅内压增高症状、智力和精神异常,或病灶症状,特别近期有过轻度头部受伤史者,应考虑到慢性硬脑膜下血肿的可能,及时行 CT 或 MRI 检查可确诊。

1）CT:多表现为颅骨内板下的新月形、半月形或双凸镜形低密度区,体积大、吸收慢或有再出血者,可为高、混杂或低密度影。单侧等密度血肿应注意侧脑室、第三脑室的受压变形与移位,以及同侧脑沟消失等间接征象(图 4-14)。增强扫描后可显示出血肿包膜。

2）MRI:对于慢性硬脑膜下血肿的诊断,MRI 较 CT 更具优势。在 MRI 上呈长 T_1、长 T_2 异常信号,为单侧或双侧性,钙化组织则无信号。侧脑室受压向中线移位,皮质表面的脑沟受压消失,血肿内膜由增厚的脑膜组成(图 4-15)。

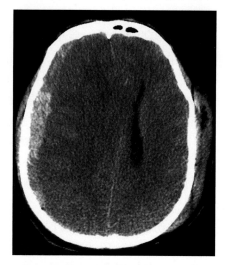

图 4-13　右额颞顶急性硬脑膜下血肿
CT 示右额顶颅骨内板与脑表面之间新月形高密度影,占位效应明显,中线左移。

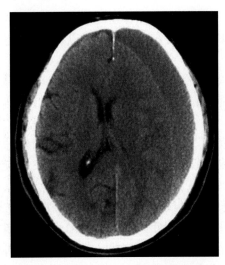

图 4-14 左侧额颞顶慢性硬脑膜下血肿
CT 表现示左侧颅骨下低-等密度新月形影,占位效应明显,中线右移。

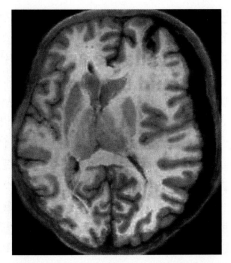

图 4-15 左侧额颞顶慢性硬脑膜下血肿
MRI 表现示左侧颅骨下新月形影,T_1WI 呈低信号,占位效应明显,中线右移。

4. 治疗及预后 急性硬脑膜下血肿病情发展快,伤情重,尤其是特急性病例,死亡率高达 50%~80%,一经诊断,应尽早治疗。亚急性硬脑膜下血肿中,有部分原发性脑损伤较轻,病情发展较缓的病例,亦可在严密的颅内压监护或 CT 扫描动态观察下,采用非手术治疗。但治疗过程中如有病情恶化,即应改行手术治疗,任何观望、犹豫都是十分危险的。

（1）手术入路与操作:急性硬脑膜下血肿>30ml,颞部>20ml,血肿厚度>10mm,或中线移位>5mm 者,需立刻开颅清除血肿。手术方法:须依病情而定,常用的手术方法包括:钻孔冲洗引流术、颞肌下减压术和骨瓣开颅血肿清除术及去骨瓣减压术。

（2）非手术治疗:适应证:神志清楚、病情稳定、生命体征基本正常,症状逐渐减轻;无局限性脑压迫致神经功能受损表现;CT 扫描脑室、脑池无显著受压;颅内压监护压力在 3.33~4.0kPa（25~30mmHg）以下。在颅内压监护与 CT 动态扫描下严密观察患者变化,一旦病情变化随时做好手术准备。急性硬脑膜下血肿极少数可以自动消散。急性、亚急性硬脑膜下血肿无论手术与否,均须进行及时、合理的非手术治疗,特别是急性血肿术后,尤为重要。婴幼儿慢性硬脑膜下血肿以双侧居多,除由产伤和一般外伤引起外,营养不良、维生素 C 缺乏症、颅内外炎症及有出血性素质的儿童,甚至严重脱水的婴幼儿,也可发生本病。出血来源多为大脑表面汇入上矢状窦的脑桥静脉破裂所致,非外伤性硬脑膜下血肿则可能由全身性疾病或颅内炎症所致的硬脑膜血管通透性改变引起。

（3）术后处理:①除一般常规处理外,可将床脚垫高,早期补充大量液体（每天 3 500~4 000ml）,避免低颅压,利于脑复位;②记录每 24 小时血肿腔的引流量及引流液的颜色,如引流量逐渐减少且颜色变淡,表示脑已膨胀,血肿腔在缩小,3~5 天后即可将引流管拔除。如颜色为鲜红,表示血肿腔内又有出血,应及时处理。

【外伤性硬脑膜下积液】

外伤性硬脑膜下积液又称硬脑膜下水瘤,是外伤后硬脑膜下出现的脑脊液积聚,发病率约占颅脑损伤的 0.5%~1%,以老年人多见。

硬脑膜下积液的原因不清,多认为系外伤引起蛛网膜破裂形成活瓣,使脑脊液进入硬脑膜下腔不能回流,或脑脊液进入硬脑膜下腔后,蛛网膜裂口处被血块或水肿阻塞而形成。有急、慢性之分,急性少见,无包膜,慢性形成晚,有完整的包膜。临床表现似硬脑膜下血肿。CT 表现为一侧或双侧颅骨内板下方新月形低密度影,以双侧额颞区多见,常深入到前纵裂池,呈 M 形,CT 值 7Hu 左右（图 4-16）。MRI 表现为 T_1WI 为低信号,T_2WI 为高信号。可演化为硬脑膜下血肿,也可自行吸收。治疗以保守治疗为主,不吸收者可行钻孔冲洗引流术或分流术。

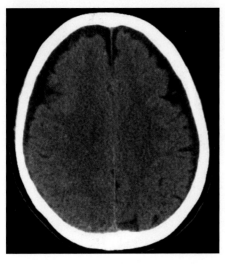

图 4-16 双额颞硬膜下积液 CT 表现

三、脑内血肿

脑内血肿(intracerebral hematoma)是指脑实质内的血肿,在闭合性颅脑损伤中,占颅脑损伤的 0.5% ~ 1%,占颅内血肿的 5%。可发生在脑组织的任何部位,好发于额叶及颞叶前端,占全数的 80%,其次是顶叶和枕叶占 10% 左右,其余则分别位于脑深部、基底核、脑干及小脑内等处。

1. 分类 ①深部血肿,较少见,位于白质深部,脑表面无明显伤痕。少数可自行吸收,或分解液化后形成囊肿;②浅部血肿,较多见,多由脑挫裂伤区皮质血管破裂所致,常与急性硬脑膜下血肿并存。

2. 临床表现 脑内血肿与伴有脑挫裂伤的复合性硬脑膜下血肿的症状很相似,两者常同时存在。血肿位于脑挫裂伤区,故使原有神经症状加重,并可出现颅内压增高及脑疝症状。临床表现难与其他血肿或局部继发脑水肿相区别。

3. 诊断 行头颅 CT 检查时,90% 以上急性期脑内血肿可显示高密度团块,周围有低密度水肿带(图 4-17、图 4-18);2 ~ 4 周时血肿变为等密度,易漏诊;至 4 周以上时则呈低密度。应注意发生迟发性脑内血肿,必要时应复查头颅 CT 扫描。MRI 表现各时期有所不同,详见自发性脑出血章节。

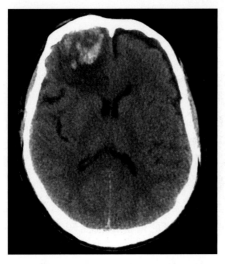

图 4-17 右额叶脑内血肿 CT
示脑内类圆形高密度影,周围有低密度水肿区,有占位效应。

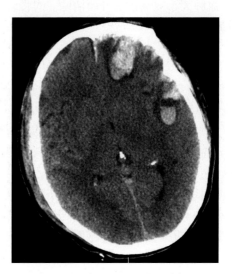

图 4-18 左额颞叶脑内血肿 CT
示脑内高密度影,有占位效应。

4. 治疗与预后

(1) 手术方式:①开颅血肿清除术:选择血肿距表面最近且避开重要功能区处骨瓣开颅;②血肿钻孔穿刺术:适用于血肿已液化,不伴有严重脑挫裂伤及硬脑膜下血肿的患者。

(2) 非手术治疗:有少部分脑内血肿虽属急性,但脑挫裂伤不重,年龄大,血肿较小,不足 20ml,临床症状轻,神志清楚,病情稳定,或颅内压测定不超过 3.33kPa(25mmHg)者,亦可采用非手术治疗。对于少数慢性脑内血肿,已有囊变者,颅内压正常,则无须特殊处理,除非有耐药性癫痫外,一般不考虑手术治疗。

(3) 急性脑内血肿的病死率与急性硬脑膜下血肿基本相似,但略微偏高。病情发展较急的患者预后较差,死亡率高达 50% 左右。急性或慢性脑内血肿者,若治疗及时、方法恰当、技术到位,则预后较好。

四、多发性颅内血肿

颅脑损伤后颅内同时形成 2 个以上不同部位及类型的血肿者称为多发性颅内血肿,约占颅内血肿总数的 14.4% ~ 21.4% ,一般以减速性损伤者为多见,在减速伤中,枕区与侧面着力较额区着力者多见(图 4-19)。

1. 分类 根据部位和血肿类型的不同将血肿分为:①同一部位不同类型的多发血肿,其中以硬脑膜外和硬脑膜下血肿、硬脑膜下和脑内血肿较多见,硬脑膜外和脑内血肿较少见;②不同部位同一类型的多发血肿,多数为一侧额底(极)区和颞极(底)区或双侧半球凸面硬脑膜下血肿,多发性硬脑膜外血肿则很少见;③不同部位不同类型的多发性血肿,以着力部位的硬脑膜外血肿和对冲部位的硬脑膜下血肿及脑内血肿为常见。

2. 治疗 根据损伤机制、临床表现、影像图片显示,合理设计手术入路、方法和先后顺序,酌情做骨窗或骨瓣开颅,依次清除血肿后,脑肿胀仍较重时,应进行一侧或两侧充分减压。①同一部位不同血肿:可在同一手术野一并清除;②不同部位血肿:一般先行脑疝侧或血肿较大侧,另一侧钻孔或扩大钻孔清除。对急性、亚急性双侧血肿,可按血肿大小双侧依次开颅清除。对慢性双侧血肿,则双侧钻孔冲洗引流。

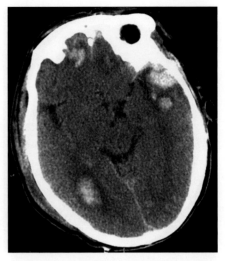

图 4-19 左侧额颞叶、右侧额叶、右侧枕叶多发脑挫裂伤 CT 表现
T_1WI 示左额出血灶呈短 T_1、长 T_2 异常信号,左侧颅骨内板下示条形状短 T_1、长 T_2 异常信号,为硬脑膜下血肿,右侧脑室旁高信号为脑挫裂伤,右额下长 T_1、长 T_2 异常信号为蛛网膜囊肿。

五、脑室内出血

外伤性脑室内出血(traumatic intraventracular hemorrhage)占重型颅脑损伤患者的 1.5% ~ 5.7% ,在头颅 CT 检查的重型颅脑损伤患者中,占 7.1% 。

1. 分类 分为原发性和继发性脑室内出血:前者是因暴力作用在额或枕部,使脑组织沿前后方向猛烈运动时,脑室壁产生剪力变形,撕破室管膜下静脉而致;后者是外伤性脑实质内血肿,破入脑室而引起。

2. 临床表现 ①大多数患者在伤后有意识障碍,昏迷程度重、持续时间长;②瞳孔呈多样变化,如出现两侧缩小,一侧散大或两侧散大,对光反射迟钝或消失;③神经局灶体征比较少见,部分患者可有轻偏瘫,有的患者呈去皮质强直状态;④脑膜刺激征明显,呕吐频繁,颈强直和凯尔尼格征阳性比较常见;⑤常有中枢性高热。

3. 诊断 确切诊断有赖 CT 检查,可见明显的高密度影充填部分脑室系统,多见于一侧或双侧,大量出血形成全脑室铸形者较少。

4. 治疗及预后

(1) 手术指征:①患者意识障碍进行性加重,脑室内积血较多或脑室铸形者;②伴有严重脑挫裂伤,脑深部血肿破入脑室,或因开放性贯通伤继发脑室内积血者。

手术方式:①脑室内血肿引流术;②骨瓣开颅脑室内血肿清除术。

(2) 脑室内出血量的多少、原发脑损伤的严重程度、患者年龄的长幼以及有无早期脑室系统扩大等因素均直接影响预后,死亡率 31.6% ~ 76.6% ,幸存者常残留功能缺损及智力障碍,需高度警惕继发性脑积水的发生。

六、迟发性颅内血肿

外伤性迟发性颅内血肿(delayed traumatic intracranial hematoma)是一影像学概念,1977 年 Freeh 和 Dubin 根据 CT 扫描结果提出,系指头部外伤后首次头颅 CT 检查未发现血肿,经过一段时间后重复 CT 扫描,或手术、尸检时发现的血肿;或为首次头颅 CT 检查证实有血肿,但在其他部位又出现的血肿(图 4-20)。本型血肿可发生在脑内、硬脑膜外、硬脑膜下等不同部位。约占头部外伤患者的 2.6% ~9.7% ,占颅内血肿患者的 7.0% ~10.5% ,其中以迟发性脑内血肿最为常见。发病高峰常在脑挫裂伤后 3d 内或于清除其他脑内血肿突然减压之后。

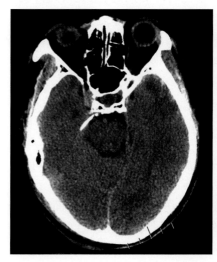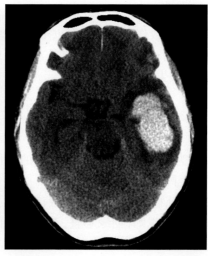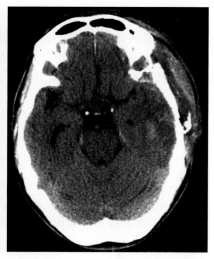

图 4-20　外伤性迟发性右颞脑内血肿手术前后 CT 表现

1. 发生机制　目前尚无一致意见,主要有下述几种学说:①低氧血症与低血压、弥散性血管内凝血(DIC)与纤维蛋白溶解等全身因素的影响:低氧血症使动脉压增高,可经毛细血管传输至静脉,导致静脉压增高,同时受伤部位的血管自主调节能力降低或丧失,均有利于血液外渗而形成血肿。头部外伤伴全身多处伤者极易发生低血压,甚至休克,血压降低可使脑部破裂的血管暂时止血,但低血压被纠正,这些血管将再度出血而形成迟发性颅内血肿。另外,DIC 与纤维蛋白溶解,可导致凝血机制紊乱,出血是必然的结果。脑组织是含促凝因子(促凝血酶原激酶)最高的组织,当其受到创伤后,释放入血,启动凝血和纤溶作用,引起局部消耗性凝血障碍。②血管舒缩机制障碍:中重型急性颅脑损伤可造成急性颅内压升高,当颅内压升高到 9.33~12kPa(1kPa=7.5mmHg)时,脑灌注压明显下降,脑血流量可减少至 50% ,由于缺血、缺氧,脑组织中乳酸含量增高,pH 降至 7.0 以下,这时脑血管自主调节功能趋于麻痹状态,血管床直径可扩张 20% ~70% ,从而形成急性脑肿胀。由于血肿占位及脑肿胀,使脑组织压较高,一旦血肿清除或大量应用脱水剂降低颅内压后,脑组织压下降,毛细血管内外压力差增大,血流即可从不稳定的血管壁处漏出,逐渐融合扩大,在脑内形成血肿。③压力填塞效应:重型颅脑损伤,尤其是减速性损伤,挫伤的小血管受到脑内血肿及脑水肿引起的颅内高压的压迫,未形成血肿,但去除骨瓣、血肿清除或使用强脱水剂后,压力填塞效应突然减轻或消除,原已受损的血管迅速出血,丧失自主调节功能的小血管也可因血管内外压力差增高而破裂出血,形成迟发性外伤性脑内血肿。④脑挫裂伤:迟发性颅内血肿有近一半是在脑挫裂伤基础上发生的,动物实验证实,脑挫裂伤后可发生毛细血管和小静脉扩张、充血,血流停滞,血细胞外渗,形成点状出血,最后融合成血肿。

2. 诊断　重复 CT 扫描是早期诊断迟发性颅内血肿的关键,对患者得到合理治疗和良好预后具有重要意义。重复 CT 扫描的指征:①头部外伤后意识障碍呈进行性加重,或出现局限性神经缺失征及局限性癫痫者;②用临床症状无法解释的颅内压增高,或颅内压一度降低后再度增高者;③伤情长时间无改善或恶化者;④清除血肿后,临床症状未见好转,颅内压仍较高者;⑤清除急性颅内血肿 24 小时内,怀疑手术对侧有迟发性颅内血肿者;⑥首次 CT 扫描发现颅骨骨折下面有一薄层血凝块,不须手术清除者;⑦头部外伤后进行过度通气治疗者;⑧头部外伤合并全身多处伤,有内出血、低血压,曾输入大量的血液及液体者。

3. 治疗及预后　本病的预后差,死亡率为 25% ~55% ,提高救治水平的关键在于加强临床观察,尽早复查 CT,及时诊断迅速清除血肿,并给予合理的术后处理。

(杨朝华　严国建　李超杰)

第六节 开放性颅脑损伤

开放性颅脑损伤(open craniocerebral injury)是泛指致伤物所导致的脑组织、硬脑膜、颅骨及头皮均向外界开放的损伤。颅底骨折伴硬脑膜破损,并发脑脊液漏或颅内积气时,颅腔已与外界沟通,虽无可见外伤,严格讲亦属开放性伤,由于不需要清创,又有自愈机会,而称为内开放伤。

放性颅脑创伤分为非火器性和火器性开放伤两类。具有以下共同特点:①伤口出血多,休克发生率高;②颅内血肿发生率高;③伤口污染、感染率高;④颅内有不同性质非金属或金属异物滞留;⑤创伤愈合后,可形成脑膜与脑或与头皮的瘢痕粘连,癫痫发生率较高。

一、临床特征

(一) 非火器伤

非战时情况下临床常见的开放伤多为非火器伤。不同致伤物的致伤特点不同,其损伤机制也不同,所造成的损伤结果亦有所不同,一般分为以下几种情况:

1. 钝器伤　棍棒、砖石、家具、铁器等钝物打击所导致的颅脑损伤。这类损伤由于致伤物作用面积相对较大,头皮多有较大范围挫裂区,创口形态不规则,创缘不整,有较多挫伤组织;颅骨多为粉碎性骨折,骨折片凹陷、移位,刺入脑组织;硬脑膜撕裂,其下脑组织有较大范围挫裂伤,可合并有颅内不同程度的出血、血肿。致伤机制为加速伤,多在外力作用部位造成冲击点伤,而较少发生远隔部位的对冲伤。

2. 锐器伤　刀、斧、钉、锥、剪、匕首、钢筋、钢钉等锐器物造成颅脑部位的砍切伤、刺伤。这类损伤由于致伤物着力点小,造成的损伤为一点或一线。创口多较整齐,损伤范围小,颅骨多呈槽形或洞形骨折或陷入,硬脑膜及脑组织可有裂伤、出血。当致伤物穿入颅内时,可将颅外组织碎片或异物带入伤道深部,导致感染,还可伤及静脉窦或颅内大血管,并发大出血危及生命。

3. 坠跌伤　坠跌时头部撞于有棱角或不平的坚硬物体上所导致的颅脑损伤。由于作用面积相对较小、速度大,其损伤特点与钝器伤类似。但污染多较重,颅内感染的机会较多。因其为减速伤,可合并对冲性脑损伤或旋转所致的弥漫性轴突损伤。

(二) 火器伤

多见于战时,平时较少见。由火药、炸药发射物或爆炸投射物,如枪弹、各种弹片、钢珠等所致的颅脑损伤称火器性颅脑损伤,是颅脑损伤中的一种特殊创伤类型。火器性颅脑损伤根据伤道的深浅分为:

1. 头颅软组织伤　指仅伤及骨膜及以外的软组织,颅骨及硬脑膜完整。创伤局部与对冲部位可能发生脑挫裂伤或血肿。此类伤情多较轻,少数较重。

2. 颅脑非穿透伤　指仅伤及颅骨及以外的软组织,颅骨呈凹陷粉碎性骨折,但硬脑膜完整。常伴有伤处硬脑膜外血肿,伤处或对冲部位的脑挫裂伤及血肿,伤情多较重,个别危重。

以上两种类型属闭合性脑损伤,伤道情况多为浅切线伤或颅外反跳伤。

3. 颅脑穿透伤　指头皮、颅骨及脑组织均受到损伤,为开放性脑损伤,颅内多有异物残留,脑组织存在不同程度的破坏,多并发颅内血肿,伤情多较危重。

(1) 根据伤道的不同分类(图 4-21)

1) 切线伤:投射物与头颅呈切线方向擦过,射入口和穿出口相距较近,造成头皮软组织、颅骨和脑组织沟槽状损伤。将仅伤及颅骨、头皮者称浅切线伤,累及硬脑膜、脑组织者为深切线伤。

2) 非贯通伤(盲管伤):仅有射入口,无穿出口,致伤物停留在颅内伤道的远端。

3) 反跳伤:又分为颅外反跳伤和颅内反跳伤。投射物击中颅外板反弹跳出,称颅外反跳伤。此型致伤物未进入颅内,仅累及头皮及颅骨,硬脑膜多完整。投射物穿入颅内后受到入口对侧颅骨的抵抗,变换方向反跳停留在折射性伤道内,称颅内反跳伤。此型可造成多方向的复杂伤道和多处脑损伤。

4) 贯通伤:有射入口与穿出口且相距较远,可贯通两半球、同侧多个脑叶或小脑幕上下,致伤物多已遗失,颅腔形成贯通的伤道。

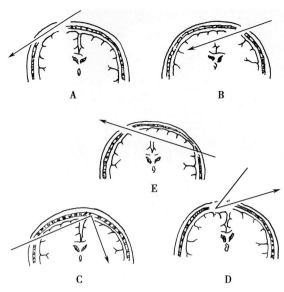

图 4-21　颅脑火器性投射物造成不同伤道示意图
A. 切线伤；B. 非贯通伤；C. 颅内反跳伤；D. 颅外反跳伤；
E. 贯通伤。

此外,根据致伤物穿过某些特殊结构或处理上的要求,火器性颅脑损伤另又分为经眶或经鼻旁窦的颅面伤、脑室穿透伤、静脉窦伤、颅后凹伤、霰弹伤等。

(2) 伤道的病理改变:随着科学技术的发展,现代火器致伤物的特点是速度快、密度大、质量轻、致伤效应强,造成的损伤复杂而严重。火器伤的伤道,除投射物直接损伤的原发伤道外,由于内冲击波所造成的瞬时空腔效应引起伤道周围组织的广泛损伤。伤道的病理改变可分为以下 3 个区域。

1) 脑组织坏死区:又称为原发性伤道区。位于伤道中心,脑组织毁损,伤道内充满破碎的脑组织,混有血凝块和血液,以及颅骨碎片、头皮软组织碎屑及体外带入的其他异物。非贯通伤致伤物多停留在伤道远端。伤道的大小不仅与致伤物的大小、形状、射入角度等有关,与颅脑组织解剖结构特点,以及能量的传递也有关。高速投射物造成的毁损区域远大于致伤物本身大小。小质量碎片或钢珠射入脑组织内迅速减速,常造成浅而宽的伤道,同时小质量致伤物在遇到阻力时易改变方向,可造成迂回曲折的复杂伤道。此外致伤物击穿颅骨时,飞溅的颅骨碎片形成继发性投射物,尚可造成复杂的伤道。

2) 脑挫裂伤区:位于原发伤道坏死区周围,是由于高速致伤物冲击波形成的瞬时空腔效应所引起。此区内脑组织尚连续,但有出血、水肿、神经元肿胀、崩解,轴突和髓鞘肿胀、破裂,星形细胞和少突胶质细胞肿胀与崩解等改变,或呈缺血性变。高速枪弹伤常可引起爆炸效应,头颅炸裂,脑组织飞溅于颅外,并损伤主要神经结构和脑组织,造成迅速死亡。低速枪弹或弹片伤空腔效应较小,损伤范围亦较小。

3) 脑震荡区:位于脑挫裂伤区周围,光镜下常无明显形态学变化,以充血水肿反应为主,伴有功能障碍,但可逐渐恢复。

近年来研究证明,高速致伤物不仅可造成直接致伤部位的损伤,由于压力传递、冲击波加速效应,可造成邻近组织器官的损伤,如面、颈部损伤时常伴有近颅底部的脑组织挫裂伤及出血;颅脑损伤时也可出现颈髓损伤。此外,压力波造成的循环系统剧烈变动,可导致远隔部位的组织损伤,即所谓的"远达效应",如颅脑损伤时伴有心脏、肺的出血;胸、腹部损伤时引起的脑部微血管破裂等。另外,火器伤还可以引起全身性的神经内分泌、代谢、酶功能、免疫、凝血和纤溶系统等的改变,故火器性颅脑损伤的严重性不仅在于局部损伤本身,尚应注意对全身的影响。

二、诊断

开放性颅脑损伤可以直接看到创口,易于诊断,但对颅内情况有赖于 X 线片和 CT 检查(图 4-22)。

三、治疗

(一) 急救和转运

1. 有休克表现者,积极抗休克处理。包括迅速对伤口进行包扎止血,减少出血和污染,必要时可作暂时性缝合,有条件可快速输血、补液、补足血容量,尽早使用抗生素。

2. 创口大,有脑组织外膨者,要将膨出脑组织妥善保护,避免损伤与污染。

3. 创口内留有致伤物者,不可贸然撼动或拔出,以免造成致命性大出血。

4. 昏迷伤员取侧俯卧位,保持呼吸道通畅,及时清除口腔及呼吸道分泌物、血液、呕吐物等。昏迷者应防止舌后坠,必要时应用气道通气管、气管插管或行气管切开,以保证呼吸通畅并供氧。

5. 根据伤情,力争尽快将伤员转运到有条件的医疗单位行后期处理,并填写好伤情记录。

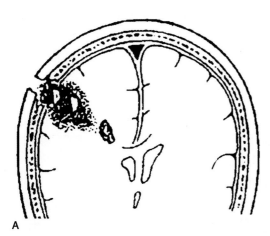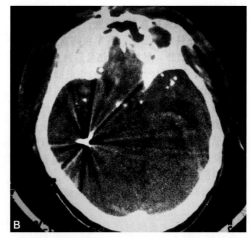

图 4-22　开放性颅脑损伤示意图(A)及火器颅脑损伤 CT(B)表现

（二）后期处理

后期处理是在经必要的术前检查和准备后,尽早施行彻底颅脑清创术和修复术。伤员后期处理是否及时与得当,是影响预后的关键性因素之一。如后期处理不当,可发生严重颅内并发症而导致死亡。后期处理的关键在于"早期"和"彻底",一般伤口应尽量在伤后 2~3 天内处理,但同时还要注意伤员的全身情况。后期处理中注意事项:

1. 在伤员全身情况较差(如过度疲劳、脱水、生命体征不稳等),不太适合手术时过早进行清创,会影响治疗效果。

2. 片面追求清创彻底,勉强摘除脑深部异物,过多地损伤正常脑组织或伤及了颅内重要血管、神经而加重了脑损害。

3. 清创不彻底,颅内遗留碎骨片及其他异物,可致颅内感染。

4. 不考虑伤口具体情况,对不应严密缝合的伤口作了严密缝合,以致感染向颅内扩散。

5. 对颅内血肿的特点认识不足,可突发脑疝。

（三）后期处理的分期处理原则

开放性颅脑损伤应根据患者全身情况、受伤时间和有无感染等情况,进行分期处理,争取达到较好的治疗效果。

1. 早期处理　外伤 3 天以内,特别是伤员一般情况良好,伤后即给予抗菌药物者,可迅速进行清创手术。危重和远途转送来的伤员,如无紧急手术适应证,应先给予支持疗法(如输血、输液、抗菌药物等),待情况好转后再进行手术。

2. 延期处理　伤后 3~7 天,伤口无感染者可进行清创手术,术后不缝合或只部分缝合伤口;已有感染者不再行清创手术。但当伤口引流不畅时可将头皮创口延长切开,以咬骨钳扩大骨窗,摘除浅部异物,以利感染性分泌物引出。此时不作脑内清创以免感染扩散,待用抗菌药物控制感染后再行脑清创及深部异物摘除。

3. 晚期处理　超过 1 周的伤口均属晚期,感染程度多较重,处理原则是先控制感染,及时换药,但脓液引流不畅者可做引流手术,同时清除浅部异物、碎骨片。待伤口愈合后或感染已被控制时,再摘除深部异物。

（四）开放性颅脑损伤的清创手术

清创的目的是将创道内污染物、坏死碎裂的脑组织、血块等清除,使创道干净、清洁,并修补硬脑膜,变开放伤为闭合伤。开放性颅脑损伤清创要求尽早、彻底,同时尽可能不损伤正常脑组织,保护脑功能。手术必须将需要与可能有机地结合起来,并根据伤员病情和手术条件进行综合考虑。

1. 紧急手术适应证　开放性颅脑损伤按分期处理原则均需清创,但部分患者应紧急手术,包括:①伤道内血肿形成,病情进行性恶化,特别是脑疝形成者;②伤口大出血,见于脑皮质大血管或静脉窦损伤,应在充分准备后进行手术;③大量脑脊液外漏,多见于脑室穿通伤,需及时手术清除积血、异物及碎裂脑组织,防止因脑脊液大量流失而引起脑室塌陷或感染;④颅后窝穿通伤,小脑出血、脑组织液化或水肿等,有突然使脑干受压而致生命危险者,应尽早行清创及减压术;⑤累及眼眶、鼻旁窦的穿通伤,常有脑脊液漏,发生感染的可能性较大,根据脑伤及创口大小情况,也可尽早手术。

2. 清创手术主要步骤　根据伤情应作从头皮到脑伤道的逐层清创术(图 4-23)。

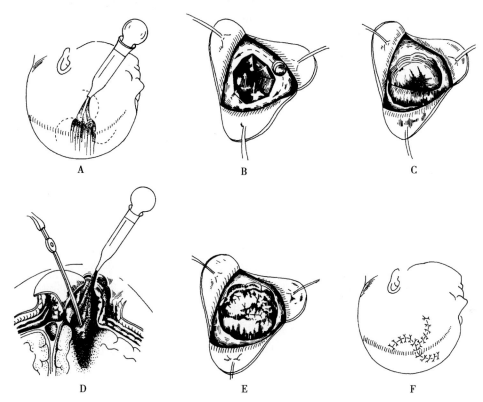

图 4-23　开放性颅脑损伤清创手术主要步骤
A.清洗伤口;B.头皮清创,并可适当延长切口;C.颅骨清创;D.脑清创;E.术野清洗,止血,
严密缝合硬脑膜;F.缝合头皮置引流。

(1) 头皮切口:主要根据头皮缺损大小、形状而定,不宜切除过多,但应去除失去活力的组织,并修齐创缘。钝器伤口或火器伤入射口做梭形或"S"形切口,或在射入口做皮瓣,射出口做梭形或"S"形切口。经颜面部射入的非贯通伤可做冠状切口;射入、出口接近的贯通伤可做一个皮肤切口。对创口不大、颅内损伤严重者,可做头皮创口清创缝合,另做骨瓣开颅进行清创。

(2) 颅骨、脑膜的处理:摘除颅骨碎骨片,从骨缺损中心部位向外扩大咬除骨质,根据手术需要做成骨窗。有时颅骨污染重,为减少感染机会,可在损伤颅骨附近的正常颅骨上钻孔,然后用咬骨钳沿损伤口切除而做成骨窗。修剪硬脑膜,放射状扩大切开并显露脑伤道。

(3) 脑清创:是开放性颅脑损伤治疗的最重要环节,可按下列步骤进行:①由浅及深逐步沿伤道走向进行探查,手术应严格限制在创腔内,并沿着伤道进行清创处理,避免造成假伤道,形成新的脑损伤和增加污染机会。②除深部或重要部位异物清除有导致颅内重要的血管、神经核团及传导束损伤的危险而可残留外,其余伤道内的异物、积血及破碎、糜烂的脑组织等应彻底清除。必要时可于术中拍片,与术前对照,避免异物遗漏。如伤及脑室,要彻底清除脑室内积血和异物,并放置脑室外引流管,防止脑室感染和发生阻塞性脑积水。③清创后脑组织塌陷,颅内压不高者,应争取一期缝合硬脑膜。④如果脑挫裂伤严重、清创后脑组织仍明显肿胀或膨出、颅内压较高者,在除外其他部位血肿等原因后应行去颅骨瓣减压术,不缝合硬脑膜。⑤关颅:头皮创口应分层严密缝合,张力过大者可作切口延长、筋膜下游离、两侧减张切开后缝合。若头皮缺损较大不能缝合者,应做转移皮瓣。锐器伤创口整齐、颅骨损伤不重、颅内无出血及异物存留者,可仅作头皮、颅骨清创,缝合破裂的硬脑膜及头皮。⑥对伤道内的异物应做细菌培养和抗生素药敏试验,以指导术后抗生素的应用。

(江荣才　刘亮)

第五章　头皮与颅骨病变

第一节　头皮肿瘤

头皮肿瘤分为2类：①良性肿瘤：包括表皮样囊肿、皮样囊肿、皮脂腺囊肿、黑痣、淋巴管瘤、头皮血管瘤、神经纤维瘤、脂肪瘤等，有研究显示，82.3%的头皮病变均起源于头皮自身的基本结构，其中皮脂腺囊肿约占头皮良性占位的一半，但术前正确诊断率仅为7.14%；②恶性肿瘤：包括基底细胞癌、鳞状上皮癌、黑色素瘤、肉瘤等。头皮恶性肿瘤的发病率较良性肿瘤大大减低，有文献报道头皮恶性肿瘤仅占头皮肿瘤1.4%，头皮恶性肿瘤多发于发质稀少、头皮常直接暴露于日光下的中老年人，且随年龄增加，发病率也随之增加。但这并不绝对，有相当一部分的头皮恶性肿瘤发生在无脱发的人群中。头皮肿瘤的发病患者群呈双峰分布，有研究显示，在有头皮肿瘤的197例女性中，28%发生于50岁以下的中青年女性，这说明除光照外头皮肿瘤还存在着其他重要的致病因素，另外，该研究还指出女性头皮肿瘤多好发于额顶部（约67%），而男性头皮肿瘤更倾向发病于耳后及颞枕部（约50%）。身体其他部位皮肤和皮下组织内所发生的肿瘤，也可发生在头皮，并且其他部位的恶性肿瘤也可转移至头皮。

一、临床表现

1. 表皮样囊肿（图5-1）与皮样囊肿（图5-2）　均是胚胎残留组织形成的肿瘤。表皮样囊肿的发病机制分先天性和获得性两种。现普遍认为：在胚胎发育3~5周时，由于外胚层细胞异位，在神经管关闭期间，在神经组织内发育形成表皮，最终形成表皮样囊肿。其中表皮样囊肿也可由于损伤、手术使上皮细胞植入皮下而形成。皮样囊肿发病机制与表皮样囊肿相似，也起源于异位的胚胎上皮细胞。在胚胎发育早期（3~5周），遗留在神经嵴的外胚层上皮细胞被逐渐闭合的神经管包裹，最终逐渐发展形成皮样囊肿。皮样囊肿和表皮样囊肿多发生于年轻人，男女无差异。皮样囊肿好发于儿童，出生时即已存在，随着年龄增长包块逐渐增大而被发现。据文献报道，皮样囊肿可发生于全身各组织器官，头皮、脑、脊髓、颅骨、眶周、鼻部、腹腔、盆

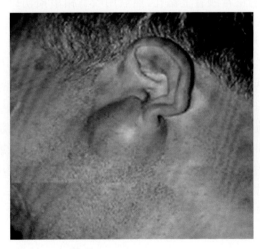

图5-1　表皮样囊肿

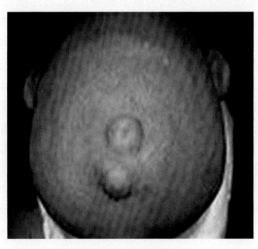

图5-2　皮样囊肿

腔、卵巢、睾丸等均可能累及。在某些部位,如眶周,皮样囊肿甚至是居首位的良性肿物。在头皮及颅骨肿物中,皮样囊肿也是常见的类型。虽然皮样囊肿为先天性疾病,但往往出生时并不显现,随着年龄的增长,囊内容物逐渐增多,囊肿逐渐增大,向体表突出或向深部扩展而被发现。肿瘤多为单发,好发于颞顶区及枕区,其中表皮样囊肿又称胆脂瘤或珍珠瘤,来源于胚胎残留的外胚层组织。肿瘤多为圆形,质软,且大小不一,边界清楚,囊壁为白色,有珍珠样光泽。囊内为"豆渣样"或"云母样",也有称"蜡样"内容物,有些含部分囊液,为复层扁平上皮角化物质,其中可见发亮的胆固醇结晶,囊壁偶有钙化。肿瘤生长缓慢,可影响并压迫颅骨,使其变薄,肿瘤基底部常与颅骨外板粘连。两者主要区别在于皮样囊肿除了囊壁被覆有复层扁平上皮外,囊内还包含有中胚层形成的皮肤附件如毛囊、皮脂腺及汗腺等,囊内容物多为黄白色,可含有毛发。在体格检查中,皮样囊肿的触感有一定的特殊性:病灶一般较圆,手感软而富有韧性,无触痛,局限于头皮内的病灶有一定的活动度,位于骨膜下层者一般不可推动。

2. 皮脂腺囊肿(图 5-3)　又称粉瘤,是皮脂腺分泌物潴留所形成的肿物,是临床上常见的皮肤良性病变,可发生于任何年龄,但以皮脂分泌旺盛的中青年时期多见,囊内有白色豆腐渣样分泌物是其特点。皮脂腺囊肿发病原因多为各种原因导致的位于真皮及表皮内的皮脂腺在表皮的开口狭窄或阻塞,导致腺体产生的皮脂在腺体内集聚、增大,并向压力较小的皮肤表面突起及疏松皮下组织突入,形成的一个由扁平皮脂细胞构成囊壁的、内含豆腐渣样皮脂的浅层肿物。好发于头面、颈、背、臀部,但以头面部最多,发生率约为 7%,常单独发生。临床表现为生长十分缓慢的圆形真皮或皮下结节,硬度中等或有弹性,表面光滑,无波动感;常在皮肤表面发现开口,开口即皮脂的开口所在,可从此挤出白色豆腐渣样内容物。囊肿在外力下可以破裂而暂时消退,但会形成

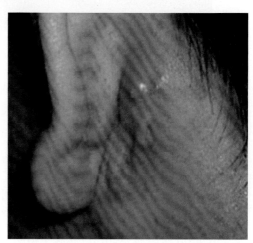

图 5-3　皮脂腺囊肿

瘢痕,且容易复发。皮脂腺囊肿分为单纯性皮脂腺囊肿、粘连性皮脂腺囊肿及感染性皮脂腺囊肿。一般肿物相对较小,常见于皮脂腺丰富的颜面部,小的如豆,大则可至小柑橘样。囊肿呈圆形,位于皮内,并向皮肤表面突出,囊壁与皮肤紧密粘连,中央可有一小色素点。临床上可以根据这个主要特征与表皮样囊肿作鉴别。

3. 头皮血管瘤　是起源于血管的良性肿瘤,常见于皮肤和皮下组织层,主要分为 3 种:①毛细血管瘤(图 5-4):又称草莓状痣,多见于女婴,肿瘤是由大量交织、扩张的毛细血管组成,表现为大小及形状各异的红斑,高出皮肤,呈草莓状分叶,边界清楚,质软,为葡萄酒色或鲜红色,压之色褪。在婴幼儿期多为鲜红色,生长在发际内者因受密集的毛囊影响而呈暗色。部分肿瘤在婴儿出生后半年到 1 年内会自动消失。②海绵状血管瘤(图 5-5):主要由皮下异常增生的静脉血窦组成。血窦大小不一,有如海绵状结构,窦腔内充满静脉血,彼此交通。表现为无自觉症状、生长缓慢的柔软肿块。常在出生时或生后不久发生,成人较少见。血管瘤多位于头皮深部,呈球状隆起于头皮表面,大小与形状各异,头皮颜色可正常或呈紫蓝色。有时皮肤表面可见曲张的静脉,并可触及小的静脉结石。肿瘤边界不清,触之柔软有弹性感,可压缩,头低位时较易充盈、隆起,抬头后消失。头皮海绵状血管瘤均可出现头皮局部轻微隆起的青紫色肿块,瘤体上无毛发生长,肿块质地软,境界清楚,有明显的压缩性,部分稍有弹性,如有钙化少部分有压痛。生长在颞侧的极少部分患者颞下颌关节运动轻度受限。经头皮软组织 CT 检查可发现皮下肿瘤组织,B 超检查可获得肿瘤组织大小直径、大体轮廓和肿瘤范围,帮助术前充分设计切除肿瘤范围和结构变化。在临床工作中,头皮海绵状血管瘤常与以下几种疾病相互鉴别诊断:①来源于头皮肿瘤,如头皮皮脂腺囊肿、表皮样囊肿和皮样囊肿等;②来源于颅骨肿瘤和瘤样病变,如颅骨骨瘤、胚胎样颅骨肿瘤、颅骨软骨瘤、颅骨软骨肉瘤、颅骨巨细胞瘤等。头皮海绵状血管瘤治疗以手术切除为主,术前需要充分估计病变切除范围,术中尽量彻底切除全部血管瘤瘤体组织,尽可能避免残留瘤体组织,防止术后残留和复发。术后病理显示头皮海绵状血管瘤为大量脂肪组织和大而不规则的血管腔,内衬单层内皮细胞,外膜细胞增生。③蔓状血管瘤:青壮年多见,常有外

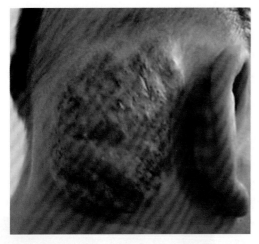

图 5-4　毛细血管瘤

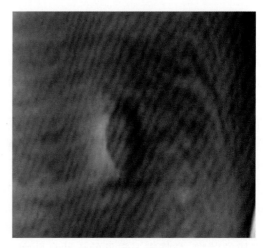

图 5-5　海绵状血管瘤

伤史。肿瘤为局限性包块,由较粗大的迂曲血管构成,外观呈蚯蚓状或条索状,主要由扩张的动脉与静脉吻合而成。病变多位于皮下或肌肉内,亦可侵及颅骨,范围较大,甚至可遍及全头皮。可触到连珠状迂曲而粗大的血管及搏动,可在皮下滑动,有弹性。部分听诊可闻及持续性吹风样杂音,并伴有较重的头痛、头晕及耳鸣等症状。若将供血的动脉全部压闭,上述之搏动及杂音消失。

4. 神经纤维瘤　神经纤维瘤是来源于神经主干或末梢的神经轴索鞘及神经束膜细胞的良性肿瘤,可发生于全身各处,大部分为单发病变。神经纤维瘤病是神经嵴细胞分化异常,而导致的多系统损害的常染色体显性遗传病。头面部是神经纤维瘤的好发部位,分为 3 种:①神经纤维瘤(图 5-6):常为单发,瘤体较小,边界清楚,肿瘤质韧、光滑、可在皮下活动。肿瘤为实质性,圆形或梭状,多见于上颈段神经的分布区。其长轴沿神经干走行纵向发展,表面皮肤一般正常。有自发性疼痛或触压引起相应神经分布区的麻木感及传导性疼痛。②神经纤维瘤病(图 5-7):表现为散布全身各处、大小不一的皮下、沿神经干分布的无痛性结节,肿瘤多呈梭形,有传导性疼痛,其长轴与神经干支的走行方向一致,可发生在一条或几条神经干分支上。呈肉色或粉红色,触之柔软,界限清楚,但无明显包膜,有皮肤色素斑。神经纤维瘤病在头皮常见于三叉神经或枕大神经的分布区。神经干变粗,为串珠状,神经纤维呈蔓状生长,头皮变厚,多有融合的片状软结节,周围结缔组织增生。皮肤呈折叠悬垂状,形成皮肤赘生物,可散布于全身各处。神经纤维瘤有时可伴有颅内双侧听神经瘤。神经纤维瘤病常有家族史,与常染色体显性遗传有关,自幼儿时起病,成年后常停止生长。③神经鞘瘤:又称施万细胞瘤或神经膜纤维瘤,沿周围神经或脑神经分布,多为单发,常见于头皮和四肢皮下,偶见于躯干和内脏。神经纤维瘤具有侵袭型生长特征,瘤体界限不清,目前尚无有效根治手段,以手术

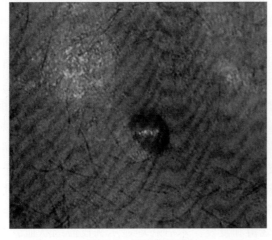

图 5-6　神经纤维瘤

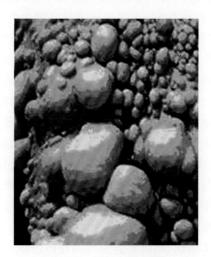

图 5-7　神经纤维瘤病

治疗为主。头皮是外露部位,肿瘤切除后常造成秃发影响外观。头皮血供丰富,且神经纤维瘤内常伴有畸形静脉或动静脉瘘,巨大瘤体切除术中出血过多是手术面临的最主要风险。需要根据瘤体位置、大小和患者具体情况选择合适的手术治疗方法。

5. 淋巴管瘤 由淋巴管增生和扩张而形成的一种良性肿瘤。主要由内皮细胞排列的管腔构成,其中充满淋巴液。因组织结构不同,临床上又分为 2 种:①毛细淋巴管瘤是由新生且扩张的淋巴管组成,表现为挤压后暂时缩小的无痛性肿块;②海绵状淋巴管瘤是一种多房性囊肿,囊壁衬有内皮细胞,表现为不易压缩的柔软肿块。儿童发病多见,肿瘤生长缓慢,自行消退极罕见。

6. 脂肪瘤 脂肪瘤是一种常见的软组织良性肿瘤,由成熟脂肪细胞构成,可发生于身体任何有脂肪的部位。好发于肩、背、颈、乳房和腹部,其次为四肢近端(如上臂、大腿、臀部)。主要在皮下多见于 40~60 岁中年人,儿童较少见。很少侵犯邻近骨骼,脂肪瘤很少恶变,手术易切除。除了局部肿块外几乎不引起任何症状。可为单发也可为多发,大小可以从几毫米至几十厘米不等。肿瘤生长缓慢,质地柔软,边界清楚,呈分叶状,推之活动度良好,活动时可引起皮肤凹陷。很少引起疼痛,出现疼痛常常是由于大的脂肪瘤压迫外周神经导致的后期症状。

7. 黑痣 先天性黑色素痣(congenital melanocytic nevi),简称黑痣。是十分常见的皮肤色素增多性病变,1%~6% 新生儿的皮肤上可以出现。为先天性黑色素斑,来源于表皮基底层的黑色素细胞,属于良性增生性病变,但有的可恶变成为黑色素瘤。位于真皮层内的黑痣称为皮内痣,是一种不易恶变的成熟痣。位于表皮和真皮交界处的称为交界痣,有发生恶性变而成为黑色素瘤的可能。黑痣呈颗粒状或斑片状,皮内痣表面平坦或稍突出,交界痣平坦而不突出于表面,状如石板。由于头皮经常受到梳头、理发等动作的摩擦刺激,因此黑痣容易发生恶性变。自然状态的中小型黑痣(小型<1.5cm,中型为 1.5~19.9cm)恶变概率<1%;而巨痣(≥20cm)恶变概率<5%。美国一项针对 976 例侵袭性恶变黑痣的研究显示,仅有 0.2% 的恶变黑痣是来源于先天性巨痣。另有一项系统评价研究了 1887—2010 年文献报道中的 178 例转移性恶变黑痣患儿中,只有 28 例存在小到中型的黑痣。当痣迅速扩展,色素加深,周围出现卫星状小瘤或黑色素环时,或当黑痣发生感染、出血、溃疡、疼痛和颈部引流区淋巴结肿大时,应考虑其可能发生了恶性改变。

8. 黑色素瘤(图 5-8) 又称黑色素肉瘤,是一种能产生黑色素的高度恶性肿瘤,大多见于 30 岁以上成人,通常由交界痣恶变而来。凡黑痣色素加深、体积增大、生长加快或溃破、发炎和出血等常是恶变的象征。多发生于皮肤或接近皮肤的黏膜,也见于软脑膜和脉络膜。白种人比有色人种多见,好发于成年人,并随年龄增长发病数增加。病变部位头皮如有黑色素斑或黑痣,因理发、洗头、瘙痒的反复刺激或长期戴帽的压迫与摩擦,表皮糜烂,可见依附的毛发脱落,并逐渐增大发生恶变。按其形态分为 2 型:①结节型黑色素瘤:病变呈结节状高出皮面,颜色

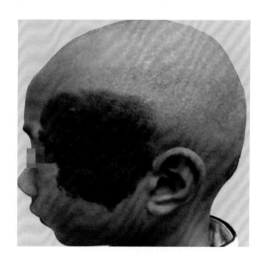

图 5-8 黑色素瘤

多为黑色,也可系褐色、蓝黑色、灰白色或淡红色。周围绕以红晕,表面光滑,呈息肉状或菜花样,发展迅速可自行溃破而渗血。此型于很早便可发生转移,出现区域性淋巴结肿大,并常转移至肺、脑、肝等脏器。转移前接受治疗者,5 年生存率为 50%~60%。②浅表型黑色素瘤:或称湿疹样癌,生长较慢,转移也较迟。5 年生存率为 70%。

9. 基底细胞癌(图 5-9) 又称 Rodent 溃疡,起源于表皮及其附件的基底细胞。瘤细胞呈梭形或多角形,核染色深,无角化或棘细胞的特征,肿瘤极少发生远处转移。是一种低度恶性、侵袭性的头皮肿瘤。多发病于发质稀少的人群,这与紫外线的辐射有着非常紧密的联系;多见于中年女性,男性少见。以前额区头皮较多见,也可发生在头部瘢痕或角化痣处。肿瘤初发时为有光泽或花纹状结节,表面逐渐破溃成为边缘不整齐的溃疡,易出血,创面不易愈合。基底细胞癌多为结节性,且早期没有任何临床征象,MRI 表现多为类圆形 T_1WI 稍低、T_2WI 高信号影。肿瘤生长缓慢,可向深部浸润发展,常破坏颅骨。

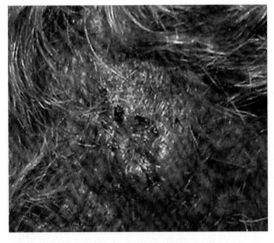

图 5-9　基底细胞癌

10. 鳞状上皮癌　多见于中年男性,好发于头皮、面部、颈部及手背等暴露部位,常有明确致癌物质接触病史,或由皮肤溃疡恶变而来。鳞状细胞癌形态大多不规整,大体常呈菜花样改变,突破头皮表层生长,表面常破溃、感染、出血。鳞状细胞癌又称棘细胞癌或表皮样癌,起源于外胚叶,生长较快。根据细胞形态不同,可分为 3 种:①纤维状癌:其细胞呈纤维状或带状,胞核位于中部;②蝌蚪状癌:其细胞形似蝌蚪,较粗大并位于一端,常出现多核或双核;③圆形细胞癌:其瘤细胞呈圆形或立方形,胞膜清楚,胞核为圆形。肿瘤发展缓慢,病程较长,早期为一疣状突起,逐渐形成硬结,并发展成乳头状。癌肿表面易出血,常感染化脓。肿瘤常浸润至周围正常组织,深部可达肌层和颅骨,甚至可突破脑膜向颅内侵袭。

11. 肉瘤(图 5-10)　起源于皮下软组织,根据病理学分为 3 类:①纤维肉瘤,一般来自皮下纤维组织或筋膜,多见于四肢和躯干。枕颈部和眼眶部多见,多为中年人。开始为局部出现硬而无痛的结节,生长迅速,隆起明显并压迫头皮,使其萎缩发生溃疡。触之瘤质较硬,不活动,不痛,有胀感。②横纹肌肉瘤,多见于青少年,肿瘤质硬不活动,发展迅速,常侵袭颅骨,肿瘤血液供应丰富。③脂肪肉瘤,以中老年居多,常无明显症状,或偶有压痛。肿瘤呈浸润性生长,瘤质较软,不活动,可累及头皮和颅骨。少数患者头颅局部有外伤史。

12. 转移性肿瘤　转移瘤是继鳞状细胞癌、基底细胞癌之后的第 3 高发的头皮恶性肿瘤,约占头皮恶性病变的 12.8%。全身各部分的原发恶性肿瘤均能经血液转移至头皮,其中以乳腺癌(51%)头皮转移最常见。直接侵犯、种植转移和淋巴转移也是恶性肿瘤发生头皮转移的途径。另外,以头皮转移为首发临床表现而就诊的恶性肿瘤病例偶有发现,目前肺腺癌、结直肠癌、甲状腺癌、肾癌、胆囊癌、胰腺癌、喉癌、腹膜后恶性纤维组织细胞瘤等恶性肿瘤发生头皮转移的病例均有报道。头皮转移瘤的患者一般很少感觉疼痛,而是最先发生皮肤颜色改变或发生炎症性红斑,可触及皮肤及皮下小结节或溃破、出血才被发现。侵袭性黑色素瘤常表现为具有色素沉着的质硬结节,任何具有颜色异常的皮下结节都应考虑到转移性黑色素瘤的可能。

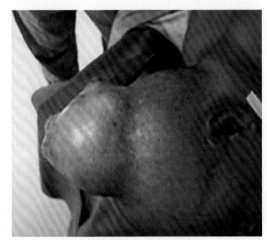

图 5-10　肉瘤

二、影像学检查

目前头皮占位病变的影像检查方法主要包括超声、CT 及 MRI 检查。X 线检查也可用于临床诊断,但仅在肿块巨大、明显,或已有明显的骨质破坏的情况下方能观察到。超声检查方便、简单易行且价格较低,对患者自身要求较低,可作为头皮软组织病变的初筛检查方法,但诊断特异性较差,也难以对病变进行定性诊断。CT 检查具有很高的密度分辨力,可广泛应用于临床,但头皮占位较小或病变密度与头皮正常软组织密度相近时难以观察到。MRI 检查对头皮的影像特异性和组织特异性区分较 CT 检查敏感、准确 MRI 能敏感地提示头皮占位的骨髓侵犯和周围神经损害,可作为头皮占位的首选影像检查方法。CT 检查对于骨组织成像,特别是恶性肿瘤导致的直接性骨破坏的患者具有相应的优势。因此,在具体的临床环境中,临床医生需结合各种条件因素诸如检查成本、患者特异性、禁忌证(如过敏、妊娠、肾衰竭)等选择合适的检查方法。此外,PET/CT 也可用于头皮占位的诊断。

（一）正常头皮影像表现

在 CT 和 MRI 影像中,头皮可被区分为皮肤(表皮/真皮)、皮下组织、帽状腱膜-腱膜下疏松结缔组织-骨膜 3 个层次分明的层面。头皮的皮下脂肪内具有垂直走行的网状纤维,这些网状纤维结构能牢固地将真皮皮瓣和帽状腱膜固定在一起。T_1WI 影像能够非常清晰地显示脂肪组织并与其他组织结构对比,因此在 MRI 上,头皮从外到内依次表现为等信号的表皮和浅层结缔组织层、高信号的皮下脂肪层以及低信号的颅骨外板。值得注意的是,9~11 岁的儿童骨骼内黄骨髓脂肪化,致使颅骨外板在 MRI 上可与颅骨内板相区分,这是一个典型的影像标志。在 CT 影像中,最外层的皮肤及附件形成 1~2mm 厚的线状中等密度影,其下为约 5mm 的以脂肪密度为主的低密度影,再向下是贴近颅骨的骨性高密度影。顶骨、耳外肌、颞肌由于肌肉组织较厚,在 CT 上可显示肌肉组织密度,厚度因个人肌肉厚度而异。了解并正确区分头皮影像上所显示的组织学层面对准确诊断病变位置、评估侵犯程度及范围具有至关重要的作用。

（二）良性占位病变

大多数头皮良性占位的 CT 定性诊断并不困难,但因头皮软组织较薄、病灶较小或因病灶与周围头皮软组织密度差异性较小而造成漏诊;另外发生于头顶部的病变由于扫描层面的限制容易漏诊。遵循正确的阅片顺序和方法,对影像进行三维重组或补充 MRI 检查均能大大减少漏诊率。

1. 脂肪瘤和血管瘤 脂肪瘤和血管瘤均是临床上非常多见的头皮良性占位。在 CT 影像上脂肪瘤多表现为类圆形或扁圆形均匀极低密度的包块影,影像上以 CT 值为负值最有特征性,部分病灶可见少许分隔。血管瘤在 CT 影像上表现为软组织密度影像,形态大多规整,边界清楚;在 T_2WI 上呈现明显的高信号改变,可因瘤体内情况复杂,T_1WI 信号高低各异。在 MRI 上,血管流空效应和增强后强化是诊断血管瘤的特点。部分特殊血管瘤如肌内海绵状血管瘤,病灶边缘常会出现条带状或不规则花边状的 T_1WI 高信号,病灶内可见钙化、静脉石等成分,增强扫描瘤体强化程度明显不均。

2. 头皮囊肿类疾病 头皮囊肿类疾病(皮脂腺囊肿、皮样囊肿、表皮样囊肿等)CT 主要表现为类圆形低密度包块,由于其所含组织成分不同从而表现出密度差异。大多病灶密度偏低,在 20~40HU 之间,若囊肿内发生感染,蛋白含量增高,或发生出血、钙化、多核蛋白角化会导致病灶密度相应增高且不均匀。

3. 神经纤维瘤 头皮神经纤维瘤常表现为头皮及皮下软组织密度小结节,成人多为不规则、弥漫性软组织增厚,在影像及临床上均缺乏特异性。MRI 可以较好地显示肿瘤与瘤旁组织、肌肉、血管、神经等的解剖关系,并能显示伴发的颅骨缺损及其他畸形等,是一种较好的检查方法。神经纤维瘤在 MRI 上具有一定的特征,通常头皮神经纤维瘤在 T_1WI 上呈稍低信号,在 T_2WI 上呈轻度稍高信号或等信号。当病变发生囊变、坏死时,病变 T_1WI 信号减低、T_2WI 信号增高;出血时则 T_1WI、T_2WI 信号均增高,部分病灶边缘可见低信号的包膜影。由于病灶内部有大量胶原纤维成分的存在,细胞排列不够密集,故在 DWI 上呈等信号。增强扫描可见较明显的强化改变,强化不均,其内可见迂曲血管影,提示血供较丰富。一般情况下,神经纤维瘤较少侵犯颅骨,但当肿瘤较大时往往只是压迫颅骨,形成压迹。头皮神经纤维瘤 MRI 表现主要应与皮下脂肪瘤、肌内海绵状血管瘤相鉴别。

（三）恶性占位病变

1. 鳞状细胞癌 在 CT 上可表现为形态不规整的软组织肿块影,多因伴发坏死、钙化而密度不均;MRI 主要表现为以 T_1WI 低信号、T_2WI 高信号为主的混杂信号影。病灶可向颅骨侵袭,并发骨质破坏,甚至可突破脑膜向颅内侵袭。

2. 基底细胞癌 基底细胞癌多为结节性,且早期没有任何临床征象,MRI 表现多为类圆形 T_1WI 稍低、T_2WI 高信号影。

3. 转移瘤 典型的 T_1WI 高、T_2WI 低信号改变是头皮黑色素瘤的影像特征,但临床上仍需行组织学活检予以确诊。转移瘤的影像表现因与原发肿瘤密切相关而各异,影像表现也与原发灶相似,但基本表现为形态不规整,内部信号、密度不均,强化不均等,转移瘤的定性诊断并不困难,但诊断转移瘤的基础还是要找到基础病因与原发灶以及依靠病理细胞学诊断或行免疫组化分析。

4. 其他 除以上常见的头皮肿瘤外,恶性横纹肌肉瘤、毛母质癌、血管肉瘤、非霍奇金淋巴瘤、滑膜肉瘤、恶性纤维组织细胞瘤等也偶发于头皮,影像表现缺乏特征性,常误诊为良性病变而造成病情延误。

三、头皮肿瘤的良恶性鉴别

鉴别良恶性可依据好发人群、病灶好发部位、临床特点以及是否发生骨质破坏、是否侵及颅内等几个方面鉴别。常见头皮良恶性病变鉴别要点见表5-1。如血管瘤好发于新生儿及婴幼儿期;皮样囊肿好发于靠近颅缝的位置且多发生于颅顶部;鳞状细胞癌、基底细胞癌、血管肉瘤等恶性肿瘤老年人好发,多发生于颅后部如耳后及枕部,且与稀发、紫外线损害有关;原位黑色素瘤多好发于男性,发生位置对治疗及预后有着重要的评估作用,而临床证实发生于耳屏线后的黑色素瘤预后最差。另外也有某些头皮占位性病变缺乏典型的临床特征,如结缔组织增生性黑色素瘤,色素沉积不明显,极易误诊为良性纤维瘤或瘢痕组织结节。良性头皮占位性病变形态多规则,密度及信号多以均匀为主,恶性占位性病变则更倾向于形态不规整,呈菜花样生长,表面常发生破溃。除恶性黑色素瘤外,大多恶性肿瘤MRI表现为T_1WI低、T_2WI高信号,增强扫描强化不均匀,但部分恶性病变缺乏特异性,易误诊为良性颅骨破坏可作为鉴别良恶性重要因素,这可能与癌细胞经贯穿颅骨的滋养血管的血行转移有关。但这并不绝对,如颅骨内血管瘤也可破坏骨质,但通常表现为骨质吸收,颅板变薄,边界也较清晰。而恶性肿瘤则一般造成虫蚀样、溶骨性骨质破坏,边界不规整。当血管瘤与恶性肿瘤难以鉴别时,可选择增强扫描观察病变内在血供情况,一般恶性肿瘤强化明显、多不均匀,且病灶以边缘强化为主,而血管瘤大多以渐进性强化为其特点。

表 5-1 常见头皮良恶性病变的鉴别要点

病变性质	年龄	部位	形态	表面	密度及信号	强化方式	颅骨及颅内
良性病变	较年轻	多发于额颞部、靠近颅缝	大多规则,边界清楚	不发生出血、破溃	大多均匀,偶伴钙化及出血	均匀强化	不破坏颅骨,较大者可压迫颅骨
恶性病变	中老年	多发于枕部及耳后	不规则,菜花、结节样	常发生出血、破溃	混杂,常并发出血及坏死	不均匀强化	可造成骨质破坏及颅内侵袭

四、手术治疗

1. 适应证

(1) 良性肿瘤:①局部有疼痛者;②肿瘤位于枕部及额部影响功能或美容;③肿瘤因理发、洗头、瘙痒的反复刺激或长期戴帽压迫摩擦、表皮糜烂、逐渐增大有恶变倾向者。

(2) 恶性肿瘤:在患者全身条件允许的情况下,应尽早进行广泛性根治术。

2. 术前与手术准备

(1) 对血管性肿瘤术前应做血管造影,以了解肿瘤的范围及与颅内血管沟通情况,有利于术中控制出血和彻底切除。

(2) 血管性肿瘤术前应适当备血,以防患者失血过多而引起休克。

(3) 术前进行头颅CT或MRI检查(尤其是怀疑为恶性肿瘤时),以了解病变对颅内结构的影响。

(4) 术中需进行植皮和皮瓣翻转者,术前应设计皮瓣的方式及选择供皮区。

3. 手术入路与操作

(1) 头皮良性肿瘤:手术切除范围以完全切除为原则。切除应注意一定的广度和深度。因有些肿瘤细胞往往超出肉眼可以辨认的界限以外,如有残留,则可能复发。切口通常距肿瘤可见边缘外2~3mm,有恶变倾向者可适当扩大边距,增加切除深度。当病变切除范围较大、不能直接缝合伤口时,可做头皮松解术,局部旋转皮瓣进行缝合,或做皮片移植。

(2) 头皮恶性肿瘤:宜尽早采用彻底手术切除。根据病灶大小、肿瘤侵犯程度、有无转移来决定切口范围和操作深度。一般距肿瘤周边1~3cm,原则是尽可能地做广泛根治。未侵及颅骨者,做头皮全层切除;已侵犯颅骨者,应切除颅骨并扩大到正常颅骨1cm;若已累及板障和内板,则切除范围还应更大些。颅骨缺损范围不大者,一般不做修补。头皮做松解转移皮瓣缝合,缺损较大者行植皮术。有患侧枕部、耳后和颈部淋巴结转移者,应一并行清除术,术后应辅以放疗、化疗及免疫治疗。

第二节　颅 骨 肿 瘤

颅骨肿瘤的种类分为:①颅骨良性肿瘤:包括颅骨骨瘤、颅骨骨化性纤维瘤、颅骨软骨瘤、颅骨巨细胞瘤、板障内脑膜瘤等;②颅骨恶性肿瘤:如颅骨多发性骨髓瘤、颅骨成骨细胞瘤、颅骨网织细胞肉瘤、颅骨纤维肉瘤、颅骨转移瘤等;③颅骨类肿瘤性疾病:如颅骨嗜酸性肉芽肿、黄脂瘤病、颅骨纤维异常增殖症、颅骨皮样囊肿和表皮样囊肿、外伤性颅骨囊肿和畸形性骨炎等。

一、临床表现

1. 颅骨骨瘤　是最为常见的颅骨肿瘤,好发于青年,多见于20~30岁,儿童与老年人亦可发病,男女发生率无明显差异。肿瘤的常见部位为额骨、顶骨,部分骨瘤可以生长在额窦及筛窦内,枕外隆凸亦可见到。按其来源分为松质骨性骨瘤和致密骨性骨瘤两类,前者起源于板障,后者来源于膜化骨的外板,又称象牙瘤。根据骨瘤所在部位和生长方式将其分为3型:①外生型,源于外板,生长缓慢且局限,有的可自行停止生长。②板障型,多发生于板障,范围广泛,呈膨胀性生长,在显微镜下可见成骨性结缔组织内含有丰富的新骨组织,骨小梁粗而厚,肿瘤表面光滑,质地坚硬。瘤体多不大,局部隆起,患者多无自觉症状。③内生型,多向颅内生长,临床上少见。绝大多数骨瘤为外生型,极少引起颅内压增高症状。位于颅底者,常引起相应部位的脑神经症状。

2. 血管性肿瘤　较为常见,多发生于青少年,生长缓慢,常无明显症状。肿瘤常分为毛细血管瘤和海绵状血管瘤2种。毛细血管瘤主要由大量新生血管组成;海绵状血管瘤则为扩张的血窦,窦内壁衬以内皮细胞。海绵状血管瘤按其形状又可分为两型,①球型:有压缩性,可随体位变化;②扁平型:局限于板障内。为颅骨单发或多发局限性肿块,可有轻微疼痛。

3. 皮样囊肿和表皮样囊肿　肿瘤常发生在中年人和青年人,多见于额骨、顶骨和枕骨,呈膨胀性缓慢生长,多无自觉症状。内板和外板有不同程度骨质变薄、分离或破坏,有些较大的肿瘤可引起颅内压增高。

4. 纤维瘤　临床上少见,常见于颅底,类似骨纤维结构异常增殖症,但范围较局限。部分患者可引起脑神经症状。

5. 软骨瘤　较少见,见于中年男性。肿瘤发生在软骨连接处,多见于颅中窝底、蝶鞍旁或岩骨尖部软骨联合部。病理成分主要为透明软骨,有3层结构:表层为胶原结缔组织;中层为软骨组织;基层为肿瘤主体,内含脂肪组织。肿瘤生长缓慢,较大的软骨瘤可引起颅内压增高及相应部位的神经系统症状,常受侵及的部位为颅中窝和小脑脑桥角。

6. 颅骨囊肿　较少见,其病因尚未明了。目前认为病变是在原有骨纤维结构不良或软骨液样纤维瘤基础上,由于外伤或其他因素影响所致。主要以颞部、枕部及眶部颅骨多见,属良性病变。囊肿内有大小不等间隙,呈蜂窝状或海绵样,含有血性液体或棕褐色黏稠液。显微镜下显示囊壁为纤维结缔组织,可见数量不等的多核巨细胞、巨噬细胞,并可见吞噬脂质的泡沫状细胞与红细胞。多见于青少年,本病好发于四肢骨。发生于颅骨者,表现为局部骨性肿块,稍有疼痛感。囊肿生长缓慢,基底部宽,表面光滑,多不与周围头皮粘连,穿刺可抽出血性液体。

7. 颅骨骨髓瘤　是浆细胞异常增生的恶性肿瘤,骨髓内有异常浆细胞(或称骨髓瘤细胞)增殖,造成骨髓破坏。血清中出现单克隆免疫球蛋白,尿内有本周蛋白(Bence-Jones protein,又称凝溶蛋白),最终导致贫血和肾功能损害。本病的病因可能与癌基因及淋巴因子有关,是起源于骨髓组织的全身性肿瘤,约占骨肿瘤的3%。肿瘤为多发性,好发部位除颅骨外,尚有肋骨、胸骨、锁骨、椎体、骨盆和长骨两端。多见于40岁以上成年人,尤其是40~70岁,男女发病比例为1.5:1。肿瘤为实质性,呈暗红色或灰色,质脆,富含血管。头部出现扁平或半球形肿物,生长快,有间歇性或持续性自发性疼痛。肿瘤质软而无波动,压痛明显,可并发其他骨骼(如肋骨、胸骨及椎体等部位)类似病变,多有间歇性发热及恶性贫血。尿中可查出本周蛋白,骨髓象表现增生活跃,少数有大量未成熟的浆细胞。高球蛋白血症是本病的主要表现,骨破坏时患者可有血钙增高。

8. 骨巨细胞瘤 又称破骨细胞瘤,偶见于颅骨,好发于20~40岁的青壮年。肿瘤生长缓慢,多见于颅底的蝶骨和枕骨,颅盖骨发生较少。肿瘤血液供应丰富,显微镜下显示肿瘤的主要成分为基质细胞和多核巨细胞。根据细胞形态可分为3级:Ⅰ级:基质细胞核体大小均匀一致,胞核为梭形或椭圆形,巨细胞量较多,胞体大、胞核多(20~100个);Ⅱ级:基质细胞排列成漩涡状,可见核分裂象,巨细胞数量少,且胞体小,胞核数量减少;Ⅲ级:基质细胞数量多,核分裂象多见,巨细胞胞体小且核少。此分级以Ⅰ级为良性,Ⅱ级为偏良性,Ⅲ级为恶性。肿瘤常位于颅底软骨化骨的蝶骨、颞骨及枕骨,生长缓慢,早期无症状。较大肿瘤可引起相应的症状,如神经功能障碍和颅内压增高等。

9. 纤维肉瘤 起源于骨膜或颅骨板障的成纤维细胞,临床上少见。好发于青壮年,位于颅盖或颅底部,病程发展迅速。组织学检查显示瘤组织呈梭形,细胞大小、形态一致,胞核深染,细胞排列呈栅栏状,核分裂象多见。间质中有胶原纤维,远处转移发生较晚。此病进展较快,颅盖部的肿瘤早期表现为疼痛性肿块,生长迅速,侵入颅内时常引起颅内压增高及其他神经症状,发生在颅底的可出现相应的神经症状和神经系统体征及颅内压增高。位于眶顶部的可出现突眼等。

10. 成骨肉瘤 为高度恶性肿瘤,好发于青少年,男性多于女性,多见于颅盖骨。肿瘤来源于成骨细胞(骨母细胞),病理学表现分为成骨型和溶骨型两种类型。成骨型骨肉瘤其细胞分化程度较成熟,瘤内有许多骨性成分,质地坚硬。溶骨型肉瘤与之相反,病理学检查所见肿瘤为瘤性骨母细胞和骨样组织等,可见散在的新骨形成并有出血、坏死和毛细血管扩张。肿瘤内血管丰富,汇合成窦状。早期为颅骨骨性包块,生长迅速,可有头痛或局部疼痛。周围头皮可见静脉曲张,局部皮温增高,有时可扪及血管震颤或听到血管杂音。可发生肺转移,患者常伴有低热、贫血及体重减轻,血清碱性磷酸酶升高。

11. 网织细胞肉瘤 肿瘤来源于骨髓造血组织,较少发生在颅骨,见于青少年。颅骨局部肿块,生长缓慢,可有自发性疼痛,一般多向颅外生长。病理学检查所见细胞形态不均匀,细胞质多,核肥大,呈圆形或椭圆形,也可呈分叶状。网织纤维染色可发现细胞间有丰富的网织纤维。

12. 颅骨转移瘤 以癌为主,常见原发灶为肺癌、乳腺癌、膀胱癌、肾癌、前列腺癌、甲状腺癌及子宫癌等。多数经血行转移,以颅顶骨发生率高。一般转移瘤分为成骨细胞型和破骨型两种。成骨细胞型多来自前列腺癌、乳腺癌、膀胱癌、肾癌,偶有来自肾上腺的肿瘤。破骨细胞型或溶骨细胞型转移瘤多见,可来自肺、子宫、胃肠道、甲状腺的癌肿及黑色素瘤。颅骨发生单一或多发性肿块,质稍硬、不活动,早期症状不明显。中期和晚期常有局部疼痛。肿瘤增大并向颅内发展者,可有颅内压增高症状。全身系统检查常能发现原发肿瘤。

13. 骨纤维结构不良症 又称颅骨纤维异常增殖症。病因尚未明,多数学者认为与胚胎中形成骨质的间质生长异常有关,也有学者认为与炎症、代谢或内分泌功能障碍有关。其病理学改变主要是骨质被破骨细胞损坏后,局部骨质由未成熟的骨小梁和纤维结缔组织所代替。纤维间质主要为梭形细胞,并呈束状排列,由胶原纤维形成。如发现有大量软骨组织,则有可能转变为软骨肉瘤,但发生恶变者极少。患者多为儿童或青年,以女性居多。骨纤维结构不良症除可单独累及颅骨外,也可发生在四肢骨,如股骨、胫骨和脊椎骨等。若并发皮肤有褐色斑和性早熟,又称奥尔布赖特(Albright)综合征。发生在颅骨者,一般多向颅外突出,很少向颅内突入,因此,一般不会造成颅内压增高。本病常发生于额骨和蝶骨,局部隆起,形成畸形。如累及眶骨时,会使眼球突出;累及面颅可形成"骨性狮面";累及蝶骨造成蝶鞍缩小而影响垂体功能;侵及颅底时,常引起相应的脑神经障碍等。此病在青春期前发展较快,一般成年后病变自行停止,极少恶变,预后良好。

14. 黄色瘤 属于网织内皮系统疾病之一,又称汉-许-克病,亦称黄色脂病,为一种类脂质沉积的代谢疾病。多见于3~5岁的男性儿童,偶发于成年人。多发生于颅骨,除颅骨外也可累及其他扁骨,病变主要发生在骨髓系统,除颅骨外也可累及其他扁骨。其病理特点为肉芽肿样病变,肉眼看来,肉芽组织为黄色或灰黄色的肿块;显微镜下可见大量含胆固醇的网状内皮细胞,即泡沫细胞。此外尚有嗜酸性粒细胞、淋巴细胞、浆细胞及胆固醇结晶。晚期多有结缔组织增生。儿童期发病,病程缓慢,典型病例可发生地图样颅骨缺损、眼球突出和尿崩症组成的 Christian 三主征。在骨缺损处可触及质软的皮下肿物,此外尚可出现低热、贫血、肌肉和关节酸痛与垂体功能障碍等症状。

15. 嗜酸性肉芽肿　本病是一种原因不明的良性全身性骨病。多发生于儿童和青年,偶见于老年人,男性发生率高。全身除指骨和趾骨外均可被侵犯。好发于扁平骨,如颅骨、骨盆、肩胛骨和肋骨等,病变可为单发或多发。短时间内出现头部疼痛性肿物,伴有低热和体重减轻。肿物缓慢增大,质地较硬,有压痛,与周围无粘连。实验室检查外周血中嗜酸性粒细胞和单核细胞增多,白细胞总数偏高,血细胞沉降率加快。头颅 X 线片检查可见圆形或椭圆形溶骨性破坏,边缘不规则与正常骨分界清楚。

16. 外伤性颅骨囊肿　是在过去外伤部位有一与皮肤无粘连的无压痛的骨性肿物。外伤性骨囊肿很少见,一般发生在颅脑外伤以后,由于板障内出血而形成。形成以后很少再发展。多为囊性,囊内有陈旧血性液体,囊壁骨质变薄。镜下,囊壁为纤维结缔组织和骨小梁,有时有胶原组织。囊中有黄色含铁血红素沉着,内有吞噬细胞,吞噬脂质的泡沫细胞和巨细胞。

17. 畸形性骨炎　又名 Papet 病,是一种原因不明的慢性进行性骨病。多发生在中年男性,可有家族倾向,在我国较少见。其多发生在骨,也可发生在骨盆、股骨和脊椎等处或同时发生在这些部位。其特征是在病变发生过程中,同时存在骨质破坏和增殖现象。早期可见血管和破骨细胞增多。骨小梁有不规则的破坏。以后成骨细胞活动生成类骨质及骨化。因此可以同时见到骨质破坏和骨再生现象。这样形成的新骨很脆,故可发生骨性畸形。晚期因有钙质沉着,使骨硬化。早期一般无症状。以后可有头部沉重感。当病情发展出现颅底陷入等骨性畸形时,可出现颅内压增高,视力下降,听力障碍等脑神经症状。血清检查可发现碱性磷酸酶明显增高。

二、影像学检查

(一) 颅骨 X 线片

1. 颅骨良性肿瘤

(1) 颅骨骨瘤:分 2 种。①疏松型骨瘤:内部结构疏松,密度常不均匀,骨小梁内可夹杂有数量和大小不等的钙化点;②致密型骨瘤:多为表面光滑的骨性肿块向外隆起于颅骨外板上,外板常呈弧形突出。内部结构致密均匀,称为"象牙质骨瘤",有时隐约可见排列整齐的丝条状透光阴影,为骨瘤的哈弗斯管系统。发生于额窦或筛小房内骨瘤,常呈分叶状,有时可见带蒂状的阴影。继发于颅骨骨膜下血肿的骨瘤也多为致密型,显示肿瘤为局限性高密度区,外板常呈弧形突出。起源于板障的骨瘤组织呈密度不均匀的斑点状密度减低影,肿瘤边缘清晰。

(2) 颅骨骨化性纤维瘤:呈现蛋壳样的弧形骨化影。

(3) 颅骨海绵状血管瘤:圆形或卵圆形蜂窝状低密度区。瘤体较大时,骨板增厚,边缘规则而锐利,有硬化带。切线位片可见多数呈放射状排列的骨针,但多无迂曲的血管压迹。

(4) 外伤性颅骨囊肿:在肿块处有呈圆形或椭圆形的密度减低透光区。囊肿边缘清楚而锐利,周围有轻度硬化。切线位片见内外板变薄,外板向外膨出。

(5) 颅骨巨细胞瘤:①多囊型,呈膨胀性改变,颅骨壁可见边缘锐利,周围有密度增大的线状浓影,以及形态不规则的多房状骨质破坏区,内有残留的骨小梁相隔;②单囊型,亦呈膨胀性骨质破坏,但边缘规则、锐利,周围密度增大,中间无骨小梁相间隔;③单纯性骨破坏型,仅为骨质破坏,无膨胀性表现。此病应与骨囊肿、骨纤维异常增殖症和胆脂瘤相鉴别。

(6) 颅骨软骨瘤:可见边缘不规则的密度增大的骨性肿块,其中混有密度较低的区域,为软骨部分。亦有呈菜花状者。骨破坏区常侵及蝶鞍、蝶骨小翼、岩骨尖、乳突部、颅前窝底和眶内壁。

(7) 颅骨皮样囊肿和表皮样囊肿:可见软组织肿块阴影,局部颅骨骨质密度减低。呈光滑、圆形或不规则形,边缘锐利,周围有明显的骨质硬化区。

2. 颅骨恶性肿瘤

(1) 颅骨多发性骨髓瘤:可见多数散在的小点状至数厘米直径大小不等的圆形、卵圆形或不规则的透光缺损区。边缘清楚,无硬化带,无骨质增生或骨膜反应。早期改变仅限于板障,病变进展时,可侵及内板和外板。偶可见单发病灶。

(2) 颅骨成骨肉瘤:可见大小和形状不等的骨质破坏区,边缘不清楚,局部有软组织肿块影,软组织 X

线片可见有羊毛状骨针。此为溶骨型,在颅骨上较多见。还可见成骨型,局部为硬性包块,即骨母细胞增殖,沿颅板有骨质增生和粗大的骨针。

(3) 网织细胞肉瘤:与其他肉瘤相似,但除有骨质破坏外,尚可伴有轻度增生,软组织肿块内无放射状骨针。

(4) 颅骨纤维肉瘤:可见骨质大量破坏,其中伴有少量残余骨质,很少伴有骨硬化或骨膜反应。局部有较大的软组织阴影,内无明显的放射状骨针。破坏区周围骨质可有较粗糙的密度减低区,无新生骨形成。

(5) 颅骨转移瘤:分2种类型。①溶骨型:占多数,为大小、形状不等的骨质破坏区,无新生骨质,边缘不规则也不清楚。一般为多发性,但也可单发。肺、胃肠道、乳腺、甲状腺等癌肿的转移多属此型。②增生型:为规则、圆形或片状的密度增高区,周围有硬化,但骨质并不增厚。多来自前列腺癌和肾癌转移,少数的甲状腺癌、鼻咽癌或乳腺癌也可发生此型的颅骨转移。在少数病例中,可见溶骨与骨质增生现象同时存在。甲状腺癌的颅骨转移X线片,可见到放射状骨针,易误为原发性骨肉瘤。

3. 颅骨类肿瘤疾病

(1) 颅骨嗜酸性粒细胞肉芽肿:头颅X线片可见圆形或椭圆形溶骨性破坏,呈局限性内板和外板破坏,严重者可超过颅缝,边缘不整齐呈地图状,与正常骨分界清楚。病变可单发也可多发,大小形状不一,其边缘骨质无硬化带。

(2) 黄脂瘤病:好发于颞部和顶部,可见较广泛的多发或单发、形状不规则的地图样骨缺损区,边缘清楚,锐利而无硬化带。在骨缺损区内有时还可见到岛状密度增加的影像。

(3) 颅骨纤维异常增殖症:在早期或颅盖部病变可见小的孤立性囊肿样改变,骨板变薄,板障增宽。囊肿样变呈圆或卵圆形,边缘光滑,无硬化带。晚期或颅底部病变较广泛时,常出现畸形,骨质增厚,阴影密度增大呈"象牙质"硬化改变,多见于额骨眶板和蝶骨小翼部。

(4) 畸形性骨炎:头颅X线片检查,早期显示有单发或多发局限骨质疏松,周围无硬化带,范围不一。以后颅骨的正常结构消失。骨板增厚出现多处大小不等由钙化斑引起的絮状影。一般先侵犯板障和外板,逐步累及内板使之硬化。如发现局限性骨破坏或有放射针状骨质增生及软组织阴影为并发肉瘤的征象。颅底可因骨质疏松畸形而发生凹陷。颅底骨孔和骨裂缩小或无法看清其结构。

(二) CT 和 MRI

发生在头颅的骨肿瘤通过CT、MRI扫描检查,依据其密度(信号)改变,一般都可获得明确的诊断。

1. CT 表现

(1) 骨纤维异常增殖症:额骨水平部及垂直部的局限或弥漫性骨增厚,密度增高,其中可见多个囊状低密度区,可有异常强化(图5-11)。

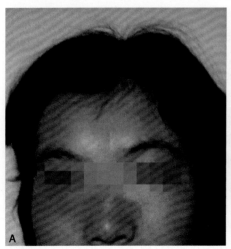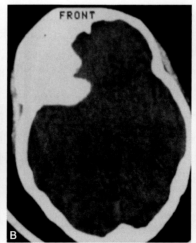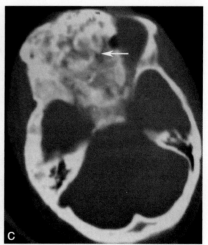

图 5-11　右额眶部骨纤维异常增殖症

A.女性,30岁,右眶突出,复视;B、C.CT表现右额眶骨质增生,为高密度影像。

（2）骨瘤：额骨或额窦、筛小房内可见起自外板或内板的骨性肿块，边缘光滑锐利，密度均一，可多发。双侧枕骨两个向外局限性隆起的骨皮质密度肿块，边缘光滑，密度均一（图 5-12）。

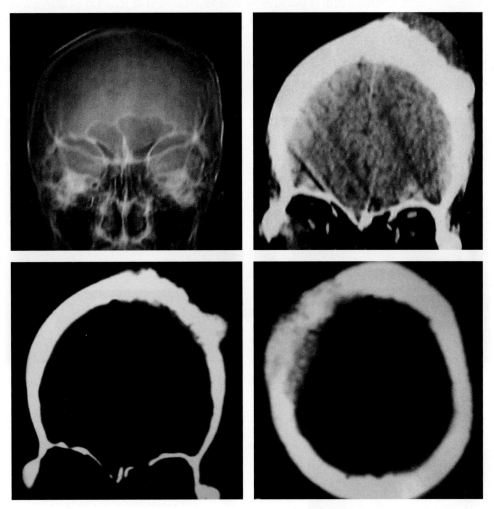

图 5-12 左额顶颅骨骨瘤 X 线片和 CT 轴位及冠状位扫描表现

（3）嗜酸性肉芽肿：多累及额骨，为板障内低密度区，中心高密度为骨碎片，周围有骨硬化，头皮软组织发生肿胀（图 5-13）。

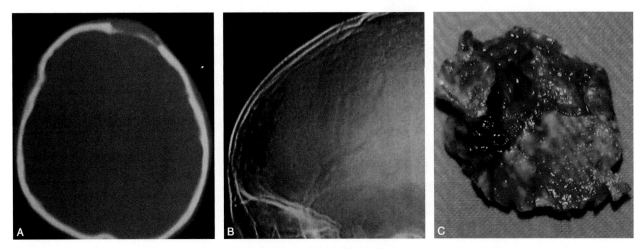

图 5-13 右额嗜酸性肉芽肿
A、B. CT 骨窗位及 X 线片切线位示右额颅骨局部缺损；C. 手术切除后病变外观。

（4）骨巨细胞瘤：肿块为软组织密度，使颅骨呈膨胀性改变，多房状，边缘锐利，向邻近结构内突入。软组织肿块略有强化。

（5）骨囊肿：囊肿表现为局限性低密度区，边界清楚锐利，周边可有硬化，内外板膨隆。

（6）颅骨软骨瘤：可见颅底高密度肿块，呈分叶状，边界清，钙化，肿瘤基底宽且与颅底相连。增强时肿瘤非钙化部分有强化。

（7）颅骨皮样囊肿和表皮样囊肿：可见骨破坏，肿瘤为低密度影，密度可低于脑脊液，边界清楚，偶可有钙化。强化扫描，无肿瘤无增强（图5-14）。

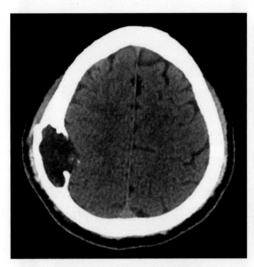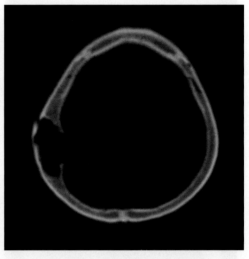

图5-14 右枕骨皮样囊肿CT表现示右枕骨局部低密度缺损，密度低于脑脊液

2. MRI表现 颅骨软骨瘤T_1WI为低信号，T_2WI为高信号，但较少采用该影像手段检测（图5-15）。

三、手术治疗

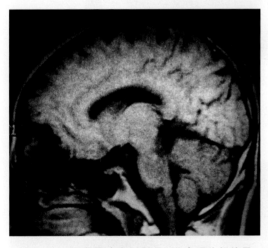

图5-15 额底骨肿瘤MRI T_1WI表现为低信号

1. 适应证

（1）颅骨骨瘤：①直径>2cm，且有局部不适及影响美容者；②向颅内生长，并出现颅内压迫症状者；③骨瘤较小，但影响到外形美观者或患者精神负担重。

（2）骨纤维结构不良症：①位于颅盖部病变，影响美观，或有脑受压症状者；②侵入眶内，致眼球突出并影响视力者；③在颅面部病变有明显畸形，影响外观者。

（3）颅骨表皮样囊肿：均应切除。

（4）颅骨海绵状血管瘤：①当肿瘤向颅内压迫，出现脑受压症状者，可行手术切除；②肿瘤虽小，确有影响美观，患者有精神负担，亦可尽早地予以手术切除。

（5）颅骨巨细胞瘤：①诊断为巨细胞瘤，局部有不适感，头痛剧烈，或影响美观者；②肿瘤侵及颅腔，并产生脑受压与颅内高压症状者。

（6）颅骨肉瘤：①若肿瘤较小，且无全身转移，病变不在颅底、也不位于大血管处，可行手术切除；②虽肿瘤较大，位于颅盖部，身体条件较好，能耐受手术者，亦可行手术切除。

2. 禁忌证 ①肿瘤已转移者；②患者体质不能耐受手术者。

3. 手术操作

（1）切口：根据颅骨肿瘤的大小、部位、生长方向及性质，可选择直切口、"口"形切口、弧形切口、瓣状切口或骨成形瓣切口。肿瘤体积不大者可做线形切口，其位置以尽量不影响外表美观和不切断神经与血管主干为原则。对于体积较大者,可做"口"形切口或弧形皮瓣切口。切开皮肤、帽状腱膜、肌肉及骨膜,充分暴露骨瘤的边缘。

(2)肿瘤暴露与切除:用骨膜剥离子剥开骨膜,充分暴露出颅骨肿瘤及其所侵犯颅骨。若为骨瘤或骨纤维结构不良,肿瘤不大时可用锐利骨凿沿颅骨外板的切线方向凿除骨瘤而保留内板。如有出血可用骨蜡止血;肿瘤较大用凿除法困难时,可在骨瘤上用颅钻钻数个骨孔,以到达内板为度,然后用咬骨钳咬除骨孔间的骨瘤组织,并以骨凿凿平,再以上法处理瘤床,有出血时以骨蜡止血;如骨瘤侵及颅骨内板,向颅内生长,产生压迫局部脑组织的症状,则需要将长有肿瘤的颅骨完全切除。处理连同内板一并切除的肿瘤时在其四周正常颅骨上钻孔4~6个,围绕骨瘤用咬骨钳依次咬除颅骨一周,或用铣刀或用线锯锯开骨瘤骨瓣,撬起骨瘤骨瓣,全部取下骨瘤,骨窗缘有出血时,以骨蜡止血。骨缺损处可用有机玻璃、医用硅橡胶或钛网片行一期修补。对鼻旁窦内的骨瘤可与耳鼻咽喉科合作,经颅或鼻手术切除骨瘤。若为颅骨表皮样囊肿,翻开皮瓣后可看到隆起或已破损的颅骨外板,推开骨膜,钻开隆起的外板,或用咬骨钳从外板破损处扩大骨窗,即暴露出肿瘤。沿肿瘤囊壁剥离,完整取出肿瘤。若囊壁与颅骨粘连甚紧,切开囊壁,用取瘤钳取除肿瘤内容,并用刮匙刮除附着于颅骨上或硬脑膜表面的囊壁,以达到肿瘤全部切除。其瘤床应在周围脑棉保护下,用10%甲醛或0.3%苯酚涂抹,再以生理盐水冲洗,以减少复发。若肿瘤较完整未见破损者,可在肿瘤周边处钻一骨孔,绕肿瘤周围咬除一圈,沿硬脑膜分离肿瘤,连同颅骨一并切除肿瘤,以减少术后复发率。若肿瘤未破出颅骨,内板破坏,外板尚完整,估计与硬脑膜及颅内无粘连,即可在肿瘤四周正常颅骨处钻4个孔,用线锯锯开,沿硬脑膜分离肿瘤,连同颅骨瓣一并切除肿瘤。若囊壁与硬脑膜粘连紧密,不易剥离,可将粘连处硬脑膜连同肿瘤囊壁切除,不做强行剥离,以免出血或伤及脑组织。其硬脑膜缺损处应用颞肌筋膜、骨膜、硬脑膜外层、大腿阔筋膜或硬脑膜代用品修复。若肿瘤侵入硬脑膜下,且造成脑皮质的受压,可沿肿瘤边缘切开硬脑膜,边分离,边行硬脑膜切开,连同硬脑膜与肿瘤一并切除。其硬脑膜缺损处按上法修补。若肿瘤与硬脑膜粘连紧密,且累及静脉窦,难以彻底全部切除时,不可勉强刮除,以免造成不必要的出血与损伤,此时,可用双极或单极电凝烧灼,或用10%甲醛或0.3%苯酚涂抹残留囊壁,以减少复发。对病变侵犯眼眶视神经孔,引起眼球突出及视力障碍的可行眶板切除及视神经孔减压术。对面部畸形严重的可行局部骨切除或凿平突出部分,也可用磨钻磨平突出部分,以达整容之目的。对位于颅盖部分,可做颅骨切除,以后做颅骨修补成形术。放射治疗及药物治疗无明显效果。若为颅骨海绵状血管瘤,距肿瘤边缘1cm左右钻孔4~6个,用线锯锯开骨瓣,若有出血,可由骨缝中填塞骨蜡,行暂时止血;若术前见有板障血管增粗,其经过处留作最后锯开,待骨瓣锯下取出后才全部切除骨瘤。骨缘出血以骨蜡涂抹止血。若有残瘤,以咬骨钳咬除,并用干脑棉保护好四周组织,以10%甲醛液或苯酚液涂抹骨缘,再以生理盐水冲洗,取出脑棉。彻底止血,用有机玻璃、医用硅橡胶或钛网片行一期修补。若为颅骨骨膜窦,因骨膜窦与颅骨粘连紧密,在皮瓣分离后,可见到突出于颅骨表面的暗蓝色、不规则的包块,触之较软。若范围不大,且与颅内大静脉窦交通较明确,则可在骨膜窦周围切开骨膜,细心分离,结扎与静脉窦沟通的静脉。颅骨外板骨孔出血,则用骨蜡涂抹止血,全部切除骨膜窦。若骨膜窦已累及颅骨,则在切开骨膜时钻孔,将骨瘤周边环行咬开,翻开骨瓣,细心地找到肿块蒂部与颅内静脉窦相沟通的静脉,加以妥善结扎或电凝止血,连同受累颅骨一并去除。于颅骨缺损处再行修补。若为颅骨骨巨细胞瘤,颅盖部肿瘤切除前,需在距骨瘤周围1~2cm处做数个颅骨孔,以线锯、铣刀或咬骨钳将孔间骨质锯开或切除,骨瓣连同肿瘤整块切除,可达治愈效果。如颅顶部有骨缺损可行颅骨成形术。但由于肿瘤多生长在颅底,血运又较丰富,很难全部切除。可做部分切除减压、但要保存脑神经功能。对手术困难的患者必须做病理检查、因为巨细胞瘤在良性和恶性之间有部分重叠。对不能全切的患者可以放射治疗,此肿瘤对放射线较敏感,总量为2 000~3 000rad,效果较好。有人认为放射治疗可诱发肿瘤恶变,因此对良性肿瘤患者是否采取放射治疗尚无定论。多数人还是选择手术后加放射治疗。预后较好。位于颅底中线或中线旁的肿瘤,由于邻近部位有重要结构,如海绵窦、颈内动脉和第二至第六对脑神经,肿瘤全切除往往困难,但在显微外科技术应用之下,肿瘤全切和次全切除率已明显提高。若为颅骨肉瘤,显露出肿瘤周围的正常颅骨,在距离骨瘤外2cm的正常颅骨处钻孔4~6个。若肿瘤与硬脑膜无粘连,可锯开骨瓣,或用咬骨钳将各骨孔间的颅骨咬开,将肿瘤连骨膜与骨瓣一并切除。若肿瘤与硬脑膜粘连,可在显露出正常的硬脑膜处用脑膜剪剪开,再将瘤侧硬脑膜缘以丝线多处穿过,做牵拉用。轻轻提起可显露出脑组织与肿瘤的边界,并发现有许多新生血管长入,逐一电凝、止血后切断,细心分离,全部切除肿瘤。如肿瘤已长入脑内,亦应用上法处理骨瓣与硬脑膜,如出血较多,且肿瘤与脑组织的分界不清,可用单极电凝将紧贴硬脑膜的瘤体烧灼、切断。先取下侵及硬脑膜与颅骨、软组织上的肿瘤,残留脑内的瘤组织再分块取出。为彻底切除肿瘤,有条件者可在手术显微镜下用超声外科吸引器切除,效果会更好。肿瘤切除后,若颅内压不高,硬脑膜可用筋膜或人工脑膜修补。

(3) 切口缝合:彻底止血后,在切口下放置橡皮空心引流,然后按层缝合头皮切口。若为骨瓣成形切除骨瘤者,其引流管应在切口外,另做一小切口引出。逐层缝合帽状腱膜与皮肤,于术后48小时拔除。

第三节　颅骨缺损及颅骨成形术

重型颅脑损伤、高血压脑出血及大面积脑梗死并脑疝形成患者,往往脑水肿较重,手术清除血肿及坏死、失活脑组织的同时,常需去骨瓣减压术;某些脑肿瘤术后、颅骨粉碎性骨折及骨瘤术后,亦可造成患者颅骨缺损,这不仅影响美观和安全,而且存在某些不适症状。由于大气压的影响将导致局部脑萎缩,小儿更需要完整的颅骨,以保证脑的正常发育。所以,患者常要求行颅骨成形术,又称颅骨修补术。

一、临床表现

1. 症状　通常颅骨缺损小于3cm者多无症状;直径3cm以上的缺损,由于颅内压生理平衡受影响,脑组织移位以及大脑半球血流量减少和脑脊液循环紊乱,从而引起一系列的临床表现,主要包括:头痛、头晕、易怒等表现,或对颅骨缺损区的搏动、膨隆、塌陷有恐惧心理。患者怕晒太阳,怕震动甚至怕吵闹声,往往自制力差,注意力不集中和记忆力下降,或有忧郁、疲倦、寡言和自卑等。

2. 体征　颅骨缺损直径通常大于3cm,有的可造成患者头颅严重畸形,随着颅内压的改变出现膨隆或塌陷。当患者处于卧位时,颅内压稍高,颅骨缺损区脑组织膨出;若患者处于立位或坐位时,颅内压稍低,颅骨缺损区脑组织塌陷。此外,小儿颅骨缺损可随着脑组织的发育而变大,缺损边缘向外翻,凸出的脑组织也逐渐呈进行性萎缩及囊变,所以小儿更需要完整的颅骨保证脑的正常发育。

二、影像学检查

1. X线片　可见颅骨缺损位置、范围、形状及大小等情况,有助于手术准备工作。

2. CT及CT三维成像　通过骨窗位CT扫描,可显示颅骨缺损位置、范围及大小,有助于确定缺损范围。更重要的作用是了解颅内的整体情况,如脑组织是否与硬脑膜粘连、是否伴有脑积水等,使术者心中有数,严格把握好手术的适应证与禁忌证。通过三维成像以备计算机塑形,实现数字化修补颅骨(图5-16)。

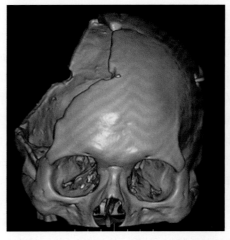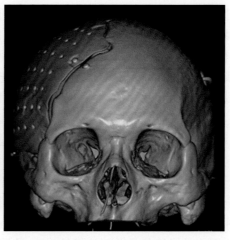

图 5-16　颅骨聚醚醚酮(PEEK)材料修补手术前后 CT 三维重建图

三、手术治疗

1. 适应证 ①骨缺损直径>3cm,使脑的保护受到影响,但枕鳞区由于有较厚的肌肉覆盖,一般不需修补;②有严重的自觉症状,如头痛、头昏、眩晕,在咳嗽或头位改变时症状加剧;③有严重精神负担,对颅骨缺损有恐惧心理和不安全感者。如害怕声响、震动、担心遭受外伤等;④额区、眶缘缺损影响外貌,缺损区虽直径<3cm,也应考虑行修补术;⑤缺损区存在癫痫灶或按压缺损处可诱发癫痫;⑥颅骨缺损伴逐渐加重的脑积水,缺损处日益隆起,此时行脑脊液分流术的同时应做颅骨修补术;⑦因儿童颅骨发育特点,颅骨修补术原则>12岁,对较大缺损影响儿童正常学习和生活,头皮发育良好,可不受年龄限制。

2. 禁忌证 ①创伤处有感染,或感染虽已痊愈但不足3个月者;②仍有颅内压增高者;③颅内清创不彻底,有碎骨片或异物存留者;④有严重神经功能障碍或精神失常者;⑤长期卧床,营养不良或头皮瘢痕广泛,致头皮菲薄,修补术可能引起切口愈合不良或有头皮坏死者。

3. 手术时机 ①开放性颅脑损伤所致:对于伤口比较清洁的开放性颅骨粉碎性骨折、无高颅压的患者,建议一期行颅骨成形术或初期清创术后,伤口愈合3~6个月,再考虑颅骨成形术;对污染较严重以及可能存在感染的开放性颅骨骨折,应彻底清创、摘除碎骨片,禁止行一期颅骨成形术,必须在感染完全控制6个月以上再行颅骨成形术。②闭合性颅脑损伤患者:严重闭合性颅脑损伤的患者,因高颅压行去骨瓣减压术造成的巨大颅骨缺损,传统观念认为颅骨成形术应在术后6~12个月施行;颅脑创伤急性期后,随着脑水肿减退、颅内压的下降,去骨瓣后造成的较大范围颅骨缺损将会给患者带来诸多不利的影响,近年来对于去大骨瓣减压术造成的颅骨缺损,越来越多的临床医生在排除手术禁忌证和病情允许的前提下,主张施行早期颅骨成形术(3个月以内)。③部分全身情况差、神经缺损严重、不能自理生活者;或缺损区头皮菲薄有大片瘢痕者,亦勿急于修补,可外盖局部头盔暂时保护,待条件成熟后再考虑成形术。

4. 术前准备 ①颅骨成形术的无菌条件要求较高,故头皮准备必须充分。术前计划好头皮切口,如需转移皮瓣覆盖颅骨缺损处,应做好植皮准备。②术前和术中应用抗生素。③修补材料的选择,目前国内尚无统一标准,可根据患者的具体情况进行选择。现可供颅骨成形使用的修补材料有自体组织和异体材料两种,前者系用患者自身的肋骨、髂骨或颅骨,后者则属高分子聚合物及金属等植入物材料。关于修补颅骨的材料,种类甚多,各有利弊,目前采用后一种方法者渐多。

(1) 自体颅骨保存移植:自体颅骨因为相对经济、组织反应性小且无需塑形、合乎生理解剖要求、无排斥反应等优点,仍然被许多神经外科医生所使用。但是自体颅骨保存的安全性和效果性仍存在争议。自体颅骨可在生理状态下保存颅骨(如患者腹部皮下脂肪层内),但需在供骨区和植骨区两处施术,增加患者痛苦且整形效果较差,保存过程中颅骨可能出现吸收变薄、骨性能下降,导致术后出现骨板松动、塌陷等并发症。而深低温体外保存的颅骨瓣可保持骨细胞活性,冷库骨瓣基质中的骨引导物未被灭活,修复后骨瓣可存活并与周围骨质融合。此方法要求超低温保存所需的特色设备,普通医院不易做到,但可与专业公司合作保存自体骨。同时,应注意长时间深低温保存也存在颅骨骨瓣性能下降、增加手术感染率等风险。对于原先颅骨分裂成数块,以及术后频繁发作癫痫的患者,不宜采取自体骨的修补,以避免骨质吸收的风险。

(2) 人工颅骨材料:主要包括自凝塑料、硅橡胶片、有机玻璃、高分子聚合材料、骨水泥、不锈钢丝网、钛条和钛板、聚醚醚酮(PEEK)等。目前,国内使用最多的人工颅骨成形材料为钛网,特别是三维数字塑形钛网在发达地区的大医院已广泛应用;而近年来高分子材料(聚醚醚酮)已在大医院普及并推广。金属颅骨成形术如不锈钢及网片、钛合金及网片均有较强抗压性能,组织相容性亦好,塑形方便,但因具有导热性、边缘锐利容易穿破头皮并影响X线检查的缺点,尚待改进;高分子材料(聚醚醚酮),既有良好的塑形性能,又能自凝固化形成坚固稳定的永久性植片,具有强度适宜、组织相容性好、不易降解、不影响X线检查、无磁共振干扰等优点;尤其针对颧弓、眼眶骨质缺损的患者,可三维成型,具有比钛网更好的塑形性。但因其价格较昂贵,一般普通家庭难以承受的缺点。近年来有人研制出可塑性微孔型人工颅骨材料,植入人体后,成纤维细胞可以长入植片的微孔,使植片与组织融为一体,且具有钙化和骨化趋势,可谓较理想的颅骨修补材料。所以开发价格合理、组织相容性好、易塑形、抗外力性能强的新型修补材料仍将是今后研究的方向。平板有机玻璃经加热塑形作为修补材料,具有方便易行的优点,但对整形要求较高的眼眶、鼻根等处则效果欠佳,同时,抗冲击强度较差容易碎裂亦非理想材料。此外硅橡胶颅骨板、羟基磷灰石或陶瓷所制成的新型颅骨成形植片亦有较好的性能。

5. 手术方法 在局麻或全麻下施术,头皮切口呈弧形,皮瓣基蒂部血供应充分保证。分离头皮时勿损伤深面的硬脑膜,以免术后积液。采用覆盖法(如钛网)修补时,骨缺损区周边无须修整,骨衣也不必切开,用稍大于缺损的植片覆盖在缺损区,四周用粗丝线固定在骨衣上即可。可塑性钛合金及网片固定采用钛钉直接固定在颅骨上。但必须使用强度大、质地好、边缘薄的材料,才能与颅骨的形态和弧度相吻合,术中需注意涉及颞部区域的务必将颞肌分出并置于人工骨的浅面,将颞肌用不可吸收线固定于对侧的帽状腱膜下。这样既可防止颞肌萎缩,又可避免骨瓣发生漂移。若采用镶嵌法(如自体骨)则需沿骨缺损缘切开骨衣并加修整,然后将剪裁合适的植片镶嵌在骨缺损处,周边钻孔用粗丝线固定在骨缘上。应注意在前额部行镶嵌法修补时,勿打开额窦,以免引起感染。术毕,应分层缝合头皮,尽量不放引流,适当加压包扎。

骨缺损成形术的前景:目前,关于颅骨缺损成形术的适应证、时机、修补材料、颅骨保存、修补方法及禁忌证等仍没有绝对统一的标准。随着科学技术的进步和临床应用研究的深入,尤其是组织相容性更好、抗压力强、塑形更完美的人工材料(如聚醚醚酮颅骨)的临床推广,以及3D打印技术、组织工程学材料的蓬勃发展,将为颅骨缺损成形术提供更完美的材料和技术,手术并发症将进一步下降,临床效果会更加满意。硅橡胶板颅骨修补术:硅橡胶修补材料为甲基乙烯基硅橡胶铸成的形如半个颅骨的壳,其间夹有一层涤纶丝网,分左右两半,上面有很多小孔。使用时只需剪下与颅骨缺损相应部位的一片,故不需要塑形,是目前较好的一种修补材料。先用一纸片按颅骨缺损大小和形状剪成纸样,然后在硅橡胶壳上的相应部位按纸样剪下硅橡胶补片,比颅骨缺损周边大出3mm。将补片周边的外侧面修成斜坡,这样与颅骨间不会有一棱角,以免引起疼痛。将补片盖在骨缺损处,用粗丝线缝合固定。

(刘阳 雷军 李宗平)

第六章　颅　内　肿　瘤

第一节　总　论

颅内肿瘤指生长于颅内的各种肿瘤，是神经系统中常见的疾病之一，分原发性与继发性两类。原发性颅内肿瘤来源于颅内各种组织成分如脑膜、脑组织、脑神经、脑血管、垂体腺与胚胎残余组织等。继发性颅内肿瘤则由身体其他部位如肺、子宫、乳腺、消化道、肝脏等的恶性肿瘤转移至脑部，或由邻近器官的恶性肿瘤由颅底侵入颅内。寄生虫囊肿、肉芽肿、脓肿、动脉瘤与血管畸形等均可发生于颅内，但不属于颅内肿瘤范畴，可统称为颅内占位性病变。

一、病因与流行病学

（一）原发性颅内肿瘤

据估计，原发性颅内肿瘤（primary brain tumors，PBT）发病率为（15~20）/10 万人年，占全身新诊断肿瘤的 1%~2%。近年来的流行病学研究发现，14 岁以下和 70 岁以上人群罹患脑肿瘤的比例升高，而 15~44 岁人群的患病率较为稳定。发病年龄分布有两个高峰，分别为 4~9 岁和 54~58 岁。总体而言，原发性颅内肿瘤发病率男性高于女性，而脑膜瘤的发病率女性为男性的两倍左右，脑神经和脊神经肿瘤的发病率无明显性别差异。

原发性颅内肿瘤的确切病因尚不清楚。相关因素有病毒感染、致癌物质、放射线、遗传、胚胎组织残余等（表 6-1），但每一种学说只适合阐述某类肿瘤的病因。

表 6-1　基于流行病学研究的原发性脑肿瘤的危险因素

遗传综合征（已证实）：多发性硬化、神经纤维瘤病、痣样基底细胞癌综合征、特科特（Turcot）综合征、利-弗劳梅尼（Li-Fraumeni）综合征
脑肿瘤家族史：可能与家庭生活环境和生活习惯相关
基因多态型：谷胱甘肽转移酶、细胞色素 P-450 2D6 和 1A1、N-乙酰转移酶及其他致癌物质代谢、DNA 修复与免疫功能相关的基因
癌症病史
感染
变态反应（可能降低风险）
颅脑损伤
药物
饮食：N-亚硝基化合物、氧化物、抗氧化物
吸烟、酗酒
接触放射线（已证实）
职业暴露：农药、氯乙烯、合成橡胶、石油化工、有机溶剂、甲醛、丙烯腈、酚类、多环芳香烃
手机
高频电磁场

1. 先天因素　胚胎发育过程中原始细胞或组织残留于颅腔或椎管内,在一定条件下具备分化与增殖功能,可发展成为神经系统先天性肿瘤。少数胚胎发育不良性肿瘤如表皮样瘤、皮样囊肿、畸胎瘤和成交感神经细胞瘤可以从先天发育性缺陷进展而来。神经系统先天性肿瘤发病率较高,约占颅内与椎管内肿瘤的9.5%。多属良性,以青少年较多见。

2. 遗传因素　已证实有 3 种神经系统肿瘤至少在一定程度上是家族性和/或遗传性疾病:①神经纤维瘤病;②结节性硬化;③血管网状细胞瘤,三者均是常染色体显性遗传性疾病。神经纤维瘤病主要由神经外胚层组织发生,肿瘤成分系神经胶质和施万细胞增殖,多在脊神经根及周围神经干生长。可同时伴有颅内神经鞘瘤、胶质细胞瘤或脑膜瘤。结节性硬化在神经系统的表现可为室管膜下巨大细胞星形细胞瘤,男性居多,年轻时发病,可伴有皮肤及内脏器官如心、肾的病变。近年研究认为视网膜母细胞瘤亦为常染色体显性遗传性疾病,多于 3 岁前发病,男女发病率相等,患者染色体 13 的一对长臂其一可缺失(13q-),或染色体 13 的长臂上 14 带的缺失(13q14),且有一种与染色体 13q14 区基因相结合的脂酶 D 的活力缺失。另外,Li-Fraumeni 综合征和 Turcot 综合征也具有家族性遗传特性。

3. 颅脑创伤　颅脑创伤与颅内肿瘤是否有关尚无定论。一般认为,创伤性脑肿瘤比较罕见,如果有,多是发生在硬脑膜和蛛网膜损伤的基础上。创伤促进原已存在的肿瘤生长,或创伤引起的脑、脑膜瘢痕组织间变而成为肿瘤。

4. 激素　恶性肿瘤如髓母细胞瘤、恶性脑膜瘤,有明显的性别偏向,并有一定的发病年龄高峰。如髓母细胞瘤多发生在青春期,神经纤维瘤病和一些脑膜瘤在女性中占多数,在大部分脑膜瘤患者中,雌激素受体表达很低或测不出,但有约 2/3 的脑膜瘤患者表达孕激素受体。另外,促性腺激素在中枢神经系统生殖细胞瘤的形成中起一定作用。

5. 炎症与免疫因素　获得性免疫缺陷偶可致颅脑肿瘤(多表现为淋巴瘤和肉瘤),包括威-奥(Wiskott-Aldrich)综合征引起的免疫缺陷、获得性免疫缺陷综合征(acquired immunodeficiency syndrome,AIDS)及器官移植后的免疫抑制治疗。霍奇金(Hodgkin)病和自身免疫性疾病,如类风湿关节炎的治疗在一定程度上也可引起。肿瘤的发生可能与机体对异常细胞免疫监视机制的缺失有关。也有研究发现,出现任何形式的变态反应与胶质瘤的发生呈负相关($OR = 0.7$),但与脑膜瘤和听神经瘤无关,有研究发现自身免疫疾病增加罹患胶质瘤和脑膜瘤的可能,提示基于变态反应的免疫炎症因子可能减少肿瘤发生。Schwartzbaum 等分析了111 例多形性胶质母细胞瘤(glioblastoma multiforme,GBM)和 422 例对照的生殖细胞系多态型的哮喘和炎症生物标志物,发现哮喘和湿疹与 GBM 发病率负相关($OR = 0.64$),另外 IL-4RA Ser478ProTC、CC 和 IL-4RA Gln551ArgAG、AA 则与 GBM 发病率正相关($OR = 1.64$),而 IL-13-1、112CT、TT 则无明确关系,提示变态反应情况下 IL-4RA 和 IL-13 联合出现与 GBM 发生相关。

6. 物理因素　许多动物实验及临床病例均发现接触放射线有导致肿瘤发生的可能性。急性淋巴细胞白血病儿童接受中枢神经系统预防性放射治疗可增加星形细胞瘤、恶性胶质瘤发生的危险性,垂体腺瘤放射治疗后可出现胶质瘤、颅咽管瘤、松果体实质瘤、生殖细胞瘤放射治疗后以及恶性胶质瘤的近距离放射治疗后,常能见到神经上皮起源的肿瘤。低(8Gy)、中和高剂量(>20Gy)的放射线均可能诱发脑膜瘤,通常表现为不典型性或浸润性、多灶性,增殖速度较快,年轻人多见。也有研究观察了手机使用与脑肿瘤的关系,丹麦一项研究观察了 40 万余名手机使用者,发现应用手机与脑肿瘤、腮腺肿瘤及白血病等无明显关系;也有人研究了使用手机与高级别胶质瘤和听神经瘤发病率的关系,也未发现关联;仅有一项德国的研究,观察了366 例胶质瘤、381 例脑膜瘤和 1 494 例对照,虽然总体而言脑肿瘤与手机使用无关,但使用手机超过 10 年以上者,罹患胶质瘤的危险性略微增高,脑膜瘤则无关。

7. 化学因素　动物实验证明将多环芳烃碳氢物如甲基胆蒽、苯并芘等种植到动物体内,均可诱发神经系统肿瘤,但还没有确切的证据表明这些物质在人类颅脑肿瘤中的致病作用。有报道神经母细胞瘤和苯巴比妥或酒精有关,亦有研究提示孕妇接触染发剂和子代患神经母细胞瘤之间有一定关系。

8. 生物学因素　许多病毒接种至动物脑内可诱发出肿瘤。常用的致瘤病毒有腺病毒、劳斯肉瘤病毒(Rous sarcoma virus,RSV)、多瘤病毒(polyoma virus)、猿猴空泡病毒 40(SV40 病毒)及 Oncorna 病毒等。此外,尚有研究认为 EB 病毒、疱疹病毒与中枢神经系统淋巴瘤有关。

9. 分子流行病学 近年来,高级别胶质瘤分子流行病学研究取得了一定进展。一项研究观察了人白细胞抗原(human leukocyte antigens,HLA)及其多态型(HLA-A、-B、-C、-DRB1)与多形性胶质母细胞瘤(glioblastoma multiforme,GBM)发生及预后的关系,发现 HLA-B * 13、HLA-B * 07-Cw * 07 单体型与 GBM 的发生呈正相关,Cw * 01 变体则呈负相关。另外还发现,HLA-A * 32 的 GBM 患者生存时间长,而 HLA-B * 55 的患者生存时间短。另一项研究分析了切除修复交叉互补基因(excision repair cross complementation,ERCC)多态型与 GBM 发生及预后的关系,ERCC 是核苷酸外切修复家族中的重要成员,参与 DNA 链的切割和损伤修复过程。研究发现,虽然总体上 ERCC1、ERCC2 多态型与 GBM 发生无明确关系,但在白种人胶质瘤患者中,更多出现 ERCC1 C8092A 和 ERCC2 K751Q 纯合子异型。一项研究对 556 例星形细胞肿瘤分析了 p53、表皮生长因子受体(epidermal growth factor receptor,EGFR)、泛素蛋白连接酶 MDM2(murine double minute 2)和 O6-烷基鸟嘌呤-DNA 烷基转移酶(O6-methylguanine-DNA methyltransferase,MGMT)与肿瘤发生的关系,结果提示 p53 突变与 MDM2 或 EGFR 扩增呈负相关,并发现 p53 突变多发生于青年患者、EGFR 基因扩增则多出现于年龄较大的患者,p53 过度表达和突变的患者 MGMT 的 84 Pheallele 变体发病率明显减少。

(二)转移性颅内肿瘤

转移性颅内肿瘤(metastatic brain tumors,MBT)是全身肿瘤最常见的并发症,发病率为(8~11)/10 万人,10%~30% 恶性肿瘤患者可出现颅内转移,其中 60%~75% 患者出现神经系统症状。随着肿瘤治疗的进步、肿瘤患者生存期延长以及影像技术的发展,转移性颅内肿瘤的发生、发现率有所上升。颅内转移性肿瘤 50%~60% 来自肺癌,15%~20% 来自乳腺,5%~10% 来自黑色素瘤,4%~6% 来自消化道肿瘤,其他部位如前列腺、口腔、妇科、肾、食管、软组织、膀胱和腮腺等部位的原发肿瘤也可发生颅内转移。另外,10%~15% 的颅内转移瘤患者无法明确肿瘤原发部位。据尸检报告,黑色素瘤转移具有明显的亲神经系统的特性,20%~45% 的患者可发生颅内转移,其他易发生脑转移的肿瘤包括小细胞肺癌、肾癌、乳腺和睾丸癌等。前列腺、胃肠道、口腔和甲状腺肿瘤发生脑转移的概率相对较小。65%~75% 的肺癌、黑色素瘤患者在发现颅内转移性病灶时已出现多部位转移,而乳腺、结肠和肾癌患者可能出现单独的脑转移。

导致其他部位肿瘤发生脑转移的原因仍不清楚,一贯认为原发的肿瘤中有少数细胞发生体细胞变异(somatic mutations),从而侵袭和转移能力增强,脱离原发部位肿瘤,进入血液和淋巴,侵入远隔部位器官形成转移灶。近来的显微芯片研究结果认为原发肿瘤的转移能力与肿瘤的整体分子生物学特性相关,而不仅仅是少数细胞的变异。原发肿瘤中 SNRPF、EIF4EL3、PTTG2 等基因的表达上调或 MHC class Ⅱ DP-β1、RUNX1 等基因的表达下调可能与肿瘤的脑转移相关。

二、颅内肿瘤分类

(一)世界卫生组织中枢神经系统肿瘤的分类

20 世纪 20 年代,Bailey 和 Cushing 提出了根据胚胎残留学说的颅内肿瘤分类法,50 年代 Kernahan 从组织发生学角度提出了更为合理的分类方法,特别是对胶质瘤的四级分类法简单明了,符合肿瘤的生物学特征,被临床医师广泛采用。1977 年,世界卫生组织(World Health Organnization,WHO)对中枢神经系统肿瘤进行了较为权威性的分类,并分别在 1989 年、1993 年、2000 年和 2007 年进行了修改和完善。WHO 对中枢神经系统肿瘤的分类,综合了临床、病理形态和分子生物学特点,增加了一些新型肿瘤,并纳入肿瘤疾病的国际分类(the international classification of disease for oncology,ICD-O)编码(表 6-2)。编码中"/0"代表良性肿瘤、"/1"代表交界性或行为尚不确定的病变、"/2"代表原位肿瘤、"/3"代表恶性肿瘤。由于神经系统肿瘤生物学行为的特殊性,无法界定原位肿瘤,所以在 WHO 分类中,没有"/2"的编码。

(二)颅内肿瘤的免疫组织化学与分子生物学诊断

免疫组织化学染色鉴别标志物对分类脑肿瘤具有重要的指导意义,表 6-3 列出了常规应用的有助于肿瘤分类的抗原标志物;而对于转移瘤,不同组织来源的特异抗原有助于判断肿瘤的来源;MIB1 抗体检测 Ki-67 的表达情况分析肿瘤的增殖速度,有助于判断肿瘤的恶性程度。随着原发性脑肿瘤分子发病机制研究的进展,已证实许多基因和表观遗传学的改变,尽管这些基因分析尚未常规应用于中枢神经系统肿瘤的分类与评估,但对诊治已体现出其良好的应用价值(表 6-4)。例如间变性少突胶质细胞瘤染色体 1p/19q 的缺失提示肿瘤对放、化疗敏感,患者预后较好,在许多临床研究中已将 1p/19q 缺失的 Ⅲ 级胶质瘤作为一个亚分类来研究;*MGMT* 启动子甲基化状态也成为重要的分子标志物,40% 左右胶质瘤中 *MGMT* 启动子发生甲基化,此类患者对放疗及替莫唑胺等化疗的敏感性较高。

表 6-2　世界卫生组织中枢神经系统肿瘤分类(2007 年)
(WHO Classification of Tumours of the Central Nervous System)

肿瘤分类	ICD-0	WHO 分级
Ⅰ. Neoplasm of neuroepithelial tissue 神经上皮组织肿瘤		
1. Astrocytic tumor 星形细胞肿瘤		
Pilocytic astrocytoma 毛细胞型星形细胞瘤	9421/1	Ⅰ
Hairy cell myxoid astrocytoma 毛细胞黏液型星形细胞瘤	9425/3	Ⅱ
Subependymal giant cell astrocytoma 室管膜下巨细胞星形细胞瘤	9384/1	Ⅰ
Pleomorphic xanthoastrocytoma 多形性黄色瘤型星形细胞瘤	9424/3	Ⅱ
Diffuse astrocytoma 弥漫性星形细胞瘤	9400/3	Ⅱ
Fibrous astrocytoma 纤维型星形细胞瘤	9420/3	Ⅱ
Obese astrocytoma 肥胖型星形细胞瘤	9411/3	Ⅱ
Protoplasmic astrocytoma 原浆型星形细胞瘤	9410/3	Ⅱ
Anaplastic astrocytoma 间变性星形细胞瘤	9401/3	Ⅲ
Glioblastoma 胶质母细胞瘤	9440/3	Ⅳ
Giant cell glioblastoma 巨细胞胶质母细胞瘤	9441/3	Ⅳ
Colloid sarcoma 胶质肉瘤	9442/3	Ⅳ
Glioma of the brain 大脑胶质瘤病	9381/3	
2. Oligodendrocyte neoplasm 少突胶质细胞肿瘤		
Oligodendroglioma 少突胶质瘤	9450/3	Ⅰ
Anaplastic oligodendroglioma 间变性少突胶质瘤	9451/3	Ⅲ
3. Oligodendroglial astrocytoma 少突胶质星形细胞瘤		
Oligoastrocytoma 少突星形细胞瘤	9382/3	Ⅰ
Anaplastic oligodendroastrocytoma 间变性少突星形细胞瘤	9382/3	Ⅲ
4. Ependymal tumors 室管膜肿瘤		
Subependymal tumor 室管膜下瘤	9383/1	Ⅰ
Myxopapillary subependymoma 黏液乳头型室管膜下瘤	9394/1	Ⅰ
Ependymoma 室管膜瘤	9591/3	Ⅱ
Cellular 细胞型	9391/3	Ⅱ
Papillary 乳头状型	9591/3	Ⅱ
Clear cell type 透明细胞型	9391/3	Ⅱ
Meningeal cell type 脑室膜细胞型	9591/3	Ⅱ
Anaplastic ependymoma 间变性室管膜瘤	9392/3	Ⅲ
5. Choroid plexus tumors 脉络膜丛肿瘤		
Choroid plexus papilloma 脉络膜丛乳头状瘤	9390/0	Ⅰ

肿瘤分类	ICD-0	WHO 分级
Atypical choroid plexus papilloma 非典型脉络丛乳头状瘤	9390/1	Ⅱ
Choroid plexus carcinoma 脉络丛癌	9390/3	Ⅲ
6. Other neuroepithelial tumors 其他神经上皮肿瘤		
Astroblastoma 星形母细胞瘤	9430/3	
Chordoma-like glioma of the third ventricle 第三脑室脊索瘤样胶质瘤	9444/1	Ⅱ
Vascular central glioma 血管中心型胶质瘤	9431/1	Ⅰ
7. Neuronal and mixed neuron-glial neoplasm 神经元和混合神经元-胶质肿瘤		
Dysplastic gangliocytoma of the cerebellum 小脑发育不良性神经节细胞瘤	9493/0	Ⅰ
Desmoplastic naive astrocytoma/ganglioglioma 促纤维增生性幼稚星形细胞瘤/神经节细胞胶质瘤	9412/1	Ⅰ
Dysembryoplastic neuroepithelial tumor 胚胎发育不良性神经上皮肿瘤	9413/0	Ⅰ
Gangliocytoma 神经节细胞瘤	9492/0	Ⅰ
Ganglioglioma 神经节细胞胶质瘤	9505/1	Ⅰ
Anaplastic ganglioglioma 间变性神经节细胞胶质瘤	9505/3	Ⅲ
Central neurocytoma 中枢性神经细胞瘤	9506/1	Ⅱ
Extraventricular neurocytoma 脑室外神经细胞瘤	9506/1	Ⅱ
Cerebellar liponeurocytoma 小脑脂肪神经细胞瘤	9506/1	Ⅱ
Papillary glioneuronal tumor 乳头状胶质神经元肿瘤	9509/1	Ⅰ
Rosetting-forming glioneuronal tumor of the fourth ventricle 第四脑室菊形团形成型胶质神经元肿瘤	9509/1	Ⅰ
Paraganglioma 副神经节瘤	8680/1	Ⅰ
8. Tumor of Pineal region 松果体区肿瘤		
Pineocytoma 松果体细胞瘤	9361/1	Ⅰ
Moderately differentiated pineal parenchymal tumor 中等分化的松果体实质肿瘤	9362/3	Ⅱ~Ⅲ
Pineoblastoma 松果体母细胞瘤	9362/3	Ⅳ
Papillary neoplasms of the pineal region 松果体区乳头状肿瘤	9395/3	Ⅱ~Ⅲ
9. Embryonal tumor 胚胎性肿瘤		
Medulloblastoma 髓母细胞瘤	9470/3	Ⅳ
Desmoplastic/nodular medulloblastoma 促纤维增生/结节型髓母细胞瘤	9471/3	Ⅳ
Medulloblastoma with extensive nodules 髓母细胞瘤伴广泛结节	9471/3	Ⅳ
Anaplastic medulloblastoma 间变性髓母细胞瘤	9474/3	Ⅳ
Large cell medulloblastoma 大细胞型髓母细胞瘤	9474/3	Ⅳ
Central nervous system primitive neuroectodermal tumors(CNS-PNET)中枢神经系统原始神经外胚层肿瘤	9473/3	Ⅳ
CNS neuroblastoma of the central nervous system 中枢神经系统神经母细胞瘤	9500/3	Ⅳ
CNS ganglioneuroblastoma of the central nervous system 中枢神经系统神经节细胞神经母细胞瘤	9490/3	Ⅳ

肿瘤分类	ICD-O	WHO 分级
Medullary epithelial tumor 髓上皮瘤	9501/3	Ⅳ
Ependymoma 室管膜母细胞瘤	9392/3	Ⅳ
Atypical teratoid/rhabdoid tumor 非典型性畸胎样/横纹肌样肿瘤	9508/3	Ⅳ
Ⅱ. Cranial and paraspinal nerve tumors 脑神经和脊旁神经肿瘤		
1. Schwannoma(neurilemmoma)施万细胞瘤(神经鞘瘤)	9560/0	Ⅰ
Cellular 细胞型	9560/0	Ⅰ
Plexiform 丛状型	9560/0	Ⅰ
Melanin 黑色素型	9560/0	Ⅰ
2. Neurofibroma 神经纤维瘤	9540/0	Ⅰ
Plexiform 丛状型	9550/0	Ⅰ
3. Perineurioma 神经束膜瘤		
Perineurioma 神经束膜瘤	9571/0	Ⅰ
Malignant perineurioma 恶性神经束膜瘤	9571/3	Ⅱ～Ⅲ
4. Malignant peripheral nerve sheath tumor 恶性外周性神经鞘膜瘤		
Epithelioid 上皮样型	9540/3	Ⅱ～Ⅳ
With mesenchymal differentiation 伴间叶性样分化	9540/3	Ⅱ～Ⅳ
Melanin 黑色素型	9540/3	Ⅱ～Ⅳ
With glandular differentiation 伴腺样分化	9540/3	Ⅱ～Ⅳ
Ⅲ. Meningeal tumor of the brain 脑(脊)膜肿瘤		
1. Meningeal epithelial cell tumor of the brain 脑(脊)膜上皮细胞肿瘤		
Meningioma of the brain 脑(脊)膜瘤	9530/0	
Epithelial 上皮型	9531/0	Ⅰ
Fibrotic(Fibroblastoma)纤维型(成纤维母细胞瘤)	9532/0	Ⅰ
Transitional(Mixed)过渡型(混合型)	9537/0	Ⅰ
Sand Grain Size 砂粒体型	9533/0	Ⅰ
Hemangioma 血管瘤型	9534/0	Ⅰ
Microcapsule 微囊型	9530/0	Ⅰ
Secretory 分泌型	9530/0	Ⅰ
Abundant lymphocyte-plasma cell type 富于淋巴细胞-浆细胞型	9530/0	Ⅰ
Metaplasia 化生型	9530/0	Ⅰ
Clear cell 透明细胞型	9538/1	Ⅱ
Chordoma 脊索瘤样型	9538/1	Ⅱ
Atypical 非典型性	9539/1	Ⅱ
Papillary 乳头状型	9538/3	Ⅲ
Rhabdoid 横纹肌样型	9538/3	Ⅲ
Anaplastic(malignant)间变性(恶性)	9530/3	Ⅲ

肿瘤分类	ICD-O	WHO 分级
2. Stromal Tumor 间质肿瘤		
Lipoma 脂肪瘤	8850/0	I
Angiolipoma 血管脂肪瘤	8861/0	I
Hibernate tumor 冬眠瘤	8880/0	I
Liposarcoma 脂肪肉瘤	8850/3	IV
Single fibrous tumor 单发性纤维性肿瘤	8815/0	I
Fibrosarcoma 纤维肉瘤	8810/3	IV
Malignant fibrous histiocytoma 恶性纤维组织细胞瘤	8830/3	IV
Leiomyoma 平滑肌瘤	8890/0	I
Leiomyosarcoma 平滑肌肉瘤	8890/3	IV
Rhabdomyoma 横纹肌瘤	8900/0	I
Rhabdomyosarcoma 横纹肌肉瘤	8900/3	IV
Chondroma 软骨瘤	9220/0	I
Chondrosarcoma 软骨肉瘤	9220/3	IV
Osteoma 骨瘤	9180/0	I
Osteosarcoma 骨肉瘤	9180/3	IV
Osteochondroma 骨软骨瘤	9210/0	I
Hemangioma 血管瘤	9120/0	I
Epithelioid hemangioendothelioma 上皮样血管内皮瘤	9133/1	II
Hemangiopericytoma 血管外皮瘤	9150/1	II
Anaplastic hemangiopericytoma 间变性血管外皮细胞瘤	9150/3	III
Angiosarcoma 血管肉瘤	9120/3	IV
Kaposi sarcoma 卡波西肉瘤	9140/3	IV
Ewing sarcoma-primitive neuroectodermal tumor 尤因肉瘤-原始神经外胚层肿瘤	9364/3	
3. Primary melanocytic lesion 原发性黑色素细胞病变		
Diffuse melanocytosis 弥漫性黑色素细胞增生症	8728/0	
Melanocytoma 黑色素细胞瘤	8728/1	
Malignant melanoma 恶性黑色素瘤	8720/3	
Meningomelanomatosis 脑膜黑色素瘤病	8728/3	
4. Other meningeal associated tumors 其他脑膜相关性肿瘤		
Hemangioblastoma 血管母细胞瘤	9161/1	I
IV. Lymphoma and tumors of hematopoietic tissue 淋巴和造血组织肿瘤		
1. Malignant lymphoma 恶性淋巴瘤	9590/3	
2. Plasma cell tumors 浆细胞瘤	9731/3	
3. Granular cell sarcoma 颗粒细胞肉瘤	9930/3	

续表

肿瘤分类	ICD-0	WHO 分级
Ⅴ. Germ cell tumors 生殖细胞肿瘤		
1. Germ cell tumor 生殖细胞瘤	9064/3	
2. Embryonal carcinoma 胚胎性癌	9070/3	
3. Yolk sac tumor 卵黄囊瘤	9071/3	
4. Choriocarcinoma 绒毛膜癌	9100/3	
5. Teratoma 畸胎瘤	9080/1	
Mature 成熟型	9080/1	
Immature 未成熟型	9080/3	
With malignant transformation 伴有恶性转化	9084/3	
6. Mixed germ cell tumor 混合性生殖细胞肿瘤	9085/3	
Ⅵ. Sellar region tumors 蝶鞍区肿瘤		
1. Craniopharyngioma 颅咽管瘤	9350/1	Ⅰ
Ameloblastoma type 成釉细胞瘤型	9351/1	Ⅰ
Papillary 乳头状型	9352/1	Ⅰ
2. Granulosa cell tumor 颗粒细胞瘤	9582/0	Ⅰ
3. Pituitary cell tumor 垂体细胞瘤	9432/1	Ⅰ
4. Adenohypophysial spindle cell oncocytoma 腺垂体梭形细胞嗜酸细胞瘤	8291/0	Ⅰ
Ⅶ. Metastatic tumor 转移性肿瘤		

表 6-3　脑肿瘤分类常用的免疫组织化学标志物

种类	名称
神经元与神经内分泌标志物	突触素,神经丝蛋白,NeuN,嗜铬粒细胞 A
神经胶质标志物	胶质细胞原纤维酸性蛋白(glial fibrillary acidic protein,GFAP),S-100 蛋白,MAP2
上皮标志物	细胞角蛋白,上皮膜抗原(epithelial membrane antigen,EMA)
黑色素细胞标志物	Melan A,HMB-45
间质标志物	波形蛋白(vimentin),结蛋白(desmin),平滑肌肌动蛋白(smooth muscle action,SMA),肌红蛋白
血液细胞标志物	CD45,CD20(B 细胞),CD3(T 细胞),CD68,HLA-DR(单核、巨噬、小胶质细胞),CD138(浆细胞)
生殖细胞标志物	β-hCG、甲胎蛋白(alpha-fetoprotein,AFP),胎盘碱性磷酸酶(placental alkaline phosphatase,PLAP),人胎盘催乳素(human placental lactogen,HPL),OCT4,c-Kit,CD30
垂体激素	Prolactin,ACTH,TSH,FSH,LH,GH
增殖标志物	Ki(MIBI)
其他标志物	P53,CD34,TTF1(thyroid transcription factor 1),Cdx2,PSA(prostate-specific antigen),thyreoglobulin,雌激素受体,HER2/Neu,EGFR,INI1

表 6-4 脑肿瘤分子检测及其意义

基因改变	意义
1p/19q 缺失	提示间变性少突胶质细胞瘤与间变性少突星形细胞瘤对放疗及辅助治疗的效果较好、患者生存期较长
1p/19q 缺失合并 *EGFR* 扩增	用于间变性少突胶质细胞瘤与小细胞胶质母细胞瘤的鉴别诊断
MGMT 启动子甲基化	用于预见胶质母细胞瘤对 DNA-烷化剂类化学药物的治疗效果
INI1 突变	诊断非典型畸胎瘤/横纹肌样肿瘤
MYCN/MYCC 扩增	提示髓母细胞瘤预后不良

三、病理特点

颅内肿瘤细胞学的变化包括细胞类型、核质比、胞核形态、细胞排列及与周围的关系；而间质则主要是血管和结缔组织的变化，其变化在一定程度上说明了肿瘤的生物学特点，一般来说偏于良性的肿瘤其形态接近正常，间质变化不大，而肿瘤恶性程度越高间质反应越明显。

对颅脑肿瘤良恶性的区分从病理学角度看通常以肿瘤包膜的完整性、细胞的分化程度、细胞排列的规则、胞核的异型性、细胞核/浆的比例，肿瘤的生长速度、生长方式以及手术后的复发情况等为指标，其中恶性肿瘤最重要的生物学行为是侵袭特性及转移性。大部分肿瘤为侵袭性生长，如星形细胞瘤、少突胶质细胞瘤、室管膜瘤、多形性胶质母细胞瘤及髓母细胞瘤等，部分为扩张性生长，也有的肿瘤两种生长方式兼有，如室管膜瘤、脉络丛乳头状瘤、血管网状细胞瘤及部分垂体瘤和脑膜瘤等。包膜完整界限清楚的肿瘤主要有神经鞘瘤、颅咽管瘤、表皮样囊肿、皮样囊肿及部分垂体腺瘤和脑膜瘤；脑内弥漫性生长的肿瘤有弥漫性胶质瘤及弥漫性脑膜肉瘤。

有关肿瘤扩散与侵袭性生长的机制近年来已做大量的研究，其中最主要的因素与瘤细胞的黏附性、运动性和蛋白水解酶的分泌有关系。在肿瘤侵袭的过程中瘤细胞在体内的扩散能力提示瘤细胞与瘤细胞及瘤细胞与正常细胞之间相互识别及黏附的机制发生了变化，细胞之间的黏附既有连接结构参与也有黏附分子的作用，如某些恶性肿瘤由于细胞分化很差，相邻细胞膜之间的连接结构发育不良就造成瘤细胞很容易离开原位向远处发生侵袭；除此之外，细胞膜表面的糖蛋白则是细胞间相互黏附的分子基础。已有研究证明肿瘤细胞的黏附分子表达下降，进而使瘤细胞之间的黏聚性降低而离散力增加。在肿瘤侵袭过程中另外一个重要因素是蛋白水解酶的作用，瘤细胞在侵袭运动中需要穿越一系列天然屏障如基膜、间质结缔组织等，肿瘤细胞合成并释放的各种蛋白水解酶可以消化这些屏障进而为瘤细胞的运动排除障碍，在临床上较常见到室管膜瘤、髓母细胞瘤、少突胶质细胞瘤及脉络丛乳头状瘤等肿瘤的脑脊液播散转移可能与以上机制有关。

四、临床表现

颅内肿瘤是生长在基本密闭的颅腔内的新生物，随其体积逐渐增大而产生相应的临床症状。其症状取决于颅内肿瘤的部位、性质和肿瘤生长的快慢，并与颅脑解剖生理的特殊性相关。

颅内肿瘤的临床表现多式多样，早期症状有时不典型，而当颅内肿瘤的基本特征均已具备时，病情常已属晚期。通常，将颅内肿瘤的症状归纳为颅内压增高和神经定位症状两方面，有时尚可出现内分泌与全身症状。

颅内肿瘤多缓慢发病，首发症状可为颅内压增高如头痛、呕吐，或为神经定位症状如肌力减退、癫痫等。数周、数月或数年之后，症状增多，病情加重。发病也有较急的，患者于数小时或数日内突然恶化，陷入瘫痪、昏迷。后者见于肿瘤囊性变、瘤出血（瘤卒中）、高度恶性的肿瘤或转移并发弥漫性急性脑水肿，或因瘤体（囊肿）突然阻塞脑脊液循环通路，以致颅内压急剧增高，导致脑疝。

（一）颅内压增高

约有 80% 的患者出现颅内压增高，原因较复杂：①肿瘤在颅腔内占据一定空间，体积达到或超过了机体可代偿的限度(约达到颅腔容积的 8%~10%),即出现颅内压增高;②肿瘤阻塞脑脊液循环通路任何部位,形成梗阻性脑积水,或因肿瘤妨碍了脑脊液的吸收;③颅内肿瘤压迫脑组织、脑血管,影响血运,引起脑的代谢障碍,或因肿瘤特别是恶性胶质瘤与转移瘤的毒性作用与异物反应,使颅内肿瘤周围脑组织发生局限或较广泛的脑水肿;④肿瘤压迫颅内大静脉与静脉窦,引起颅内瘀血。这些因素相互影响,构成恶性循环,颅内压增高愈来愈剧烈。

头痛、恶心呕吐、视盘水肿与视力减退是颅内肿瘤引起颅内压增高的三种主要表现,尚可引起精神障碍、癫痫、头昏与眩晕、复视或斜视和生命体征的变化。

1. 头痛　多因颅内压发生变化和肿瘤的直接影响等因素,使颅内敏感结构如脑膜、脑血管、静脉窦和神经受到刺激所引起。此为常见的早期症状,90% 的颅内肿瘤患者均有头痛,以晨起时明显,呈渐进性加重。头痛的部位与肿瘤的部位多数不相一致,但也有规律性,如脑膜瘤常引起相应部位头痛,垂体腺瘤多为双颞侧或额部头痛,幕下肿瘤头痛常位于枕颈及额眶部,脑室内肿瘤,可因肿瘤位置移动、头位变化,引起严重颅内压增高,出现发作性剧烈难忍的头痛,严重时,出现颅内压增高危象。另一方面,少数患者颅内肿瘤发展到晚期而无头痛。

2. 恶心呕吐　也常为颅内肿瘤的早期或首发症状,多伴头痛头昏。仍因颅内压增高或肿瘤直接影响于迷走神经或其他核团(呕吐中枢)之故,也可因颅后窝的脑膜受刺激引起。其特点是呈喷射性,与饮食无关,但进食有时也易诱发呕吐,呕吐后头痛可缓解,可或不伴恶心,头位变动可诱发或加重。小儿颅后窝肿瘤以呕吐为首发症状,易误认为是胃肠道疾病。

3. 视盘水肿与视力减退　颅内压增高到一定时期后方出现视盘水肿,它的出现和发展与颅内肿瘤的部位、性质、病程缓急有关,在诊断上有重要意义。日久,演变为继发性视神经萎缩,视力逐渐下降。长期颅内压增高发生明显视力减退前,常出现一过性黑矇,即阵发性眼前发黑或觉事物昏暗而不清晰,过一会又恢复正常,这是将要出现持续视力障碍的警号。凡有视力减退的患者都应仔细检查视力、视野和眼底的改变,警惕颅内压增高和视觉通路附近肿瘤的可能。眼球外展麻痹引起斜视、复视,也常为颅内压增高之征。

4. 精神症状　因大脑皮质细胞的正常新陈代谢受到扰乱引起,表现为一系列类似神经衰弱的症状,如情绪不稳定,易于激怒或哭泣、自觉症状比较多,诉述头昏、睡眠不佳、记忆减退,继而以一系列精神活动的缓慢、减少为特征,表现淡漠、迟钝、思维与记忆力减退,性格与行为改变,进而发展为嗜睡、昏迷。恶性肿瘤时,精神障碍较明显。额叶肿瘤常有欣快、多动、爱说、易怒,甚至打人毁物等兴奋型精神症状。

5. 癫痫　有癫痫发作史者约可达 20% ,常为大发作。

6. 生命体征变化　颅内压呈缓慢增高者,生命体征多无变化。颅内压显著增高或急剧增高可表现脉搏缓慢,可慢至每分钟 50 次上下,呼吸深慢、血压亦可升高,这些已属脑疝前期或已有脑疝的表现。下丘脑与脑室内肿瘤,恶性肿瘤有时出现体温升高。

(二) 定位症状与体征

是肿瘤所在部位的脑、神经、血管受损害的表现。症状与体征可反映颅内肿瘤的部位所在,因此称为定位症状。各部位颅内肿瘤的定位症状,具有其特点,与该部神经解剖结构和生理功能密切相关(表 6-5)。

1. 额叶肿瘤　额叶与情感、运动、言语、小脑协调运动等有关,额叶肿瘤常引起精神症状、癫痫、对侧不同程度的偏瘫或中枢性面瘫、运动性失语、额叶性共济失调、强握和摸索反射、膀胱直肠功能障碍等。精神障碍表现为淡漠、迟钝、漠不关心自己和周围事物,理解力和记忆力减退或表现为欣快感,多言多语,有时可能误诊为神经衰弱或精神病。另外肿瘤侵及运动前回或双侧额叶,可出现吸吮反射或啜嘴反射。同向运动中枢受刺激时出现头及两眼球向对侧偏斜。额叶底面肿瘤当侵及颅前窝底,影响嗅神经时,可致嗅觉丧失。肿瘤向后发展压迫一侧视神经,可见同侧视神经乳头萎缩,同时因颅内高压而导致对侧视盘水肿(Foster-Kennedy 综合征)等。

2. 顶叶肿瘤　主要表现为对侧半身的皮质感觉障碍及感觉失认,另外还有感觉性癫痫发作、体象障碍、结构失用症、失读症以及轻瘫或单瘫等。

表 6-5 肿瘤部位与常见症状

肿瘤部位	常见症状
额叶	性格改变、行为与正常人有异(自制能力差)、对生活失去兴趣(淡漠)、计划或组织能力下降、易怒、具攻击性、面部或一侧肢体无力、行走困难、嗅觉丧失、视力或语言功能下降
颞叶	忘词、短期记忆力下降、幻觉(幻视、幻嗅、似曾相识感)
顶叶	言语或理解功能障碍、阅读或写作能力下降、肢体麻木或无力
枕叶	视物扭曲或一侧视野丧失
小脑	共济失调、眼震、呕吐、颈部僵硬、头昏
脑干	共济失调、上睑下垂、口角歪斜、吞咽困难、发音困难、复视
脊髓	头痛、肢体麻木、无力、大小便异常
垂体	不育、无力、肥胖、性格改变、高血压、糖尿病、肢端肥大
视神经	视力障碍
听神经	听觉障碍
脑膜	头痛、呕吐、视力下降、运动障碍等

3. 颞叶肿瘤 颞叶为脑功能的次要区域,此部位肿瘤可以长期不出现定位症状。可有轻微的对侧肢体肌力减弱,颞叶钩回发作性癫痫,表现为幻嗅幻味,继之嘴唇出现吸吮动作与对侧肢体抽搐(称钩回发作)以及幻听。尚可引起命名性失语、视野改变、精神症状等。

4. 枕叶肿瘤 枕叶的结构与功能较其他各脑叶单纯,其功能主要与视觉有关。枕叶肿瘤的特征性表现为出现幻视与病变对侧同向偏盲而中心视力不受影响,因中心视力是由分布广泛的黄斑纤维传导的。侵犯两侧枕叶的肿瘤可引起两眼完全失明,但瞳孔对光反射仍正常。而顶叶与颞叶后部病变,只出现对侧下 1/4 或上 1/4 视野缺损。主侧枕叶病变可引起失读症。

5. 蝶鞍区肿瘤 包括鞍内、鞍上与鞍旁肿瘤。以垂体腺内分泌障碍、视觉障碍(视力减退、视野缺损、失明等)较常见,还可出现下丘脑症状与海绵窦受累的表现,如第三至第六对脑神经损害的症状。

6. 小脑肿瘤

(1) 小脑半球病变:出现同侧四肢共济失调,粗大的水平眼震,辨距不良,轮替障碍,指鼻和跟-膝-胫试验阳性,搜索样语言,同侧半身肌张力降低。

(2) 蚓部病变:躯干性共济障碍,小脑爆发性语言,少有肌张力降低和肢体异常。齿状核病变出现运动过多,肌阵挛。

(3) 小脑脚病变:小脑上脚(结合臂):出现同侧小脑性共济障碍,对侧红核受累引起不自主运动,头偏向患侧;小脑中脚(脑桥臂):额叶性共济障碍;小脑下脚(绳状体):同侧小脑性共济、平衡障碍、眼震及书写障碍。

7. 脑桥小脑角肿瘤 以听神经瘤多见,肿瘤依次累及第八、五、七、九、十、十一对脑神经,表现为耳鸣、耳聋、同侧面部感觉减退与周围性面瘫,饮水呛咳、吞咽困难与声音嘶哑。而后出现一侧或两侧锥体束征,晚期引起梗阻性脑积水,颅内压增高。

8. 脑干肿瘤 典型体征为病变侧脑神经与对侧肢体交叉性麻痹,其临床表现视肿瘤累及中脑、脑桥或延髓有所不同。

9. 丘脑与基底核肿瘤 可出现对侧肢体轻偏瘫、震颤,有时引起对侧躯干与肢体自发性疼痛或出现偏盲。

10. 脑室内肿瘤 原发于脑室内者,较少出现定位症状,肿瘤较大影响周围神经结构时才出现相应症状。如第三脑室后部肿瘤,常引起两眼球上视、下视受限,瞳孔散大与共济失调;第三脑室前下部肿瘤引起下丘脑受累的症状;侧脑室肿瘤出现对侧轻偏瘫;四脑室肿瘤早期出现呕吐与脉搏、呼吸、血压的改变等。

五、诊断

颅内肿瘤早期诊断十分重要,诊断上要求明确 3 个问题:①有无颅内肿瘤,需要与其他颅内疾病鉴别;②肿瘤生长的部位以及与周围结构的关系,准确的定位对于开颅手术治疗是十分重要的;③肿瘤的病理性质,如能做到定性诊断,对确定治疗方案与估计预后有参考价值,一般应按照一定的程序进行检诊,避免漏诊与误诊。

(一) 病史与临床检查

病史与临床检查是正确诊断的基础。需要详细了解发病时间,首发症状和以后症状出现的次序。这些对定位诊断具有重要意义。发病年龄、病程缓急、病程长短;有无一般感染、周身肿瘤、结核、寄生虫等,与颅内肿瘤的定位与定性相关,可作鉴别诊断参考。病史中凡有下列情况之一者,应考虑颅内肿瘤的可能性:①慢性头痛史,尤其伴有恶心、呕吐、眩晕或有精神症状、偏瘫、失语、耳聋、共济失调等;②视力进行性减退、视盘水肿、复视、斜视,难以用眼疾病解释;③成年人无原因地突然发生癫痫,尤其是局限性癫痫;④有其他部位如肺、乳腺、子宫、胃肠道的癌症或肿瘤手术史,数月、数年后出现颅内压增高和神经定位症状;⑤突然偏瘫昏迷,并有视盘水肿。

临床检查包括全身与神经系统等方面,神经系统检查注意意识、精神状态、脑神经、运动、感觉和反射的改变,需常规检查眼底,怀疑颅后窝肿瘤,需做前庭功能与听力检查,全身检查按常规进行,除血、尿常规化验检查外,根据需要进行内分泌功能检查,血生化检查。

(二) 辅助检查

颅内肿瘤的诊断一般都需要选择一项或几项辅助检查,使病变定位诊断十分明确,并争取能达到定性。辅助诊断的方法很多,应结合具体病情及肿瘤的初步定位恰当地选用。原则上应选用对患者痛苦较少,损伤较少、反应较少、意义较大与操作简便的方法。凡带有一定危险性的诊断措施,都应慎重,不可滥用,并且在进行检查之前,做好应急救治包括紧急手术的准备。

1. 颅骨 X 线片 颅内肿瘤可以对颅骨产生一些影响,能够从 X 线片表现出来,20%~30%的病例可有阳性发现,因此应常规照颅骨正位和侧位 X 线片,必要时摄断层 X 线片及特殊位置照片。并结合临床表现正确分析 X 线征象。如颅内压增高表现为颅缝分离、脑回压迹增多,后床突与鞍背脱钙、吸收或破坏,蝶鞍轻度扩大。具体定位、定性诊断价值的征象如下,①脑膜瘤:相应的征象为脑膜动静脉沟显著增宽与增多,骨质增生或破坏,砂粒型脑膜瘤出现钙化影;②胶质瘤:少数可显示条带状、点片状钙化,松果体瘤可能显示松果体钙斑扩大;③垂体腺瘤:早期的微腺瘤可能在薄断层片上显示鞍底局部凹下或破坏;一般病例蝶鞍多呈球形扩大,巨大垂体腺瘤引起蝶鞍破坏;④听神经瘤:常显示内耳孔骨质吸收脱钙,内耳孔扩大、破坏;⑤先天性肿瘤:颅咽管瘤常有钙化斑,畸胎瘤有时也显出钙化点;⑥转移瘤或侵入瘤:颅骨转移可显出多发性骨质破坏,颅底侵入瘤显示颅底骨质破坏,眶上裂或眶下裂破坏;⑦约有 1/3 的成人松果体有时可出现钙化,该钙化斑移位可为间接诊断征象。

2. CT、MRI 是当前最常用的诊断方法,也是当前对脑瘤诊断最有价值的诊断方法,阳性率可达 95% 以上。能够显示出直径 1cm 以上的脑瘤影像,可明确肿瘤的部位、大小、范围。肿瘤的影像多数表现为高密度,少数为等密度或低密度,有些肿瘤有增强效应(注射造影剂后),有助于定性诊断。MRI 的 FLAIR 成像有助于分辨某些胶质瘤的边界,DWI 成像有助于鉴别肿瘤性质,灌注成像可观察肿瘤的血流情况,DTI 可观察肿瘤与白质纤维的关系及其对白质纤维的破坏程度,MRS 可通过了解肿瘤的代谢与对神经元的破坏情况鉴定肿瘤性质。因此,凡临床疑有颅内肿瘤者,宜作为首选。

3. PET 可显示肿瘤影像和局部脑细胞功能活力情况,并可应用于肿瘤复发的鉴别诊断。核素脑扫描少用。

4. 脑血管造影 通过脑血管成像,视其位置正常或有移位以判断颅内肿瘤的位置,从异常的病理性血管可为定性诊断参考依据,还有利于与脑血管病鉴别。脑室造影与气脑造影:过去应用较广,目前只作为必要时的一项补充检查。对了解脑室内肿瘤,垂体腺瘤有一定价值。

5. 脑超声检查 A 型超声一般只能以脑中线波移位与否为定位诊断参考。B 型超声有时能使肿瘤成像。手术中可利用其作为一种探查手段,指示颅内肿瘤的深浅与范围。

6. 腰椎穿刺 仅作参考,但对鉴别颅内炎症、脑血管出血性疾病有特殊价值。颅内肿瘤常引起一定程度颅内压增高,但压力正常时,不能排除颅内肿瘤。脑脊液化验示颅内肿瘤有时显示蛋白含量增加而细胞数正常的分离现象,而脑膜炎急性期常是蛋白与细胞数同时增加,慢性炎症时,细胞数已减少或已正常,而蛋白含量增高,易于混淆。可参考病史作分析。需要注意的是,已有显著颅内压增高,或疑为脑室内或幕下肿瘤时,腰穿应特别谨慎或禁忌,以免因腰穿特别是不适当的放出脑脊液,打破颅内与椎管内上下压力平衡状态,促使脑疝发生。

7. 内分泌检查 对诊断垂体腺瘤很有价值,此外酶的改变、免疫学诊断亦有一定参考价值。

8. 立体定向活检 是一种定位准确、损害较小且能明确颅内肿瘤病理性质的手术诊断方法。可为中枢神经系统原发性淋巴瘤等的诊断提供可靠依据并指导下一步治疗。

六、鉴别诊断

颅内肿瘤常需与颅内炎症如脑蛛网膜炎、化脓性与结核性脑膜炎、结核球、脑脓肿、慢性硬脑膜下血肿、脑内血肿、高血压脑病与脑梗死、颅内寄生虫病、肉芽肿、霉菌病、视盘炎与球后视神经炎等相鉴别。

七、治疗

应早期诊断、早期治疗。治疗愈早,效果愈好。治疗方法包括手术治疗、放射治疗、化学治疗、X 刀、伽马刀、激素治疗、中医中药治疗和免疫治疗等。恶性肿瘤的复发取决于肿瘤的恶性程度、手术切除组织的多少及对放疗的敏感程度。生长在脑干、丘脑等重要部位的肿瘤放疗、化疗等治疗只能缩小肿瘤或短时间内控制肿瘤的再生长,大部分患者手术后仍然会复发。

(一) 手术治疗

为目前颅内肿瘤的基本治疗方法,目的为降低颅内压和解除肿瘤对脑神经的压迫。术前评估非常重要,应仔细进行病史询问和体格检查,一般说来患者术前应做血常规、电解质、凝血功能、心电图、肺部 X 线片。神经外科医师应该明白,不是所有颅内肿瘤的患者都需要接受手术治疗。手术决定是基于对患者和肿瘤的充分了解和一些特殊考虑,表6-6列出这些术前必须考虑的各种因素。

表 6-6 颅内肿瘤术前须考虑的各种因素

患者因素	肿瘤因素	条件因素
年龄	是否与症状和体征相符	医师:复习解剖、了解血管及神经与肿瘤的关系、应对意外情况的计划
预期寿命	能否切除(定位、大小和血供)	设备:影像设备、手术显微镜、显微手术器械、术中电生理监测、导航系统
Karnofsky 评分	病史资料(证实肿瘤生长)	患者:术前应用激素、抗癫痫、建立动脉测压系统、俯卧位时腹部悬空、头架牢固且不干扰手术切口;标出切口及重要标志
神经功能状态	手术目的	
相关身体条件		

1. 手术原则 生理上允许,解剖上可达,技术上可能,得多于失,利多于害。显微手术在神经外科的广泛应用,有助于切除在肉眼难以识别的病理组织,且能避免损伤正常脑组织。近年来,微骨孔开颅、神经导航、开放 MRI 下手术以及局麻状态下手术等微创神经外科技术,充分利用脑的正常沟、裂切除肿瘤,最低程度干扰正常脑神经组织,保障患者神经正常生理功能不受损害,将颅脑肿瘤治疗学提高到一个新阶段,已成为现代神经外科手术的发展方向。良性肿瘤尽可能全切,恶性肿瘤切除后明确肿瘤的性质,获得充分脑减压,为放射治疗、化学治疗和新的治疗手段创造机会。另外,脑室镜还可以用于脑内囊肿和脑积水手术,降低手术风险。立体定向结合计算机技术,准确率明显提高,成为肿瘤活检和深部肿瘤间质内治疗、热疗等必

要手段。

2. 手术方式

（1）完全切除：肿瘤能否完全切除，决定于其性质与部位。在保证生命安全、尽量避免严重残障前提下，凡属良性肿瘤，分化良好的胶质瘤等，争取全切。颅内肿瘤中能达全切者约1/3，其中包括脑膜瘤、听神经瘤、垂体微腺瘤、血管网状细胞瘤、先天性肿瘤或囊肿及少数胶质瘤的全切。

（2）次全切与部分切除：肿瘤因部位所限或因浸润性生长、周界不清或已累及脑的重要功能区、生命中枢、主要血管等，只能达到有限度的切除。有时采用囊肿穿刺术，如用以治疗颅咽管瘤，以缓解颅内压，同时可向囊内注入放射性同位素作为治疗。

（3）减压性手术与分流手术：如颞肌下减压术、枕下减压术、去骨瓣减压术与眼眶减压术（肿瘤累及颅眶部位）等，当肿瘤不能全切除，合并脑肿胀或因手术后脑水肿反应严重时，手术切除一部分颅骨，并敞开硬脑膜减压，达到缓解颅内压增高的效果。脑脊液分流术是在颅内肿瘤引起梗阻性脑积水或脑脊液吸收不良引起颅内压增高情况下，将脑脊液直接引至静脉系统、淋巴系统及体腔内，以降低颅内压的一种手术方法。如侧脑室-腹腔分流术、侧脑室-上矢状窦分流术、侧脑室-心房分流术、侧脑室-胼胝体池分流术等。颅内高压可在减压术或分流术后得到缓解，患者全身情况改善，有利于进一步治疗。

（二）放射治疗

放射治疗是指用放射线照射肿瘤的治疗方法，多用于恶性颅内肿瘤的治疗，也用于部分良性肿瘤的治疗。颅内肿瘤多于术后采用外照射的方法进行，也有进行术中放疗、间质内放疗。放疗的效果多取决于肿瘤对放射线的敏感性，有的肿瘤（髓母细胞瘤、生殖细胞瘤）可能治愈，有的（胶质瘤）则延长生存期。主要副作用是在进行肿瘤治疗的同时损伤正常脑组织。总的来说，传统放疗照射范围大，对正常脑组织损伤重，肿瘤局部照射量难以达到足够强度，即使用超分割照射治疗、加速分割照射治疗等方法，仍难以解决这些问题。X刀、伽马刀在治疗听神经瘤、垂体瘤、颅咽管瘤等颅脑肿瘤上取得了很大成绩，但胶质瘤体积较大、浸润生长，X刀、伽马刀治疗作用有限。三维立体适形放射治疗（conformal radiotherapy，CRT）通过多叶准直器或铅铸块调整放射线的形状以适应肿瘤的范围；调强放射治疗（intensity modulated radiation therapy，IMRT）可根据肿瘤三维形态，在肿瘤内部进行不同的密度放射治疗；射束调强放射治疗（beam intensity modulated radiotherapy，BIMR）指改变传统每束射线剂量均一致的做法，采用不同强度的射线束（beam）从不同方向到达肿瘤，使弱的射线束通过或到达重要的或者敏感部位。随着技术的逐步成熟，可能实现放疗的真正精确化、数字化，提高疗效，降低副作用。

1. 常规放射治疗　中枢神经系统放疗设备多采用4~6MV的直线加速器，应具备适形和调强功能。多数放疗分割剂量为每天1.8~2.0Gy，每周5天；降低每次分割剂量，增加总剂量可减少脑组织损害（放射性脑坏死），提高肿瘤治疗效果，对小儿肿瘤尤其如此；对于生长迅速的肿瘤可进行加强放疗（每天多个分割剂量）。

2. 间质内放射治疗　间质内放射治疗（interstitial radiation therapy）是将放射范围小的液体核素（如32P、198Au等）注入瘤腔内，或将颗粒状核素植入瘤体内，依靠γ或β射线的电离辐射作用杀伤肿瘤细胞，适用不宜手术、外放射治疗不敏感或失败的单一病灶囊性颅咽管瘤、胶样囊肿和原发或复发恶性胶质瘤。

3. 立体定向放射治疗　立体定向放射治疗（stereotactic radiotherapy，SRT）是利用立体定向原理选择照射靶点，将大剂量管束电离射线单次集中精确地照射靶点，使肿瘤细胞及周围毛细血管局灶变性坏死，肿瘤不再继续生长，并被胶质瘢痕化所代替，影像学检查仍可见到病变。立体定向放射外科的持续作用时间可长达2年，病例选择不当，会造成严重的放射性脑病和神经功能障碍，因此必须认真进行术前评估。这种技术对于小的良性肿瘤效果尤佳，并可以使周围的组织的损伤达到最小。一般讲，对边界清楚，直径≤3cm肿瘤效果较好。治疗更大的病变，由于解剖和放射生物学的限制，必须减小放射剂量；另外多处大剂量放射线重叠，立体定向的准确性会偏离。目前，一些手术危险较大、术后并发症多的手术，如岩斜脑膜瘤、听神经瘤等，为避免脑神经的损伤，可不用勉强全切除肿瘤，术后剩余肿瘤用伽马刀治疗，这样可以提高患者的生活质量。

4. 高能线性能量转换射线治疗　为寻找更有效的放射治疗源,新的粒子束被临床应用,如快中子、质子、γ介子以及氦、碳等重粒子。目前认为质子加速器适用颅底肉瘤、视网膜恶性黑色素瘤和生长缓慢的颅内肿瘤。硼中子俘获治疗(boron neutron capture therapy,BNCT)的基本原理是当非放射性的自然元素硼(10B)受到低能量热中子照射时,即发生核反应,从而产生具有高线性能量转换的α粒子(4He),其本身衰变为锂元素核(7Li)。BNCT临床研究主要是多形性胶质母细胞瘤和未分化星形细胞瘤,其疗效有待进一步明确。

5. 放射治疗的延迟效应　放射治疗过程中,肿瘤周围正常脑组织不可避免受照射,放疗后最重要改变出现在6个月到10年,表现为白质改变、血管损伤、神经元死亡、胶质增生和钙化。轻则出现一定程度认知障碍,重则出现重度神经功能缺失,在最初两年内发病率最高,这种脑损伤不可逆,且呈渐进性,严重者可危及生命。关于放射性脑损伤的病理机制,可能与血管内皮细胞和神经胶质细胞损伤有关。在放射治疗过程中,一定剂量的放射线可导致血管内皮细胞的肿胀、变平、细胞间隙变窄,局部血流减少,但这一过程将迅速逆转,随后即发生血管通透性升高,发生血管源性水肿,进一步发展,由于管壁变厚、管腔狭窄甚至闭塞,发生梗死后脑组织坏死,即放射性脑坏死。放射线可同时损伤神经胶质细胞,尤其是少枝胶质细胞,发生增生、破坏和广泛脱髓鞘改变,随后白质区域可见囊变、坏死。放射性脑损伤与肿瘤复发,临床和MRI都很难鉴别,其鉴别有赖于PET或SPECT检查。

6. 放射性粒子治疗　放射性粒子治疗颅内肿瘤已有70余年历史,大量前瞻性研究和回顾性分析得到一致结论,该疗法微创安全,需要外科干预(清除血肿、置入引流管)的严重并发症的发生率<1.29%。由于放射性粒子近距离颅内肿瘤治疗的特殊性,需要跨学科医师,如神经外科、放疗科、介入科医师,物理师共同完成,治疗上的风险以及没有建立标准的治疗流程就成为制约该技术应用的重要因素。各研究报道对放射性粒子治疗颅内肿瘤疗效评价不一,差别较大,原因为不同研究者选择患者的标准、手术方法不同,普遍缺乏根据不同类型肿瘤制定的个体化靶区和处方剂量标准,甚至鲜有靶区勾画原则和剂量学描述。因此,从科学研究的角度,应该建立基本统一的治疗流程。

（三）化学药物治疗

1. 常用的化疗药物

（1）替莫唑胺(temozolomide,TMZ):TMZ是一种含有咪唑四嗪(imidazotetrazine)环的烷化剂类抗肿瘤药物,于1999年通过FDA批准上市,属于前体药物,本身并没有活性,在体内经非酶途径转化为活性化合物MITC,后者进一步水解成活性代谢物。其作用机制主要是通过与鸟嘌呤的第六位氧原子产生DNA烷基化(甲基化)作用。目前用于治疗成人复发性多形性胶质母细胞瘤和间变性星形细胞瘤的化疗药物。

（2）替尼泊苷(teniposide,VM-26):为鬼臼毒(podophyllotoxin)的半合成衍生物,烷化剂类抗肿瘤药物,为细胞周期特异性药物,能破坏脱氧核糖核酸(deoxyribonucleic acid,DNA),对肿瘤细胞增殖周期G2期和M期起阻断作用。化学结构为4'-去甲-表鬼臼毒-β-D-甲叉吡葡糖苷(4'-demethyl-epipldophyllotoxin-thenyli-dene-β-D-glucoside),分子量为656.7,高度脂溶性,容易通过血-脑脊液屏障。抗肿瘤谱广,与顺铂、洛莫司汀(CCNU)及司莫司汀(MeCCNU)等联合用药有协同作用。

（3）洛莫司汀(环己亚硝脲,CCNU):烷化剂类抗肿瘤药物,为细胞周期非特异性药物,作用于增殖细胞的各期,亦作用于细胞的静止周期G0。脂溶性强,能通过血-脑脊液屏障。毒性反应大,主要表现为延迟性骨髓抑制和蓄积反应,在4~5个疗程后血白细胞和血小板明显减少而被迫延期,甚至中断治疗导致复发。服药后消化道反应如恶心、呕吐较严重,对肝、肺等亦有影响。常用剂量为成人口服每天1次100~130mg/m²,连服1~2天,每间隔4~6周重复1次。与VM-26合用时可减量至每天60mg/m²。

（4）卡莫司汀(BCNU):烷化剂类抗肿瘤药物,细胞周期非特异性药物,对处于G1-S边界或S早期的细胞最敏感,对G2期也有抑制作用。脂溶性强,可通过血-脑脊液屏障,进入脑脊液。与VM-26合用时有协同互补作用,可减少VM-26药物剂量,且毒副作用减小。可引起骨髓抑制,呈延迟性反应,有累计毒性,还可引起白细胞或血小板减少、胃肠道反应、脱发,偶见皮疹。

（5）尼莫司汀(ACNU):烷化剂类抗肿瘤药物,属细胞周期非特异性药物,作用于增殖细胞的各期,主要作用机制是使细胞内的DNA烷化而使DNA低分子化,以抑制DNA的合成。易通过血-脑脊液屏障,给药后迅速分布全身,脑组织分布良好,据文献报道单纯静脉给药后,50%以上的药物可进入组织间隙,而且更容易进入脑的胶质细胞,在胶质瘤中药物分布的浓度高,恶性者消失慢。水溶性,可静脉或动脉内给药,按 2~3mg/kg 计算给药剂量,每 4~6 周给药 1 次,根据周围血常规的情况以及年龄和症状适当增减。

(6) 丙卡巴肼(procarbazine,PCZ):烷化剂类抗肿瘤药物,为单胺氧化酶抑制剂,其产生的甲基正离子可发生烷化作用,促使 DNA 解聚;亦可抑制甲基转换,干扰 DNA、RNA 和蛋白质合成。为细胞周期非特异性药物,在治疗脑胶质瘤时多与其他药物联合使用。用量为每次 50~100mg,每天 1 次,1 周后可逐渐增至每天 1 次 300mg,直至出现毒性症状或达到最大疗效时,改为每天 1 次 100mg 维持,总量一般为 7~10g。副作用主要为骨髓抑制,多发生在用药后 2~8 周。治疗期间尽量少用巴比妥、氯丙嗪、降压药及镇静药,以预防中枢神经系统的协同抑制作用;亦应尽量避免与麻黄碱、间羟胺等合用,以预防因单胺氧化酶抑制所引起的副作用。

(7) 甲氨蝶呤(methotrexate,MTX):为水溶性叶酸拮抗剂,全身用药时仅有少量能通过 BBB,因此多用于鞘内或动脉内注射及联合用药。动脉内用量为每次 25~50mg,每天 1 次,连续 3~5 天为 1 疗程。毒性反应主要为骨髓抑制及胃肠反应,应用解毒剂亚叶酸钙(甲酰四氢叶酸钙,calciumfolinate)可减轻毒性反应。用量为注射 MTX 后 18 小时、24 小时、30 小时各肌内注射 12mg、6mg、6mg。近年来,大剂量 MTX 治疗脑胶质瘤的方法受到重视,在用药后 1~2 小时后每隔 6 小时肌内注射亚叶酸钙 3~6mg,共 1~4 次,可解除 MTX 对正常细胞 DNA 合成的抑制作用。

(8) 长春新碱(vincristine,VCR):是从植物长春花提取的生物碱,可抑制肿瘤细胞有丝分裂,特别是能阻止肿瘤细胞纺锤体纤维的形成,为作用于增殖细胞 M 期的细胞周期特异性药物。用量每次 0.02~0.04mg/kg,一般为 1~2mg 溶于 200~400ml 生理盐水中,2~4 小时滴完,隔天 1 次或每周 1~2 次 1 疗程,总量可达 10~20mg。毒性作用以神经系统为主,可导致腹痛、声带麻痹及跟腱反射消失等,当总量超过 25mg 时,应高度警惕。偶发脱发、发热、恶心、呕吐及骨髓抑制。

(9) 顺铂(cisplatin,DDP):为细胞周期非特异性药物(cell cycle nonspecific agents,CCNSA),可干扰 DNA 合成,抑制有丝分裂,也能与 DNA 交叉联结,影响 DNA 的正常功能,对脑胶质瘤有效,曾被认为是肿瘤化疗获得显著进步的药物。用法:10~20mg/(m²·d),静脉注射,5 天 1 个疗程,总量 100~200mg;或动脉内注射 260~100mg/m²,每 4 周 1 次。副作用有消化道反应、肾功能损害、神经毒性,主要为第Ⅷ对脑神经损害和偶发骨髓抑制。

2. 化学药物治疗方案 在选择化疗药物时,细胞周期非特异性药物,如烷化剂,抗生素类(BCNU、CTX、CCNU),理论上可杀灭处于各期的肿瘤细胞,其特点是剂量依赖性(dose-dependent),即化疗疗效与剂量成正比,故应大剂量间断给药。细胞周期特异性药物(cell cycle specific agents,CCSA),如抗代谢类药及植物类药(5-FU、MTX、VDK),主要杀灭处于增殖期的瘤细胞,对 G0 期细胞无效,其特点是用药时序依赖性(schedule-dependent)。由于肿瘤在某个时序增殖期(S 期及 M 期)细胞的数量是一定的,在达到有效剂量之后的用药是多余的,故应小剂量持续用药。由于各种药物对肿瘤增殖周期作用各异、毒性反应不相重叠,在了解肿瘤细胞增殖动力学的基础上,合理选用多种药物联合化疗,则会更多地杀伤肿瘤细胞,减少副作用,提高化疗疗效。

临床上常用的联合用药方案:TMZ 方案、PCV 方案(PCZ+CCNU+VCR)(表 6-7)、MCV 方案(MTX+CCNU+VCR)、VM-26+CCNU、VM-26+MeCCMU、BCNU+DDP、VM-26+PCZ、BCNU+PCZ、BCNU+VM-26 等。

在联合用药化疗中恰当运用序列给药或同步化给药方法,可提高疗效。①序列给药:指两种或多种不同的药物不同时给予,间隔一定时间,按序列或交替方式给药;②同步化给药:某些细胞周期特异性药物,除可选择性杀伤某一时相的肿瘤细胞外,尚可延缓一些处于某时相的细胞向下一时相的转变,导致瘤细胞在某一时相暂时积聚,然后再选择对积聚时相敏感的特异性药物,可更多地杀伤瘤细胞。

(四) 其他治疗

1. 基因治疗 目前用于治疗肿瘤的基因主要有自杀基因、抑癌基因、血管生成抑制基因和免疫活性基因。

表 6-7　常用的 TMZ 与 PCV 方案

药物	方案	用法与用量
TMZ	高级别胶质瘤同步放化疗（EORTC 26981 方案）	同步放化疗 6 周,随后单独化疗 放疗 60Gy(30×2Gy)同步 TMZ[75mg/(m^2·d)],随后 TMZ 化疗,每周第 1~5 天用药,4 周 1 个疗程,至少 6 个疗程
	复发胶质瘤化疗方案	TMZ 化疗,每周第 1~5 天用药,4 周 1 个疗程,可达 12 个疗程 第 1 疗程:150mg/(m^2·d) 第 2 及以后疗程:200mg/(m^2·d)
	替代治疗方案	TMZ 服药 1 周,停药 1 周:疗程可达 1 年。 100mg/(m^2·d)、125mg/(m^2·d)或 150mg/(m^2·d) TMZ 服药 3 周,停药 1 周:疗程可达 1 年。 75mg/(m^2·d)或 100mg/(m^2·d)
PCV		每 6 周(42 天)为 1 个疗程,可达 6 个疗程 CCNU(lomustine),第 1 天,100mg/m^2,口服; Procarbazine(Natulan),第 8~21 天,60mg/m^2,口服; Vincristine,第 8、29 天,1.4mg/m^2,静脉滴注(最多 2mg)

　　自杀基因的特点是可以将无毒或低毒的前体药物转化成为高效性产物,当其被载体特异地导入到肿瘤细胞时,便可发挥高效的杀毒作用。脑肿瘤基因治疗研究中最常通过单纯疱疹病毒酪氨酸(herpes simplex tyrosine kinase,HSTk)更昔洛韦系统给药,采用反转录和腺病毒转染。

　　抑癌基因包括 p53、p16、E2F-1、pl9 等,与之类似的是针对癌基因(如 ras、IGF1、Bcl-2)和端粒酶的反义 RNA。与自杀基因的研究一样,取得一定的疗效,但尚无法彻底抑制肿瘤。最常见的是利用腺病毒转染 TP53 基因治疗多形性胶质母细胞瘤,在实验研究阶段证实其具有杀肿瘤作用,临床研究尚未结束。

　　抑制血管生成(antiangiogenesis)提供了胶质瘤治疗的另一途径,肿瘤的生长、侵袭需要不断产生新生血管,因而导入抑制血管生成的基因,便可抑制肿瘤。胶质母细胞瘤血管生成明显增高,已有研究开始采用反转录和腺病毒沉默 VEGF 治疗脑胶质瘤。

　　还有免疫活性基因,包括细胞因子基因、肿瘤相关抗原基因和免疫共刺激分子基因等,通过提高肿瘤细胞免疫原性和机体对肿瘤的识别能力,增强体内抗瘤作用。通过基因治疗沉默 IGF-I 或转染 TGF-β 治疗胶质瘤的方法正在研究之中。

　　基因治疗最大的风险或难以控制的因素是基因治疗中外源性基因表达的准确性、稳定性和基因治疗对人可能造成的毒性,需进一步研究解决。

　　2. 免疫治疗　免疫治疗通过调动机体免疫,不仅可以杀灭增殖期胶质瘤癌细胞,而且对具有潜在增殖能力的静止期肿瘤细胞也有杀伤作用,因而在理论上可能彻底治愈肿瘤。毒素靶向疗法(targeted toxin therapy)和抗癌疫苗(anticancer vaccine)是免疫治疗的两大发展方向。毒素靶向疗法利用肿瘤特异抗体与特殊毒素耦合,最大优点是特异性强。抗癌疫苗的基本原理是通过提高肿瘤的免疫原性,刺激机体产生对肿瘤的特异免疫,打破肿瘤/机体间的病态平衡。现有的抗癌疫苗主要分 3 种:肿瘤组织匀浆结合免疫增强因子(IL-4、IL-12、GM-CSF 等)、肿瘤特异性抗体或细胞(AK、AKM、TIL 等)和新近研究热点树突状细胞(endritic cell,DC)。

　　3. 免疫靶向治疗　免疫靶向治疗在脑部肿瘤的治疗中已经取得了重大的突破,嵌合抗原受体 T 细胞及免疫检查点抑制剂等的应用取得了良好的效果,目前已经成为胶质母细胞瘤的治疗手段之一;在脑膜瘤、垂体瘤可能的免疫治疗靶点及机制的研究也取得了重要的突破。①胶质母细胞瘤是一种神经系统恶性程度最高、最为常见的星形细胞瘤,属于恶性肿瘤,传统标准治疗后,仅有 10~11 个月的中位生存期。因此,越来越多的学者着眼于免疫靶向治疗,包括免疫检查点分子抑制剂(程序性死亡受体 1,programmed death-protein 1,PD-1)、疫苗(树突状细胞疫苗及肽疫苗)、溶瘤病毒疗法(微小核糖核酸病毒、塞姆利基森林病毒)、嵌合抗原受体 T 细胞疗法。②脑膜瘤的免疫治疗是通过利用针对 PD-1/PD-L1 的单克隆抗体来增强抗肿瘤免疫应答,WHO Ⅲ级脑膜瘤患者还表现出表达 PD-L1 的外周髓系抑制性细胞增多,在接受过放疗的肿瘤中,PD-L1 的表达也明显增高,免疫检查点抑制剂可作为治疗高级别和复发性肿瘤的潜在成功策略。

4. 针对肿瘤膜受体的靶向治疗 恶性脑胶质瘤细胞膜上表达多种特异的受体,最常见的有 EGFR、PDGFR、FGFR、VEGFR、转铁蛋白和 TGF-s、IL-13、IL-4 等细胞因子受体,应用药物或毒剂特异性阻断这些受体可能具有抗肿瘤的作用。开始进行临床研究的有作用于转铁蛋白的白喉毒素(diphtheria toxin),作用于 TGF 的假单胞菌外毒素(TP-38),作用于 IL-4 配体的假单胞菌外毒素(NBI-3001)以及作用于 IL-13 的假单胞菌外毒素(PRECISE)。可以选择性地作用于人血管内皮生长因子(VEGF)的单克隆抗体贝伐珠单抗(bevacizumab,Avastin)已由 FDA 批准上市。另外,针对 TRAIL 及其受体的药物也在研究之中。

5. 针对肿瘤膜受体相关细胞内通路的靶向治疗 多数膜受体与配体均通过细胞内酪氨酸激酶(tyrosine kinase,TK)通路对肿瘤的生长与侵袭起调节作用。干扰这些通路可能抑制肿瘤的生长或导致肿瘤细胞凋亡。一些分子药物正在研究之中,如应用 ATP 的拟似剂治疗 GBM,EGFR 相关 TK 通路干扰作用的 Erlotinib(Tarceva)和 gefitinib(Iressa),以及 egfr 相关 tk 通路干扰作用的 imatinib(Glivec)等。

6. 抗血管生成与抗侵袭治疗 胶质母细胞瘤血管生成明显增高,抑制新生血管可起到治疗肿瘤的作用,目前采用抗血管生成的基因治疗、单克隆抗体治疗等均有研究,可选择性作用于人 VEGF 的单克隆抗体贝伐珠单抗(Avastin)已于 1999 年由 FDA 批准上市,也是目前唯一的抗血管生成单克隆抗体。

脑胶质瘤具有向正常脑组织侵袭的特性,肿瘤的侵袭需表达金属基质蛋白酶(matrix metalloproteinases,MMP)等多种增强侵袭能力的物质。抑制 MMP 可阻止肿瘤的侵袭和生长,但不具有杀死肿瘤细胞的作用,多为细胞生长抑制剂。已开展临床研究的药物包括沙利度胺(thalidomide)、血管抑素(angiostatin)、内皮抑素(endostatin)、ZK222584/PTK787 和 COX-2 抑制剂塞来昔布(celecoxib)、西仑吉肽(cilengitide)等。

7. 给药方式

(1)局部注射:由于血-脑脊液屏障的存在,许多化疗药物、病毒载体等难以到达肿瘤部位,可通过局部注射到肿瘤或瘤腔的方式给药,多数研究认为局部注射不会给患者带来附加损害,但局部注射病毒等方式的效果有待评估。通过 Ommaya 囊则可实现多次给药。

(2)缓释给药系统:将药物与可缓慢释放的载体结合后置入肿瘤或术后肿瘤残腔达到持续给药的目的,研究最多的是采用可降解药片携带 BCNU 进行胶质瘤化疗,据报道可一定程度延长患者生存期,但与其他新型治疗的效果相比并不占优势。其他缓释系统包括脂质体、藻酸盐、多聚纳米颗粒等。新型电子芯片控制药物缓释技术也有研究。

(3)增强给药系统:通过增强药物在肿瘤组织内的弥漫与渗透能力以提高肿瘤内药物浓度的方法,并且有助于使大分子的药物或细胞到达肿瘤部位。已在小动物中应用该技术增强 TP38、PRECISE 等的免疫与基因治疗,尚未用于人体,但还是有很大潜在应用价值的。

8. 其他辅助治疗 作为胶质瘤的辅助诊断、治疗手段,光动力疗法、热疗、超声、传统医药等也发挥出一定的作用,同时也为新技术的产生、新药的研发带来广阔的资源。利用超声原理,国外有人对 3D-超声和震动成像(Vi-brography)用于神经导航进行过研究,证明了这些方法的可行性。而前面提到的将光动力技术用于手术中染色肿瘤细胞,也取得了成功。有人研究应用中医中药治疗颅内肿瘤,对消除颅内肿瘤引起的脑水肿有一定效果,是否能达到根治的作用,尚待继续研究,也可用于改善患者周身情况,消除放射治疗反应等。

总之,除手术外,放疗、化疗、生物治疗等各种治疗手段蓬勃发展,互相融合渗透,发挥出越来越重要的作用。放、化疗在现阶段应用较为普遍,生物治疗是将来的发展方向,并可能会成为手术以外综合治疗的基础。

八、状态评估与预后

颅内肿瘤患者身体状况评估对指导治疗有重要意义,常用 Karnofsky 评分指标以患者功能状态进行判定(表 6-8)。一般认为 Karnofsky 80 分以上为非依赖级(independent),即生活自理级;50~70 分以上为半依赖级(semi-independent),即生活半自理;50 分以下为依赖级(dependent),即生活需要别人帮助。术后记分与术前有关,>80 分者术后状态较好,存活期较长。Karnofsky 评分还可作为复发胶质瘤二次手术时手术适应证的一个指标。也有采用 ECOGP 评分系统的方式(表 6-9)。

表 6-8 Karnofsky 评分表

分级	分值	描述
自理:可进行正常活动和工作,生活自理	100	正常,无疾病征象
	90	能正常活动,仅有轻微症状
	80	正常活动费力,有部分症状
半自理:不能工作,可部分自理,需协助	70	能自理,但不能正常工作
	60	大部分生活可自理,但需协助
	50	需更多的协助,需药物治疗
不能自理:生活不能自理,需治疗,病情可能加速进展	40	有残疾,需专业治疗或护理
	30	严重残疾,须住院,否则加速死亡
	20	非常虚弱,需住院支持治疗
	10	濒死状态
	0	死亡

表 6-9 ECOGP 评分(Eastern Cooperative Oncology Group Performance Scale)

分值	表现
0	无症状(正常进行日常活动)
1	有症状但不卧床(高强度活动受限,无须卧床,可从事轻强度工作)
2	有症状但非睡眠时间卧床<50%(须卧床休息,生活可自理,但不能从事工作)
3	有症状,非睡眠时间卧床>50%,但并非卧床不起(部分生活自理)
4	卧床不起(完全不能自由活动,生活不能自理,全部时间卧床或座椅)
5	死亡

原发性脑肿瘤的总体预后仍较差,GBM 的患者中位生存期为 12~14 个月,近 30 年来无明显改善。低级别星形细胞瘤或少突胶质细胞瘤的中位生存期为 6~10 年。据美国统计,所有原发性脑肿瘤的 5 年生存期约为 20%,存活超过 2 年的患者再存活 3 年的占比约为 76%。小儿髓母细胞瘤和胚胎性肿瘤 5 年的生存期约为 70%。位于左侧、不行治疗的转移性脑肿瘤患者多在 4 周内死亡,加用激素治疗者可延长至 8 周,行放疗者生存期可延长至 12~20 周。影响转移性脑肿瘤患者生存期最主要的因素是病理类型,小细胞肺癌脑转移患者 2 年生存期约为 8%,而卵巢癌脑转移为 24%左右。与脑转移瘤患者生存期相关的危险因素包括年龄、Karnofsky 评分和全身情况。年龄小、Karnofsky 评分高和全身情况好者生存期相对较长。

九、儿童颅内肿瘤概述

小儿神经外科学是多学科医学专业,有其独特性,并非成人神经外科学的缩影。儿童颅内肿瘤是小儿神经外科领域中神经肿瘤的一个分支,近年来,由于分子生物学、影像学技术和临床研究的不断进步,对儿童颅内肿瘤认识得以提高,实现了早期诊断和综合治疗方法改进,从而极大改善了儿童颅内肿瘤预后。但是,目前儿童颅内肿瘤分类尚不统一,治疗方法尚不规范,实际生存率仍非常低。

1. 流行病学 根据流行病学调查显示,目前儿童脑肿瘤的发病率已超过白血病,跃居儿童肿瘤的首位,年发病率达(2~5)/10 万且每年新增约 10 万例带瘤生存者,发病率之高不容忽视,病死率仅次于白血病。

虽然其发病率不足成人的 1/3,但却是儿童肿瘤死亡的首位原因,死亡率为 0.7/100 万,由于 MRI 等应用于临床诊断,使儿童颅内肿瘤发病率有增多趋势。儿童颅内肿瘤的 5 年生存率由 59% 增加到 67%。颅内肿瘤约占儿童肿瘤死亡率的 30%,成为肿瘤死亡首因。

由于绝大多数非浸润性与低级别浸润性星形细胞瘤之间不易区别,因而根据组织学尚不能准确确定儿童颅内肿瘤构成比。总的来说,儿童脑肿瘤主要包括髓母细胞瘤(16%)、生殖细胞肿瘤(10%)、颅咽管瘤(20%)和原始神经外胚层肿瘤(PNET,30%),而髓母细胞瘤(medulloblastoma,MB)是儿童时期中枢神经系统最常见的胚胎性恶性肿瘤,以 5~10 岁的儿童较常见,占所有儿童颅内肿瘤的 25%。高级别浸润性星形细胞瘤占 20%,低级别浸润星形细胞瘤占 5%,介于浸润和非浸润星形细胞瘤之间的星形细胞瘤占 18%,室管膜瘤占 11%。在年幼儿中 PNET、室管膜细胞瘤和其他一些胶质瘤有增多趋势。小脑肿瘤在 1~10 岁儿童更为常见,而婴幼儿、年长儿童以大脑恶性肿瘤为主;颅咽管瘤(craniopharyngioma,CP)是由 Rathke 囊或颅咽管残存的胚胎上皮细胞化生而来,是儿童常见的颅内肿瘤,占儿童颅内肿瘤的 5.6%~15%,占儿童鞍区肿瘤的 54%。与成人相比,儿童的优势肿瘤是髓母细胞瘤、室管膜瘤、生殖细胞瘤、畸胎瘤、错构瘤等。

2. 临床特点　儿童颅内肿瘤的临床表现因肿瘤体积、生长部位和有无颅内播散而异。有三大临床特点:①绝大多数为原发病变,位于脑部中线部位(鞍区、第三脑室、松果体、小脑蚓部、脑干)或后颅窝(占约50%)多见,且恶性肿瘤为主,故病程较短,常早期致颅内高压;②儿童颅骨发育不完全,代偿能力较成人强,故局限性神经系统体征较成人少;③小儿对症状的主观感受和客观描述能力差,易延误诊断。

3. 肿瘤分子标志物的临床应用　当前,对儿童 CNS 肿瘤分子标志物的研究,主要检测其增殖潜能及基因缺失、浸润潜能以及肿瘤血管生成等因素。研究最深入的是髓母细胞瘤,其次是星形细胞肿瘤、室管膜瘤和脉络丛肿瘤。研究发现髓母细胞瘤发生与 PTC 基因有关,而 p53 的过度表达是不良预后的征兆;与低级别肿瘤比较,儿童高级别肿瘤细胞表面蛋白内 CD133 存在高表达,显示人类胎儿组织神经干细胞(neural stem cell,NSC)与脑肿瘤发生有一定联系;p53、Rb、PTEN 和 EGFR 信号途径异常与儿童浸润性胶质瘤有关,儿童浸润性星形细胞瘤的基因畸变与成人相似,但儿童脑肿瘤很少见 EGFR 增多或过表达;在成人已基本明确了少突神经胶质细胞瘤 1p 和 19q 缺乏与治疗反应性的关系,并确立了该肿瘤与临床相关的肿瘤分子水平上的分类,即间变性少突神经胶质细胞瘤和少突神经胶质细胞癌,但在儿童,这一结论尚未证实;儿童脑膜瘤患者 14q 是影响 5 年生存的独立预后指标,1p 缺失与复发和 5 年生存降低有很大关系;非典型畸胎瘤样/横纹肌样瘤(AT/RT)是第一个鉴别出肿瘤抑制基因的小儿颅内肿瘤,染色体 22q11.2 上 INI1 肿瘤抑制基因缺失或突变是其特征。尽管资料显示了分子技术可以改进肿瘤分类以及对患者治疗和预后结果进行分级,但是目前能真正应用于临床实践中的相关肿瘤标志物还非常少且价值多不肯定。有前途的研究途径和分子标志物包括基于基因比较分析的基因表达谱、DNA 倍性、杂合子丢失和染色体畸变及荧光原位杂交(1q、17p、17q)、致癌/抑癌基因及其蛋白(TP53、PTEN、c-erbB2、N-myc、c-myc)、生长因子和激素受体(PDGFRA、VEGF、EGFR、HER2、HER4、ErbB-2、hTERT、TrkC)、细胞周期基因(p27)和细胞黏附分子以及某些与抗治疗相关的因素(多抗药性、DNA 拓扑异构酶 Ⅱ-α、金属硫蛋白、P-糖蛋白、细胞黏合素)等。

4. 治疗和预后　治疗儿童颅内肿瘤的最终目标不是简单的医学上治愈,而是追求生存者长期健康、良好的认知功能和高水平生活质量。这使得目前的某些治疗方式面临两难境地,侵袭性外科手术、放化疗等治疗方法取得良好治愈率的同时也带来了严重的副作用,但是,力图将毒性降至最低的治疗方案可能又会增加肿瘤复发和进展的概率。总的来说,目前儿童颅内肿瘤的治疗强调手术、放疗和化疗为主的综合治疗措施。但是儿童颅内恶性肿瘤的治疗远落后于儿童其他肿瘤的治疗,至今尚无令人满意的统一、规范的根治方法。

儿童颅内肿瘤预后的主要影响因素有治疗方式的选择,包括外科手术、药物化疗和放射治疗等,另有患儿性别和年龄、神经并发症、肿瘤位置和治疗时间以及肿瘤特定基因类型等。尽管建立统一的疗效评定标准对患儿最终预后具有十分重要的意义,但这方面的工作至今仍是儿童颅内肿瘤研究的一个薄弱环节,还有待进一步加强和完善健全随访制度、健康登记制度及合适的预后评估手段和模式等。

随着神经外科学、放射学技术的进步,以及放射治疗、药物化疗和支持治疗等专业领域的发展,目前儿童脑肿瘤患者的 5 年生存率可达 73%。其中,临床诊断和监测技术的进步对儿童神经肿瘤学领域的发展产生了巨大的影响。通过高分辨力 MRI、术中电生理监测、神经导航等技术可使小儿神经外科手术更加安全，甚至可进行更大范围的肿瘤切除、受到更轻微的脑损伤。恶性脑肿瘤（如髓母细胞瘤）患儿术后辅助放化疗，可以显著提高总生存期（overall survival，OS）和无进展生存期（progression free survival，PFS）。此外，各种支持治疗（靶向治疗和肿瘤疫苗等）技术的发展，亦催生出更多积极有效的治疗方法，这些新技术新方法均有助于降低治疗相关性死亡率或病死率。

（1）手术切除：熟练掌握显微解剖知识是外科手术的基础，而术中神经导航、麻醉唤醒和肿瘤实时显像技术则是取得手术成功的必要手段。唯有如此，方能通过手术全切除颅咽管瘤、纤维型星形细胞瘤、室管膜瘤、低级别胶质瘤、原始神经外胚层肿瘤等，使患儿获得良好预后的愿望成为可能。外科手术仍是目前最为有效，也是最常规的治疗方法。近年来，随着神经内镜下扩大经鼻蝶入路手术、神经内镜辅助显微外科手术、神经导航辅助小骨窗手术等技术的发展，使手术中对正常脑组织的损伤进一步减少。

（2）放射治疗：对生殖细胞瘤、胶质瘤、脑转移瘤和髓母细胞瘤等儿童脑肿瘤的治疗效果十分显著，可部分取代外科手术。其中，体内照射、体外照射、硼中子俘获治疗（boron neutron capture therapy，BNCT）、立体定向放射外科治疗（stereotactic radiosurgery，SRS）等是主要治疗方式，同时辅以 DTI、MRS、PET 和 SPECT 等分子影像学技术，使放射治疗更加精确、有效。

（3）药物化疗：目前改进给药途径，以及研发更加有效、敏感的精准化疗药物是研究热点，给药途径包括鞘内给药、血-脑脊液屏障开放剂、经动脉灌注化疗、瘤腔内给药等；其中以间质化疗最有前景，为今后研究方向。单克隆抗体耦合药物可使化疗药物更为精确地与肿瘤细胞特定蛋白质相结合，进而杀伤肿瘤细胞，使精确化疗成为可能。

（4）生物治疗：包括基因治疗和免疫治疗，有望成为未来肿瘤治疗的重要手段，基因治疗方法主要包括自杀基因、血管抑制剂、抑癌基因和免疫活性基因；免疫治疗方法包括靶向治疗和肿瘤疫苗，其中肿瘤干细胞（tumor stem cells，TSCs）是未来研究热点。对于接受脑肿瘤手术治疗的患儿，不应只注重手术过程与结果，尚需关注患儿学习、成长甚至今后的工作或生育等问题。因此，今后对于儿童脑肿瘤的外科治疗将会逐渐发展成为多学科诊疗模式（包括儿科、新生儿科、神经外科、肿瘤科、内分泌科、康复科和重症医学科等）。

（贾旺　吕胜青　毛庆）

第二节　神经胶质瘤

一、概述

胶质瘤又叫胶质细胞瘤或神经胶质瘤，其发病率高，恶性程度高，治疗复杂且预后差，是对人类健康造成巨大威胁的一类疾病，其中成年人多形性胶质母细胞瘤（glioblastoma multifome，GBM）中位发病年龄约为 65 岁，中位生存期仅为 14 个多月，5 年病死率在全身肿瘤中仅次于胰腺癌和肺癌，位列第 3 位。在神经系统肿瘤中，原发性中枢神经系统（central nervous system，CNS）肿瘤的发病率为（5~10）/10 万人年，其中胶质瘤占 40%，而恶性胶质瘤约占胶质瘤的 50%。恶性胶质瘤给患者带来巨大痛苦，给社会造成巨大经济负担，一直以来都是肿瘤研究的热点。

脑胶质瘤是神经系统最常见的原发性恶性肿瘤，起源于脑部神经外胚层，约占所有颅内肿瘤的 51%。脑胶质瘤恶性程度高、复发率高、致残率高，浸润性且无限制增生、缺乏凋亡，与正常脑组织无明显界限，血管丰富，因此脑胶质瘤的患者的治愈率明显较低，且其具有极高的复发率。根据调查研究发现，脑胶质瘤的患者 2 年生存率极低，甚至低于 5%。脑胶质瘤（glioma）是颅内最常见、预后极差的恶性肿瘤，存在肿瘤异质性及易感性，该病治疗困难因而死亡率很高，且治疗后复发率较高，这成为困扰医务人员的一项重大疾病。国内大宗资料统计其占颅内肿瘤的 35.26%~60.96%（44.6%），国外报道类似。其中，发病率最高的是星形细胞瘤，以下依次是胶质母细胞瘤、髓母细胞瘤、室管膜瘤、少突胶质细胞瘤、松果体肿瘤和神经元肿瘤，男性多见，有两个发病年龄高峰，30~40 岁和 10~20 岁，髓母细胞瘤和室管膜瘤发病年龄高峰在 10 岁以前。

根据恶性程度分为低级别脑胶质瘤和高级别脑胶质瘤。低级别脑胶质瘤占颅内肿瘤的 10%~15%，包括一般病理学分类的 Ⅰ~Ⅱ 级星形细胞瘤、毛细胞型及肥胖细胞型星形细胞瘤、纤维型及原浆型星形细胞瘤、轻度间变性星形细胞瘤、少突胶质细胞瘤及神经节胶质瘤等,生存时间为 5~10 年,5%~50% 可达 10 年以上,30% 病例可进展为恶性。高级别脑胶质瘤亦称恶性胶质瘤,包括一般病理学分类的 Ⅲ~Ⅳ 级星形细胞瘤、多形性胶质母细胞瘤、恶性间变性星形细胞瘤或少突胶质细胞瘤、髓母细胞瘤等,生存时间约为 1 年,且多在治疗后数月复发。

胶质瘤确切的发病原因尚不清楚,其家族发病率较低,但是也有研究报道存在家族遗传的倾向。病毒感染、头部外伤、放射照射、化学物质、免疫抑制剂、内分泌和代谢紊乱等均可使胶质瘤的发病率增加。目前认为分子遗传因素在胶质瘤形成中发挥着重要的作用,其中染色体的异常改变常常与原癌基因的扩增或异常激活以及肿瘤抑制基因的丢失有关,而在胶质瘤活检组织或细胞中已经发现染色体的异常,最常见的是 7 号染色体出现原癌基因增多和 10 号染色体出现抑癌基因缺失,异常扩增或表达常见的有 *EGFR*、*c-erbBl*、*H-ras*、*gli*、*N-myc*、*fos*、*max* 等,同时一些抑癌基因如 *p53*、*Rb*、*NF1* 等基因的丢失或者表达下降甚至表达缺乏。

二、临床表现

患者的临床症状与肿瘤的发生部位有着密切的联系,其症状主要为头疼、恶心等严重的患者会出现精神改变或瘫痪等神经受压或损伤的症状。胶质瘤病例 90% 出现颅内压增高的症状,临床表现主要为头痛、恶心、呕吐及视力障碍等。其他还可有癫痫、眩晕、外旋神经麻痹及行为和性格改变等。其症状进展与肿瘤的部位、恶性程度、生长速度及患者年龄有关。

1. 头痛　头痛常是早期症状之一,初期常为间歇性、搏动性钝痛或胀痛,以后随着肿瘤增大,头痛加剧,时间延长,可以变成持续性。头痛可以是局限性或全头痛,常发生于清晨或起床后空腹时,白天逐渐缓解,严重时可伴有恶心、呕吐,呕吐后头痛可减轻。当肿瘤囊性变、肿瘤内出血或蛛网膜下腔出血时,可使头痛加剧。

2. 呕吐　呕吐也经常是胶质瘤的首发症状,多发生在清晨空腹时,呕吐前可有或无恶心,且常伴有剧烈的头痛、头晕。有时呈喷射性,多因颅内压增高刺激呕吐中枢引起。小儿颅后窝肿瘤出现呕吐较早且频繁,常为唯一的早期症状,易误诊为胃肠道疾病,故小儿出现频繁呕吐时,应做详细的神经系统检查,以防漏诊。

3. 视盘水肿　视盘水肿是颅内压增高的重要客观体征,幕上肿瘤一般肿瘤侧较重,幕下肿瘤两侧大致相同。额叶底部肿瘤直接压迫同侧视神经引起原发性萎缩,对侧因颅内压增高引起视盘水肿。

4. 癫痫　癫痫发作多由肿瘤的直接刺激或压迫引起,发生率 30%~40%。一般生长缓慢的低级别胶质瘤以癫痫为首发或主要症状,生长快的恶性胶质母细胞瘤癫痫发生率低。

5. 其他症状　由于肿瘤刺激、压迫或破坏周围脑组织或脑神经引起的神经系统定位症状,如额叶胶质瘤可引起运动区损害、书写及运动语言中枢损害等,顶叶肿瘤胶质瘤引起皮质感觉障碍、失用症、失读症和计算力障碍等。颞叶胶质瘤可引起耳鸣和幻听、感觉性或命名性失语、眩晕等。

如果患者的病史、神经系统查体提示颅内肿瘤可能,则选 CT 和 MRI 检查。增强 CT 扫描、磁共振 T_1 和 T_2WI 能做出胶质瘤的诊断,扫描的目的是明确病变的部位和性质。在 CT 扫描和 MRI 像,胶质瘤是信号混杂、形态不规则的膨胀性病变。通过对患者的年龄、病史及病变部位、影像学等特点的研究常能确定病变类型。在确定有颅内占位以后,首先鉴别病变是髓质内的还是髓质外的。胶质瘤是髓质内病变,可位于脑实质内、脑室内或两者兼有,肿瘤可从起源处向蛛网膜下腔生长;其次与髓质内病变鉴别。评价髓质内肿瘤的重要影像特征包括病变数目、病变部位、大小和形状、病变有无边界、病变的信号强度及其不同影像的信号变化情况。

三、分类与诊断

1. 病理分型　胶质瘤的分类比较复杂,目前还没有统一的分类方法,按照不同的胚胎组织来源和肿瘤组成的细胞类型主要有 3 种分类方法:Kemohan 法(1949)、Bailey 和 Cushing 法(1962)以及 Kleihues 法(1993)。也有按照胶质瘤所处的解剖位置进行分类:幕上胶质瘤、幕下胶质瘤和脑桥胶质瘤。而关于胶质瘤病理恶性程度的分型应该是临床最关注且最具实用价值的分类方法,当属世界卫生组织中枢神经系统肿瘤分类临床病理分型方法:Ⅰ级为少见类型,良性肿瘤,无侵袭性,预后良好,如果能够全切是能够治愈不复发的;Ⅱ级胶质瘤为浸润性肿瘤,增殖活性虽低,但常复发,并具有进展为更高级别的恶性肿瘤倾向;Ⅲ级为恶性胶质瘤;Ⅳ级为 GBM。

2. 分子遗传分型　关于胶质瘤的 WHO 病理分级仍然依赖组织形态学进行肿瘤分级,然而,目前有充分的证据表明,组织特征相同或相似的胶质瘤可以具有不同的分子遗传学背景,导致 WHO 分级相同的个体间预后仍有着较大差异。近年来,随着关于分子肿瘤遗传学的发展,出现了按照分子遗传学将 GBM 分为原发胶质瘤和继发 GBM(从原有低级别胶质瘤进展演变而来)。同时,研究证实在 GBM 中 IDH1 突变主要发生在继发性 GBM,而原发性 GBM 的 IDH1 几乎都是野生型的。Vigneswaran 等回顾分析了近十年来胶质瘤的分子遗传分型进展,认为在 WHO 临床病理分型的基础上增加新的分子遗传和基因分型能更加有效的判断预后,促进个体化治疗和临床试验的开展。Burki 认为了解胶质瘤的分子遗传分型比组织病理分型更重要,有些低级别的胶质瘤分子分型却是 GBM,这对患者的治疗意义重大。Eckel-Passow 等根据 3 个肿瘤标志物包括 1p/19q、IDH 和 TERT 启动子突变将Ⅱ级和Ⅲ级胶质瘤基本上能区分为五大类预后生存独立存在的分子分组。伴有 IDH 突变的低级别胶质瘤往往伴有 1p/19q 共丢失或伴有 TP53 和 ATRx 突变,大部分不伴 IDH 突变的低级别胶质瘤往往在分子遗传分型和临床特征上类似于 GBM。

(一) 星形细胞肿瘤

星形细胞肿瘤(astrocytic tumour)是一种常见的神经上皮性肿瘤,占颅内肿瘤的 13% ~26%,占神经上皮性肿瘤的 21.2% ~51.6%,起源于中枢神经系统白质或灰质的星形胶质细胞。

根据世界卫生组织中枢神经系统肿瘤分类(2007 年),星形细胞性肿瘤分为毛细胞型星形细胞瘤、室管膜下巨细胞型星形细胞瘤、多形性黄色瘤型星形细胞瘤、弥漫性星形细胞瘤、间变性星形细胞瘤、胶质母细胞瘤和大脑胶质瘤病等亚型。按分化程度,分为分化良好型(WHO Ⅰ ~ Ⅱ级)与分化不良型(WHO Ⅲ ~ Ⅳ级)两大类,男女比例约为 3:2,发病高峰年龄为 31~40 岁,成年人多发生于大脑半球,儿童则多发生于小脑半球。按生长方式主要分为两类,包括最常见的弥漫侵袭性星形细胞瘤(弥漫性星形细胞瘤、间变性星形细胞瘤、胶质线细胞瘤和大脑胶质瘤病)和较少见的局限生长性星形细胞瘤(纤维型星形细胞瘤、室管膜下巨细胞星形细胞瘤和多形性黄色瘤型星形细胞瘤),前者主要发生于成年人,易复发并恶化,外科手术、放疗、化疗效果差,后者主要发生于青少年,生长较缓慢,恶化可能性小,手术治疗效果好。

目前常用的星形细胞肿瘤分级法有 3 种(表 6-10):①根据组织学特点的 Kernohan 分级法;②WHO 分级法;③结合组织学和生物学特点进行的 St. Anne/Mayo 分级法。这些分级法对临床诊断和治疗均有很好的指导意义。

表 6-10　星形细胞肿瘤不同分级法的比较

	Kernoban 分级法	WHO 分级法	St. Anne/Magyo 分级法
Ⅰ级	低密度细胞,无分裂象、间变和血管增生	毛细血管星形细胞瘤	0 个标准
Ⅱ级	中密度细胞,少量间变细胞,无分裂现象和血管增生	弥漫性星形细胞瘤	1 个标准,常为核的异型性
Ⅲ级	细胞数增多,间变、分裂象、坏死和血管增生均可存在	间变性星形细胞瘤 细胞数增多,多形性,不典型核和核分裂象	2 个标准,核异型+分裂象
Ⅳ级	高密度细胞,明显间变、分裂象、坏死和血管增生	多形性胶质母细胞瘤 分化差,细胞多形,明显血管增生和坏死	3 个标准,核异型+分裂象+血管内皮细胞增生和/或坏死

1. 弥漫性星形细胞瘤

(1)特点:是一种生长缓慢、分化良好、弥漫侵袭进入脑组织的星形细胞胶质瘤,好发于成年人幕上,具有恶性进展为间变性星形细胞瘤并进一步成为胶质母细胞瘤的倾向。

(2)发病率:约占颅内原发肿瘤的 5%,星形细胞胶质瘤的 10% ~15%,可发于任何年龄,好发于成年人

(30~40 岁)。

(3) 大体:弥漫性星形细胞瘤好发于大脑半球,可发生于小儿脑干。肉眼观肿瘤与正常脑组织边界不清、灰黄色、质软,常出现囊性变,可通过胼胝体向对侧脑组织侵袭。

(4) 分级:弥漫性星形细胞瘤属于 WHO Ⅱ级,但是此类肿瘤易复发,具有恶性进展为间变性星形细胞瘤并进一步成为胶质瘤细胞瘤的倾向,组织学上也表现为细胞异型性和分化活跃等特性。其中肥胖细胞型星形细胞瘤恶化倾向明显、预后较差,而伴有长期癫痫发作的一类 WHO Ⅱ级胶质瘤复发率较低、患者生存期较长。

(5) 免疫组织化学:弥漫性星形细胞瘤 GFAP 和 S-100 阳性,肥胖细胞型和纤维型星形细胞瘤 GFAP 呈强阳性,原浆型星形细胞瘤 GFAP 呈弱阳性,60% 左右肿瘤细胞核内 p53 阳性,Ki-67(MIB1)指数多低于 5%。

(6) 鉴别诊断:须与反应性星形细胞胶质化鉴别,p53 核内聚集多提示星形细胞瘤,但 p53 染色阴性不能排除弥漫性星形细胞瘤,Wilms 肿瘤基因产物 WT_1 阳性也有助于鉴别星形细胞瘤和反应性星形细胞胶质化。

(7) 分子病理:超过 50% 病例可见 7 或 7q 呈三或多染色体核型异常,少数病例可见 22q、13q、10p、6 或性染色体缺失。50%~60% 弥漫性星形细胞瘤和 80% 肥胖细胞型星形细胞瘤可出现 17p 杂合性缺失和 *TP53* 基因突变。部分无 *TP53* 基因突变的弥漫性星形细胞瘤可出现 *p14^{ARF}* 基因的启动子甲基化。17p 杂合性缺失的肿瘤中还常见 PDGFRA 及其配体 PDGFa 的高表达。超过 70% 的 WHO Ⅱ/Ⅲ级胶质瘤有 IDH 突变。超过 50% 肿瘤存在 10q26 上 *MGMT* 基因、5q31 上 *PCDH-gamma-A11* 基因以及 19q13 上 *EMP3* 基因表观遗传学沉默。6 和 19q 等位基因缺失是弥漫性星形细胞瘤恶性化进展的分子标志,与少突胶质细胞瘤不同的是很少出现 1p 和 19q 的联合缺失。

(8) 神经影像:星形细胞瘤占位效应多不明显,与正常脑组织边界不清,瘤周水肿不明显。CT 表现为低或等密度,增强不明显(图 6-1),10%~20% 病例可出现钙化,边界多不清楚,可出现囊性变。MRI 表现为 T_1 低或等信号,T_2 高信号,FLAIR 成像多为高信号,目前认为 FLAIR 成像有助于术中辨别星形细胞瘤的边界与切除范围;低级别星形细胞瘤在 DWI 信号与正常脑组织相当,高级别星形细胞瘤的 DWI 信号相对较高(图 6-2);低级别星形细胞瘤 MRS 无特异性,表现为 NAA/Cr 与 Cho/Cr 比值降低,无 Lac 峰。

2. 间变性星形细胞瘤

(1) 特点:高度细胞异型、分裂活跃的弥漫性侵袭的星形细胞胶质瘤,可起源于 WHO Ⅱ级弥漫性星形细胞瘤或单独发生,存在发展为胶质线细胞瘤的倾向。

(2) 发病率:占星形细胞胶质瘤的 10%~25%,好发于 40~44 岁。

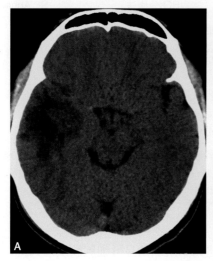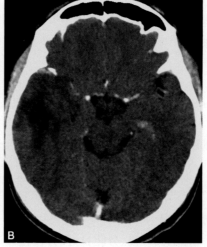

图 6-1 CT 示星形细胞肿瘤表现
A. 低密度;B. 增强不明显。

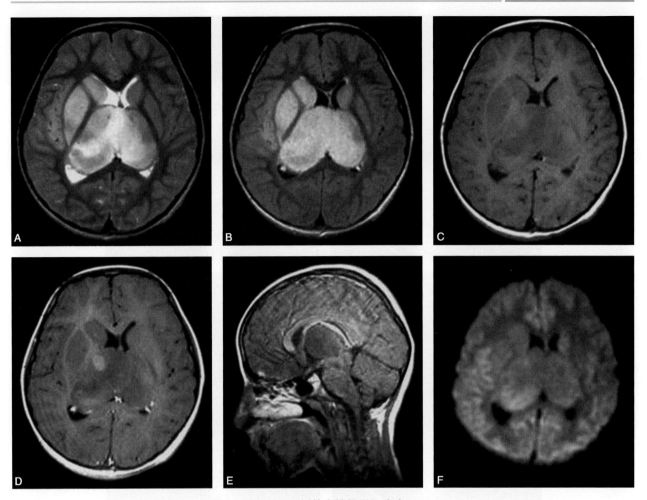

图 6-2 双侧基底核星形细胞瘤

A. T_2 表现为高信号;B. FLAIR 成像表现为均匀高信号;C、D. T_1 表现为略低或等信号,强化不明显;E. 矢状位示天幕裂孔疝;F. DWI 示肿瘤信号与灰质相当。

(3) 大体:间变性星形细胞瘤好发于成年人大脑半球和青少年脑干与丘脑。肿瘤呈扩展性生长、瘤周水肿明显、边界不清,较早出现正常脑组织侵袭。

(4) 免疫组织化学:间变性星形细胞瘤 GFAP 和 S-100 阳性,60% 左右肿瘤细胞核内 p53 阳性,Ki-67 (MIB1)指数多高于 5%。

(5) 分子病理:与弥漫性星形细胞瘤相似,间变性星形细胞瘤可出现 7 号染色体获得、*TP53* 基因突变、*IDH1* 基因突变、PDGFRA/PDGFa 过表达。除此之外,还可出现 p14[ARF] 表达缺失、*MDM2* 扩增,20% ~ 25% 肿瘤出现 9p21 上编码 G_2/S 期负性调节子的 *CDKN2A* 和 *CDKN2B* 基因缺失或甲基化。与胶质母细胞瘤不同的是,很少发生 10q23 上 *PTEN* 基因突变。另外,也有病例可见染色体 6、11p、14q、19q 和 22q 等的缺失。

(6) 神经影像:间变性星形细胞瘤常见囊性变,在 CT 上质地不均匀,强化不明显,可见不同程度瘤周水肿,少见钙化与出血。在 MRI 上,T_1、T_2 加权和 FLAIR 像表现为混杂信号,内可见高于脑脊液信号的囊性变,瘤周不同程度水肿,实质部分增强后可点片状强化(图 6-3);DWI 变化较大,ADC 为 1.18 至(1.23±0.32)mm^2/s;MRS 可见 Cho/Cr 比值增高,NAA 峰降低(图 6-4)。

3. 胶质母细胞瘤

(1) 特点:是成人大脑半球最常见、恶性程度最高的星形细胞胶质瘤,具有高度的异质性、核非典型性、增生极度活跃、微血管增生明显、坏死灶多见。原发性胶质母细胞瘤无明确的癌前病变,继发性胶质母瘤细胞瘤多来源于弥漫性或间变性星形细胞瘤。

(2) 发病率:胶质母细胞瘤是最常见的原发性脑肿瘤,占颅内原发肿瘤的 10% ~ 15%,星形细胞胶质瘤的 50% ~ 60%,发病率(2~3)/10 万人年。可发于任何年龄,好发于 50~70 岁成年人。

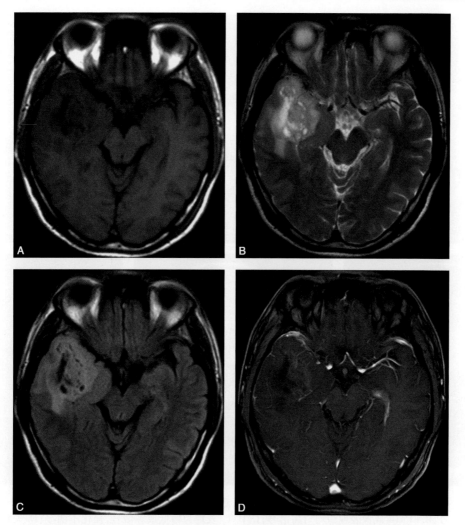

图 6-3 间变性星形细胞瘤

A. T_1 表现为类圆形低信号；B. T_2 表现为高信号；C. FLAIR 像表现为高信号；D. T_1 表现为斑片状轻度强化。

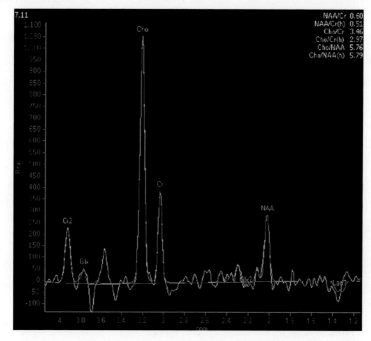

图 6-4 间变性星形细胞瘤 MRS 表现为 Cho 峰增高、NAA 峰降低和小的 Lac-Lip 峰

（3）大体：绝大多数胶质母细胞瘤发生于大脑半球，侵袭基底核和对侧脑组织，仅在小儿发生于脑干，极少发生于小脑和脊髓。胶质母细胞瘤多出现大面积中心坏死，周围为鱼肉状灰色肿瘤组织，易发生瘤卒中，瘤周脑组织水肿明显。

（4）免疫组织化学：胶质母细胞瘤 GFAP 和 S-100 阳性，30%~40% 肿瘤细胞核内 p53 阳性，在巨细胞胶质母细胞瘤和继发胶质瘤细胞瘤中，细胞核内 p53 阳性率可高达 80%，60% 左右原发胶质瘤细胞瘤 EGFR 表达呈强阳性，Ki-67（MIB1）指数多高于 10%，但肿瘤不同区域间差异较大。

（5）鉴别诊断：微血管增生和/或坏死可区分胶质母细胞瘤与间变性星形细胞瘤。

（6）分子病理：12% 的 GBM 有 IDH 突变，原发性胶质母细胞瘤与继发性胶质母细胞瘤的基因改变差别较大（表6-11），原发性胶质母细胞瘤更多出现 EGFR 基因扩增，CDKN2A 纯合子缺失和 p14^{ARF}、CDK4 基因扩增，MDM2 或 MDM4 基因扩增，RB1 基因突变或纯合子缺失，10 号染色体单型和 PTEN 基因突变。30% 原发性胶质母细胞瘤出现 TP53 基因突变，而继发性胶质母细胞瘤中 TP53 基因突变者超过 60%。继发性胶质母细胞瘤中很少发生 EGFR、MDM2、MDM4 基因扩增和 PTEN 基因突变，而 19q 和 13q 的同位基因缺失、RB1 基因启动子甲基化、PDGFRA 基因过表达、和 IDH1 基因点突变则更常见。尽管两者的基因改变不同，但其后果均作用于相同的促癌通路，如 p53，pRb1，Pten/Pi3k/Akt 和 MAPK 等。胶质母细胞瘤很少出现少突胶质细胞瘤相关的 1p 和 19q 联合缺失。

表 6-11　原发性和继发性胶质母细胞瘤的分子改变

原发性胶质瘤	星形细胞或胶质细胞	星形细胞或胶质细胞	星形细胞瘤（WHO Ⅱ级）	间变性星形细胞瘤（WHO Ⅲ级）
分子改变	TP53 基因突变 MDM4 基因扩增/过表达 MDM2 基因扩增/过表达 P14^{ARF} 纯合子缺失 CDK4 基因扩增/过表达 CDKN2A 基因扩增/过表达 RB1 基因突变/纯合子缺失 10 号染色体缺失 PTEN 基因突变 CTMP 高度甲基化 PIK3CA 基因突变 PIK3R1 基因突变 NFI 基因突变 EGFR 基因扩增/过表达 ERBB2 突变（<60%）	7 或 7q 染色体获得 TP53 基因突变（>60%） IDH1 基因突变 PDGFRA/PDGFa 过表达	19q 染色体缺失 CDKN2A 缺失/甲基化 RB1 基因突变/缺失	10q 染色体缺失 PTEN 基因突变（少见） DCC 表达缺失 PDGFRA 过表达（少见）
继发性胶质瘤	原发性胶质母细胞瘤（WHO Ⅳ级）	星形细胞瘤（WHO Ⅱ级）	间变性星形细胞瘤（WHO Ⅲ级）	原发性胶质母细胞瘤（WHO Ⅳ级）

（7）神经影像：胶质母细胞瘤在 CT 上质地相对不均匀，中心多为低密度坏死区，钙化少见，出血常见，瘤周水肿重，增强明显，多为环状增强。MRI 上，胶质母细胞瘤 T_1、T_2 加权和 FLAIR 像表现为等或高信号混杂，中心区坏死，瘤周水肿明显，边界不清，实质部分强化明显（图 6-5）；DWI 信号混杂，中心坏死区 MR 信号降低、ADC 值升高，瘤周水肿区 MR 信号增高，ADC 值也升高，肿瘤实质区 ADC 为（1.19±0.29）mm²/s 左右；大部分病例 MRS 上 Lip-Lac 峰明显升高，Cho/NAA 比值可超过 5.0（图 6-6）。

4. 脑胶质瘤病

（1）特点：脑胶质瘤病指侵及 3 个或多个脑叶的弥漫性胶质瘤，常累及双侧大脑半球和/或深部白质、脑干、小脑甚至脊髓。多数为星形细胞来源，少数可源自少突星形细胞和少突胶质细胞。世界卫生组织中枢神经系统肿瘤分类（2007 年）认为脑胶质瘤病属于一种具有特殊侵袭性生长模式的星形细胞胶质瘤，诊断需结合组织学（表现为弥漫性生长）和影像学特征（肿瘤累及 3 个或更多脑叶）。

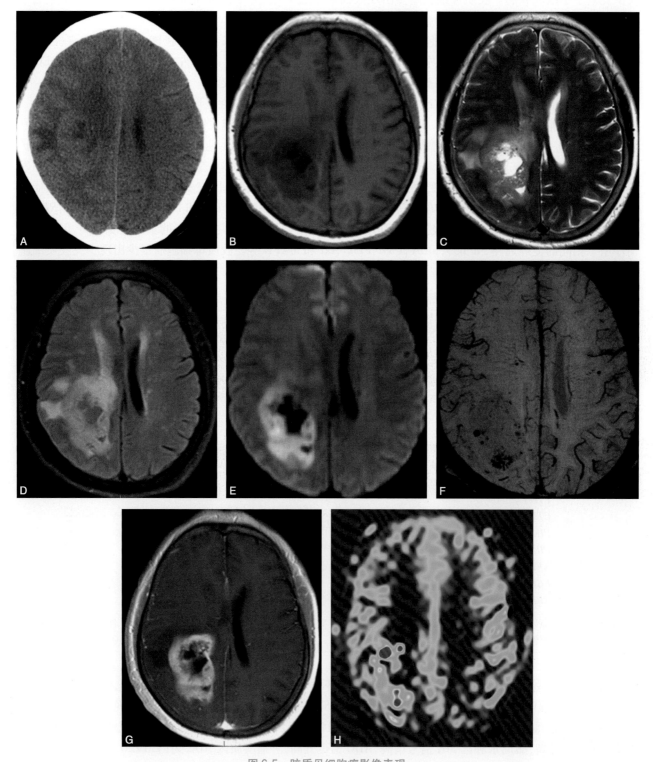

图 6-5　胶质母细胞瘤影像表现

A. CT 见肿瘤质地不均匀,瘤周水肿明显;B. MRI T_1 加权显示为混杂信号;C、D. T_2 加权及 FLAIR
信号不均匀,水肿明显;E. DWI 成像示不均匀高信号;F. SWI 示病灶内散在出血灶;G. 增强 T_1
加权呈不规则环形强化;H. ASL 灌注成像示不均匀高灌注区。

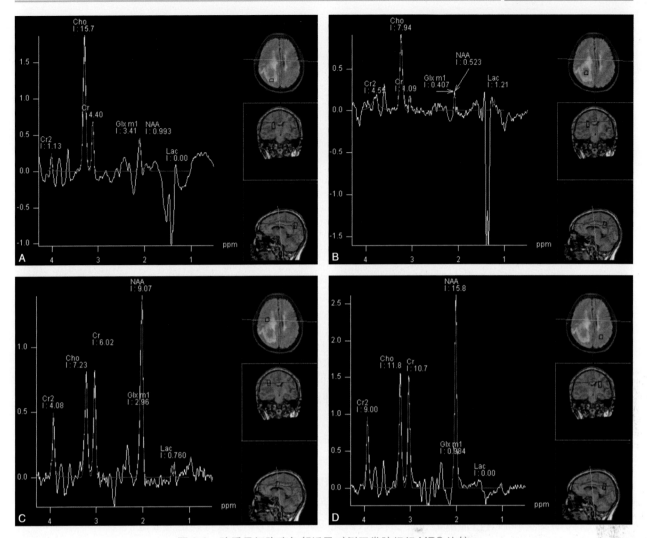

图 6-6　胶质母细胞瘤与邻近及对侧正常脑组织 MRS 比较

A、B. 胶质母细胞瘤 MRS；C. 邻近正常脑组织 MRS；D. 对侧正常脑组织 MRS。对侧正常脑组织示 NAA 高，Cho 和 Cr 低，无 Lac 峰。肿瘤部位示 Cho、Lac 升高，NAA 降低，Cho/NAA 比值明显升高。

（2）发病率：大脑胶质瘤病较少见，可发生于任何年龄段，最常发生于 40~50 岁成年人。

（3）大体：肿瘤累及 3 个或更多脑叶，常通过胼胝体累及两侧脑组织和基底核，甚至可累及幕下和脊髓。根据是否出现局限性肿瘤占位可分为两型，Ⅰ 型脑胶质瘤病是经典的肿瘤弥散性累及大部分中枢神经，Ⅱ 型脑胶质瘤病则指一个局灶性占位（多为高级别胶质瘤）合并弥漫性侵袭。Ⅰ 型脑胶质瘤病可发展成为 Ⅱ 型脑胶质瘤病。

（4）分级：由于有时弥漫性生长的胶质瘤细胞密度较低，有时难以对脑胶质瘤病进行准确分级，根据病检可定为 Ⅱ~Ⅳ 级，但总体而言，多数脑胶质瘤病为恶性表现，预后较差。

（5）免疫组织化学：脑胶质瘤病肿瘤 GFAP 和 S-100 呈阳性，约半数病例肿瘤细胞核内 p53 为阳性，Ki-67（MIB1）指数变化较大，有些病例<1%，也有些病例 MIB1 很高。

（6）鉴别诊断：脑胶质瘤病与弥漫性星形细胞胶质瘤的主要区别在于神经影像发现肿瘤累及 3 个或更多脑叶，而病检时可能因为肿瘤细胞密度低而难以与其他胶质瘤鉴别。

（7）分子病理：脑胶质瘤病的基因改变与其他弥漫性星形细胞胶质瘤相似，11%~43% 的脑胶质瘤病肿瘤出现 TP53 基因突变，个别肿瘤出现 PTEN 基因突变和 EGFR 扩增。

（8）神经影像：可见双侧大脑半球皮质及皮质下白质弥漫性病灶，以邻近中线结构对称性广泛弥漫性病灶为常见，占位效应和出血坏死不明显（图 6-7）。

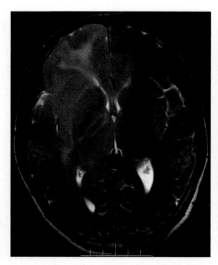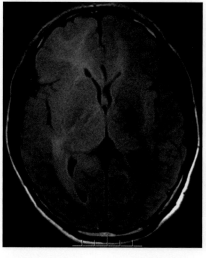

图 6-7 MRI 示脑胶质瘤病双侧大脑半球皮质及皮质下白质弥漫性病灶

5. 毛细胞型星形细胞瘤

（1）特点：毛细胞型星形细胞瘤是一种生长缓慢、边界清楚、多发生囊性变的星形细胞瘤,好发于青少年。组织学上主要表现为疏松和紧密组织相间的生长,具有 Rosenthal 纤维和嗜酸性颗粒小体。

（2）发病率：毛细胞型星形细胞瘤约占颅内肿瘤的 6%,多发于青少年,是儿科患者最常见的原发性脑肿瘤,尽管多数毛细胞型星形细胞瘤为散发,但 I 型神经纤维瘤患者(neurofibroma type I,NF1)罹患毛细胞型星形细胞瘤的风险更大。

（3）大体：超过 80% 毛细胞型星形细胞瘤发生于小脑,也有发生于视神经和视交叉(视神经胶质瘤)、下丘脑、丘脑、基底核、脑干和脊髓,极少发生于大脑半球。毛细胞型星形细胞瘤多质软、灰色、常见囊性变,与正常脑组织边界清楚,2007 年 WHO 分级为 I 级。1999 年报道一种毛细胞黏液型星形细胞瘤(pilomyxoid astrocytoma),常累及小儿视交叉和下丘脑等部位,与经典毛细胞型星形细胞瘤不同的是 Rosenthal 纤维减少,该类肿瘤局部复发和脑脊液播散的可能性较大,因此,2007 年 WHO 分级将其定为 II 级。

（4）免疫组织化学：毛细胞型星形细胞瘤 GFAP 和 S-100 呈阳性,p53 阴性或仅出现在个别细胞,Ki-67(MIB1)指数<5%。

（5）鉴别诊断：须与毛细胞型胶质细胞增生鉴别,颅内生长缓慢的肿瘤,如颅咽管瘤、血管母细胞瘤、血管畸形等慢性中枢神经系统病变均可导致毛细胞型胶质细胞增生。

（6）分子病理：毛细胞型星形细胞瘤的 7q34 染色体常出现 *BRAF* 癌基因重复序列,NF1 患者的毛细胞型星形细胞瘤常伴有 17q11.2 等位基因缺失,与弥漫性星形细胞瘤不同的是,毛细胞型星形细胞瘤很少出现 17p 染色体缺失和 *TP53* 或 *IDH1* 基因突变。

（7）神经影像：毛细胞型星形细胞瘤 CT 常表现为圆形或椭圆形低或等密度占位,边界清楚,10% ~ 20% 可见钙化,可呈囊性,实质性肿瘤可出现均匀强化,囊性肿瘤出现结节部位强化。毛细胞型星形细胞瘤实质部位在 MRI 的 T_1 加权像上表现为低或等信号,T_2 加权像上稍高信号,囊性部分在 T_2 加权和 FLAIR 成像上为高信号,肿瘤实质部分强化明显(图 6-8)。MRS 表现为 Cho 峰升高,NAA 和 Lac 峰降低。

6. 多形性黄色瘤型星形细胞瘤

（1）特点：多形性黄色瘤型星形细胞瘤是一种边界清楚、生长缓慢、定位表浅的星形细胞瘤,预后多较好。组织学上多表现为明显的细胞多形性、黄色瘤样肿瘤细胞、血管周围淋巴细胞浸润、单个或一群细胞周围出现网状蛋白网,具有嗜酸性颗粒小体。

（2）发病率：多形性黄色瘤型星形细胞瘤较少见,不超过星形细胞瘤的 1%,多发于青少年,患者可出现较长的癫痫病史。

（3）大体：多形性黄色瘤型星形细胞瘤边界多清楚、常见囊性变、多生长于表浅皮质并侵入软脑膜,好发于颞叶,可发生于小脑、脊髓或视网膜。WHO 分级为 II 级,预后相对较好,10 年生存率超过 70%。

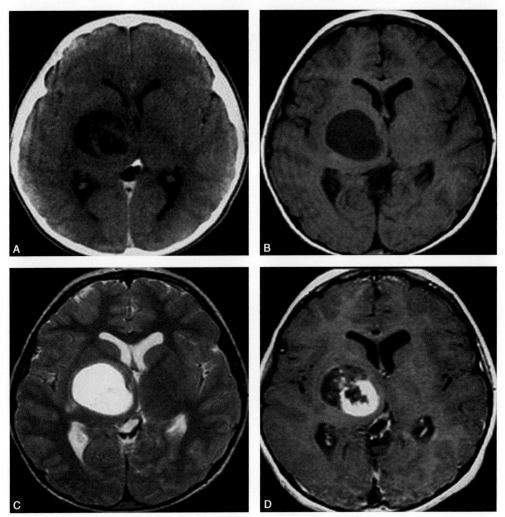

图6-8 毛细胞型星形细胞瘤

A. CT 像;B. MRI T_1 加权像;C. MRI T_2 加权像;D. 可见囊实性病变,实质性部分增强明显。

（4）免疫组织化学:多形性黄色瘤型星形细胞瘤 GFAP 多为阳性,但变化较大,S-100 染色多为强阳性;p53 阴性或仅局限于个别细胞;肿瘤和瘤周组织多表达 CD34;Ki-67（MIB1）指数<5%。

（5）鉴别诊断:定位表浅、好发于青少年及其典型的组织学特点可将多形性黄色瘤型星形细胞瘤与其他高级别星形细胞胶质瘤相区别。

（6）分子病理:50% 多形性黄色瘤型星形细胞瘤 9 号染色体缺失,9p21.3 上 CDKN2A,*p14^{ARF}* 和 *CDKN2B* 等抑瘤基因纯合子缺失。另外有些多形性黄色瘤型星形细胞瘤 *TSC1* 基因表达下调,17（10%）、8（4%）、18（4%）和 22（4%）号染色体缺失,X（16%）、7（8%）、9q（8%）、20（8%）、4（4%）、5（4%）和 19（4%）号染色体获得。*TP53* 基因突变<10%,无 *EGFR*、*CDK4* 或 *MDM2* 基因扩增。

（7）神经影像:黄色瘤型星形细胞瘤实质部分在 CT 上常表现为低或等密度,囊性部分为低密度,钙化、出血、瘤周水肿不常见,肿瘤实质部分可出现均匀强化。MRI 的 T_1 加权像上表现为低或等信号,T_2 加权像上稍高信号,FLAIR 成像可较好分辨侵入脑组织的肿瘤实体部分,增强后表现为中等强化（图6-9）。

（二）少突胶质细胞肿瘤和混合瘤

1. 少突胶质细胞瘤

（1）特点:少突胶质细胞瘤是弥漫性生长、分化良好的胶质瘤,常见于成年人大脑半球,由具有少突胶质细胞特征的肿瘤细胞组成,常有 1p 和 19q 染色体联合缺失。

（2）发病率:约 0.3/10 万人年（包括间变性少突胶质细胞瘤）,占胶质瘤的 10%~15%,好发于 50 岁左右。

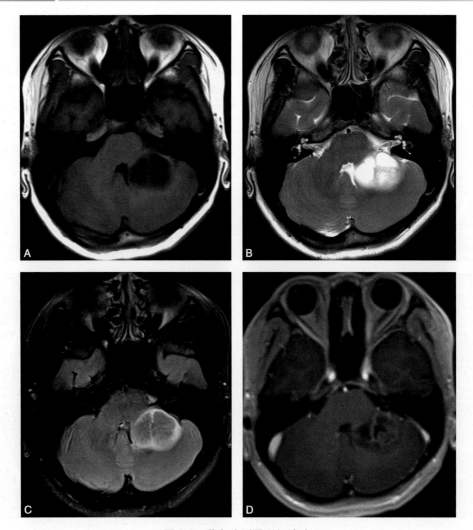

图 6-9 黄色瘤型星形细胞瘤

A. MRI 的 T_1 加权像;B. T_2 加权像;C. FLAIR 像;D. 可见囊实性病变,实质性部分及分
隔呈中等度强化。

（3）大体:多数少突胶质细胞瘤生长于大脑半球,尤其是额叶,多位于白质,侵入皮质,少数可生长于小
脑、脑干或脊髓。肿瘤质软、浅灰-淡红色,常有钙化,少见囊性变和瘤内出血。

（4）免疫组织化学:少突胶质细胞瘤 S-100、CD57、MAP2、Olig1 和 Olig2 呈阳性,但并不是少突胶质细胞
瘤的特异性的标志物,常可见胞浆 GFAP 阳性的小肥胖细胞(神经胶质原纤维少突胶质细胞);有 1p 和 19q
染色体联合缺失的少突胶质细胞瘤可表现为神经细胞分化,表达突触素并形成 Homer Wright 样和血管周菊
形团。少突胶质细胞瘤中 p53 多阴性,Ki-67(MIB1)指数<5%。

（5）鉴别诊断:少突胶质细胞瘤需与巨噬细胞浸润的反应性疾病(脱髓鞘疾病或脑梗死)及透明
细胞室管膜瘤、神经细胞瘤、神经上皮瘤、透明细胞脑膜瘤和转移性透明细胞癌鉴别,免疫组织化学有
助于鉴别。

（6）分子病理:80%左右少突胶质细胞瘤出现 1p 和 19q 染色体联合缺失,额叶、顶叶和枕叶少突胶质
细胞比颞叶少突胶质细胞更常见这种联合缺失。据报道,1p 染色体上的 *CDKN2C*、*CITED4*、*CAMTA1*、*DFFB*、
SHREW1、*TP73* 和 *RAD54* 等基因以及 19q 染色体上的 *p190RhoGAP*、*EMP3*、*ZNF342* 和 *PEG3* 等基因可能是少
突胶质细胞瘤的抑制基因。少突胶质细胞瘤也可见 4、6、11p、14、和 22q 染色体缺失,但发生率明显低于 1p/
19q 缺失。少突胶质细胞瘤 *IDH1* 基因突变的发生率与弥漫性星形胶质瘤相似,但 17p 缺失和 *TP53* 基因突
变少见。1p/19q 缺失的少突胶质细胞瘤也常发生 *MGMT*、*p14^{ARF}* 基因启动子甲基化。约半数少突胶质细胞
瘤过表达 EGFR、PDGF 及 PDGFR。

2. 间变性少突胶质细胞瘤

（1）特点：间变性少突胶质细胞瘤是局灶或弥漫性间变的少突胶质细胞瘤，预后较差。

（2）发病率：间变性少突胶质细胞瘤约占少突胶质细胞瘤的一半，好发于 40~50 岁。

（3）大体：间变性少突胶质细胞瘤常见于大脑半球，最常发生于额叶，其次是颞叶。WHO Ⅱ级的少突胶质细胞瘤不同的是，可出现囊性坏死区域。

（4）免疫组织化学：间变性少突胶质细胞瘤的免疫组织化学特征与 WHO Ⅱ级的少突胶质细胞瘤相似，但 GFAP 阳性细胞更常见，而细胞增殖更明显，Ki-67（MIB1）指数多超过 5%。

（5）鉴别诊断：间变性少突胶质细胞瘤的诊断多较明确，但需通过分子与基因分析与间变性少突星形细胞瘤鉴别。

（6）分子病理：60%~70% 间变性少突胶质细胞瘤出现 1p/19q 联合缺失，1/3 左右患者出现 *CDKN2A* 基因（9p21）纯合子缺失，常发生于 1p/19q 完整患者，但也出现在 1p/19q 完整患者。*p14^{ARF}* 和 *CDKN2B* 基因缺失也较常见，少数病例 1p32 染色体 *CDKN2C* 基因缺失或突变，不超过 10% 患者出现 *PTEN* 或 *PIK3CA* 基因突变，有的患者出现 4、6、7、11、13q、15、18 和 22q 染色体缺失或获得。促癌基因的扩增的发生率低于胶质母细胞瘤（<10%），可出现 *MGMT* 等启动子甲基化（表 6-12）。1p/19q 联合缺失预示放、化疗较敏感，患者预后较好，而 *CDKN2A* 纯合子缺失和 *PTEN* 基因突变则提示预后不良。另外 7、8q、19q 和 20 号染色体获得或 9p、10、18q 和 Xp 染色体丢失也提示预后不良。

表 6-12　少突胶质细胞瘤和间变性少突胶质细胞瘤的分子改变

改变前	少突细胞或胶质前体细胞	少突胶质细胞瘤（WHO Ⅱ级）
分子改变	1p/19q 缺失	9q 缺失（*P14^{ARF}*、*CDKN2A/B* 甲基化或纯合缺失）
	IDH1 基因突变	*CDKN2C* 突变或纯合缺失
	MGMT 甲基化	*RB1* 甲基化
	P14^{ARF}、*CDKN2A/B* 甲基化	10 缺失/*PTEN* 突变（少数）
	CITED4、*EMP3* 甲基化	*TP53* 基因突变（少数）
	EGFR 过表达	其他染色体缺失
	PDGF/PDGFR 过表达	EGFR 过表达
		CDK4、*EGFR*、*PDGFRA* 扩增（少数）
改变后	少突胶质细胞瘤（WHO Ⅱ级）	间变性少突胶质细胞瘤（WHO Ⅲ级）

3. 少突星形细胞瘤

（1）特点：弥漫性生长的包含有少突胶质细胞瘤和 WHO Ⅱ级星形细胞瘤细胞的胶质瘤，两种肿瘤细胞可交织或各自局限分布。

（2）发病率：少突星形细胞瘤占胶质瘤的 5%~10%，好发于 35~45 岁。

（3）大体：少突星形细胞瘤常见于大脑半球，最常发生于额叶，大体观察与少突胶质细胞瘤类似。

（4）免疫组织化学：尚无特异性区分星形细胞和少突胶质细胞成分的标志物，但在星形细胞中 GFAP 和波形蛋白（vimentin）多为阳性，而在少突胶质细胞中变化较大，约 1/3 少突星形细胞瘤可见 p53 核内聚集，Ki-67（MIB1）指数<5%。

（5）鉴别诊断：当肿瘤中出现少突胶质细胞瘤和星形细胞瘤细胞时，可与单纯的少突胶质细胞瘤和星形细胞瘤区别，GFAP 阳性小肥胖细胞和神经胶质原纤维少突细胞均为阳性不足以区分少突胶质细胞瘤与少突星形细胞瘤，当肿瘤中出现纤维型、原浆型或典型肥胖细胞型胶质细胞成分并出现少突胶质细胞时方能诊断为少突星形细胞瘤。

（6）分子病理：60%~70% 少突星形细胞瘤出现 *IDH1* 基因突变，30%~50% 出现 1p/19q 联合缺失，约 1/3 患者出现 17p 和/或 *TP53* 基因突变。1p/19q 联合缺失的少突星形细胞瘤的以少突胶质细胞瘤为主要成分，*TP53* 基因突变的少突星形细胞瘤以星形细胞瘤为主。颞叶的少突星形细胞瘤中，1p/19q 缺失多于 *TP53* 基因突变；其他部位的少突星形细胞瘤中，1p/19q 缺失少于 *TP53* 基因突变。

4. 间变性少突星形细胞瘤

（1）特点：出现异型核、多形性和细胞增殖活跃等间变特征的少突星形细胞瘤。

（2）发病率：间变性少突星形细胞瘤好发于 50 岁左右。

（3）大体：间变性少突星形细胞瘤常见于大脑半球，最常发生于额叶，其次是颞叶，大体观察与间变性星形细胞或少突细胞肿瘤类似。

（4）免疫组织化学：间变性少突星形细胞瘤的免疫组织化学特征与 WHO Ⅱ 级少突星形细胞瘤类似，只是 Ki-67（MIB1）指数多>5%。

（5）鉴别诊断：需与间变性少突胶质细胞瘤、间变性星形细胞瘤和胶质母细胞瘤鉴别。当肿瘤出现少突胶质细胞瘤成分时不难与间变性星形细胞瘤鉴别。

（6）分子病理：50% 左右间变性少突星形细胞瘤 1p/19q 联合缺失，约 1/3 患者出现 TP53 基因突变（尤其是 1p/19q 联合缺失者），约 2/3 患者出现 *IDH1* 基因突变，其他改变包括 9p、10、11p、13q 缺失和 *CDKN2A* 缺失。可见 *EGFR* 或 *PDGFRA* 扩增，但发生率低于胶质母细胞瘤，1p/19q 联合缺失者还常见 *MGMT* 基因启动子甲基化（表 6-13）。

表 6-13 少突星形细胞瘤和间变性少突星形细胞瘤的分子改变

改变前	胶质前体细胞	少突星形细胞瘤（WHO Ⅱ）级
分子改变	少突胶质细胞为主： 1p/19q 联合缺失者 *IDH1* 基因突变	9q 缺失 *CDKN2A/B/p14^{ARF}* 缺失 10q 缺失（*PTEN* 突变） 其他染色体缺失
	星形胶质细胞为主： TP53 基因突变 *IDH1* 基因突变	*EGFR* 或 *PDGFRA* 扩增（少数） 其他染色体获得
改变后	少突星形细胞瘤（WHO Ⅱ）级	间变性少突星形细胞瘤（WHO Ⅲ）级

5. 少突胶质细胞肿瘤影像特点 少突胶质细胞瘤是钙化最常见的颅内肿瘤，70%~90% 肿瘤 CT 扫描可见点片状或树枝状钙化，在 MRI 上主要表现为混杂信号，T_2 加权和 FLAIR 成像有助于辨别肿瘤边界，中度或不均匀强化（图 6-10），主要出现在间变的恶性进展肿瘤。MRS 表现为 Cho 峰升高，NAA 峰降低。

（三）室管膜肿瘤

特点：出现血管周围假菊形团和真室管膜菊形团等室管膜样分化的胶质肿瘤。

发病率：室管膜肿瘤占成年人中枢神经系统肿瘤的 5%，15 岁以下青少年的 10%，3 岁以下小儿的 30%。占脊髓胶质肿瘤的 50%。肿瘤好发于 50 岁左右。室管膜下室管膜瘤和黏液乳头状型室管膜瘤主要发生于成年人。

大体：室管膜肿瘤主要沿脑室系统生长，小儿更常见于幕下，成人幕上和幕下发生率相差不大。室管膜下室管膜瘤多紧贴第四脑室和侧脑室壁，绝大多数黏液乳头状型室管膜瘤则发生于脊髓圆锥与马尾部位，室管膜肿瘤偶尔不和脑室接触，甚至发生于脑组织以外。

1. 室管膜瘤

（1）免疫组织化学：室管膜瘤 GFAP 多为阳性，EMA 染色表现为特征性的核周点状阳性反应，Ki-67（MIB1）指数多<5%。

（2）鉴别诊断：大多数情况下诊断不难，纤维型室管膜瘤需与脉络丛乳头状瘤、星形细胞肉瘤、乳头状型脑膜瘤等鉴别，透明细胞型室管膜瘤需与神经细胞瘤和少突胶质细胞瘤鉴别。透明细胞型室管膜瘤常发生 9 号染色体缺失和 1p/19q 联合缺失有助于鉴别。

（3）分子病理：30%~60% 室管膜瘤出现 22 号染色体缺失，可出现 6q、10q、11q、1p、14q、13 号染色体缺失和 1q、7 号染色体获得。22 号染色体上的抑瘤基因多保留（*NF2* 基因突变仅见于脊髓的室管膜瘤，无 *hSNF5/INI1* 基因突变），22q 缺失和 4 号染色体获得多见于成年患者，1q 获得多见于小儿。室管膜瘤少见 *TP53* 基因突变和 *CDK4* 与 *EGFR* 的扩增，而 ERBB2、ERBB4 和 EGFR 表达常上调，且 EGFR 表达上调常提示

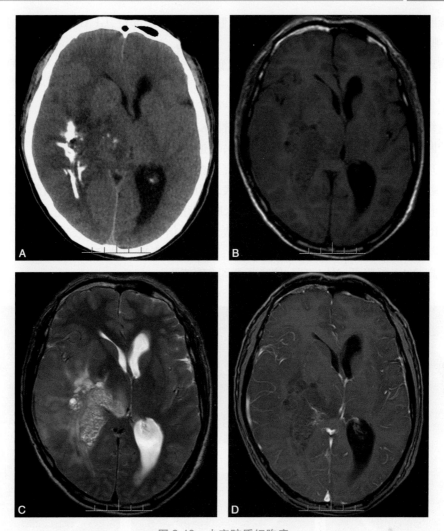

图 6-10 少突胶质细胞瘤

A. CT 示混杂信号,树枝状钙化;B、C. MRI 示片状混杂信号,局部脑沟消失;D. 呈
不均匀强化。

预后不良。室管膜瘤可表现为 *RASSF1*、*CDKN2A*、*CDKN2B*、*p14*^{ARF}、*TP73*、*CASP1*、*MGMT*、*TIMP3* 和 *THBS1* 等抑瘤基因的表观遗传学沉默。CDKN2A 缺失多出现在幕上室管膜瘤,幕下室管膜瘤又可分为 3 种基因亚型,包括:多点位 DNA 扩增、1q 获得和核型稳定型。脊髓内室管膜瘤多表现为 2q、14q 缺失和 7q、9p 和 16 染色体获得,颅内室管膜瘤多表现为 1q 获得和 6q 缺失。幕上室管膜瘤多出现 EPHB-EPHRIN 和 NOTCH 通路的 mRNA 表达上调,脊髓室管膜瘤则多表现为 HOX 基因上调。具有干细胞特性的放射状胶质细胞可能是室管膜瘤的来源细胞。

2. 间变性室管膜瘤

(1) 免疫组织化学:间变性室管膜瘤 GFAP 和 EMA 多为阳性,Ki-67(MIB1)指数多超过 5%,可高达 20%。

(2) 鉴别诊断:与间变性室管膜瘤相比,恶性星形胶质细胞瘤侵袭性更强,GFAP 染色阳性细胞更弥散,无点状或环状 EMA 阳性染色。

(3) 分子病理:WHO Ⅱ级和Ⅲ级室管膜瘤的分子病理研究相对较少,潜在的改变包括 9、10q、13 号染色体缺失和 1q 获得。

3. 黏液乳头状型室管膜瘤

(1) 免疫组织化学:黏液乳头状型室管膜瘤 GFAP 阳性,多数不出现典型的室管膜瘤 EMA 特征,Ki-67(MIB1)指数多<3%。

（2）鉴别诊断：黏液乳头状型室管膜瘤多位于脊髓圆锥与马尾部位，GFAP 染色有助于与副神经结瘤、脊索瘤、软骨瘤、腺囊样癌及恶性腺癌鉴别。

（3）分子病理：黏液乳头状型室管膜瘤是染色体变异最常见的室管膜瘤，包括 9、18 号染色体区和 22q 染色体缺失，常出现异倍体和四倍体。

4. 室管膜下室管膜瘤

（1）免疫组织化学：室管膜下室管膜瘤 GFAP 阳性，Ki-67（MIB1）指数多<1.5%。

（2）鉴别诊断：室管膜下室管膜瘤多位于脑室内，常通过定位鉴别。

（3）分子病理：分子病理研究相对较少，少量研究观察了 hSNF5/INI1、NF2 和 PTEN，但未发现变异。

室管膜肿瘤影像特点：大多数室管膜瘤在 CT 上表现为略高密度，可见囊性变，增强明显，位于四脑室的室管膜瘤多呈圆形，向桥小脑角和枕大池生长，瘤周水肿不明显，50% 左右可见钙化，较大的肿瘤可形成梗阻性脑积水。在 MRI 上，室管膜瘤的囊性变 T_1 加权像表现为低信号，T_2 加权像表现为高信号，肿瘤呈不均匀强化，FLAIR 成像有利于分辨肿瘤与正常组织的边界，DWI 成像表现为脑室内高信号占位（图 6-11）。MRS 表现为 Cho 峰升高，NAA 峰降低，NAA/Cho 值高于髓母细胞瘤。

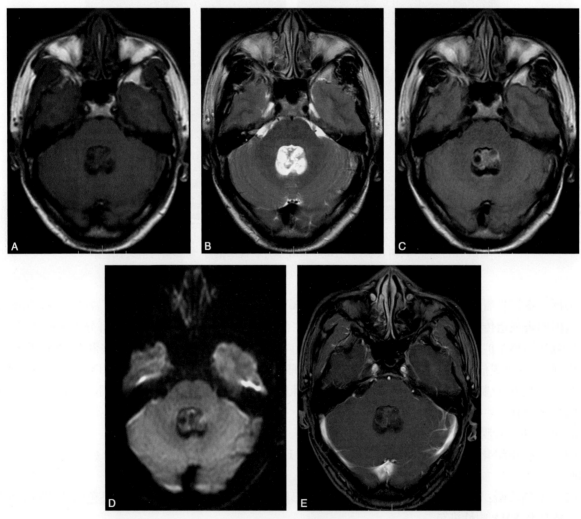

图 6-11　室管膜瘤 MRI

A. T_1 加权像为脑室内混杂低信号占位；B. T_2 加权像为脑室内不均匀高信号占位；C. FLAIR 表现为高-低混杂信号；D. DWI 表现为不均匀稍高信号；E. 增强检查表现为不均匀强化。

室管膜下室管膜瘤常位于紧邻脑室的脑实质内，CT 为低或等密度，边界清，可见钙化和囊性变，增强不明显。MRI 检查，室管膜下室管膜瘤在 T_1 加权像上表现为稍低或等信号，T_2 加权像上表现为稍高信号；由于囊性变或钙化,肿瘤信号多不均匀;MRI 增强不明显,少数表现为实质部位不均匀强化(图 6-12);在 FLAIR 成像上可见明显的高信号病灶。

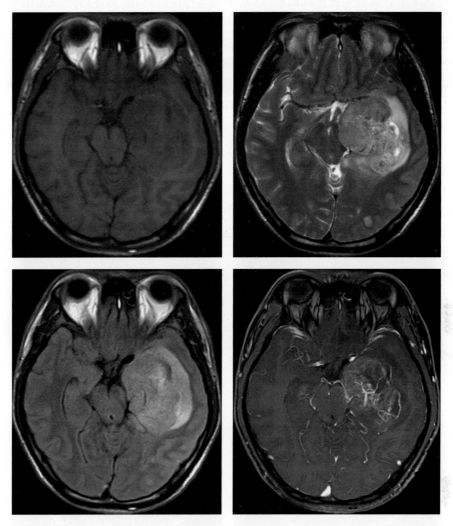

图 6-12 室管膜下室管膜瘤 MRI,左侧颞叶混杂信号占位,不均匀强化

(四) 神经节细胞瘤和神经节胶质细胞瘤

1. 特点 是一种生长缓慢的良性神经上皮组织肿瘤,完全由神经元细胞(神经节细胞瘤)或神经元和神经胶质细胞(神经节胶质细胞瘤)组成。

2. 免疫组织化学 免疫组织化学检测是诊断的关键,约 80% 神经节胶质细胞瘤 CD34 阳性,胶质肿瘤细胞则表达 S-100 蛋白和 GFAP,Ki-67(MIB1)指数多<1%,如果胶质细胞成分 MIB1 活性升高,则考虑为神经节胶质细胞瘤非典型或间变性改变。

3. 分级 一组平均随访 8 年的报道发现仅 3% 肿瘤复发,恶性进展为 3%,死亡 1%。肿瘤位于颞叶、完全切除、长时间癫痫发作和 WHO 分级为 I 级者预后良好;胶质细胞成分异型性增加和增殖活跃(MIB1>5%)者为 WHO II 级,复发风险高;MIB1 超过 10% 并出现坏死则可确定为 WHO III 级间变性神经节胶质细胞瘤。肿瘤复发者也可能进展为继发性胶质母细胞瘤。

4. 鉴别诊断 神经节胶质细胞瘤中含有神经元成分可与弥漫性星形细胞瘤和少突胶质细胞瘤鉴别,CD34、MAP2 和 p53 免疫组织化学染色有助于鉴别。

5. 分子病理 弥漫性胶质瘤中 TP53 基因突变等改变很少发生于神经节胶质细胞瘤;比较基因组学研究发现 2/3 神经节胶质细胞瘤出现基因组变异;与低级别胶质瘤比较,神经节胶质细胞瘤更常见 5 号染色体获得;神经节胶质细胞瘤及间变性复发的神经节胶质细胞瘤(WHO III 级)还可见到 CDKN2A/B、DMBT1 缺失

和 *CDK4* 获得或扩增;芯片分析发现 LIM-domain-binding-2(胚胎期脑发育的关键基因之一)表达下降,这种改变在胚胎发育不良性神经上皮肿瘤(DNT)和低级别星形细胞瘤中少见。

6. 影像特征 CT 上肿瘤常呈囊性或低密度,其中 1/3 可伴有钙化,瘤体内一般无出血及坏死,肿瘤的边界较清楚,瘤周水肿及占位征象无或较轻。约半数肿瘤出现不均匀强化,少数较小肿瘤只表现为孤立的斑点状钙化,有的则仅见一侧脑室颞角扩大。囊性神经节胶质瘤 MRI 的信号接近或稍高于脑脊液的信号,边界极清楚。实性肿瘤由于肿瘤内的神经细胞、胶质细胞钙化及水分等多种成分的存在,使 MRI 信号多变,常表现为 T_1 低信号,T_2 高信号,而且肿瘤与周围脑组织分界清楚。注射 Gd-DTPA 后,囊性肿瘤呈很弱的边缘性强化(图 6-13、图 6-14),实性者则表现为轻度的不均匀强化。

(五) 中枢神经细胞瘤和脑室外神经细胞瘤

1. 特点 是一种由神经元分化的圆形细胞组成的,常发生于靠近 Monro 孔的侧脑室(中枢神经细胞瘤)和脑实质内(脑室外神经细胞瘤)的肿瘤。

2. 大体 “中枢”的意义指肿瘤定位于 Monro 孔附近的脑室,累及透明隔并延伸到侧脑室或第三脑室,而位于大脑半球或脊髓内的肿瘤则称为“脑室外”神经细胞瘤。肿瘤多为实质性,可部分囊性变,可见钙化。

3. 免疫组织化学 常用突触素染色来确定肿瘤为神经细胞来源,少数肿瘤可表现为局部的 GFAP 阳性,Ki-67(MIB1)指数多<5%。

4. 鉴别诊断 在苏木精-伊红染色(HE 染色)上,神经细胞瘤与少突胶质细胞瘤、透明细胞型室管膜瘤

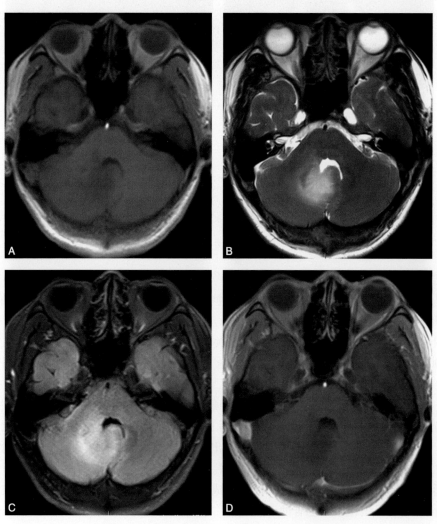

图 6-13 右侧小脑半球及蚓部神经节胶质瘤 MRI
A. T_1 加权像为略低信号;B. T_2 加权像为高信号;C. FLAIR 像为高信号;D. 呈不均匀强化。

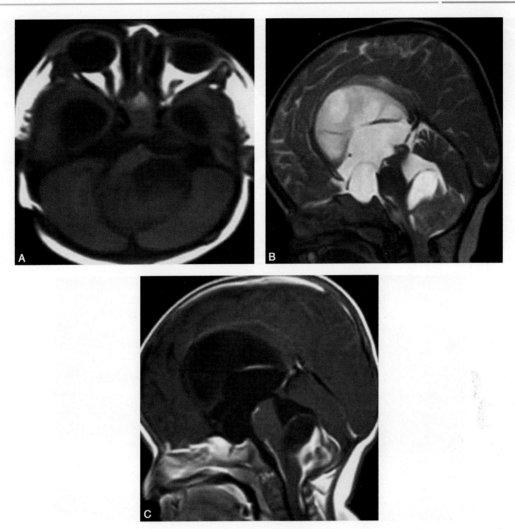

图 6-14　脑干神经节胶质瘤 MRI
A. T_1 加权像为略低信号,有囊性变;B. T_2 加权像为高信号;C. 呈不均匀强化。

或胚胎发育不良性神经上皮瘤相似,神经细胞瘤表达突触素可与上述肿瘤鉴别。

5. 分子病理　神经细胞瘤尚未发现特异的基因改变,与大多数少突胶质细胞瘤不同的是,中枢神经细胞瘤很少出现 1p 和 19q 缺失,而在非典型性或恶性临床表现的脑室外神经细胞瘤可出现 1p/19q 联合缺失。

6. 影像特征　CT 示肿瘤常位于侧脑室前部,多靠近透明隔区,有时可突入第三脑室。常表现为圆形,边界清楚,呈等密度或略高不均匀密度,部分有囊性变。半数以上可见瘤体有片状、颗粒形或球形钙化,大的钙化灶可在 X 线片上显示。绝大多数患者存在梗阻性脑积水。注射对比剂后,肿瘤有轻-中度增强。在脑实质内者则表现为低密度病灶,有轻微占位效应,但不为对比剂强化。MRI(图 6-15)示肿瘤实质部分信号与脑皮质信号相等或稍高,瘤内含有囊腔、钙化及血管流空现象,少数有瘤内出血,可被轻-中度增强,冠状和矢状位扫描对评价肿瘤范围和起源部位很有价值。多数肿瘤与透明隔或侧脑室壁有关,此为特征性表现(图 6-16)。脑血管造影,部分肿瘤可被造影剂均匀染色,并可见脉络膜血管供血,但无明显增粗的供血动脉和引流静脉。

（六）髓母细胞瘤

1. 特点　是一种常见于小儿小脑的恶性胚胎肿瘤,具有明显的神经元分化和脑脊液播散特征。

2. 发病率　髓母细胞瘤是小儿最常见的恶性脑肿瘤,发病率约为每百万人 5 例,好发高峰年龄为 7 岁,也可发生于婴儿和青年人,约 65% 患者为男性。

3. 病因学　髓母细胞瘤来源于胚胎残余组织,6.4% 患者与遗传综合征和先天异常有关。①痣样基底细胞癌综合征(又称 Gorlin 综合征),以多发的痣样基底细胞癌为特征的常染色体显性遗传,儿童 MB 中有

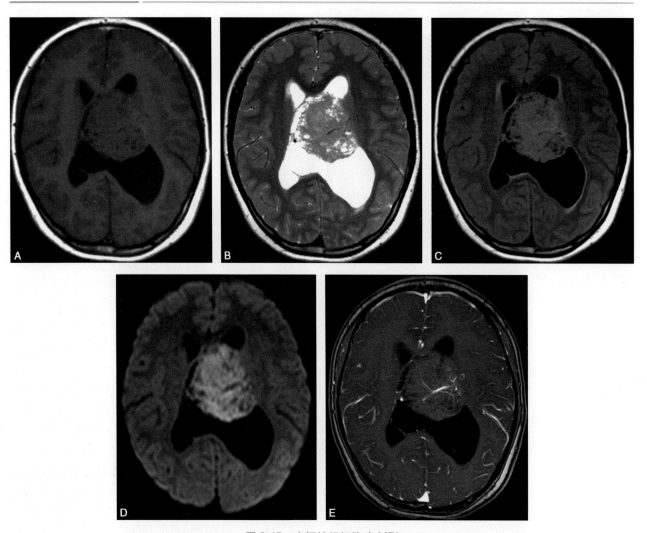

图 6-15　中枢神经细胞瘤 MRI

A. T₁ 加权像为等、低混杂信号；B. T₂ 加权像为等、高混杂信号；C. FLAIR 为不均匀高信号；D. DWI 为不
均匀高信号；E. 呈不均匀轻度强化。

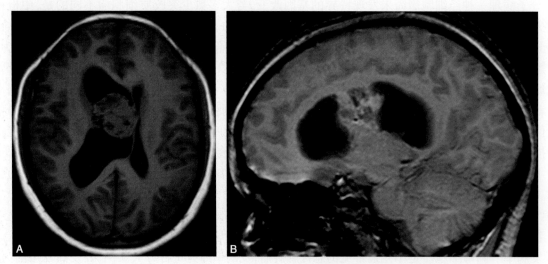

图 6-16　中枢神经细胞瘤 MRI，显示肿瘤与右侧脑室外侧壁和上壁幕状粘连
A. T₁ 加权像横断位；B. 矢状位。

1%～2%合并有 Gorlin 综合征,而 Gorlin 综合征的病例中髓母细胞瘤的发病率为3%～5%;②鲁宾斯坦-泰比综合征(Rubinstein-Taybi 综合征),身材矮小,钩形鼻,畸形耳,角状拇指和脚趾,发育迟缓,睾丸下降不全;③特科特综合征(Turcot 综合征,或胶质瘤-息肉病综合征)是一种罕见的可遗传的畸形,其特征为中枢神经系统新生物和胃肠息肉病。在妊娠期,铁、钙和维生素 C 的补充,以及在妊娠前6周多种维生素的补充,可减少其后代脑神经外胚层肿瘤的发生。此外,JC 病毒可能与髓母细胞瘤的发生相关。

4. 大体　髓母细胞瘤大体观察变化较大,多数肿瘤质软,促纤维增生型髓母细胞瘤则很坚韧,也有一些肿瘤出现钙化。30%左右患者在诊断时已出现脑组织侵袭或脑脊液播散。绝大多数肿瘤位于小脑蚓部,促纤维增生型髓母细胞瘤则多位于小脑半球内。

5. 分期　髓母细胞瘤沿神经轴传播,其发生率为10%～35%。也可向神经系统外传播,最常见的部位是骨、骨髓、肝脏和淋巴结,有1%～2%的病例以转移灶为首发表现。1969年 Chang 等报道了手术的分期系统(表6-14),其中 T_1 到 T_{3a} 均被认为是早期,而 T_{3b} 和 T_4 期病变被认为是高 T 期肿瘤,Langston 修改了 Chang 的分期系统(表6-15)。手术后 MRI 或 CT 对肿瘤残余的判断较外科医师的估计更有价值。髓母细胞瘤分期包括手术后72小时的 MRI 以评价手术切除程度,以及手术2周后脊髓 MRI 和腰穿脑脊液细胞学分析。脊髓 MRI 和腰穿脑脊液细胞学分析都必须做,只行其中一种检查,可能漏掉15%有脑脊液播散的病例。目前一般将≥3岁的儿童分为2组。一般或平均危险组:没有播散(M_0),手术后 MRI 或 CT 提示肿瘤残余<1.5cm;高危组:有播散(≥M_1),手术后 MRI 或 CT 提示肿瘤残余>1.5cm。

表6-14　髓母细胞瘤 Chang 分期系统

分期	各期特征
T_1	肿瘤直径<3cm,局限在中线小脑蚓部,第四脑室顶,很少侵犯小脑半球
T_2	肿瘤直径>3cm,侵犯1个毗邻结构或部分填充第四脑室
T_{3a}	侵犯2个毗邻结构或完全填充第四脑室、中脑导水管、枕骨大孔或 Lusehka 孔,产生明显脑积水
T_{3b}	肿瘤从第四脑室底或脑干长出,并完全填充第四脑室
T_4	肿瘤进一步扩展通过中脑导水管到第三脑室或中脑,或侵犯到上颈段脊髓
M_0	没有明显的证据提示有蛛网膜下腔和血行的转移
M_1	用显微镜可见脑脊液中有肿瘤细胞
M_2	小脑、大脑、蛛网膜下腔或第三脑室、侧脑室有种植结节
M_3	脊髓蛛网膜下腔有种植结节
M_4	神经系统外转移

表6-15　Lansgston 改良 Chang 分期系统

分期	各期特征
T_1	肿瘤直径<3cm
T_2	肿瘤直径>3cm
T_{3a}	肿瘤直径>3cm 并向周围扩展
T_{3b}	肿瘤直径>3cm 并有明确的脑干侵犯
T_4	肿瘤直径>3cm 并向上扩展到中脑导水管和/或向下扩展到枕骨大孔(即扩展到颅后窝外)

6. 免疫组织化学　髓母细胞瘤表达神经元标志物,如神经元特异的 c-烯醇酶、MAP2 和 NCAM 等;Ki-67 (MIB1)指数多较高;多数肿瘤可表达突触素,大细胞髓母细胞瘤中突触素多为点状分布;仅少数促纤维增生型髓母细胞瘤出现 GFAP 阳性;髓母细胞瘤伴广泛结节时突触素和 NeuN 多呈强阳性。

7. 鉴别诊断 髓母细胞瘤需与其他中枢神经系统恶性肿瘤鉴别,包括间变性室管膜瘤、非典型畸胎瘤、横纹肌样瘤及小细胞胶质母细胞瘤等,另外还需与小脑神经细胞瘤和胚胎发育不良性神经上皮瘤鉴别,在成年人还需与小脑转移的小细胞癌等鉴别。

8. 分子病理 典型和大细胞(间变性)髓母细胞瘤最常见的基因改变是17p缺失和17q获得,可见于50%病例,其靶基因的改变是 *REN*(*KCTD11*)和 *HIC-1*。约10%髓母细胞瘤(尤其是大细胞和间变性)出现 *MYC*,*NMYC* 或 *LMYC* 癌基因扩增,并提示预后不良。纤维增生型髓母细胞瘤常不出现17p缺失,但常出现 *PTCH* 或 *SUFUH* 的失活突变和 *SMOH* 的激活突变。另外,一些病例还出现 *WNT* 和 *NOTCH* 改变,*CTNNB1* 常导致 *WNT* 活化。

9. 影像特征 一般边缘清楚,呈圆形、不规则形,可囊变,但很少钙化,血供丰富。CT上,平扫可见后颅窝小脑蚓部占位病变,可侵及小脑半球或伸至小脑幕切迹之上,病灶呈均匀的等密度或略高密度影,第四脑室受压变形,向前上移位,甚至第四脑室消失,幕上脑室系统扩大。增强检查见病灶呈类圆形,有明显强化,周围有低密度的水肿带,一般少见钙化或囊性变(图6-17)。年长儿与成人瘤体位于小脑半球,可明显均一强化。在MRI上,位于小脑中线或偏向一侧的圆实性肿块,T_1WI为等或稍低信号,肿瘤内可有低信号囊变坏死灶;T_2WI为稍高或高信号,其信号强度无特征性;静脉注入对比剂后,肿瘤实质部分均匀或不均匀性中度强化(图6-18)。

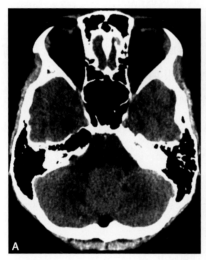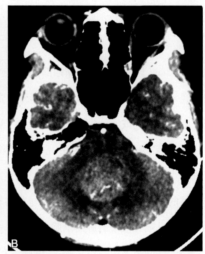

图 6-17 小脑蚓部髓母细胞瘤

A. CT平扫,表现为小脑蚓部稍高密度肿块影;B. 其内见少许低密度囊变区,增强呈明显强化。

特征性的表现是肿瘤的部位及其间接征象,正中矢状位像更有意义。肿瘤位于上蚓部时,常使中脑导水管受压、变窄,向前移位。肿瘤居于第四脑室顶部时,中脑导水管被挤开且向上移位,四叠体板由正常直立位置变为近乎水平。此外,肿瘤周围有新月形脑脊液存留,主要在其前方或上方,而不见于后方,提示肿瘤位于其后下方。上述新月形脑脊液信号系未为肿瘤所填满的第四脑室余部。此征象不会在室管膜瘤或脑干胶质瘤中出现。如未发生囊变坏死则信号均匀,肿瘤内可见比肿瘤信号更长 T_1、长 T_2 的囊变区,囊变可发生于肿瘤的任何部位,一般来说,肿瘤体积越大,囊变发生得越多且较大,这可能与肿瘤生长迅速有关。囊变的发生并无明显特征性,成人与儿童均可出现。肿瘤钙化及出血较少见。Gd-DTPA增强扫描,肿瘤实质部分中度强化,囊变区不强化。

四、胶质瘤的治疗

根据患者的年龄和全身情况、患者对治疗的期望以及肿瘤的部位、性质决定采取治疗的措施。治疗方法很多,但都不能令人满意。目前临床上主要通过手术、放疗、化疗三种方法来对脑胶质瘤进行控制。其中手术的方法在脑胶质瘤的治疗中占主导地位,患者的预后与手术中切除肿瘤病灶的范围有着密切的联系,

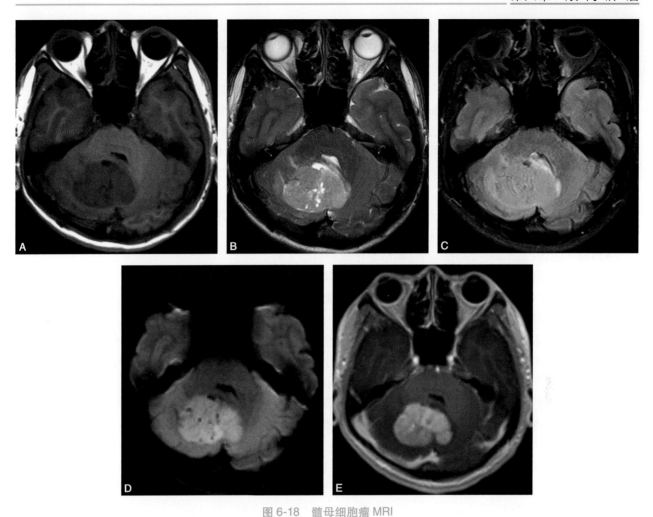

图 6-18　髓母细胞瘤 MRI

A、B. 小脑蚓部边界清楚的不规则团块状病灶,呈稍长 T_1、稍长 T_2 表现;C. FLAIR 呈稍高信号;D. DWI
呈高信号;E. 增强扫描呈明显强化,第四脑室受压变形,向前、左方移位。

最大范围的切除对延长患者的生存期限及提高生活质量起着举足轻重的作用,尤其是低恶性肿瘤,在可能的情况下完全切除肿瘤可改善患者预后。对恶性胶质瘤的治疗意见不一,有人主张以手术切除肿瘤为主,也有人主张应以放疗、化疗等非手术治疗为主。

(一) 手术治疗

过去 20 年,随着显微神经外科和人脑图谱技术的发展,最大限度切除胶质瘤以减少复发率已经成为了手术治疗追求的目标。Murakami 等比较术后放疗仍复发的 GBM,发现切除的肿瘤越多,其 PFS 就越长,原因是残留的肿瘤组织进展要比肿瘤细胞本身侵袭要早一些。目前胶质瘤手术的原则就是在保存神经功能的前提下尽可能切除肿瘤,解除脑脊液循环障碍,缓解和降低颅内压。

目前,虽然胶质瘤手术方式并没有什么较大的进展,但是一些提高手术切除率和降低复发的辅助技术进展迅速:①荧光示踪显色技术,主要包括荧光素钠法和 5-氨基酮戊酸法。Su 等认为荧光素引导下的高级别胶质瘤手术对肿瘤边界的确定更加有效,增加了切除体积,降低了 PFS 患者复发的风险。Barbagallo 等吟引也证了 5-氨基酮戊酸荧光引导下手术的安全性和有效性。②另外影像学进展促进了神经导航外科的发展,包括术中 MRI、功能 MRI、扩散张量成像导航以及术中高频超声导航等技术的使用,使手术操作更加准确,更好地保护了脑功能区,明显提高了胶质瘤的切除率,扩大了切除范围,减少术后复发,延长了患者 PFS。

1. 手术目的　胶质细胞瘤多浸润性生长,其范围远超出肉眼所见。恶性程度高的胶质瘤血供丰富,生长快速,肿瘤中心常可发生坏死和出血。病变小者,局限于某一脑叶,大者则可侵犯一个脑叶以上,甚至经胼胝体由一侧半球侵犯到对侧半球。脑胶质瘤手术治疗的目的:①病理诊断,以指导个性化综合治疗;②缓解症状,提高生存质量;③延长患者生存时间。微创神经外科手术技术以及术前脑功能区定位技术、术中神经生理监测、术中功能区定位技术及神经导航技术等的应用大大降低了神经功能障碍手术并发症的发生。

2. 手术适应证与原则

(1) 低级别胶质瘤:低级别胶质瘤患者的临床预后差异极大,有些患者在确诊后随访观察,病灶可多年保持稳定或生长缓慢;而另外一些患者即使行积极的手术、放射治疗及化学治疗等,肿瘤仍在短期内复发,有的甚至进展为高级别胶质瘤。正是由于低级别胶质瘤临床病程存在如此大的差异,低级别胶质瘤的手术治疗仍存在争议,有些患者活检确诊后仅行密切随访,有些患者仅行手术切除,而有些患者在手术切除后,还行辅助放疗或化疗。目前绝大多数研究倾向在保证安全的情况下全切肿瘤;尤其是对于以下几种情况考虑积极手术治疗。

1) 占位效应导致顽固性癫痫、运动、感觉、语言等局部症状,颅内压增高的患者。

2) 年龄>40 岁,肿瘤最大直径>3cm 者。

3) 对于随访(wait-and-see)的患者,病情变化或肿瘤增大时。

4) 临床和影像学资料不能获得确切诊断,为了排除误诊,以免耽误治疗的患者。

5) 为了推迟辅助性治疗及其不良反应的儿童患者。

6) 儿童幕下胶质瘤伴脑积水,视神经胶质瘤。

(2) 高级别胶质瘤:目前研究认为手术切除程度仍是高级别胶质瘤(WHO Ⅲ~Ⅳ级)的独立预后因素,因此在无明确手术禁忌证的情况下,主张积极手术治疗。

1) 对于局限于脑叶的原发性高级别胶质瘤应争取最大范围安全切除肿瘤。

2) 对于优势半球弥漫浸润性生长,病灶侵及双侧半球,老年患者(>65 岁),术前神经功能状况较差(KPS<70),脑内深部或脑干部位的恶性脑胶质瘤,脑胶质瘤病等,可在系统分析病情前提下,采用肿瘤部分切除术、开颅活检术或立体定向(或导航下)穿刺活检。

(3) 复发胶质瘤:低级别脑胶质瘤复发可考虑再次手术;术前神经功能状况差(KPS<70)、年龄大、多灶、仅能达到部分切除、第一次手术后短期内复发(<9 个月)的恶性胶质母细胞瘤患者不推荐再次手术。

3. 手术禁忌证

(1) 患者一般状况差,无法耐受麻醉和手术者。

(2) 有其他脏器的原发病,且需要特殊处理者。

(3) 肿瘤范围极广泛者。

(4) 肿瘤部位深在或累及重要功能区,术前判断手术治疗效果不佳者。

(5) 家属或患者拒绝手术者。

4. 术前评估　脑胶质瘤确诊后需制订综合治疗方案,手术是综合治疗的一部分,治疗前评估包括临床表现的评估、肿瘤对神经肿瘤功能影响的评估、影像学评估及患者与家属的治疗态度的评估等内容,只有进行缜密的术前评估与分析,才能制定出相对合理的个性化的治疗方案。

(1) 临床表现评估:胶质瘤患者的临床表现主要体现在局灶症状和颅内压增高症状。局灶症状的进展,如:癫痫发作的频率增加、持续时间延长,肢体感觉、运动功能的恶化,均可视为病情发展;如患者出现头痛、呕吐、视力下降等颅内压增高症状则说明肿瘤的占位效应已经达到或超过了颅内压代偿的极限。对临床表现的评估可以了解肿瘤生长的速度,预计肿瘤的恶性程度及治疗的迫切性。

(2) 神经影像学和电生理评估:包括 CT、MRI、功能性磁共振成像(fMRI)、正电子发射断层扫描(positron emission tomography,PET)脑功能成像、单光子发射计算机断层扫描(single photon emission computed tomography,SPECT)脑功能成像、脑电图(electroencephalogram,EEG)、事件相关诱发电位(event-related potentials,ERP)、脑磁图(magnetoencephalography,MEG)、经颅磁刺激(transcranial magnetic stimulation,TMS)等。这些评估主要用于了解肿瘤的大小、血供、部位与周围功能区的关系等,是确定脑胶质瘤患者手术方案的重要前提,各种神经影像学和电生理评估各有其优势,在应用时可按需要了解的重点内容进行选择。

1) 电、磁生理学的检查技术:基于电、磁生理学的检查技术可检测神经元活动时产生的电、磁信号,包括脑电图、事件相关诱发电位和脑磁图。电信号多自脑表面检测,干扰较大,而磁信号检测技术则能探测深部磁源,受外界干扰较小,两者均能够很快地记录脑内神经元活动产生的电、磁信号,时间分辨率为毫秒级,但它们对源的空间定位困难,空间分辨率为厘米级。此类检查主要适用于评估胶质瘤对周围神经活动的影响。

2）组织结构的检查技术：基于组织结构检查技术包括 CT、MRI、数字减影血管造影（digital subtraction angiography，DSA）、磁共振血管成像（magnetic resonance angiography，MRA）、CT 血管成像（computed tomography angiography，CTA）等；与血流动力学有关的检查包括氙增强 CT（xenon-enhanced CT）、fMRI 和 MRI 灌注成像（perfusion weighted image，PWI）等；与血供或含血量有关的检查包括 PET 和 SPECT 等。目前对结构的测量具有很高的空间分辨率,为 0.1~3mm,但时间分辨率低,大约为 1 秒。此类检查可用于评估胶质瘤与周围脑组织结构及功能的关系。

3）基于脑组织内化学物质变化的检查技术：依靠对组织内化学物质变化而成像的技术包括 PET 和磁共振频谱分析（magnetic resonance spectroscopy，MRS）。前者可检测相应部位组织内葡萄糖代谢、蛋白质合成、氨基酸摄取、pH 等的变化情况；MRS 可检测组织内氢离子、磷原子、碳原子的频谱信息。两者均可对肿瘤的鉴别、恶性程度做出一定的判断。

4）基于脑内受体系统的检查：PET 和 SPECT 可检测到脑组织相应部位标记的载体、受体复合物的情况,包括多巴胺系统、氯离子转运系统等的分布情况,从而分析脑功能状态。

（3）脑功能区定位

1）功能性磁共振成像（fMRI）：是近年来发展的脑功能成像技术,成为研究脑功能的主要手段。目前,一般认为广义的 fMRI 应包括：弥散加权成像（diffusion weighted imaging，DWI）、弥散张量成像（diffusion tensor imaging，DTI）、灌注加权成像（perfusion weighted imaging，PWI）、血氧水平依赖脑功能成像（blood oxygen level dependent functional magnetic resonance imaging，BOLD-fMRI）和磁共振波谱成像（magnetic resonance spectroscopy，MRS）。fMRI 不是直接观察大脑皮质内神经元的功能活动或神经元的代谢变化,而是观察皮质功能活跃引起的功能区脑血流量及微循环内血氧含量的改变进而引进的 fMRI 信号变化,所以 MR 信号总体上是滞后于神经和生理反应,也就不能实时地反映人脑的活动,因而 fMRI 通常和时间分辨率较高的 EEG、MEG 等结合起来综合分析。

位于运动、感觉、视觉及语言皮质区的胶质瘤由于向周围生长以及水肿等因素,周围正常结构及皮质功能区会发生受压变形、移位及功能区活动下降,造成中央沟及中央前、后沟等手术标志不易分清,术前对病变附近功能区皮质进行 fMRI 检查,能清晰显示肿瘤与附近功能区皮质的关系（图 6-19）,为最大限度地切除胶质瘤同时又保护脑功能提供了准确可靠的依据,对于指导手术及减少术后致残率有重要的意义。另外,fMRI 还可于术前对手术效果进行预测,通过了解皮质功能区与病灶的关系,从而估计术后复发及神经功能障碍的可能性。与其他功能成像相比,fMRI 具有对功能区的定位更准确、不用暴露于放射性核素、空间分辨率更高、可对脑功能活动进行重复研究等优点。弥散张量成像可以显示神经白质纤维的走行和完整性,可用于判断胶质瘤对神经纤维的推挤与破坏作用（图 6-20）。

2）PET：是一种无创性探测生理性放射性核素在机体内分布的断层成像技术,采用 ^{18}F-脱氧葡萄糖（18FDG）、氮 13-氨水（^{13}N-NH$_3$）、15O-H$_2$O 等作为示踪剂,检测不同区域葡萄糖代谢率、血流状态、氧代谢、神经受体分布等方面的变化,反映脑部及肿瘤的功能状态。由于 PET 的分辨率较低,目前多应用集 PET 和 CT 于一体的设备,也就是 PET/CT,实现了分子影像与解剖影像的同机融合,双方信息互补,彼此印证,提高了特异性和准确性,可进行定位、定性、定期和定量分析。

3）SPECT：为利用发射单个光子（单个 γ 射线）的放射性核素进行器官体层成像的技术。与 PET 一样,都是应用核医学的同位素示踪原理进行成像,所不同的是示踪剂为锝-99m（^{99m}Tc）、铊-201（^{201}Tl）、和铟-111（^{111}In）等。SPECT 具有价格低、核素半衰期长等优势,仍是核医学的重要技术手段。^{99m}Tc-MIBI（甲氧异丁基乙腈）和 ^{201}Tl 作为非特异性肿瘤阳性成像剂,已较为广泛地应用于颅内占位良、恶性的鉴别诊断。

4）脑磁图（MEG）：是通过高灵敏度测定人脑的磁场变化,检查和诊断脑部疾病,具有无创、灵敏度高、定位准确等特点。在神经外科手术中,胶质瘤与重要功能区关系密切或侵犯重要功能区时,常面临着损伤重要功能区的可能。检查诱发电流产生的 MEG,可以得知相应的神经传导通路有无损害。MEG 的无创脑

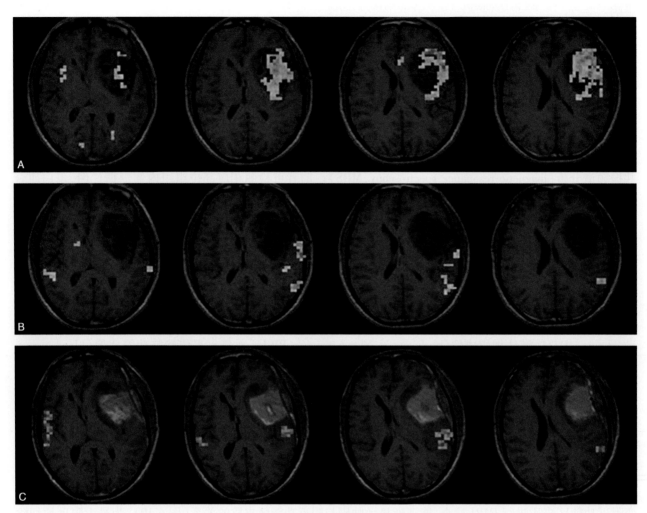

图 6-19 fMRI 定位语言区
A. 术前 Broca 区定位；B. 术前 Wernicke 区定位；C. 术后 Wernicke 区定位。

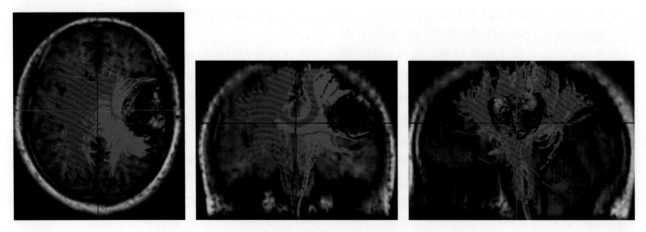

图 6-20 MRI 弥散张量成像观察肿瘤对神经纤维的推挤和破坏作用

功能区成像是通过 MEG 诱发磁场(evoked magnetic field)与 MRI 影像整合技术来完成,可以在 MRI 图像上明确标记出脑皮质主要功能区,为术前制订手术方案,避免功能区损伤提供依据。目前临床采用的脑诱发磁场包括体感诱发磁场(somatosensory evoked magnetic fields,SEFs)、运动诱发磁场(motor evoked magnetic fields,MEFs)、听觉诱发磁场(audiory evoked magnetic fields,AEFs)、视觉诱发磁场(visual evoked magnetic fields,VEFs)以及语言中枢的诱发定位。

5. 术中定位与导航　为了切除肿瘤而最大限度保存功能,在脑胶质瘤微创手术过程中需要熟练的显微神经外科技术并且综合应用各种现代技术手段。

(1) 神经导航与功能导航:神经导航是近年来神经外科领域出现的技术,是微创神经外科的一个重要组成部分。其能够动态地跟踪指示病变部位,对病灶进行实时定位,进而提高手术的精准度。常用的导航治疗技术有常规神经导航手术、功能神经导航手术、术中实时影像神经导航手术和脑胶质瘤侵蚀脑组织的形态学定量分析技术等。神经导航系统通过计算机把患者的影像学资料和患者术中位置结合起来,准确地显示出颅内肿瘤的三维空间位置及邻近的重要神经血管结构,通过定位装置能够对空间内任何一点精确定位,又能达到实时跟踪。它的精确定位功能不仅有助于设计手术入路,还可以实时、客观地指导术中操作,使手术达到更准确、精细的目的(图 6-21),使得脑胶质瘤患者的生存期限和生活质量可以得到显著提升。脑功能成像下的神经影像导航技术是将 MRI 获得的病变和颅脑的三维信息与功能成像获得的肿瘤与功能区的关系融合起来,为手术的入路选择、切除范围的确定提供直观的参照,不仅可提高手术的精度,而且还可以减少或者避免对功能区的损伤。

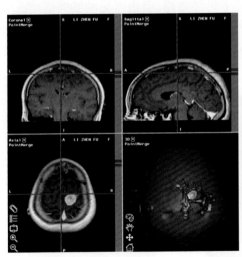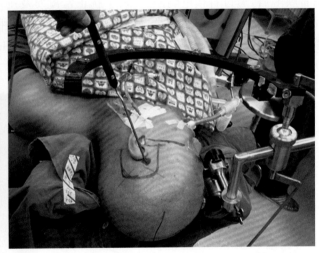

图 6-21　神经导航

(2) 术中影像学检查

1) 术中超声:术中超声可用于颅内胶质瘤的实时定位,可显示胶质瘤切除范围及肿瘤残余情况。在打开骨窗后,超声垂直于骨窗进入,与手术通道成 60°~90°,根据颅内肿瘤的深浅选取适当的频率和探头位置,如较深的(3~6cm)病灶选用 4~8MHz,浅表病灶选用 10MHz。术中超声还可与神经导航相结合,采用神经导航手术时,术中脑脊液的流失会导致依据术前影像信息进行导航的精确性下降,而超声与神经导航的融合,能克服脑移位导致的导航误差(图 6-22),观察脑移位和偏离、偏转特点,纠正神经导航的漂移。

2) 术中 CT 与 MRI:术中 CT 与 MRI 可最大限度地精确定位胶质瘤、明确肿瘤边界与切除程度。术中 CT 与 MRI 可以及时反映手术中由于脑脊液的丢失或脑水肿、颅内病变活检及切除后解剖结构和位置的变化,检测到术中可能出现的并发症(如颅内出血),判定肿瘤切除范围的大小或程度及病变周边的重要血管或神经组织,提高手术质量。

3) 术中唤醒麻醉下脑功能区定位:术中唤醒麻醉下脑功能定位是指通过术中唤醒全麻患者,使之在清醒的状态下,运用神经导航和神经电生理技术进行术中神经解剖功能定位,并在其配合下切除胶质瘤,以便

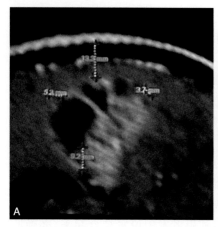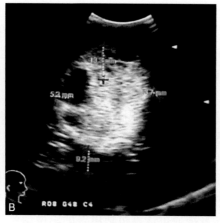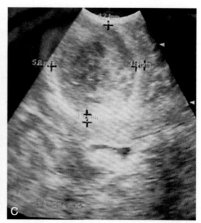

图 6-22　术中超声

A. 神经导航影像；B. 术中超声影像；C. 神经导航与超声图像融合。

术中实时监测可能发生的脑功能区损伤，最大限度地保护脑功能。唤醒麻醉手术需患者高度配合，需要进行详细的术前评估，术中不能配合的患者不能进行唤醒麻醉手术；术前还需要与患者进行详尽的交流，以获得良好的术中功能区判定；术中应随时观察患者的变化，若患者出现烦躁不安、挣扎等情况需要及时给药麻醉，以免出现颅内压骤升、脑膨出、颅内出血等并发症。

患者唤醒后，通过直接电刺激皮质，干扰正常皮质及皮质下传导通路，引出可见的肌肉运动或感觉异常，抑制正常语言功能，确定脑功能区的位置（图 6-23）。术中电刺激多采用双极刺激器，参数为：电极头端 1mm，间距 10mm，双向方波，脉冲波持续时间 1ms，频率 60Hz，电流刺激强度 2～15mA，每次刺激持续时间 10～20 秒。

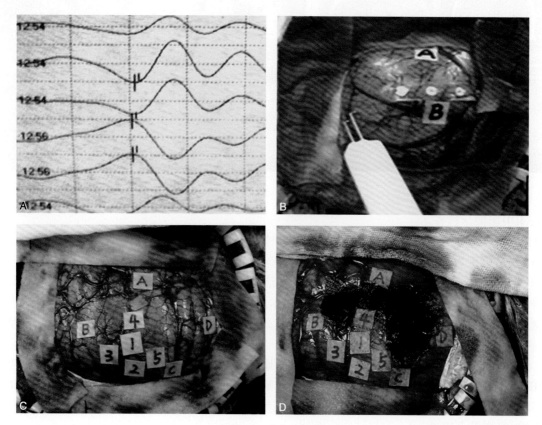

图 6-23　术中电刺激

A. 体感诱发电位的位相倒置（逆转）定位中央沟；B. 术中双极电刺激；C. 术中定位功能区标记；D. 根据定位手术。

确定中央沟:感觉和运动区的刺激需要先确定中央沟的位置,术中可在皮质记录体感诱发电位,在中央沟的两侧,可以记录到明确的体感诱发电位的位相倒置(逆转),即 N20-P25 倒置为 P20-N25,借此定位中央沟(见图 6-23)。

运动区的定位:运动区的定位在功能区胶质瘤切除过程中应用可提高切除程度和功能保存程度。确定中央沟后,唤醒患者,在中央前回用皮质刺激器进行电流刺激,直至可引出患者对侧手指(趾)、腕关节或前臂收缩位置,可标记出引出运动的区域,选择肿瘤可能涉及的位置进行刺激,并标记出是否引出运动,根据术中的标记,在可引出运动的区域 1cm 范围之外进行手术切除,术后出现运动障碍的可能性较小从而达到运动区术中定位的目的。

语言区定位:语言区定位与运动区定位相似,在颞叶胶质瘤或癫痫灶切除过程中应用最多,清醒状态下,先予最小量的恒流电刺激,直到引出刺激部位附近出现放电,这时的刺激电流强度定为刺激阈值,并以这个刺激阈值下刺激强度为定位语言区的刺激强度,患者出现语言中断或错误时,标记此处为运动性语言中枢。

4)术中荧光实时导航:荧光引导切除术(fluorescence-guidedresction,FGR)是利用荧光手术显微镜借助激光来激发被荧光物质标记的肿瘤组织,进而通过荧光的引导对肿瘤的病灶进行较为彻底的切除,从而控制肿瘤的再发。临床常用的光敏物质有:荧光素钠、5-氨基酮戊酸、血卟啉衍生物。实时荧光导航技术是指术前或术中给入可产生荧光的物质,这些物质通过血流或聚集在肿瘤部位,应用荧光手术显微镜便可确定肿瘤所在位置,从而达到实时导航的目的。目前应用于肿瘤荧光导航的物质主要是光敏剂,如 5-氨基乙酰丙酸(5-aminolevulinic acid,5-ALA)和血卟啉衍生物(hematoporphyrin derivative,HpD),5-ALA 是血红素代谢中的一种前体物质,给入机体后肿瘤细胞可选择性摄取,转化为原卟啉Ⅸ,原卟啉Ⅸ可在激发光源下产生荧光,显示肿瘤所在位置;HpD 则可直接选择性地被肿瘤摄取,术中可直接在激发光源下产生荧光,显示肿瘤所在位置。

6. 手术切除的基本方法 手术疗法包括肿瘤切除、内减压、外减压和脑脊液分流手术。根据肿瘤被切除的程度可分为肿瘤全切、肿瘤次全切、部分切除和肿瘤活检。研究表明,成人低恶度胶质瘤全切除后 5 年生存率达 80%,而在部分切除后为 50%;高恶度胶质瘤全切后患者生存期也明显长于近全切除和部分切除的,并且有助于神经功能障碍的恢复。手术切除有两种方法可供选择:其一,如肿瘤比较局限、颅内压增高不明显,可选择经脑沟切除肿瘤;其二,肿瘤较大,或单纯切除肿瘤无法解除颅内压增高,可选择脑叶切除。

(1)经脑沟切除肿瘤:选择距离肿瘤最浅部位的脑沟切开蛛网膜,需注意辨别真正的脑沟,还是皮质小动脉的压迹。用吸引器和双极电凝镊分离脑沟直达肿瘤,用棉条保护脑组织。当肿瘤仅限于一个脑回内,在皮质表面即可看到,手术切除可以在肿瘤内进行。如果肿瘤在脑深部,可将一个(或几个)脑回连同肿瘤一并切除。

(2)脑叶切除:适用于位于颞极、额极、枕极的胶质瘤,切除肿瘤及其瘤周部分脑组织可增加空间适应术后脑水肿,而且切除被肿瘤细胞浸润的脑组织,对预防肿瘤复发有一定作用。

1)颞叶切除术:切除脑叶的范围包括拉贝(Labbé)静脉以前的颞中回和颞下回,右侧(非优势半球)颞上回亦可部分切除。脑叶切除过程避免脑室开放,如因此造成内减压不充分,可辅助以颞肌下减压,后者虽然会遗留颅骨缺损或颅内容物膨出,但此处对生存质量的影响不大。

2)额叶切除术:范围为中央区以前、扣带回以上、外侧裂以内的全部脑回,仅保留直回和嗅三角,优势半球则需同时保留额叶后下回。此外,脑叶切除应尽量避免使侧脑室额角开放,一旦发生脑室破损,裂口较小时可以夹闭或用生物胶黏合,或扩大开放范围,以免因活瓣作用形成张力性憩室或脑穿通畸形。

3)枕叶切除术:优势枕叶切除 4cm,避免角回的损伤;非优势枕叶切除 7cm。3 个切面,一个切面为冠状切面,横断侧脑室的枕角,内侧切面为大脑镰,下面为枕叶的底部,到了小脑幕切迹缘,在近中线处,分辨大脑后动脉远端夹闭离断。

(3)中央区胶质瘤:并非手术禁忌证,尽管手术创伤潜在使肢体瘫痪加重的危险,只要手术设计合理且操作精细,切除肿瘤不会增加功能损害,相反可能因减压带来功能恢复的契机。体积较大特别是由额叶或顶叶向中央区侵犯的肿瘤,于中央区前或后切开,由皮质下接近病变,采取分块切除的方式逐步削减肿瘤体积,勿因追求暴露过分牵拉导致感觉运动皮质及其投射纤维损伤,影响可能起到的减压效果。局限于感觉运动皮质的小肿瘤,于距离最近处切开脑回或脑沟的皮质,有明确边界者用显微剥离子沿肿瘤表面分离,边界不清者分块切除肿瘤。由额叶侵犯中央区的大肿瘤,首先切除部分额叶取得充分暴露,更有利于彻底剔除肿瘤组织。

(4) 枕顶颞(三角部)胶质瘤:此区存在视皮质和视放射,脑叶切除会导致象限性或同向性视野缺损,应当避免,除非肿瘤巨大、已经造成完全性同向偏盲。左侧(优势半球)三角部胶质瘤手术入路,应回避颞上回和顶下回,以免导致感觉性失语。

(5) 内、外减压术:当前已逐渐少用。手术切除肿瘤后,患者的颅内压通常可以得到缓解。切除肿瘤后,再切除正常脑组织(脑叶切除)达到所谓的"内减压术"已不必要。去除骨瓣、开放硬脑膜的外减压更是被淘汰。因为去除骨瓣后,严重影响患者的生活质量。因此,目前内、外减压的手术仅限于手术前患者已有脑疝、肿瘤切除后颅内压仍高的患者。

(6) 复发胶质瘤的再手术:对于低恶性度的肿瘤如神经节神经胶质瘤、神经细胞瘤、毛细胞型星形细胞瘤、室管膜下巨细胞星形细胞瘤、多形黄色星形细胞瘤、分化好的浸润性星形细胞瘤和少突胶质细胞瘤,再次手术切除是必要的。对浸润性星形细胞瘤和少突胶质细胞瘤,如证实肿瘤已恶化,需进一步放化疗。对于复发的恶性肿瘤,再手术可能延长患者生存期并提高患者生存质量。一般认为,再次手术患者的 KPS 计分至少在 60 分,肿瘤复发时间至少间隔 6 个月。

7. 疗效评定　手术后疗效评定至今尚无统一标准。临床上常用的手术疗效评定标准如下:①痊愈:术后症状完全消失,无明显神经功能缺损;②好转:术后症状基本消失,虽有某些神经功能障碍,但生活基本可以自理;③如故:原有症状或体征无明显改善;④恶化:症状体征加重;⑤死亡。

(张旺明　刘力　赵海康)

(二) 放射治疗

由于胶质瘤细胞的生物学特性,其具有浸润性生长的特点,导致脑胶质瘤在手术后极易复发,且复发后再次手术所受的创伤及后遗症远较首次手术大,因此术后的放疗已成为治疗脑胶质瘤的主要方式。放射治疗是胶质瘤综合治疗的重要组成部分。各种类型的胶质瘤对放疗的敏感性不同,一般认为胶质瘤恶性程度越高对放疗越敏感,放射治疗主要分为 4 种方式,最为常规的治疗方法为外照射,主要有普通放射治疗、X 刀和伽马刀。目前较为推荐的是 X 刀和伽马刀,他们能在立体定向放射治疗的基础上将放射剂量聚焦于肿瘤组织且能衍生多种照射疗法。立体定向放射治疗是通过立体定向装置和影像技术发展的一种新的放射治疗手段,主要能使高能放射线对选定的瘤体靶点细胞进行一次性的破坏。再次为适形放疗和精确放疗,其是通过增大放射剂量对瘤体侵袭范围进行控制,较常规放疗具有更高的有效性。最后为间质内放疗,国内研究发现,对脑胶质瘤患者的瘤体间质进行大剂量频繁放疗能够使得患者的生命质量得到有效的改进。此外还可以联合放疗增敏剂,如硝基咪唑类药物等来提高放疗敏感性,能比单纯放疗效果高 30% ~ 70%。

Ryu 等认为再次放疗对于联合一线放化疗之后复发的成人进展 GBM 患者能改善神经功能和提高生存治疗。Speirs 等发现放疗加 TMZ 对 1p/19q 共缺失和 1p/19q 元缺失的少突胶质细胞瘤和星形细胞瘤均有效,但是对间变性星形细胞瘤的治疗作用不明确。Zamett 等比较了老年 GBM 患者单用 TMZ 或放疗的生存数据,发现适形放疗和 TMZ 单用均能用于老年 GBM 患者的治疗,而对于 MGMT 启动子甲基化的患者,TMZ 单用的效果要优于单用适形放疗。

1. 放射治疗适应证

(1) 低级别胶质瘤:不适合手术的患者;肿瘤具有明显的浸润性特征;具有进展增殖的趋势;成人患者;以及存在不良预后因素,如老年患者、KPS 评分<70、影像学肿瘤存在对比增强的术后患者。

(2) 高级别胶质瘤:主张常规放疗。

2. 放射治疗方案　《2010NCCN 脑胶质瘤患者指南》推荐放疗的剂量如下。

(1) 低级别胶质瘤(Ⅰ和Ⅱ级):术前和术后 MRI 影像学判断大体肿瘤区(gross target volume,GTV)。临床靶区(clinical target volume,CTV)指 GTV 加上潜在的亚临床病灶,一般包括 GTV 周围 1 ~ 2cm 边缘。GTV 应接受总量 45 ~ 54Gy,分割成每次 1.8 ~ 2.0Gy 的立体定向外放射治疗。

(2) 高级别胶质瘤(Ⅲ和Ⅳ级):术前和术后利用增强 MRT 的 T_1 或 T_2 判定肿瘤的体积,CTV 可定义为手术切除后的空腔加 T_1 增强相的 GTV 周围 3cm。放疗总剂量是 54~60Gy,分割成每次 1.8~2.0Gy。

（3）术后放疗后复发的胶质瘤:如果放疗后无进展生存期超过 2 年、放疗靶区外新出现肿瘤或者复发肿瘤体积比较小可以考虑再次进行立体定向放射治疗。

（4）髓母细胞瘤:术后 1~2 周内可开始放疗,主张行全中枢神经系统放疗的基础上病灶局部增强放疗剂量。美国儿童肿瘤组髓母细胞瘤治疗委员会(MPCPOG)推荐:放疗范围包括全脑、脊髓及颅后窝,全脑剂量 40Gy,颅后窝局部加 15Gy,脊髓 35Gy,每次不超过 2Gy;对于 3 岁以下幼儿的放疗,脊髓 24Gy,全脑 35.2Gy,颅后窝局部加量至总量为 48Gy。

（三）化学治疗

化学治疗在胶质瘤的治疗中有着重要的地位。单纯的手术切除治疗胶质瘤预后较差,平均术后存活期只有 6 个月,术后放疗的平均存活期也就不到 1 年。目前化疗推荐 TMZ,Stupp 等报道术后早期联合丙卡巴肼、洛莫司汀或长春新碱均能延长 PFS,但对总体生存率(over survival,OS)并没有影响;而 TMZ 与放疗联合却能显著延长新诊断 GBM 患者的 OS。TMZ 较其他化疗药口服相对耐受良好,易通过血-脑脊液屏障,其作用机制为使鸟嘌呤烷基化,造成 DNA 损伤,导致细胞死亡。治疗胶质瘤常见的化疗药还有丙卡巴肼、多比柔星、长春新碱、尼莫司汀、卡莫司汀等等。除此之外,还有一些新研制的化疗药,比如激酶抑制剂正在经受临床试验检验中。化疗药物推荐综合使用比独用效果要好,前提是联合药物之间无交叉毒性且有协同作用。目前化疗途径较多,可使用口服、静脉给药、肌内给药、鞘内给药、瘤内给药以及动脉灌注给药等等。

胶质瘤的化疗历史比较短,但其与手术和放疗一起构成了恶性胶质瘤综合治疗的体系。化疗具有手术和放疗不具备的优势:①手术与放疗只是局部治疗,化疗是全脑治疗,可以消灭手术和放疗后残存的肿瘤细胞;②不适合再次手术和放疗的病例可选择化疗。可根据《2010NCCN 颅内肿瘤治疗指南》及术后肿瘤的分子病理指标(如 MGMT、P53、PTEN、TOP II、GST-π 等),为患者制定合理的化疗方案。

1. 化疗适应证　临床或影像学证实进展的低级别胶质瘤(进展的低级别胶质瘤存在细胞增殖活跃,并有间变的可能);术后复发的低级别胶质瘤以及高级别胶质瘤。

2. 化疗药物　主要应用的化疗药物见表 6-16。

3. 常用化疗方案　①TMZ 方案;②PCV 方案;③AVM 方案等。表 6-17 列举主要联合用药化疗方案。

表 6-16 用于胶质瘤化疗的主要药物

药物	机制	BBB 通透性	剂量与用法	肿瘤	主要副作用
替莫唑胺(temozolomide)	烷化剂	++	75mg/(m²·d)同步放疗 150~200mg/m²,每周第 1~5 天连续使用,4 周为一疗程 100~150mg/m²,服 1 周停 1 周	①胶质母细胞瘤;②间变性胶质细胞瘤	腹泻
尼莫司汀(ACNU)	烷化剂	++	100mg/m²×6 周	①胶质母细胞瘤;②间变性胶质细胞瘤	肺纤维化
卡莫司汀(BCNU)	烷化剂	++	150~200mg/m²×6 周	①胶质母细胞瘤;②间变性胶质细胞瘤	肺纤维化
贝伐珠单抗(bevacizumab)	VEGF 抑制剂	−	5~10mg/2 周	胶质母细胞瘤	血栓形成
卡铂(carboplatin)	DNA 交链	−	360mg/m²×4 周	少突胶质细胞瘤	多发神经病变、肾毒性
洛莫司汀(CCNU)	烷化剂	++	130mg/m²×6 周 110mg/m²×6 周	间变性胶质细胞瘤①胶质母细胞瘤;②髓母细胞瘤	肺纤维化

续表

药物	机制	BBB 通透性	剂量与用法	肿瘤	主要副作用
西仑吉肽（ci-lengitide）	抗整合素	?	500mg/m^2×/2 周	胶质母细胞瘤	少见
顺铂（cisplatin）	DNA 交链	－	100mg/m^2×4 周	少突胶质细胞瘤	多发神经病变、肾毒性、耳毒性
阿糖胞苷（cyt-arabine）		＋	120mg/m^2，第 1～3 天×6 周	胶质母细胞瘤	少见、肺水肿
依托泊苷（eto-poside，VP16）	拓扑异构酶Ⅱ抑制剂			①胶质母细胞瘤；②间变性胶质细胞瘤	腹泻
丙卡巴肼（pro-carbazine）	烷化剂		130～150mg/m^2，口服，第1~28 天×6 个月	①胶质母细胞瘤；②间变性胶质细胞瘤	过敏、多发神经病变
他莫昔芬（tamoxifen）	抗雌激素PKC 抑制剂		20～200mg 每天	①胶质母细胞瘤；②间变性胶质细胞瘤	恶心、肝毒性
替尼泊苷（teni-poside，VM-26）	拓扑异构酶Ⅱ抑制剂	－	60mg/m^2，第 1 天×3 周	①胶质母细胞瘤；②间变性胶质细胞瘤	少见
拓扑替康（topo-tecan）	拓扑异构酶Ⅰ抑制剂	＋＋	1.5mg/m^2，第 1～5 天×3 周	①胶质母细胞瘤；②间变性胶质细胞瘤	少见
长春新碱（vin-cristine）	有丝分裂抑制剂	－	1.4mg/m^2（max. 2mg）	①间变性胶质细胞瘤；②胶质母细胞瘤；③髓母细胞瘤	多发神经病变

表 6-17　胶质瘤联合化疗方案

方案	用法	肿瘤
PCV	procarbazine：60mg/m^2 p. o. D8～21	间变性少突胶质瘤
	CCNU：110mg/m^2 p. o. D1	间变性星形细胞瘤
	vincristine：1.4mg/m^2 i. v. D8+29×6 周	胶质母细胞瘤
AVM	ACNU：90mg/m^2 D1	间变性星形细胞瘤
	teniposid（VM-26）：60mg/m^2 D1～3×6 周	胶质母细胞瘤
CCV	CCNU：75mg/m^2 p. o. D1	髓母细胞瘤
	cisplatin：75mg/m^2 i. v. D1	
	vincristine：1.4mg/m^2 i. v. D1,8,15×6～7 周	
CV	carboplatin：175mg/m^2	Ⅰ/Ⅱ级星形细胞瘤
	Vincristine：1.5mg/m^2	
CE	carboplatin：300mg/m^2 D1	复发少突胶质细胞瘤
	Etoposide（VP16）150mg/m^2 D2～3×4 周	生殖细胞瘤

4. 放、化疗联合治疗方案

（1）TMZ+放疗：放射剂量每次 1.8Gy,5 天/周,连续 6 周;与放疗同时应用 TMZ 75mg/(m² · d),7 天/周,在放疗完成后间断 4 周,患者再次接受 6 个周期的辅助性 TMZ 治疗,即连续服药 5 天后间隔 28 天的标准治疗方案,开始剂量为 150mg/m²,第 2 个疗程为 200mg/m²。

（2）PCV+放疗：1.8Gy/次×33,首先进行,7 周内完成;CCNU 110mg/m², procarbazine 60mg/m², vincristine 1.4mg/m²,从第 10 周开始,连续 6 个疗程。或者 CCNU 130mg/m², procarbazine 75mg/m², vincristine 1.4mg/m²,首先进行 4 个疗程;再行放疗 1.8Gy/次×33,从第 28 周开始。

（四）靶向治疗

贝伐珠单抗（Bevacizumab）是首个靶向血管内皮生长因子（vascular endothelial growth factor,VEGF）的单抗型血管生成抑制剂,2004 年美国 FDA 批准用于治疗直肠癌。目前《NCCN 颅脑肿瘤治疗指南》推荐贝伐珠单抗用于治疗复发的间变胶质瘤和胶质母细胞瘤。

（五）局部综合治疗

由于 98% 的胶质瘤为原位复发且不向颅外转移,因此局部综合治疗可能有意义,也是目前脑胶质瘤治疗研究的重点。

1. 光动力学疗法 光动力学疗法（photodynamic therapy,PDT）是 20 世纪 70 年代发展起来的治疗恶性肿瘤的一种方法。其应用原理是,机体在接受光敏剂（photosensitizer）后的一定时间内,光敏剂可较多地潴留于肿瘤组织中,此时应用一定波长的光源照射肿瘤组织,活化光敏剂、产生光化学反应,损伤多种细胞靶点、破坏肿瘤组织和细胞,以达到治疗的目的。从已报道的病例资料来看,光动力学疗法大多数用于治疗高度恶性或复发性胶质瘤,亦有少数为转移瘤和低度恶性的胶质瘤,取得比较好的治疗效果。光动力学疗法可能引起短暂性脑水肿且发生于手术后即刻,一般持续 1~5 天,但水肿程度较轻,其所引起的颅内压（ICP）升高尚未达到形成脑疝、危及生命的程度。手术后立即施行颅内压监测,适当应用脱水药物治疗可增加治疗的安全性,有利于度过颅内压升高期。

2. 其他局部治疗方法 其他局部治疗方法包括手术后肿瘤间质内的药物化疗、手术后肿瘤组织内 ¹²⁵I 填隙近距离放射治疗、手术后选择性和/或超选择性介入化疗、单克隆抗体标载的 ¹³¹I 免疫导向药物放疗、利用化疗囊的 ¹³¹I 细胞间液放射治疗、利用放射治疗囊的 ¹³¹I 近距离内放射治疗、磁导向化疗以及磁立体定向深热治疗等,均取得了一定的疗效,但大多尚处于实验阶段。

（六）免疫治疗与基因治疗

1. 免疫治疗 以往的观点,中枢神经系统被认为是一免疫特免部位,但目前认为中枢神经系统是某一免疫部分的特免部位,总体上细胞免疫较弱而体液免疫正常或升高,多种细胞因子参与其免疫调节。随着 T 细胞识别机制的阐明、重组 DNA 技术的发展和癌基因研究的深入,在肿瘤抗原肽的获取、表位结构的鉴定以及利用抗原肽进行免疫治疗和免疫接种等方面的研究方面均取得了一定进展。局部注射是提高单克隆抗体药物在肿瘤部位浓度的常用方法,通过脑肿瘤手术留置的导管进行瘤腔内用药也是提高药物剂量的有效途径。现代肿瘤免疫学理论揭示肿瘤免疫治疗的良好前景,但脑肿瘤免疫治疗的实验和临床研究还存在许多问题,随着对免疫学技术理解的进一步加深和生物技术的发展,脑肿瘤免疫治疗将不断成熟并广泛应用于临床治疗。如今,免疫靶向治疗取得了如下的成果:

（1）免疫检查点分子抑制剂:程序性死亡受体 1（programmed death-1,PD-1）是最主要的免疫检查点蛋白及其配体的抗体,其具体机制是通过阻断配体和免疫检查点分子的结合,从而能够减少对免疫系统的抑制。程序性死亡受体配体 1（programmed death-ligand 1,PD-L1）与抗肿瘤免疫抑制的关系的研究表明,PD-L1 的表达越高,胶质瘤患者的预后越差,提示对于胶质瘤患者的抗 PD-1 治疗可能是有效的。

由于胶质瘤所处位置,其抑制剂难以通过血-脑脊液屏障,通过被动扩散的方式只有 0.1% 的剂量可以进入中枢神经系统,因此对于其疗效的发挥需要一个新的递药系统对其进行改善。单一采用免疫检查点分子抑制剂疗法对于处于不断动态变化的胶质瘤的肿瘤微环境并没有十分显著的效果,因此提示了在进行治疗时需要联合其他疗法。

（2）疫苗:疫苗接种疗法是一种通过注射外来抗原对机体免疫系统进行刺激的主动疗法,树突状细胞疫苗及肽疫苗是主要的两种疫苗。

1) 树突状细胞疫苗是指将相应的肿瘤抗原负载在体外培养并诱导的树突状细胞上,诱导患者自体的单核细胞生成。通过抗原提呈作用可以对特异性细胞毒性 T 淋巴细胞进行刺激增殖,能够发挥肿瘤杀伤作用和长期的免疫监控作用。对于胶质母细胞瘤疫苗的树突状细胞需要相关肿瘤裂解物进行荷载,由于其肿瘤相关抗原多样,对于新诊断的胶质母细胞瘤患者已采用自体肿瘤裂解物荷载的树突状细胞疫苗进行治疗。

2) 肽疫苗是通过注射特异性靶标的肽序列来使机体产生特异性免疫反应,这种肽序列能够代表肿瘤抗原特异性靶标,如表皮生长因子受体Ⅲ型突变体(epidermal growth factor receptor variant Ⅲ,EGFRvⅢ)。但单一的肽疫苗并不能对所有肿瘤细胞进行杀伤,因为其具有高度的异质性,并不表达相同的特异性抗原,因此提示可能需要通过联合多个肽序列得以产生更好的杀伤效果。相关Ⅰ期、Ⅱ期临床试验采用肽类疫苗IMA950(2 种组织复合物Ⅱ类分子、9 种组织复合物Ⅰ类分子)合并佐剂 poly-ICLC,干预后能够刺激患者发生特异性的 T 细胞反应,具有一定的治疗效果。

(3) 溶瘤病毒疗法:溶瘤病毒疗法是通过在肿瘤细胞内选择性地将病毒进行裂解、扩增,以达到更好地暴露肿瘤抗原及杀伤肿瘤细胞的目的。这些病毒可以通过模式识别受体及病原相关分子模式对免疫系统进行激活,例如通过 Toll 样受体对巨噬细胞进行激活;同时,肿瘤组织中的 T 细胞的浸润情况可被激活的髓系细胞所改善。对于胶质母细胞瘤微环境的免疫抑制,溶瘤病毒疗法可能是一种潜在的克服方法。其优势在于通过静脉给药透过血脑屏障,而病毒对中枢神经系统有天然的趋向性,如微小核糖核酸病毒、塞姆利基森林病毒。

主要的溶瘤病毒疗法有两种:一种是一类复合型疗法,该疗法将前药与经过基因编辑的病毒一起递送到肿瘤部位,可以选择性进入肿瘤细胞并表达出特定的酶,前药可以被这种特定的酶代谢为活性产物并对肿瘤的生长产生抑制作用。相关临床试验将逆转录病毒复制载体与前体药物相结合,酵母胞嘧啶脱氨酶可以经逆转录病毒复制载体进行递送,从而将前体药物转化为 5-氟尿嘧啶,经该疗法干预的患者延长了中位生存期。另一种是通过病毒进入肿瘤细胞,随后进行自我扩增对肿瘤细胞进行杀伤、裂解。对复发性胶质母细胞瘤采用脊髓灰质炎病毒-鼻病毒嵌合体治疗,为克服血脑屏障的障碍采用对流增强的递送方式,取得了一定的成功。

(4) 嵌合抗原受体 T 细胞免疫治疗:嵌合抗原受体 T 细胞免疫治疗(chimeric antigen receptor T cell immuno-therapy,CAR-T)已应用于胶质母细胞瘤的治疗中,通过将 T 细胞受体的细胞内结构域与细胞外结合域相融合形成嵌合抗原受体,嵌合抗原受体赋予了 T 细胞识别肿瘤抗原的能力,相比天然 T 细胞具有更广泛的肿瘤识别能力。在胶质瘤中,高表达白介素-13 受体 α2 和 EGFRvⅢ亚单位主要是嵌合抗原受体 T 细胞的作用靶点。

相关Ⅰ期临床试验发现,肿瘤组织中发现有嵌合抗原受体 T 细胞的活化和浸润,能在一定程度上杀伤肿瘤组织。但仅使用嵌合抗原受体 T 细胞疗法对于众多实体肿瘤仍并不足以起到杀灭作用。有些肿瘤具有高度异质性,而 CAR-T 无法对所有的肿瘤细胞产生作用,因此可能导致治疗的失败。提示了对于大部分患者,单一的 CAR-T 可能效果并不理想,需要同时靶向多个不同抗原或联合其他疗法。

2. 基因治疗　基因治疗指在 DNA 或 RNA 水平对疾病进行控制与治疗。通过基因转移,包括转入外源性的正常 DNA 序列以矫正缺失或突变的 DNA 序列,导入细胞因子或其他功能基因诱导免疫应答反应,从而发挥抗细胞增殖作用,导入反义核酸及某些基因调控或结合元件以控制基因的异常表达等方式进行治疗。基因治疗的策略包括以下几点。

(1) 自杀基因治疗:自杀基因治疗指在肿瘤细胞中导入某些具有前体药物转化酶功能的基因,然后给予无毒或低毒性前体药物,存在于肿瘤细胞内的前体药物转换酶将该前体药物在肿瘤组织内转化为对肿瘤具有毒性的药物,以发挥局部特异性药物化疗的抗瘤效应的治疗方法。

(2) 免疫基因治疗:胶质瘤的免疫原性较低,免疫系统缺乏对自身肿瘤进行攻击的信息。免疫基因治疗旨在增强肿瘤细胞的免疫原性,提高淋巴细胞杀伤肿瘤细胞的能力。

(3) 反义基因治疗:利用反义核酸在转录和翻译水平封闭某些异常表达,而阻断肿瘤细胞内异常信号转导,诱导瘤细胞向正常分化或引起细胞凋亡。反义核酸包括反义 DNA、反义 RNA、核酸及三股螺旋 DNA

等 4 类。多形性恶性胶质瘤细胞中的端粒酶活力阳性率达 75%,少突神经质瘤细胞中高达 100%。因此,端粒酶已成为当今最引人注目的抗肿瘤治疗新突破口,端粒酶的反义核酸有望成为一类广谱、低毒的新型抗肿瘤药物。

(4) 抑制血管生成的基因治疗:胶质瘤恶性程度越高,肿瘤内微血管的增生也越明显。血管内皮生长因子(vascular endothelial growth factor,VEGF)、血小板源生长因子受体(platelet-derived growth factor receptor,PDGFR)、碱性纤维母细胞生长因子(basic fibroblast growth factor,bFGF)等可溶性血管形成因子可在胶质瘤中以自分泌的方式,刺激内皮细胞增殖和形成新生血管。抗肿瘤血管生成治疗可有效地抑制肿瘤细胞的生长,使肿瘤细胞长期处于休眠状态。

(5) 控制细胞周期及诱导凋亡:肿瘤起源于细胞增殖和分化调控失常以及细胞与周围组织关系的紊乱。主要涉及肿瘤抑制基因的失活或突变,癌基因的激活或过度表达可产生某些促进肿瘤生长的生长因子,因此,可通过肿瘤抑制基因的转移、封闭癌基因的表达及抑制生长因子的产生等措施进行基因治疗。

(6) 胶质瘤侵袭的基因治疗:胶质瘤具有高度侵袭性,故抗侵袭治疗对胶质瘤具有特殊的价值。肿瘤侵袭分为黏附、溶解与运动,其中蛋白水解酶基质金属蛋白酶(matrix metalloproteinase,MMP)介导的细胞外基质降解最为关键,故抑制 MMP 的研究成为抗侵袭治疗的热点。

五、脑胶质瘤的预后

(一) 总体预后

1. 低级别胶质瘤　低级别胶质瘤的预后较好,中位生存期为 6.5~8 年,5 年和 10 年生存率分别为 70% 和 50%,手术切除程度对预后影响较大,切除病变 90% 以上患者 8 年生存率达 90%,8 年无进展生存率达 43%;切除率小于 90% 患者 8 年生存率为 60%,8 年无进展生存率为 21%。

2. 高级别胶质瘤　高级别胶质瘤的预后仍较差,胶质母细胞瘤手术加放疗后中位生存期为 50 周左右,替莫唑胺化疗应用后生存期有所延长,但仍不明显。

3. 髓母细胞瘤　目前多数统计 5 年生存率为 30% 左右。20%~35% 的患者≤3 岁,美国国家癌症研究所的治疗显示,2 岁前诊断髓母细胞瘤的患儿 1 年生存率为 32%,5 年生存率为 12%。

(二) 组织类型与预后的关系

1. 预后较好的组织类型　毛细胞型星形细胞瘤,多形性黄色星形细胞瘤,室管膜下巨细胞星形细胞瘤,神经节胶质瘤,神经细胞瘤,少突胶质细胞瘤(特别是存在 1p/19q LOH 的患者)。

2. 预后不良的组织类型　肥胖型星形细胞瘤,存在 P53 突变的星形细胞瘤,增殖指数>5% 的星形细胞瘤。

(三) 影响患者预后的因素

年龄超过 40 岁;病理类型为星形细胞瘤;肿瘤的最大直径超过 6cm;肿瘤跨过中线;手术前就已存在神经缺失症状。具备 2 个因素的为低危险,具备 2 个因素以上的为高危险。

(杨学军　明扬　任天剑)

第三节　脑　膜　瘤

一、概述

脑膜瘤(meningioma)是起源于脑膜及脑膜间隙的衍生物,大部分来自蛛网膜帽状细胞(arachnoid cap cell),也可能来自硬脑膜成纤维细胞和软脑膜细胞。脑膜瘤可以发生在任何含有蛛网膜成分的地方,如脑室内脑膜瘤来自脑室脉络丛内的残余蛛网膜细胞剩余(arachnoid cell rests),脊髓的脊膜瘤可能来自存在神经根附近的蛛网膜粒(arachnoid granulation)。脑膜瘤是中枢神经系统最常见的原发性肿瘤。脑膜瘤约占所有原发性中枢神经系统肿瘤的 36.6%,在非恶性原发性中枢神经系统肿瘤中占 53.2%。大多数脑膜瘤的级别较低,其中,WHO Ⅱ~Ⅲ级脑膜瘤具有侵袭性生长模式,通常认为是恶性肿瘤。患者的临床表现取决于肿瘤位置和大小。典型临床症状是颅内压升高、局灶性神经系统(包括脑神经)缺陷和局灶性肿块效应引起的全身性和部分性癫痫发作,其中最常见的是头痛、癫痫发作、视觉症状、肢体无力和精神状态改变。

脑膜瘤的分类与分级:目前 WHO 对脑膜瘤的分类与分级仍然主要基于肿瘤的组织学特征,2016 年最新的分类标准将脑膜瘤分为了 15 个亚型,包括 WHO Ⅰ级脑膜瘤 9 种,WHO Ⅱ级和 WHO Ⅲ级各 3 种。其中 WHO Ⅱ级脑膜瘤包括脊索样型、透明细胞型和非典型,乳头型、横纹肌样型和间变型则归为 WHO Ⅲ级。

目前治疗方法的制定仍然主要基于脑膜瘤的 WHO 分级,尤其是考虑在初次切除肿瘤后是否需要行术后辅助放疗时。对于 WHO Ⅰ级脑膜瘤一般单独的肿瘤全切已经足够,术后辅助放疗仅适用术后残留活性肿瘤;WHO Ⅲ级脑膜瘤在切除肿瘤后辅助放疗是必要的,并且这能明显延长患者的无进展生存期和总体存活率;而对于全切的 WHO Ⅱ级脑膜瘤是否需要行术后辅助放疗仍有一定争议,但越来越多的临床工作者倾向于术后行辅助放疗。虽然现有的世界卫生组织中枢神经系统肿瘤分类和分级方法具有预后价值,但它也存在缺点,例如亚型定义的不明确和易于主观判断的分类标准,并且即使是在同一级别的脑膜瘤中,肿瘤之间也存在相当的异质性,这可能会对个体化治疗方案的制定带来一定的限制。

(一)流行病学

脑膜瘤的发病率有逐年增长的趋势,从 1998—2002 年期间的 4.52/10 万人年增长至 2010—2014 年期间的 8.3/10 万人年。丹麦的一项调查发现:自 1943 年以来,脑膜瘤的诊断增加 3.9 倍。脑膜瘤发病率与年龄有关,0~19 岁年龄组的发病率为 0.14/10 万人年,75~84 岁年龄组为 37.75/10 万人年。在成年人中,女性发病率更高,女/男比例为 3:2 至 2:1;女性发病率估计为(2~7)/10 万人年,男性为(1~5)/10 万人年。

流行病学研究显示头部外伤、吸烟和使用手机的病史,均未显示与脑膜瘤风险增加相关,但辐射与脑膜瘤的发生有很大关系。

脑膜瘤大部分为良性脑膜瘤。近年,随着影像技术的发展,许多无症状的脑膜瘤可经 MRI 和 CT 检查发现,导致其发生率明显增高。尤其在老年患者,颅内脑膜瘤的比例高于胶质瘤,和颅内转移瘤相当。

脑膜瘤的好发部位一般是与蛛网膜纤毛分布相平行的。颅内脑膜瘤的定位诊断,是以肿瘤在硬脑膜附着点的解剖部位而确定命名,但是人为划分的,当肿瘤较大时可能占据两个解剖部位,命名时应以对患者健康影响大的解剖部位为主而定。通常可将颅内脑膜瘤分为:①颅底脑膜瘤:肿瘤发生于蝶骨嵴、嗅沟、鞍结节、斜坡等部位;②非颅底脑膜瘤:包括大脑凸面、上矢状窦旁、大脑镰旁、脑室内等部位。侵犯颅底的脑膜瘤几乎约占颅内脑膜瘤的一半,其中蝶骨嵴(占)35%,嗅沟 20%,蝶鞍区 20%,颅后窝 20%,Meckel 腔 5%,男多于女,约为 2.5:1。

脑膜瘤细胞培养谱,可见 22 对染色体缺失,提示脑膜瘤的形成有遗传学因素。多发脑膜瘤偶尔可见,占 0.7%~5.4%。有时可见同时合并神经纤维瘤(病),也可以合并胶质瘤、垂体瘤、动脉瘤,但罕见。

(二)病理

脑膜瘤边界清楚、包膜完整,是质地较坚实的良性肿瘤,通常不侵犯脑组织,可对脑构成压迫。有人估计,无症状脑膜瘤每年增长约 2.4mm。脑膜瘤外部有时被神经和血管所包绕。有些肿瘤内含有钙化,与脑膜瘤接触的颅骨可增生肥厚,肿瘤可侵蚀颅骨和头皮。脑膜瘤可表现为不同的组织病理学特点,根据世界卫生组织中枢神经系统肿瘤分类(2007 年),脑膜瘤可分为 3 个病理级别(良性 1 级,非典型性 2 级,恶性脑膜瘤 3 级)和 15 个亚型(纤维型、脑膜上皮细胞型、过渡型、砂粒型、淋巴浆细胞型、微囊型、分泌型、血管瘤型、不典型性型、乳头型、化生型、脊索样型、透明细胞型、横纹肌样型和间变型)。最常见为脑膜上皮细胞型,特征是蛛网膜细胞串。其次是纤维型,由突出的基膜上成束的拉长细胞组成,本型可与神经鞘瘤相混淆,特别在脑桥小脑三角区更需仔细鉴别。除了恶性脑膜瘤,有丝分裂及坏死均少见。血管瘤型脑膜瘤富含透明血管网。血管瘤型生物侵袭行为最明显,特别是丰富的小血管,并且很快由周围组织侵袭造成复发。乳头状脑膜瘤被认为是恶性的,多发脑膜瘤与神经纤维瘤Ⅰ型或 von Recklinghausen 病有关,并常同时存在神经鞘瘤和胶质瘤。

1. 囊性脑膜瘤(cystic meningioma) 发病率很低,仅占颅内脑膜瘤的 2%~4%。Ferrante 等将囊性脑膜分 3 型:Ⅰ型,囊腔位于肿瘤内;Ⅱ型,囊腔位于肿瘤周边部;Ⅲ型,瘤体与囊腔相连接。脑膜瘤囊性变与肿瘤内的微血管变性有关,肿瘤生长迅速,组织缺氧坏死,多区域小的液化灶融合成肿瘤内的囊腔。术前定性诊断较为困难,CT 和 MRI 表现可似胶质瘤和脑转移瘤。

2. 恶性脑膜瘤(malignant meningioma)　有些脑膜瘤的生长特性,细胞形态具有恶性肿瘤的特点,且可发生转移。这类肿瘤开始可能属良性,以后出现恶性肿瘤的生物学特点,特别是对一些多次复发的脑膜瘤,应想到肿瘤恶性变的可能。恶性脑膜瘤生长较快,向周围组织内生长,肿瘤细胞常有核分裂,易恶变为肉瘤。在上述的良性脑膜瘤中,以血管瘤型脑膜瘤发生恶变的机会较多。另外,恶性脑膜瘤可向颅外转移,多转移到肺,也可以经脑脊液在颅内种植。

3. 脑膜肉瘤(meningeal sarcoma)　与恶性脑膜瘤不同,肿瘤从起源就属恶性的,具有肉瘤的形态特点,临床较少见,多见于 10 岁以下儿童。病情发展快,术后迅速复发,可见远处转移。肿瘤位于脑组织中,有浸润、形状不规则、边界不清、质地软、易碎,肿瘤内常有坏死、出血及囊变(图 6-24)。瘤细胞有 3 种类型,即纤维型、梭状细胞型、多形细胞型,其中以纤维型恶性程度最高。

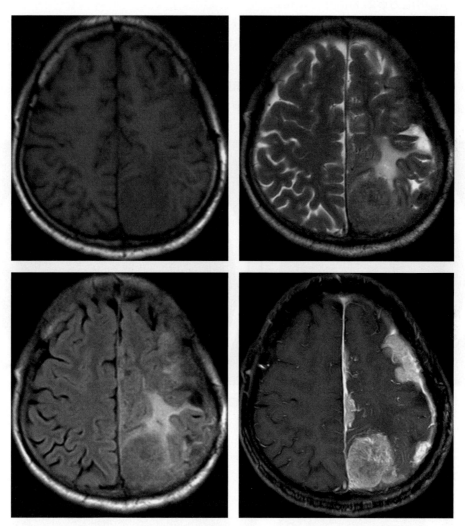

图 6-24　脑膜肉瘤体征 MRI 表现

（三）临床表现

临床表现依据肿瘤部位而定,位于大脑半球者,常引起癫痫、偏瘫及精神障碍。位于颅底者,常出现相应部位脑神经与脑部受累的症状。颅内压增高症状通常出现较晚。患者可因长期的慢性颅内压增高而致两眼视力减退甚至失明。

（四）影像学表现

1. 颅骨 X 线片　脑膜动静脉沟显著增宽与增多,骨质增生或破坏,砂粒型脑膜瘤出现钙化影像。

2. CT　肿瘤多数为圆形或卵圆形,少数为不规则形或呈分叶状。平扫多为孤立的等密度或高密度占位病变,为脑外占位征象即白质塌陷征(Buckling),边缘清晰,有时肿瘤内可见钙化,少数为整个或大部分边界不清。增强后可见肿瘤呈均匀一致密度增强,尽管一部分肿瘤在脑血管造影中并非显示富于血管,这是因为对比剂从脑膜瘤四周的毛细血管直接进入脑组织内的,两者间无血-脑脊液屏障。约15%脑膜瘤伴有不典型的坏死、囊变或瘤内出血,钙化少见。要注意肿瘤与邻近组织如颅骨,小脑幕以及上矢状窦的关系,必要时行冠状及侧位的重建。CT的骨窗像对颅底脑膜瘤十分重要,根据骨质增生或破坏来判断脑膜瘤的性质(图6-25~图6-27)。

一般肿瘤周围脑水肿不明显,脑水肿可判断肿瘤的生长速度,肿瘤生长缓慢,瘤周水肿可能很轻或没有,富于血管者水肿多较广泛,个别病例合并大片水肿,需与恶性脑膜瘤或脑转移癌相鉴别。水肿的原因尚不十分清楚,可能与正常血-脑脊液屏障遭到破坏以及肿瘤细胞分泌某种物质有关,有报道认为幕上脑膜瘤周围的水肿与肿瘤的前列腺素水平或孕酮受体释放作用有关。

此外,CTA的应用也为诊断和治疗提供帮助。

3. MRI　MRI是脑膜瘤影像学诊断的标准方式(对不能行MRI检查的患者,可使用对比增强CT)。常规增强MRI通常可确诊脑膜瘤,但无法预测脑膜瘤的病理分级或生长潜力。表观扩散系数表现出与脑膜瘤分级存在反比关系,但尚缺乏进一步验证。常规MRI对辨别早期复发与治疗相关的影像学改变可能不可靠。因此,在脑膜瘤监测中越来越需要应用先进的MRI成像技术和核医学技术。以68Ga-生长抑素受体类似物为示踪剂的PET在监测受过照射的脑膜瘤复发中起一定作用。

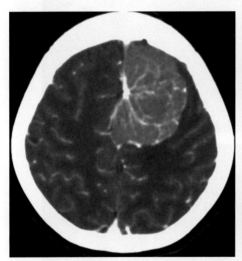
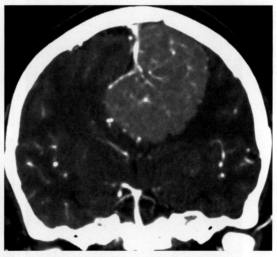

图6-25　镰旁脑膜瘤CT增强表现

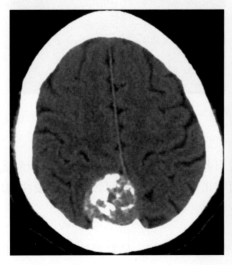
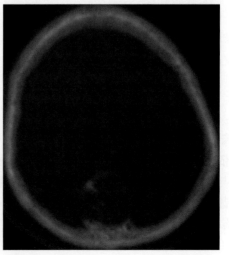

图6-26　窦旁脑膜瘤CT平扫表现

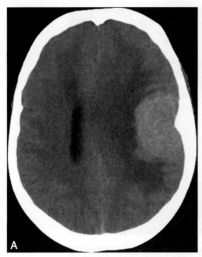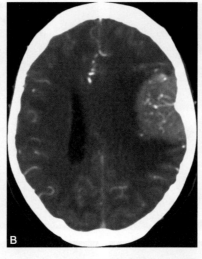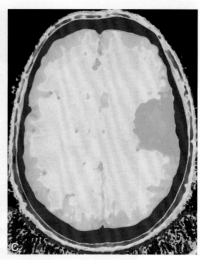

图 6-27　大脑凸面脑膜瘤 CT 表现
A. 平扫；B. 增强；C. 光谱 CT 原子序数图。

多数信号与脑灰质相似，T_1 多数为等信号，少数为低信号；T_2 可为高、等或低信号。内部常不均一，表现为颗粒状、斑点状、有时呈轮辐状，这与肿瘤内血管、钙化、囊变和砂粒体及肿瘤内纤维分隔有关。注射 Gd-DTPA 后，绝大部分脑膜瘤出现强化，其强化程度明显高于正常脑组织。大部分脑膜瘤伴一定程度的周围脑组织水肿，表现为 T_1 低信号和 T_2 高信号，水肿常能很好地勾画出肿瘤边缘。大部分脑膜瘤与邻近脑组织有一包膜相隔，该包膜由纤维组织和大量肿瘤滋养血管构成，因此在 T_1 和 T_2 均为低信号环影，T_1 显示最清楚。肿瘤所在部位蛛网膜下隙被填塞，而邻近部位蛛网膜下隙增宽。如肿瘤与脑之间的界面消失，说明呈侵袭性生长，手术全切除较困难。40%～60% 可出现邻近硬脑膜强化，MRI 表现为细短而规则的条索状高信号影，即所谓的"脑膜尾征"，该征的出现可以提高脑膜瘤诊断的特异性，但其他肿瘤如胶质瘤、转移瘤和神经鞘瘤也可出现此征，其产生的病理学基础尚有争议，有学者认为是肿瘤细胞浸润所致，也有学者认为是硬脑膜的反应性改变（充血），研究还表明，脑膜尾征形态有助于区别良、恶性脑膜瘤，良性的细长规则，而恶性的短粗不规则。

MRI 和 CT 有类似的表现和特点，应对同一患者同时进行 CT 和 MRI 的对比分析，方可得到较正确的肿瘤定性诊断。MRI 优于 CT，可更清楚地了解肿瘤与脑组织之间的界面以及和周围神经血管的关系。但不经加强的 MRI 会使 10% 的脑膜瘤无法诊断。某些脑膜瘤 MRI 发现不了的原因：①小的无症状的脑膜瘤，不合并水肿和占位效应，尤其是在靠近顶部者；②多发脑膜瘤，小的肿瘤易被遗漏；③复发脑膜瘤。

4. 脑血管造影　肿瘤接受来自颈内和颈外动脉系统的双重供血，脑血管造影常有典型表现，对定性诊断有重要意义，包括肿瘤的血管结构、肿瘤含血管程度、主要脑血管的移位和肿瘤与大的硬脑膜窦的关系，以及硬脑膜窦的开放程度都提供了详细的信息。术前脑血管造影的意义不仅在于定性诊断，更重要的是了解肿瘤血液循环的特征，以便制定手术策略，并可应用介入放射学技术阻断供血的颈外动脉，以降低手术的难度。

通常脑膜瘤在脑血管造影像上的表现（图 6-28）：①脑膜血管一般表现粗细均匀，排列整齐的小动脉网，动脉管腔纤细，轮廓清楚呈包绕状；②肿瘤同时接受来自颈外、颈内动脉或椎动脉系统的双重供血。位于颅前窝底的脑膜瘤可接受眼动脉、筛动脉和大脑前动脉分支供血。位于颅中窝底的脑膜瘤可接受脑膜中动脉、咽升动脉，颅后窝底的脑膜瘤可由枕动脉、椎动脉脑膜前支、脑膜后动脉供血；③肿瘤的循环速度比脑血流速度慢，造影剂常在肿瘤中滞留，在脑血管造影的静脉期，甚至静脉窦期，仍可见到肿瘤染色，即迟发染色（delayed blush）；④脑膜瘤周围脑血管呈"抱球状"。上述特点在脑膜瘤的脑血管造影中可同时出现，亦可能部分出现，约 50% 的脑膜瘤脑血管造影为阴性。

5. PET　也是脑膜瘤的辅助检查手段之一，其中 18F-酪氨酸 PET 对诊断颅底脑膜瘤更有帮助。通过 11C-色氨酸 PET 检测可能提供脑膜瘤分级的相关信息。

（五）影像学诊断依据

1. 形态学，即肿瘤的外形，部位以及其占位效应。

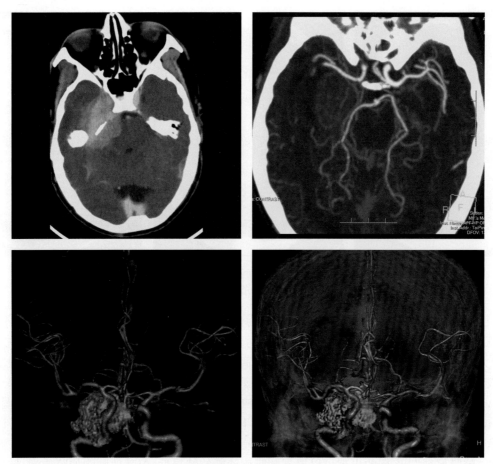

图 6-28　右侧岩尖脑膜瘤
CT 显示岩尖骨质破坏,三维重建显示肿瘤与血管的关系,CTA 可见肿瘤异常染色。

2. 肿瘤在 CT 的密度及 MRI 的信号强度及其增强后的表现。

3. 其他如颅骨受累、钙化、血管扩张受压,确认供血动脉和引流静脉。

（六）治疗

1. 手术切除　已成为治疗的首选,使大多数患者得以治愈。对于有症状的脑膜瘤,宜选择手术治疗,偶然发现的无症状的小脑膜瘤可定期行 MRI 复查随访。对于大脑凸面、嗅沟、上矢状窦前 1/3、单纯小脑幕的脑膜瘤,因多次手术后肿瘤可能发生恶变,首次手术应尽量将其全切。而鞍区、蝶骨嵴内侧、上矢状窦(未闭塞)后部和岩斜区的脑膜瘤,为不造成严重的神经功能缺损,保证患者手术后的生存质量,不能全切除者,以次全切除为宜。

根据脑膜瘤 MRI 提示,辨明脑膜瘤和脑组织界面,有助于判断手术能否安全切除肿瘤。脑膜瘤较小时,肿瘤和脑组织之间有双层蛛网膜相隔,手术中容易将肿瘤从脑组织分离出来;肿瘤若继续生长,蛛网膜下腔消失,最后,肿瘤侵蚀脑组织,致使脑组织水肿、脱髓鞘或胶质增生,此时从重要结构上分离肿瘤十分危险,部分只能做到肿瘤近全切除。手术前认真分析 MRI 的上述表现,可以对手术切除肿瘤晕的程度心中有数。

脑膜瘤手术面临的挑战莫过于术中出血。幕上脑膜瘤手术的开颅过程就有可能造成失血性休克,颅内操作过程中出血造成术野不清,容易误伤邻近的组织结构,特别是无关的动脉和引流静脉,这是造成术后功能缺失的主要原因。肿瘤切除后产生的减压性脑水肿,发展缓慢者通常于术后第 2 天出现肢体瘫痪,大多数经过脱水治疗之后能够恢复;发展迅速者于术中形成脑膨出,以至影响关颅,需要采取静脉注射甘露醇、减张缝合硬脑膜或漂浮骨瓣等措施。

目前,国际应用较多的脑膜瘤切除程度的 Simpson(1957 年)分级(表 6-18)。这一分级法对统一切除标准、评定脑膜瘤的手术效果有参考价值。

表 6-18 脑膜瘤切除 Simpson 分级

级别	切除程度
Ⅰ	手术显微镜下完全切除肿瘤、肿瘤累及的硬脑膜和颅骨(包括受侵犯的硬脑膜窦)
Ⅱ	手术显微镜下完全切除肿瘤,电凝或激光处理肿瘤附着的硬脑膜
Ⅲ	手术显微镜下完全切除肿瘤,受累及的硬脑膜及硬脑膜外病变(增生颅骨)未处理
Ⅳ	肿瘤部分切除伴有硬脑膜残留
Ⅴ	肿瘤单纯活检

对正在生长或引起症状的肿瘤,最大程度安全切除仍是脑膜瘤治疗的标准方式。而对无症状或生长静止的脑膜瘤,也可以选择常规定期影像观察。实现完全切除可能受到许多因素的限制,包括肿瘤部位,累及附近的硬脑膜静脉窦、动脉、脑神经和周围重要功能区,及其他影响手术和麻醉安全性的因素,这些均会影响是否进行手术、手术方法和切除范围的选择。

脑膜瘤术后复发率受切除范围影响。切除范围的衡量方法是 Simpson 分级。WHO Ⅰ级脑膜瘤全切除后复发率很低,随着病理分级增加,其复发率显著上升。Jaaskelainen 等对 936 例原发性脑膜瘤进行长期随访显示:完全切除 5 年后,WHO Ⅰ、Ⅱ、Ⅲ级脑膜瘤复发率分别为 3%、38%、78%;次全切除术后肿瘤复发率显著增加。因此,对完全切除的 WHO Ⅰ级脑膜瘤,可仅进行常规影像学监测。对未完全切除的 WHO Ⅰ级肿瘤(Simpson Ⅳ级或Ⅴ级)以及病理级别较高的肿瘤(WHO Ⅱ~Ⅲ级),必须进行辅助治疗以防止或延迟复发。

2. 放射治疗 放疗是不能手术切除的生长脑膜瘤的主要治疗方法。可作为脑膜瘤术后残留和复发的辅助治疗,或作为不愿或无法接受手术且具有脑膜瘤典型影像特征患者的主要治疗方法。放疗和手术切除效果的数据多来自回顾性研究或单机构研究,很少高质量研究直接比较可切除肿瘤的手术与放疗效果,也无研究比较不同放疗技术或剂量的效果。当考虑将放疗作为主要治疗方式时,放疗在缓解肿瘤相关神经症状方面疗效差于手术治疗,通常可以控制局部肿瘤生长。

对于辅助性放疗,治疗目标是防止进展为更高级别的恶性肿瘤并降低复发率。WHO Ⅱ~Ⅲ级脑膜瘤即使完全切除,其复发风险也显著增加,辅助性放疗的作用更加明确。对这些高级别脑膜瘤,在辅助性放疗的剂量和时间上尚无共识。目前证据显示:WHO Ⅱ~Ⅲ级脑膜瘤早期放疗是有利的,因其具有恶性组织病理学和临床行为的表现,初次手术时进行肿瘤全切除是其主要治疗手段,不论切除程度如何,均应提供术后辅助放疗。

长期随访很重要,因为局部复发和进展可在初始治疗后数年出现。通常反对早期放疗的一个主要论点是放疗导致神经认知功能障碍。然而,由于现代放疗技术的推广使用,与放疗相关的神经认知功能障碍风险显著降低。

(1)指征:良性脑膜瘤全切除效果极佳,但因肿瘤生长位置,有 17%~50% 的脑膜瘤,尤其是位于颅底的脑膜瘤,做不到全切。另外,还有少数恶性脑膜瘤也无法全切。因此,典型脑膜瘤手术切除 Simpson Ⅲ级者,非典型脑膜瘤手术切除 Simpson Ⅱ级者,以及恶性脑膜瘤手术后应放射治疗。

(2)方法:常规放射计量 60Gy,典型和非典型性脑膜瘤原位直线加速器照射,恶性脑膜瘤扩大照射。放射外科治疗如 X 刀、伽马刀适用手术后肿瘤残留、复发肿瘤、不宜手术或拒绝手术者,肿瘤直径应<3cm。应用立体定向技术将核素放入肿瘤中,是当前立体定向的一个新进展,但疗效尚待观察。

3. 其他治疗 激素治疗对减慢肿瘤的生长是否有效尚不能肯定,可能对复发的脑膜瘤有一定疗效。近年,应用干扰素(interferon Alpha):α 干扰素在体外可抑制脑膜瘤细胞生长,已证实 α 干扰素在复发性Ⅰ级和更高级别脑膜瘤患者中显示出一定活性。脑膜瘤是高度血管化的肿瘤,其会上调 VEGF 表达,靶向 VEGF 抗血管生成剂可望成功。抗 VEGF 单克隆抗体贝伐珠单抗在Ⅱ期临床试验中已显示出抗复发性脑膜瘤的功效。米非司酮激素因子(mifepristone)等治疗复发脑膜瘤也有报告。羟基脲和伊马替尼用于复发性难治性脑膜瘤,治疗耐受性良好,联合治疗不影响生存期。另外,随着分子生物化学的深入发展,基因治疗脑膜瘤可望获得成功。

（七）脑膜瘤的复发及处理

1. 脑膜瘤复发的预测因子 目前已经知晓的复发预测因子有：年龄、性别、Simpson 分级、WHO 分级、肿瘤位置、Ki67 指数、P53 表达、雌激素受体表达、术后是否行辅助放疗、端粒酶逆转录酶（telomerase reverse transcriptase，TERT）启动子突变、DMD 基因失活等。其中 TERT 启动子突变较之 WHO 分级在预测肿瘤进展期方面更加优秀，并且具有 TERT 启动子突变的脑膜瘤有更高的复发风险；而且还发现 DMD 基因失活的侵袭性或高级别脑膜瘤具有更差的临床结果，并且与 TERT 改变在预测不良结果方面是相互独立的。

脑膜瘤首次手术后，如原发部位残存肿瘤，则可能发生肿瘤复发。脑膜瘤复发常常发生在 WHO Ⅱ级和Ⅲ级脑膜瘤中，WHO Ⅰ级脑膜瘤也有小部分复发。有研究表明，在 10 年之后，大约有 10% 的 WHO Ⅰ级、30%~40% 的 WHO Ⅱ级、50%~90% 的 WHO Ⅲ级脑膜瘤复发或进展。恶性和非典型脑膜瘤的 5 年复发率分别为 38% 和 78%。造成良性脑膜瘤复发的原因有两个：一是肿瘤局部浸润，术中遗漏；二是靠近原发灶或多或少残存一些瘤细胞。良性脑膜瘤复发需 5~10 年，而在局部浸润生长的肿瘤可能在不及 1 年便可复发。全切除术后肿瘤复发与肿瘤的形态关系密切，肿瘤形态呈蘑菇状者较球形和分叶状更易复发。肿瘤的钙化、肿瘤及周围水肿的大小、颅骨的变化、靠近静脉窦和脑与肿瘤的界面是否清楚等诸因素与肿瘤复发也有关系，故对蘑菇状和分叶状的脑膜瘤，应广泛切除硬脑膜，因术后复发多见于被肿瘤侵犯的硬脑膜。处理复发脑膜瘤首选方法仍是手术切除。许多研究表明，放射治疗对未能全切的脑膜瘤、无法手术的复发脑膜瘤或某些特殊类型的脑膜瘤是有效的。

2. 立体定向放射治疗 是治疗复发脑膜瘤的首选之一，包括立体定向放射外科（stereotatic radiosurgery，SRS）和分次立体定向放射治疗（stereotatic radiotherapy，SRT），其治疗颅内脑膜瘤的有效性和安全性已在许多短期和中期随访研究中得到证实。对于小的复发灶（一般认为肿瘤最大直径<3cm），单独使用放射治疗能获得不错的治疗效果。对于侵袭性Ⅰ级和Ⅱ级复发脑膜瘤立体定向放射治疗能获得有效的局部控制，而对Ⅲ级脑膜瘤效果不佳。

3. 再次手术和术后辅以放疗 对于多数复发脑膜瘤，再次手术是一线选择。有学者认为在通常情况下复发性脑膜瘤的再次手术不会增加术后并发症的风险，并且复发性脑膜瘤切除的 Simpson 分级与进一步的肿瘤复发相关性较差。所以，在对可能具有手术挑战性的病变进行手术时，应考虑到在显微外科手术期间遗留的肿瘤对复发性脑膜瘤再复发的预后价值较低。对于幕上非颅底复发脑膜瘤，伴有认知改变和肿瘤涉及矢状面中间 1/3 的患者有更高的并发症发生率，但再次手术仍可以使患者获得不错的长期生存率。

对于复发性颅底脑膜瘤，再次手术具有挑战性，并且并发症发生率较高，但即使这样，依据患者自身情况选择再次手术切除肿瘤仍可为患者提供良好的长期生存率。对于复发性高级别脑膜瘤，手术治疗依旧有着重要作用。内镜下经鼻入路是复发性颅面脑膜瘤可考虑的手术方法，并且术前血管内栓塞动脉有助于显著降低肿瘤的血管分布。

对于术后是否需要辅助放疗，WHO Ⅱ级和 WHO Ⅲ级脑膜瘤再次手术后辅助放疗是很有必要的。此外NRG 肿瘤学 RTOG0539 的第一份临床结果报告支持术后辅助放疗用于无论切除范围如何的复发 WHO Ⅰ级脑膜瘤。

4. 药物治疗 药物治疗仅在手术和放疗策略已无法继续有效进行时开展。研究表明羟基脲、替莫唑胺、伊立替康、环磷酰胺、多比柔星、长春新碱、干扰素-α、生长抑素类似物、米非司酮、伊马替尼+厄洛替尼+吉非替尼联合化疗等的疗效非常有限。Snakada 等发现 VEGFR-2（血管内皮细胞生长因子受体 2）的表达与WHO 分级密切相关，并且 VEGFR-2 阳性脑膜瘤患者的 PFS 显著缩短。此外 Kaley 的研究表明 VEGFR-2 抑制剂舒尼替尼在复发性非典型或恶性脑膜瘤患者中具有一定活性，一些小规模非对照研究也表明 VEGFR抑制剂贝伐珠单抗能够改善复发脑膜瘤患者的总体无进展生存期。

曲贝替定（trabectedin）目前主要用于脂肪肉瘤或平滑肌肉瘤患者的治疗，欧洲癌症研究和治疗机构（European Organization for Research on Treatment of Cancer，EORTC）在 2015 年开始了一项评估曲贝替定用于复发的Ⅱ~Ⅲ级恶性脑膜瘤的随机试验，试验结果还未知。研究表明肿瘤介导的免疫抑制可能促进许多恶性肿瘤的进展。癌细胞的细胞程序性死亡受体配体 1（PD-L1）的表达抑制宿主的免疫监视功能可能是该机制的一部分。因此，PD-L1 抑制剂可能是一种有效针对表达 PD-L1 肿瘤的药物。但是 Johnson 在其研究中却发现在 58 例脑膜瘤中仅有 4 例检测出了 PD-L1 的表达，这表明 PD-L1 抑制剂可能在治疗复发脑膜瘤中的适用性是有限的。

5. 其他治疗　随着磁共振热成像技术的发展，磁共振引导下激光消融（MR-guided laser interstitial thermal therapy，MR-LITT）治疗复发性脑膜瘤成为可能，有研究已初步证实 MR-LITT 用于治疗复发脑膜瘤的安全性和实用性，并且用于辅助开放性手术有多种优势。但这些结果仍然需要进一步的随机对照研究来证实。对于复发性非典型或恶性脑膜瘤患者，有研究结果表明，肿瘤切除后永久性碘-125 植入近距离放射治疗可作为一种选择。然而，这种方法的并发症发生率相对较高，包括放射性坏死、伤口愈合不良、脑室积水等。

（八）预后

手术死亡率不仅取决于患者年龄、术前状态、更主要取决于肿瘤位置，各家报道不一，颅底脑膜瘤的手术效果尚不能令人满意。因此，针对每个患者的手术前评估尤为重要。一组调查表明，其术后平均生存期为 9 年，而颅后窝底和鞍结节脑膜瘤为 6 年。

二、穹隆部脑膜瘤

包括凸面、矢状窦旁和大脑镰旁脑膜瘤。

1. 大脑镰旁脑膜瘤（见图 6-25）　多可全切除。开颅后由表面看不到，进入纵裂才能接近，暴露过程切勿过分牵拉，以免损伤通往上矢状窦的桥静脉；邻近中央区的肿瘤宜行分块切除。有时，肿瘤侵犯上矢状窦时，与窦旁脑膜瘤不易严格区分，而统称为窦镰旁脑膜瘤。

2. 矢状窦旁脑膜瘤（见图 6-26）　特点是侵犯上矢状窦，也是手术需处理的重点。要点：①肿瘤位于上矢状窦前 1/3，即使窦腔尚未完全闭塞，结扎后一般不会造成严重后果；②肿瘤由一侧侵犯矢状窦，在充分暴露的条件下，边分离瘤缘边缝合窦壁，凸入的瘤组织全部剔除的同时完成瘤壁的缝合，以减少出血；③中、后 2/3 可全切除肿瘤后行窦重建（Simpson Ⅰ级），或行 Simpson Ⅱ级切除。

3. 大脑凸面脑膜瘤（见图 6-27、图 6-29）　常合并局部骨质增生或有肿瘤发展到颅外，为开颅手术提供定位标志。颅内的肿瘤多数有较宽的基底，与脑组织的接触面则无明显粘连，一般不难做到完整切除；少数肿瘤基底窄小、主体被脑组织包绕，体积较小者用剥离子轻柔推开周围的脑组织，完整地剔除肿瘤；体积较大且位置邻近中央区者，宜首先由基底进入瘤内碎块切除，待体积缩小后再游离肿瘤表面。手术暴露无困难，肿瘤切除过程一般不至于对周围脑组织造成过度牵拉。肿瘤基底部的硬脑膜需扩大切除，造成的缺损区用浅筋膜或人工材料修补，范围较小时可行局部外层硬脑膜翻转术。侵蚀颅骨及蔓延到头皮的瘤组织必须剔除，未造成局部骨缺损者，行灭活处理（如煮沸 10 分钟后）复位骨片；形成骨缺损者，在彻底切除病骨的基础上一期修补。颅外的肿瘤通常局限于帽状腱膜以下，体积巨大者切除后局部头皮松弛，术后易发生皮下出血或积液，必要时加以剪裁或整形。

三、嗅沟脑膜瘤

嗅沟脑膜瘤（图 6-30）约占颅内脑膜瘤的 18%。早期出现的一侧嗅觉减退易被忽略。晚期肿瘤跨越中线影响对侧嗅神经，双侧嗅觉丧失；向后越过蝶骨平台压迫视神经，一侧视力减退或呈现福-肯综合征（Foster-Kennedy 综合征）。肿瘤供血来源于筛骨动脉，后者为颈内和颈外（脑膜）动脉末梢网络发出的细小分支，即使超选择性动脉导管也无法介入。经额开颅切除肿瘤之前，位于颅底部的供血动脉很难暴露或处理，因此术中肿瘤出血经常成为棘手的问题。巨大肿瘤的后缘毗邻颈内动脉、下丘脑等重要结构，属手术危险区，牵拉脑组织以扩大暴露的方法危险性大，必须在取得良好视野的条件下精细操作，首先大块切除易暴露的肿瘤，取得充分的操作空间之后再处理危险区病变。减少分块切除过程中失血的关键在于，尽量缩短暴露的时间，优先处置肿瘤供血。应用激光和超声吸引器（cavitron ultrasound surgical aspirator，CUSA）技术有助于减少出血。嗅沟脑膜瘤的手术入路：①冠状开颅、结扎并剪开上矢状窦（大脑镰），由纵裂接近肿瘤，便于暴露向两侧发展的巨大肿瘤，但不易做到首先阻断来自颅底的供血动脉；②翼点入路适用于主要偏向一侧体积较小的肿瘤，便于首先处理来自颅底的供血动脉。术后易发生脑脊液鼻漏，处理肿瘤基底时须注意，务求保持局部硬膜囊的封闭性，必要时行硬脑膜修补。

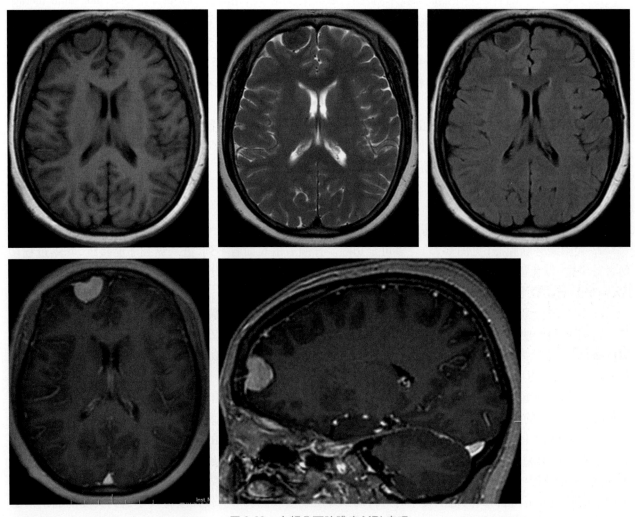

图 6-29　右额凸面脑膜瘤 MRI 表现

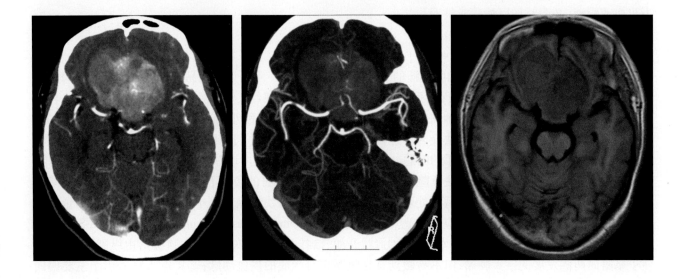

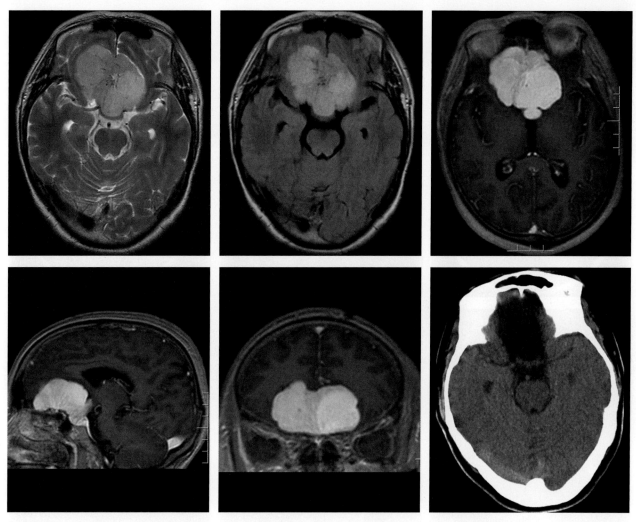

图 6-30　巨大嗅沟脑膜瘤术前 CT、CTA、MRI 及术后 CT 表现

四、蝶骨嵴脑膜瘤

蝶骨嵴脑膜瘤(图 6-31)分外、中、内 3 型,特点是骑跨于前、中颅凹,主要由脑膜中动脉供血,术前栓塞有助于减少术中出血。肿瘤向内可能侵犯海绵窦,向前可能破坏骨质进入眼眶或筛窦。手术入路常规为翼点开颅(中、内 1/3 蝶骨嵴脑膜瘤时切口尽量靠近颅底),首先沿蝶骨嵴和颅前、颅中窝分离,术前未行血管栓塞者,沿中颅凹找到棘孔,阻断脑膜中动脉。肿瘤体积较大特别是已侵犯到海绵窦者,边分离被膜边分块切除实质。大脑中动脉被挤压向后上方移位,紧邻肿瘤被膜或嵌于脑实质间,分离肿瘤内侧面时务必谨慎。侵入眼眶和筛窦的肿瘤,有时需要切除眶顶暴露。向内侵犯海绵窦是蝶骨嵴脑膜瘤手术不能达到根治的主要原因。

五、鞍结节脑膜瘤

鞍结节脑膜瘤(图 6-32)占颅内脑膜瘤的 5%~10%。在 40 岁左右肿瘤发病的性别比例女:男约为3:1,而到 60 岁左右男女的比例则反转。肿瘤虽起源于鞍结节,但肿瘤的生长方向各异:向前沿蝶骨平板生长,向后向大脑脚方向生长,少数肿瘤会偏向左或右生长。视力下降是最常见的首发症状,多为不规则的视力下降和视野缺损,一般不出现头痛,但若肿瘤过大引起梗阻性脑积水时,可引起颅内压增高症状。由于肿瘤位于前颅底和鞍区,因此容易和嗅沟、鞍膈或床突脑膜瘤、颅咽管瘤及垂体腺瘤等肿瘤相混淆。鞍结节脑膜瘤CT、MRI 表现为:CT 扫描可见鞍上为一圆形或椭圆形肿块影,由于肿瘤起源于鞍结节,因而肿瘤主要位于鞍上且偏前,密度稍高于脑组织,边界清楚,肿瘤较大时可造成鞍上池填塞,注射强化剂后瘤体影像有明显增

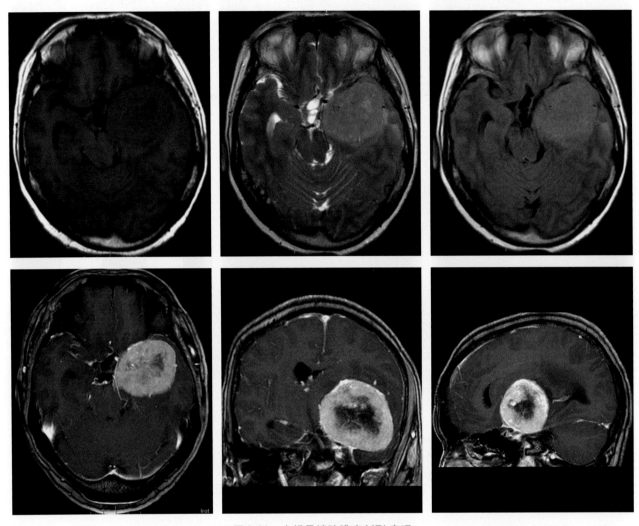

图 6-31 左蝶骨嵴脑膜瘤 MRI 表现

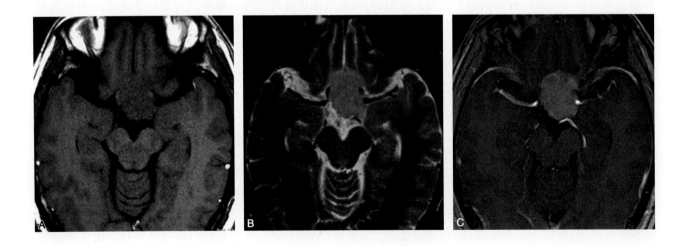

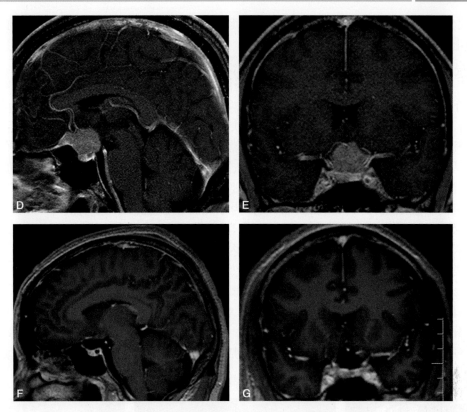

图 6-32 鞍结节脑膜瘤手术前后 MRI 矢、冠状位表现
A~E. 手术前；F、G. 手术后。

强效应,且强化均一。骨窗像可见鞍结节骨质密度增高或疏松,常伴骨质增生,冠状扫描可判断肿瘤与蝶鞍、视交叉及颈内动脉的关系。MRI 检查见肿瘤位于鞍上池内、垂体上方,基底起源于鞍结节,多数向鞍结节后上方发展,可见特征性的"燕尾征",T_2 信号高低将有助于了解脑膜瘤的质地,即 T_2 为高信号,常提示肿瘤含水量较高,质地偏软,低信号或等信号则表示肿瘤纤维化和钙化成分较多,质地偏硬。MRA 可帮助了解肿瘤的供血情况。鉴别要点:①分析肿瘤的基底与脑膜的关系,对于小肿瘤 MRI 可以清楚地显示瘤基位置,但对于超过 3cm 的大型肿瘤,则其基底往往侵及嗅沟和鞍膈,所以单纯从影像学尚难以进行鉴别。垂体腺瘤可根据有无明显的增强效应及起源部位,易与脑膜瘤相鉴别。对于鞍区其他种类的脑膜瘤则需要根据血管造影或者手术中肿瘤的位置来区分。②根据 DSA 影像判断肿瘤的供血动脉的位置进行鉴别。巨大的鞍结节脑膜瘤因其基底较宽,常称其为鞍结节蝶骨平板脑膜瘤。

鞍结节脑膜瘤以手术治疗为主。虽然手术难度较大,但随着显微外科技术的发展,死亡率已经从 20 世纪 80 年代以前的 10% ~67% 降到目前的 0~7%。肿瘤的全切除率达到了 98%,复发率降至 2.1% ~4.2%。1897 年首次报道后,Cushing 在 1916 年成功进行第 1 例手术。Cushing 将鞍结节脑膜瘤分为 4 期:Ⅰ期为初始期;Ⅱ期为症状前期;Ⅲ期为症状早期,手术最为适合;Ⅳ期为外科手术不佳期。手术入路取决于肿瘤的大小,最常用的手术入路依次为:①冠状切口单侧额下入路;②额下眶上联合入路;③翼点蝶骨嵴入路。但对于巨大的鞍结节脑膜瘤,也可采用双侧入路。肿瘤的供血动脉主要来自筛后动脉,因该动脉来自眼动脉的分支,故术前不能进行栓塞治疗。一般情况下可先行 DSA 检查,以确定供血动脉和双侧颈内动脉的位置关系,以便在术中及时处理突发的情况。对于肿瘤基底的处理,不同的学者有不同的观点:有学者认为在处理基底时,为防止出血,可以先在离基底一定的距离处切断肿瘤,这样有利于止血,然后再处理基底部,也可采用激光辅助方法先处理基底部,然后再切除肿瘤。由于位置特殊,肿瘤周围结构十分重要,手术操作应轻柔、细致,否则常常会影响到周围神经、血管、下丘脑和垂体等功能。影响的动脉主要有双侧颈内动脉、大脑前动脉 A1 段、前交通动脉、大脑后动脉、脉络膜动脉及丘脑穿支动脉等。手术尽可能分块切除肿瘤,如果肿瘤与动脉粘连或因条件限制不能分离开血管时,则不可强求全切,对残留的肿瘤术后可采用伽马刀辅助治疗。肿瘤周围的脑神经包括第一至第六对脑神经,尤其是第一、二对最易受累,手术中要分清肿瘤与神经的界限,采用锐性分离的方法分离出这些神经并保护。此外,围手术期的处理也非常重要,术前要纠正患者的高血糖及水盐电解质紊乱。

六、天幕脑膜瘤

天幕是介于大脑枕叶和小脑组织之间的硬脑膜,并将颅腔分成上下两腔。天幕的后边附着于枕骨横窦,外侧边附着于岩骨,并一直向前延伸到岩尖、后床突、海绵窦,最终到前床突。天幕内侧后半部和大脑镰交会,前半部分游离,约3cm长,两侧游离边合拢成天幕裂孔,容纳中脑和脑桥通过。除脑干外,天幕裂孔周围重要的结构从前到后:颞叶沟回、海马旁回、海绵窦、脉络丛前动脉、大脑后动脉、小脑上动脉、滑车神经、三叉神经、大脑深部静脉和直窦等。天幕外侧缘的重要结构:三叉神经、岩静脉和面听神经等。

起源于天幕的脑膜瘤统称为天幕脑膜瘤,或称为小脑幕脑膜瘤(图 6-33、图 6-34),占颅内脑膜瘤的2% ~9%,中年女性多见。临床表现没有特异性,颅内压增高和小脑共济失调是主要的临床表现,诊断主要依靠影像学。天幕脑膜瘤的分类方法很多,Gokalp 分内侧、外侧及镰幕 3 类,Guidetti 分前外、后外、后内、切迹及幕中央五类,Yasargil 分外侧切迹、中央切迹、岩骨旁、直窦、窦汇、横窦、横窦乙状窦交界七类,这三种分类应用最为广泛。在肿瘤分类的基础上,常根据肿瘤扩展方向,再将肿瘤分成幕上、幕下、幕上下 3 型。Yasargil 分类是目前最符合小脑幕解剖特点的分类法,对手术入路的选择有重要指导意义,所以逐渐被公认。

根据肿瘤分类选择手术入路是手术成功的关键。大多数肿瘤能够全切除,但是术后并发症发生率较高,肿瘤侵蚀静脉窦影响手术全切。常用手术入路包括:枕下乙状窦后外侧入路、颞下乙状窦前联合入路、后枕部入路、幕下小脑上入路等。

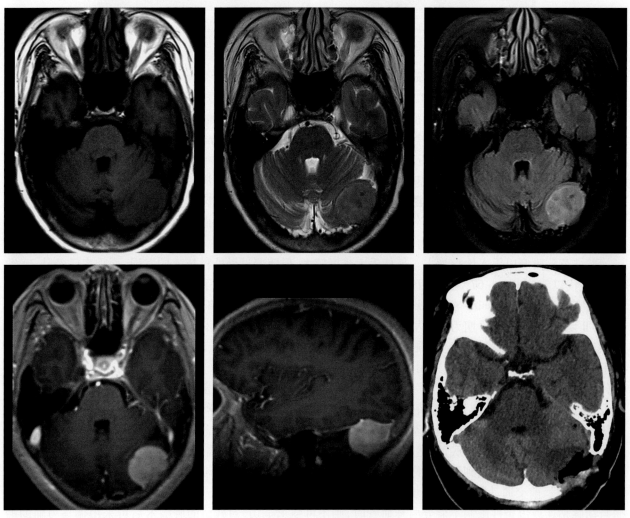

图 6-33 左小脑幕脑膜瘤 MRI 表现及术后 CT 表现

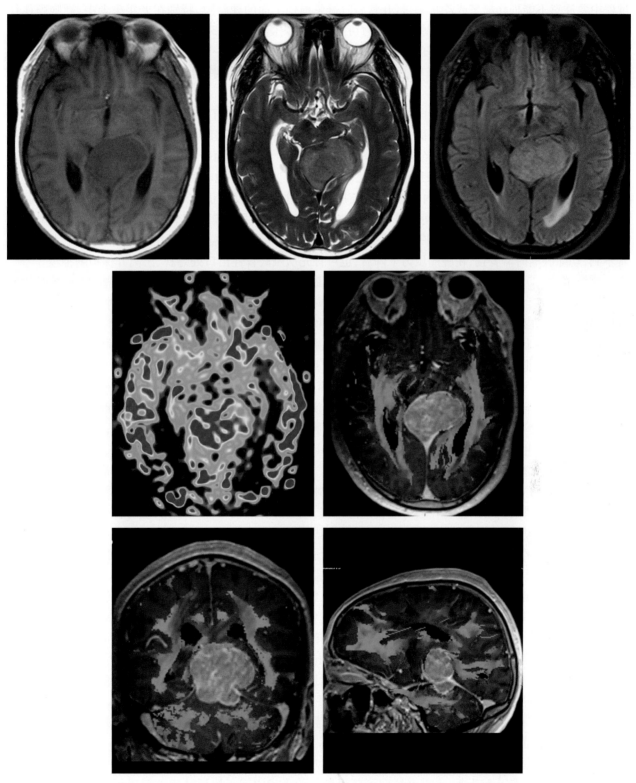

图 6-34 天幕切迹脑膜瘤 MRI 表现

（1）枕下乙状窦后外侧入路：适用于以颅后窝为主的起源于天幕外侧缘的脑膜瘤。耳后乳突后 2cm 的直切口，上至横窦上 2cm，下到 C_2 水平。切开头皮后逐层切开肌肉，直到枕鳞区。在星点钻孔，骨瓣 4cm×4cm 大小，上方一定要暴露横窦，外侧暴露乙状窦，如骨瓣范围不够，可继续用磨钻扩大，直到看见窦。这一过程中要注意不能损伤横窦或乙状窦，打开骨瓣时避免损伤下面的硬脑膜，特别在老年患者中，硬脑膜往往和颅骨粘连很重，须用剥离子小心剥开，必要时可在乙状窦内侧多钻 2~3 个骨孔，然后用咬骨钳扩大。一旦窦被撕裂，马上用吸收性止血海绵压迫止血，并悬吊加固。平行窦边 1~2mm 切开硬脑膜，显微镜下打开小脑延髓池，释放脑脊液，待脑压下降后，只需轻轻牵开小脑暴露深部的肿瘤，显露仍困难时，也可切除外侧 1/3 小脑组织后暴露肿瘤。

肿瘤一般位于脑神经的腹侧并向外推压，因此在手术刚开始时就可在肿瘤表面见到脑神经，仔细分开后妥善保护。由于脑神经在肿瘤表面，一般是三叉神经、面听神经和后组脑神经，手术切除肿瘤可在这 3 组脑神经之间进入并进行，即三叉神经上方、三叉神经和面听神经之间、面听神经和后组脑神经之间。沿这 3 个间隙将肿瘤包膜电凝，使其收缩，肿瘤附着处（沿岩骨嵴）要尽量多地电凝并切开，减少肿瘤的血液供应。切开肿瘤包膜后，用 CUSA 切除囊内肿瘤组织，使肿瘤尽可能缩小，以便获得充足的操作空间，分块切除肿瘤组织和包膜，应限于肿瘤和小脑之间的蛛网膜间隙层内进行。当手术操作到天幕裂孔处时，要注意滑车神经的保护，因为该神经的走向几乎平行天幕裂孔的边缘。在部分患者中，脑神经在肿瘤的腹侧，手术开始时看不到，切除肿瘤时需警惕，在肿瘤压力下降后，也可首先从颅底骨性出口处寻找、游离并保护脑神经。

注意事项：①肿瘤的切除要从外侧向内侧进行，最后处理脑干部位和脑桥前池的肿瘤；②脑神经的保护，从开始到结束，不要牵拉，如与肿瘤粘连紧不易游离时，可残留小块肿瘤组织；③切除肿瘤包膜时要寻找蛛网膜间隙，并在此层中操作；④手术过程中要不断冲水和吸引，保持术野干净清晰。

（2）颞下乙状窦前联合入路：适用于以颅中窝为主的起源于天幕外侧缘的脑膜瘤。耳上到耳后弧形切口，离耳郭 2cm，前到颞区，后下到 C_1 椎体水平。颞区肌肉翻向前下方，枕下肌肉从枕骨上剥下。同样在星点钻孔，从颞骨后部到枕鳞区成一大骨瓣，同时可暴露颞叶和颅后窝，乙状窦前 T 形切开硬脑膜，保证横窦和乙状窦不受影响。沿岩骨嵴进入，在电凝处理岩上窦后切开天幕，由后向前，并可适当磨平岩骨嵴，增加手术空间，有机会电凝肿瘤根部，减少肿瘤血液供应，肿瘤囊内分块切除，也可使用 CUSA，然后继续向岩尖方向切开天幕，切除肿瘤，直到天幕缘，将幕下的肿瘤切掉，同时也可切除部分向颅中窝长的肿瘤。接着处理幕上肿瘤，抬起颞叶后区脑组织，保护好 Labbé 静脉。沿颅中窝底进入从外向内切除颅底肿瘤，后部向幕下发展，肿瘤前方可能发展到海绵窦或鞍旁。大部分肿瘤都是压迫海绵窦，而不是侵入到海绵窦里面，因此不须打开海绵窦即可切除肿瘤。一旦肿瘤侵入海绵窦，全切除肿瘤的可能性不大，且要冒很大的风险（损伤脑神经甚至颈内动脉），手术可适当保守，残留海绵窦内的肿瘤，而不要去打开海绵窦。

本入路最大的优点是能从枕下颅后窝和颞底两个方向暴露及切除肿瘤，并能较好地处理颅中窝和脑桥前池的肿瘤。术中注意：①磨岩骨嵴时要注意磨的位置和方向，不能破坏深部的内耳结构；②切到天幕缘和海绵窦时要当心脑神经和重要的血管，包括动眼神经、滑车神经、三叉神经、展神经、颈内动脉和基底动脉及其分支等；③注意颞底脑组织和 Labbé 静脉的保护，避免长时间牵拉或过分牵拉甚至拉断等。

（3）后枕部入路：适用于天幕后部或天幕缘内侧的幕上脑膜瘤。根据肿瘤位置在枕区取马蹄形切口，骨瓣下方要暴露横窦，当肿瘤靠中线时，骨瓣内侧要到矢状窦，切开硬脑膜，尽量释放脑脊液以降低脑压，抬起枕叶，一般即可见到肿瘤。首先离断附着点，再切除肿瘤。肿瘤深部有重要的大脑回流静脉，切到深部时尤要注意，要找到肿瘤和脑组织之间的蛛网膜间隙，并在这层中分离肿瘤。如肿瘤包绕大脑深静脉或两者紧密粘连，则残留该块肿瘤，不能强求全切除，因为深静脉壁薄易撕裂，如有损伤，除阻断外不易止血，易致术后严重的并发症甚至死亡。

（4）幕下小脑上入路（Krause 入路）：适用于天幕后部或天幕缘内侧的幕下脑膜瘤。最好采用半坐位，可利用本身重力而使小脑下垂，无需牵拉即可获得较大的手术空间。根据肿瘤位置采用枕下直切口，横窦上 2cm 到 C_1 椎体水平，骨瓣上方暴露横窦，下到枕骨大孔，但不必打开枕骨大孔，平行横窦切开硬脑膜，电凝并分开小脑组织和天幕之间的脑桥静脉及蛛网膜粘连，可使小脑更加下垂，并暴露深部的肿瘤，切除肿瘤的步骤和要点同幕上肿瘤。综上，各种入路各有其优缺点比较见表 6-19。

表6-19 天幕脑膜瘤各种手术入路比较

手术入路	适应证	优点	缺点
枕下乙状窦后外侧入路	幕下发展的天幕外侧缘脑膜瘤	手术操作相对简单,手术开始发现脑神经并做好保护,不会损伤内耳系统	深部及幕上暴露不够,切除幕上、脑桥前池、岩尖和斜坡部肿瘤较困难
颞下乙状窦前联合入路	向颅中窝、斜坡、海绵窦及鞍旁发展的脑膜瘤	可从颅中窝和颅后窝两个方向进行肿瘤切除	可损伤内耳系统、Labbé 静脉及颞叶脑组织,手术操作复杂
后枕部入路	天幕内侧或后部的幕上脑膜瘤	较好地暴露大脑深静脉,脑桥静脉较少	脑组织牵拉较重,视力可能受影响
幕下小脑上入路	天幕内侧或后部的幕下脑膜瘤	组织牵拉少,视力不受影响	大脑深静脉的暴露较困难,脑桥静脉较多

（刘志雄 李蕴潜 马原）

第四节 鞍 区 肿 瘤

一、概述

（一）解剖生理概要

鞍区在解剖学上是指以蝶鞍为中心,前由蝶骨平台、鞍结节,两侧为蝶骨小翼内侧的前床突,后界由后床突、鞍背及斜坡上端所围成的区域。鞍区内的神经和血管,主要有嗅神经(嗅束)、视神经(视交叉)、颈内动脉和海绵窦(图6-35)。垂体位于蝶鞍内,呈卵圆形,大小约1.2cm×1.0cm×0.5cm,分为腺垂体(腺垂体)、中间叶和神经垂体(神经垂体,即垂体柄的增粗部分)。垂体借垂体柄经鞍膈与第三脑室底和下丘脑密切联系。腺垂体分泌多种激素,其中生长激素(growth hormone,GH)、催乳素(prolactin,PRL)、促肾上腺皮质激素(adrenocorticotropic hormone,ACTH)、促甲状腺素(thyroid stimulating hormone,TSH)、卵泡刺激素(follicle-stimulating hormone,FSH)及黄体生成素(luteinizing hormone,LH)等6种激素具有明显生理功能。腺垂体接受下丘脑释放激素的调节。神经垂体无分泌功能,由神经胶质细胞和神经纤维组成。下丘脑的视上核和室旁核(位于终板的后部、视交叉的上面,室间孔的下面、第三脑室前部的侧壁内)分泌的抗利尿激素,沿下丘脑垂体束(在垂体柄内)进入并贮存于神经垂体。视上核神经元也是渗透压感受器,调节机体水盐代谢(图6-36)。垂体的血供主要来自垂体上动脉和垂体下动脉,前者进入结节的上端,在正中隆起和

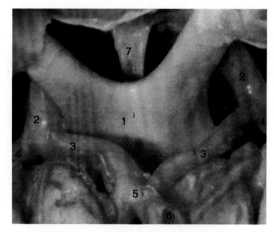

图6-35 鞍区解剖结构及毗邻关系

1.视交叉;2.颈内动脉;3.大脑前动脉 A1 段;4.大脑中动脉 M1 段;5.前交通动脉;6.大脑前动脉 A2 段;7.垂体柄。

漏斗柄形成初级毛细血管网,此丛汇集成数条(12~15)较大的垂体门静脉,垂体门静脉在腺垂体远侧部再次形成次级毛细血管网。后者主要供给垂体神经部,两者在中间部和正中隆起处有毛细血管间的吻合。腺垂体的次级毛细血管汇集成小静脉,并最终汇成垂体下静脉,神经部和中间部的静脉都注入海绵窦。

鞍区为颅内肿瘤的好发部位,常见垂体腺瘤、颅咽管瘤,少见鞍结节脑膜瘤、生殖细胞瘤、表皮样囊肿、视交叉胶质细胞瘤、脊索瘤、皮样囊肿及第三脑室前部的胶质细胞瘤等。肿瘤早期常限于鞍区内,当肿瘤增大并侵及鞍区邻近结构时(如下丘脑、第三脑室、侧脑室、海绵窦、斜坡等),手术有相当难度,且术后常出现并发症。

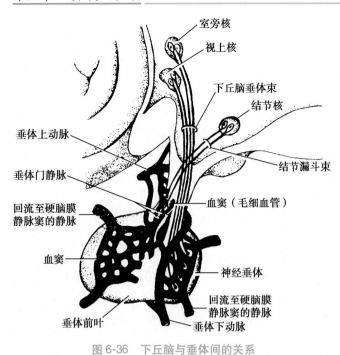

图 6-36　下丘脑与垂体间的关系

室旁核

视上核

下丘脑垂体束

结节核

垂体上动脉

垂体门静脉

回流至硬脑膜
静脉窦的静脉

血窦

结节漏斗束

血窦（毛细血管）

神经垂体

回流至硬脑膜
静脉窦的静脉

垂体前叶

垂体下动脉

（二）临床表现

1. 症状与体征

（1）头痛：头痛常位于额区、颞区、眶后区，呈间歇性发作或持续性隐痛。头痛是由于肿瘤压迫鞍膈、颅底硬脑膜及血管引起的，少数患者可有长期头痛而无颅内压增高症状。肿瘤向鞍旁发展压迫三叉神经也可引起头痛。头痛也与肿瘤的激素分泌有关，垂体生长激素腺瘤头痛常较重，可能与生长激素异常分泌造成骨及软组织增生有关。晚期头痛多系颅内压增高所致，且疼痛较剧烈。

（2）视路损害：肿瘤压迫视神经、视交叉和视束的视觉传导纤维或影响视觉传导纤维的血液供应而造成视力障碍。依肿瘤生长方向压迫视路的位置和程度，出现不同的视力、视野缺损。鞍内型肿瘤向上发展压迫视交叉可出现双颞上象限偏盲（图 6-37）；鞍上型肿瘤向下发展压迫视交叉可出现双颞下象限偏盲；鞍旁型肿瘤压迫一侧视束

可出现双眼同向偏盲，肿瘤压迫一侧视神经时，可出现一眼失明，另一眼颞侧偏盲或正常。视力减退可渐进性，也可迅速发展，经眼科治疗多有一过性好转。儿童很少能表达自己的视力减退，只有在误撞目标、不停眨眼、歪头费力地视物时，才被发现。视力减退多数先由一侧开始，并进行性加重，再发展到另一侧，两眼视力常有较大差异。晚期鞍区肿瘤的眼底改变常表现为视神经萎缩。视神经萎缩的程度一般与视力损害的程度成比例。由于视神经、视交叉受压，眼底可出现视神经原发性萎缩，病程后期由于颅内压增高，也可同时发生双侧视盘水肿和继发性视神经萎缩。

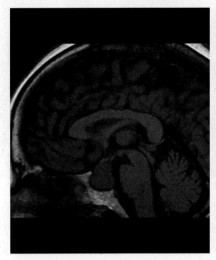 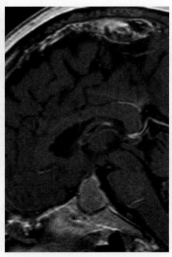 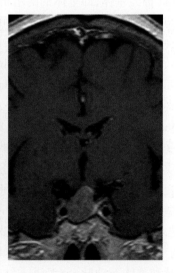

图 6-37　鞍区垂体瘤典型表现

（3）内分泌功能紊乱：病变推移或压迫垂体及视丘下部，可出现较明显的内分泌功能症状，但多以垂体内分泌功能减退为主要表现，特别是鞍内型肿瘤。不同垂体激素分泌水平的改变，出现相应的临床症状（表 6-20）。当肿瘤向鞍上发展累及下丘脑或第三脑室时，可出现基础代谢率降低、尿崩症及水电解质紊乱等症状。

（4）颅内压增高症状：常在病程晚期，由于肿瘤增大或突入第三脑室内并阻塞室间孔或导水管的入口，导致脑脊液循环障碍，发生梗阻性脑积水。而出现颅内压增高症状。

表 6-20　垂体激素分泌不足或过多出现的临床症状

下丘脑因素	垂体激素	临床症状	
		垂体激素分泌不足	垂体激素分泌过多
促性腺激素释放激素（gonadotro-pin releasing hormone,GRH）	性激素	男性:性欲减退、阳痿、不育、睾丸萎缩、毛发稀疏 女性:闭经、不孕、乳腺萎缩	成人:早期无症状;晚期性功能减退 儿童:性早熟
促甲状腺素释放激素（thyrotropin releasing hormone,TRH）	甲状腺素	甲状腺功能减退（黏液性水肿）、畏寒、体重增加、智力与记忆力障碍	甲状腺功能亢进
促肾上腺皮质激素释放因子（corticotropin-releasing factor,CRF）	促肾上腺皮质激素	肾上腺皮质功能减退（Addison's病）。皮肤呈古铜色色素沉着、易倦、进行性贫血、低血压、消化系统功能紊乱	Cushing 病
生长激素释放因子（growth hormone-releasing factor,GRF）	生长激素	成人:空腹血糖减低 儿童:垂体性侏儒	青少年:巨人症 成年:肢端肥大症
催乳素释放抑制因子（prolactin release inhibiting factor,PIF）	催乳素	泌乳缺乏	闭经、溢乳、不育（Forbis-Albright 综合征）
催乳素刺激因子（prolactin stimulating factor,PSF）	催乳素	泌乳不足	泌乳过多、闭经、溢乳、不育
黑色素抑制因子（MIF）	黑色素	皮肤色素较少,呈苍白色	皮肤黑色素沉着
血管升压素	血管升压素	糖尿病	血管升压素（抗利尿激素）分泌不足综合征

（5）其他:肿瘤向鞍旁发展者可累及海绵窦内的展、动眼、三叉、滑车神经而出现相应的脑神经障碍症状,出现患侧眼球内斜或患侧上睑下垂、瞳孔散大等。影响嗅束时出现嗅觉减退或消失。累及额叶时可产生嗜睡、记忆力减退、焦虑等精神症状。侵及内囊、大脑脚时,可出现偏瘫或锥体束征。少数患者以癫痫为主诉就诊。肿瘤向蝶窦和鼻腔发展可出现鼻道阻塞,或发生鼻出血及脑脊液漏等症状。

2. 影像学检查

（1）颅骨 X 线片

1）蝶鞍改变:垂体腺瘤可有蝶鞍扩大、双鞍底或蝶鞍破坏等（图 6-38）。垂体微腺瘤挤压向前推移菲薄的鞍前壁,使鞍结节角缩小至 90°（正常 110°）,蝶鞍断层片可发现鞍底局部骨质破坏等微小变化。肿瘤生长不对称时,可出现"双鞍底"。瘤体较大时,后床突鞍背变薄、直立、后移或破坏,甚至出现游离的后床突等,典型的大腺瘤患者其蝶鞍呈球形扩大及后床突吸收。晚期可累及前床突及鞍结节,使骨质吸收、模糊、变薄或前床突翘起,向后常可影响上斜坡区。生长激素腺瘤鞍底骨质常增厚,蝶鞍呈"凹"形。颅咽管瘤可以出现任何类型的蝶鞍改变,可以是典型的鞍上肿瘤样变,也可以是鞍内肿瘤性改变。蝶鞍呈浅碟形或球形扩大等,后床突及鞍背为尖形、脱钙,甚至消失。蝶鞍有明显的改变时,常提示有巨大的病变,反之则不一定。鞍结节脑膜瘤可表现为鞍结节及其附近的蝶骨平台骨质增生,呈结节增生特征,有时还可见鞍背骨质吸收,少数出现局部骨质破坏,蝶鞍一般不扩大。鞍区生殖细胞瘤多无蝶鞍扩大。脊索瘤可见蝶鞍及邻近蝶骨体、蝶骨大翼和枕骨基底区广泛骨质破坏。

2）肿瘤钙化:颅咽管瘤表现为鞍内或鞍上钙化斑,鞍后或全部鞍内钙化者罕见,钙化常出现在中线区,偶尔较大的病变可以只限于周围部分钙化。钙化有各种形态,可呈云絮状、点片状或团块状,此点常是诊断颅咽管瘤的重要线索。脊索瘤可见钙化,呈网状、结节状或小斑块状等,其他鞍区肿瘤钙化较少见。

3）颅内压增高征象:表现为鞍背脱钙,颅骨内板脑回压迹明显,小儿可有颅骨骨缝分离等。

（2）脑血管造影:鞍上肿瘤在正位像上可见大脑前动脉水平段抬高,颈内动脉向外移;侧位像见虹吸段张开,血液供应丰富的肿瘤常有瘤体染色。

（3）CT 和 MRI

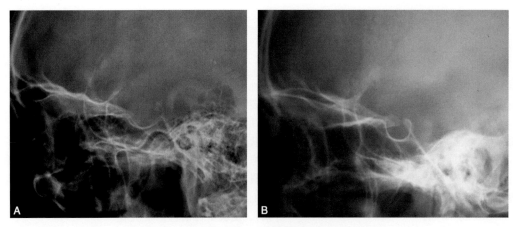

图 6-38 鞍区垂体腺瘤 X 线
A. 蝶鞍扩大、双鞍底及前床突骨质吸收;B. 正常蝶鞍。

1) 垂体腺瘤:CT 扫描垂体微腺瘤鞍底局部骨质变薄或缺损,垂体高度增加,垂体内出现局限性低密度灶,垂体与垂体柄连接处隆起,正位片可见垂体柄挤向健侧。肿瘤直径≥10mm 时,可见蝶鞍扩大,鞍内呈低混杂密度,呈不均匀的结节状或环形强化(图 6-39),可有囊性改变。少数垂体卒中,瘤内可见高密度

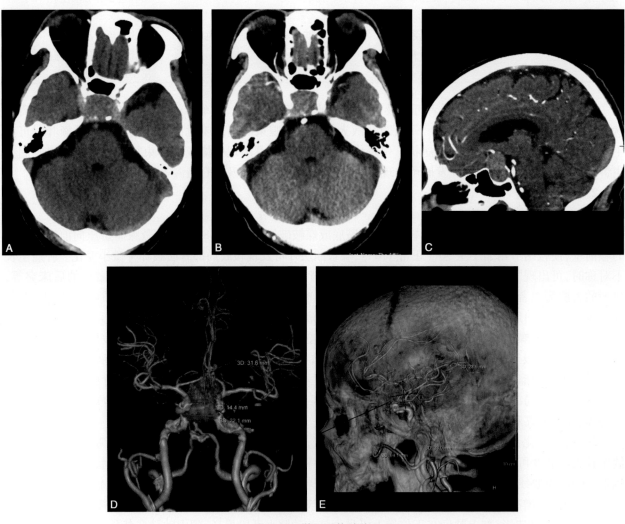

图 6-39 鞍区垂体腺瘤
A~C.CT 示蝶鞍内及鞍上池稍高密度灶,边界清楚。增强扫描病灶强化,边界清楚;D、E. 三维重建显示肿瘤与周围血管关系以及径线测量,辅助手术治疗计划制订。

影。直接增强薄层 CT 做蝶鞍区冠状位扫描和矢状位重建及轴位检查,可提高垂体微腺瘤的发现率。对于垂体疾病的诊断,MRI 有着极优越的效果,它有更加显著的软组织对比。高分辨薄层 MRI 对术前垂体腺瘤的定位最准确。对鞍区 MRI 对比剂增强前后的薄层断面(1mm)扫描非常重要,特别是冠状位扫描,对小于 5mm 的垂体微腺瘤发现率为 50%~60%(图 6-40),MR 动态增强扫描可进一步提高微腺瘤的检出率。同时 MR 垂体部位扫描可以更加清晰地显示肿瘤导致的视神经、视交叉、海绵窦、颈内动脉等重要结构的移位变形等改变。通常垂体微腺瘤表现为鞍内短 T_1 及长 T_2 像,在 T_1 像上,大腺瘤通常和脑组织密度相近。MR 动态增强扫描时,正常垂体、漏斗及海绵窦在注射 DTPA 后迅速增强,因而增强的正常腺组织与低密度的腺瘤之间形成很好的对比。早期 T_1WI 示病灶信号低于正常垂体,中期 T_1WI 相显示病灶信号与正常垂体相仿,而晚期 T_1WI 示病灶信号高于正常垂体,以矢状面加冠状面最为清楚(图 6-41、图 6-42)。垂体腺瘤导致的 MR 扫描间接征象为鞍膈向上不对称隆起,垂体柄偏向健侧,鞍底明显倾斜于患侧等。

如垂体腺瘤有陈旧性出血,T_1WI 呈高信号,如有坏死囊变则 T_1WI 呈低信号。MRI 也可以使大血管特别是海绵窦中的颈动脉显影,显示这些结构与肿瘤的毗邻关系。

2) 颅咽管瘤:CT 扫描多为鞍区低密度影,密度与脑脊液相仿或略高,提示为囊性,囊壁较薄,伴有或不伴有实质性部分,半数以上病例可见钙化。囊壁钙化呈壳状,实质部分钙化呈块状或点状(图 6-43)。囊壁的未钙化部分和实质部分可被增强(图 6-44)。病变边界清楚,呈圆形、卵圆形或分叶状,周围脑组织极少有水肿,两侧侧脑室可扩大。一般具有钙化、囊腔及强化后增强三项表现的鞍区肿瘤,多可确诊为颅咽管瘤。颅咽管瘤 MRI 表现多样,囊性颅咽管瘤内含较高浓度的蛋白、胆固醇、正铁血红蛋白或同时含有以上两种或

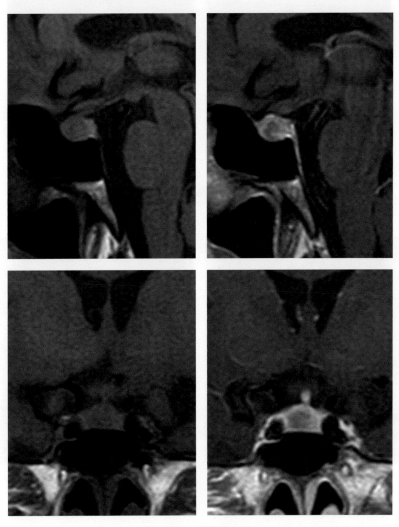

图 6-40 垂体微腺瘤

T_1WI 见垂体增大饱满,上突,其内示不规则低信号区,垂体柄无移位,增强呈不均匀强化。

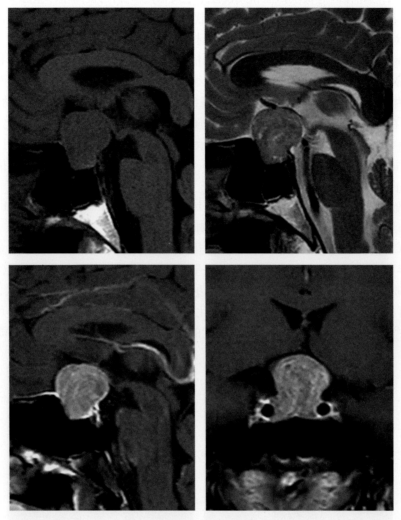

图 6-41 垂体瘤

蝶鞍扩大,鞍内椭圆形肿块影,突向鞍上,鞍底受压变薄,视交叉上举。

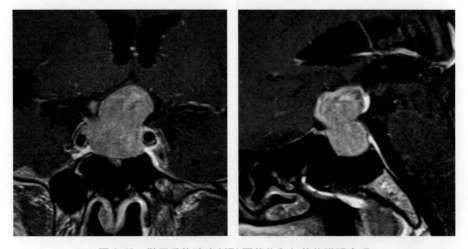

图 6-42 鞍区垂体腺瘤 MRI 冠状位和矢状位增强表现

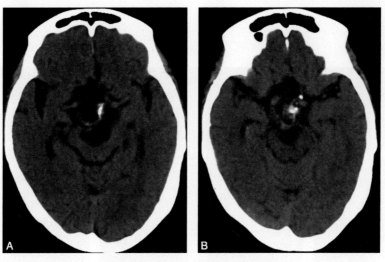

图 6-43 鞍上颅咽管瘤 CT 平扫
A.肿瘤囊腔、囊壁蛋壳样钙化;B.肿瘤实质部分钙化。

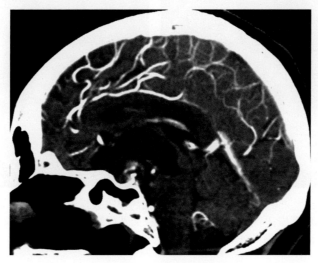

图 6-44 颅咽管瘤的 CT 增强表现

两种以上的成分,在 T_1 和 T_2 均显示为高信号(图 6-45)。如果囊性颅咽管瘤囊液含少量蛋白,则 T_1 为较低信号,信号强度高于脑脊液,而 T_2 为高信号,少数囊液含角蛋白、钙质或散在的骨小梁,则 T_1、T_2 均呈现为低信号。实质性颅咽管瘤 T_1 为等信号,T_2 为高信号;囊性和实质性所构成的混合性病灶可有上述两种以上的信号特征,表现较为复杂,这和 CT 的影像表现是相似的。注射 Gd-DTPA 后,肿瘤的实质部分 T_1 为均匀或不均匀增强,囊性部分呈现壳状增强。MRI 显示病灶的大小、形态和侵及范围优于 CT,但显示对定性诊断有重要意义的钙化,则 MRI 不如 CT。

3) 鞍结节脑膜瘤:CT 扫描可见鞍结节、蝶骨平台及两侧前床突之间的等密度或高密度区,增强明显,骨窗像可见鞍结节等处骨质增厚等变化。MRI 作用与 CT 一样,唯显示肿瘤与周围结构,特别是血管结构更清晰(图 6-46)。

4) 鞍区生殖细胞瘤(异位松果体瘤):CT 扫描可见肿瘤位于鞍上池或其前方,呈稍高密度影,为类圆形或多边形,边界清楚,质地均匀一致。强化扫描可有部分或全部增强,多无蝶鞍扩大、钙化或肿瘤囊性变。MRI 检查为等 T_1、长 T_2 信号,可有增强效应。部分患者生殖细胞瘤可同时累及鞍区及松果体区,且为该病的鉴别诊断依据之一(图 6-47)。

5) 视交叉、下丘脑胶质细胞瘤:CT 扫描上表现鞍上池消失,病灶可呈等密度或稍高密度影,或有轻度不规则的区域性强化,少数可呈均匀强化,视神经孔多扩大,一般无钙化。MRI 检查可见视交叉增粗和邻近

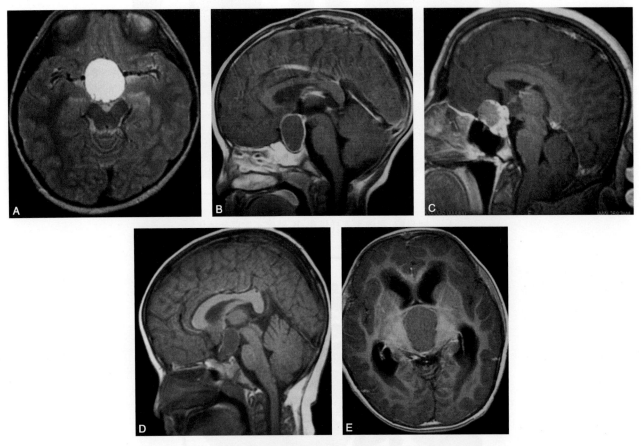

图 6-45 各型颅咽管瘤的 MRI 表现

A. 囊性颅咽管瘤；B. 鞍内型颅咽管瘤；C. 视交叉前型颅咽管瘤；D. 视交叉后型颅咽管；E. 第三脑室前型颅咽管。

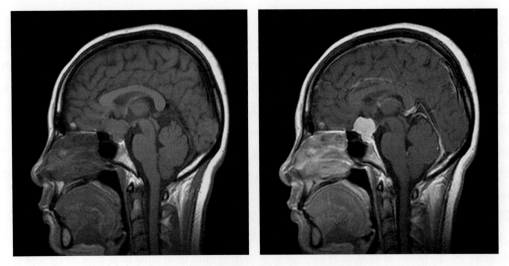

图 6-46 鞍结节脑膜瘤 MRI 矢状位扫描表现

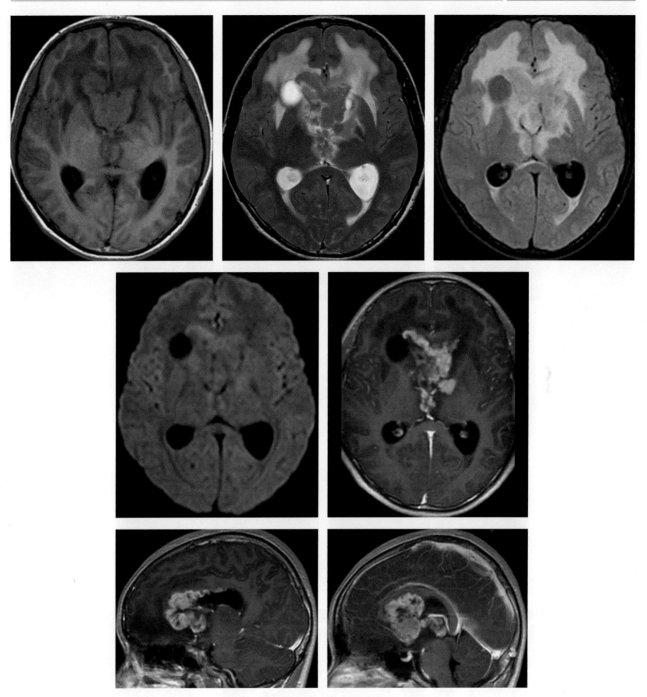

图 6-47 鞍区生殖细胞瘤

鞍上池巨大不规则形占位,明显强化,病变沿着胼胝体及侧脑室壁室管膜呈浸润性生长。

结构的移位。当病变主要累及下丘脑结构时称为下丘脑胶质瘤,其 MR 及 CT 扫描表现多呈第三脑室前部下丘脑区域不规则可强化的占位病灶(图 6-48)。

6) 鞍区表皮样囊肿(胆脂瘤):CT 的典型影像特征为均匀性低密度影,形态不规则,多为孤立性病灶,有占位效应,一般无增强。MRI 检查多数 T_1 为低信号,T_2 为高信号,病变内部一般无明显增强。肿瘤多沿鞍区蛛网膜下腔间隙呈适形性扩展是其 MRI 检查的特征性表现,因此鞍区胆脂瘤常常同时累及岩尖、斜坡,甚至桥小脑角等多个部位,导致局部脑神经、血管等的包绕。

7) 脊索瘤(chordoma):CT 扫描显示肿瘤主要位于颅底,骨质破坏范围广泛,蝶窦、蝶鞍、斜坡等部位被肿瘤侵蚀,其中有钙化点,只在肿瘤有增强效应(图 6-49)。MRI 检查的 T_1WI 显示肿瘤为等信号,T_2WI 为中度乃至明显的高信号,注射 Gd-DTPA 后肿瘤实质部分明显强化。详见本章第十一节"脊索瘤"相关内容。

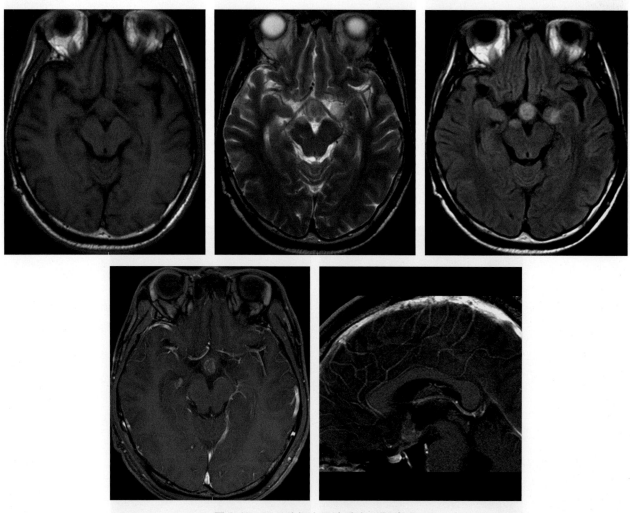

图 6-48　下丘脑视交叉胶质瘤 MRI 表现

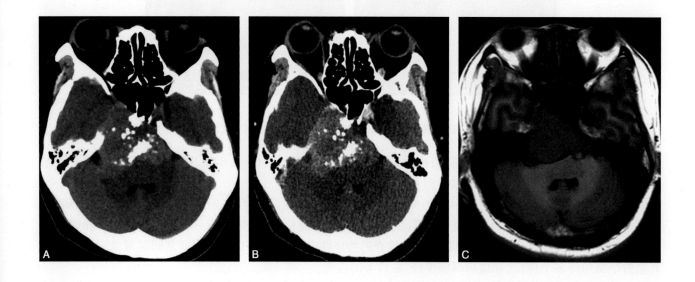

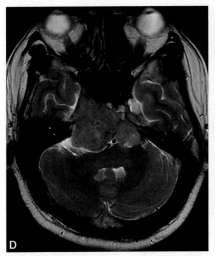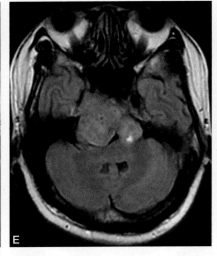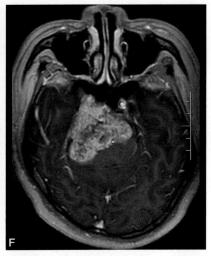

图 6-49　脊索瘤

A～C. CT 平扫见蝶鞍部不规则等、高混杂密度影,边界不清,邻近骨质破坏,右侧较著;D～F. MRI T₁WI 病灶呈等信号、T₂WI 及 FLAIR 呈稍高信号,不均匀明显强化。

8) 动脉瘤:巨大动脉瘤瘤壁上可有钙化,增强扫描时瘤壁因有机化组织而强化,动脉瘤腔内有血液处强化非常显著,与颅内动脉瘤强化一致,此外前交通动脉瘤的位置可与颅咽管瘤一致;因此强化均匀的动脉瘤有时与颅咽管瘤鉴别较为困难,要仔细分析瘤体与 Willis 环诸血管的关系。不能区分时,行 MRI、CTA 甚至脑血管造影(图 6-50)。

9) 淋巴细胞性垂体炎:常表现为鞍内-鞍上实质性肿块,以往文献认为多发于女性,MR 扫描沿垂体柄舌样扩展的实质性结节是其特征性表现(图 6-51),详见本节原发性垂体炎中鞍区非特异性炎症相关内容。

10) 鞍区颗粒细胞瘤(granular cell tumor of the sellar region,GCT):蝶鞍 X 线片可正常,也可表现为鞍区球形扩大,或鞍背和后床突骨质缺损。CT 扫描为鞍区或鞍上区类圆形高密度病变,无钙化,可均匀增强。MRI 为一个圆形实质性肿块,位于鞍内或鞍上,T₁ 为等信号或高信号,可均匀增强(图 6-52),T₂ 为低信号。脑血管造影可无异常。该病临床罕见,确诊常常需要病理诊断。

11) 颅颊裂囊肿:又称 Rathke 囊肿(Rathke cleft cyst,拉特克囊肿),在胚胎发育第 3～4 周时,消化管的颊泡发育成一憩室样结构,称为 Rathke 袋,继而该囊袋内细胞向颅侧生长,形成颅咽管。颅咽管末端与来源于神经管的漏斗部相连接,于胚胎 11～12 周时,颅咽管消失,随后 Rathke 囊袋的前后壁增生,形成垂体的前部和中部,漏斗部增生形成神经垂体。在垂体前部和中部之间仍有一个小腔隙。大多数成人该腔隙逐渐为上皮细胞内折所填塞,但亦有一部分成人该腔隙可一直保持下来。尸体解剖时,13%～22% 的正常垂体可见此间隙,一般无临床意义。但当腔隙内分泌物增多,腔隙明显扩张成为较大的囊肿即称为颅颊裂囊肿,又称 Rathke 囊肿。

颅颊裂囊肿占原发性脑肿瘤样病变的 1% 以下。任何年龄均可发病,40～60 岁多见,女:男为2:1～3:1。好发部位为鞍内或鞍上,70% 囊肿位于鞍内突破鞍膈向鞍上池发展,单纯鞍上及鞍旁者少见。由于压迫周围组织结构可引起一系列症状和体征,如视力下降、视野缺损、下丘脑-垂体轴功能紊乱以及脑积水和颅内压增高等症状。MRI 征象:T₁ 信号多变,2/3 为高信号,1/3 为低信号与脑脊液类似,囊肿呈圆形或椭圆形,少数呈分叶状,边界清,无钙化,无周围脑组织水肿(图 6-53),较大时,可压迫第三脑室引起阻塞性脑积水;T₂ 一半以上呈高信号,25% 为等信号,25% 为低信号。与鞍内型颅咽管瘤或无分泌功能的垂体腺瘤的临床表现相似,很难鉴别,只有通过活检方能确诊。

12) 空蝶鞍综合征(empty sella syndrome,ESS):分为先天和继发两类,先天性者系鞍膈先天缺损或形成不全,68%～87% 为中年经产妇,与妊娠分娩的生理性垂体体积增大导致蛛网膜疝入鞍膈有关。继发者为垂体手术(视交叉被牵扯入空的蝶鞍)和放疗后所致。一般无症状,CT 扫描为蝶鞍内低密度区,诊断关键为脑池造影 CT 扫描,可发现造影剂进入蝶鞍的蛛网膜下腔。如出现脑脊液漏和进行性视力视野障碍则需手术。

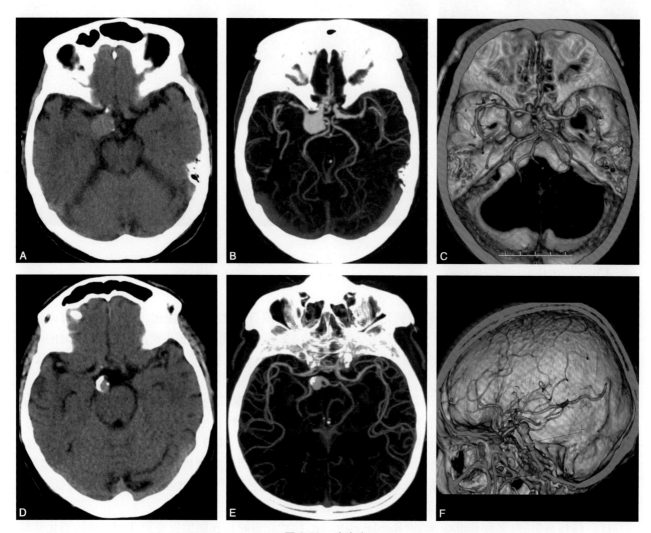

图 6-50 动脉瘤

A~C. CT 表现为鞍区占位,CTA 证实为巨大后交通动脉瘤;D~F. 一例基底动脉尖端动脉瘤 CT 及 CTA 表现。

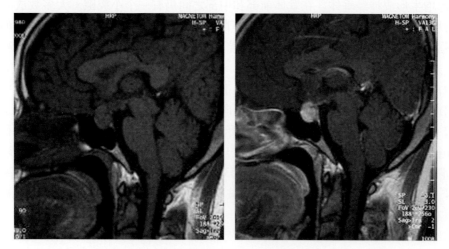

图 6-51 一例经病理诊断确诊的鞍区淋巴细胞性垂体炎 MRI 矢状位扫描表现

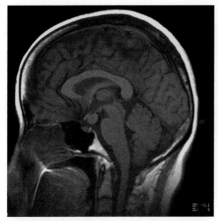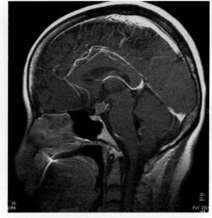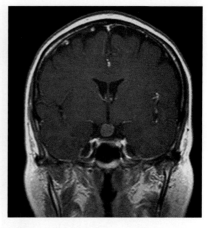

图 6-52　一例经病理诊断确诊的鞍区颗粒细胞瘤 MRI 矢状位及冠状位扫描表现

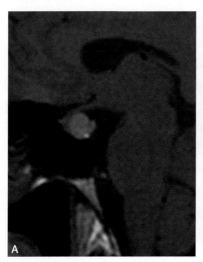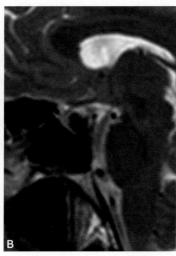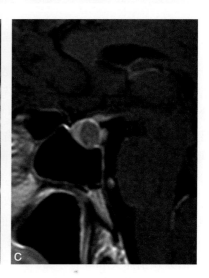

图 6-53　Rathke 囊肿

A. T_1WI 呈高信号,主要位于鞍内,上缘隆突,腺垂体推挤受压前移;B. T_2WI 呈低信号;C. 增强后周围受压垂体及囊壁强化。

13) 垂体脓肿:少见,一般为全身疾病的垂体表现,多发生在应用免疫抑制剂、激素后的患者。半数患者可有感染源,有蝶窦炎的患者易出现。表现为头痛、鞍区占位及内分泌低下、脑膜炎等。放射诊断上可见蝶鞍扩大或破坏,与肿瘤鉴别困难。使用大量抗生素如效果不佳,可经蝶手术引流。

14) 下丘脑错构瘤:下丘脑错构瘤是一类好发于儿童的罕见疾病,临床上以性早熟及痴笑样癫痫为特征性表现,MRI 提示漏斗-下丘脑部位异常实质性占位,病变 MRI 信号与脑组织类似,病变可呈蒂样生长于第三脑室底下丘脑结构,增强扫描通常无强化(图 6-54)。

(三) 诊断及鉴别诊断

1. 垂体瘤　不论分泌型或无分泌型垂体瘤多见于 15 岁以后,一般不产生颅内压增高的症状,无生长发育迟缓,常有典型双颞侧偏盲,眼底可有原发性视神经萎缩。如出现鞍上钙化和视交叉后的垂体腺瘤,则不易鉴别。

2. 颅咽管瘤　小儿患者因伴有发育迟缓,视野视力改变及颅内压增高而容易诊断,但成人常误诊,如鞍内型颅咽管瘤与垂体瘤表现相似。

颅咽管瘤与垂体腺瘤的鉴别:垂体腺瘤是鞍区最常见的肿瘤,约占鞍区肿瘤的 75%;其次为颅咽管瘤约占 15%。这两种肿瘤发病部位及手术方式类似,但两者术后并发症、预后不同。颅咽管瘤的发病年龄分布呈双峰,第一个高峰在 5~12 岁,第二个高峰在 40~50 岁,肿瘤发病性别无明显差异;而垂体腺瘤成人多见,20~45 岁年龄段高发,女性明显多于男性。颅咽管瘤大多由囊性和实质性部分组成,CT 多为低密度影,钙化

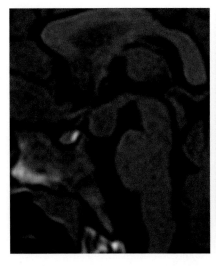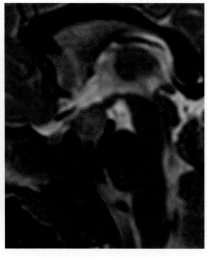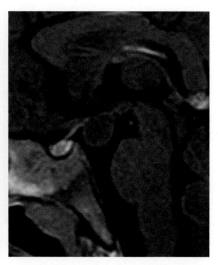

图 6-54　下丘脑错构瘤

MRI 矢状位扫描提示累及下丘脑垂体柄漏斗的实质性结节,增强扫描一般无强化。

部分为较高密度影,在 MRI 上绝大多数囊液的 T_2WI 为高信号,T_1WI 信号变化较大,当囊液蛋白含量较低或含有细胞外正铁血红蛋白时,T_1WI 信号升高;蛋白含量较高时因为囊液黏稠度增加信号强度又会降低,囊内如含有角蛋白或钙盐结晶,则 T_1WI 及 T_2WI 均为低信号。垂体腺瘤生长较大时中心可发生出血、坏死继而囊变,实质性垂体腺瘤 CT 和 MRI 扫描均与脑灰质密度或信号相等,垂体腺瘤发生钙化较少见。囊性部分则依囊液成分不同而 CT 和 MRI 表现不同,急性出血形成的囊腔 CT 扫描为高密度影,余均为低密度影。囊性部分 MRI 一般表现为 T_1WI 低信号,T_2WI 高信号,如囊液蛋白含量较高时,T_1WI 可呈等或高信号;如合并出血,信号改变则依出血的演变过程而改变。综上所述,尽管颅咽管瘤和垂体腺瘤有许多相似之处,但根据两者流行病学、病理、临床表现和影像学的不同综合分析,能提高术前的确诊率,增加治疗的针对性。

3. 鞍结节脑膜瘤　病变常位于鞍上,垂体内分泌障碍与下丘脑损害症状均较少,鞍结节处有骨质增生或破坏,累及前床突和蝶骨小翼。

4. 虹吸部动脉瘤　临床诊断并不困难,但鞍区钙化呈环状,蝶鞍扩大,不能排除 Rathke 囊肿时,应做脑血管造影以鉴别。

5. 胶质瘤　视神经和视交叉胶质瘤一侧或双侧视神经孔扩大是重要的诊断依据。第三脑室前部胶质瘤早期出现颅内压增高,并进行性加重,可呈发作性头痛,一般无蝶鞍改变,无钙化,无内分泌症状。影像检查有助鉴别。

6. 鞍上生殖细胞瘤　突出表现为尿崩症,可有性早熟征,蝶鞍形态大多正常,无钙化。

7. 脊索瘤　多有数条脑神经损害症状,常见钙化,蝶鞍和斜坡有明显骨质破坏,易鉴别。

8. 视力视野障碍需与高血压动脉硬化、糖尿病、视网膜病变等鉴别,需测血压、查眼底及 CT 等检查明确。而内分泌功能紊乱需与生理性月经和妊娠鉴别,还应与其他鞍区病变,如表皮样囊肿、皮样囊肿、Rathke 囊肿、空蝶鞍、垂体脓肿、鞍区颗粒细胞瘤、错构瘤,垂体非特异性炎性疾病等鉴别。

（四）手术技术

1. 术前准备

（1）术前应进行全面的临床内分泌及影像学检查,确定肿瘤的类别、大小与侵犯部位,严格掌握手术适应证及选择手术入路。必要时进行脑血管造影,了解肿瘤的血液供应情况。

（2）备血充足（尤其是鞍结节脑膜瘤）。

（3）垂体功能低下的患者术前 3 天应给予激素替代治疗,可口服地塞米松 0.5mg,每天 3 次。

（4）经蝶窦入路术前 3 天应清洁鼻道,用抗生素溶液滴鼻,术前 1 天剪鼻毛。

（5）对垂体大腺瘤采用经蝶窦入路者,可行腰椎穿刺置管,用于术中注射生理盐水,使颅内压力增加,让部分鞍上肿瘤坠入术野,以便于切除。

2. 手术入路与操作 应根据瘤体生长情况,选取合适手术入路或联合入路。

(1) 经额下入路:适应证为①视交叉后置型鞍上肿瘤;②肿瘤主体在鞍上的鞍内鞍上型肿瘤。一般行半冠状切口、经右额部开颅,用自动脑牵开器抬起额叶,进入鞍区后,应在手术显微镜下开放视交叉池与颈内动脉池,显示同侧或双侧视神经、视交叉和其前方的鞍膈上部分。有时为了充分显露,最好能打开侧裂池下部,以显露颈内动脉分叉部、大脑中动脉和大脑前动脉近端,以便于从视神经内侧间隙和视神经与颈内动脉的间隙显露肿瘤。在显露视神经间隙内肿瘤时,应先分离覆盖于肿瘤表面的蛛网膜,利用蛛网膜下隙分离肿瘤边界。切开肿瘤包膜,用超声吸引器或取瘤钳分次切除实质性瘤块,使瘤体缩小,达到充分瘤内与视神经减压。瘤壁与视神经、视交叉、颈内动脉、大脑前动脉、下丘脑、垂体柄常有粘连,瘤内减压后应仔细辨认肿瘤周围边界,在显微镜下用显微剪刀或镰状小刀,锐性分离包膜并分块切除,并注意保护供应视神经、视交叉与视束的小血管。肿瘤后上方与下丘脑之间常有一薄层神经胶质层,应在此层内分离肿瘤包膜。垂体柄常位于后下方,需仔细辨认,用吸引器和显微剥离子仔细分离并分块切除之。由于此入路不能很好地显露颈内动脉外侧间隙,对于后交通动脉、脉络膜前动脉及动眼神经等显露欠佳,使进入该间隙外侧瘤体的全切除受到一定限制。

(2) 翼点入路:为目前视交叉周围肿瘤最常用的术式。翼点(pterion)和关键孔(keyhole)是翼点入路的两个重要的解剖标志。翼点位于蝶骨大翼的上端,相当于额骨颧突后 3cm,颧弓上 3.5cm 处,关键孔位于颞上线和颧弓结合部后方,相当于额骨颧突和颧弓额突连接部的后方,翼点的前方,此孔之所以关键是因为其为眼眶、颅前窝、颅中窝和颞下窝四个解剖腔隙的交汇点。适应证:①向一侧鞍旁发展的鞍上型肿瘤;②一侧脑室旁及向鞍后发展的肿瘤。头皮切口在耳前、从颧弓上缘开始沿发际至中线,骨瓣尽量接近颅前窝和颅中窝底部,以便抬起额叶与颞叶,在硬脑膜外切除蝶骨嵴。有时切口和骨瓣的位置还可依肿瘤位置和大小不同而稍加改变。切开硬脑膜后从侧裂池放出脑脊液,牵开额叶和/或颞叶,显示同侧视神经与颈内动脉。充分显露视交叉前间隙、视神经颈内动脉间隙、颈内动脉外侧间隙(鞍区的 4 个解剖间隙:间隙 1,视交叉前方;间隙 2,视神经颈内动脉三角;间隙 3,颈内动脉小脑幕切迹三角;间隙 4,切开终板)(图 6-55)。可根据肿瘤的位置从以上间隙来分离切除肿瘤。最常用的间隙是间隙 2,次之为间隙 3,必要时可联合应用以上间隙,充分显露肿瘤及其与周围结构的关系,以便达到彻底切除肿瘤的目的。如肿瘤为脑室旁型,或瘤体较大,并向鞍后扩展,则应于较高处分开外侧裂,

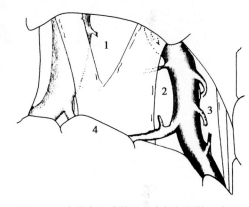

图 6-55 右翼点入路鞍区 4 个解剖间隙示意图
1:视交叉前方间隙;2:视神经(视束)与颈内动脉间隙;3:颈内动脉与小脑幕切迹间隙;4:切开终板所得间隙。

并打开侧裂池下部,以充分显露颈内动脉分叉部、大脑中动脉与大脑前动脉的近端,并开放视交叉前间隙、视神经、颈内动脉间隙与颈内动脉外侧间隙。

显露大脑前动脉、大脑中动脉、后交通动脉、脉络膜前动脉、动眼神经与向鞍旁扩展的瘤体。如肿瘤位于鞍后接近中脑前方,应切开 Liliequist 膜进入脚间池,必要时还可切开小脑幕游离缘,打开脑桥前池及环池,显示向鞍后延伸的瘤体及基底动脉分叉部、大脑后动脉、小脑上动脉、大脑脚和脑桥。颈内动脉外侧间隙内的后交通动脉、脉络膜前动脉、丘脑穿通动脉、动眼神经多附着于肿瘤表面,应仔细辨认,防止损伤。肿瘤切除方法基本上同额下入路,先从肿瘤内分块切除,然后锐性分离肿瘤包膜并切除之,不可钝性分离或盲目用力牵拉。

(3) 经蝶窦入路:适应证为①鞍内型或向蝶窦内侵蚀生长的肿瘤;②肿瘤向鞍上发展,但主体在鞍内。可经唇下鼻中隔蝶窦入路、经鼻前庭鼻中隔蝶窦入路或经筛窦蝶窦入路。较流行经单鼻孔经蝶入路,辅以神经内镜技术的应用。进入蝶窦后刮除蝶窦黏膜,可看到蝶鞍底。一般鞍内肿瘤的鞍底骨质变薄,触之易凹陷,用高速微型磨钻或用骨凿轻凿即可穿破。骨窗的大小应视蝶鞍扩大及肿瘤在鞍内的大小而稍有差异。一般横径约 1.5cm,纵径约 1.0cm。见到鞍底硬脑膜后,常见硬脑膜膨隆,"十"字形切开鞍底硬脑膜,显露并切开肿瘤包膜,进行瘤内切除后,小心剥离肿瘤包膜。较小的肿瘤可完全切除,较大的肿瘤,瘤壁与周

围硬脑膜及鞍膈常有粘连,完全切除肿瘤壁较为困难,不宜在鞍膈上方过度剥离,以免造成脑血管或神经的损伤(图6-56)。对于巨大鞍区肿瘤,在切除鞍内瘤组织后,为使突入鞍上的瘤块获得彻底摘除,于患者腰蛛网膜下隙预先置入的导管内,缓慢注射生理盐水,用增加颅内压力的方法将鞍上瘤块挤压入术野,有利于手术摘除。肿瘤切除后严密止血,瘤床用小片明胶海绵填塞,也有学者强调重建鞍底,如取小块肌肉及骨片行鞍底修补,局部应用医用胶黏合加固,防止术后脑脊液漏或垂体脱位。鼻腔留置中空的硅胶管以保持呼吸道通畅。如术中出现脑脊液漏,应进行严密的鞍底重建与修补术。

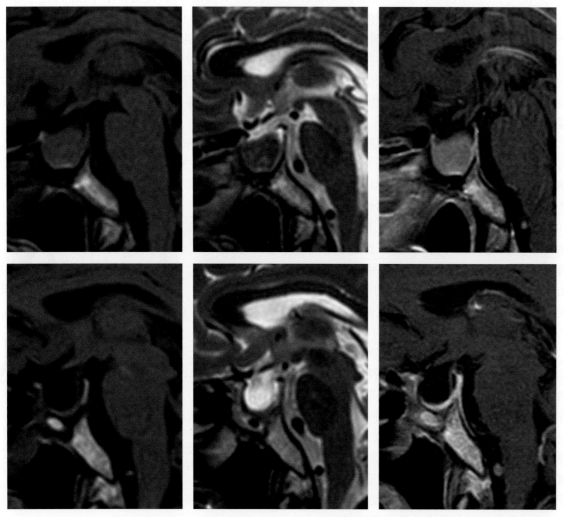

图6-56 鞍区垂体促甲状腺素腺瘤术前和经鼻蝶窦术后MRI表现

(4)经终板入路:适应证为①视交叉前置的脑室旁型肿瘤,或延伸到视交叉后的脑室旁型肿瘤;②位于第三脑室底部的脑室内型肿瘤,但未阻塞室间孔者。翼点入路和额下入路开颅均可显露终板。肿瘤为视交叉前置型者,可沿视交叉上方或沿颈内动脉分叉部显露大脑前动脉,达视交叉后方,即可见向前膨出且变薄的终板。穿刺证实为鞍区肿瘤后,可切开终板及一层很薄的第三脑室壁,并分块切除肿瘤。切除肿瘤的原则同前,但由于肿瘤周围为第三脑室底部,具有重要的生理功能,应格外小心,如有损伤可影响生命,如包膜分界不清,切勿强行分离,以免导致严重后果。

(5)经胼胝体或经额叶皮质侧脑室入路:适应证为①肿瘤主体在脑室内者,瘤体位于第三脑室底部,且向上发展阻塞室间孔和/或导水管上口,引起脑积水者,适于经胼胝体室间孔入路;②肿瘤向一侧生长并伴侧脑室扩大,适于额叶皮质侧脑室入路。头皮切口位于额区发际内,骨瓣近中线,经额中回中部或胼胝体前部进入侧脑室,经扩大的室间孔切除侵入第三脑室或突入侧脑室内的肿瘤。一般可通过扩大的室间孔看到第三脑室内肿物,有时肿物尚可通过室间孔突向侧脑室。室间孔后下缘有丘纹静脉穿入室间孔,与大脑内静脉相连,脉络丛也于此处经过。进入侧脑室后要仔细辨认室间孔、脉络丛、丘纹静脉等重要结构。对于与第三脑室壁粘连不严重且肿瘤较小者,可达到完全切除;实质性且较大的肿瘤,并与周围组织粘连紧密者,完全切除有损伤下丘脑的危险,可部分切除肿瘤,同时打通脑脊液循环通路,必要时可切开透明隔。

(6)联合入路:为切除巨大鞍区肿瘤,可采取上述入路中的两种行联合入路术。如额下翼点联合入路;翼点胼胝体联合入路等,其中最常用者为 Yasargil(1990)推崇的经翼点及经胼胝体联合入路,该法系经翼点入路切除位于鞍膈上、鞍旁及鞍后的瘤块,再经胼胝体侧脑室入路切除位于第三脑室及突入室间孔的肿瘤。一般应尽量将几种入路的头皮切口纳入到一个切口之内,如肿瘤向中线扩展,在视交叉前和视交叉后的瘤体较大,或侵及第三脑室底区,或延至对侧视神经外侧者,可采用额下翼点联合入路,沿冠状缝在发际内做冠状切口,将翼点入路与经胼胝体入路的跨中线额区入路骨瓣包括在内。经翼点入路切除位于鞍膈上、鞍旁及鞍后的瘤块,再经胼胝体侧脑室入路切除位于第三脑室及突入室间孔的肿瘤。肿瘤向外扩展,达同侧鞍旁,或脑室旁型鞍区肿瘤及向鞍后扩展者,切口可向外、向后移动,必要时可显露出颞叶底区后方及小脑幕。

3. 术中注意事项

(1)肿瘤与周围神经组织,尤其是垂体柄、下丘脑和第三脑室内壁粘连紧密,手术时的牵拉便可造成损伤,易出现内分泌障碍,故手术前应注意调整内分泌功能紊乱,术中常规给予氢化可的松或地塞米松,以防止术后下丘脑水肿及内分泌功能紊乱。

(2)鞍区肿瘤常与颅底动脉粘连紧密,故术中尽量采用锐性分离的方法,不可勉强分离。

(3)肿瘤与视神经、视交叉关系密切者,有时视神经、视交叉被挤成薄束,紧贴于肿瘤包膜,以至于在显微镜下不易辨认,因而在分离、切除大型肿瘤时,特别要注意避免损伤视神经和视交叉。术中首先进行包膜内肿瘤切除,设法缩小肿瘤体积,以利于重要结构的及早确认、分离和保护。

(4)有些鞍区肿瘤(如颅咽管瘤、表皮样囊肿等)的囊内含有大量化学性刺激物质,这些物质手术中进入脑室内或蛛网膜下隙,可产生化学性脑膜炎,手术中应注意预防。一般在打开肿瘤囊壁前,有囊液者应行穿刺抽吸减压,在切开瘤囊前用棉片妥善保护周围脑组织,勿使囊内容物外溢。在结束手术时,应用生理盐水反复冲洗。

(5)手术野应注意止血,尤其在瘤床周围,因其接近重要功能区,如发生术后血肿,将引起严重后果。

(6)经蝶窦入路切除蝶窦、蝶鞍及鞍膈上方肿瘤时,应注意中线两旁的重要神经与血管结构。在蝶鞍内操作时需注意保护肿瘤周围的垂体组织和垂体柄,以免术后发生垂体功能不足及尿崩症。术中如鞍上池蛛网膜被撕破,应注意修补鞍底,以免发生脑脊液漏。术后需行鼻腔填塞,3~4 天后拔除填塞物。

4. 术后早期的处理常规 ①每小时测量尿量;②每 2 小时测量体温(直肠);③每 12 小时检查血电解质;④每小时按 GCS 方法观察神志改变;⑤适当使用抗癫痫药;⑥预防性头颈部物理降温及降低室温;⑦应用 H_2 受体拮抗剂预防应激性溃疡及足量的抗生素预防感染;⑧系统的内分泌替代治疗;⑨对意识障碍者及早采用鼻饲;⑩术前测量体重,以备术后了解体重变化。

(五)术后主要并发症及其防治

1. 尿崩症 术后尿崩症十分常见,发病率高达 17%~70%。中枢性尿崩症是由于 ADH 分泌减少引起水代谢失调导致持续性排出大量稀释尿液的综合征。其特征是:尿多,尿比重低;肾脏本身没有明显病变;在强烈的渗透性刺激(如禁水时)或非渗透性刺激下,尿液不能有效地浓缩;血钠正常或轻度升高;给予 ADH 后,尿量减少,尿渗透压升高。由于 ADH 不足,流经肾脏远曲小管和集合管的低渗液不能被有效地重吸收,致使大量游离水从终尿中排出,尿渗透压持续低于血浆渗透压,形成低渗尿。当下丘脑、第三脑室前部的视上核、室旁核和/或视上神经束受到刺激或损伤时都会引起尿崩症,而切除神经垂体不会出现尿崩症,因为产生 ADH 的神经元可将 ADH 直接排入血液中。

成人正常平均每小时尿量为 50~80ml,在无过多补液情况下,若每小时尿量大于 160ml,尿比重低于 1.005,应视为尿崩症发生。多尿是最重要的症状,24 小时尿量超过 2L,可以高达 18L 以上,患者出现烦渴多饮,喜冷饮。如患者能得到足够的水分,其健康一般不受威胁,当无法饮到水或饮水不足则会出现高张综合征,此时患者出现血容量不足的表现,如心悸、心慌、血压下降、四肢厥冷,血浆渗透压明显升高,严重者出现休克。

50%~70% 的患者为一过性尿崩症,即手术当日出现多尿,术后数天自行缓解。如术中垂体柄、下丘脑(主要是视上核及室旁核)受到损伤可引起持续数周、数月,甚至是永久性尿崩症。典型的垂体腺瘤手术后尿崩症出现三期变化:①术后 1~5 天进入第一期,表现为尿量增加,2~6L/d,尿渗透压降低,是手术导致神经性休克,ADH 停止释放,或释放的 ADH 失活所致;②第二期发生在术后 5~7 日,尿量突然下降,尿渗透压升高,其机制为 ADH 从受损变性的神经元中漏出所致;③第三期常发生于术后 1 周,持续数周或成为永久性尿崩症,尿量达 4~10L/d,可以高达 18L/d,此即认为是视丘下部及垂体柄受到严重损伤,ADH 分泌不足所致。

实验室检查:

(1) 普通实验室检查:①尿比重低≤1.010,一般仅 1.001~1.005,尿渗透压低≤300mOsm/(kg·H_2O),低于血渗透压,一般在 50~200mOsm/(kg·H_2O);②血钠和血浆渗透压一般在正常值的高限或轻度升高,但患者饮水受限则可能出现严重的高钠血症,可达 174mmol/L。

(2) 兴奋试验:①禁水试验,完全性中枢性尿崩症(尿量>5 000ml/24h)禁水后,尿量无明显减少,尿渗透压及尿比重仍低;部分性中枢性尿崩症(尿量 2 000~5 000ml/24h)禁水后,尿量稍有减少,尿渗透压和尿比重稍有升高,但尿比重峰值不超过 1.020,多在 1.015 左右,尿渗透压峰值不超过 750mOsm/(kg·H_2O),多在 400~500mOsm/(kg·H_2O)左右;②禁水-血管升压素试验,完全性中枢性尿崩症患者注射血管升压素(即抗利尿素)后尿量明显减少,尿渗透压上升 50%;部分性中枢性尿崩症尿渗透压上升不到 50%,尿渗透压超过 750mOsm/(kg·H_2O),尿比重超过 1.020;③高渗盐水试验,中枢性尿崩症患者注入高渗盐水后,尿量不减,尿比重、尿渗透压不上升。

一般轻者可补液,并同时给予口服氢氯噻嗪(双氢克尿塞),很快便可恢复;如损伤较重,则需给予垂体后叶激素或去氨加压素。应用抗利尿制剂时,须先了解血电解质及尿量等情况,如不存在低钠血症及抗利尿激素异常分泌综合征,可应用垂体后叶激素,首次用较小剂量(2.5~5U)皮下注射,以免引起无尿,一次有效剂量应能控制尿量在每小时 50~150ml 达 8 小时左右,否则,需调整或追加剂量。多数病例的有效剂量为每次 5~10U。也可选用醋酸去氨加压素(弥凝)。尿崩期间的补液量可按患者每小时的尿量来确定饮水量或鼻饲水量,常规的静脉输液量为成人 1 500~2 000ml/d,相当于由皮肤,呼吸道丢失的水量。钾的补充按 1g 氯化钾/1 000ml 尿量来估算,大部分由口服或鼻饲给入,由静脉补充的氯化钾为 2g/d,氯化钠为 4g/d,通过血电解质监测再予调整。

2. 电解质紊乱　①低钾:常为尿崩补钾不足所致;②高钾:常与肾功能受损或补钾过多有关;③高钠高氯:常为血液浓缩表现;④低钠。一般通过限制钠氯、补足液体及治疗尿崩可改善。长期顽固的高钠高氯,单用限钠补液方法收效不佳者,可加用小剂量口服抗利尿剂有望见效。低钠血症是鞍区肿瘤术后常见的电解质紊乱之一,常伴血氯降低。以脑耗盐综合征(cerebral salt wasting syndrome,CSWS)和抗利尿激素分泌失调综合征(syndrome of inappropriate secretion of antidiuretic hormone,SIADH)多见,两者的血电解质检验结果相似,但原因和处理截然不同,应两者进行鉴别。前者为钠的排出多于摄入,造成体内总钠量降低而表现低钠血症,治疗原则为补充丢失的钠并给予含醛固酮的制剂以阻止钠的继续丢失,恢复钠的平衡;后者为水的排出少于摄入,造成体内水的潴留即水中毒,体内总钠量并未减少,因钠稀释而表现低钠血症,治疗原则为严格限制入水量,促使体内多余的水分排出,恢复水的平衡。

CSWS 的概念是 20 世纪 50 年代提出的,目前将 CSWS 定义为在颅内病变的基础上发生的肾性失钠,是导致低钠血症和循环血容量减少的综合征,其发病机制尚不明确,推测原因可能是下丘脑调控或直接分泌心房钠尿肽(atrial natriuretic peptide,ANP)过度所致。SIADH 是由于病理性的 ADH 不适当分泌,肾脏保水而导致稀释性低血钠。造成 SIADH 的原因则是由于下丘脑损害刺激下丘脑-垂体轴使之产生兴奋,引起与血浆渗透压不相关联的非抑制性的下丘脑 ADH"渗漏"。SIADH 的诊断标准为:①低血钠(<135mmol/L);②低血浆渗透压(<280mOsm/L);③高尿钠(>20mmol/L);④尿渗透压>血浆渗透压;⑤液体出入量不平衡,出量小于入量;⑥无脱水体征,体重增加。确诊的辅助方法有水负荷试验和血 ADH 水平检测。而有效循环血量的减少和显著的负钠平衡是 CSWS 区别于 SIADH 的最重要的特征。

CSWS 的治疗以补盐和补水达到恢复血容量及维持钠的平衡为目的,水钠补充的常用方法是根据低钠血症的严重程度选择应用口服盐制剂或静脉给予等渗和高渗溶液。在治疗中应注意血钠提高过快可引起脑桥中央髓鞘溶解甚至死亡,因此建议血钠升高速度不超过 0.7mmol/(L·h)。另外尚需通过减少尿钠排泄来防止血钠和血容量再度减少,也是重要措施。醋酸去氧皮质酮(desoxycortone acetate,DOCA)、促肾上腺皮质激素(adrenocorticotropic hormone,ACTH)或氢化可的松都可作用于肾小管而提高钠的重吸收。SIADH 的治疗原则为限水治疗,一般控制水摄入量在 500~1 000ml/d,造成负水平衡,限水 2~3 天血钠水平可回升至正常。

值得注意的是尿崩患者治疗用抗利尿激素制剂药量过大,也可造成和 SIADH 相同的症状,但持续时间较短,随抗利尿激素药物半衰期过后,尿量增加,血钠回升。其他原因导致的低钠血症,包括甲状腺素或肾上腺类固酮激素分泌不足等。甲状腺素分泌不足降低了肾小管内液体的稀释能力,增加了抗利尿激素的分泌,使水的排泄减少,从而组织间隙水分增加导致中等或严重的稀释性低血钠;肾上腺功能降低则糖皮质激素分泌也减少,糖皮质激素能升高释放 ADH 的阈值,后者作用于肾远曲小管减少水的释放,因此缺乏糖皮质激素也可造成严重的低血钠。

3. 体温调节障碍　下丘脑体温调节中枢损伤时,可出现持续中枢性高热,其特点是体温骤升到 40℃ 左右,无寒战,处于昏迷状态。除非体温不升,术毕即开始头颈部物理降温,控制室温在 20~25℃。物理降温必须以不引起寒战与畏冷为度,不必强行控制在正常或低于正常,目标是避免高热。对神志尚好能自动饮水的患者,应避免用冬眠药,以免影响神志观察,丧失咳嗽反射、口渴反应和饮水功能。有的表现为体温过低,常在 32℃ 以下,可采取保温措施及加用甲状腺激素。

4. 垂体功能低下　以垂体-肾上腺皮质轴与垂体-甲状腺轴功能低下较为常见。主要表现为 ACTH、甲状腺素、GH、LH、FSH 分泌减少。应给予内分泌替代治疗,部分患者经对症治疗后好转,有的则需要长期使用内分泌药物治疗,严重的垂体功能低下可危及生命。

(1) ACTH-肾上腺轴替代治疗:最佳选择应常规采用氢化可的松(hydrocortisone)或可的松(可的松摄入后在肝内转化成氢化可的松)。氢化可的松用量推荐如下:术后第 1~3 天 100mg 静脉滴注。恢复进食后可改用口服氢化可的松 20mg,3 次/d,在 1 周内递减用量至停药。复查血 ACTH、FSH 和尿 UFC/24h,如证实腺垂体功能不足,则需考虑较长期氢化可的松替代治疗,继以递减至维持量 20mg 或 10mg,1 次/d。如遇应激状态,如重大外伤、疾病或精神打击等时应酌情增加用量。不应选择地塞米松(dexamethasone,DX)和泼尼松(prednisone),因 DX 既制约 ACTH 的分泌(负反馈),又抑制肾上腺皮质醇的产生。一旦停用,可能导致肾上腺皮质功能衰竭。

(2) 性腺替代治疗:在失去垂体促性腺激素(gonadotropic hormone,GnH)、卵泡刺激素(follicle stimulating hormone,FSH)、黄体生成素(luteinizing hormone,LH)的调控后,其周围靶腺激素睾酮(testosterone,T)、雌激素(estrogen,E2)的替代治疗一般难以奏效。男性患者可给予人绒毛膜促性腺激素(human chorlonic gonadotropin,hCG)2 000U 和丙酸睾酮(testosterone propionate)25mg,每周 2 次,肌内注射。奏效后可适量递减,改为每周 1 次或 2 周 1 次。女性患者除进行人工周期外,同时在月经后半周期给予 hCG 2 000U 每周 2 次或每周 1 次,肌内注射。不育、不孕患者可考虑用人绝经期促性腺激素(human menopausal gonadotropin,hMG),连续 3~6 个月,但用量应慎重选择。

(3) 甲状腺替代治疗:促肾上腺皮质激素腺瘤术后腺垂体功能不足时,甲状腺有充足的甲状腺素储量,一般可维持正常功能 3 个月,不需早期替代治疗。术后第 4 个月初复查血 T_3、T_4、TSH。如测定值偏低,可给予甲状腺素 40mg,1 次/d,维持量 20mg/d。甲状腺替代治疗中勿滥用过量,以防药源性甲亢。

5. 意识障碍　原因:①颅内血肿,包括脑室极度扩大的患者因过度脑室外引流造成颅内压过低而引起的非手术区域的硬膜外或硬脑膜下血肿;②急性梗阻性脑积水,尤其是术前已有梗阻性脑积水的患者,尽管术中已解除了梗阻,术后仍可因水肿、血块堵塞等原因而发生急性完全性梗阻,发生脑疝;③水电解质紊乱,无论高钠高氯或低钠低氯到了一定严重程度,均可出现意识障碍;严重失水致周围循环衰竭或酸碱平衡失调,或水中毒等,也会有意识障碍表现;④内分泌替代治疗不足,尤以肾上腺皮质激素严重不足最为突出,常为激素用药过程中的过早停药或减量过多所致。

6. 抽搐发作 术前或术后曾有抽搐发作诊断为癫痫的患者,须进行正规的抗癫痫治疗。术前口服抗癫痫药3日,术毕立即肌肉或静脉注射抗癫痫药,注射用药与以后的口服用药非同一药时,须重叠1~2日。如处于癫痫持续状态,则静脉注射地西泮(安定)或肌内注射苯巴比妥(鲁米那),仍不能控制,可用硫喷妥钠,由于硫喷妥钠抑制呼吸作用较强,最好有麻醉医师在场作好气管插管准备,缓慢静脉注射硫喷妥钠,一般都能控制抽搐。抽搐后往往合并酸中毒,应予补碱,维持酸碱平衡。如从未发生过抽搐,出院后继续口服1~2周停药。

7. 应激反应 由于手术刺激下丘脑、术后应用大量激素,或由于神经体液平衡失调及低位脑干自主神经中枢功能改变等多种因素,可引起应激性溃疡致消化道出血,严重时胃可出现穿孔。轻者呕吐带血,重者大量呕血及柏油样便。术后要严密观察患者的血压、面色、呕吐物、胃管抽吸物及大便等情况。并根据患者表现给予胃黏膜保护剂、止血药及补充血容量等。术后常规应用 H_2 受体拮抗剂如雷尼替丁400mg,或质子泵抑制剂如奥美拉唑40mg,每天静脉滴注1次,有助于预防。

8. 颅底血管损伤 少见,但常造成术中难以控制的出血及术后脑血管痉挛和脑组织缺血。在解剖鞍上池特别是经颈内动脉内外侧间隙切除肿瘤时,需保护大脑前动脉、前交通动脉及其穿通动脉。在处理蝶鞍前外侧部肿瘤时,应注意勿损伤眼动脉。肿瘤自海绵窦上方向额叶及颞叶内生长,手术时勿损伤周边的血管。鞍区大肿瘤常累及海绵窦,其中多数为由内向外挤压海绵窦内壁,占据海绵窦内侧、前下、后上甚至外侧腔隙,少数侵蚀海绵窦内壁进入海绵窦腔而包绕颈内动脉和展神经。在切除颈内动脉周围的肿瘤时应尽量采用钝性分离,用刮匙分块刮除瘤组织,避免损伤颈内动脉海绵窦段及其分支。

9. 视神经损害 与术中操作触碰视神经及供应视路的血管有关,应注意在手术显微镜下耐心细致地操作,勿损伤或电灼视神经、视交叉及视束的血管,以避免术后视力障碍。如术中对视神经有推挤和牵拉,术后应给予神经营养药物。

10. 脑脊液漏 在经蝶手术中,若打开了鞍上池蛛网膜,可形成脑脊液鼻漏。其预防的关键在于应保持鞍膈的完好无缺,如有破损,需用肌片鼻黏膜瓣或生物材料,并加用生物胶,严密修补鞍底。术后轻度脑脊液漏,鼻腔敷料有少量渗出,多于数日后能自行愈合。若脑脊液漏出较多,应让患者取头高位,并经腰椎穿刺置管持续引流,数日或数周后漏液可愈。更严重者则需再次手术修补鞍底。

11. 其他 术后出血发生血肿者,应及时手术清除;颅咽管瘤、表皮样囊肿等囊性肿瘤术中内容物溢出,刺激室管膜或脑膜引起无菌性脑膜炎,患者有发热及脑膜刺激反应,术后经反复多次腰椎穿刺,并适当排放脑脊液,一般均有较好的治疗作用。意识障碍不能自行进食者,宜及早采用鼻饲,进行正规的肠内营养支持。

(六) 辅助治疗与复查

部分患者需进行放射治疗(直线加速器),或需至内分泌科、妇产科或泌尿外科就诊,以决定是否需用甲状腺素、性激素及有关生育功能的治疗。定期复查头部 MRI 或 CT、内分泌检查、血电解质检查以及视力、视野检查等。要求2年内每3个月复查1次,2年后每半年1次,5年后每年1次,须达10~20年。

二、垂体腺瘤

垂体腺瘤(pituitary adenoma)占原发性脑肿瘤的10%~15%,发病起源于腺垂体的细胞。常规 MRI 扫描中,10%或更多的垂体具有轻微的信号改变,提示有临床隐性的微腺瘤。绝大多数的垂体腺瘤是良性的,生长缓慢。一些诱发肿瘤的因素如 G-蛋白异常、*ras* 基因突变、*p53* 基因缺失或突变等,可能影响其生长速度和侵袭性。发病高峰在30~60岁。尸检病例中垂体腺瘤发生率无明显性别差异。近来发现女性增多,可能是由于在临床表现中有显著月经周期改变而更易发现。

(一) 临床和内分泌学分类

最常用的分类方法是按内分泌功能分类。根据垂体腺瘤在体内是否分泌激素,大致分为功能性和无功能性两大类。

1. 功能性垂体腺瘤 占垂体腺瘤的65%~80%。

(1) 单激素分泌腺瘤:肿瘤只分泌一种激素。包括:①催乳素腺瘤(prolactin adenoma),最常见,占功能性腺瘤的50%~66%,其中90%为小腺瘤;②生长激素腺瘤(growth hormone adenoma),占10%~20%;③促肾上腺皮质激素腺瘤(ACTH adenoma),可以引起库欣病(Cushing disease)和纳尔逊(Nelson)综合征,占5%~15%;④促甲状腺激素腺瘤(thyrotroph adenoma),少见,发病率不足1%;⑤促性腺激素腺瘤(gonadotroph adenoma),少见。

(2)多激素分泌腺瘤:肿瘤分泌两种以上激素。

2. 无功能性垂体腺瘤 占垂体腺瘤发病率的20%~35%。

无功能性腺瘤不分泌激素,临床症状主要由其占位效应导致。

在临床上,从手术角度和临床预后出发,有帮助的分类方法是根据影像学特点进行分类。按其大小可分为微腺瘤(直径小于1cm),大腺瘤(直径1~4cm)和巨大腺瘤(直径大于4cm);根据肿瘤是否侵犯海绵窦及其程度,Knosp分级采用海绵窦冠状位MRI上垂体腺瘤与颈内动脉海绵窦段(C4)及床突上段(C2)血管的连线,来判断垂体腺瘤与海绵窦的关系。0级(正常型):海绵窦形态正常,有海绵窦静脉丛的强化,肿瘤未超过C2-C4血管管径的内切连线。1级:肿瘤超过C2-C4血管管径的内切连线,但没有超过C2-C4血管管径的中心连线,海绵窦内侧部静脉丛消失;2级:肿瘤超过C2-C4血管管径的中心连线,但没有超过C2-C4血管管径的外切连线,可致海绵窦上部或下部静脉丛消失;3级:肿瘤超过C2-C4血管管径的外切连线,海绵窦内侧、上部和/或下部静脉丛消失,其外侧静脉丛也可消失;4级:海绵窦段颈内动脉被完全包裹,导致内径狭窄,各部静脉丛消失,海绵窦的上壁和外壁呈球形向外扩展突出。1级和2级为非侵袭性垂体瘤,3级和4级为侵袭性垂体瘤。

(二)临床特征

1. 一般表现 主要为三大临床症状,一是垂体激素高分泌出现某些垂体功能亢进;二是垂体功能低下,由于肿瘤压迫垂体、垂体柄或下丘脑促垂体区所致;三是与肿瘤压迫、侵袭相关的症状,头痛是最常见的早期症状,系肿瘤生长对鞍膈的牵拉所致,后者受三叉神经第一支支配。另外,大腺瘤患者如肿瘤压迫视神经可产生视力、视野障碍,如肿瘤侵入海绵窦可出现其他眼部症状(眼肌麻痹、复视、上睑下垂)或面部麻木疼痛。进一步累及蝶窦会导致自发性脑脊液鼻漏。罕见情况下,因垂体腺瘤内突然出血和/或梗死,使肿瘤体积迅速膨胀(垂体卒中),患者可表现为突发性头痛、失明、激素水平失调。

2. 功能性垂体腺瘤的临床表现

(1)催乳素腺瘤:女性多见,男:女为1:9。女性患者多为小腺瘤,表现为闭经泌乳综合征(Forbis-Albright综合征)。高催乳素血症(hyperprolactinemia,HPRL)可引起女性月经失调和生殖功能障碍。当催乳素轻度升高时可因引起黄体功能不足发生反复自然流产,而随着血清催乳素的进一步升高,可出现排卵障碍。男性患者多为大腺瘤,而出现压迫性和侵袭性症状,表现为视力下降、阳痿、性欲减退、不育、胡须稀少,溢乳及男子女性型乳房则少见,长期HPRL导致雄激素水平减低可能造成骨质疏松。

(2)生长激素腺瘤:成人多表现为肢端肥大症,由于过量分泌生长激素致使大量胰岛素样生长因子-1(insulin-like growth factor-1,IGF-1)引起骨、软骨组织和内脏过度生长,使头颅变方、额骨高耸、鼻部增大、嘴唇肥厚、声音改变、手足粗大,常常伴有高血压、糖尿病、睡眠性呼吸暂停、心肌病,预期寿命较正常减少8~10年。青春发育期前,出现巨人症,个子异常高大,容易疲劳,免疫力差易感冒等。

(3)促肾上腺皮质激素腺瘤:90%为微腺瘤,10%为大腺瘤,表现为库欣病。多见于青年女性,患者体重增加、向心性肥胖、易疲劳和软弱无力、高血压、多毛、闭经、宽大紫纹、性格改变、瘀斑、近端肌病、水肿、多尿烦渴及阴蒂肥大等。

(4)促甲状腺激素腺瘤:罕见,最常见症状是甲状腺肿和甲状腺功能亢进,随着肿瘤的增大,逐渐出现头痛、视力障碍和其他鞍区占位病变的局灶性症状。多为大腺瘤或巨大腺瘤,因而常有一定程度的垂体功能减退。甲亢患者TSH水平正常或升高为TSH腺瘤的特征。

(5)促性腺激素腺瘤:分为FSH、LH和FSH/LH腺瘤3型。起病缓慢,缺少特异性症状,早期诊断困难,多见于中年以上男性,主要表现为头痛、视功能障碍、垂体功能减退,常误诊为无功能垂体腺瘤。尽管性腺本身功能多半正常,但在男性及女性都会出现性腺功能低下。

3. 无功能性垂体腺瘤的临床表现 多见于成年男性,生长缓慢。主要包括两方面的临床表现:①肿瘤向鞍外扩展压迫邻近组织结构的表现,这类症状最为多见,往往为患者就医的主要原因;②因肿瘤周围的正常垂体组织受压和破坏引起不同程度的腺垂体功能减退的表现,常当瘤体较大时才就诊。部分患者可出现轻或中度的高催乳素血症,这是因为垂体柄受压导致缺乏多巴胺对 PRL 分泌的抑制,在这种情况下,血清 PRL 很少超过 $100\mu g/L$。

4. 垂体卒中(pituitary apoplexy) 即垂体腺瘤卒中,是指垂体腺瘤生长过程中突发瘤内出血或坏死致瘤体突然膨大引起的并发症,多急性起病,故有"卒中"之称。所有垂体腺瘤中 1% ~ 2% 的患者出现这一并发症,一般见于大腺瘤。目前,垂体卒中已被视为一种独立的综合征,具有典型的临床表现,主要表现为突然的头痛、视力视野障碍、眼肌麻痹、脑膜刺激征等。轻者于数日后自行缓解,重者可诱发垂体危象,迅速出现严重的神经系统症状,昏迷,甚至死亡。微小腺瘤卒中临床症状不显著,称为亚临床垂体卒中。垂体卒中的确切原因尚不清楚,目前认为可能与局部缺血、异常血管形成、紧靠的垂体上动脉受压、肿瘤类型及诱发因素等有关。

5. 影像学表现 见前节。

（三）诊断

临床表现、影像学检查和内分泌学检查是正确诊断垂体腺瘤的 3 个重要方法,缺一不可。要详细了解患者症状体征的变化情况,并且判断这些症状体征是否与垂体病变相关;影像学检查发现垂体腺瘤应与其他鞍区病变相鉴别,必要时行垂体动态增强扫描或 PET 检查以帮助明确诊断;患者应进行全垂体功能检查,并根据激素分泌情况将垂体腺瘤分型,必要时行激素刺激或抑制试验。

1. 催乳素腺瘤 由于血清 PRL 水平受许多生理因素和应激影响,因此测定血催乳素水平有严格的采血要求(应于安静清醒状态下、上午 10 ~ 11 时取血测定),催乳素水平显著高于正常上限 3 倍者 1 次检查即可确定,当催乳素测定结果在正常上限 3 倍以下时至少检测 2 次,以确定有无高催乳素血症。血清 PRL 高于 $200\mu g/L$ 的垂体腺瘤患者可诊断为催乳素腺瘤。低于此值的高催乳素血症可继发于垂体柄或下丘脑受压。一般来说,血清 PRL 水平与肿瘤大小呈正相关,催乳素大腺瘤通常在 $250\mu g/L$ 以上,可达 $1\,000\mu g/L$。PRL 的分泌和释放由多巴胺介导(抑制),任何阻断多巴胺分泌的病变均可导致 HPRL。甲氧氯普胺、吩噻嗪类、苯丙甲酮可拮抗泌乳细胞多巴胺受体,从而引起 PRL 水平升高达 $100\mu g/L$ 以上,其他一些药物如利哌酮、单胺氧化酶抑制剂、维拉帕米等也可引起 HPRL。对于 PRL 值在 $100\sim200\mu g/L$ 之间的垂体腺瘤患者给予多巴胺受体激动剂试验性治疗有助于诊断,如肿瘤体积有缩小,强烈支持催乳素垂体腺瘤的诊断。另外,生长激素腺瘤中约有 25% 同时分泌 PRL。

2. 生长激素腺瘤 GH 的分泌是脉冲式的,受多种因素影响,全天处于波动之中。当患者随机 GH 水平大于 $2.5\mu g/L$ 时应做口服糖耐量试验(OGTT),即口服 75g 葡萄糖后,分别测定 0、30、60、90 和 120 分钟的 GH 水平,如果 GH 谷值不能降至 $1\mu g/L$ 以下,则能明确肢端肥大症诊断。IGF-1 更有价值,它是反映 GH 分泌水平的最佳指标,当患者血清 IGF-1 高于同年龄同性别正常人均值 2 个标准差以上时,判断为 IGF-1 升高。它可以在一天内任意时间抽取血清检测。肢端肥大症的生化指标控制目标是:随机血清 GH 水平低于 $2.5\mu g/L$,OGTT 后血清 GH 水平谷值低于 $1\mu g/L$,血清 IGF-1 水平下降至与年龄和性别相匹配的正常范围内。

3. 促肾上腺皮质激素腺瘤 诊断垂体促肾上腺皮质激素腺瘤流程如下,第一步进行定性诊断,明确是否为皮质醇增多症;第二步进行病因诊断,明确是否为库欣病,并与其他皮质醇增多症原因鉴别。

（1）第一步(定性诊断)测定

1）血浆皮质醇昼夜节律变化:晨 8 时、午后 4 时及午夜 0 时分别采血,正常情况下垂体 ACTH 的分泌昼夜变化很大。一般午夜 24 小时最低($<2\mu g/dl$),早晨最高。皮质醇增多症患者表现为,基值升高,节律紊乱。当午夜值大于 $7\mu g/dl$ 时提示皮质醇增多症。

2）24 小时尿游离皮质醇:基量和血浆中真正具有生物活性的游离皮质醇成正比,需连续 2 天。

3）小剂量地塞米松抑制试验:午夜 1 次 1mg 地塞米松抑制试验和经典小剂量地塞米松抑制试验 2 种方法,为筛选试验,敏感性高,但特异性差,简单易行,适合门诊进行。

（2）第二步(病因诊断)进行病因鉴别诊断:皮质醇增多症病因分两类,一类是 ACTH 依赖性;另一类是非 ACTH 依赖性。前者包括库欣病、异位 ACTH 综合征(小细胞肺癌、胰腺肿瘤、胸腺肿瘤、肺类癌、甲状腺髓样癌、嗜铬细胞瘤等)、异位 CRH 综合征、肾上腺大结节样增生及医源性(ACTH1-24 治疗)。后者包括肾上腺腺瘤或癌、原发色素性结节性肾上腺病及纤维性骨营养不良综合征(McCune-Albright 综合征)。血 ACTH,库欣病患者 50% 在正常范围,50% 轻度升高;异位 ACTH 综合征患者明显升高,常 ACTH>90pg/ml;肾上腺腺瘤患者却是降低的,ACTH<10pg/ml。

1) 大剂量地塞米松抑制试验:测服药前、服药日第 2 天和服药后 1 天的 24 小时尿游离皮质醇,降低 50% 以上为可被抑制,90% 以上特异性更高。库欣病 90% 可被抑制,异位 ACTH 综合征和肾上腺腺瘤 90% 不可被抑制。

2) CRH 兴奋试验:CRH 100μg 静脉注射后,库欣病血 ACTH 上升 50% 以上,皮质醇上升 20% 以上,而异位 ACTH 综合征升高不明显。如血 ACTH 升高 100%,皮质醇升高 50% 以上可排除异位 ACTH 综合片。

3) 岩下静脉窦取血联合 CRH/ADH 兴奋试验:同时测定两侧岩下窦静脉血和外周血 ACTH,库欣病中心/外周比值>2∶1,CRH 或 ADH 兴奋后>3∶1,敏感性 97%,特异性 100%,为诊断库欣病的金标准。

4. 促甲状腺激素腺瘤 内分泌检查的特征为血浆甲状腺素水平增高,而 TSH 不被抑制,血浆 TSH 水平可增高或在正常范围。需与原发性甲状腺功能亢进、垂体甲状腺素抵抗和甲状腺功能减退合并垂体占位病变相鉴别。

(四) 治疗

1. 治疗原则 在青春期和孕期垂体会出现生理性增生,而当靶腺(甲状腺、肾上腺、性腺)功能低下时会出现病理性垂体增生。生理性增生无须任何治疗,而病理性增生时,只需针对靶腺功能进行治疗垂体就会自然恢复。对于偶然发现的垂体腺瘤,尤其是无功能性垂体微腺瘤患者,随诊观察是最好的选择,因为很多垂体腺瘤患者终生无临床表现,生活质量和寿命也不受影响。只有出现明确的与垂体腺瘤相关的症状或者是在随诊过程中有肿瘤增大的表现时,才需要进行治疗。对于一些绝经期的女性催乳素腺瘤患者,也可以随诊观察,因为雌激素水平下降可以延缓肿瘤的生长。垂体卒中一经确诊应立即给予激素替代治疗,维持水电解质平衡,以增强应激能力和减轻视神经、视丘下部的急性水肿,使临床症状趋于稳定,降低手术病死率,倾向于早期手术治疗。

2. 治疗目的 ①逆转内分泌生化指标,恢复正常垂体功能;②减少占位效应,恢复正常神经功能;③使垂体腺瘤复发的可能减少到最低;④获得明确的组织病理学诊断。

3. 治愈标准 影像学治愈是指手术后影像学检查未见肿瘤残留;内分泌学治愈是在影像学治愈的基础上,使术前过度分泌的激素水平恢复至正常,后者是理想的治愈标准。许多患者通常需要手术、药物、放疗等综合治疗措施,才可能达到目的。

4. 药物治疗 药物治疗可作为催乳素腺瘤的首选治疗方案,也可在对患者的综合治疗中作为一种辅助的方法。多巴胺受体激动剂溴隐亭治疗为首选初始方案。溴隐亭是半合成的麦角胺生物碱,通过刺激垂体细胞的多巴胺受体、抑制 PRL 的产生和释放,降低血液中 PRL 含量,通常服药后可使催乳素腺缩小,改善视力视野异常,并能抑制病理性溢乳、恢复月经和排卵受孕。溴隐亭可使 80% 女性微腺瘤患者 PRL 分泌正常,超过 90% 恢复月经及生育力。因此对于尚未生育的年轻女性患者,更倾向于首选溴隐亭治疗。值得注意的是 90%~95% 患者对药物治疗反应良好,但溴隐亭仅能抑制 PRL 分泌而缓解临床症状,部分患者停药后肿瘤可能立即复发,故需长期服药维持药效。初始剂量为 1.25mg/d 睡前服,1 周后,每天 1 次晨起增加 1.25mg,以后每间隔 1 周增加 1.25mg,常用剂量为每天 2.5~10mg,分 2~3 次服用,达到 PRL 正常及月经恢复后维持一段时间,然后可分次减量到维持剂量,通常每天 1.25~2.5mg。副作用包括恶心、直立性低血压、抑郁(开始用药以晚上睡前服用者可显著减少抑郁发生)。约 10% 的患者对溴隐亭不敏感、疗效不满意,或有严重副作用,可更换另一种多巴胺受体激动剂卡麦角林(cabergoline)。妊娠期微腺瘤发生增大的危险性约为 1%,另外哺乳也不引起肿瘤增大,因此,受孕后原则上可停用溴隐亭,哺乳期过后再继续药物治疗。对生长激素腺瘤使用溴隐亭约有 20% 患者症状改善。而生长抑素类药物如奥曲肽(octreotide)和兰瑞肽(lanreotide)可使 75% 的生长激素腺瘤患者血 GH 明显降低。它主要是通过抑制下丘脑释放 GHRH 及垂体释放 GH 来抑制 GH 分泌。对促肾上腺皮质激素腺瘤可用赛庚啶作为辅助治疗。TSH 腺瘤与其他类型腺瘤相比,单靠手术不易治愈。据报道,全切肿瘤后甲状腺素恢复正常者仅占 40%。促甲状腺激素腺瘤细胞含有大量生长抑素受体,因此,生长抑素类似剂如奥曲肽及兰瑞肽可作为治疗促甲状腺激素腺瘤的药物,而多巴胺受体激动剂仅用于 TSH 和 PRL 同时分泌的腺瘤。生长抑素类似剂治疗后 90% 患者 TSH 分泌减少,血中 FT_4、FT_3 恢复正常,约 1/3 患者肿瘤缩小、视力改善。生长抑素类似物和多巴胺受体激动剂只能使 10% 左右的患者缩小肿瘤体积。然而,对无功能垂体腺瘤的治疗,首选还是手术,只有当患者的条件不允许进行手术时,才考虑其他治疗方法。

既往的临床经验提示:由于上述药物有可能使肿瘤变硬、更加纤维化,从技术上讲,增加了显微外科切除的难度;溴隐亭和生长抑素八肽具有一定的抗辐射性。因此,在外科干预前 4~6 周,尽可能停用这些药物。在放射外科治疗结束 1 周后再用药。

5. 手术治疗　根据肿瘤的大小、部位、生长方向、与周围组织结构的关系及术者的经验选择不同的手术入路。经鼻蝶入路手术是治疗垂体腺瘤的首选方法,包括显微镜下、神经内镜辅助下和单纯神经内镜下 3 种,适用于:①垂体微腺瘤或大腺瘤;②垂体巨大腺瘤接受分期手术者;③因年老或全身条件较差,不适合开颅手术者;④肿瘤侵犯蝶窦和中上斜坡,范围较局限者;⑤垂体腺瘤卒中;⑥垂体腺瘤伴脑脊液漏者。对于向鞍上侧方侵袭的大病灶,可能需要开颅手术,减压视路、同时切除向鞍旁侵袭的病变。开颅手术入路主要有眶上锁孔入路、翼点(锁孔)入路、额底外侧和经前纵裂入路等。术中神经导航、磁共振和多普勒的使用可提高手术精确度、肿瘤全切除率和安全性。随着内镜技术的发展和止血材料的进步,经鼻内镜手术的范围逐步扩大,对鞍上、海绵窦的肿瘤能够安全切除,颅底修补的技术也进一步成熟,神经内镜手术逐渐成为垂体瘤的主流手术。

6. 放射治疗　对于外科手术或药物控制不理想的垂体腺瘤患者可辅以放疗。一般情况下,对于视力良好者,伤口愈合后可放疗;对于视力障碍明显者,可适当延长;对于术前视力严重障碍者,术后视力有所改善或仍无改善者,如过早放疗可导致原来仅有的视力又恶化甚至丧失。由于术后 3 个月左右是视神经恢复的最佳时期,严重视力障碍者,可在术后 3~6 个月再行放疗为宜。

(1) 常规放射治疗:垂体腺瘤对放射治疗的敏感性与组织学类型有关,生长激素腺瘤最敏感,促肾上腺皮质激素腺瘤最不敏感。常规放射治疗主要作为术后残留肿瘤的辅助治疗,但由于其治愈率较低,疗效的产生需要很长时间的间隔期,且并发症发生率较高,现已少用。

(2) 立体定向放射外科治疗:放射外科控制内分泌的目的如同外科手术切除,就是使高分泌综合征恢复正常,而不产生新的垂体功能低下。与外科手术从影像上消除肿瘤不同的是,立体定向放射外科治疗肿瘤的目标是永久性地控制肿瘤生长。放射外科治疗后功能性腺瘤激素分泌功能降低的间隔期从 3 个月至 8 年不等,所以过渡期还需要服用抗激素分泌药物。放射外科治疗后,有 30% 患者出现垂体功能低下,低于 2% 的患者出现脑神经功能障碍,也有极少的病例发生晚期放射性诱导肿瘤生成,以及颈内动脉放射性损伤所引起的晚期脑血管意外,但这些晚期并发症要低于常规放射治疗。

垂体腺瘤的生长方式使之成为伽马刀治疗的适宜病症:①肿瘤形状较规则,边界清楚,伽马刀治疗时易于适形;②垂体肿瘤细胞对射线敏感,而正常垂体组织对射线不敏感。

由于垂体腺瘤所在位置的特殊性,它与视神经的关系较为密切,而视神经对放射线的敏感性又高于其他脑神经,因此,要求肿瘤上极与视神经之间的距离应大于 3mm。伽马刀治疗垂体腺瘤主要适合于术后肿瘤残留、复发又不能再次手术者。大腺瘤和巨大腺瘤不是首选伽马刀治疗的适应证。对于垂体微腺瘤的伽马刀治疗仍存在争议,由于影像检查上许多垂体微腺瘤难与垂体组织区分,伽马刀治疗较难避免影响垂体功能,且不可逆,特别是青少年和生育年龄者,不宜采用伽马刀治疗。

三、颅咽管瘤

颅咽管瘤(craniopharyngioma,CP)是一种沿颅咽管路径生长的颅内上皮来源肿瘤,是颅内常见的先天性肿瘤之一。1904 年,奥地利神经病理学家 Jakob Erdheim 第一次描述了鞍区垂体管瘤的特点,并首次将其列为鞍区一类独立的肿瘤,随后由 Harvey Cushing 命名为颅咽管瘤并且沿用至今。

(一) 发生学

大约在胚胎第 4 周,开始出现由上皮细胞分界的原口内陷,此种向上的发生与从下丘脑来源的神经上皮的向下发生相遇。向上的细胞迁移构成拉特克囊(Rathke pouch),与腺垂体的发生发展有关,而神经上皮向下生长则构成胚胎神经垂体的前体。拉特克囊与原始口腔相连的部分逐渐变细形成一管腔,即颅咽管,或称垂体管。在正常情况下,该管于胚胎7~8周时逐渐退化消失,拉特克囊在第8周后由简单的上皮组织迅速增殖形成垂体的腺体部,包括腺垂体和结节部,漏斗形成垂体的神经部即神经垂体。垂体腺、拉特克囊和颅咽管瘤产生相似的蛋白产物。hCG 和 P-糖蛋白都被证实可由以上三种结构产生。

目前在颅咽管瘤的起源上尚存在分歧。正常成人的垂体,特别是在结节部,遗有残存的鳞状上皮细胞,Erdheim 认为颅咽管瘤即起源于这些残余的上皮细胞,而 Luse 和 Hunter(1955)曾提出不同见解,认为这个鳞状上皮细胞巢是垂体细胞化生产物,并非胚胎残留。也有人提出双元理论,将釉质上皮型(主要发生于儿童)归于胚胎的残迹起源,而将成人型(鳞状乳头型)归于腺垂体成熟细胞的化生灶起源,这种类型的发病率随年龄增加而增高,且几乎不发生于儿童,但仍然具有局限性。因此,对颅咽管瘤的起源尚需进一步研究,但多数学者同意 Erdheim 的学说。

（二）病理学

颅咽管瘤是好发于鞍区-鞍旁的常见肿瘤,向下扩展至蝶窦,极少数可侵及鼻咽部,向上肿瘤侵及颅内邻近视交叉、下丘脑等重要结构。目前,国内外仍将颅咽管瘤分为两型:造釉细胞型颅咽管瘤(adamantinomatous craniopharyngioma,ACP)和鳞状乳头型颅咽管瘤(squamous papillary craniopharyngioma,SPCP)。

ACP 好发于儿童,囊变多见,"胚胎上皮理论"认为肿瘤是在腺垂体形成过程中,颅咽管向上旋转遗留的残余胚胎鳞状上皮细胞巢瘤变形成,细胞巢沿垂体柄分布,肿瘤可以发生在垂体腺-灰结节路径的任何部位,并因其生长方式不同而呈现不同的影像学表现。ACP 组织学表现与口腔牙釉质上皮瘤、颌骨成釉细胞瘤极相似,提示此类肿瘤可能为同一起源。镜下观察可见肿瘤上皮组织分为3层:最外层为一层呈栅栏样、排列规则、类似釉质髓母细胞的柱状、立方状上皮细胞;中间层为多角形或梭形的复层扁平上皮细胞;最内层为排列稀疏的星芒状细胞,肿瘤细胞巢内可见呈岛状排列分布的湿性角化结节,并可见钙化、有时甚至可见骨化生。肿瘤间质较少,肿瘤组织内部可形成大小不等的囊腔,囊液多呈机油状,包含鳞状上皮屑、角蛋白和胆固醇等成分。

SPCP 多见于成人,与 ACP 不同的是国内外学者多以鳞状上皮化生理论解释该型肿瘤起源:肿瘤是由垂体柄或垂体中间叶细胞鳞状上皮化生的结果。肿瘤实性多见,少见钙化,囊液多黏稠、呈黄色,镜下观察可见其上皮结构与口咽上皮类似,肿瘤组织较局限,由成熟鳞状上皮构成假乳头,含有丰富的纤维网状血管间质,无外周栅栏状、星网状细胞排列及"湿性"角化结节。有学者提出 SPCP 的发生与 Rathke 囊肿关系密切,相关文献报道 SPCP 可由后者发展演变而来,并有学者提出了纤毛型颅咽管瘤(ciliated craniopharyngioma,CCP)。

（三）流行病学

1. 发病率　在所有儿童颅内肿瘤中,颅咽管瘤占6%~13%,特别是在鞍区儿童肿瘤中占60%以上,每年新增病例1.3/百万人,多见于儿童及青年。双峰状发病率,发病率在6~16岁和50~70岁时达到最高峰。男性比女性的发病率略高。

2. 好发部位　部位分法不一,1990年 Yasargil 分为6型:①单纯鞍内-鞍膈下型;②鞍内-鞍上型;③鞍膈上-视交叉旁-脑室外型;④脑室内-脑室外型;⑤单纯脑室内型;⑥脑室旁型。这种分型为大多数学者所接受。国内朱贤立教授分为4型:①膈上型;②膈下型;③第三脑室内型;④第三脑室内室外型。漆松涛教授通过分析不同起源部位颅咽管瘤的生长方式及和周边膜性结构关系,提出颅咽管瘤新的 QST 分型方法:Q 型为鞍膈下起源颅咽管瘤,可位于鞍内和鞍上;S 型起源于垂体柄,位于鞍上脑室外;T 型起源于结节漏斗部,位于鞍上脑室内外,不同类型的肿瘤对手术入路的选择有所不同。供血动脉与灌注前间脑的血管来源相同,来自大脑前动脉、前交通动脉与后交通的分支是血供的主要来源。肿瘤包括鞍内间隙也从垂体上、垂体下和脑膜垂体干动脉补充供血。脑室外肿瘤既不接受任何大脑后动脉分支,也不接受基底动脉分叉部的供血,这就使手术能适当牵拉囊壁的后部,然而当肿瘤接近第三脑室底时则应仔细操作,由于其供血是来自大脑后动脉起始部。

（四）临床表现和诊断

颅咽管瘤通常由于其缓慢生长的特点，症状和体征也常呈隐袭性进展，且个体差异大。多数病例等到肿瘤直径达到 3cm 以上才出现明显的症状，从症状开始出现到确诊通常有 1~2 年的时间，主要与肿瘤发生的年龄、位置、大小及生长方向有关。向上生长进入下丘脑区使肿瘤有可能影响所有内分泌调节功能。如果病变侵犯垂体柄，则可以有效阻断下丘脑与神经垂体的联系，出现尿崩症等。如果肿瘤生长干扰了脑室系统，可以产生颅内压增高的症状，并可导致脑积水。如果较广泛的鞍后生长，则危害脑干功能。头痛、视力障碍和内分泌紊乱是常见症状，视力障碍表现视力减退和视野缺损，内分泌紊乱表现为性腺功能减退、尿崩症、高催乳素血症、肾上腺功能不全、甲状腺功能不全和生长激素不足。颅咽管瘤发生于成人时，主要表现为视力障碍，30% 成年患者有内分泌紊乱症状，45 岁以上患者中，30% 以上的人记忆力下降或呈周期性精神错乱。颅咽管瘤发生于儿童时，90% 患者存在内分泌紊乱，20%~30% 存在视力障碍。

CT 和 MRI 检查是术前诊断的主要手段，颅咽管瘤可以在 CT 上表现出来钙化，而 MRI 无法看出。一些研究认为影像学缺乏钙化与更高的生存率相关。肿瘤囊性内容物在 CT 上表现为低密度，囊壁表现为相对的高密度。由于它们内部结构不同而表现出不同的信号强度，MRI 上表现多样性，囊性部分多呈长 T_1、长 T_2 信号，实性部分多表现为等 T_1、等 T_2 信号；Gd-DTPA 增强扫描后，囊性部分的囊壁多呈弧形或环形强化，实性部分不均匀明显强化。

颅咽管瘤的临床表现复杂多样，在实际工作中误诊为其他专科疾病并不少见。由于影像学的不断发展，运用 CT 和 MRI 除了有助于对颅咽管瘤做出早期的诊断，还可以辨别肿瘤与垂体、视交叉、第三脑室和主要颅内血管的关系。

（五）治疗

颅咽管瘤的治疗到目前为止仍然是神经外科医生面临的难题。它是一种特殊类型的肿瘤，特殊性在于：一方面从病理学角度它是一种先天性的良性肿瘤，理论上可以通过彻底切除而治愈；另一方面它和第三脑室、下丘脑、垂体柄以及鞍区重要血管、神经结构关系紧密，给手术造成很大困难，不易达到全切；此外，它又不同于一般的颅内良性肿瘤，肿瘤本身及手术操作造成的下丘脑-垂体-肾上腺轴内分泌功能改变，使术后处理成为患者康复的重要环节。目前临床上有许多治疗颅咽管瘤的方法，但均难达到最佳境界，尤其是针对儿童颅咽管瘤的治疗，难度更大，风险更高。由于不易做到肿瘤全切，术后复发率高，还有证据表明，即使完整切除肿瘤也不能防止肿瘤复发。因此，更为保守的治疗策略也为许多神经外科医生所接受。

治疗目的：第一层次是仅处理肿瘤造成的脑积水，降低颅内压；或仅切除少量肿瘤甚至仅放出囊内液、以缓解肿瘤对视交叉的压迫；第二层次是控制或延缓肿瘤的生长；第三层次是手术全切肿瘤；第四层次是不但肿瘤全切，还要恢复患者的正常生理状况，包括内分泌激素水平恢复或接近正常，达到治愈境界。第四层次的境界还有待神经外科、内分泌科等多学科的共同努力。

对于治疗方法的选择，人们存在不同观点，但不论单独或联合应用，其最终疗效还需经长期随访来确定。当前，神经外科界已有越来越多的同道接受如下的观点：颅咽管瘤的治疗应争取早期诊断，采用显微技术，在不引起严重术后并发症和神经功能障碍的前提下，尽可能在首次手术时完成全切除。对垂体及下丘脑受侵犯的肿瘤并不勉强行全切除，肿瘤残余部分可行放射治疗。

1. 手术治疗　显微外科手术切除是颅咽管瘤的主要治疗方法。显微外科技术和手术效果应特别关注术后致残率和致死率上，并要高度重视围手术处理。虽然已被证实只有完全切除肿瘤才有可能完全治愈，但随之而来的并发症对患者可造成生命的威胁，因而部分或次全切除肿瘤缓解患者症状再辅助以放疗对患者是有益的。对于大的实质性和混合性肿瘤首选手术切除。分型对手术入路的选择是至关重要的，可以根据 Yasargil 分型及国内学者分型选择手术入路。手术入路包括：眶上锁孔、翼点（锁孔）入路、胼胝体入路、翼点-胼胝体联合入路、额下入路和内镜下经蝶入路等。经鼻内镜手术适合大部分颅咽管瘤的治疗，目前已经成为颅咽管瘤的一个重要手术方式。

2. 放射治疗　早年把颅咽管瘤归于放射非敏感性肿瘤，后来发现其对放射线相当敏感。既然认为完全切除肿瘤因致残率和致死率高而不适宜，放疗在控制颅咽管瘤中就成为必需的治疗手段，其主要目的是对残留或复发肿瘤形成长期的控制，避免再次手术所导致的危险。有文献回顾性分析了不完全切除肿瘤再辅以常规分割放疗的患者,10年肿瘤的缓解率可以达75%~90%,而更高精度的3D适形放射治疗则效果更好,最近的文献报道5年局部控制率达90%以上。虽然放疗取得了良好效果,但也要注意放疗后的副作用。放疗后早期的副作用是出现肿瘤囊样扩大造成视神经压迫和脑积水,晚期副作用是出现脑血管功能紊乱、诱发脑肿瘤、视神经损害及垂体功能减退。值得注意的是,伽马刀单次分割放疗和射波刀低分割方案,既没有减小副作用,又对肿瘤控制不理想。

3. 肿瘤囊内治疗 当遇到囊变为主的颅咽管瘤时为避免手术或放疗导致的严重并发症,可在囊腔内放入导管继而灌注入某些治疗物质如博来霉素、放射性同位素和干扰素等,诸多临床实践表明囊肿可以收缩而达到控制肿瘤的目的。囊腔内导管的置入在神经内镜支持下比开放或立体定向技术更安全有效。尽管治疗方法相当有前景,但它在治疗颅咽管瘤中真正的地位还没有完全确立。

4. 术后并发症的处理 颅咽管瘤术后并发症包括水电解质紊乱、脑脊液鼻漏、术后感染、下丘脑反应、垂体功能低下等。颅咽管瘤术后可能并发严重的尿崩症,导致患者出现严重的水电解质紊乱威胁生命,垂体皮质功能低下也可能导致患者出现严重的症状,需要术后密切关注尿量、电解质变化,垂体激素水平,及时处理。

四、鞍区颗粒细胞瘤

鞍区颗粒细胞瘤(GCT)罕见,位于神经垂体或垂体柄中,也称为迷芽瘤(choristoma)。其组织来源尚未确定,可能与神经纤维外膜的胶质细胞有关,也可能来源于神经垂体。垂体颗粒细胞瘤的细胞结构与人体其他组织(口腔、唾液腺、气管、胃肠道、膀胱、乳腺及皮下组织)一致,也可见于脑内其他部位(如大脑半球、第三脑室、脑神经、脊髓硬脑膜等)。肿瘤的大体形态多呈分叶状,质韧,光镜下可见密集的多边形非上皮细胞,细胞质内富含颗粒成分。电镜下观察,颗粒细胞直径为20~40nm,细胞质内有大量来源于溶酶体的胞隔小体(cytosegresome of lysosomal origin)。

鞍区颗粒细胞瘤通常体积小,又无内分泌功能,多数无临床症状,常在尸解时发现。出现临床表现与无功能性垂体腺瘤相似。

蝶鞍X线片显示有的正常,有的表现为鞍区球形扩大,或鞍背和后床突骨质缺损。CT扫描示一个明确的鞍区类圆形扩张性病变,其密度比正常脑实质高,静脉给予对比剂后密度均匀增强,无钙化。MRI通常为一个圆形实质性肿块,T_1像为等信号或高信号,静脉注射Gd-DTPA后均匀增强,T_2像为低信号。脑血管造影可无异常,也可示一侧或双侧大脑前动脉抬高和/或肿瘤新生血管形成。另外Doron报道1例脑血管造影出现异常肿瘤染色,经比较发现良性垂体瘤无此现象,但恶性者有,因此,Doron提出这可作为鞍区GCT的鉴别诊断依据之一。

如肿瘤体积大,产生临床症状,可手术切除。因该肿瘤大多数坚韧,不易吸除,且容易出血,有的甚至与视神经及视交叉紧密粘连,因此,即使采用显微手术也常常无法做到全切除;加上该瘤为良性肿瘤,病程缓慢,临床上尚未发现鞍区GCT有转移或恶性化报告。为此,Symon提倡保守手术,主要目的为视神经减压,改善视力。手术后视力的恢复程度主要依据术前视交叉及视神经受压时间的长短,术后视力可能仅部分恢复,甚至不能恢复,出现这种情况的重要原因有两点:①分离肿瘤时,对视路的直接损伤;②切除肿瘤时,需要电凝一些从肿瘤发出并与视路紧密粘连,既供应肿瘤又供应视路的微血管网。第二点解释与那些视交叉紧密联系的垂体瘤或向鞍上发展的鞍膈脑膜瘤切除手术后出现视力障碍的解释相同。另外术后内分泌出现紊乱或垂体功能低下症状未能得到改善的主要原因在于手术损伤或切除了垂体的结果。如果鞍区GCT未能全切除,术后可能复发,但一般在几年后,肿瘤复发可以再次或者多次手术切除。关于术后是否行辅助放疗仍有争议。

五、原发性垂体炎

原发性垂体炎为垂体的特发性炎症性疾病。炎症性疾病在鞍区病变中仅占很一小部分,但有非常重要的意义。自从20世纪初垂体手术逐渐普及之后,此类病变逐渐被深入认识,其处理即使是对熟练的神经外科医生来说也是一个挑战。在1911年首次描述肉芽肿性垂体炎和1962年首次描述淋巴细胞性垂体炎后,文献中此类病例多以个案的形式报道。虽然此类疾病的病因仍不明确,此类罕见疾病的流行病学和临床特点已大致明确。

目前认为,原发性垂体炎有 3 种形式:肉芽肿性垂体炎、淋巴细胞性垂体炎、黄瘤性垂体炎。这 3 种原发性垂体炎均需在鞍区占位病变的鉴别诊断中加以排除,并且它们与垂体瘤的鉴别非常困难。目前,在手术前诊断原发性垂体炎的无创性方法尚需进一步研究。

Geurgeot 和 Gy 于 1911 年最早报道了巨细胞性肉芽肿性垂体炎,至今,通过活检证实的特发性巨细胞肉芽肿垂体炎在英语文献中仅百余例。1949 年,Sheehan 和 Summers 提出了这种疾病可能是一种未知病因造成的特异性疾病的假说。1954 年,Rickards 和 Harvey 报道了 115 例肉芽肿性垂体炎,并在 23 例特发性患者中未发现系统性肉芽肿疾病的证据。自从最初的报道后,已发现一些原因可导致继发性肉芽肿性垂体炎,但是特发性巨细胞性肉芽肿性垂体炎似乎是一类不同的疾病。此类疾病的病理特点是,垂体实质内有不同程度的淋巴细胞浸润,非干酪样肉芽肿,上皮样组织细胞和多核巨细胞。在继发性肉芽肿性垂体炎,主要受累的是腺垂体组织,但神经垂体、垂体柄,甚至下丘脑也可受累。患者可表现头痛、恶心、呕吐、视力症状、垂体功能不全、高催乳素血症、尿崩症或脑神经麻痹。

淋巴细胞性垂体炎最早由 Goudie 和 Pinkerton 于 1962 年描述,这是一例年轻女性产后死亡的尸检结果,发现垂体淋巴细胞浸润、肾上腺萎缩、桥本甲状腺炎。早期的研究主要集中于围生期妇女,但现在发现,男性、闭经后女性也可发生此病,因此此病与妊娠的关系是巧合还是必然受到怀疑。自身免疫性疾病也是解释此类疾病的一个较被认可的原因,它可以解释淋巴细胞性垂体炎患者出现垂体组织选择性受累的原因。

最近,Folkerth 等在 1998 年首次描述了黄瘤性垂体炎,这也是最少见的一种原发性垂体炎。此类病变在组织病理学上类似身体其他部位的黄瘤性炎症,如慢性细菌感染后泌尿生殖系和胆道的炎症反应。

（一）病因学

有观点认为这 3 种形式的原发性垂体炎可能是单一疾病的不同时期或不同的表现形式,但目前没有证据支持这一假说。尽管在流行病学方面有显著差别,但术前诊断方法通常不能区别这 3 种形式的垂体炎。这 3 种垂体炎是否有关联仍有待于进一步研究。

1. 巨细胞性肉芽肿性垂体炎　肉芽肿性垂体炎的发生与系统性肉芽肿疾病和感染有关,如结核病、梅毒、类肉瘤病、组织细胞增多症 X、韦格纳肉芽肿病(Wegener 肉芽肿)、克罗恩病。对腺瘤、Rathke 囊肿破裂、囊肿,甚至是以前的手术的异物反应,也可导致肉芽肿性垂体炎。在排除所有的系统性疾病后,仍有少部分没有明确的病因,通常称为巨细胞性肉芽肿性垂体炎。一些学者认为在抗生素时代,继发于系统性肉芽肿疾病的垂体肉芽肿已变得罕见。目前除了克罗恩病外,尚没有其他已知自身免疫疾病能导致肉芽肿性垂体炎的报道。

有 3 个由鞍内 Rathke 囊肿破裂造成肉芽肿性垂体炎的报道,所有患者均为女性,表现为头痛和闭经。在 MRI 上,所有患者表现为鞍区占位病变并向鞍上扩展,均存在囊性区。没有一例发生于孕期,并且没有一例在术前被怀疑是垂体炎。组织学检查除了发现 Rathke 囊肿外,与特发性病例没有差别。在一个报道中,Mucin 染色发现囊内容物是导致无菌性肉芽肿反应的原因。对囊内容物外漏产生的肉芽肿性异物反应被认为是造成垂体炎的病因。由于此种继发性肉芽肿性垂体炎与巨细胞性肉芽肿垂体炎非常类似,Romcaroli 等认为,至少有一部分特发性肉芽肿性垂体炎是由隐匿性的 Rathke 囊肿破裂造成的,但这一观点至今未被证实。

2. 淋巴细胞性垂体炎　自从第一例报道后,自身免疫机制就被怀疑是淋巴细胞性垂体炎的病因,并且这一假说仍是目前最受认可的病因。淋巴滤泡和活化的免疫细胞,电镜下淋巴细胞和垂体细胞的交联,在部分病例中出现的抗垂体抗体,此病与其他一些自身免疫性疾病的关系,均支持这一病因假说。但是这种免疫学表现非常不特异,并且体液免疫和细胞免疫何者首先激活并不清楚。

在多数病例中,仅腺垂体受累。这种炎症被认为是针对垂体细胞的抗体造成的。有报道这种自身免疫可针对单一的激素合成细胞。

此病少数可累及神经垂体,但是也可见到极少数仅累及神经垂体和垂体柄的病例。Immura 等认为至少有部分特发性尿崩症患者可能是淋巴细胞性垂体炎造成的。一些学者声称漏斗神经垂体炎是一类独立的疾病,但腺垂体和神经垂体同时出现炎性浸润支持共同病因。在文献报道中,此病具有自限性,可出现自发缓解,也可以出现神经垂体选择性受累而不出现腺垂体激素合成改变。有报道一种坏死性的漏斗神经垂体炎可伴发尿崩症。

通过给实验动物如小鼠和兔注射自体或同种异体的垂体组织匀浆以及免疫佐剂,可产生实验性的自身免疫性垂体炎模型。有趣的是,在垂体炎的大鼠模型中发现,这种炎症反应在孕期和哺乳期更为严重。

抗垂体抗体在部分病例中可以出现。Bottazzo 等最早发现了针对催乳素合成细胞的自身抗体。一些其他的研究研究了抗垂体抗体的出现率在产后女性可达到 18%。没有证据显示这一现象具有特异性,有假说认为其出现可能是非特异性垂体损害。Bottazzo 等报道,利用免疫荧光分析,在垂体的促肾上腺皮质细胞表现出与人免疫球蛋白 Fc 位点有非特异的亲和力。因此,关于垂体抗体的早期报道结果应谨慎评估。新的实验方法如免疫沉淀法不受这种现象的干扰。Nishiki 等利用免疫电泳法检测针对 68kD、49kD、43kD 腺垂体抗原的抗体,在 13 例淋巴细胞性垂体炎中有 5 例呈阳性结果,在 12 例漏斗神经垂体炎患者中有 1 例呈阳性结果,在 4 例孤立性促肾上腺皮质激素缺乏患者没有阳性结果。该作者结论为,这些抗原是特异性的但并不常见。Crock 推测 49kD 抗原可能与淋巴细胞性垂体炎引起的或孤立的选择性促肾上腺皮质激素缺乏有关,但 Nishiki 的结果不支持 Crock 的发现。缺乏可检测的任何抗垂体抗体并不能排除此病的免疫病因,这种机制可能发生在病变的早期,大鼠和兔模型中抗垂体抗体的缺乏支持这一观点。Guay 等报道了一例经蝶手术治疗的淋巴细胞性垂体炎患者抗垂体抗体的消失。垂体抗体也可见于空蝶鞍综合征、希恩综合征、特发性生长激素缺乏、Cushing 病以及一些其他的不伴有垂体炎的内分泌病变。它们的意义尚有争论。

只有少部分研究者报道了人白细胞抗原(HLA)与此病的相关性。在其中一例患者具有 HLA-B8,该文作者认为这与正常人和一些自身免疫疾病患者的免疫高反应状态有关。在垂体炎病例已报道了几种 HLA 的相关性,但没有一种是在患者中具有共性的。曾有报道认为,畸变的 HLA-D 相关抗原表达,以及上皮细胞将抗原呈递给 T 淋巴细胞,可能在自身免疫性内分泌病变中有重要意义。最为可能的情况是 HLA 本质上并不是此病的原因,而是密切相关的关系。McCutcheon 等没有证实垂体炎患者的垂体细胞存在 II 类主要组织相容性复合体抗原。

在报道中,此病患者中有 30% 伴发一些自身免疫性疾病。原发性甲状腺炎是最常见的伴发性内分泌病变。其他容易并发的病变包括格雷夫斯病(Graves 病)、特发性腹膜后纤维化、肾上腺炎、萎缩性胃炎和恶性贫血、糖尿病、胰腺炎、干燥综合征(Sjögren 综合征)和淋巴细胞性甲状旁腺炎。

3. 黄瘤性垂体炎　至今只有数十例黄瘤性垂体炎的文献报道。因为其组织病理学与身体其他部位的感染性黄瘤性炎症非常类似,目前认为感染性因素可能是此病的病因,但仍有待于证实。

(二)病理特点

肉芽肿性垂体炎和淋巴细胞性垂体炎的组织病理学根据炎症过程的不同阶段而不同,在急性炎症过程后,出现进行性的瘢痕化,最终导致垂体组织被纤维化组织所取代。

在肉眼观察下,垂体炎可表现为实质性或囊性病变,颜色可为苍白、黄色或红褐色。其质地可从质软到质硬(纤维化)。囊性变的周围常有厚的囊壁。显微镜下,巨细胞肉芽肿性垂体炎和淋巴细胞性垂体炎表现类似。腺垂体主要受累,炎症扩展并累及神经垂体和垂体柄也可发生。

巨细胞肉芽肿性垂体炎的特征是上皮样组织细胞和多核巨细胞构成的非干酪样肉芽肿,不同程度的淋巴细胞浸润也可看到。肉样瘤病特征性的绍曼体和星形体,以及结核病特征性的干酪样坏死不会出现。

淋巴细胞性垂体炎以急性炎症起病并出现垂体的对称性和弥漫性扩张。炎性浸润的严重程度从轻微和局灶性到弥漫性和破坏性。可发现间质性纤维化,并且随着疾病时间的延长而日趋显著,最终垂体组织被纤维化瘢痕所取代,并出现空蝶鞍综合征。腺垂体的淋巴浆细胞浸润,有时伴有淋巴滤泡和生发中心的形成,是本病的特征。还可看到不同程度的中性粒细胞、嗜酸性粒细胞、巨噬细胞。垂体实质弥漫性的破坏,也有特定类型的垂体实质细胞选择性受累的报道。这种选择性的垂体实质细胞受累被认为是免疫攻击所致。在表现为孤立的促肾上腺皮质激素缺乏的患者,利用免疫组化和电镜没有发现促肾上腺皮质细胞。有时可以发现残留的灶样的垂体实质细胞。神经垂体组织可通过检测血管升压素、神经垂体激素运载蛋白(neurophysin)、神经纤维、S-100、胶质纤维酸性蛋白来证实。垂体组织中浸润的淋巴细胞包括 T 细胞和 B 细胞,T细胞更为常见。T4和T8比率报道中为2∶1。B细胞倾向于形成滤泡。电镜下,浸润细胞主要是浆细胞和淋巴细胞,垂体细胞呈现退行性改变和数量减少,分泌颗粒稀少。可见到分泌细胞的瘤细胞样变和分泌自噬(crinophagy)。活化的细胞毒性淋巴细胞与垂体细胞交联有所报道,这被认为是自身免疫病因说的证据。未发现免疫复合物沉积。肉芽肿性垂体炎和淋巴细胞性垂体炎并存的混合形式也曾有报道。

黄瘤性垂体炎的特征性表现是在形态完好的垂体组织内有不同程度的淋巴细胞浸润和脂质沉积成泡沫样的组织细胞。此类病变在MRI上和手术中所见常为囊性病变。

(三)发病率

肉芽肿性垂体炎罕见,在经蝶手术切除的垂体病变中少于1%,但有报道可高达1.4%。有报道称人群发病率为百万分之一。Cheung等报道发病年龄为16~76岁,女性平均为21.5岁,男性平均为50岁。

淋巴细胞性垂体炎占所有鞍区病变手术患者的0.38%~1.1%,有报道指出女性显著好发,女性和男性比率可达8.5∶1。但是此病可受累人群也包括男性和绝经后女性。目前认为与妊娠无关的垂体炎比过去所认识的多见。典型的患者是年轻的处于妊娠后期和产后的女性。47%~62%的患者发生于围生期女性。尽管淋巴细胞性垂体炎与围生期有显著的相关性,但在肉芽肿性垂体炎未发现此种相关性。女性的发病年龄平均为34.5岁,男性的发病年龄平均为44.7岁。

(四)临床表现

大约60%的患者表现为占位病变,与垂体腺瘤不同的是,头痛常伴有恶心呕吐是常见的症状。头痛和性欲下降是男性最常见的症状。视交叉受压也很常见。复视发生于6%的患者,这是海绵窦受累的表现。有报道表明眼外肌麻痹激素治疗有效。

70%的患者出现内分泌异常,可以是部分性或完全性的腺垂体功能不全。与垂体腺瘤不同的是,促肾上腺皮质功能和促甲状腺功能较常受累。早期报道的病例常是死后确诊,通常是因为未被发现的肾上腺功能不全所致。在垂体肿瘤,肿瘤大小常是垂体功能不全程度主要的影响因素之一,但在垂体炎,病变大小常与垂体功能不全程度不成比例。尽管孤立性的促肾上腺皮质激素缺乏少见,但在淋巴细胞性垂体炎这是最常见的单一激素轴受累形式。促甲状腺激素缺乏或选择性的促性腺激素缺乏也有报道。

巨细胞性肉芽肿性垂体炎最常表现为垂体功能不全,可有孤立的激素紊乱如高催乳素血症到全垂体功能低下。高催乳素血症通常为中等程度并可表现为泌乳和闭经。催乳素显著升高也有报道。高催乳素血症在淋巴细胞性垂体炎也是常见的表现,约见于38%的患者,并且其发生率高于特发性巨细胞性肉芽肿性垂体炎。Thodou等利用电镜技术观察到催乳素活性升高和增生改变,并认为这在妊娠期和产后是正常的发现。但这一理论难以解释男性和闭经后女性的高催乳素血症。高催乳素血症目前认为有四种机制,包括鞍上病变压迫垂体柄产生的垂体柄切断效应,免疫攻击造成的多巴胺受体功能改变,类似于Graves病中的刺激性抗体使激素合成分泌增加,垂体组织破坏使已合成的激素释放至血液中。由于催乳素水平降低导致的泌乳障碍可见于产后,并容易与希恩综合征混淆。

由于神经垂体受累导致的尿崩症,在非肿瘤性鞍区疾病中较常见于肉样瘤病,垂体炎患者此症状并不常见,但在肉芽肿性垂体炎和淋巴细胞性垂体炎也均有发生的报道。有报道显示在淋巴细胞性垂体炎,多达31%的患者可表现为突然出现的尿崩症症状。在垂体炎中发生神经垂体功能障碍,被认为是病变压迫神经垂体和/或垂体柄,或者是病变浸润神经垂体组织所致。对此类患者,应怀疑是否存在肉芽肿性垂体炎或淋巴细胞性垂体炎。

淋巴细胞性垂体炎和巨细胞性肉芽肿性垂体炎均可引起脑脊液淋巴细胞增多和脑膜炎,患者可表现为典型的脑膜炎的症状和体征。脑脊液微生物培养阴性。在淋巴细胞性垂体炎患者有时还可出现脑脊液细胞计数增多,但没有脑膜炎的症状和体征。目前尚不明确此类患者脑脊液淋巴细胞增多的原因,是垂体组织浸润的淋巴细胞漏入脑脊液,还是炎症反应扩展至蛛网膜下腔,有待于进一步研究。在垂体炎患者还可出现血沉的加快。

(五)诊断

术前诊断原发性垂体炎非常困难,目前尚没有血清学和生物学标志物。在淋巴细胞性垂体炎有一些利用术前MRI做出诊断并采用糖皮质激素治疗的报道。但在原发性肉芽肿性垂体炎,文献报道中没有一例能在术前做出诊断,因此其诊断是一种排除诊断。

（六）影像学特点

常规影像学检查可见正常大小或对称性扩大的蝶鞍。鞍背的侵蚀或鞍底的变薄也可出现。CT检查可见鞍内占位性病变,不能鉴别是肿瘤性病变还是炎症病变。强化形式包括均匀强化、斑片状强化、环形强化,强化程度可从轻微强化至显著强化不等。MRI是垂体炎最理想的检查方法。术前利用MRI检查淋巴细胞性垂体炎和巨细胞性肉芽肿性垂体炎最早分别由Levine等和Pamir等所报道。MRI上垂体弥漫性扩大可见于83%的患者,病变向鞍上扩展是常见的表现。病变在T_1加权像上常呈等或低信号,在T_2加权像上呈高信号,注射增强剂后显著强化,类似垂体腺瘤的表现。然而强化形式为颗粒状的。病变可以是囊性的,黄瘤性垂体炎比其他形式的垂体炎更容易呈囊状病变。垂体呈正常大小甚至萎缩也可见到。空蝶鞍可见于7%的肉芽肿性垂体炎患者和9%的淋巴细胞性垂体炎患者。在大约9%的患者,MRI可无明显异常。

有一些影像学特点可以提示垂体炎的诊断。蝶鞍内容物对称性扩大可见于66%的患者,不对称性扩大仅见于18%的患者。与垂体瘤容易造成早期不对称性鞍底压迫不同,垂体炎患者的鞍底常是平坦的。正常神经垂体高信号的消失很常见,神经垂体的扩大可以出现,然而影像学上神经垂体受累并不与临床上表现出尿崩症相关。垂体柄和漏斗增粗在垂体炎常见。因为垂体柄不是垂体腺瘤发生的常见部位,垂体柄增粗高度提示垂体炎的诊断。这种现象可发生于肉芽肿性垂体炎(66%)或淋巴细胞性垂体炎(56%),可以是主要的表现,也可以伴有提示腺垂体炎症的表现。通常增粗的垂体柄和扩大的垂体组织都均匀强化,可以看到颗粒状的强化。不均匀的强化在肉芽肿性垂体炎和淋巴细胞性垂体炎分别为20%和12%。鞍膈和/或邻近硬膜的强化,或强化沿下丘脑底面舌样的扩展可提示垂体炎的诊断。海绵窦或下丘脑受累在肉芽肿性垂体炎和淋巴细胞性垂体炎分别为8%和12%。Ahmadi等报道海绵窦受累可导致单侧或双侧颈内动脉狭窄,类似托洛萨-亨特综合征(Tolosa-Hunt综合征)。在蛛网膜下腔出现结节状强化的上皮样组织细胞聚集是罕见的表现。蝶窦黏膜增生和蝶骨骨髓改变在垂体炎是常见的表现,可出现黏膜下的强化。这种改变是垂体炎本身造成的,还是蝶窦炎症侵犯垂体造成垂体炎,或偶然的关系尚不清楚。

垂体炎的影像学表现非常类似垂体腺瘤,这也是很多患者是根据术前诊断垂体腺瘤而手术的原因。当结合临床可疑表现时,具有提示性的影像学表现高度提示垂体炎的诊断。对此类患者,可采用保守的治疗,而非积极手术,这样就可以避免损伤视路结构的危险。所有上述的影像学表现均可出现于肉芽肿性垂体炎、淋巴细胞性垂体炎以及继发性垂体炎,根据影像学不能鉴别这些垂体炎。Honegger等报道,当同时出现垂体弥漫性扩大、三角形鞍上扩展、弥漫和均匀的强化、伴有鞍膈的强化是淋巴细胞性垂体炎罕见但较为特征性的表现。

（七）鉴别诊断

最常见的垂体占位病变是垂体腺瘤。除了极少数例外情况,多数垂体炎症性疾病是被误诊为垂体腺瘤而手术的。其他的肿瘤性疾病如生殖细胞瘤、颅咽管瘤、皮样囊肿、转移癌,也应列入鉴别诊断之列。

垂体炎症性罕见,但其临床意义却非常重要,因为保守治疗比手术治疗更好。多种原因可导致垂体炎。继发性垂体炎可由细菌感染、真菌感染、病毒感染造成,也可以由系统性炎症疾病如肉样瘤病、组织细胞增多症X等疾病引起。系统性疾病如Wegener肉芽肿、大动脉炎(Takayasu病)、坏疽性脓皮病(pyoderma gangrenosum)、克罗恩病,极少会引起继发性肉芽肿性垂体炎。

垂体受累在结核病极为罕见。此病可直接累及垂体或通过弥漫性基底池脑膜炎引起垂体炎。此病主要造成干酪样肉芽肿,但是干酪样坏死和抗酸杆菌培养并不是总有阳性结果。其影像学表现通常与其他原因造成的表现为鞍内占位、垂体柄增粗的垂体炎无法鉴别。在71%的患者不能发现身体其他部位有结核病灶。但是可能出现血沉增快和结核菌素试验阳性。

垂体炎导致的垂体卒中可能与希恩综合征相混淆。在没有产后出血和败血症病史而出现希恩综合征的患者,应考虑是否有淋巴细胞性垂体炎。空蝶鞍在希恩综合征是常见的表现,但在炎症性的垂体炎少见。尿崩症在希恩综合征也是少见的临床表现。

（八）处理

1. 药物治疗　由于可能导致致命的并发症,激素替代应根据指征正确使用。肾上腺皮质功能和甲状腺功能是主要考虑的方面。清晨血清皮质醇水平低于 $5\mu g/dl$ 提示继发性肾上腺皮质功能不全,而高于 $11\mu g/dl$ 可排除之。在皮质醇介于 $5\sim11\mu g/dl$ 时,可利用 Cosyntropin 试验来鉴别。血清游离甲状腺素水平低提示继发性甲状腺功能减退,其激素替代应在纠正了肾上腺皮质功能之后再开始,因为左甲状腺素替代会加重肾上腺功能不全,甚至诱发危象。只要肾上腺皮质功能和甲状腺功能不全持续存在,激素替代治疗就应持续进行。

尽管多数学者认为此类疾病有自身免疫的病因,但采用抗炎症治疗方法的报道较少。采用糖皮质激素治疗者,但效果在报道中差异较大。Kristof 等报道,短期有效者 62%,而长期有效者 15%。患者需要在很长一段时间内维持糖皮质激素治疗。在治疗结束后数天至数月期间均可发生病情的复发。

由于淋巴细胞性垂体炎的罕见性和术前诊断的困难性,至今还没有关于治疗的前瞻性的对照试验。Kristof 提供了唯一的利用大剂量甲基泼尼松龙冲击治疗的结果。选用冲击治疗是为了避免长期激素替代治疗的远期并发症,并且可以区别治疗效果和疾病的自然病程。该作者发现 88% 的患者 MRI 表现出现正常化或改善,这种疗效在 15 例患者中,7 例在 6 周内出现,8 例在 6 个月内出现。腺垂体功能的改善出现于 44% 的患者。在其患者中没有复发者或自发恢复者,没有一例患者出现垂体功能的完全恢复。尽管该研究结果满意,但由于缺乏长期随访结果,因此并不能得出确定的结论。Reusch 等对一例妊娠妇女患者采用 5 天的 $4mg/d$ 地塞米松治疗,但无任何疗效。该患者在孕 28 周时采用手术减压。该作者强调糖皮质激素可通过胎盘,可造成胎儿肺脏的早熟。Tubridy 报道了一例在获得组织学确诊为淋巴细胞性垂体炎的患者,采用泼尼松和甲氨蝶呤联合治疗获得成功。该患者在治疗后 9 个月后症状和 MRI 均获得完全缓解。

激素治疗也用于巨细胞性肉芽肿性垂体炎。Kristof 报道了一例采用 4 天的 $120mg/kg$ 泼尼松治疗,然后在 7 周内逐渐减量,无明显疗效。但该作者认为,此例患者组织病理学发现整个垂体纤维化可能是治疗无效的原因,不能据此例患者的结果判定激素治疗对巨细胞性肉芽肿性垂体炎无效。仅有少量文献强调了开始激素治疗时间的重要性。

在症状和影像学高度提示淋巴细胞性垂体炎的患者,采用激素试验治疗是值得的。目前激素治疗的剂量、时间、和疗效仍有待于进一步研究。通过各种实验室检查应排除类似淋巴细胞性垂体炎的可能原因。但是在症状进行性加重的患者,不应排除采用手术治疗的选择。

溴隐亭治疗可改善视野缺损和降低血催乳素水平,并可在部分垂体腺瘤患者使肿瘤缩小。当经过溴隐亭治疗不能使肿瘤缩小时,应考虑有无淋巴细胞性垂体炎的可能。

2. 手术 多数肉芽肿性垂体炎和淋巴细胞性垂体炎是在首先怀疑垂体瘤经过手术后确诊的。除了在围生期发病的患者,绝大多数原发性垂体炎患者术前确诊几乎是不可能的。术中的病理诊断对于限制手术切除范围有较大价值,这样可以避免切除多数能通过药物治疗挽救的功能性垂体组织。

手术的指征包括无法耐受的激素副作用,进行性的压迫症状、诊断难以确定、影像学上病变进展。经蝶窦入路手术是理想的手术方法,因为其既有诊断价值,又有治疗价值。

有报道指出,在手术后症状可缓解,即使是手术中不完全切除病变甚至仅采用了活检。不完全切除的病变应定期随访以防止复发。手术后可出现视力症状、高催乳素血症、尿崩症的立即缓解,但通常并不发生内分泌功能的恢复。McGrail 等报道了一例患者,在经蝶手术 1 年后各种激素水平均恢复正常。手术的并发症如视野缺损和垂体功能不全的恶化也可发生。Honegger 等强调,在可疑病例,对鞍膈口以上水平的操作应尽量避免,因为可能导致鞍上结构的损伤。

（九）预后

淋巴细胞性垂体炎的自然病程个体差异较大,目前尚不清楚。很少有报道描述长期随访结果。有报道指出该病患者可以出现占位病变和内分泌功能的自发缓解,并且在缓解后还可以再远期复发。Naik 等报道了发病后 10 年仍有持久性的垂体增大。总的预后是好的,但可出现并发症。尽管治疗有效,但多数患者的内分泌功能不能恢复,因为本病对垂体组织具有破坏性。Thodou 等报道在他们的患者中,19% 由于严重和持久的垂体功能不全而出现严重的内分泌并发症。对于此类患者正确的激素替代治疗是必需的。

对淋巴细胞性垂体炎患者妊娠的影响尚不清楚。有研究报道了 6 例既往曾患淋巴细胞性垂体炎的患者自然妊娠。Hayes 和 McKenna 报道了一例产后怀疑是淋巴细胞性垂体炎的患者,单独通过激素治疗获得影像学的完全缓解。该患者并没有组织学证据,但其影像学表现符合淋巴细胞性垂体炎。该患者生产了一个正常的婴儿,并且 CT 复查没有复发。文献中还有 5 例由于淋巴细胞性垂体炎导致垂体功能低下的女性患者,除了常规激素替代治疗外,通过性激素替代治疗和人绒毛膜促性腺激素治疗诱导排卵,再次妊娠和正常分娩均未导致疾病的复发。

Nishioka 等报道了一例闭经后女性患者,表现为中枢性尿崩症,通过经蝶手术活检确定诊断,并获得症状和影像学的缓解。手术后 28 个月后疾病复发并出现视交叉压迫症状,通过激素治疗成功地获得影像学病变体积缩小。

（陈隆益　闫东明　李茗初　钟传洪）

六、颅颊裂囊肿

（一）概述

颅颊裂囊肿,又称拉特克囊肿(Rathke 囊肿,Rathke cleft cyst,RCC),是位于鞍内或鞍内/鞍上的囊肿样病变,其囊壁通常被覆单层纤毛柱状或立方上皮,杯状细胞多见。Lashka 在 1860 年就描述过在下垂体发现类似口腔黏膜的上皮区域,由于没有统一的命名,因此这一病变曾有许多不同的名称,例如:pituitary cyst/mucoid epithelial cyst/intrasellar epithelial cyst/Rathke pouch cyst/colloid cyst of the pituitary 等。Goldzeiher(1913)明确描述了有症状的临床病例,传统的观点认为 Rathke 囊肿是罕见的疾病,文献中也多数是小宗的病例报道,1991 年 Voelker 等综述了 155 例有症状的 Rathke 囊肿的临床资料,是迄今为止最大宗的病例报道。随着诊断手段的进步,特别是高分辨率 MRI 的普及及对该病病理及临床特点的认识加深,该病近年来的报道有逐步增多的趋势,而且越来越多的学者认为 Rathke 囊肿发病率有明显被低估的现象。El-Mahdy 和 Powell 在他们的 400 余例鞍区病变中发现 28 例 RCC,占鞍区病变的 7% 左右;Kleinschmidt-Demaster 等也报道 RCC 在鞍区病变中约占 8%;我们总结了南方医科大学南方医院(下称南方医院)神经外科 1995—2008 年近千例鞍区病变,其中病理学明确证实的 RCC 为 31 例,鞍区病变中发病率为 3%~4%。

相对于有症状的临床病例,多数 RCC 是无症状的,研究表明在尸检结果中 RCC 的发生率为 2%~26%,因此 RCC 可以说是非常常见的一种病理改变,临床所见的只是其中出现症状的一小部分而已。

多数报道中 RCC 的发病平均年龄在 40~50 岁,有些报道中发病年龄在 50~60 岁多见。南方医院统计的 RCC 病例中发病年龄似乎更为年轻,近一半的患者为 20~40 岁。几乎所有的报道都提示 RCC 更多见于女性,Voelker 总结的 155 例中,男女比例为 1:2,显示明显的女性易感性。对于这种性别差异目前认为可能的原因是女性内分泌改变例如月经周期紊乱、闭经的早期表现更容易被发现,另外也有学说认为女性的月经、生育等生理现象中性腺激素水平的剧烈变化可能更易导致腺垂体细胞的退行性变,从而有助于囊肿的形成。

（二）发病机制

从发生学上讲 RCC 并不是鞍区新生物,虽然其确切来源目前仍有争论,但最被广泛接受的学说是来源于胚胎 RCC 的未闭锁的残余细胞。在胚胎 24 天左右时,原始口凹向背侧突起的小囊突形成 RCC,被覆外胚层来源的上皮细胞。几乎在同时,间脑的神经上皮向下方生长形成漏斗。大约在胚胎第 5 周,来源于原始口凹的 RCC 与漏斗部相连接,分别形成腺垂体与后叶,而与口咽部连接的 RCC 颈开始闭锁。在妊娠第 6 周,RCC 与口腔上皮分离,残余的管道逐步减小称为 Rathke 裂隙,随后逐渐退化。目前认为 Rathke 裂隙未退化,并且其被覆细胞的增殖及其分泌物的积累是形成有症状的 RCC 的原因。因此常见的 RCC 形成部位位于腺垂体与中间部之间。位于 RCC 前壁的细胞增生形成腺垂体与结节部,而后壁未增殖的细胞形成了中间部。原始腺垂体与口凹的连接部形成了所谓的颅咽管。由于部分 RCC 囊壁由鳞状细胞构成,因此也有人认为 RCC 代表了来源于颅咽管的鳞状上皮巢的一系列上皮性病变的最简单的形式,包括颅咽管瘤、表皮样囊肿等。通过对细胞角蛋白的免疫组化研究,Uematsu 等认为 RCC 为外胚层来源。

另一些学者则认为 RCC 来源于腺垂体或口凹细胞化生的神经上皮。Coca 等通过 11 例颅内胶样囊肿与 RCC 的免疫组化研究,认为两者均有内胚层细胞来源特征,即两者均表达角蛋白及上皮膜抗原等上皮标志物而无神经上皮标志物,与其他内胚层来源的囊肿相似。RCC、神经管原肠囊肿、胶样囊肿相似的组织学及免疫组织化学特征使得有学者认为三者有共同的内胚层起源。但多数学者认为 RCC 与第三脑室囊肿有着不同的组织发生。

有少数 RCC 完全位于鞍上而未累及垂体窝,Barrow 等认为既然垂体结节部完全位于鞍膈上,有理由相信拉特克囊残余细胞也可以与腺垂体组织一样完全位于鞍膈上从而形成完全位于鞍上的 RCC。

由于腺垂体细胞在随后的发育中可以形成分泌 6 种垂体激素的细胞,有学者研究发现有症状的 RCC 与无症状的 RCC 在上皮的结构与功能方面存在差异,即无症状的 RCC 均可以表达垂体激素,而有症状的 RCC 均无激素表达,因此认为有症状的 RCC 可能是含有激素分泌颗粒的细胞发生退行性变的结果。

（三）临床表现

RCC 主要的临床表现为头痛、内分泌功能障碍,当囊肿增大出现视路压迫时出现视力障碍。以往的报道中头痛的发生率在 16%~44%,Isono 等认为头痛总是以并发症状出现在 RCC 病例中,单纯以头痛为单一症状的 RCC 少见。但在 RCC 病例中大多数头痛表现与其直接相关,在 70%~80% 的病例头痛随着手术治疗而缓解。RCC 导致的视力障碍术后多可不同程度恢复,其恢复程度与术前视力状况明确相关,因此早期诊断和治疗显得非常重要。

RCC 中最多见的内分泌功能障碍是催乳素水平升高导致的女性月经紊乱、不孕以及男性性功能障碍,同时垂体功能低下也是不容忽视的表现,Voelker 总结的病例中不同程度垂体功能低下发生率在 39%,事实上垂体功能低下在 RCC 中的发生率可能比预想的要高,Shin 等报道的发生率高达 88%,而 Eguchi 等报道的病例中发生率为 100%。由于垂体功能低下在许多患者处于亚临床状态,例如患者仅仅表现乏力、苍白等非特异性症状,这可能是垂体功能低下被忽视的主要原因之一。神经垂体及垂体柄功能受损导致的多饮多尿在文献中发生率 0~20%,Isono 等认为在>35 岁患者多表现多饮多尿,而年轻患者更多见腺垂体功能受损,特别是垂体生长激素轴的受累,事实上由于 RCC 导致的垂体性侏儒时有报道,南方医院总结的病例中曾有 1 例 5 岁男性表现为垂体性侏儒以及全垂体功能低下。

RCC 导致的垂体功能低下以及尿崩总体上恢复不佳,文献中垂体功能低下的恢复率不足 20%,Baskin 和 Wilson 详细总结了患者术后内分泌结果,发现 33% 患者促甲状腺素轴功能得到恢复,而皮质激素轴功能均无明显恢复。RCC 导致的垂体功能受损主要原因一是长期慢性压迫导致腺垂体的萎缩、变性,另一个重要原因可能是慢性炎性反应。Hama 等认为 RCC 局部炎症可能播散到腺垂体以及神经垂体,从而导致全垂体功能低下。Albini 报道了一例垂体功能低下、肉芽肿垂体炎及 RCC 破裂共存的病例,认为囊内容物的外渗是导致异物炎性反应并导致垂体功能受损的主要原因。相对于垂体功能低下,术前催乳素增高术后常常能够得到不同程度恢复,文献中其恢复率在 50%~87.5%,垂体柄戒断症状的改善可能是高催乳素血症好转的主要原因。

RCC 合并其他病变也可见零星报道,包括黄色瘤样变、垂体脓肿、无菌性脑膜炎、蝶窦炎、垂体卒中等。RCC 合并垂体瘤是一种罕见的病理状态,Nishio 回顾性分析 464 例垂体瘤组织,合并 RCC 上皮证据者仅 1.9%。对于出现这样病例有作者认为两者是正常起源的两种疾病偶然的巧合,但也有作者认为垂体柄的扭曲导致的催乳素细胞兴奋增殖可能导致继发腺瘤发生。

（四）影像学表现

RCC 通常位于鞍内,约 1/3 的病例同时向鞍上扩展,完全位于鞍上的 RCC 罕见,文献中均为个案报道,其影像表现见上章节。

CT 扫描:与常见的鞍区囊性例如颅咽管瘤、蛛网膜囊肿、表皮样囊肿、脓肿等病变类似,CT 扫描中多数 RCC 表现为低密度,增强扫描常常无强化反应,钙化罕见。但正如文献所描述的,RCC 影像学表现复杂多变,囊内容物性质多变,因此在 CT 扫描中表现为等、混杂,甚至高密度者屡见不鲜,囊壁强化、钙化也有零星报道,但我们的病例中未见强化及钙化。

MRI:在 MR 扫描中,信号多变是 RCC 的特点,因此很难得到具有诊断意义的影像学指标。T_1 低信号而 T_2 高信号、T_1 等至高信号而 T_2 高信号是两类最常见的 MR 扫描特征,两者各占 30%~40% 的病例,MR 扫描信号多变主要原因是囊内容物性质的不同。从南方医院总结的病例看,RCC 囊内容物可以清亮类似脑脊液样、黄褐色黏液样或机油样、黄绿色果冻样、灰白色无结构样物等多种形式存在。T_1 低信号而 T_2 高信号通常囊内容物为类似脑脊液的液体,而 T_1 高信号者其囊液常常呈机油样或黏液样。有研究认为 MR T_1 高信号的产生原因为囊液内黏蛋白、黏多糖以及含铁血黄素沉积的结果。也有作者认为 T_1 高信号而 T_2 低信号是囊内容物蛋白含量过高所致,并且是 RCC 特征性的 MR 扫描特征。

（五）影像学特征及其临床病理学联系

从我们的观察看 T_1 等或高信号者出现临床症状时总体上囊肿体积较 T_1 低信号者小,也即 T_1 等或高信号更易出现局部结构的破坏,囊壁局限性的等或低信号常常提示囊壁较厚,而病理学上局部囊壁常常是复层上皮,而且常见局部鳞状细胞巢,该类型的 RCC 似乎显示更多与颅咽管瘤的交界性质,也即容易复发、容易产生粘连等。

大多数 RCC 病例囊壁无明显强化反应。在少部分 RCC 囊壁的局限性环形强化是另一个有着明确临床意义的影像学特征。其产生原因常常被归功于鳞状细胞化生、炎症反应以及含铁血黄素或胆固醇结晶的沉积,也有报道囊壁的强化是周边受压变形的垂体组织强化所致。Niwa 等研究了强化的囊壁与病理表现间的联系,发现两例无强化者病理为典型的单层纤毛上皮被覆的囊壁,而两例薄层强化者为单层上皮以及部分正常垂体组织,而两例厚的强化者其囊壁除了单层上皮外局部见复层扁平上皮巢,且均伴有炎性反应。无论如何,RCC 病理表现炎性反应以及鳞状上皮化生似乎均预示不同的临床、预后特点。

（六）鉴别诊断

需要与 RCC 鉴别的疾病包括囊性的(或卒中的)垂体腺瘤、囊性颅咽管瘤、鞍区棘球蚴病、蛛网膜囊肿、室管膜囊肿、表皮样囊肿、空泡蝶鞍、鞍内动脉瘤、黏液囊肿等。其中最易混淆的是囊性的颅咽管瘤以及囊性垂体腺瘤,有时明确的术前诊断常常无法获得,有报道指出 160 例术前诊断颅咽管瘤的病例中,4% 最终病理诊断为 RCC。

由于影像学表现多变,因此很难得出具有诊断价值的 RCC 影像学特征,总体上讲有几个特点有助于 RCC 的诊断:①薄壁的边缘锐利的鞍区囊肿;②以垂体窝为中心生长;③罕见钙化;④增强扫描无强化;⑤囊内信号常常均一。囊壁薄层强化也不能排除 RCC 诊断,另外囊内物在 MR 扫描时的信号特点正如前面讲的变化多端,但也有一些可供鉴别的特点,例如与囊性颅咽管瘤的鉴别,颅咽管瘤囊液在 T_2 一般均表现为高信号,而部分 RCC 则表现为低信号,颅咽管瘤囊液信号一般均匀一致,而 RCC 内信号常常呈不均质性,Byun 等甚至提出囊内发现 MR 扫描呈 T_1 高或等信号而 T_2 低信号的结节被认为是 RCC 具有诊断意义的特征,我们在临床手术中也发现部分病例无结构的囊内容物中有结节样物,两者是否很好的统一尚需进一步的研究证实。

值得注意的是 RCC 中正常垂体的移位变形的形式也多种多样,在囊性颅咽管瘤中正常垂体一般位于肿瘤下后方,垂体腺瘤中正常垂体位置一般是位于肿瘤上方或者向四周环形推挤,而在 RCC 病例正常垂体位置多变,这种差异从不同疾病的发生机制方面可以得到有益的线索。

总而言之,RCC 的确诊需要结合临床表现、病程、影像学表现、术后病理等综合判断。

（七）病理特征

1. 术中大体病理　典型的 RCC 术中可见黄绿色黏蛋白样内容物,囊壁较薄而透光,内容物清除后内壁光滑无分隔,术中较容易做出判断。但如前所述,RCC 囊内容物性质多样,囊液性状可以是清亮、黄绿色、黏稠的糊状甚至是褐色机油样,清亮的液体容易误诊为蛛网膜囊肿,而机油样囊液易被误诊为颅咽管瘤。而且由于周围炎症或出血可能导致囊壁不规则增厚、不透明。因此术中对囊壁进行足够的病理取材对确诊部分 RCC 至关重要,有作者提出仅对囊肿进行开窗引流是不足取的。

2. 显微镜下病理　RCC 镜下特征主要需要与颅咽管瘤的区别,一般来讲复层扁平上皮以及周围炎性浸润为颅咽管瘤特征性病理改变,而纤毛柱状上皮或立方上皮被覆少量纤维结缔组织是 RCC 的病理特征。但两者病理学上的区别并不总是明晰的,已有的病例报道中 RCC 囊壁可以有局灶性鳞状细胞巢,部分甚至是角化的,70% 的病例组织切片中有炎症浸润。反之在颅咽管瘤中也可以有局灶性的纤毛柱状上皮。事实上,使用光学显微镜及电镜观察,部分鞍内鞍上上皮性囊肿被认为同时具有颅咽管瘤和 RCC 的病理特征。已报道的 RCC 病例中有少部分复发病例其性质类似颅咽管瘤。从南方医院神经外科总结的 RCC 病例看,病理上含有鳞状上皮增生以及炎性浸润的病理似乎更容易复发;有学者甚至认为部分 RCC 细胞可能在发展过程中分化成为颅咽管瘤,有症状的 RCC 与无症状者的区别可能并不单纯是囊肿的增大,两者在许多方面存在显著差异,临床上预后不好、容易复发的 RCC 应该说与颅咽管瘤有着千丝万缕的联系。总之目前对于同样起源于拉特克囊残余细胞的颅咽管瘤以及 RCC 有许多尚待进一步明确的地方。

(八) 治疗及预后

对于有症状的 RCC 手术治疗是首选的治疗方法。对于偶然发现的直径<1cm 的囊肿可以给予严密的 MR 扫描观察,一般推荐的定期检查期限为 1 年,如果在观察期出现症状,例如头痛、视力改变(即便是轻微的)、PRL 增高,或者囊肿体积增大(最大径超过 1cm),则应选择手术治疗。

1. **手术治疗策略**　Voelker 统计的病例中,预后多数良好,认为简单的引流以及活检是 RCC 这样一种非肿瘤性疾病足够的治疗。这样的观点得到许多神经外科医生的追捧,从我们的经验看这样的观点只适用于一部分 RCC 病例,有一部分病例囊壁的简单的活检可能导致误诊,遗漏颅咽管瘤等肿瘤性病变,同时取材太少也对判断囊肿总体预后不利。

手术当中对囊壁的过度切除可能导致垂体柄、下丘脑、视交叉底的损伤,并可能增加脑脊液漏发生的概率,许多文献也认为激进手术病例术后下丘脑、视交叉结构损伤概率明显增高,这可能是多数作者顾忌充分囊壁切除的主要原因,当我们充分了解了 RCC 与垂体柄等周围重要结构间的解剖关系后,就可以做到切除囊壁时心中有数,对于垂体柄及其上端第三脑室底结构进行恰当保护,我们认为囊肿的充分减压,尽可能多地切除囊壁是多数 RCC 推荐的治疗。

手术入路选择时主要的考虑因素是囊肿的位置,对于多数 RCC 经蝶窦入路切除是首选的,经颅手术只适用于部分囊肿位置大部或完全位于鞍上的病例。值得注意的是 RCC 经蝶手术时如果囊壁切除过度可能导致脑脊液漏,而且正常垂体的损伤的可能性也大于经颅手术。经颅手术的主要缺点是损伤偏大,而且可能导致囊内容物进入蛛网膜下腔出现无菌性脑膜炎。

Voelker 病例中经颅入路复发率 2 倍于经蝶入路者,这是一个令人疑惑的结果,可能的原因是两者病例选择方面存在差异,例如选择经颅入路者可能更多是类似颅咽管瘤的病例,而这样的病例其复发率本来就明显高于典型 RCC 病例。Marcincin 和 Gennarelli 的结果与 Voelker 恰恰相反,他们认为经颅手术者术后复发风险较经蝶入路要低,而且经颅、经蝶入路病例其死亡率、并发症率差异无统计学意义,在复发病例,两次手术间隔在经颅手术病例明显要长。我们的病例中经颅手术者尚未见复发病例,而经蝶手术有 2 例复发(2/31),我们认为复发的原因可能是切除不全。

2. **预后**　RCC 总体预后良好,复发率文献报道在 5%~10%,也有少数报道复发率高达 19% 和 33%。囊内含实质性肿物以及病理表现有复层扁平上皮被认为是容易复发的指标,也有学者认为这些病例属于 RCC 与颅咽管瘤的混合并发瘤。从我们的病例随访结果看,MR 扫描 T_1 高信号、囊壁强化、病理鳞状上皮巢以及病变的切除程度是复发的主要原因。放射治疗一般不用于 RCC 的治疗。

(杨刚　章文斌　郑念东)

第五节　颅底肿瘤

颅底介于头颅与五官(眼、耳、鼻、喉和口腔)之间,位置深在,有重要的神经和血管从颅底孔、管、裂、缝通过。按照大脑解剖位置,一般将颅底分为前颅底、中颅底和后颅底。颅底肿瘤包括起自颅底骨本身的肿瘤和起自颅内结构或颅外结构且累及颅底的肿瘤以及转移瘤。如肿瘤同时累及颅内外结构,则称颅内外沟通性肿瘤。前颅底常见的肿瘤:脑膜瘤、神经源性肿瘤、胶质细胞瘤、转移瘤、颅骨肿瘤等。中颅底常见的肿瘤:垂体腺瘤、颅咽管瘤、蝶骨嵴脑膜瘤、海绵窦肿瘤等。后颅底肿瘤:听神经鞘瘤、表皮样囊肿、脑桥小脑角区脑膜瘤、岩斜区肿瘤、枕骨大孔区肿瘤等。颅底外科手术是神经外科难度较大的手术之一,切除率低、并发症多。近年来,随着医疗技术的发展,如超声吸引器(CUSA)、神经内镜、激光、电磁刀及神经导航等先进医疗仪器设备的应用,颅底肿瘤的全切除率得到很大的提高。

一、颅眶沟通瘤及眶内肿瘤

国内将颅眶部肿瘤按原发部位分为眶源型、颅源型和转移型。眶源型肿瘤主要是脑膜瘤、皮样囊肿、血管瘤和神经鞘瘤(图6-57)等;颅源型肿瘤则以脑膜瘤、神经鞘瘤和胶质细胞瘤多见;转移瘤则是一种通过血道从原发肿瘤位置扩散到眼眶的恶性肿瘤。此部肿瘤手术常由神经外科和眼科合作来完成,关于手术时机,目前尚有争议。多数学者主张应从肿瘤本身和患者要求两方面综合考虑,对于已经失明患者,可以采取根治手术,如患者尚存在一定的视力,就要视患者的要求而定。

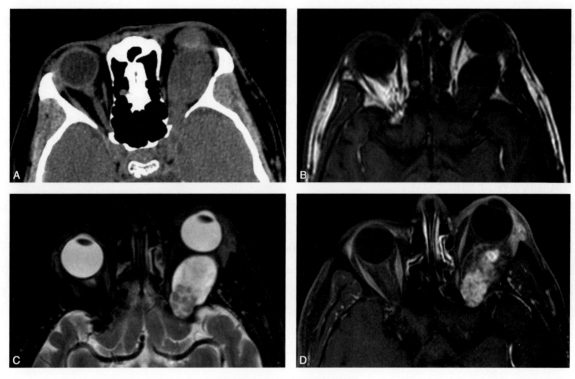

图 6-57 左眼眶神经鞘瘤
A. CT 表现;B~D. MRI 表现。

主要手术入路:①颅眶沟通瘤、眶尖和视神经管内肿瘤可选经颅手术入路;②眶外侧部、眶上部或前下部及眶尖外侧的肿瘤可选眶外侧壁入路;③肿瘤侵及鼻窦的,可经相应肿瘤所在部位入路,如筛窦肿瘤,可经筛窦入路。

1. 经颅手术入路 取仰卧位,头抬高20°,略后仰,做冠状或患侧半冠状皮肤切口。骨瓣尽量接近颅底。根据肿瘤的位置、大小以及与硬脑膜的关系,决定经硬脑膜外或硬脑膜内入路。肿瘤未累及硬脑膜者,多采用硬脑膜外入路;如肿瘤较大,向颅内发展较多,且与硬脑膜关系密切,可采取硬脑膜内入路;对于已侵入颅内的沟通瘤,应在显微镜下,挪开视神经管,切开硬脑膜,仔细剥离肿瘤;如视力已丧失或极差,可将肿瘤连同视神经一并切除。肿瘤切除后,要进行眶顶重建,可采用自体扁骨(骨瓣或髂骨)及钛网修复。

2. 经额颞(或眶上翼点)硬脑膜内入路 做冠状皮瓣和患侧额颞区骨瓣,或眶上翼点入路,显露颧骨、蝶骨和额骨连接部,向前分开眶骨膜与眶壁,游离眶上神经并连同骨膜一并推向前方。颅骨钻孔:第1孔自鼻根上方的额骨,第2孔(MacCarty关键孔)在额骨颧骨突后弓的额骨与蝶骨连接处,第3孔接近颅中窝底,采用铣刀和线锯将眶上缘、眶外缘和部分眶顶以及额颞骨瓣取下。切开硬脑膜,打开侧裂池,将脑脊液放出。抬起额叶,打开颅前窝底硬脑膜,磨除眶顶板,显露眶内部分,探查并切除肿瘤。如果是颅眶沟通瘤,可探查颅内部分。

颅眶沟通瘤最常见的是脑膜瘤和视神经鞘瘤。切除脑膜瘤的手术要包括受侵犯的硬脑膜,视神经鞘瘤的切除要视患者的视力情况而定。在切除眶内或颅眶沟通瘤时,要注意可能引起视力损害或失明,主要原因有视神经直接损伤、视网膜中央动脉闭塞、静脉损伤,以及肿瘤浸润视神经,切除肿瘤后造成视神经缺血等。因此,手术要根据患者的视力情况来决定手术指征和肿瘤的切除程度。切除肌锥内肿瘤(即眼眶中央间隙的肿瘤)时,应在额神经内侧切开眶骨膜,从提上睑肌外侧分离显露,以免损伤眼球运动神经。在切除眶尖和眶外侧肿瘤时,要避免损伤三叉神经眼支和睫状神经节。手术中注意止血,术后应用糖皮质激素,以减轻神经损害。

二、脑桥小脑三角区肿瘤

(一) 概述

脑桥小脑三角(pontocerebellar trigone)位于颅后窝,系指脑桥、延髓与其背方的小脑相交地带。前外侧界为颞骨岩部内侧部,后界为小脑中脚和小脑半球,内侧界为脑桥基底部下部和延髓上外侧部,上界和下界由小脑脑桥裂的上下两肢构成,小脑脑桥裂是由小脑岩面包绕脑桥外侧部和小脑下脚的皱裂构成的,脑桥小脑三角最主要的内容是脑桥小脑三角池以及行走在此池中的神经与血管。自头侧到尾侧,有关的脑神经有三叉神经、展神经、面神经、中间神经、前庭蜗神经、舌咽神经、迷走神经和副神经;有关的动脉有小脑前下动脉、迷路动脉、小脑后下动脉等。有关的骨性结构有斜坡侧缘、岩骨尖部、内耳道和颈静脉孔等。

脑桥小脑三角是颅内肿瘤好发部位之一。最常见的肿瘤是听神经鞘瘤,约占88.5%,其次是表皮样囊肿(胆脂瘤)、脑膜瘤、小脑或脑干起源的胶质细胞瘤如室管膜瘤、星形细胞瘤以及转移瘤等。其中,听神经鞘瘤最具有代表性,下面以之叙述。

听神经鞘瘤(acoustic neurilemoma)是一类生长缓慢、颅内轴外系统的良性肿瘤,在临床的诊断率为0.7/1万~1.0/1万,约占原发性颅内肿瘤的10%。多数来源于听神经的前庭部分,3/4起源于上前庭神经,少数来自耳蜗神经,前庭神经内耳道部分(外侧部)长约10mm,脑桥小脑三角部分(内侧部)长约15mm,其神经胶质髓鞘和施万细胞髓鞘之间存在一个分界带,即Obersteiner-Redlich区,正好位于内耳孔区。肿瘤常发生于内耳道,是因为肿瘤多起源于施万细胞,随肿瘤的生长增大,肿瘤可以引起内耳道的扩大,并突向脑桥小脑三角内。肿瘤多为单侧且左右发生率相当,少数为双侧,如伴发神经纤维瘤病时,则为双侧。肿瘤的血供主要来自小脑前下动脉,而静脉回流主要经岩静脉入岩上窦。临床主要根据肿瘤大小、生长方向进行分型,一般分为4型,Ⅰ型(≤1cm)、Ⅱ型(1~2cm)、Ⅲ型(2~4cm)、Ⅳ型(≥4cm)。其中以Ⅱ型多见。

(二) 临床表现

1. 症状和体征 听神经鞘瘤主要表现为脑桥小脑角综合征,包括以听神经、面神经和三叉神经为主的脑神经障碍、小脑损害,以及脑干受压和移位的症状等。颅内压增高症状一般发生较晚。症状的发生取决于肿瘤发生的部位、大小和发展方向以及其与邻近解剖结构的关系等。一般病程发展缓慢,多经1~2年或10年以上。首发症状多为听神经本身受累的刺激症状或破坏症状,表现为患侧耳鸣、耳聋。少数患者可伴发发作性眩晕、恶心、呕吐、自发水平型眼球震颤等前庭症状。随着肿瘤的增大,与前庭神经最接近的面神经也受压和牵张,一部分患者可出现周围性面瘫或舌前2/3味觉的消失。肿瘤向前发展常累及三叉神经,出现患侧的角膜感觉迟钝或消失,颞侧面部麻木或感觉异常,累及运动根时可出现颞肌和咀嚼肌的肌力减弱和萎缩。肿瘤向下发展可累及后组脑神经,主要是舌咽、迷走神经,出现声音嘶哑、饮水呛咳或吞咽困难、患侧的咽反射减弱或消失、软腭上举无力、腭垂偏向健侧等。肿瘤向后发展可使小脑和小脑中脚受压,出现小脑体征,表现为共济失调、步态蹒跚、站立不稳、患侧肌张力下降、腱反射减弱和眼球震颤等。晚期肿瘤压迫脑干可引起一侧或双侧的锥体束征、腱反射亢进、病理反射阳性等,如脑脊液循环通路受阻,可出现颅内压增高症状,严重时可导致患者视神经继发萎缩甚至失明。

2. 辅助检查 ①颅骨X线片:一般拍摄后前位、额枕位(汤氏位)、颞骨后前斜位(斯氏位)以显示内耳道,约60%的患者可以看到内耳道和内耳门的扩大,岩骨尖的骨质吸收;晚期可见到颅内压增高的颅骨改变。②CT:平扫上大多为等密度或低密度类圆形病变影,骨窗像常可见内耳道和内耳门的扩大(喇叭形,正常内耳道直径5~8mm),岩骨尖骨质的破坏和吸收,另外还可见到肿瘤邻近脑池的增宽或继发在肿瘤周围的蛛网膜囊肿,增强后肿瘤显示清晰,一般明显强化,有近半数因囊性变或坏死可出现不均匀的强化(图6-58、图6-59)。肿瘤和岩骨后表面呈锐角。体积较大的肿瘤还可以看到第四脑室受压、变形甚至闭塞,脑干移位,幕上脑室扩大等征象。③MRI:薄层轴位增强MRI是首选的诊断方法,敏感率接近98%,假阳性率几乎为0,特征表现:内耳道中央圆或卵圆形强化肿瘤。在T_1WI上显示为略低信号或等信号,在T_2WI上为高信号,当有囊性变时T_1WI上为更低信号,T_2WI上则更高信号,肿瘤一般为类圆形或半月形,内耳门处可见

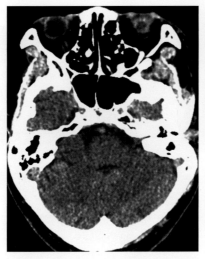
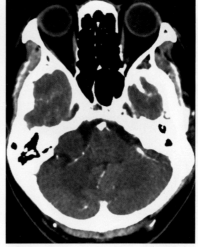

图 6-58　右侧脑桥小脑三角区听神经瘤 CT 表现

右侧脑桥小脑三角区半圆形低密度影,强化不明显,但可见明显边界,第四
脑室受压。

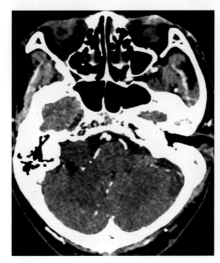
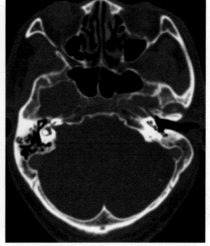

图 6-59　右脑池造影 CT

右侧脑桥小脑三角区圆形均匀增强高密度影,骨窗显示右侧内耳道喇叭口状扩
大,右内耳道可见充盈缺损。

肿瘤组织呈漏斗状,尖端指向内耳道内,肿瘤周围无水肿(图 6-60),大型肿瘤可见脑干移位,幕上脑室均匀
一致扩大。目前,听神经鞘瘤诊断的金标准是 Gd-DTPA 增强的 MRI,尤其是当肿瘤<1cm 或在内耳道内,CT
扫描阴性又高度怀疑肿瘤存在时,但同时也要注意有假阳性的可能,这几乎与内耳道神经炎或蛛网膜炎有
关,应随访复查。Gd-DTPA 增强后肿瘤强化均匀,边界清晰,如有囊性变则实质部分强化。④脑干听觉诱发
电位:阳性为 V 波延迟或无,应用于听神经鞘瘤的早期诊断和疗效评估。⑤纯音测定:作为第一步筛选实验
很有帮助,听神经鞘瘤常导致高音带感觉性听力丧失,如两耳听力测定相差>10dB 应做进一步检查。

　　3. 鉴别诊断　应与脑膜瘤(图 6-61)、胆脂瘤(图 6-62)、三叉神经鞘瘤(图 6-63)或其他脑神经鞘瘤、第
四脑室肿瘤、小脑或脑干外侧肿瘤、转移瘤或其他恶性肿瘤及蛛网膜囊肿等鉴别。①脑膜瘤:以女性多见,
男:女约为1:8,多起源于内耳门后方和下方,大致相当于以内耳门为中心的1~6点的位置,以及岩上窦和岩
下窦以及乙状窦和横窦的转角处,逐渐长入脑桥小脑三角。在 CT 上一般为略高密度影,多数为半月形,有
脑膜尾征,与岩骨后表面夹角多为钝角,内耳道和内耳门无扩大,肿瘤内部可有钙化,多数均匀强化。②胆
脂瘤:多以三叉神经痛起病,CT 平扫为低密度病灶,CT 值低于脑脊液,为−16~−14Hu;MRI 检查显示边界清
楚,形态多不规则,沿脑池生长,瘤体及瘤壁无增强。

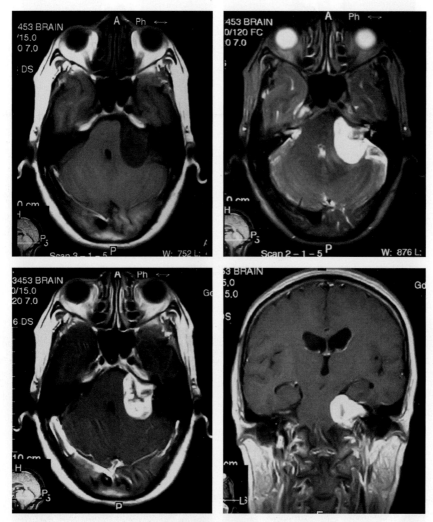

图 6-60　听神经瘤 MRI 表现

左侧脑桥小脑三角区 T_1WI 边界清楚的等信号区,第四脑室向对侧移位,T_2WI 呈不均匀的高信号,增强呈明显均一强化,听神经增粗。

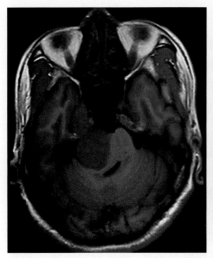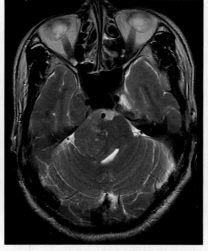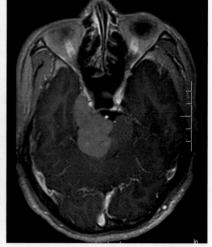

图 6-61　右侧岩斜区脑膜瘤侵犯右海绵窦

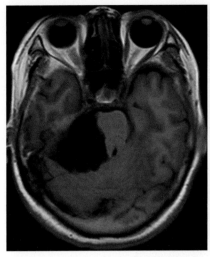
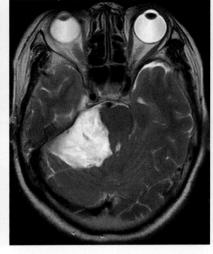
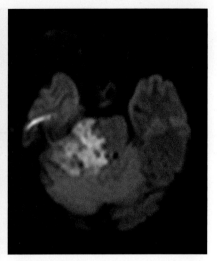

图 6-62　右侧脑桥小脑三角区表皮样囊肿 MRI 表现

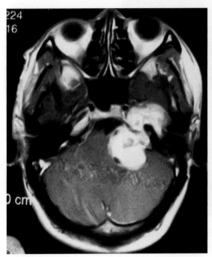
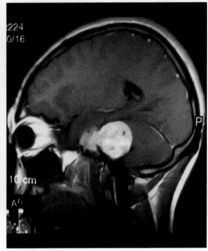
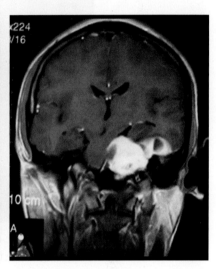

图 6-63　三叉神经瘤 MRI 表现

左侧岩骨尖上方横跨中、颅后窝见一哑铃形不均匀强化灶,脑干受压移位。

（三）治疗

听神经鞘瘤的治疗主要有 3 种方案:显微手术切除肿瘤(图 6-64)、立体定向放射治疗和随访观察。其中显微手术切除肿瘤是最有效的方法。对于听神经鞘瘤的手术治疗,目前已经从面神经保留阶段进入了听力保留阶段。然而由于脑桥小脑三角区位置深,神经和血管丰富,解剖关系复杂,手术难度极大。手术的难点和重点在于如何在全切肿瘤的同时,降低死亡率和提高面、听神经的保留率。

手术入路基本有 3 种:经枕下入路、经迷路入路和经颅中窝入路。手术入路的选择主要取决于听力的水平和肿瘤的大小。其中乳突后枕下入路是神经外科医师最常用的一种入路,主要是因为解剖显露良好,肿瘤与脑干和内耳道的关系显示较清楚,而且适合不同大小的听神经鞘瘤切除术,如使用高速磨钻可以打开内耳道后壁切除内耳道内的肿瘤,加上术中使用神经刺激仪或神经系统电生理监测等可使听神经鞘瘤的肿瘤全切率显著提高,面神经的保留率达到 80% ~ 90%,在中小肿瘤病例中也可试图解剖保留听神经。而经迷路入路由于对于内耳的破坏使试图保留听力成为不可能,并且由于神经外科医师对于颞骨内部结构的不够熟悉,也使该入路多为神经耳科医师采用。经颅中窝入路主要是在硬脑膜外打开内耳道的上壁,这样可以充分显露位于内耳道内的面听神经以及迷路动脉,有利于面神经和听神经的解剖保留和功能保留,但由于术野狭小,颞叶牵拉明显,脑桥小脑三角区解剖结构显露差,出血不容易控制等因素使得这一入路明显受限。其他入路还有经小脑幕上下联合的乙状窦前入路、岩骨前部入路、枕下极外侧入路等。

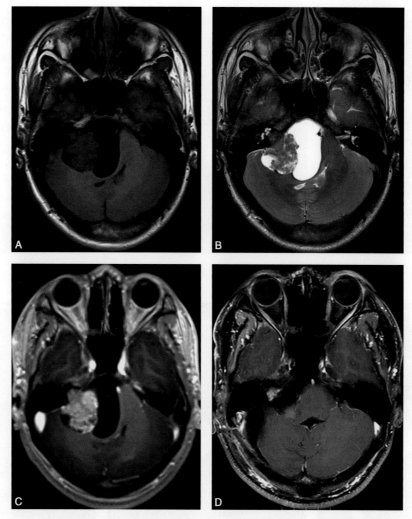

图 6-64　右侧听神经瘤全切除手术前、后 MRI 表现

A. 治疗前 T1 像；B. 治疗前 T2 像；C. 治疗前 FLAIR 像；D. 治疗后 FLAIR 像。

1. 适应证和禁忌证　年轻患者且证实肿瘤不断生长者为手术的绝对适应证。70 岁及以上患者，无明显症状且影像学资料显示肿瘤无增大者，应定期观察并行影像学随访。

术前应对面神经、听神经的功能做全面细致的检查（表 6-21），对听力及面神经运动功能作客观的评价。

表 6-21　House-Brackmann 面神经功能分级

级别	功能情况	描述	静止时特征	运动时特征
Ⅰ级	功能正常	面神经支配测所有肌肉功能正常	正常表现	正常表现
Ⅱ级	轻度异常	仔细观察可发现轻度面肌无力	面肌肌张力正常，双侧鼻唇沟及嘴角对称	无明显面积运动障碍，眼睑可完全闭合，患侧口轮匝肌肌力减弱
Ⅲ级	中度异常	面肌无力明显，但不影响面容，无明显面肌功能障碍	面肌肌张力正常，双侧鼻唇沟及嘴角对称	可见不明显面肌运动功能障碍，眼睑用力可完全闭合，面肌运动时出现双侧嘴角轻度不对称，面容变形不明显

级别	功能情况	描述	静止时特征	运动时特征
Ⅳ级	重度异常	面肌无力严重,面容改变明显,出现明显面肌功能障碍	面肌肌张力尚正常,双侧鼻唇沟及嘴角基本对称	可出现明显面肌运动障碍,眼睑不能完全闭合,面肌运动时出现双侧嘴角明显不对称,面容变形明显
Ⅴ级	严重异常	几无可察觉的面肌运动	面容不对称,患侧嘴角歪斜,鼻唇沟变浅	极少有可见的面肌肌肉运动,眼睑不能闭合
Ⅵ级	完全麻痹	面肌无运动	面肌无张力,面容不对称	无肌肉运动

2. 手术入路与操作

(1)经枕下乙状窦后入路:即经枕下入路,气管插管全麻后患者侧卧位,头颅用头架固定,头部抬高10°~20°,稍向健侧前屈并旋转,以乳突的内侧缘为最高点,枕鳞区大致处于水平部。手术切口呈 S 形,上端达上项线上 1.0cm,下端至下颌角水平然后斜向中线,距耳后 3.0cm。骨窗 5.0cm 左右,上缘暴露横窦,外侧缘暴露乙状窦,较大肿瘤可开放枕骨大孔,视脑干受压程度决定是否开放第 1 颈椎椎板。Y 形剪开硬脑膜,先开放小脑延髓池以降低脑压,必要时切除小脑外侧 1/4~1/3 以进一步降低颅内压,显露肿瘤。手术结束前可在手术切口处取一块颈阔筋膜,修补硬脑膜,充分减压。

首先电灼肿瘤表面包膜并切开,然后行肿瘤囊内大部切除,待肿瘤瘤壁张力降低后,再做内耳道后壁切除,暴露并切除内耳道内的肿瘤。以往听神经瘤全切是指将肿瘤位于颅腔内的部分在肉眼或显微镜下完全切除,而对于肿瘤起源的内耳道内部分往往因不磨开内耳道而不能完全切除,成为肿瘤复发的重要原因。用高速气动微型磨钻打开内耳道后壁,将肿瘤内耳道内的部分也予以完全切除,使肿瘤的全切率真正达到了 100%。此外,由于面神经的内耳道段位置比较固定,肿瘤和面神经容易分离且位置关系也相对恒定,可在此处确认面神经后向内耳道外方向寻找面神经的脑池段,再小心仔细循面神经向脑干侧分离切除肿瘤瘤壁。听神经瘤属于脑外病变,在肿瘤表面有两层蛛网膜,所以在分离脑干侧瘤壁时应尽量在这两层蛛网膜之间进行,完整保留脑干侧的蛛网膜,减少对脑干的损伤。在分离过程中多次应用神经刺激仪,防止损伤面神经,分块切除瘤壁直至全切。面神经和前庭蜗神经在颅内及内耳道内相伴而行,因而肿瘤常压迫紧邻的面神经,使之受压、变形、移位,难以直接辨认。应用神经刺激仪后就可以在面神经走行的各段来寻找和确定面神经的位置和走行方向,并能鉴别不同的脑神经以及确定是神经还是其他的周围非神经结构。在手术中应注意保护肿瘤下极的小脑前下动脉和小脑后下动脉,此二动脉的手术直接损害或术后并发血栓,均可造成脑干的缺血,是患者术后死亡的主要原因之一。

(2)经迷路入路:优点是可以切除任何大小的听神经瘤,直接暴露肿瘤的外侧,最低程度地对小脑的牵拉,直接暴露内耳道底解剖出面神经,而且一旦面神经术中受损,可最大限度地分离面神经的颞骨内段,为面神经的端端吻合提供机会。

(3)经颅中窝入路:用于保留听力和内耳道内肿瘤向脑桥小脑三角内扩展不超过 5mm 的肿瘤。手术中骨窗的下缘要尽量平颅中窝底,这样可以减少对颞叶的牵拉。术中的关键是定位内耳道的位置。一般可根据颅中窝底表面的解剖标志来定位,方法:①Cohadonet Castel 法:先在弓状隆起处磨出前骨半规管的透明线,再由前骨半规管的拱峰做一与岩上窦平行线,此线自拱峰向前 8~12mm 处为内耳道;②U Fisch 法:也是先磨出前骨半规管的透明线,再由前骨半规管前端做一与前骨半规管成 60°角的线,此线下即为内耳道;③House 法:以棘孔为标志,先找到岩大神经并追踪到岩大神经管裂孔,继而磨开该裂孔与内耳道之间的骨壁进入内耳道;④以弓状隆起最高点、岩大神经管裂孔和内耳门前上缘三点所连成的直角三角构成内耳道上壁,在该三角的"重心"垂直向下磨开上壁骨质可进入内耳道内。

三、斜坡肿瘤

斜坡位于颅底中线部位,邻近的重要结构主要是脑干和椎基底动脉。斜坡自上而下分为 3 个阶段:①上斜坡:指位于两侧三叉神经根连线至鞍背之间的区域;②中斜坡:指位于两侧三叉神经根连线至两侧Ⅸ对脑神经之间的区域;③下斜坡:指两侧第九对脑神经连线以下至枕骨大孔区之间的区域。岩骨锥体借助经内耳门的前后连线,分为内侧区和外侧区。斜坡肿瘤常见的有脑膜瘤、神经鞘瘤、胆脂瘤、脊索瘤、骨瘤等。

斜坡肿瘤常用的手术入路较多,大致可分为硬脑膜内和硬脑膜外两类。硬脑膜内入路常用的有扩大的翼点入路、乳突后入路、经岩骨入路。硬脑膜外入路主要有经口咽入路、额下入路、颞下窝入路、颞骨入路和颈部入路。

1. 经扩大的翼点入路 取仰卧位,头向对侧旋转30°,使术侧颧骨隆凸位于最高点。骨瓣要尽量接近颅底,打开颅底硬脑膜,显露并磨除岩骨前部,磨除的范围:前界为三叉神经压迹,后界为弓状隆起,外侧为岩大沟,下方为颈动脉管和内耳道。岩尖切除后,缝扎岩上窦两端并切断。切开小脑幕显露肿瘤,沿肿瘤边界分块切除。

2. 经岩骨入路 采用颞瓣,仰卧位,头向对侧旋转45°,切口以外耳道为中心。骨瓣要尽量靠近颅底。呈放射状剪开硬脑膜。抬起颞叶,注意左侧入路时不要损伤 Labbé 静脉。用小电凝分离颞叶底部,逐渐抬起颞叶,显露肿瘤后,先从肿瘤基底部分离之。电凝供瘤血管,切除部分肿瘤后,腾出部分空间,再继续分离肿瘤基底,然后再切除部分肿瘤,这样反复操作直至肿瘤切除。肿瘤供血主要来源于肿瘤基底部硬脑膜血管和大脑中动脉、大脑后动脉和基底动脉分支。分离肿瘤时注意用棉片轻轻分离肿瘤边界,电凝切断肿瘤供血动脉。切除肿瘤过程中要采用电磁刀、CUSA、激光或高频电刀等去除肿瘤,不要过度牵拉肿瘤,以免拉断血管,造成血管回缩,而难以止血。在左侧入路时,如损伤 Labbé 静脉,会造成患者术后失语。如损伤此静脉,可采用压迫止血修补、移植等方法处理。

3. 经小脑幕上下联合入路 体位同经岩斜部入路手术,切口采用S形,开颅时要注意跨横窦上下钻孔4个,于骨孔间锯开。打开幕上和幕下,骨瓣呈肾形。于横窦上下呈星状剪开硬脑膜。采用与经岩骨入路切除肿瘤的方法,先切除肿瘤较大的一侧,然后再切除另一侧。磨除乳突至乙状静脉窦硬脑膜角,可在乙状窦前缘切开颅后窝硬脑膜,夹闭或电凝岩上窦后切断,沿岩骨切开小脑幕至游离缘,牵开乙状窦、小脑,逐步显露斜坡肿瘤。切除肿瘤的方法仍是先处理基底供血,然后再沿肿瘤包膜分离,分离肿瘤应沿蛛网膜界面进行。剥离粘连的脑神经、血管,电凝切断肿瘤供血动脉,分块切除肿瘤。如果肿瘤侵及脑桥小脑三角,注意保护第五、六、七、十一对等脑神经。关颅时要注意用肌肉或脂肪填塞磨去乳突而遗留的残腔。

4. 经口咽入路 针对斜坡肿瘤,颅颈交界区肿瘤或畸形,侵及斜坡的肿瘤等。术前应行口咽区的消毒准备,如用生理盐水清洁口腔,呋喃西林麻黄碱滴鼻液滴鼻。手术采用仰卧位,开口器牵开口腔,切开软腭或用导尿管从鼻腔插入,穿出口腔牵开软腭切开咽后壁,显露肿瘤或第1颈椎、第2颈椎椎体,分块切除肿瘤。注意脊索瘤常常破坏斜坡骨质,甚至侵及颅内。巨大型脊索瘤常包绕双侧颈内动脉、基底动脉等重要血管,手术时要加倍小心,以免损伤动脉。手术应在显微镜下进行,操作要轻柔,切除较韧的肿瘤时,不要过度牵拉,尽量采用CUSA、电磁刀、激光等方法切除肿瘤。口咽入路手术后要用肌肉填塞残腔,用医用胶黏合硬脑膜漏口,依次严密缝合咽后壁,以防止出现脑脊液漏、伤口裂开等并发症。脑脊液漏的处理常采用脱水,腰椎置管持续引流5~7天,一般均可愈合。该入路常见的并发症有脑脊液漏、颈椎脱位、咽后壁及软腭不愈合或裂开。

5. 颞下窝入路 针对颞下窝肿瘤、中下斜坡肿瘤。仰卧位,头偏向对侧45°,做额颞区低问号形切口。切口上端位于颞肌附着区,下端至耳郭下缘,注意下端切口不要太靠近腮腺,因为面神经由此分出。如需要切口延长,可沿腮腺边缘找到面神经主干,并解剖其分支,游离后牵开。锯开颧弓两端后,将颞肌沿颞骨浅面切断后翻向颞窝。如果是颞下窝肿瘤,这时剥离颞肌后即可见到肿瘤。对于质地较硬的肿瘤,可沿肿瘤包膜分离切除。如果肿瘤属于血管性肿瘤,根据术前造影,首先结扎主要供血动脉。切除斜坡肿瘤时,须磨除岩骨,切除鼓膜、听小骨、乳突,显露横窦和乙状窦,磨开面神经管,磨除颞下颌关节窝,显露颈内动脉等,手术入路复杂,易造成传导性耳聋和暂时性面瘫并发症。所以,一般采取经硬膜外入路切除肿瘤。斜坡肿瘤手术中应用脑干诱发电位监测脑干功能,可防止发生严重的并发症。对于磨除的岩骨、乳突等空腔,须采用脂肪或肌肉填塞,骨蜡封闭气房等,以免发生脑脊液漏和颅内感染。

四、颈静脉孔区肿瘤

颈静脉孔由前外侧的颞骨岩部和后内侧的枕骨围成,颈静脉孔区有第九、十、十一对脑神经,脑膜后动脉等通过。常见的颈静脉孔区肿瘤有颈静脉球瘤(图 6-65)、神经鞘瘤、脑膜瘤、皮样囊肿、表皮样囊肿等。颈静脉孔区肿瘤常会出现后组脑神经麻痹,即颈静脉孔综合征(Vernet 综合征,又称 Jackson 综合征)。

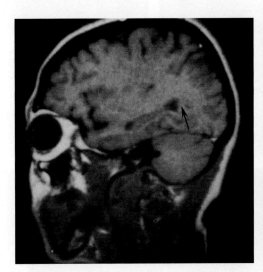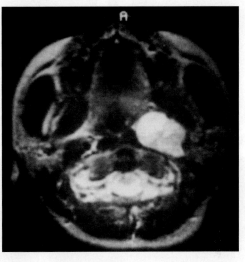

图 6-65　颈静脉球瘤 MRI 表现
左颈静脉孔区 3cm×2.5cm 大小长 T_1、T_2 异常信号,同侧颈静脉孔扩大,边界不清。

颈静脉孔区肿瘤的手术入路:枕下入路、迷路入路、枕下迷路入路、颅内外联合入路(枕下颞下窝联合入路),下面简要介绍枕下乳突后入路(即枕下入路)。

枕下乳突后入路:沿乳突胸锁乳突肌前缘做切口,显露颞骨后部,乳突和枕骨。在胸锁乳突肌前缘游离出颈内静脉、颈内动脉、颈外动脉以及后组脑神经。仔细解剖寰枕间隙并暴露椎动脉。将椎动脉牵开后,磨除颈静脉孔后壁及乙状窦沟近端的枕骨,向颅底颈静脉方向游离颈内静脉和颈内外动脉。注意保护岩下窦和从茎乳孔出颅的面神经。于枕下后外侧磨开骨窗,显露横窦、乙状窦。在肿瘤近端切开静脉窦两旁的硬脑膜,结扎和切断肿瘤上端的静脉窦。静脉窦近端用丝线间断缝合。游离肿瘤边界,用弱电凝电灼肿瘤表面血管,如果肿瘤与周围结构粘连紧密,可根据术中情况,结扎、切断相应的颈内静脉和颈静脉孔内的神经。术中如有静脉窦出血,可采用吸收性明胶海绵压迫即可止血。术后关颅时要用脂肪、筋膜或人工硬脑膜修补,填塞残腔。以防止术后发生脑脊液漏及颅内感染。

五、枕骨大孔区肿瘤

枕骨大孔区前界上起自斜坡下 1/3,下至枢椎椎体上缘,后界上起自枕骨鳞部前缘,下至枢椎棘突;侧方上起颈静脉结节,下至枢椎椎板上缘。在枕骨大孔区内穿行的结构包括:脑干尾侧和颈髓的嘴侧、后组脑神经和部分颈神经、椎动脉及其分支以及颅颈交界区的静脉丛和硬脑膜窦。

常见髓内肿瘤主要有星形细胞瘤和室管膜瘤,髓外硬膜下肿瘤多为良性,以脑膜瘤(图 6-66)和神经鞘瘤常见,硬膜外肿瘤主要有脊索瘤(图 6-67)和转移瘤。亦有一些少见肿瘤如表皮样囊肿、脉络丛乳头状瘤、恶性黑色素瘤等。所有髓外肿瘤中脑膜瘤的发病率最高,神经鞘瘤和脊索瘤次之,三者发病率的总和占枕骨大孔区肿瘤的 80% 左右。

临床表现复杂多样,缺乏特征性的症状体征,因而容易误诊为颈椎病等。常见症状和体征包括头颈痛、肢体无力、感觉缺失、吞咽困难等,其中头颈疼痛最常见,多为锐痛,头颈运动时疼痛加剧,可放射到第 2 颈神经皮节区,继而可出现深感觉即关节位置觉、振动觉的丧失和肢体的强直痉挛、无力,多先发生于同侧上肢,而后呈顺时针方向影响四肢。其中上肢位置觉、振动觉不对称性缺失具有相对特异性。后组脑神经中舌咽、迷走和舌

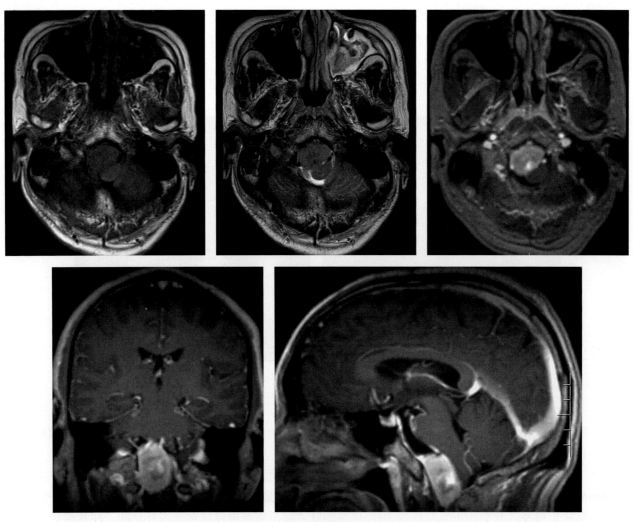

图 6-66　枕骨大孔区脑膜瘤 MRI 表现，脑膜尾征明显

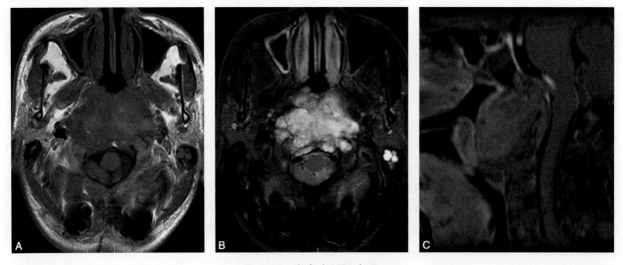

图 6-67　脊索瘤 MRI 表现

颅颈交界中线处不规则软组织肿块，呈稍长 T_1、长 T_2 信号，边界清，增强信号呈不均匀中度强化，寰、枢椎、枕骨斜坡破坏，向前突入咽后壁，向后压迫延髓。A. 稍长 T_1 信号；B. 长 T_2 信号；C. 增强信号。

下神经常受累,副神经症状少见,可表现为吞咽困难、言语不利、间歇式呼吸,亦有以口腔溃疡为首发症状的报道。椎基底动脉系统由于受肿瘤压迫、牵拉可表现短暂性或周期性症状,如跌倒发作、偏头痛等。

枕骨大孔区肿瘤以手术治疗为主。手术旨在不损害患者远期生活质量的前提下尽量做到全切除肿瘤。

1. 枕骨大孔腹侧硬膜外肿瘤

(1)经口咽入路:优点是暴露肿瘤的过程相对简单,不干扰脑干,避开椎动脉、后组脑神经;但术后易并发脑脊液漏、颅内感染、切口延迟愈合等。

(2)经颈入路:优点是经颈筋膜而非经口,故感染风险小;缺点包括术野深在,分离时偏外侧可能损伤颈内动静脉等重要结构,因而不作为神经外科常用入路。

2. 枕骨大孔腹侧、腹外侧硬膜下肿瘤

(1)经典的远外侧入路:不磨除枕髁,可以切除枕骨大孔区腹外侧肿瘤,但术野受枕髁等结构影响较大。

(2)远外侧或极外侧经髁入路:可以充分暴露枕骨大孔腹侧、腹外侧术野,手术关键包括枕下三角的辨认、椎动脉的处理、枕髁的磨除等。根据入路方向不同,衍生出多个改良入路,如髁入路、髁旁入路、髁后入路等,每一种入路又有亚型。围绕枕髁磨除与手术暴露的解剖学关系已作较多研究,一致认为磨除枕髁可以扩大术野,增加暴露,应根据肿瘤生长的具体情况确定枕髁磨除范围。

(3)后正中入路或后正中扩大外侧入路:最近有学者报道,依据枕骨大孔区腹侧肿瘤多使椎动脉移位而非包裹的特点,经此入路切除枕骨大孔腹外侧大型肿瘤常能取得良好效果。

3. 枕骨大孔背侧、背外侧肿瘤 一般选择后正中入路或后正中扩大外侧入路。

枕骨大孔区的脑膜瘤常为苔藓样,肿瘤沿脑膜呈匐行生长,包绕后组脑神经,上颈段神经以及血管。手术剥离肿瘤与粘连的神经,一般较为困难。所以,手术分离肿瘤基底,需仔细锐性分离粘连的神经及血管。枕骨大孔区血管网状细胞瘤的手术需注意"桥梁血管",即同时供应肿瘤和脑干的血管。如果手术时将此血管切断,常常会造成致命的后果。切除时可遵循脑动静脉畸形的手术原则,沿肿瘤周边正常组织分离并电凝供血动脉,最后才离断引流静脉,将肿瘤完整切除。

对于远外侧经髁入路和经口减压术,以下情况应考虑行颈枕融合术:①表现为痛性斜颈;②影像学上证实颈枕不稳;③磨除全部枕髁,特别对脊索瘤应放宽适应证,有报道枕髁磨除50%或70%以上者就应行颈枕融合术。

(张俊廷 周杰 向伟)

第六节 松果体区肿瘤

松果体区肿瘤是一种少见的颅内肿瘤,但其所占颅内肿瘤的比例在不同地区差别较大。在欧美地区,松果体区肿瘤的发病率占颅内肿瘤的0.4%~1%;而在东亚地区,可占颅内肿瘤的2.1%~6.7%。其中,儿童的发病率明显高于成人,约是其10倍,占儿童颅内肿瘤的3%~10%,成人松果体区肿瘤仅占颅内肿瘤的1%,儿童松果体区肿瘤虽较成人常见,但亦仅占颅内肿瘤的4%。这一部位的肿瘤好发于男性青年,男女比例(1.5~3.5):1,在恶性肿瘤中这一比例更高,约为8:1;其平均发病年龄为12岁。

一、松果体区的解剖

松果体区位置深在,解剖结构复杂,传统意义上的松果体区范围较窄,前部以四叠体、松果体、缰核为界,胼胝体压部构成此区的顶,颞叶、枕叶、丘脑枕形成松果体区的侧界,上蚓部是此区的底;而广义上的松果体区则指以松果体为中心,前方达第三脑室丘脑间黏合,后方至小脑幕尖,上方至胼胝体压部,下方至小脑中脑裂,两侧由环中脑后膜的升段构成此区的外侧界(图6-68)。松果体区主要

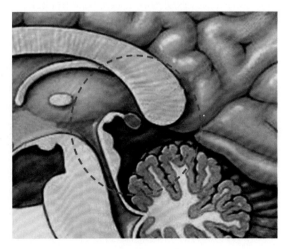

图6-68 松果体区的范围

动脉有大脑后动脉的分支、小脑上动脉、脉络幕后内侧动脉、矩状动脉、顶枕动脉、松果体动脉等；主要静脉为深静脉系统，包含 Galen 静脉、大脑内静脉、基底静脉、枕叶内侧静脉、小脑前中央静脉、松果体静脉等。

二、病理类型

虽然松果体区肿瘤的发病率较低，但病理类型复杂多样，可达 30 余种。根据世界卫生组织中枢神经系统肿瘤分类（2007 年），松果体区肿瘤可分为 4 大类：松果体实质肿瘤、生殖细胞肿瘤、神经上皮肿瘤及其他来源肿瘤，具体分类见表 6-22。

表 6-22 松果体区肿瘤的病理分型

病理类型		
松果体实质肿瘤	神经上皮肿瘤	其他类型
松果体细胞瘤	毛细胞型星形细胞瘤	脑膜瘤
中间未分化的松果体实质肿瘤	纤维型星形细胞瘤	转移瘤
松果体母细胞瘤	间变性星形细胞瘤	表皮样囊肿
生殖细胞肿瘤	少突胶质细胞瘤	颅咽管瘤
生殖细胞瘤	室管膜瘤	黑色素瘤
成熟畸胎瘤	室管膜下巨细胞星形细胞瘤	神经上皮囊肿
未成熟畸胎瘤	胶质母细胞瘤	松果体囊肿
畸胎瘤恶性变	神经节细胞胶质瘤	蛛网膜囊肿
混合性生殖细胞肿瘤	中枢神经细胞瘤	乳头状肿瘤
绒癌	脉络丛乳头状瘤	海绵状血管瘤
胚胎性癌		脂肪瘤
内胚窦瘤		血管外皮细胞瘤

1. **松果体实质肿瘤** 由松果体实质细胞分化而成，在松果体区肿瘤中占 3%～32%。在欧美地区松果体实质肿瘤所占的比例较高，占松果体区肿瘤的 23%～32%。而在东亚地区占的比例较低，日本的报道在 3%～12%。松果体实质肿瘤可分为 3 小类。

（1）松果体瘤（图 6-69）：是一种良性肿瘤。世界卫生组织中枢神经系统肿瘤分类（2007 年）定为 WHO Ⅰ级。它是由松果体实质细胞来源分化而成，占松果体实质肿瘤的 14%～60%，多发生于成年人，并且发病率与性别无明显相关，发病年龄的峰值在 40～50 岁段，也有报道为 38～45 岁。一般不会通过脑脊液播散转移。术后 5 年生存率为 86%。

大体上观，肿瘤呈相对较好的界限，质硬，灰白-粉红色，罕有坏死，有时有出血和囊变。组织学上，瘤细胞罕见有丝分裂活动，没有出现细胞多形性，没有坏死。肿瘤的细胞结构特征包括细胞排列成片状，有纤维物质分隔。特征是松果体细胞菊心团的形成。细胞一致有卵圆形核，偶可见细小的核仁。网状组织实际上是肿瘤细胞突的一个巨大的分支。神经组织学研究利用银浸润技术，认识到哺乳动物和其他脊椎动物的松果体实质细胞有独特的细胞突。肿瘤有一个模糊的小叶结构代替了腺体正常的精致的网硬蛋白纤维管间隔，这是一个可以辨别正常松果体与高分化肿瘤的特征。

（2）松果体母细胞瘤：来源于松果体的原始细胞，类似于髓母细胞，占松果体实质肿瘤的 45%，定为 WHO Ⅳ级。发病年龄也类似于原始性神经外胚层瘤，多发生于少年，平均发病年龄为 12.5 岁，也有报道为 18.5 岁，多数在 10 岁之前就已发病。男女的发病率无明显差别。在儿童中，松果体母细胞瘤发病会伴发双侧视网膜母细胞瘤，称为三侧性视网膜母细胞瘤。它多浸润周围组织生长，较高的复发率及播散转移，预后较差，5 年生存率为 10%～58%。放射治疗及化疗均对该肿瘤有效。

大体上观，肿瘤通常较大，边界不清，侵犯周围结构，包括脑室系统和蛛网膜下腔。它较容易形成播散转移至脑室内及脊髓（14%～43%）。显微镜下，肿瘤切片可见密集的瘤细胞。细胞核多形性明显，细胞质

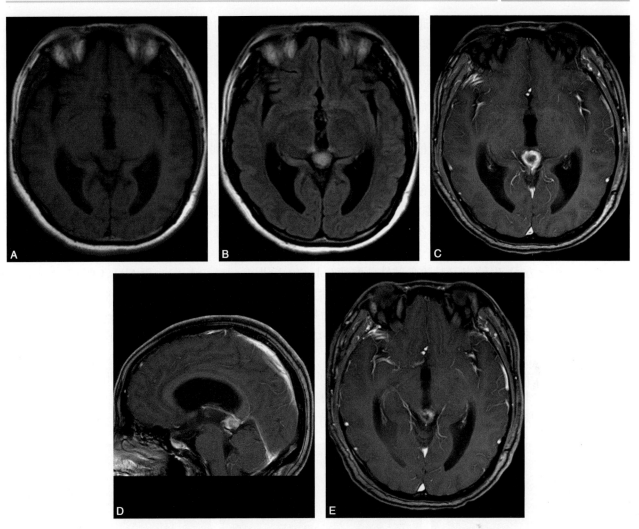

图 6-69 松果体瘤的 MRI 表现
A~D. 术前；E. 术后。

少。坏死，囊性变性及出血较多见。同样多见的有细胞分裂象和内皮增殖。无松果体细胞瘤菊心团形成。银浸润技术可分辨出变少、变薄的细胞突。这些细胞突较松果体细胞瘤少很多，因此很难观察到。免疫组化：NSE、Syn、NF 多数为阳性。视网膜光感受器细胞的特异试剂 S-antigen 也有阳性反应，因此也说明松果体母细胞与视网膜母细胞同为光感受器细胞的个体发育关系。

（3）中间未分化的松果体实质肿瘤：多发于 20~30 岁。女性的发病率稍高于男性。包含高分化的类松果体细胞和低分化的类成松果体细胞两种细胞成分，较松果体瘤易形成播散转移。预后也介于松果体瘤及成松果体细胞瘤之间，中位生存时间是 165 个月，定为 WHO Ⅱ~Ⅲ级。微观结构上，该肿瘤可见一些正常松果体细胞的细胞结构，如明暗细胞、分泌颗粒、突触合成物及众多的线粒体等。并且随着肿瘤恶性程度的增加，这些细胞结构逐渐减少。

2. 生殖细胞肿瘤　性腺外生殖细胞肿瘤主要生长于人体的中线结构上，包括生殖腺、腹腔后、骶尾部、纵隔及颅内第三脑室前部及后部。发生于颅内的生殖细胞肿瘤中，松果体区是常见的生长位置，占颅内生殖细胞肿瘤总数的 33%~65%。松果体区最主要的肿瘤就是生殖细胞肿瘤，在东亚地区的日本报道中，生殖细胞肿瘤占松果体区肿瘤的 70.3%~78%，在欧美地区报道中占 11%~37%。肿瘤的起源于中线结构中残余的原始生殖细胞。多发于男性和少年。传统分类基于组织学和肿瘤标志物，2016 年世界卫生组织（WHO）将颅内生殖细胞肿瘤分为生殖细胞瘤（germinoma）和其他恶性非生殖细胞瘤性生殖细胞肿瘤（non-germinomatous germ cell tumors，NGGCTs）两大类，后者包括 5 种亚型即畸胎瘤（teratoma）、胚胎癌（embryonal carcinoma）、内胚窦瘤（endodermal sinus tumors）、绒毛膜上皮癌（choriocarcinoma）、混合性生殖细胞肿瘤

（mixed germ cell tumor）。NGGCTs 通常是混合性肿瘤，可以由胚胎癌和绒毛膜癌、卵黄囊瘤的任何组合组成。发病年龄在生殖细胞瘤、绒毛膜癌、畸胎瘤、胚胎性癌中高峰为 10~14 岁，而恶性畸胎瘤发病高峰更加早一些，在 6~10 岁。

（1）生殖细胞瘤：最常见的生殖细胞肿瘤是纯生殖细胞瘤，占松果体生殖细胞肿瘤的 50%~65%。该肿瘤是一种有浸润性生长的恶性肿瘤，容易侵犯蛛网膜下腔，形成脑室内及脊髓内的脑脊液播散。纯生殖细胞瘤对放射治疗非常敏感，单纯放射治疗也可以有理想的预后，5 年生存率为 79%。

肉眼见生殖细胞瘤是一个黄褐色或白色固体、柔软的肿瘤，较少见到出血坏死，钙化的松果体可以被肿瘤吞并。光镜下观察见肿瘤主要由两种细胞构成，一种体积较大，细胞边界不清，细胞质稀少。细胞核位于胞质中央或稍偏位，多为圆形，核染色稀疏看起来呈空泡状，核分裂象常见。另一种细胞体积小，胞质很少，染色质丰富，常规染色深染。大细胞常聚集成大小不一、形状不规则的细胞巢，形成类胚中心，其间有血管和纤维组织带小淋巴样细胞常分布在血管周围，瘤细胞内有小片状或灶状坏死并有小出血灶，偶有小点状钙化。

在免疫组化方面，生殖细胞对胎盘碱性磷酸酶（placental alkaline phosphatase，PLAP），CD117 及 β-hCG 反应呈阳性，多表达在细胞膜上。含有合体滋养叶细胞时 β-hCG 可呈明显阳性。AFP 一般为阴性，但血清和脑脊液内可能有升高。如果 AFP 阳性，标志向胚胎癌分化的可能。细胞角蛋白（cytokeratin，CK）10% 有阳性表达，上皮膜抗原（epithelial membrane antigen，EMA）多数人研究结果为阴性，波形蛋白（vimentin，Vim）也可能有表达。

（2）非生殖细胞性生殖细胞肿瘤：包括畸胎瘤、卵黄囊肿瘤、胚胎性癌、混合性生殖细胞肿瘤。以畸胎瘤多见，其次混合性生殖细胞肿瘤，卵黄囊瘤、绒毛膜癌、胚胎性癌均非常少见。

1）畸胎瘤（图 6-70）：分为成熟畸胎瘤及非成熟畸胎瘤，在颅内生殖细胞肿瘤中占约 1/3，成熟畸胎瘤约

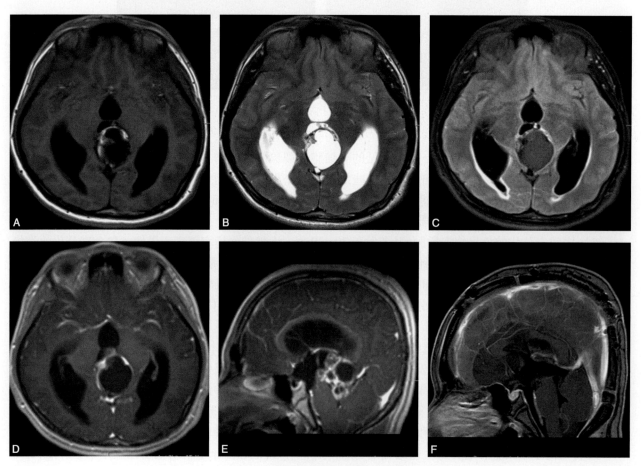

图 6-70　松果体区成熟畸胎瘤的 MRI 表现
A~E. 术前；F. 术后。

占10%,不成熟约占23%。畸胎瘤由3个原胚层细胞组成。成熟畸胎瘤只包含分化成熟的组织,包括骨、毛发、皮肤等。而且畸胎瘤有实性和囊性之分。实性畸胎瘤由3个原胚层分化的组织包括软骨、骨骼肌及脑组织构成。囊性畸胎瘤由皮肤和毛发组成,囊液多为白色液体,也可以因细胞脱落后形成机油状液,如出血也可变为鲜红或咖啡色。囊性畸胎瘤多为成熟型,不成熟型及恶变型畸胎瘤切面多为实性或囊实性。非成熟畸胎瘤包括混合未分化成熟的组织成分。此外畸胎瘤恶变的特征是在实性成分中可见到癌变及肉瘤样变组织的出现。

2) 卵黄囊瘤:占颅内生殖细胞肿瘤的2%左右。它的质地软硬不一,切面呈灰白色至红色。镜下见肿瘤细胞呈扁平卵圆形,核小、染色质含量不一。细胞排列呈网状、乳头状、内胚窦状多种排列方式。肿瘤病理上特点主要是可见Schiler-Duval小体及免疫组化中细胞质有AFP阳性颗粒。对于PLAP有部分反应阳性。EMA及波形蛋白阴性。

3) 胚胎性癌:占颅内生殖细胞肿瘤的3%左右。肿瘤大体观与生殖细胞瘤类似,质地较脆,有较多的出血坏死存在。它在典型病例中可见上皮样细胞紧密相连呈片状或腺样排列。免疫组化上肿瘤对PLAP反应阳性,对AFP部分阳性,EMA及波形蛋白阴性。对于生殖细胞瘤和胚胎癌的鉴别可以联合使用CD117和CD30,前者可以在多数的生殖细胞瘤中表达,而后者表达于胚胎癌细胞。

4) 绒毛膜癌(图6-71):占颅内生殖细胞肿瘤1%～3%。肿瘤类似于亚急性期的血肿,常见有大片的出血性卒中和坏死,所以常呈紫红色或灰红色。它主要由两种成分构成:合胞体滋养层细胞和细胞滋养层细胞,这些细胞呈双层排列,具有诊断意义。肿瘤血运丰富,常有充满血液的血窦出现,血窦不规则,壁薄,易破裂出血。瘤细胞对胎盘碱性磷酸酶(PLAP),β-hCG和角蛋白反应呈阳性,EMA部分阳性,AFP及波形蛋白阴性。

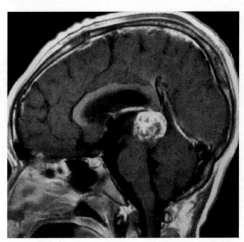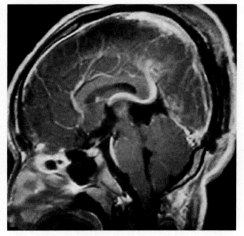

图6-71 松果体区绒毛膜癌术前和术后MRI表现

5) 混合性生殖细胞肿瘤(图6-72):在颅内生殖细胞肿瘤所占的比例各个报道差别比较大,可从3%至32%。该肿瘤的成分比较复杂,它可含有以上生殖细胞起源肿瘤中的任何两种或两种以上肿瘤成分。它最常见的组合成分是生殖细胞瘤和畸胎瘤,其他生殖细胞肿瘤成分也常可见到,因此几乎都是恶性的。混合性生殖细胞肿瘤在颅内生殖细胞肿瘤所占的比例各个报道的差别,与各地病理标本的获取方式有很大关联。通过活检方式或通过手术部分切除得到肿瘤标本,可能漏去一些肿瘤的成分而出现不全面的病理结果。标本不全面可能会漏去其中的恶性成分,从而误导了手术后的治疗决策,所以尽可能全切肿瘤得到全部标本是很有必要的。

3. 神经上皮肿瘤 出现在松果体区的神经上皮肿瘤包括纤维型星形细胞瘤、毛细胞型星形细胞瘤、多形性成胶质细胞瘤、成胶质细胞瘤、少突神经胶质瘤、室管膜瘤及脉络丛乳头状瘤。高分化的星形细胞瘤最为常见,其中以毛细胞型星形细胞瘤最多,纤维型星形细胞瘤其次。纤维性和低级别星形细胞瘤的细胞来源多数认为在松果体腺内周围的胶质细胞,或者来源于顶盖部位。它的特性与典型的毛细胞型星形细胞瘤一样,包括密集的GFAP阳性(神经胶质细胞的特异性标志物),神经胶质纤维网,Rosenthal纤维,微囊性变

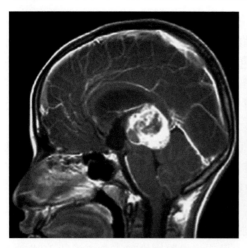
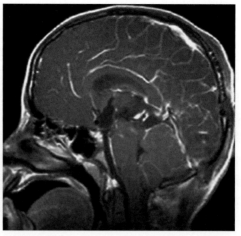

图 6-72　松果体区混合性生殖细胞瘤术前 MRI 表现

和低的增殖指数。松果体区的神经胶质瘤少发生于儿童。

4. 其他来源肿瘤

（1）脑膜瘤（图 6-73）：在松果体区肿瘤中占 6% ~ 9%，在颅内脑膜瘤中大约占 0.3%。在松果体区的脑膜瘤的生长起源有多种可能，可起源于幕镰交界处，也可与硬脑膜完全没有关系，而是起源于第三脑室顶的中间帆、松果体的结缔组织或是松果体包含有蛛网膜细胞网的软脑膜。发病平均年龄为 40 岁，男女比例为 1∶2，与颅内其他地方脑膜瘤特点相符。它的发病平均年龄为 28 岁，远低于颅内脑膜瘤发病的平均年龄（45 岁）。男性的发病率稍高于女性，这也和颅内脑膜瘤女性发病率较高的结果不同。

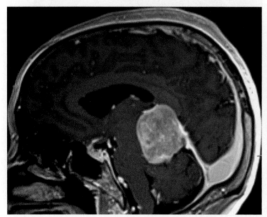
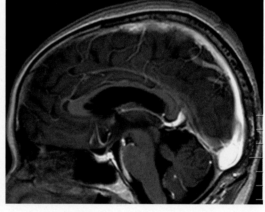

图 6-73　松果体区脑膜瘤术前和术后 MRI 表现

（2）乳头状瘤：为最新分类的肿瘤，可能来源于联合下特殊的室管膜细胞，WHO 分级为 Ⅱ ~ Ⅲ级。除了该肿瘤外，可以有乳头状改变的肿瘤还有室管膜瘤、脑膜瘤、脉络丛乳头状瘤及转移瘤等。该肿瘤发病年龄为 5 ~ 66 岁，发病高峰期在 20 ~ 30 岁，性别与发病率无明显相关。MRI 增强提示肿瘤增强明显，边界较为清楚。术中见肿瘤与周围无明显浸润，与正常组织分界明显，丘脑与肿瘤无明显联系，肿瘤可能从第三脑室表面或者中脑被盖生长出现。患者血液及脑脊液中的肿瘤标志物检查阴性。松果体乳头状瘤与其他来源于松果体实质细胞肿瘤在免疫组化中有许多不同。它对于突触素及嗜铬粒蛋白反应很弱，但对 S-100 反应较强，而且对于上皮细胞标志物如 CK 等呈阳性反应。对于 GFAP 及 EMA 的表达很弱。

（3）转移瘤：松果体区是颅内转移瘤最少见的区域，仅仅占颅内转移瘤的 0.3%。最常见的转移瘤原发病灶是肺部恶性肿瘤，其次是乳腺恶性肿瘤，还有一些如黑色素瘤、胃癌，还有肾、胆囊及结肠来源的恶性肿瘤。还有罕见的其他来源的松果体区肿瘤，包括恶性杆状肿瘤、血管外皮细胞瘤、皮样囊肿、表皮样囊肿、脂肪瘤及颅咽管瘤，都有一些个案报道。

三、临床表现

松果体区肿瘤的临床表现,取决于肿瘤的性质和所在的部位,多数病程较短,发病快,症状重,平均发病日约 7~8 个月。

1. 颅内压增高　肿瘤突入第三脑室后部梗阻导水管上口,有时使整个导水管受压变扁而狭窄甚至闭塞,发生梗阻性脑积水而颅内压增高,在病变早期常表现为头痛、呕吐及视盘水肿,其他尚有视力减退、外旋神经麻痹等症状,少数病例继发性视神经萎缩。随着肿瘤的进一步增大,脑积水加重,可引起意识状态的改变。在儿童可表现为头围增大、前囟门张力增高及癫痫等典型症状和体征。

2. 神经系统压迫症状

(1) 四叠体受压综合征(又称 Parinaud 综合征):是松果体区肿瘤的主要体征之一。肿瘤压迫或累及中脑四叠体上丘和顶盖前区,可引起眼球上下运动障碍及瞳孔光反应障碍。表现为上视不能、瞳孔散大或大小不等。Parinaud 于 1883 年首先发现松果体区肿瘤可造成眼球上视不能,并伴有瞳孔散大及光反应消失,而瞳孔调节反射存在,故称此体征为 Parinaud 综合征。但在临床实际工作中,典型的 Parinaud 综合征并不多见,所以有时将单纯的眼球上视不能亦称为 Parinaud 综合征,有人也将此综合征称中脑背侧综合征或导水管综合征。文献报告松果体区肿瘤约有半数以上的病例存在上视不能和瞳孔变化。

(2) 听力障碍:肿瘤生长较大时,可压迫中脑四叠体下丘及内侧膝状体,产生耳鸣及听力减退。但由于小儿不能正确表达及临床检查欠合作,听力障碍的阳性检出率不高。成人可有耳鸣及听力障碍表现。

(3) 小脑体征:肿瘤向后下发展可压迫小脑上蚓部和小脑上脚,或影响中脑的皮质脑桥束,出现躯干性共济失调及水平眼球震颤等小脑体征。

(4) 下丘脑损害表现:肿瘤直接侵犯第三脑室底或肿瘤细胞沿脑脊液播散种植到下丘脑所致。主要表现为尿崩症(视上核受损),少数患者亦可出现嗜睡、肥胖、发育迟缓或停顿等下丘脑损害症状。

(5) 脊髓和马尾神经损害:恶心松果体区肿瘤可发生远处转移,常见肿瘤转移至脊髓蛛网膜下腔,甚至转移至中枢神经以外的结构。曾行脑室分流患者,瘤细胞沿分流管向远处转移。脊髓播散可引起神经根痛或感觉障碍。

3. 内分泌系统紊乱症状　主要为性征发育紊乱,多数表现为性早熟,少数亦有性征发育迟缓或停滞。正常松果体细胞可分泌褪黑激素,它可抑制腺垂体的功能,特别是降低腺垂体内促性腺激素的含量并减少该激素的分泌,使性征发育与全身的发育相协调。儿童及青春期前的松果体作用非常活跃,因而抑制了性征的发育,青春期后松果体开始退化,使性征得以发育。肿瘤的破坏使褪黑激素的合成与分泌减少,正常的生理平衡发生紊乱,使其性征提前发育,出现性早熟。松果体区生殖细胞瘤的内分泌改变主要是性早熟。松果体区的畸胎瘤几乎均为男性且多表现为性早熟。而松果体功能的亢进可使青春期延后,性征发育迟缓,起源于松果体实质细胞的肿瘤可表现性征发育迟缓或停滞。另外有报道称极少数局限于松果体区的生殖细胞瘤也可以引起尿崩症,具体发病机制仍不清楚。

4. 其他症状　松果体区肿瘤患者可因颅内压增高及中脑受压而出现单侧或双侧锥体束征。部分患者可出现癫痫发作。若肿瘤发生出血,即引起松果体区肿瘤卒中,患者可出现意识障碍。松果体区的生殖细胞瘤、松果体细胞瘤和松果体母细胞瘤,可发生细胞脱落并沿脑脊液循环播散性种植到椎管内,引起相应的临床症状。有报道曾行脑室分流的患者,瘤细胞沿分流管向远处转移。

四、辅助检查

1. 影像学检查　松果体区肿瘤影像学检查能显示病灶位置、大小、邻近结构的关系,明确钙化、囊变或出血以及脑积水程度,判断病变累及区域如侧脑室、室管膜下或鞍上,但 CT 和 MRI 均不能定性病变。生殖细胞瘤在头颅 CT 扫描中呈现为均匀高密度肿块,伴明显强化,在 T_1 加权图像上为低信号或等信号,在 T_2 加权图像上大多数为等信号或高信号,在增强 MRI 上生殖细胞瘤可均匀强化。胚胎癌 CT 表现与生殖细胞瘤相似,肿瘤常有钙化、囊变、出血,MRI 信号强度可混杂不一。畸胎瘤在影像学上可见骨、牙齿、毛发、脂肪等特征性的结构。松果体实质细胞肿瘤 CT 表现为等密度或高密度肿块,部分可强化,松果体母细胞瘤在 T_1

加权图像上为低信号或等信号,可不均匀强化。此外增强 MRI 还能判断有无脊髓转移等远处播散。在注射 Gd-DTPA 增强后,几乎所有的损害都有明显增强,并有不同质的显示。在高清晰的 MRI 上,几乎 50% 的生殖细胞瘤和 90% 的其他生殖细胞源性肿瘤可看到囊性组织,一般为多重小囊或是几个小囊。脑血管造影主要用于手术前了解松果体区肿瘤的供血和周围血管结构,特别是静脉回流包括大脑内静脉、基底静脉、大脑大静脉以及小脑中央静脉等,有利于手术入路的选择。

2. 实验室检查　除畸胎瘤以外,生殖细胞肿瘤均易发生肿瘤细胞脱落,并沿蛛网膜下腔发生播散种植,因此松果体区肿瘤的患者进行脑脊液细胞学检查,有助于病变性质和预后的判断、治疗方案的选择。生殖细胞肿瘤患者的血清、脑脊液和肿瘤囊液中可检出甲胎蛋白(AFP)和 β-人绒毛膜促性腺激素(β-hCG)。血清中甲胎蛋白含量增高是内皮窦瘤典型表现,绒毛膜癌患者血清和脑脊液中可检出 β-hCG 含量增高。两者都增高可见于恶性畸胎瘤和未分化生殖细胞瘤。血浆和脑脊液 AFP 和 β-hCG 增高可排除单纯生殖细胞瘤和畸胎瘤的可能。松果体实质细胞肿瘤、胶质瘤等上述肿瘤标志物检测均阴性。褪黑激素和羟基吲哚氧甲基转移酶有助于松果体实质细胞肿瘤的诊断。激素水平的检测对松果体区肿瘤的诊断、治疗、预后有着重要的指导意义。

五、治疗方式

1. 手术治疗　松果体区肿瘤位置较深,邻近重要脑组织结构及深部血管,20 世纪 70 年代以前手术切除死亡率较高达 30%~70%,病残率 65%,故传统上多数作者主张进行脑积水分流手术、术后放疗的保守治疗。随着现代神经影像学诊断方法及麻醉学、显微神经技术的发展日趋完善,以及对局部显微解剖的深入研究,松果体区肿瘤直接手术的死亡率和致残率已下降到 5%~10% 以下,手术疗效明显改善。目前大多数学者主张直接肿瘤切除,除非病变已有远处转移,患者不能耐受手术,理由是:①如预计能切除肿瘤,一期手术最佳;②开颅手术较活检容易控制术中出血;③手术能获得较大肿瘤标本,对病灶性质了解更全面;④手术能最大限度缩小肿瘤体积,利于术后其他辅助治疗。

此外,松果体肿瘤的最佳治疗方案取决于其具有特定具体的病症的细微差别的组织病理诊断。首要的第一步就是要获得病理组织,这就使立体定向活检或颅脑开放手术等外科干预手段成为必须。立体定向活检术具有相对简便性和低致残率,但其比开放性手术方式具有更高的误检率,且开放性手术能获得更多的病理组织,提供更为精确的诊断。其次的手术目的是在保证功能的前提下达到肿瘤最大化的切除。完整切除肿瘤已被明确确定为良性肿瘤的最佳治疗。但对恶性肿瘤来说,根治性手术仍存在很大争议,尽管很多研究结果都得出有利于根治性手术切除的结果。此外,最大限度地切除恶性肿瘤,有利于控制术后急性脑积水的发生及降低术后残留肿瘤出现的风险。

松果体区的手术入路有很多种,可归纳为两类。一类是经脑室入路,包括额部经侧脑室入路(Etopob 入路)、顶枕部经胼胝体入路(Brunner-Dandy 入路)及颞枕部经三角区入路(van Wagenen 入路);另一类是不经过脑室的手术,包括枕部经小脑幕入路(Poppen 入路)、幕下小脑上入路(Krause 入路)和幕上下经窦联合入路(Sekha 入路)。额部经侧脑室入路和颞枕部经三角区入路由侧方到达肿瘤,解剖关系不清,肿瘤对侧面的出血不易处理,这两种手术入路已经很少采用。现在最常用的手术入路有幕下小脑上入路(Krause 入路)和枕部经小脑幕入路(Poppen 入路)。

(1) 幕下小脑上入路(Krause 入路):该入路由 Krause 于 1911 年首次提出,有小脑上经天幕的多种改良型。主要适合位于中线、大脑大静脉下方的中小型肿瘤。可采取多种体位:坐位、3/4 俯卧位、侧卧位和 Concorde 位。坐位的优点是:它充分利用小脑本身的重力,使脑组织自然下垂;利于静脉回流,减轻血管张力,出血量较少;脑脊液和血液自然流出,手术视野清晰。但易发生空气栓塞,而且术者姿势不舒服。采用坐位手术时,术前应对矢状位 MRI 中直窦角度进行评估,小角度型和正常角度型肿瘤易于暴露,高角度型手术视野易被倾斜的天幕限制,此时可能更适合采用枕部经天幕入路。

手术步骤:作枕后正中直切口,上自枕外隆凸上 3cm 下至 C₁ 棘突。横窦上方上矢状窦两侧和横窦下方中线旁 5cm 两侧枕骨钻孔,骨窗上缘过横窦和窦汇,下缘达枕骨大孔。硬膜基底向横窦呈半圆形切开。切断天幕和小脑上表面之间的桥静脉(包括半球静脉和小脑蚓部静脉),小脑因重力下落。有时为暴露松果体区而结扎小脑中央前静脉。广泛切开增厚蛛网膜后,就可辨别肿瘤与深静脉结构(大脑大静脉、大脑内静脉、基底静脉等)之间的关系。肿瘤多位于小脑中央前静脉前方,大脑大静脉下方,基底静脉的内侧。一些小的包裹良好的肿瘤,当四周分离后可行完整切除。如肿瘤较大,宜先行囊内分块切除,内减压后将肿瘤的上缘和外侧源自中间帆、丘脑后结节、第三脑室壁上分离下来,肿瘤下方与四叠体常粘连在一起,小心切除肿瘤,避免损伤脑干。手术要充分止血,止血纱布放牢以防其随脑脊液漂流而阻塞导水管。如术中发生空气栓塞,立即应用生理盐水冲洗术野、骨蜡封闭骨窗边缘、给予纯氧吸入、从中心静脉导管中尽可能抽吸气体、给予静脉内补液增加中心静脉压、减少空气进入血管等措施。

该入路的优点:位于中线,容易定位;松果体区位于深静脉下方,减少了对重要神经血管的损伤;没有顶叶和/或枕叶的神经系统受损,可同时行 Torkildscn 分流手术。缺点:由于天幕的原因,阻碍了向侧方和上方的视线,手术视野狭窄,当肿瘤较大时,特别是向背侧扩展超过天幕缘和/或向外侧进入侧脑室三角区时不宜采用;术中可能要牺牲外侧桥静脉和/或小脑中央前静脉,可引起小脑肿胀,特别是对于发育很好的小脑前中央静脉或四叠体上下静脉,更不能轻易切断;有时小脑上蚓部阻挡术野,为达到松果体区不得不将其切开。

(2) 枕部经小脑幕入路(Poppen 入路):枕部经小脑幕入路由 Heppner 于 1959 年提出,后经 Poppen 等改良,适用于大部分松果体区肿瘤。该入路可取坐位、倾斜位、Concorde 位、3/4 倾斜位和公园椅位,3/4 倾斜位可以减少空气栓塞的发生和对枕叶的牵拉。

手术步骤:常从右侧开颅,马蹄形切口由基底向枕部。骨窗向下暴露横窦,向中线内侧暴露窦汇和上矢状窦。采用 3/4 倾斜位时,枕叶因重力而下坠,避免过度牵拉枕叶内侧。从横窦前方到天幕缘,在直窦外侧 1~1.5cm 作一平行线,切开天幕以暴露小脑上表面。在大脑大静脉及其分支之间切除肿瘤。当肿瘤向上发展较为明显时,胼胝体压部常被肿瘤向上抬起压扁,为获得更大视野,必要时可将胼胝体压部切开;当松果体区肿瘤向下扩展到小脑,可切开下矢状窦和对侧小脑幕,充分暴露肿瘤周围的解剖结构及其与深静脉的关系,以避免手术时损伤深静脉系统。

该入路的优点:在枕极内侧与直窦、横窦、矢状窦之间少有桥静脉,因此可以在不切断内侧桥静脉的情况下向外上方牵拉枕叶;该入路手术视野较宽敞,对脑深部静脉显露较为清楚;利于控制起源于肿瘤背侧的血管出血,切除位置深的松果体区病变。缺点:对第三脑室后壁、对侧四叠体区和同侧丘脑后结节的显示欠佳;要保护走行于四叠体池到达枕叶前内侧面的枕叶内静脉,切断此静脉可以造成枕叶梗死和水肿,引起偏盲。避免过多切开胼胝体压部,以防引起裂脑人。

(3) 经胼胝体后部入路(Brunner-Dandy 入路):1913 年 Brunner 提出经胼胝体后部入路,1921 年首次用于临床。主要适用于侵犯胼胝体位于大脑大静脉上方的肿瘤及扩展进入第三脑室的肿瘤。可用多种手术体位,常用侧卧位或 3/4 倾斜位,大脑半球受重力作用下坠而使镰旁间隙扩大。

手术步骤:切开头皮,翻向一侧,颅骨钻孔时注意避免损伤上矢状窦,中线侧骨缘应到达上矢状窦,骨窗形成后,切开硬脑膜并翻向矢状窦侧,显露中线部位,自大脑镰轻轻牵拉顶叶暴露胼胝体,切开大脑镰和小脑幕,充分暴露松果体区,胼胝体压部多已被肿瘤压迫而变薄,少许切开压部,暴露肿瘤,根据肿瘤的性质、血供和质地情况,进行切除肿瘤。

该入路的优点:无论脑室大小均可以到达松果体区,是达到松果体区的最短途径。缺点:如对大脑半球牵拉太重,会影响中央静脉回流,会导致患者术后偏瘫的严重并发症;过多切开压部术后出现裂脑人;牵拉枕叶可出现同向偏盲。

(4) 幕上下经窦联合入路(Sekha 入路):1992 年 Sekhar 和 Goel 首先应用这种术式行大型天幕脑膜瘤切除,此入路提供了对大型松果体区肿瘤的最大暴露,同时减少对脑组织的牵拉。Ziyal 等提出其手术适应证如下:肿瘤直径>4.5cm;瘤体在天幕平面上下扩展;肿瘤在受压的小脑平面以下极大扩展;肿瘤血管丰富并且包裹重要静脉结构,需要从不同方向解剖肿瘤。

取半前倾位,非优势半球侧横窦在下,有助于重力对枕叶的牵拉。做一马蹄形皮瓣,皮瓣和肌肉全层向枕下翻起。上矢状窦两侧和左右横窦下方分三处打开骨瓣,枕下侧骨瓣先被移开,再移开上矢状窦下侧骨瓣,自颅骨上分离横窦后,在另一边行枕骨瓣开颅。在上矢状窦内侧纵向切开枕部硬脑膜,直达横窦,切开非优势半球侧横窦及天幕,轻微牵拉枕叶和小脑充分暴露松果体区,以常规方法切除肿瘤。术中切开横窦前应辨明为非优势半球侧,肿瘤切除后横窦予以缝合。

2. 放射治疗 对于松果体区肿瘤来说,其中生殖细胞瘤具有极高的放疗敏感性,且有研究表明对这一肿瘤进行直接放射治疗10年生存率高达90%。但是对于非生殖性生殖细胞肿瘤来说进行单独放射治疗的方案,仍存在很大的争议。但是,尽管大多数患者在接受放射治疗后可取得良好的治疗效果,仍有20%的患者可能发生致命的远处转移。同时,为了减轻放疗所带来的放射性损伤,人们正在寻求更佳的治疗方式。其中包括小剂量实验性放疗和立体定向放射治疗等。小剂量实验性放射性治疗是判断肿瘤对放疗的敏感程度,进而制定下一步诊疗方案,但是其在临床中的应用仍存在很大争议。立体定向放射治疗作为全脑放射治疗的替代方式,已证明向放疗敏感的恶性松果体区肿瘤和局部控制的良性病变提供放射治疗的有效性。但是,由于绝大多数的松果体恶性肿瘤具随脑脊液播散的能力,因此局部的放射治疗存在大比例的失败报道,这一现象在恶性生殖细胞瘤和松果体母细胞瘤中表现最为突出。并且很难用以往研究给出更有利的证明,需要我们进一步研究。

3. 化学治疗 随着对松果体区肿瘤认识和研究的深入,对这一区域肿瘤辅助化学治疗越来越重视。提倡对松果体区肿瘤进行化疗的学者指出,化学治疗不仅能减少、延迟、消除放疗的需要,同时能增加手术及放疗的效果,改善患者的预后,这一作用在年轻患者身上表现最为突出。同时在临床上,有研究表明,为了减少全脑照射所带来的严重的认知障碍和内分泌问题,尤其是儿童患者,研究人员已寻求其他治疗方法包括化疗和立体定向放射治疗。以铂类为基础的化疗方案已发展到具有一定系统性,在非生殖性生殖细胞瘤的临床试验已取得了接近全脑放射所取得的结果。另外,在一些对全脑照射放疗无效患者进行试验,把目前正在设计的立体定向放射治疗和化疗作为第一线治疗,也可以取得一定的疗效。对原始神经外胚层肿瘤(松果体区和非松果体区的)的临床试验已经普遍提倡尽可能地手术肿瘤全切除和集中发展化疗,能有效减少患者所需放疗的有效剂量。

4. 手术并发症

(1) 颅内出血:是影响患者预后的重要原因。特别是松果体母细胞瘤质软、血供丰富,止血较困难。此外,立体定向术后瘤内出血也不少见。

(2) 手术体位相关的并发症:如坐位引起的静脉空气栓塞、低血压、脑积水解除后脑皮质塌陷引起的硬膜下出血或积液甚至硬脑膜外血肿;手术头位不当,如过伸或过屈引起颈椎损伤。

(3) 与手术入路有关的并发症:枕叶下经天幕入路因需牵拉枕叶或影响枕叶引流静脉,引起视野缺损。经纵裂胼胝体入路因牵拉顶叶,引起对侧肢体皮质感觉一过性障碍。

(4) 视觉功能障碍(眼外肌麻痹、瞳孔调节功能障碍、上视不能等):可见于四叠体区手术后,一般经数月至1年逐渐恢复。滑车神经细小,与肿瘤毗邻,术中分辨困难,损伤可能性较大。神经功能损伤严重程度与肿瘤的良恶性、术前曾放疗、术前已有神经功能损害,以及肿瘤的浸润程度有关。

5. 脑室内镜和立体定向下微创活检 微创活检作为可获得病理诊断的另一方式越来越被重视,它可减少不必要的开颅手术,也可避免无谓的放疗。目前有部分医师已把它作为松果体区肿瘤的首选治疗,但也应看到它的不足:①微创活检的病理,由于量少而存在偏差,据统计,其病理诊断率为94%,误诊率1%,不完全率1.3%。在风险上虽较手术小,但还有2%的致残致死率;②它可能会造成肿瘤的播散;③对一些恶性的、预后差的、放化疗抵抗的肿瘤,并没有理想的跟进措施该项技术还需要进一步的完善。

术前如怀疑生殖细胞瘤、松果体母细胞瘤等放化疗敏感的恶性肿瘤,活检可首先考虑。需要补充的是,脑室内镜有时可直接切除良性小肿瘤,特别是直径<2cm的囊肿,血供较少,尤为适合。内镜还可直接行第三脑室造瘘,解除脑积水。同时,术前立体定向下的内镜观察可直视脑内解剖结构,对进一步手术有指导意义。

(张跃康 刘艳辉 许民辉)

第七节 丘脑肿瘤

丘脑是中枢神经系统中最大的感觉整合中枢,位于大脑半球深部,内侧为第三脑室,外侧紧邻内囊,前下方为下丘脑,上方为侧脑室体部,后方邻近中脑。占脑部肿瘤1%~5%,青少年多见,且胶质瘤最多(76.5%)(图6-74)。

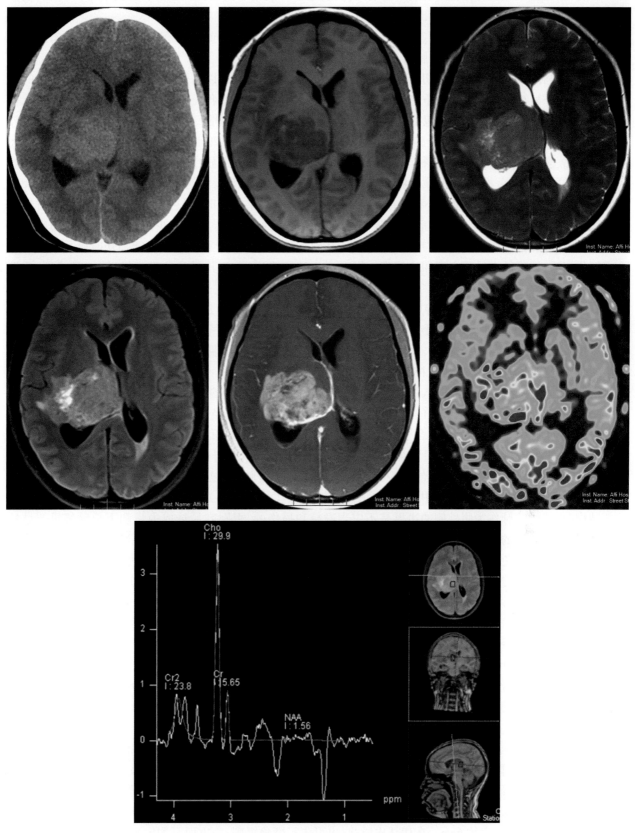

图 6-74　丘脑星形胶质瘤 CT 平扫和 MRI 平扫

CT 平扫可见右侧丘脑混杂密度影,边界欠清;MRI 平扫见右侧丘脑占位不均质信号改
变,边界不规则,强化明显。

早期可压迫第三脑室使其移位,或阻塞室间孔,引起脑脊液循环梗阻,出现颅内压增高。并可出现精神障碍、内分泌功能失调,少数患者可出现对侧偏身自发性疼痛。

当肿瘤压迫或侵犯内囊传导束,出现对侧偏瘫、偏侧感觉障碍和同向偏盲,有的伴步态不稳。累及中脑顶盖,出现四叠体综合征,侵犯下丘脑时出现耳鸣和听力减退。

由于丘脑肿瘤位置深在,手术切除常造成周围重要结构的损害,且以恶性肿瘤为主以及相对不良的预后,对该病的外科治疗至今仍存在争论。争论的焦点在于外科治疗对改善丘脑肿瘤的整体预后是否有益。

1. 手术目的　外科治疗方法包括根治性全切除、大部切除、部分切除、单纯活检等,具体选择至今仍存在争论。1932 年,Cushing 首次对丘脑肿瘤进行外科切除并获得成功。20 世纪 70 年代以前,手术死亡率在30% 左右,故多主张姑息手术,仅进行活检和脑脊液分流术,术后再辅助放疗或化疗。近十几年来,丘脑肿瘤的诊治水平取得了显著提高,对儿童丘脑肿瘤实施积极外科手术切除病例的死亡率和致残率分别降至 2%和 13% 左右。目前对丘脑肿瘤的外科治疗目的是在获取病理结果的同时,尽可能全切肿瘤,特别是对良性肿瘤和低级别胶质瘤。对于恶性肿瘤也主张尽可能争取全切除,最大限度地减少肿瘤残留量,在彻底解除肿块性压迫的同时,为后续治疗(放疗和化疗)打下基础。如果术中预计重要结构可能损伤时应采用次全切除或部分切除,以降低术后死亡率和致残率。但对于生殖细胞瘤,由于其对放疗高度敏感,一旦确诊,首选放疗。

2. 手术入路　根据丘脑肿瘤特点和术者习惯选择合理的手术入路是手术成功与否的重要保证。手术入路的选择取决于肿瘤的形状、大小、生长方向以及与正常脑组织的关系。有时也受肿瘤供血动脉的位置及其多少以及脑室是否扩大的影响。总的原则是尽量选择就近单侧入路,尽量减少正常神经结构的破坏,尽量减少为显露肿瘤而切除功能性神经组织,采取个体化的选择策略。总体来说,丘脑肿瘤手术入路可分为前入路、后入路和外侧入路。前入路包括经额叶经侧脑室入路、经大脑纵裂胼胝体前部入路,适合于肿瘤向侧脑室额角突出和向丘脑上生长的病例;后入路可分为经枕或顶枕经侧脑室入路、经后纵裂经胼胝体压部旁入路、经天幕下小脑上入路,适合于肿瘤向丘脑后内侧、后上部生长及占据丘脑后结节的肿瘤;外侧入路包括经外侧裂经岛叶入路、经颞叶皮质入路,适合于丘脑前外侧和后外侧肿瘤。

各种入路各有优缺点:①各种经皮质入路的优点是容易暴露肿瘤病灶而且不易损伤胼周动脉和回流至矢状窦的重要静脉,肿瘤切除过程中,保护和识别解剖标志性结构非常关键。如经额经脑室入路切除丘脑前部肿瘤时,丘纹静脉作为腹外侧的边界是不应当逾越和损伤的,否则容易造成内囊和下丘脑等重要结构的损伤,经皮质入路的不利之处在于对皮质脑组织的损伤和容易诱发癫痫。②经纵裂经胼胝体入路的优点是不需切开皮质,避免了脑损伤及术后发生癫痫,而且解剖标志清楚,切开胼胝体即进入侧脑室,不受侧脑室大小的限制。在术野内,丘纹静脉、大脑内静脉显露清晰,易于保护。缺点容易损伤双侧穹隆,且难以分辨解剖标志,特别是肿瘤大、脑水肿严重时易出现下丘脑结构性失认导致下丘脑损伤,术后定向和记忆障碍的发生率也较高。③丘脑肿瘤向前外侧生长,此时肿瘤与岛叶距离很近,经外侧裂入路可能是最佳选择,其主要优势是损伤小,暴露好,操作距离短,但此入路需解剖整个外侧裂区,其错综复杂的血管网的显微解剖是难点之一,另外岛叶切开部位应在岛叶中央后沟的中部,否则有损伤内囊后肢的危险。④天幕下小脑上入路是脑实质组织损伤程度最小的丘脑肿瘤手术入路,它充分利用松果体区的潜在间隙,但由于大脑基底静脉的限制,仅限于切除中线旁小于 1cm 的丘脑后部肿瘤。

(1) 丘脑肿瘤前入路切除术

1) 经额与经侧脑室入路:患者仰卧,一侧额部切口,颅骨钻 4 或 5 个孔锯开,做一游离骨瓣。硬脑膜显露后,如脑张力较大可静脉输注 20% 甘露醇 250ml,地塞米松 10mg。剪开硬脑膜,把蒂部翻向矢状窦侧。脑皮质切口位于中央前回前方,额中回中后部分,中线外 2.5cm。先以双极电凝烧灼皮质软脑膜,与中线平行切开额中回,长约 3cm,以两个脑压板对应伸入皮质切口,垂直向深部分离并轻轻牵开,直达侧脑室室管膜,一般自皮质表面达侧脑室约 6cm。在切开皮质前,也可先行额角穿刺,一方面可测定到达脑室的深度和放出部分脑脊液减压,另可以脑针穿刺道做标志进入脑室。进入侧脑室后,用蛇形脑牵开器或脑室牵开器轻轻将侧脑室向外牵开。此后在手术显微镜下操作,可看到脉络丛和丘纹静脉沿脑室底由后向前内走向室间孔,并与室间孔前方来的透明隔静脉汇合。丘脑前部肿瘤可使侧脑室底部抬高和隆起,肿瘤内出血或囊变时,透过室管膜可见色泽发暗。在切开室管膜进入肿瘤前,应用带线的长棉片覆盖室间孔和侧脑室后区,只显露出肿瘤切除部位,以防止血液流向脑室其他部位。如系囊性变肿瘤,可先用穿刺针抽吸囊液;如为实质性肿瘤,切开后可先切取肿瘤组织进行冰冻切片检查,病理学检查证实为低级别星形细胞瘤或其他良性肿瘤时,肿瘤质地脆软者,可用取瘤钳或吸引器由中心向周围吸除肿瘤;质地较硬者,可用超声粉碎吸引或激光刀切除。如血管不太丰富,止血比较容易,在最大限度地保护正常脑组织的原则下,力争将肿瘤肉眼切除或次全切除。肿瘤切除后,必须以低电流双极电凝妥善止血,腔形瘤床内不要放置吸收性明胶海绵和止血纱布。脑室内置放外引流管,硬脑膜严密缝合,硬脑膜外置引流条,放回骨瓣,缝合头皮。

2) 经纵裂胼胝体侧脑室入路:由于经额叶入路并发癫痫的发生率高达10%,故可改行经胼胝体达侧脑室。患者仍取仰卧位,取跨中线额部皮骨瓣开颅。硬脑膜翻向矢状窦侧,沿大脑镰右侧进入纵裂,轻轻将额叶向右侧牵开,如有桥静脉阻碍入路,可电凝切断,但较粗大的上引流静脉应妥善保护。在大脑镰游离缘下方,可见由前向后并行的胼周动脉,将其稍加游离并牵开,其下方发白的组织即胼胝体,用鼻中隔剥离子分开2cm,即进入右侧侧脑室,此后的手术步骤与经额叶皮质侧脑室入路相同。该入路的优点是不通过大脑皮质,术后可避免癫痫发生,但侧脑室扩大不明显者,探查侧脑室切除肿瘤则有一定困难。

(2) 丘脑肿瘤后入路切除术

1) 经顶叶皮质侧脑室入路:顶后入路适于丘脑后部的肿瘤。头皮呈马蹄状,翻向颞侧;骨瓣钻4~5个孔,游离或以骨膜为蒂翻向颞侧。硬脑膜弧形切开,蒂向矢状窦侧。皮质切口位于中线旁3cm,顶叶中央后回后方,长约3cm。电凝软脑膜,由脑沟分开皮质后,即在手术显微镜下操作。进入脑室后,用棉片保护好手术区四周,以免血液流入脑室其他部分,并保护好脉络丛和丘纹静脉免受损伤。看到肿瘤后,不应从外周分离肿瘤,在肿瘤最隆起的部位切开,以肿瘤钳、吸引器、超声吸引或激光刀分块切除肿瘤。在切除肿瘤时,切忌向外侧牵拉过久或过重,以免加重内囊后肢的损伤。

2) 其他入路:尚可采用经顶叶皮质纵裂入路,或侧脑室三角区内侧壁入路,这与肿瘤具体部位和术者的习惯有一定关系。

(3) 立体定向手术:随着影像学和立体定向技术的发展,某些位于脑深部的小肿瘤,可以在采用立体定向技术下或在神经影像导航辅助下切除肿瘤,实现微创手术。国内有学者认为,直径在3cm左右,边界较清楚,术后能获得较高生存质量者,适合采用立体定向手术或激光汽化切除术。

(吴安华 屈延 蒋传路)

第八节 胼胝体肿瘤

胼胝体位于大脑纵裂的深部,是连接两侧大脑半球的巨大白质联合组织,可分为嘴部、膝部、干部和压部四部分,构成侧脑室体部和额角的顶壁,嘴部向下与终板相连,压部参与构成第三脑室。其纤维呈扁形投射向大脑半球的皮质,称为胼胝体投射,它是胼胝体肿瘤向大脑半球蔓延或向对侧大脑半球蔓延的重要途径。

原发肿瘤较为少见,大多数为肿瘤侵犯到胼胝体。好发于膝部、干部和压部。根据原发部位可分为3类:①原发于胼胝体的肿瘤,肿瘤可侵犯一侧或两侧脑叶,呈蝴蝶样生长;②继发于其他脑叶肿瘤侵犯胼胝体的肿瘤;③胼胝体的良性病变以胼胝体发育不良、动静脉畸形、血管瘤、脂肪瘤和胶质囊肿多见。总的以胶质细胞瘤最多见。

一、主要症状和体征

1. 颅内压增高及癫痫 系肿瘤侵袭压迫邻近结构及肿瘤本身的占位效应所引起,主要表现为颅内压增高和突发意识障碍、抽搐。

2. 胼胝体失联合综合征 胼胝体联系两侧大脑半球,依据胼胝体肿瘤所占胼胝体的位置不同而有不同的表现:胼胝体前段(包括膝部和嘴部)表现为左侧观念意动性失用和左侧失写症,胼胝体压部肿瘤可以表现为左侧视野同向偏盲或左半侧同向假性偏盲(人类大多数为右利),胼胝体前1/3与中1/3交界部位肿瘤呈触觉命名不能,胼胝体中段与压部之间的肿瘤有陌生手现象。

3. 由于胼胝体的体部肿瘤易侵犯邻近结构而出现相应的症状及体征,可表现为额叶损害症状,引起行为障碍、胼胝体性共济失调以及感觉、运动和记忆障碍等。有时胼胝体压部的肿瘤则可向后发展,引起四叠体和脑干功能损害。

胼胝体体部肿瘤局限于胼胝体内,但常见侵犯一侧或两侧半球。侵犯两侧脑叶者,病变影像学检查呈现蝶翼征(butterfly sign);侵犯一侧脑叶者,病变呈现半蝴蝶征(semi-butterfly sign)。

二、手术适应证

①有明显颅内压增高和癫痫发作;②CT 和 MRI 检查额叶或顶叶局限性肿瘤侵犯胼胝体;③伴有梗阻性脑积水。

三、手术方式及入路

胼胝体肿瘤与周围重要血管、脑组织关系密切,手术治疗难度较大。随着 CT 扫描、MRI 检查、血管造影术以及显微外科技术的发展,为手术治疗创造了条件。合理选择手术方式和入路关系肿瘤切除的程度。因此,术者应根据肿瘤生长的部位及生长方向决定合适的手术方式及入路。

1. 经胼胝体入路

(1)经胼胝体前部入路:适合于原发于胼胝体前部肿瘤和额叶肿瘤侵犯胼胝体前部的肿瘤。取仰卧位,头略抬高。采用发际内冠状皮瓣,右侧近中线骨瓣,在额部切断进入矢状窦的细小桥静脉,保护中央静脉,沿大脑镰分开大脑内侧面,将大脑内侧面向外牵开。在大脑镰下可见胼胝体前部肿瘤,先探查肿瘤大小范围、边界和质地,肿瘤与大脑前动脉的关系,用棉片保护好大脑前动脉及分支后,用超声吸引器或持瘤钳分次分块切除肿瘤组织,对局限性胶质瘤、海绵状血管瘤应做肿瘤全切除,但胶质瘤多为浸润性生长,边界不清,术中尽量做肿瘤次全切除或大部分切除,由于肉眼下很难辨认肿瘤与周围正常脑组织,故应在显微镜下分辨出肿瘤组织,力争将肿瘤全切除。脂肪瘤与周围组织粘连较紧,分离较为困难,容易损伤周围组织和血管,仅能做肿瘤次全切除或大部分切除。

(2)经胼胝体后部入路:适合于原发于胼胝体后部肿瘤(图 6-75)和顶枕叶肿瘤侵犯胼胝体干部和压部的肿瘤。可采用经顶枕胼胝体入路手术,取侧卧位,头偏向术侧。做顶枕区近中线皮骨瓣切口,枕区入路需要显露横窦及窦汇。确认颅内压不高后,剪开硬脑膜,内侧尽量靠近矢状窦。如术中脑压较高可在枕区用脑针穿刺侧脑室枕角,放出 10~15ml 脑脊液,使术中脑压明显降低,以便手术操作。在手术显微镜下,尽量保持胼胝体的完整性。在使用枕区入路时在胼胝体压部前端向前 2~3cm 处切开胼胝体,如两侧半球内侧面之间粘连明显,在分离时要注意识别两侧的胼周动脉,使操作一直在胼周动脉之间进行。胼胝体呈白色,不同于皮质。可用微型吸引器和双极电凝切开胼胝体干部。用狭窄的脑压板牵开胼胝体切口,由于肿瘤和脑积水,使胼胝体后穹隆常变得较薄,有利于胼胝体的切开。在切除肿瘤时要注意肿瘤与大脑内静脉和大脑大静脉的关系,一般大脑内静脉常因肿瘤向外移位,有时纤维束带限制大脑内静脉侧移,可用双极电凝切断这些束带。术中应尽量保留这些静脉,以免发生严重并发症。切除肿瘤时应先在瘤内行肿瘤分次分块切除,使瘤体缩小,有利于分离肿瘤边界,根据肿瘤与周围组织粘连情况行肿瘤全切除或次全切除。术后严密缝合硬脑膜,防止脑脊液漏。

2. 经脑室入路 适合胼胝体前部侵犯到脑室内的肿瘤。在额中回先用脑穿针行脑室穿刺抽出脑脊液后,在额中回处做 3~4cm 长切口,由于肿瘤突入脑室,可使脑室明显扩大,可沿脑穿刺道进入脑室前角,用脑压板自动牵开皮质切口,进入脑室后首先辨认脑室内室间孔、丘纹静脉、脉络丛等重要结构,在脑室内即可见从胼胝体突入的肿瘤组织。先探查肿瘤大小与周围组织的关系,对较大肿瘤可用 CUSA 先切除脑室内肿瘤组织,再用细吸引器耐心吸除胼胝体肿瘤基底部,先在肿瘤体内不断切除瘤体内组织,如肿瘤边界清楚,可在分离肿瘤时寻找肿瘤与正常胼胝体组织的界面,分离到发白的胼胝体组织为止。在切除胼胝体肿瘤过程中时刻注意保护胼胝体上方的胼周动脉和胼缘动脉,在显微镜下争取行肿瘤全切除,要注意保护脑室内侧壁的丘纹静脉。该入路的缺点是:①经过正常脑组织,增加了手术并发症的危险;②该入路解剖标志物不明显,操作困难;③增加了术后癫痫的发生率。

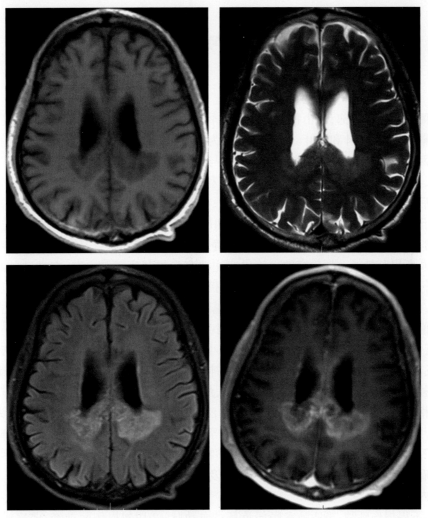

图 6-75 胼胝体后部肿瘤 MRI 表现

3. 经大脑纵裂入路 适合胼胝体前部、干部的肿瘤,取仰卧位,头抬高 15°~20°。多选用右额顶部近中线马蹄形皮骨瓣,骨瓣可偏前或偏后。骨瓣应达中线或过中线 1cm,骨瓣内缘应显露上矢状窦边缘,剪开硬脑膜后,将硬脑膜翻向矢状窦侧,并用细线悬吊硬脑膜瓣两侧,使硬脑膜瓣尽量牵向对侧,充分暴露大脑镰。用自动牵开器固定脑压板,分别把额叶内侧面和大脑镰向左右牵开,在手术显微镜下小心地沿大脑纵裂分离。依次找到大脑镰游离缘、扣带回和胼胝体。扣带回呈灰白色,与白色胼胝体容易识别,但在切除肿瘤过程中应该注意保护好胼周动脉和胼缘动脉,CUSA 对于切除质地比较软的肿瘤和保留重要血管有重要的作用。

4. 内镜前纵裂入路 平卧位,头后仰 30°。根据前床突和前交通动脉前缘的连线离中线 1cm 确定骨孔位置,选择发际内的横行切口长 2~3cm,骨窗直径约 3cm。弧形切开硬脑膜,将硬脑膜翻向中线并用细线悬吊两侧硬脑膜瓣。观察脑表面的回流静脉,应注意保护。内镜沿纵裂内脑表面与大脑镰之间观察、分离并不断深入,可以见到大脑镰、扣带回、胼胝体压部,其中在正常情况下大脑镰下缘与胼胝体间有 0.5cm 的间隙。沿纵裂前后移动可以观察到胼胝体前部、中部的病灶,行取活组织检查,小的病灶可以直接切除。该手术除适用于活检明确肿瘤性质外,还可切除体积小的、质地松软的肿瘤。但其显露范围狭窄,目前应用受到明显限制。

5. 脑立体定向活检 手术切口的选择要充分考虑:①离靶点最近;②避开重要血管;③避开脑组织的重要功能部位。依据三维坐标系数将活检器送到靶点部位。一般小于 2cm 的病灶取 1~2 个靶点取材,大于 2cm 的病灶取 2 个以上靶点取材。

(黄玮 何海平 彭里磊)

第九节 颅后窝肿瘤

一、概述

颅后窝前外侧壁为颞骨岩部,余由枕骨构成。枕骨中间部突向前形成枕骨斜坡,承托脑桥和延髓。颅后窝顶部为小脑幕,其上为枕叶和颞叶。小脑幕内缘为游离状称之小脑幕切迹,是幕上与幕下的通道,有脑干通过。颅后窝两侧容纳小脑半球,中央的枕骨大孔与椎管相通,孔内有延髓颈髓交界区、椎动脉和副神经的脊神经根通过,各层脑膜在此水平处与脊髓被膜相移行。枕骨大孔的两侧有舌下神经管内口,舌下神经经此口出颅。颅后窝前外侧壁有内耳门(孔),面神经、前庭蜗神经和迷路动脉(内听动脉)由此通过。内耳孔后方为颈静脉孔,颈内静脉、舌咽神经、迷走神经和副神经通过此孔。颈静脉孔向外与乙状窦沟蜿蜒相连,至乳突处折向内侧相接于横窦沟,沟中为同名的静脉窦。颅后窝的容积较小,包含的脑部结构有中脑、脑桥、延髓、小脑及所属脑神经。颅后窝的血液供应主要来自椎基底动脉。左、右椎动脉起自锁骨下动脉,由颈椎横突孔上行、绕至枕骨大孔后外侧并经寰枕筋膜进入颅内,由延髓腹外侧方上行至脑桥延髓交界处,汇合成基底动脉,沿途发出分支供应脑桥,并在脑桥基底沟中上行至脑桥上缘,分为左、右大脑后动脉。基底动脉有时可稍偏向一侧,其分支有小脑前下动脉、小脑上动脉以及进入脑桥的分支。小脑后下动脉系由椎动脉发出,沿延髓后外侧上行,再绕向后,在延髓及小脑的底面发出分支至延髓、第四脑室脉络丛及小脑半球后下部,并发出脊髓后动脉。第九、十、十一对脑神经的颅内段路径与小脑后下动脉密切相邻。

颅内各类型肿瘤的大多数可发生在颅后窝。成人颅内肿瘤的发生率幕上约占 2/3,幕下约占 1/3,而小儿的发生率与此相反,以幕下肿瘤居多。幕下肿瘤中,以小脑与脑干胶质瘤最常见,其次为听神经瘤,此外尚有脑膜瘤、室管膜瘤、血管网织细胞瘤、先天性肿瘤等。肿瘤大多集中于小脑半球和蚓部、第四脑室、脑干以及脑桥小脑角等处。这些肿瘤各有其解剖与病理学特点,手术需依据其特点进行。手术目的一方面在于尽可能全切除肿瘤,另一方面应解除瘤体对第四脑室及中脑导水管的压迫,恢复脑脊液(CSF)循环通路,以解除脑积水和颅内高压。

手术原则:①不得损伤延髓、第四脑室底部及其供血动脉;②切勿损伤面神经、前庭蜗神经、舌咽神经、迷走神经;③不得盲目牵拉或用手指剥离肿瘤,以免发生深部出血或造成脑干损伤;④原则上应力争全切除肿瘤,但不应强求全切除而损伤脑干;⑤手术必须达到解除颅内高压,解除 CSF 循环通路上的梗阻。

颅后窝肿瘤手术多数采用枕下正中直切口入路,应严格沿颈白线,即沿两侧颈后部肌肉中间进入,可减少出血。做桃形骨窗或低位骨窗开颅,在咬开枕骨大孔后缘和寰椎后弓时应先将筋膜和骨膜以锐性分离,两者的咬除宽度在成人不得超过 2.5cm,否则可能伤及椎动脉主干。颅后窝硬脑膜中线处有呈纵形的小脑镰,内含枕窦,环绕枕骨大孔水平的硬脑膜内为环窦。少数患者枕窦和环窦极为发达,切开时有大量静脉血涌出,可用双极电凝或细丝线缝扎止血。枕部骨窗向上可暴露横窦下缘,向下咬除枕骨大孔后缘和寰椎后弓,于肿瘤主体侧可适当多咬除一些枕骨鳞部。Y 形切开硬脑膜,先放出小脑延髓池中的 CSF,继而探查肿瘤。

在切除位于小脑蚓部和第四脑室的肿瘤后,必须注意检查是否有 CSF 自中脑导水管下端流出。如仍有梗阻时,应做侧脑室-小脑延髓池分流术或术后尽早行侧脑室-腹腔分流术;肿瘤切除过程中,应使用棉片保护第四脑室底部和小脑延髓池,尽量不使肿瘤的囊液和血液流入蛛网膜下腔内,以免引起术后的无菌性脑膜炎或造成肿瘤细胞种植转移;手术中要注意彻底止血,否则在术区局部可能形成血肿,特别是靠近第四脑室底部的血肿,即使体积较小亦有可能因压迫延髓而造成严重后果;对疝入枕骨大孔中的小脑扁桃体,一般均不需切除,充分剪开枕骨大孔处及 $C_1 \sim C_2$ 段硬脑(脊)膜。若小脑扁桃体与正中孔有粘连,影响 CSF 流出时,可予以分离松解。在切除位于第四脑室、脑干内的肿瘤时动作要轻、准、稳,牵拉肿瘤时可能会伴有心率的明显异常改变。关颅前,极少数情况下可出现小脑极度肿胀或由骨窗向外膨出,如能排除系血肿引起,可用粗吸引器吸除部分小脑组织,并尽量扩大枕下骨窗,使患者安然度过围手术期。肿瘤切除后多数情况下应缝合硬脑膜,如肿瘤未全切除或颅内压控制不佳,则宜敞开硬脑膜以利减压,但枕下肌肉需分层严密缝合,不留死腔。枕外隆凸为肌肉和深筋膜汇合点,最易发生 CSF 切口漏,缝合更需严密。第四脑室和脑干肿瘤切除术后部分患者可能难以迅速清醒,或清醒后表现为呼吸慢、血氧饱和度低,此时不宜过早拔除气管内插管,而应给予高流量吸氧,必要时行呼吸机辅助呼吸。

二、小脑肿瘤

小脑肿瘤(tumor of cerebellum)通常指发生于小脑半球和小脑蚓部的肿瘤,约占颅内肿瘤的 10%。小脑肿瘤中最常见的是髓母细胞瘤和星形细胞瘤,在成年人中还可发生血管网织细胞瘤,其他还包括室管膜瘤、脑膜瘤、先天性肿瘤(皮样囊肿和表皮样囊肿)以及转移瘤等,成人小脑肿瘤 50%~70% 为转移瘤。相关内容见有关章节。

三、脑干肿瘤

脑干位于颅后窝,包括延髓、脑桥和中脑,它将脊髓与间脑及大脑互相联系起来,且是第三至第十二对脑神经进出脑的部位,中脑有动眼神经和滑车神经,脑桥有三叉神经、展神经、面神经和前庭蜗神经,延髓有舌咽神经、迷走神经、副神经和舌下神经。脑干的内部结构可归纳为:腹侧部分主要是白质纤维束,背侧部分则是灰质核团所在部位(如脑神经各核团)。在白质和灰质之间,由白质和灰质交织而成的网状结构,内有调节血压、呼吸和心跳的中枢,因而有"生命中枢"之称。一侧脑干损伤或受压可出现对侧肢体偏瘫和同侧脑神经麻痹的症状,即交叉性麻痹,而延髓损害可直接影响呼吸与心血管调节中枢从而危及生命。

脑干肿瘤(brain stem tumor,BST)占颅内肿瘤的 1%~7%,以神经胶质细胞瘤多见,其中又以星形细胞瘤和多形性胶质母细胞瘤多发,部分为海绵状血管瘤和血管网状细胞瘤等。神经胶质细胞瘤在脑干内多呈浸润性生长,沿神经轴向上下两个方向发展,通常脑桥为好发部位。脑干肿瘤可发生于各年龄组,以青少年多见,中、老年人相对较少。胶质瘤好发于儿童及青年人,血管网织细胞瘤、海绵状血管瘤则多发生于成人。不同肿瘤有其不同的好发部位,不同性质肿瘤的生长方式亦有差异。临床上常将脑干肿瘤分为以下 3 种类型,①弥漫型(约占 67%):肿瘤与周围正常的脑干神经组织无分界,瘤细胞间存在有正常的神经元细胞和轴突。肿瘤的病理学类型常为不同级别的星形细胞瘤(Ⅰ~Ⅳ级)。②膨胀型(约占 22%):肿瘤边界清楚,瘤体与周围脑干神经组织之间有一致密的肿瘤性星形细胞轴突层(肿瘤膜囊壁)。肿瘤的病理学类型多为毛细胞型星形细胞瘤(Ⅰ级),约有 40% 的肿瘤含有血管性错构瘤,称之为血管星形细胞瘤。③浸润型(约占 11%):肿瘤肉眼观似乎有一边界,但实际上瘤细胞已侵入到周围的脑干神经组织内,神经组织已完全被瘤细胞破坏。肿瘤的病理学类型多见于原始神经外胚层肿瘤(PNET)。

脑干肿瘤的临床表现与其发生部位、类型及恶性程度等密切相关。最常见的症状及体征为多发性脑神经损害、锥体束征及小脑体征,病程晚期患者可表现为颅内压增高。①中脑肿瘤:较少见,除神经胶质细胞瘤外,偶可见有表皮样囊肿和血管网状细胞瘤。患者可出现上睑下垂等动眼神经瘫痪症状。由于肿瘤向背侧发展、造成第四脑室或中脑导水管的狭窄或闭锁,故早期可出现颅内压增高症状。随着肿瘤的压迫和发生占位效应,可表现出典型的中脑损害症状。②脑桥肿瘤:常出现眼球内斜、复视、口角歪斜、面部麻木等展神经、面神经或三叉神经受累症状,并有运动、感觉和小脑症状等表现,而颅内压增高出现较晚,因肿瘤多呈浸润性生长,故症状和体征表现较为复杂。③延髓肿瘤:多有明显的症状和体征,如延髓两侧均受累,可表现为双侧后组脑神经麻痹,患者有吞咽困难、饮水呛咳、声音嘶哑、舌肌麻痹和萎缩等,随着肿瘤的发展,累及脑干腹侧面的锥体束时,则出现交叉性瘫痪,表现为同侧的脑神经麻痹和对侧锥体束征,肢体的瘫痪常先从一侧下肢开始,继之发展到同侧上肢,但有些生长缓慢的肿瘤早期表现常不明显。④脑桥延髓肿瘤:早期一般无颅内压增高症状,但肿瘤内出血或囊性变、影响脑脊液循环时,可出现颅内压增高。因此,对多发性脑神经损害或进行性交叉性麻痹,并伴有锥体束征者,应考虑该部位肿瘤。此外,小脑体征亦不少见,表现为步态不稳,闭目难立征阳性,眼球震颤及共济失调。晚期可出现双侧脑神经受累和锥体束征。部分患者还可因肿瘤侵及延髓及上颈髓而出现强迫头位等。

恶性弥漫型肿瘤一般病程短,病情发展迅速,伴有严重的脑干损害体征,包括脑神经麻痹等表现。但早期颅内压增高体征却较少见。膨胀型肿瘤的神经功能损害表现通常进展缓慢,有些病例脑干局灶性损害体征很轻微。中脑肿瘤可有多种不同的肢体痉挛表现。

1. 诊断 脑干肿瘤的多数患者起病缓慢,头痛不甚明显,逐渐出现脑神经麻痹,其中以展神经麻痹较为常见,以后相继出现面瘫、吞咽困难、发音障碍、锥体束损害、步态不稳和共济失调等,典型病例常表现为交叉性麻痹,CT、MRI 检查可帮助判断肿瘤的生长类型(图 6-76~图 6-78)。

2. 治疗

(1) 一般治疗:加强支持和对症治疗,控制感染,维持营养和水电解质平衡。对有延髓麻痹、吞咽困难和呼吸衰竭者,应采用鼻饲,气管切开,人工辅助呼吸等。有颅内压增高者,应给予脱水剂,并加用皮质类固醇药物,以改善神经症状。

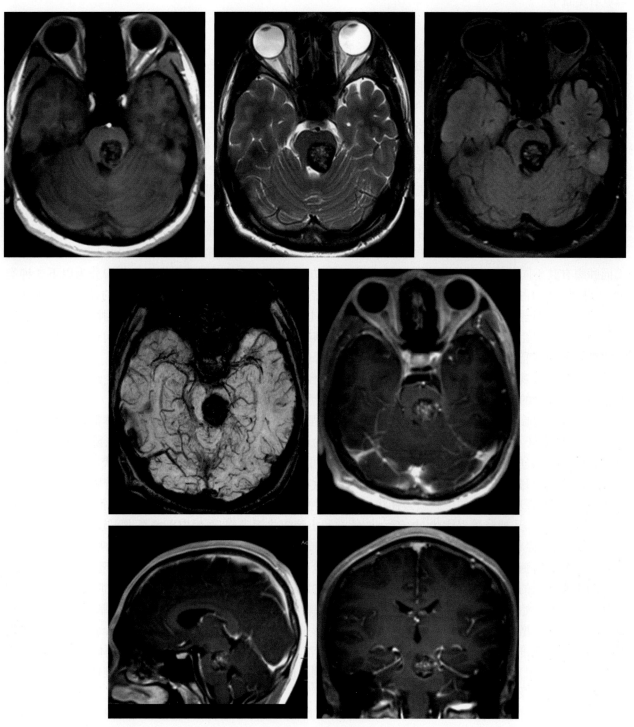

图 6-76 脑桥海绵状血管瘤 MRI 表现

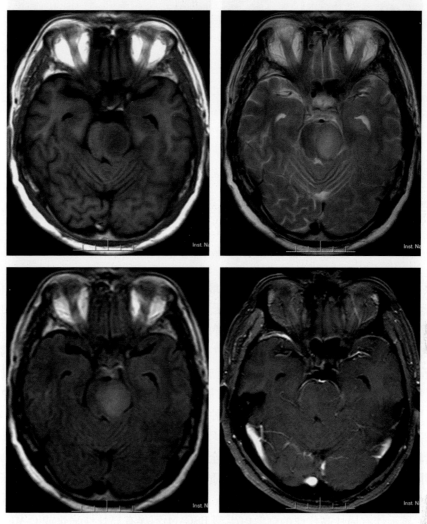

图 6-77 中脑胶质瘤 MRI 表现

增强未见明显强化。

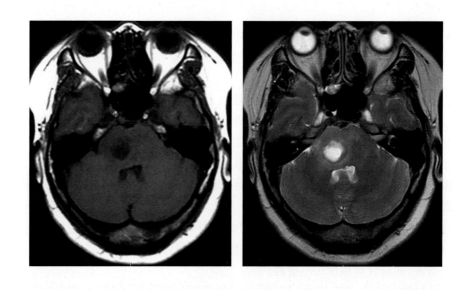

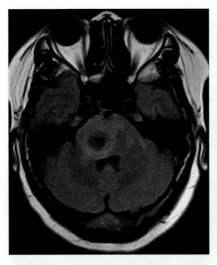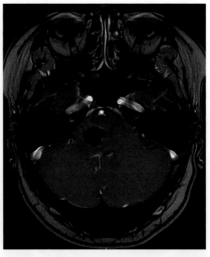

图 6-78　脑桥肿瘤 MRI 表现

伴囊性变,边界较清,周围脑水肿,增强边缘环形强化。

（2）手术治疗:手术原则是在保护功能的前提下最大限度地切除肿瘤,以延长患者生存期;部分有脑积水或高颅压症状但不适宜肿瘤切除的患者可选择减压术、分流术缓解症状。除以下所列的适应证外,最终是否采取手术治疗需结合病情的轻重、进展速度、患者的一般情况及意愿进行综合考虑。脑干肿瘤在以往被认为是手术"禁区"。由于脑干在很小的范围内集中有许多神经核团、传导束和网状结构等。脑干肿瘤多为浸润性生长的胶质细胞瘤,因而手术难度较大,易造成脑干内的重要结构损伤,手术致残及手术死亡率较高,预后不良。近年,随着显微神经外科技术的迅速发展,手术效果明显改善。尽管脑干肿瘤手术仍有较大风险,但对于较局限、呈结节状或囊性变、分化较好的肿瘤,应积极采用手术切除,其预后较好。

1）手术目的:①明确肿瘤性质;②建立脑脊液循环;③良性肿瘤应争取获得全切除或次全切除如星形细胞瘤 I 级、血管网状细胞瘤或结核球（瘤）等,可望全切而获治愈效果;④恶性肿瘤亦应力争全切除,或行次全切除,部分切除,以达到充分的内减压效果;⑤胶质细胞瘤术后辅以放疗和化疗,可延长患者的生存期。

2）手术适应证:①外生型脑干胶质瘤(brain stem glioma,BSG);②局灶内生型 BSG;③伴有局灶性强化或 C-MET+PET-CT 显示伴有局灶高代谢的弥散内生型 BSG;④不伴有局灶性强化或 C-MET+PET-CT 成像显示不伴有局灶高代谢的弥漫性桥脑胶质瘤(diffuse intrinsicpontine glioma,DIPG),可以选择开放活体组织检查或立体定向活体组织检查;⑤观察期间表现出恶变倾向的胶质瘤（体积变大、MRI 增强扫描出现强化、侵及周围结构）。

3）手术禁忌证:①弥散型 BSG 累及整个脑干(中脑、脑桥、延髓);②伴有软脑膜播散或种植的 BSG;③Kamofsky 功能状态评分(KPS)<50 分,脑干功能严重衰竭的患者;④合并多脏器功能异常,无法耐受手术者。

4）手术入路:脑干肿瘤的手术入路较多,应选择最接近肿瘤的手术入路。中脑肿瘤由枕下幕上或幕下小脑上入路;脑桥及延髓背侧肿瘤采用颅后窝中线开颅、经第四脑室入路;脑干侧方肿瘤则选择枕下外侧、乙状窦后入路;较少见的大脑脚和脑桥基底肿瘤可采用翼点经颞下入路或乙状窦前入路。

在手术处理脑干肿瘤时,一般不应使用牵开器来显露,以免造成脑干的牵拉性损伤。CUSA 对于脑干神经胶质性实体肿瘤的切除有帮助,它可以通过超声波导管将林格液注射入瘤灶区,进行粉碎与雾化瘤组织,经中空声头抽吸而排出组织碎屑与液体。术中最好不用电凝,对于质地较松软的肿瘤,可使用小功率电凝后予以吸除,部分肿瘤血液供应丰富,在切除瘤组织时必须电凝这些供瘤血管,但应明确电凝会改变肿瘤的质地和颜色（如变硬和呈苍白色）,且只能在肿瘤组织上进行电凝,对脑干组织需严加保护,电凝还会导致周围脑组织的缺血性损害,故应合理地使用电凝器。

对于脑干内生性肿瘤的切除,需在肿瘤最接近脑干的表面位置、纵向做一小切口（长度约 1cm）。这种切口可满足各类肿瘤的切除,即使对于大型肿瘤的探查和切除也已足够。但对于手术切口位置的选定和处理肿瘤时,应特别注意的是要离开第七、九、十对脑神经核团的一定距离,对这些核团的定位可借助安放在第四脑室底部的电位记录仪进行判断。若肿瘤侵入蛛网膜下隙和脑干腹侧面,则可毗邻重要的动脉,并且在部分病例这些动脉可能被包裹在瘤组织之中。因此,在切除侵入到脑干腹侧的肿瘤以及毗邻椎动脉、基底动脉及其分支的瘤体时,应当格外小心、十分谨慎地操作。伴有外生性成分的肿瘤,首先切除其外生性部分。对于这类肿瘤能否彻底切除,取决于是否能辨明肿瘤与周围脑结构的分界。如果肿瘤伴发一个或多个囊肿,吸除囊液后会因可显露出更多的手术操作空间而利于肿瘤的全切除。当吸除囊液或切除肿瘤之后遗留的空腔很大时,可在遗留腔内填塞可吸收性明胶海绵,用以支撑腔壁。有关脑干胶质细胞瘤的手术切除,重要的是区分肿瘤和正常脑干组织的界限。如果肿瘤浸润了脑干组织,则切除肿瘤势必会加重神经纤维和神经核团的损害,从而导致严重的神经功能障碍。对于这种类型的病例,要想彻底地将肿瘤切除是不太可能的。有报道认为延髓颈髓交界区的胶质细胞瘤几乎都是低级别的,很适合实施肿瘤的根治性手术,且术后恢复较满意。肿瘤向脑干上段发展者,一般很少侵犯至延髓和脑桥。

(3)放疗:长期以来,放射治疗被认为是治疗脑干肿瘤的主要手段。根据临床和影像学检查可以确诊的脑干肿瘤,可施行放射治疗。70%~90%的患者在接受第一个疗程放射治疗后,症状和体征多有改善。一般采用放射总量为 50~55Gy,疗程 5~6 周;高于 60Gy 者,易引起脑放射性损伤。放疗可以单独进行,亦可与手术后治疗相配合。

(4)化疗:常用药物有尼莫司汀(ACNU)、卡莫司汀(BCNU)、洛莫司汀(CCNU)等,依患者病情、年龄及体重等合理用药。

(5)术中电生理监测:①脑神经监测:应根据肿瘤位置监测术中可能损伤的脑神经,脑神经监护的意义在于定位神经走行,提示术中操作对神经的刺激和损害。通常的脑神经监测内容包括动眼神经(上睑提肌或下斜肌)、三叉神经(咬肌)、面神经(眼轮匝肌,口轮匝肌,颏肌)、迷走神经(环甲肌)、副神经(斜方肌)、舌下神经(舌肌)、舌咽神经(茎突咽肌)。脑神经监测方式包括自发肌电和电刺激诱发肌电。监测过程中应注意避免肌肉松弛药对结果的干扰。②脑干 BAEP:是反映听神经和脑干功能状态的指标之一,即使手术同侧的耳蜗神经术前已受损害或在术中受到损伤,仍可根据对侧脑干 BAEP 的变化了解脑干功能状态。手术中听觉脑干通路的损伤与脑干 BAEP 变化关系密切。BAEP 的Ⅲ、Ⅴ峰潜伏期和Ⅰ~Ⅲ、Ⅲ~Ⅴ、Ⅰ~Ⅴ峰潜伏期均是术中监护的关键性参数。同侧的反应潜伏期突然延长 0.5~1.5ms 应积极寻找原因。③脑干 SEP:脑干病变损伤累及内侧丘系者均可表现出相应的 SEP 改变,主要表现为 N13~N20 峰间潜伏期(interpeak latency,IPL)延长和 N20 波幅和潜伏期改变;对于脑干及毗邻部位手术,SEP 要求监测双侧上肢 SEP 和外周监护电位,SEP 报警标准一般以诱发电位波幅下降 50% 或潜伏期延长 10% 为报警的标准。④脑干 MEP:能够反映皮质脊髓束的功能状况。建议有条件的单位综合应用经颅 MEP 技术和皮质下刺激定位技术。皮质下白质的刺激可用双极刺激器或单极刺激器,皮质下刺激的关键是定位运动传导束的距离。术中明确皮质脊髓束的位置,需结合 DTI 导航(指示纤维束的宏观位置),经颅 MEP(确保整个运动通路的完整性)和皮质下电刺激(确定皮质脊髓束的精确位置)。对于脑干背侧、第四脑室底附近的手术,建议用神经核团定位技术,目的是确定面神经和展神经核及其神经的位置,避免其损伤。

(张玉琪　黄润生　程宏伟)

第十节　脑室内肿瘤

一、脑室系统的应用解剖

(一)侧脑室及周围结构解剖

双侧脑室为一对 C 形对称结构,位于大脑半球的深部,大体上顺势着覆盖其上的大脑半球。它起源于额叶,向顶叶、枕叶走行,包绕双侧丘脑,然后伸展到颞叶的前部。每一个侧脑室体积平均约 8ml。双侧脑室通过室间孔与第三脑室交通,分前角、体部、三角区、下角和后角五个部分,从室间孔处向前进入额叶的部分称为前角,从室间孔向后方延伸绕过丘脑的部分称为体部,自丘脑以后弯曲向外下方,向前延伸到颞叶称为下角,体部与下角汇合处向后延伸即为后角,在后角和下角之间的三角形区域称三角区,侧副隆起是三角区底的一个明显突起,是因为颞叶底面的侧副沟向内凸入所致。

透明隔、丘脑、胼胝体、尾状核和穹隆形成侧脑室的各个壁。尾状核头突进侧脑室前角的侧壁,顺势向体部延伸,尾状核体部形成三角区侧壁,然后延伸为尾状核尾部,尾部形成额角的顶。在室间孔区,尾状核头部位于其外侧,透明隔位于其内侧。侧脑室脉络膜丛越过室间孔,弯向后走在第三脑室顶。隔静脉位于室间孔前内侧,与室间孔后外侧的丘纹静脉汇合后成为大脑内静脉,也走向第三脑室顶。终纹是一个纤维束,平行于丘纹静脉,且正好位于静脉下方,走在侧脑室体部的底和颞角的顶部。穹隆前柱向下弯曲,成为室间孔内侧和前侧边界。

1. 前角 位于大脑额叶内,又名额角,在室间孔以前。内侧壁为透明隔,顶部为胼胝体,其外侧由尾状核头内侧所形成,内侧倾斜状移行为底部。冠状切面看,两侧脑室前角呈蝴蝶形状。前角的平均长度(从室间孔至尖部)为3.2cm。

2. 体部 位于顶叶内室间孔到三角区之间,即从室间孔后至透明隔后极,即穹隆与透明隔汇合处。外侧壁为尾状核体部,顶为胼胝体的体部。脉络膜丛和穹隆共同组成其底。纹丘沟将尾状核和丘脑分隔开,沟中走行丘纹静脉和终纹。侧脑室体部从室间孔到三角区的长度为4cm。由于主要的运动和感觉皮质位于侧脑室体部的上方,通常不能选择从这些区域经皮质入路,因此经纵裂-胼胝体入路是较好的选择。

3. 三角区 即侧脑室体部与后角、下角分界处,此处是脉络丛球的部位。三角区绕着丘脑后部,前边接侧脑室体部、颞角。三角区的顶和外侧壁由胼胝体压部和毯组成。侧副隆起和海马组成三角区的底。三角区的内侧壁的上部由胼胝体球部组成,其下覆盖着胼胝体后钳;下部由禽距组成,它覆盖着禽距沟。三角区前后径平均2.1cm。视放射纤维位于三角区的侧方。如患者术前已有同向偏盲存在,对于非主侧半球的侧脑室内肿瘤就可以不避开这个区域做手术。三角区的前内侧是海马和相关的边缘结构。

4. 后角 位于枕叶内,又名枕角。顶和外壁由胼胝体放射所形成,内壁有两个隆起,背侧者为后角球,系胼胝体枕钳所形成,其下前方为禽距,系距状裂前部深陷所致,枕角尖部距大脑枕极大约为4.5cm,但枕角的大小从0~3.4cm变化,因而枕角尖距枕极的距离是多变的。手术中可以作为定位依据的是枕极到丘脑的距离,它恒定在6.5~7.0cm。枕角的顶和侧壁由胼胝体的放射状纤维组成,称之为毯。枕角的内侧壁由胼胝膝和禽距组成。禽距突进枕角内侧壁的下部,由附近的禽距裂形成,裂中走行的是禽距动脉,它是小脑后下动脉的终末支。在枕角内向内侧牵拉时有可能损伤禽距动脉。枕叶皮质的纹区在手术中也有危险,因为它是视觉通路的末端,它包括从海马旁回的后缘到枕极的范围。

5. 下角 位于颞叶内,又名颞角,顶为半球白质,内侧缘为终纹和尾状核尾部,其末端连有杏仁核,下角底由内向外为海马伞、海马、侧副隆起。额角从三角区向颞叶前下方向延伸,它的前端正好位于杏仁核后。颞角的顶由终纹从内向外方向形成,尾状核的尾也形成颞角顶的一部分。胼胝体毯形成颞角外侧壁。海马伞起于颞角的底,正好位于海马之上,向后延伸形成穹隆后脚。额角底的内侧由海马组成,外侧由侧副隆起组成。主侧半球颞叶有语言中枢,双侧颞叶内都有视觉通路。从三角区算起至颞角尖有4cm。颞角尖距颞极有2.5cm。

6. 侧脑室脉络膜丛和血供 脉络膜丛平行于穹隆且位于穹隆外侧,在脉络膜裂处与脉络膜带相连,脉络膜裂则位于穹隆和丘脑之间。脉络丛起于侧脑室体部,在室间孔处与第三脑室内脉络丛相续,向后经三角区折入下角。前角和后角均无脉络丛。因此脉络膜丛位于侧脑室体部、三角区和颞角的内侧部分。侧脑室脉络膜丛通过成对的室间孔进入第三脑室。在三角区脉络膜丛较发达形成脉络膜绒球,脉络膜从三角区向前进入颞角,终止于杏仁核后方。脉络膜的血供来自脉络膜前动脉及脉络膜后动脉,它们分别是颈内动脉和大脑后动脉的分支。这些脉络膜动脉从脉络膜裂处进入脉络膜。

如果肿瘤位于侧脑室体部,其大部分血供来自脉络膜后外侧动脉。如果肿瘤位于颞角,其血供则来自脉络膜前动脉。如果肿瘤是位于三角区,其血供将来自这两条脉络膜动脉。

(二) 第三脑室及周围结构解剖

第三脑室为间脑结构所包围的一个左右狭窄而前后较长的纵行裂隙,类似不规则四边形的空腔,前上通过双室间孔连接双侧侧脑室,后下通过导水管与第四脑室相连,几乎位于脑的几何中心,手术较难达到。

1. 前区　由前壁、侧壁、底、顶和一条影像学上的分界线组成,该分界线将前区与后方的松果体附近区域和缰分开。第三脑室前区的前壁由双侧穹隆柱组成,因为它们朝前连合处会聚。前壁还包括室间孔、终板和视交叉陷窝。侧壁的后上部分由丘脑内侧面组成,下丘脑组成侧壁的前下部分,两侧丘脑由丘脑间黏合(中间块)相连,中间块腹侧有一下丘脑沟,此沟前起室间孔,后至中脑导水管,为丘脑和下丘脑的分界。大量的边缘系统的投射纤维,包括髓纹、中央前脑束、乳头体丘脑束和缰核脚间束(后屈束)都通过侧壁。第三脑室前区的底从前到后由视交叉、灰结节、垂体漏斗、乳头体、后穿质和中脑被盖的前部。第三脑室前部的顶由脉络组织构成,由室间孔到松果体上隐窝,两侧有大脑内静脉。脉络丛是一个双折叠的软膜内陷结构,间脑顶的真正的胚胎衍生物。这个双叠软膜之间称为中间帆。在这些脉络组织之上是穹隆体,它形成第三脑室的假顶。这个双折叠软膜的外侧穗边在脉络膜裂内走行,将穹隆体与丘脑的上部分隔开,并且组成侧脑室的脉络膜丛;而这个折叠的软膜的下表面向中线突出,形成第三脑室脉络膜丛。

除了上述神经结构作为第三脑室前部解剖结构的边界以外,还有许多血管结构也是重要的解剖标志,它们如果因病变遭受损害或手术中遭到损伤,将致严重后果。从前向后,这些血管包括大脑内静脉,或是丘纹静脉变异从脉络膜裂汇入大脑内静脉,而不是在室间孔汇入大脑内静脉。脉络膜后内侧动脉和大脑内静脉是走行在脉络组织的中间帆内。在第三脑室底外的鞍上池有 Willis 血管环。

2. 后区　在第三脑室后区,丘脑之间的有纤维投射,称为丘脑间黏合,约75%的人群有此结构。在第三脑室前区的底向后延伸到后区则为导水管,它由中脑被盖围绕而成。第三脑室后区的顶为松果体上陷窝。穹隆在其上分形成穹隆脚,穹隆脚之间的白质联系称为海马联合。大脑内静脉丛中间帆穿出走行在松果体之上。因此第三脑室后区的后壁以前下向后上方向依次为导水管、后连合、松果体、缰连合、松果体上隐窝。

(三) 第四脑室及周围相关结构解剖

第四脑室位于颅后窝内,腹侧为脑桥和延髓,背侧为小脑。其上端接中脑导水管下口,下端连接延髓封闭部的中央管,侧面观其形状如一尖端向上的帐篷,第四脑室顶部,形如帐篷的尖顶,由上髓帆和下髓帆以及其下方的脉络丛组织所组成。左右两侧各有一个狭窄而弯曲的延长部称为侧隐窝,在绳状体的背面通向两侧,其末端开口处即第四脑室侧孔或称陆士卡(Luschka)孔,与桥小脑三角蛛网膜下隙相通,并有脉络丛通过。下端有一正中孔或称马金代(Magendie)孔,借此与小脑延髓池相通,是脑脊液的主要流出途径。

第四脑室底部:呈菱形,又名菱形窝。上部呈三角形,尖向上,通向中脑导水管;中部稍宽,向外到达侧隐窝;下部亦呈三角形,尖向下,通连封闭的脊髓中央管上口。中部表面有横行的纤维束称为听髓纹,此为脑桥和延髓的分界。菱形窝最下端(第四脑室下角)形成三角形薄板称为闩部。第四脑室底的下面有许多脑桥和延髓背侧部的神经核团。左右界沟进一步将左右两半的脑室底划分为内侧隆起和外侧前庭区。在脑桥区域的内侧隆起中有面丘,其中有外旋神经核团和面神经纤维。延髓区域的内侧隆起含有 3 个三角:舌下神经三角、迷走三角以及最后区,它们依次从上往下排列,外侧前庭区域有前庭各核团和听结节,听结节含有耳蜗背核和第八对脑神经的耳蜗部分。

多数第四脑室内肿瘤都可应用后正中入路切除。打开枕下区域显露双侧小脑,两小脑之间由位于正中的小脑后切迹分隔开。在小脑后切迹内有小脑蚓体,它有 8 个经命名的小叶,在枕下表面最明显的两个小叶,即蚓锥和蚓垂。蚓垂有一部分被其上的小脑扁桃体覆盖。向两侧牵开小脑扁桃体可以见到蚓垂、枕大池和中孔。第四脑室肿瘤偶尔可以从中孔处突出而见到,如果肿瘤较大会将小脑扁桃体向两侧推开。进入第四脑室最好的办法抬起或是切开其后顶部。后顶部由蚓结节、蚓垂、下髓帆及脉络膜组成。脉络组织从下髓帆向小脑延髓裂延伸,在此处借狭长的脑室带的白边与延髓背部相连。锐性切开下髓帆末端结合处脉络组织,向外侧隐窝延伸,可以较宽地显露第四脑室,而不会损伤重要的神经结构。

(四) 第五脑室

位于两层透明隔之间,又称透明隔腔。前为胼胝体膝部,上为胼胝体体部,后为穹隆前柱,下为胼胝体嘴部和前连合。正面和侧面都呈三角形。第五脑室一般与第三脑室相通,有时透明隔形成囊肿阻塞室间孔可引起颅内压增高,一般为先天性因素所致。

（五）　第六脑室

位于第五脑室后，又称威嘎（Verga）腔，借穹隆前柱与第五脑室隔开。

二、侧脑室肿瘤

侧脑室肿瘤多为良性，生长缓慢，在出现症状以前肿瘤可以长至很大，最常见的为脉络丛乳头状瘤、室管膜瘤、室管膜下瘤、脑膜瘤、畸胎瘤、胶质细胞瘤（图6-79）、转移瘤等。在侧脑室前部和体部者，多为室管膜瘤；在三角部、额角和枕角区者，多为乳头状瘤或脑膜瘤。侧脑室周围、丘脑或脑室室管膜下生长的胶质细胞瘤，也可长入脑室内。

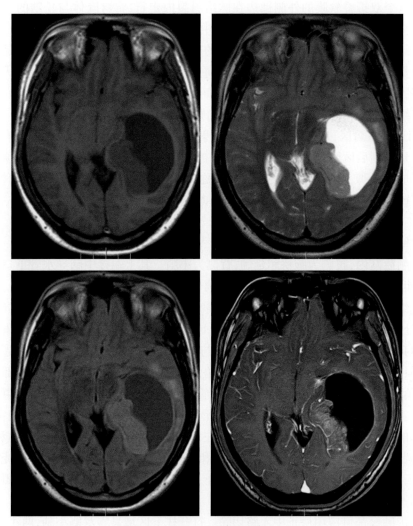

图 6-79　侧脑室胶质瘤 MRI 表现

前额骨瓣入路用于侧脑室前角肿瘤，硬脑膜瓣基底翻向矢状窦侧，在运动区前额上回与中回之间切开脑皮质和白质进入侧脑室。低位颞顶枕骨瓣开颅，也称侧脑室三角区入路，适于脑室三角区肿瘤。皮质切口以旁正中顶叶皮质纵向切口较佳，以免损伤角回和缘上回，造成视放射和感觉性语言功能损害。低位颞瓣，用于切除颞角肿瘤，硬脑膜瓣状切开，翻向上方，可在颞上回及颞中回行皮质切开（图6-80）。

脑皮质切开前，先用脑穿刺针探查脑室和肿瘤位置，感觉瘤体的深度和性质。选择脑沟沿脑回方向电凝皮质血管，切开皮质4~5cm，用脑穿针探查方向，用吸引器钝性分开白质直达脑室壁。估计肿瘤体积较大，如需扩大术野，在保证皮质功能区不受损伤的条件下，也可圆锥形切除一块皮质（直径3~4cm），以利显露和切除肿瘤。电凝脑组织切口部的出血，遇室管膜后电凝切开，吸除一部分脑脊液，以自动牵开器牵开脑切口，显露出脑室内肿瘤。

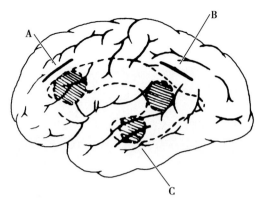

图 6-80 侧脑室手术入路脑功能区投影(阴影)和皮质切口部位(粗线)示意图

A.前角入路;B.三角区入路;C.颞角入路。

探查了解肿瘤的大小、肿瘤和周围结构的关系。较小且活动的肿瘤,可用取瘤钳夹住肿瘤,轻轻向外上牵拉以显露肿瘤蒂部,电凝蒂部血管;遇有大血管时,可用银夹夹闭,电凝后切断肿瘤蒂部,完全摘除肿瘤。较大肿瘤,活动度小且较难游离的,不应强行完整切除。应先行包膜内或囊内分块切除。然后,在显微镜下电凝包膜表面血管,将包膜切除。游离肿瘤基底,电凝和夹闭血管后将肿瘤全部切除。对血液供应丰富的肿瘤也可采用超声吸引、微波热凝、激光汽化等方法进行切除。肿瘤切除后,要妥善止血,主要采用双极电凝,亦可以湿棉片和吸收性明胶海绵压迫止血,但止血后尽量去除明胶海绵,不可留置在脑室内。也不要使用过氧化氢(双氧水),以免引起无菌性脑膜炎。止血完善后,反复用生理盐水冲洗掉血细胞凝集块和血液。最后留置硅胶引流管于脑室内,用于术后引流。张力不高,力争缝合硬脑膜,以防脑脊液漏,骨瓣复位,缝合头皮。

三、第三脑室肿瘤

根据第三脑室肿瘤的生长位置,可将其分为:①第三脑室原发肿瘤,即肿瘤起源于脑室壁或第三脑室胚胎残余结构,如胶样囊肿、星形细胞瘤、室管膜瘤、乳头状瘤(图 6-81)等;②起于鞍区或鞍旁,向第三脑室生长的肿瘤,如垂体腺瘤、颅咽管瘤、脑膜瘤、转移瘤等。

目前,第三脑室肿瘤切除有许多手术入路。前部肿瘤主要经额叶皮质室间孔入路,前中部肿瘤可经胼胝体前部入路,后部肿瘤可经枕叶下小脑幕上入路等。

1. 经额叶皮质室间孔入路(鞍区肿瘤和丘脑肿瘤) 适于第三脑室前部肿瘤,尤其肿瘤经室间孔突入一侧侧脑室者,或颅咽管瘤突入第三脑室并阻塞室间孔者。患者术前有颅内压增高危象,CT 或 MRI 显示脑室高度扩大,可于手术前日作脑室外引流,以降低颅内压,为开颅手术做好必要的准备,也可在开颅前当日在手术对侧的额角或枕角作脑室外引流,术后 7 日内拔除。

一般选择非优势半球侧额区或额颞区马蹄形切口,骨瓣开颅,硬脑膜切开,翻向矢状窦侧。在额中回中部,沿额中回走行方向切开脑皮质,钝性分开白质,一般侧脑室多扩大,皮质较薄,易进入。脑棉铺垫皮质隧道,轻柔牵拉脑组织,释放脑脊液,注意辨认和保护室内的丘纹静脉、隔静脉及脉络丛等,明确室间孔后,多可在扩大的室间孔处见到第三脑室内肿瘤。电凝肿瘤表面,使瘤体缩小,疑为囊性变时,可先行穿刺抽液,分块切除肿瘤,进入第三脑室后,注意肿瘤及底部的供应血管,止血可靠后,分块全切肿瘤。第三脑室前部肿瘤,与下丘脑的关系密切,应于手术显微镜下操作,切除瘤组织。对于与重要结构粘连严重者,可行囊内切除,不必勉强切除囊壁。手术应以恢复脑脊液通路为目的。保证彻底止血后,严密缝合硬脑膜,硬脑膜外置负压引流管,还纳并固定骨瓣,逐层缝合头皮。

2. 经胼胝体前部入路(鞍区肿瘤和丘脑肿瘤) 也称经胼胝体室间孔入路,适用于第三脑室前中部肿瘤,尤其是不伴有侧脑室扩大者,或肿瘤向双侧侧脑室扩展者。

采用右额发际内的马蹄形皮瓣,切口内侧超过中线,基部翻向外侧。肌骨瓣或游离骨瓣开颅,骨瓣内侧可压中线,以利暴露纵裂,中线部骨缘和硬脑膜外失血较多,采用骨蜡封填骨缘,吸收性明胶海绵塞入硬脑膜外骨板下,或铺垫硬脑膜表面压迫蛛网膜颗粒,以达最佳止血。硬脑膜瓣状切开,翻向矢状窦侧,注意保护静脉以免撕裂,前额部大脑表面的 1~2 支脑桥静脉切断后,一般不会造成大的影响,而其他引流静脉,则应尽可能予以保存。

分开纵裂进入,将半球牵离大脑镰,辨认纵裂深部解剖结构,保护好胼周动脉和胼缘动脉。明确胼胝体中部,最好的标志是在矢状线与冠状缝的交点到外耳道的假想线,此线可经胼胝体的中部或室间孔。见到白色的胼胝体后,在中线两侧寻找胼周动脉。当见到双侧胼周动脉后,最好电凝两动脉之间交通血管,但避免切断胼周动脉向同侧半球去的分支。用牵开器牵开术野,显露胼胝体。在胼胝体前 1/3 部切开,切口长

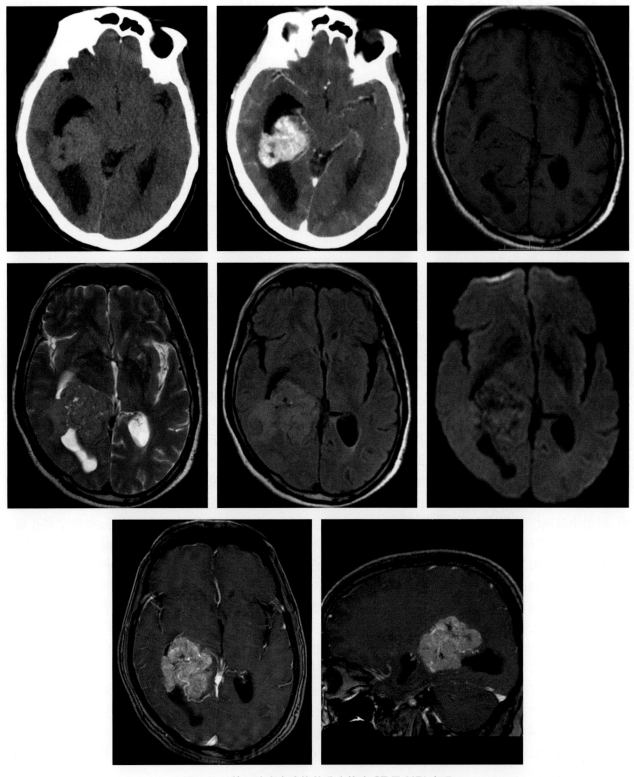

图 6-81　第三脑室内脉络丛乳头状瘤 CT 及 MRI 表现
不规则形肿块,边缘凹凸不平,呈明显强化,脑室扩大积水

2~3cm。一般脑积水患者,胼胝体常很薄,容易进入侧脑室。如脑室不大,胼胝体较厚,深达 1cm 左右才能切透。胼胝体血管少,较易电凝进入。分开胼胝体后,脑脊液从侧脑室溢出,此时将半球间的脑压板重新放置超过胼胝体边缘,显露侧脑室内的重要血管组织,如脉络丛、丘纹静脉、隔静脉以及室间孔,常常通过室间孔看到第三脑室内的肿瘤。以后手术操作与前述的经额叶皮质室间孔入路的后半手术步骤相同。

注意进入第三脑室时不要损伤双侧穹隆柱。胼胝体前部 1/3 切开通常并无明显功能障碍,偶可引起一些半球间信息传递损害以及记忆障碍,多是暂时性的,数周内可恢复,但穹隆严重损害多为持久性。

3. 枕下小脑幕入路(松果体区肿瘤) 此入路不仅可进入第三脑室,还可达到小脑上蚓部、第四脑室上部及胼胝体后部。适于切除第三脑室后部肿瘤和松果体区肿瘤。

四、第四脑室肿瘤

第四脑室肿瘤可起于脑室壁,其中常见者为室管膜瘤(图 6-82)及脉络丛乳头状瘤,也可起于其邻近结构,如起于小脑蚓部的髓母细胞瘤及星形细胞瘤等。

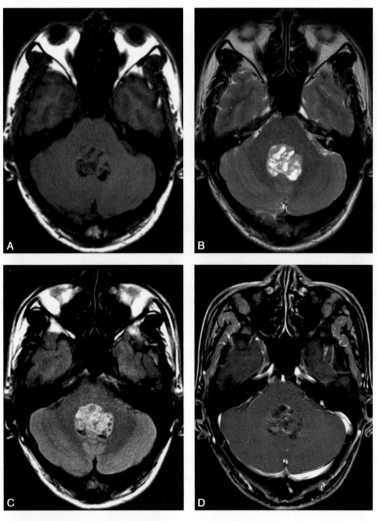

图 6-82 第四脑室室管膜瘤 MRI
A~C.第四脑室内不规则混杂信号影,并见囊性改变;D. T_1 增强示混杂
信号影不均匀轻度强化。

第四脑室肿瘤多采用枕下正中入路,除非肿瘤明显偏于左侧,一般患者取左侧卧位。如脑室明显扩大伴颅内压明显增高,患者一般情况差时,亦可术前行脑室外引流,辅以支持治疗,待一般情况好转后,再行肿瘤切除术。切开硬脑膜后可见小脑蚓部膨隆,纵行切开蚓部,探查肿瘤边界,向两侧牵开蚓部,暴露肿瘤主

体,电凝切断表面血管,分块切除肿瘤,肿瘤较大时,还可由中孔向下和向后发展,突向小脑延髓池,其至嵌入椎管上端。室管膜瘤多为紫褐色或灰褐色,质地稍韧。脉络丛乳头状瘤呈紫红色,形如桑葚,与周围有明显界限,血液供应较丰富。显露第四脑室后,应注意保护第四脑室底部,力争做到沿边界全切肿瘤,一定要显露第四脑室上端,即中脑导水管下口,中脑导水管下口常呈扩张状态,一方面可能是脑脊液循环受阻所致,也可能是肿瘤向上发展堵塞中脑导水管下口引起,通畅中脑导水管下口是本手术的关键。肿瘤切完后,冲净脑室内积血,遗留的术腔内置引流管,分层关颅,如术前有脑室外引流者,可保留引流管至术后数日。

(漆松涛 王东海 叶磊)

第十一节 原发于颅内的其他肿瘤和转移瘤

一、颅内生殖细胞肿瘤

生殖细胞肿瘤(germ cell tumor,GCT)最早于卵巢和睾丸中发现,此后在颅内、骶尾、咽后纵隔均有发现,多发生在人体中线部位,因在组织细胞学、超微结构、组织化学上有相似性,统称生殖细胞肿瘤。原发颅内生殖细胞肿瘤并不常见,根据世界卫生组织脑肿瘤病理分类(2000年)GCT是一组来源于胚生殖细胞的肿瘤。它分成6个亚型:①生殖细胞瘤(germinoma)约占其2/3;②畸胎瘤(teratoma)包括成熟性(mature)、未成熟性(immature)和畸胎瘤恶性转化(teratoma with malignant transformation);③内胚窦瘤(endodermal sinus tumor)又名卵黄囊瘤(yolk sac tumor);④绒毛膜上皮癌(choriocarcinoma)简称绒癌;⑤胚胎癌(embryonal carcinoma);⑥混合性生殖细胞肿瘤(mixed germ cell tumor),即肿瘤中有生殖细胞瘤和混有其他成分,如畸胎瘤或绒癌等。GCT中生殖细胞瘤占多数,除生殖细胞瘤以外的肿瘤总称为非生殖细胞瘤性生殖细胞肿瘤(non-germinomatous germ cell tumor,NGGCT)。其中良性者只有成熟性畸胎瘤,其余皆属恶性。

(一) 流行病学

本病好发于儿童和青少年,西方国家中占颅内肿瘤的0.5%,占儿童脑肿瘤的0.3%~3.4%,国内报道约为1.93%,男女比例约为2:1。好发于松果体区和鞍上,各占40%~45%,而基底神经节区占10%~15%。肿瘤好发部位和患者性别有关系,松果体区的生殖细胞瘤男性占绝大多数,而鞍上生殖细胞瘤女性占轻微优势,位于基底核和丘脑者绝大多数为儿童,基本上只发生在男性。90%的颅内生殖细胞肿瘤患者在20岁前出现症状,65%的患者在11~20岁出现症状,发病高峰位于10~12岁。颅内生殖细胞瘤最常发生在松果体区和鞍上区,出现相应的症状和体征。

(二) 临床表现

临床表现视GCT的体积大小、生长部位和有无颅内播散而异,松果体区生殖细胞瘤主要表现为颅内压增高,为导水管梗阻所致,发生率高达90%;四叠体综合征(Parinaud综合征)占35%~40%,为累及中脑背侧(中脑顶盖)的四叠体所致,

如压迫四叠体上丘可导致眼球上下运动障碍、瞳孔散大或不等。Parinaud首先指出松果体区肿瘤可造成眼球上视不能并伴有瞳孔散大及光反应消失,但瞳孔的调节反应存在。临床上把同向性上视麻痹,也叫帕里诺(Parinaud)综合征。把对光反射消失,但随着调节瞳孔可收缩的现象叫阿-罗瞳孔(Argyll Robertson瞳孔)(图6-83)。瘤巨大者可有视物模糊和听力减退(四叠体上丘和下丘受损);畸胎瘤在此部位除上述体征外,部分男性患儿可有性早熟,主要是性发育紊乱,多数为性早熟,或称早熟性生殖器官巨大综合征,在绒癌和畸胎瘤患儿中更多见;其他有发育迟滞、性征发育不良、女性月经不调等。鞍上生殖细胞瘤首发症状90%为多饮多尿,继之视力视野

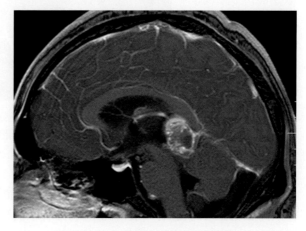

图6-83 四叠体上丘受压,上视麻痹

障碍和垂体内分泌功能低下（矮小和性征不发育等），这是鞍上生殖细胞瘤的"三联征"。基底核生殖细胞瘤多发生在尾状核头部并累及丘脑，表现为对侧肢体轻偏瘫，但又与单纯锥体束征所致的肢体力弱又有所不同，即力弱肢体常伴有动作笨拙和不自主运动等，有文献报告儿童基底核肿瘤中有半数以上是生殖细胞瘤。本病症状可先于影像学改变数月甚至 1~2 年出现，故看影像片时一定要结合临床仔细寻找病变的依据。

（三）诊断

GCT 在治疗前应当明确肿瘤性质，一般颅内肿瘤明确组织学类型靠手术切除或活检，而生殖细胞瘤是个例外，由于此瘤对放疗高度敏感，国内外有文献报告经几次 CT 检查的射线即可使生殖细胞瘤消失，故临床上可用试验性放疗来诊断本病，即当临床表现、放射学特点和肿瘤标志物等证据高度疑为生殖细胞瘤时采用这种方法来进行诊断。日本至今对生殖细胞瘤的确诊仍多采用试验性放疗，因活检除有创外还可促使瘤细胞播散。传统的试验性放疗剂量为 20Gy，实际上用 10Gy 或更少的剂量可使肿瘤缩小 80% 以上。但也有学者认为，由于松果体区肿瘤病理类型的多样性、目前对松果体区肿瘤术前定性诊断的困难、多数松果体区肿瘤对单纯放疗的疗效并不理想、放疗对神经系统特别是发育中的大脑的损伤、现代显微神经外科技术和安全性的提高等因素，诊断性放疗应该放弃，获取准确的病理后再进行针对性的综合治疗是提高松果体区肿瘤疗效的基础。因而提倡积极手术治疗。

辅助检查对 GCT 的诊断至关重要：①脑脊液细胞学：可找到瘤细胞，这是由于生殖细胞瘤或其他恶性 GCT 的瘤细胞常脱落到脑脊液中所致。②肿瘤标志物：对疑为 GCT 的患者应列为常规，包括绒毛膜促性腺激素（hCG）、甲胎蛋白（AFP）、癌胚抗原（CEA）和胎盘碱性磷酸酶（PLAP）等，其中 hCG 若极度增高则不用经过病理就可肯定为绒癌或含有绒癌成分的混合性 GCT，而有些生殖细胞瘤的病例在瘤组织内含有合体滋养层大细胞，hCG 也可轻度或中度升高；AFP 极度升高表明病变为内胚窦瘤或含有内胚窦瘤成分的混合性 GCT，后者增高的程度不如纯内胚窦瘤；PLAP 对生殖细胞瘤诊断的阳性率在 80%~100%；CEA 的特异性不如 hCG 和 AFP 强，如升高提示可能存在恶性 GCT。③CT：平扫为均匀等密度或高密度病灶，病变常均匀一致明显强化。鞍上生殖细胞瘤很少有钙化，而松果体区者钙化率在 90% 以上，如有弹丸状钙化加肿物呈"蝴蝶形"为生殖细胞瘤的典型特征（图 6-84）。畸胎瘤为多囊性和结节状肿物，含低密度的脂类和高密度的骨化成分，其 CT 平扫为混杂密度病灶，常见钙化。④MRI：对显示肿瘤的形状和与下丘脑或脑干的关系，肿物是否多发及脑室壁有无播散等细微的表现明显优于 CT，但对钙化的观察则逊于 CT。T_1WI 肿瘤为等信号，T_2WI 为稍高信号，强化后明显增强，瘤周水肿带多不明显（图 6-85、图 6-86）。若位于基底核的生殖细胞瘤，可在轻偏瘫症状存在相当长的时间，而在影像学检查可为阴性或仅见 MRI 在基底核区有异常信号（T_1WI 为长或稍短信号，T_2WI 为长或混杂信号，有时误诊为"脱髓鞘"），除非肿瘤巨大否则病变的占位效应不明显，同侧侧脑室额角轻度扩大及相应皮质可有萎缩，这是生殖细胞瘤和胶质瘤的重要区别之处。

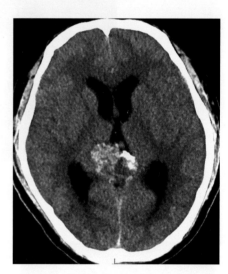

图 6-84　第三脑室后部生殖细胞瘤 CT 表现

平扫为不均匀高密度影，边缘可见钙化。有弹丸状钙化加肿物呈"蝴蝶形"，被均一强化。

丘脑和内囊部位的神经纤维由于肿瘤的破坏而发生离断变性可能是引起同侧大脑萎缩的原因。畸胎瘤在 MRI 显示 T_1、T_2 为混杂信号，强化后明显增强，有时可在 T_1WI 出现高信号，提示存在脂肪成分。恶性畸胎瘤密度不均匀，囊变呈多房性，囊变和钙化区域相对较小，有些肿瘤周围伴有水肿，还可出现肿瘤卒中表现。卵黄囊肿瘤、绒毛膜上皮癌在 CT 和 MRI 多为混杂的病灶。绒毛膜上皮癌影像上与血肿相似，是其特征性表现。

（四）治疗

GCT 的治疗应强调手术、放疗和化疗的综合治疗措施。

1. 生殖细胞瘤　手术切除宜"适可而止"，因肿瘤行活检、大部切除和全切除效果并无区别，主要靠术后

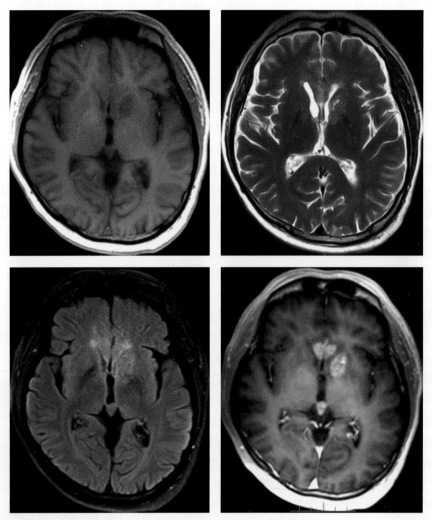

图 6-85　左侧基底核及胼胝体膝部生殖细胞瘤 MRI 表现

T_1WI 为稍低信号,T_2WI 及 FLAIR 为稍高信号,水肿不明显,中等度强化。

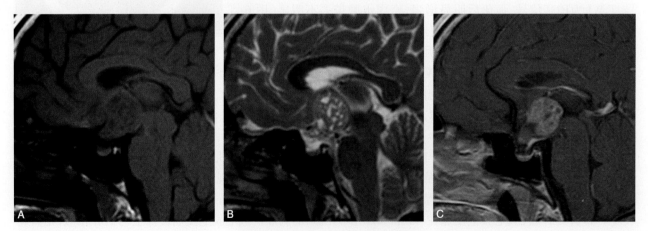

图 6-86　鞍区生殖细胞瘤 MRI

A、B. 伴双侧侧脑室额角转移;C. 放疗一个疗程后肿瘤明显缩小。

的放疗及化疗,故术中冰冻切片报告是"生殖细胞瘤",只要适当缩小肿瘤体积,解除占位效应可终止手术,多切除肿瘤对术后效果无任何帮助。对病理已证实的生殖细胞瘤应当先行化疗,主要药物为长春新碱、氨甲蝶呤、平阳霉素(国外为博来霉素)和顺铂等,其后采用低剂量放疗(一般 30~35Gy,最多不超过 40Gy),有颅内播散者可用全脑放疗 30Gy,因种植到脊髓者少见,故全脊髓放疗不常规应用。如用"试验性放疗"确诊的生殖细胞瘤则继续完成低剂量放疗,其后用 2 个疗程化疗,定期影像学检查进行随诊,单纯的生殖细胞瘤对放射极为敏感,只需较小照射剂量即可使肿瘤明显缩小甚至消失,因此应以放射或放射外科治疗为主。手术目的仅仅为获取病理学结果,可通过微创技术进行。脑室分流术有肿瘤播散之虞,若考虑肿瘤可在短期内迅速缩小而解除脑积水者,分流术可缓行;但有严重脑积水者,仍应先做脑室分流术以解除颅内高压所致的危险,争取进一步施行放疗或化疗的机会。自 Allen(1994)提出化疗结合减量放疗的主张以来,获得多数医生的认同,现已成为生殖细胞瘤规范化治疗的一种趋势,低剂量放疗的主要目的是减少大剂量放疗所引起的儿童远期并发症,如生长发育迟缓和学习困难等,这种综合治疗措施使其十年生存率达到 90% ~ 100%,其中多数获得临床治愈。如为纯生殖细胞瘤,做过大剂量放疗后,没有必要再加用化疗。立体定向技术或开颅活检术适用于拟诊为生殖细胞瘤的患者,是生殖细胞瘤诊疗的重要手段。组织学证实是生殖细胞瘤时即可终止手术,再进行放疗、化疗。神经内镜也可用于生殖细胞肿瘤的活检,同时还可对伴随脑积水的患者进行第三脑室造瘘,解除高颅压。

2. 畸胎瘤 成熟畸胎瘤最好的治疗是手术全切除肿瘤。恶性畸胎瘤应尽最大可能切除肿瘤,术后辅以局部放射治疗(40Gy),然后行化疗(CE 方案:顺铂、依托泊苷;其他敏感化疗药物包括长春新碱、博来霉素、环磷酰胺等)。成熟性畸胎瘤手术全切除可以治愈,一般不需加放疗和化疗,但如肿瘤复发肯定是肿瘤内的恶性成分在做病理检查时未被发现。而对未成熟畸胎瘤的治疗采用手术加足量放疗和化疗。

3. 胚胎癌、卵黄囊肿瘤和绒毛膜上皮癌等其他生殖细胞肿瘤 由于胚胎生殖细胞对抗肿瘤药物有较高的敏感性,化疗对所有类型生殖细胞肿瘤有效。国外报道化疗药物主要为顺铂、VP16、氨甲蝶呤、长春新碱、博来霉素、环磷酰胺、放线菌素 D 等。由于非生殖细胞瘤的生殖细胞肿瘤对放射治疗不敏感,化疗可应用于它们的最初治疗。对于小于 3 岁的儿童恶性生殖细胞肿瘤,化疗是首选的治疗方法。

对用肿瘤标志物诊断的高度恶性 GCT(绒癌或内胚窦瘤等),国外使用"三明治"疗法,即先化疗观察肿瘤标志物降低情况,接着放疗,其后复查 MRI,如仍存在未消失的残余肿瘤则行手术切除。术后再加用化疗,这种方法明显地提高了其生存率,但总的来说这些患者能长期存活者仍为少数。

二、血管网织细胞瘤

(一) 概述

血管网织细胞瘤(angioreticuloma)是中枢神经系统少见的良性血管性肿瘤,瑞典病理学家 Lindau(1926)首先报道,因此称为 Lindau 瘤。Cushing 和 Bailey(1928)改称为血管母细胞瘤(hemangioblastoma,HGB),而后,又有人将其称为毛细血管型血管瘤(capillary hemangioma)等。本病起源尚不十分明确,肿瘤常有囊变,组织学上属良性肿瘤,因母细胞瘤一词容易使人误认为该肿瘤分化不良、细胞形态多变等恶性肿瘤的概念,因此,Olirecroma(1952)将本病命名为血管网织细胞瘤,目前被神经外科普遍采用,如果一个或多个中枢神经系统血管网状细胞瘤,伴发视网膜血管瘤和内脏病变(通常为胰和/或肾脏肿瘤或囊肿),则称为希佩尔-林道病(von Hippel-Lindau disease,VHL),VHL 病有家族性,为常染色体显性遗传,3P25-26 染色体上的 VHL 肿瘤抑制基因突变造成。血管网织细胞瘤约占颅内肿瘤的 2%,最多见于小脑和脊髓,分别占颅后窝肿瘤的 10% 和脊髓肿瘤的 2% ~ 3%,也可偶发于幕上、脊髓圆锥、终丝、神经根和外周神经等处。有时呈多发,常为 VHL 病表现。男性好发,男:女约1.3:1~2:1,可见于各种年龄,两个发病高峰期分别为 25~29 岁和 40~44 岁,前者多与 VHL 病有关,而后者多为散发。

该瘤可呈囊性或实质性两种形态,囊性占总数的 2/3~3/4,呈脑内生长,与周围组织边界清楚。囊肿壁光滑,囊液为透明、淡黄色、高蛋白含量液体,囊壁可见一个或多个肿瘤结节,呈樱桃红色,血供丰富,质地柔软。实质性肿瘤由丰富的血管和血窦构成,切面可见孤立或成簇的较粗血管及网状分布的薄壁血管。镜下由大小不等的血管腔隙和其间的基质细胞构成,在血管内皮细胞和周围细胞区含有丰富的网状纤维,为本瘤的一大特征,血管网织细胞瘤之名由此而来。

（二）诊断

根据肿瘤好发部位及影像学特征一般不难做出术前诊断。如伴有视网膜血管瘤、内脏肿瘤或 VHL 病家族史者,则本病可能性更大。对于 VHL 病,现一般按照 Glasker 等提出的诊断标准:存在中枢神经系统 HGB,视网膜血管瘤、肾细胞癌、嗜铬细胞瘤或附睾囊腺瘤;或任何一级亲属有 VHL 病史;或基因检测结果阳性。

1. CT　实体型 HGB 表现为类圆形与脑组织等密度影,肿瘤边界清楚,没有钙化,瘤周水肿不明显（图 6-87）,增强扫描强化明显。囊性 HGB 为低密度,增强扫描囊壁可呈环形强化,瘤结节明显强化并突向囊腔内,瘤周可见脑水肿。

2. MRI　为诊断囊性 HGB 特异性检查,可清楚地显示囊肿和增强的附壁瘤结节。小脑 HGB 多为大囊小结节,囊液呈长 T_1 和长 T_2 信号,在 T_1WI 上壁结节呈相对高信号,在 T_2WI 呈相对低信号或等信号,增强扫描时,囊壁略强化,瘤结节及实质性病灶多明显增强（图 6-88）,此为重要依据。MRI 对实质型无特异性,表现为圆形或卵圆形占位,T_1WI 为低到等信号,T_2WI

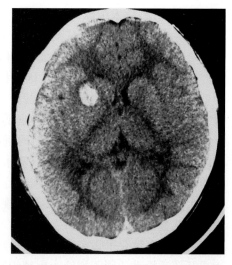

图 6-87　右基底核区血管网织细胞瘤 CT 平扫表现

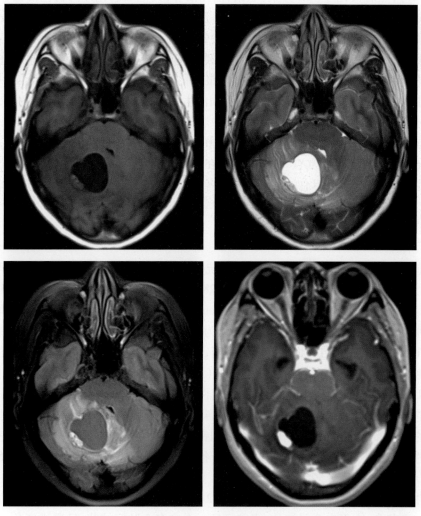

图 6-88　右侧小脑半球囊性血管网织细胞瘤 MRI 表现

右侧小脑半球囊性病灶,其右下壁示明显强化的壁结节,周围可见脑水肿,第四脑室受压、变形。

呈高信号,中央可有坏死或伴囊变而呈等、低混合信号,有时在病灶中心或周围可见到蛇形、迂曲的血管流空影,提示大的供血动脉和引流静脉,也可见陈旧出血的含铁血黄素沉积,瘤周水肿不明显(图 6-89)。

　　3. DSA　囊性 HGB 行血管造影可与小脑囊性胶质瘤等非血管性肿瘤鉴别,典型表现为瘤结节的致密

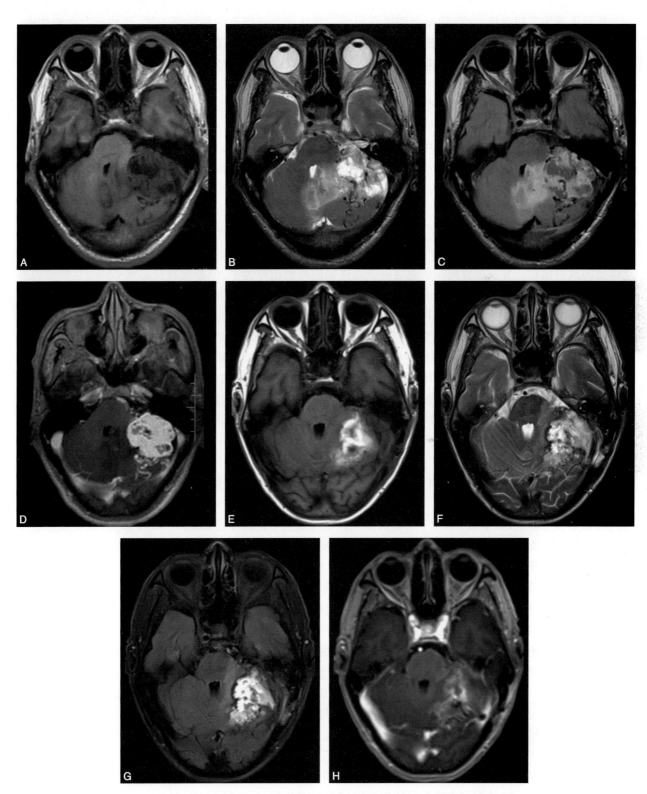

图 6-89　左侧小脑半球实质性血管网织细胞瘤手术前后 MRI 表现

A. 术前 T1 像;B. 术前 T2 像;C. 术前 FLAIR 像;D. 术前增强像;E. 术后 T1 像;F. 术后 T2
像;G. 术后 FLAIR 像;H. 术后增强像。

染色,可见粗大的供血动脉和引流静脉,囊性部分为无血管区。对于血供丰富的实质性 HGB,血管造影能确认肿瘤深部供血动脉的位置,辅以超选择性血管栓塞,可减少术中出血,利于手术全切肿瘤。

4. 基因检测 由于 VHL 基因的克隆,对 VHL 基因的检测逐渐应用于临床。

（三）治疗

外科手术为本病首选治疗,肿瘤全切可获根治。囊性病变瘤结节的切除是关键,囊肿壁没必要切除。但瘤结节较小或多个时,术中应仔细寻找,遗漏会导致肿瘤复发。瘤结节嵌入囊壁或直径小于 1cm 会增加辨别和摘除的困难,应在手术显微镜下反复检查有无影像学的结节未被发现。术中多普勒超声有助于探查瘤结节,静脉注射增强剂可增加术中超声导航的准确性。实质性 HGB 目前仍存在一定治疗困难,主要原因为其常位于脑干、脊髓等重要功能区,且血供丰富。另外,当异常供血的肿瘤被切除后,周围脑组织恢复正常灌注压,易出现水肿甚至出血,产生正常灌注压突破综合征（normal perfusion pressure breakthrough syndrome,NPPB）。术前栓塞可减少术中出血及手术危险性。切除实性肿瘤只能完整切除,切忌分块切除肿瘤,以免造成无法控制的大出血。术中应严格在肿瘤周边与正常脑组织交界、靠近脑组织一侧分离尽量避免在肿瘤表面的直接操作,不要行肿瘤穿刺或活检。术中应仔细辨认供血动脉和引流静脉,先逐步寻找切断供血动脉,再处理引流静脉。

此瘤对放射线中度敏感,手术不全切除或多发病变可考虑行放射治疗,但普通放射治疗效果不确定,也不能防止残余肿瘤的再生长。1998 年法国神经外科会议建议,无症状血管网织细胞瘤不推荐手术,而建议立体定向放射治疗。复发血管网织细胞瘤应以立体定向放射治疗为主,但肿瘤直径必须<3cm,且肿瘤边界清楚、部位深在,手术风险大。至今尚无治疗该病的有效药物,但有研究人员正在进行抗血管生成药阻断 VEGF 的作用来控制肿瘤生长的临床研究。一些肿瘤抗血管生成药曾尝试于 HGB 临床治疗,但多为个案和回顾性报道,如 SU5416 在治疗多发性 HGB 的案例中取得了一定的疗效,贝伐珠单抗和雷珠单抗现已开始应用于治疗视网膜 HGB。另外一些抗肿瘤药物如沙利度胺可作为控制脑脊髓 HBs 进展的治疗,Rogers 等用厄罗替尼治疗 1 例复发性多发性 VHL-HGB,随访 6 个月,发现其中小脑病灶缩小了 50%,脑桥病灶缩小了 25%,其他软脑（或脊）膜病灶保持稳定。作者认为厄罗替尼是通过抑制肿瘤细胞表皮生长因子受体的磷酸化以及其下游 P13/Akt 和 MAPK 信号转导,导致 p27 介导的肿瘤细胞周期停滞。

三、脊索瘤

脊索瘤（chordoma）为原始脊索（通常分化为椎间盘的髓核）残余性肿瘤,较少见,发病率约 0.5/100 万人年,占颅内肿瘤的 0.1% ~0.5%。可发生于脊索遗迹的任一段,但是多数肿瘤好发于原始脊索的两端:如颅内脊索瘤位于蝶枕区（斜坡）和位于脊髓的骶尾区。可发生于任何年龄,以 20~40 岁多见,极少数患者年龄小于 30 岁,男女发病率基本相同,但外科手术后复发率高,可高达 85%,因此术后常用积极的放射治疗。

病理为低度恶性的肿瘤,但由于全切除困难、复发率高使其表现较高的恶性行为。肿瘤生长缓慢、可局部浸润并造成骨质破坏。约 10% 的骶部肿瘤可发生转移,通常发生较晚,且发生于多次切除术后,最常见的转移部位为肺、肝脏和骨。肿瘤由上皮细胞组成,排列成条索状或岛状,埋于黏液组织中,可含有软骨、钙化和小片骨骼组织;在病理学上空泡细胞具有特征性,空泡合并可将细胞核推向一边,称"戒指样"细胞。有些地方细胞的界限消失,形成黏液状合体。大量空泡细胞和黏液形成是本病的病理形态特点。近 10% 脊索瘤细胞增殖活跃,黏液显著减少,并有核分裂现象,细胞排列成条或岛状,埋于疏松的黏液组织之间,可含有软骨组织、钙化斑及小片骨组织。其周围为网状的结缔组织所围绕,将肿瘤分割成不规则小叶状。肿瘤可根据细胞和组织成分的比例差异而分成:普通型、软骨样和间变型脊索瘤。

临床表现无特异,依肿瘤部位、大小等而定。

1. 影像学表现

（1）CT:为等密度或略高密度影,通常表现为溶骨性骨质破坏,常伴钙化和瘤内残余骨,可强化,但常不均匀。脊柱脊索瘤少数情况可表现为硬化性脊椎（"象牙脊椎"）。

（2）MRI:T_1WI 常为等信号夹杂有低信号（钙化）,可明显不均匀增强,正常斜坡结构消失,骨组织为软组织肿瘤替代。

2. 主要与颅底其他软骨性肿瘤鉴别

（1）软骨肉瘤：也好发于骨和斜坡，占颅内肿瘤 0.15%，颅底肿瘤的 6%，多见于 30~50 岁，CT 可见为高而密度不均的肿瘤，分叶状，瘤内有斑片状、线条状和弧形钙化点，瘤基底部明显骨质破坏后呈现"多星夜空"现象；MRI 的 T_1WI 为低信号、T_2WI 信号明显加强，但不均匀。脊索瘤对多种组织标记均显示阳性，如 Cyto-K6/7、EMA7/7、CEA6/7、GFAP0/7、Des0/7、α-AT7/7、Lyso4/7，而软骨肉瘤则均显示为阴性。软骨样脊索瘤与软骨肉瘤都可能 CK 表达阴性，一种新发现的生物识别标记——转录因子 T 基因（brachyury，鼠短尾突变体表型）在脊索瘤有特异性表达，诊断的敏感度和特异度分别为 98% 和 100%，现已作为脊索瘤与其他软骨性肿瘤的鉴别诊断方法之一。

（2）软骨瘤：虽多发于颅底，但并不常侵犯斜坡，常累及蝶鞍、破裂孔附近、脑桥小脑三角、鼻窦和眼眶等。女性多见，占颅内肿瘤 0.5%，多见于 0~39 岁。CT 和 MRI 与软骨肉瘤相似，但瘤基底部无骨质破坏，肿瘤边界清楚，有小的环形和螺形钙化。

（3）垂体腺瘤和颅咽管瘤：鞍区部位的脊索瘤需与垂体腺瘤和颅咽管瘤相鉴别。后两者多不引起广泛的颅底骨质破坏，垂体瘤在影像学上一般表现为蝶鞍受累扩大、鞍底变深、骨质吸收。颅咽管瘤 CT 上可见囊壁有弧线状或蛋壳样钙化，通常不引起邻近骨破坏，且两者脑神经损害多局限于视神经；而脊索瘤多表现为以展神经障碍为主的多脑神经损害，影像学上多见颅底骨质溶骨性改变和瘤内斑点状或片状钙化。

由于放射治疗和药物治疗不敏感，手术切除仍然是首选。广泛全切除辅以术后放疗仍是最佳方案。未全切除肿瘤复发率高，可达 85%。早期放疗可延长生命，质子放疗效果优于常规放疗。平均生存 4~8 年，而间变型者生存期在 1 年以内。

3. 新的分型方法 Al-Mefty 等（1997）根据肿瘤的解剖部位以及手术入路提出一种新的分型方法。

（1）Ⅰ型：肿瘤局限于颅底单个解剖腔隙（如蝶窦、海绵窦、下斜坡、枕骨髁等），瘤体小，症状轻微甚至无症状。此型易于全切除，预后较好。

（2）Ⅱ型：瘤体较大，侵犯 2 个或以上颅底解剖腔隙，但通过一种颅底入路可全切肿瘤。临床上以此型最多见。

（3）Ⅲ型：肿瘤广泛浸润颅底多个解剖腔隙，需联合应用≥2 个颅底入路才能全切肿瘤。此型肿瘤手术难度大、疗效较差。

四、表皮样囊肿

表皮样囊肿（epidermoid cyst）亦称上皮样囊肿、胆脂瘤或珍珠瘤。是颅内最常见的外胚层组织肿瘤，约占原发性脑瘤的 1%。它起源于异位的胚胎残留的外胚层组织，为胚胎发育晚期在继发性脑泡形成时将表皮带入的结果。肿瘤还可由于反复腰椎穿刺将表皮组织带入中枢神经系统而引起。

表皮样囊肿生长缓慢，发生部位多样性，一般多发生于脑基底部蛛网膜下腔，肿瘤可顺应蛛网膜下腔的形状向周围生长，因而早期均不压迫邻近组织。以脑桥小脑角最常见，约占 50%，以下依次为鞍区、大脑半球、第Ⅳ脑室、小脑半球及脑干。另外，该肿瘤还可发生于头皮、颅骨内外板及脊柱。无论肿瘤生长在何处，如果囊内容物破入蛛网膜下腔，可随脑脊液的波动弥漫播散，造成无菌性脑膜炎。

1. 影像学特点

（1）CT：对表皮样囊肿的诊断极为可靠，尤其薄层轴面扫描能清楚地显示肿瘤。平扫肿瘤呈低密度信号，偶可因瘤内蛋白质含量增高而呈高密度或混杂密度，边界清楚，边缘不规则。瘤壁偶见壳状钙化。由于囊内容物为脂类物质，所以 CT 值一般低于脑脊液。脑池造影 CT（CT cisternography，CTC）可显示造影剂进入肿瘤裂隙内，延迟 90 分钟扫描，进入瘤内造影剂增多，边界变模糊。这是由于肿瘤沿脑沟、脑池间隙生长后成为不规则的分叶状，叶间有裂隙，造影剂进入裂隙以及渗入囊壁所致。

（2）MRI：表现取决于囊内容物所含脂肪成分的多少，多数情况下信号介于脑组织与脑脊液之间，呈长 T_1、T_2 信号，但其长 T_1 信号强度不如 CSF 低（图 6-90）。T_1 像上为边界锐利的低信号影，T_2 像呈高信号，并且可因瘤质的不均匀而信号强度有一定变化。质子密度像瘤体信号不均匀，呈低密度到等密度的混杂信号。且瘤周包绕着薄而光滑的高信号缘。另外，其胆固醇的长 T_1、T_2 信号与脂肪的短 T_1、长 T_2 信号又不尽

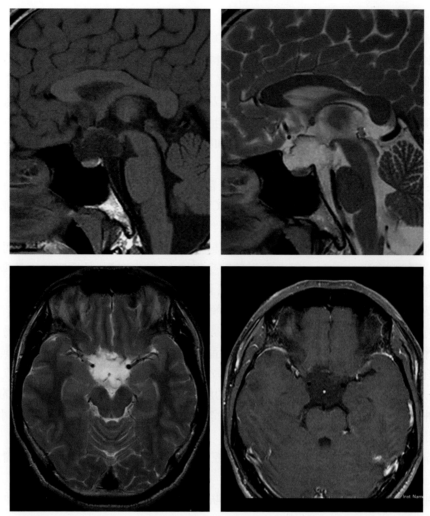

图 6-90 表皮样囊肿 MRI 表现

鞍上池见形态不规则、边界清楚的 T_1 低信号、T_2 高信号病灶,向周围脑池延伸,
垂体受压变扁,增强扫描未见强化。

相同。T_1 像上,脂肪呈高信号,而胆固醇可表现为低信号,这是由于表皮样囊肿内容物分布不均匀,胆固醇分固态与液态两种状态所致;囊肿内含有脑脊液。部分表皮样囊肿内胆固醇成分很高,CT 值低,而磁共振上则呈很短的 T_1 值,在 T_1 上呈明显高信号,其信号强度与脂肪一致,应用脂肪抑制相则有助于表皮样囊肿与脂肪的鉴别。

2. 诊断及鉴别诊断 根据表皮样囊肿的好发部位及相应的临床表现,结合头颅 X 线片、CT 和 MRI 检查,表皮样囊肿的诊断一般并不困难。主要应与蛛网膜囊肿鉴别:表皮样囊肿密度常低于脑脊液,肿瘤边界清楚且不规则;而蛛网膜囊肿边界清楚且规则;必要时可行 CTC 检查,表皮样囊肿可见造影剂进入裂隙,而蛛网膜囊肿则不出现。另外,MRI 影像上,蛛网膜囊肿与脑脊液的信号强度一致,而表皮样囊肿的 T_1 值比蛛网膜囊肿短,并且 T_1WI 上信号常较高。脑表面或颅中窝底的高密度表皮样囊肿则需与该部位的脑膜瘤鉴别,两者均可出现颅骨骨质破坏,表皮样囊肿周缘的颅骨锐利,更重要的是,增强扫描表皮样囊肿无强化,而脑膜瘤则有均一强化。其他部位表皮样囊肿则可根据相应部位肿瘤的特点,结合 CT 和 MRI 加以鉴别。

3. 治疗 表皮样囊肿生长缓慢,为良性肿瘤,极少恶变,对放射治疗和化疗都不敏感,手术切除是本病的唯一治疗方法。手术目的是切除肿瘤的囊壁和内容物,理想的治疗效果取决于是否能全切除肿瘤,而肿瘤的部位及其向何处延伸又制约着将其全切。术后最为常见的并发症是无菌性脑膜炎和脑室炎,与手术中未能全切肿瘤的内容物和囊壁有关,治疗十分棘手,有时可能延续几周。其发生原因可能与液化的毒性囊内容物和/或术中囊肿的内容物溢入蛛网膜下腔或脑室有关。术中剥离肿瘤时应小心用棉片保护好周围组织,尽量减少囊内容物外溢流入蛛网膜下腔或脑室内。同时,手术中还可应用含氢化可的松的生理盐水反复冲洗术野,以减低化学刺激物的浓度。手术后可增大糖皮质激素的用量,并适当延长其使用时间,因地塞米松比糖皮质激素作用强,故常被作为首选用药。一般首次给予 20mg 静脉滴注,以后每 6 小时给予 4mg,7~10 天后逐渐停。儿童则每次用量为 1mg/kg,每天 1 次 3~6 次。另外,还可采用早期腰椎穿刺,置引流管在蛛网膜下腔,持续引流脑脊液。临床实践证实,以上方法对减轻无菌性脑膜炎(脑室炎)的症状或减少其发生率起到了一定作用。经上述治疗,无菌性脑膜炎长时间仍无法控制时,应复查 CT 确定是否有较多肿瘤残存,必要时再次手术。

五、皮样囊肿

皮样囊肿(dermoid cyst)是一种少见的先天性肿瘤,它包含外胚层及中胚层两种成分,约占颅内肿瘤的 0.3%,是在胚胎发育早期约 3~5 周时神经沟闭合成为神经管期间部分皮肤组织被带入神经管而形成的。肿瘤多发生于中线部位,尤其是颅后窝小脑蚓部或邻近脑膜的部位。外观与表皮样囊肿相似,但囊内容物为黄白色,除含角蛋白和胆固醇样物质外,还含有皮肤附件及其分泌物,如毛发等,与皮下组织形成的皮样瘤相似。病变表面皮肤上常有窦道,呈条索状,它可通过颅骨上的小孔与囊肿相通。该窦道有炎症时可波及颅内,形成反复发作的脑膜炎,甚至脑脓肿。对于慢性起病,后期有高颅压,特别是出现反复发作的脑膜炎的患者,如再发现头皮皮毛窦,应高度怀疑本病,头颅 X 线片及 CT 出现钙化则更有助于本病的诊断。

手术治疗是本病的最佳治疗方法。由于此肿瘤为良性肿瘤,手术应争取全切,特别注意要全切肿瘤包膜及皮毛窦,以防止复发。肿瘤如切除不全,可复发,对于复发肿瘤,可视患者的具体情况,考虑是否再次手术治疗。放射治疗对本病无效。

六、神经上皮囊肿

神经上皮囊肿概念由 Fulton 和 Bailey 在 1920 年首先提出,曾包括胶样囊肿、蛛网膜囊肿、脉络丛囊肿、室管膜囊肿、脉络丛上皮囊肿。但前两者从组织学和病理生理学上不同于神经上皮囊肿,因此后三者属典型的神经上皮囊肿。脉络丛囊肿和室管膜囊肿分别来源于脉络丛和室管膜细胞,脉络丛和室管膜是由原始神经上皮分化来的,因此统称为神经上皮囊肿。可合并其他畸形,如:脑膜脑膨出或脊髓脊膜膨出、小脑扁桃体下疝畸形(Arnold-Chiari 畸形)等。

神经上皮囊肿一般单发,囊壁较薄,也可多发。大多数囊肿壁含纤维成分,内覆柱状、立方、鳞状上皮细胞,根据其来源不同,分别诊断为脉络丛囊肿和室管膜囊肿。内容物大多数囊液为无色、透明的液体,和脑脊液相似,但也可呈黄色黏稠、黄色稀薄或绿色黏稠等。蛋白含量 34~90mg/dl,糖含量 23~55mg/dl,囊液形成机制尚不清楚,但脉络丛细胞和胞饮小囊的存在表明囊液来源于细胞分泌和/或细胞转运。

从胎儿到成人都可发病,出生后即有症状的囊肿发生率很低,多到成人后出现症状。神经上皮囊肿的具体概念和诊断标准存在差异,故具体的发病率尚不十分清楚。绝大部分是在尸检和常规检查中被发现。无症状者可发生在脑室内的任何部位,有症状者大多位于第三脑室。脉络丛囊肿多发生在脑室系统,室管膜囊肿多在大脑白质,以颞叶多见,较少位于脑室或与脑室相通,如位于脑室则也多与脉络丛无关。

1. 辅助检查 胎儿颅内神经上皮囊肿可用经颅彩超诊断并注意有无合并其他畸形;婴幼儿可用经颅彩超诊断,必要时结合 MRI 或 CT;小儿及成人主要依靠 MRI 或 CT 来诊断。

(1)彩色多普勒超声:因其无创性,是诊断胎儿及婴幼儿颅内神经上皮囊肿的主要手段,可在脑室附近发现近圆形液性暗区,壁较光滑,整齐,内部透声好,后方可有增强效应。因脉络丛囊肿可合并其他畸形,故当超声检查发现胎儿脉络丛囊肿时应当仔细寻找有无其他畸形。

(2)CT:平扫可见脑室内低密度占位性病变,脑室壁局部变形或扩张,囊液呈脑脊液密度,不强化,囊壁不显示,但边界清楚。侧脑室囊肿多位于三角区、后角,增强扫描时的脉络丛移位具有特异性;第三脑室囊肿可见脑室呈球形扩大,双侧脑室也扩大;第四脑室囊肿主要表现为脑室内囊性占位,不强化,无瘤结节,有梗阻性脑积水。

（3）MRI：平扫囊液呈长 T_1 长 T_2 信号，在 Flair 序列与脑脊液信号同被抑制，部分病例囊内信号不均匀，与囊液内的蛋白含量有关；在 FSE T_2W 序列及 Flair 序列矢状位或轴位，囊壁清晰可见，为线状等信号。增强扫描后，囊壁和囊液均不强化，可区别于肿瘤和感染性囊壁。有的囊肿还可伴有胼胝体发育不全。

2. 颅内神经上皮囊肿应与下列疾病鉴别

（1）颅内蛛网膜囊肿：曾被认为属于神经上皮囊肿，因为推测囊肿起源于原始神经上皮的脉络丛组织，颅内蛛网膜囊肿绝大多数是无症状的。典型发病部位是脑池，很少在脑室系统。囊壁由纤细的纤维组织膜组成，被覆薄层脑膜细胞。免疫组化显示上皮膜抗原阳性，但是神经上皮标志物如 GFAP 和 S-100 却呈阴性。因此蛛网膜囊肿无论从组织学还是病理生理学上都明显区别于神经上皮囊肿，应该不属于神经上皮囊肿范畴。

（2）胶样囊肿：占所有颅内肿瘤的 0.3% ~2%。多发生在第三脑室前部，常有明显的症状如脑积水、颅内压升高。可阻塞 Monro 孔引起急性脑积水，甚至可引起猝死。CT 或 MRI 显示壁较厚，囊液密度较高，内容物为胶样黏性物质（图 6-91）。胶样囊肿起源于神经内皮质，非神经上皮。经胼胝体或经皮质-脑室切除曾经是治疗胶样囊肿的最佳选择，近年来，神经内镜已成功用于胶样囊肿的治疗。免疫组化显示上皮标志物如上皮膜抗原阳性表达，而神经上皮标志物如 GFAP 和 S-100 却呈阴性。胶样囊肿上皮和支气管上皮相同，类似于肠源性囊肿。因此，胶样囊肿被认为是特殊类型的脑室内囊肿。

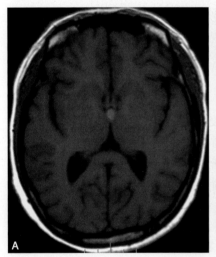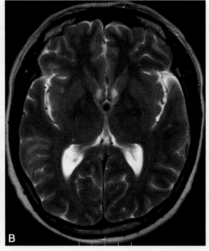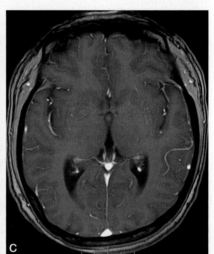

图 6-91 第三脑室胶样囊肿 MRI 表现
A、B. 第三脑室前部见短 T_1、短 T_2 类圆形异常信号影；C. 增强扫描未见强化。

（3）脑囊虫：常有典型病史，症状明显，病情发展较快，脑脊液和血清酶联免疫实验阳性，MRI 或 CT 有时可见到头节。

胎儿颅内神经上皮囊肿不需要任何处理，但脉络丛囊肿的发生多与第18 三倍染色体有关，而18 三倍染色体可同时引起其他类型的发育异常，因而需注意有无其他畸形；婴幼儿和小儿无症状性囊肿也不需要治疗，部分囊肿可消失；症状性囊肿需要治疗，一般采用手术切除，以缓解患者症状。手术方法：囊肿切除或造瘘、囊肿分流术、囊液抽吸术、单纯神经内镜切除术或内镜辅助的显微神经外科手术等。

七、血管外皮细胞瘤

中枢神经系统血管外皮细胞瘤（hemangiopericytoma，HPC）是一种罕见肿瘤，组织来源不明，肿瘤生长缓慢，肿瘤虽属良性，但由于具有一些恶性表现，有局部侵袭性，晚期可发生肺、肝、骨转移，被认为是一种潜在恶性肿瘤。

1928 年 Bailey 等首先描述并将其归属于脑膜瘤，称血管母细胞性脑膜瘤。1942 年 Stout 和 Murray 首次命名为血管外皮细胞瘤。HPC可广泛发生于人体任何部位,如四肢、骨膜、眼眶、口腔、鼻腔、纵隔等,中枢神经系统并不常见。2000年世界卫生组织神经系统肿瘤分类将其归于间叶起源的非脑膜间质肿瘤(mesenchymal non-meningiothelial tumour)。

影像学特点:大多数CT和MRI表现与脑膜瘤难以区分,血管造影示血供丰富,对诊断有帮助。HPC有时仅使小部分硬脑膜受累,但一般无骨质增生和钙化,CT平扫肿瘤呈略高密度,边界多较清晰,轮廓呈不规则分叶状,瘤内低密度的囊性变或坏死多见,有时可见肿瘤出血,肿瘤附近骨质无反应性增生,且可发生局限性溶骨破坏,增强扫描肿瘤明显强化。HPC和脑膜瘤的MRI表现无特异性区别,略有不同的是,HPC的MRI信号变化较复杂,常见血管流空影,脑水肿明显,宽基底的硬脑膜附着或不典型强化提示恶性行为(图6-92)。HPC的脑血管造影表现不同于脑膜瘤,常可见颈内动脉供血和引流静脉,其特征性表现是有一个静脉期延长的螺旋状血管性结构,可呈AVM样表现。如果病灶内部有钙化斑则可能是脑膜瘤。

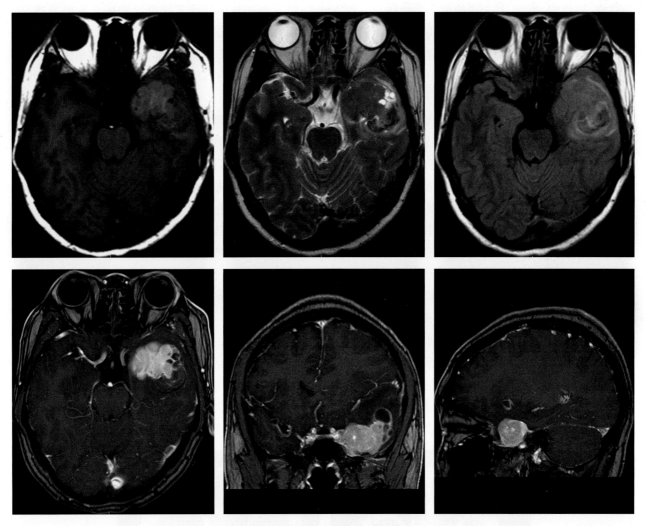

图6-92 血管外皮细胞瘤 MRI 表现

T_1WI左侧颞部团状以稍高信号为主的混杂信号,边界欠清楚,形态不规则;T_2WI及FLAIR肿瘤表现为混杂信号,内可见血管流空影;T_1增强扫描可见肿瘤不均匀明显强化,与邻近中颅凹底脑膜呈广基底相连,脑组织受压上抬,周围见脑水肿。

HPC临床表现、放射学及组织学特点与脑膜瘤的相似性,使其术前诊断较为困难,正确诊断取决于病理检查。当CT和MRI怀疑HPC时应进行脑血管造影检查,免疫组织化学和电镜检查有助于最后诊断。

主要治疗手段是手术全切除病变。由于肿瘤血运异常丰富,术中出血多较凶猛,有时不得已而残留肿瘤,术后辅助放射治疗。

八、中枢神经系统原发性淋巴瘤

中枢神经系统原发性淋巴瘤(primary central nervous system lymphoma, PCNSL)是一种由位于中枢神经系统内的淋巴细胞所演化的恶性新生物,较罕见,占恶性淋巴瘤的0.2%~2%,占颅内肿瘤的0.5%~1.5%。男女发病比例为1.5:1,发病年龄2个月~90岁,高峰为40~70岁。发病危险人群:先天性与后天AIDS及器官移植受者、特殊病毒感染(尤以免疫缺陷病毒HTLV-III/LAV、HIV)、久施免疫抑制剂治疗者。此类人群主司细胞免疫的T淋巴细胞系统受抑制,引起B淋巴细胞增生和向肿瘤性转化。虽然颅内淋巴瘤在罹患免疫缺陷疾病或接受免疫抑制治疗的人群患病风险较高,但近年来免疫正常人群中淋巴瘤的发病率在显著增高,免疫正常人群中其发病年龄主要在60~65岁,男性所占比例略高。

生物学行为具有侵袭性,病理形态存在异质性,不向中枢神经系统轴以外播散。临床无典型性、影像表现多样性、与其他部位淋巴瘤不同,实验室检查无特异性,病理免疫组化及分子生物学方可确诊。常误诊为胶质瘤、转移瘤、炎症,甚至误诊为多发性硬化。PCNSL一般不出现身体其他系统淋巴瘤所常见的发热、体重减轻、夜汗等症状。特殊部位的病变也可出现对应的症状和体征。局灶性症状,如肢体无力、癫痫、视力障碍等,与病灶的具体部位有关。应同时具备如下4个特征:①患者应有神经功能障碍的症状和体征;②造成神经功能障碍的病灶,经活体组织检查或尸体解剖证实为淋巴瘤;③经证实除脑、脑膜、脊髓和眼以外的器官无相应病灶;④在围手术期,经放射和激素治疗,症状可缓解。

1. 影像学特点:发生于一个或多个脑叶(白质或灰质)50%~60%,深部中线结构(透明隔、基底核、胼胝体)和幕下各25%,10%~30%为多发。全身淋巴瘤转移至CNS常位于软脑膜,而非脑实质。

(1) CT:早期可能为阴性,或有局限性低密度区,占位效应不明显,常疑为血管性疾病或脱髓鞘性病变。瘤结节形成后,CT平扫呈高密度占位,很少有囊性改变和钙化,注入强化剂后病灶呈均匀增强,可为类圆形或不规则形,周围有水肿反应的低密度区,病变大或近中线者占位效应明显,也可见到多发灶。

实际上CT可能稍优于MRI。中央灰质或胼胝体均匀一致增强的病灶应怀疑为PCNSL。75%与室管膜或脑膜相连,明显强化产生假脑膜征,但淋巴瘤无钙化,有多发倾向。60%为高密度,10%为等密度,90%以上肿瘤强化,74%以上强化均匀,增强的特征性表现为棉绒球,周边可有水肿,常有占位效应。因此当病灶无强化时,常导致延误诊断。使用激素后CT上可见部分到全部消失(甚至在手术时),导致所谓的幽灵瘤,这种现象有助于诊断。偶尔表现为环形增强,肿瘤壁较脓肿厚。

(2) MRI:由于肿瘤摄取对比剂的能力较强,MRI可出现均匀一致的强化征象,但是无特异性征象(图6-93、图6-94)。如果肿瘤位于室管膜下可能难以发现(信号类似CSF),质子密度加权成像PDWI可避免这种假象。合并ADIS的PCNSL,可见到有周边环形强化影像,使其表现更具特征,其余改变同CT。

(3) ECT和PET检查:PCNSL是一种高代谢性肿瘤,未经辅助性放、化疗的病例,这两项检查可表现典型的阳性影像,这有助于与缺血性脑病、脱髓鞘性疾病和弓形虫病相鉴别。

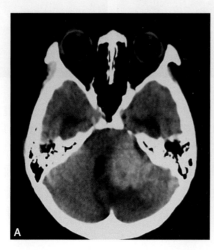
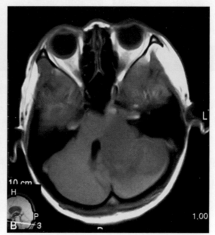

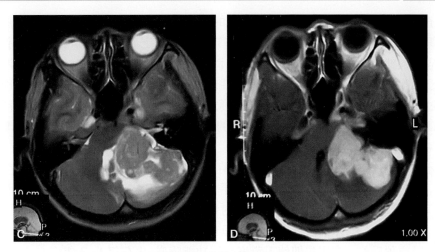

图 6-93 左侧小脑淋巴瘤

A. CT 示左侧小脑不规则高密度实质病灶,周围有水肿带,第四脑室受压变形;
B~D. MRI 显示等 T_1,不均质 T_2 信号改变,增强后均匀强化,术后病理证实为淋巴瘤。

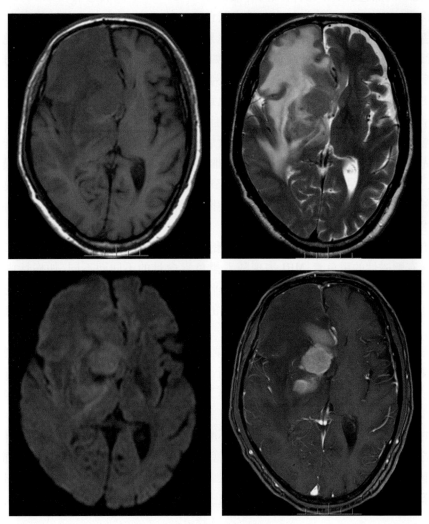

图 6-94 原发恶性淋巴瘤 MRI 表现

右基底核区、胼胝体膝部多个类圆形明显均匀强化灶,边界清,水肿明显,右侧脑
室受压变窄,中线结构左移

2. 组织学检查 对于病变深在、占位效应不明显的小病灶及位于中央区、语言中枢或脑干的病灶,采用立体定向活体组织检查的方法可得出定性诊断。立体定位时宜拟定 2~3 个靶点,以使取材可靠。这种立体定向活检术须在应用各种辅助性治疗前进行,活检手术前避免注射皮质激素,以免影响诊断,特别是应用激素后所产生的淋巴细胞毒性效应所导致的瘤体暂时性皱缩和坏死,易做出错误诊断。病理诊断明确后,需做分级诊断。通过裂隙灯检查是否累及眼部;全身影像学检查、脑脊液检查、睾丸超声及骨髓活检以除外全身其他系统受累;FDG-PET 检查有助于判断 PCNSLs 的颅外受累情况;此外,应包括 HIV、HBV、HCV 等病毒学的相关检查及免疫功能的评价。

对手术切除分歧较大,有人统计单纯手术平均生存率只有 3~5 个月,无助于延长生存并可带来严重术后并发症,但也有不同意见。单纯手术切除不可取,手术后放疗、化疗联合行之有效。因而,手术不仅可明确诊断,还可以给联合治疗提供时机,有效延长生存时间。目前对同属中枢神经系统的原发硬脊膜外淋巴瘤手术效果满意,主张积极手术,术后放疗和化疗。虽然对放射及化学药物治疗敏感,但缺乏共识方案,较全身及其他部位淋巴瘤预后差。有报告即使无免疫系统功能障碍,生存仅 1~3 年。

九、颅内黑色素瘤

颅内黑色素瘤(intracranial melanoma)是一种能够产生黑色素的肿瘤。可以分为原发性黑色素瘤和转移性黑色素瘤,原发性颅内黑色素瘤罕见,占颅内肿瘤的 0.07%~0.17%,转移者占 0.11%~0.39%。恶性黑色素瘤占颅内转移瘤的 2%~7%。原发灶主要是皮肤色素痣的恶变,其向颅内的转移率为 6%~48%。大约 25% 的软脑膜黑色素瘤患者合并有大或巨大先天性色素痣,尤其在头颈部如太田痣。黑色素瘤好发于白色人种,其发病与紫外线照射、先前存在的黑色素病变(如结构不良痣)、遗传因素、外伤、内分泌及化学致癌物质接触等多种因素有关。本病女性好发,男女发病比例约为 1:1.5,可发生于任何年龄,但多见于 40~50 岁,原发性黑色素瘤更以儿童多见。黑色素瘤与恶性黑色素瘤的比例约为 100:1。

由于肿瘤多呈弥漫性生长,颅底居多,部位不一,症状多样化,使本病的诊断无典型特征可依据。肿瘤表面及其周围常常出现自发性蛛网膜下腔出血及出血后的相应改变;脑膜炎的表现及位于颅底的岩骨斜坡区占位征象均可先后或同时出现,使临床诊断十分困难,常常误诊为蛛网膜炎、结核性脑膜炎、脑血管病、脑积水、脑转移瘤及艾滋病等。尽管前述的病理基础提到肿瘤细胞弥漫性生长,容易发生脱落并沿脑脊液在中枢神经系统中种植,但在临床实践中,脑脊液细胞学阳性率极低或不易被人们想到本病而漏诊。因此,大多数病例是在手术中及尸检时方得到确诊。

影像学诊断不具特异性。CT 扫描表现等或稍高密度影,注药后可见不同程度的增强,出血者表现高密度。黑色素瘤因含有顺磁性的黑色素,MRI 表现随着黑色素含量的不同而不同,如病灶内含有大量不成熟的黑色素瘤细胞及瘤细胞内含大量前黑色素小体,则平扫时硬脑膜为等信号,注药后病变强化。已形成脑实质内占位性病灶者,T_1WI 为高信号,T_2WI 为低信号的改变(图 6-95)。对弥漫型黑色素瘤、广泛浸润脑膜者,MRI 表现为 T_1WI 上高信号的脑膜增厚。

转移性颅内黑色素瘤多能在术前做出诊断,这主要是因为皮肤上的黑色素瘤易被发现。而原发性黑色素瘤由于临床表现无特征性,且症状、体征弥散,诊断十分困难。在本病诊断中除着重脑脊液细胞学检查外,应注意皮肤及外周脏器是否伴发黑变病,对蛛网膜下腔出血的患者,腰穿脑脊液检查如能发现黑色素瘤细胞,即可明确诊断。由于恶性黑色素瘤在皮肤上可表现为痣,加之其生物学行为复杂,有时病变非常细小、隐匿,如足底的微小黑痣及实质脏器的黑痣等均不易诊出。原发颅内的黑色素瘤诊断依据为:①患者仅有神经系统损伤的症状与体征;②除外皮肤、眼球血管膜的黑变病及实质脏器的黑色素瘤;③经活组织检查、尸检,仅在中枢神经系统发现有黑色素瘤细胞或仅为脑脊液细胞学阳性者。Willis 提出诊断原发性黑色素瘤的 3 个基本条件:皮肤及眼球未发现有黑色素瘤;上述部位以前未做过黑色素瘤切除术;内脏无黑色素瘤转移。

病理诊断主要依靠常规组织化学、免疫组织化学和电子显微镜。波形纤维蛋白、HMB-45 和 S-100 蛋白有助于定性诊断。

本病治疗极为棘手。放射治疗无效且对化疗不敏感,因此只能以手术治疗为主,为延长患者生命,可配

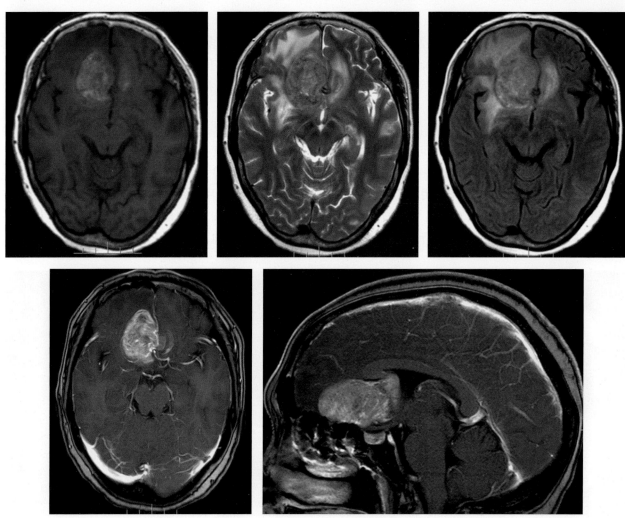

图 6-95 前颅凹黑色素瘤 MRI 表现
前颅凹中线旁椭圆形 T_1WI 高信号，T_2WI 等、低信号肿块影，呈不均匀强化，邻近脑组织受压，周围脑水肿明显。

合放疗和化疗。但因肿瘤呈弥漫性生长，对位于颅底、包裹脑神经的病灶难以完全切除。肿瘤位于大脑突面、病灶局限时，应尽量将肿瘤全切除。由于肿瘤与其相邻组织往往粘连不易分离，加之易出血，因此宜将周围脑组织一并切除，做到充分内减压。如果病变范围广泛，应去骨瓣减压。本病预后极差，生存期为确诊后 5 个月至 1 年。目前多提倡综合治疗，术后辅以放、化疗。放疗可以降低局部复发风险，但对全脑放疗的治疗作用仍存在争议。近年来研究表明，立体定向放射外科治疗颅内黑色素瘤治疗效果令人鼓舞，明显优于传统的全脑普通放疗。黑色素瘤对化疗药物相对不敏感，但近年来有报道显示替莫唑胺有一定的治疗效果，而且不良反应较少。随着对肿瘤发生机制的深入了解，免疫治疗、靶向药物治疗和基因治疗渐渐成为黑色素瘤治疗的研究热点。

十、颅内转移瘤和侵入瘤

脑转移瘤是指中枢神经系统以外肿瘤细胞转移到脑组织的颅内常见恶性肿瘤，占颅内肿瘤的 10%～20%，癌症患者有 20%～40% 发生脑转移，发生率以肺癌最高（30%～40%），其次，男性为消化系统恶性肿瘤，女性则为乳癌和子宫癌，另有黑色素瘤、绒癌、前列腺癌、甲状腺癌及肾癌等。但有 10% 找不到原发灶，其中部分患者首先出现颅内症状，诊断脑转移瘤后才在其他部位找到原发灶，但也有部分病例即使脑转移瘤手术后仍不能确定肿瘤来源，即所谓"隐匿性肿瘤"，其原因可能为：①原发肿瘤过小；②肿瘤位置隐匿，如位于腹膜后；③原发肿瘤自行退化坏死，或转移前已被去除，而未病检；④一些与性激素有关的肿瘤可自行消退，但转移瘤仍可发展。

263

（一）脑转移瘤

可能发生在大脑半球的任何位置，以大脑中动脉分布区如额、顶叶多见，常为多发性病灶，表现为单发病灶的也不少见。灰褐色或灰白色，质地不均，较脆软，切面呈颗粒状，有时瘤内发生坏死。转移瘤与脑组织间有明确边界，周围常有显著的脑水肿带。临床症状因转移的位置、肿瘤的大小或数量不同而异，如单瘫、偏瘫、失语，或无定位体征。

影像特点：

（1）CT：平扫大脑半球转移瘤可呈圆形、卵圆形或不规则状低密度、高密度、等密度或混杂密度病灶。增强扫描实质性转移瘤往往呈均匀一致强化，瘤内有坏死、囊变者，则显示不均匀强化，不少肿瘤呈现为薄壁、环状强化效应。转移瘤常伴有明显的瘤周水肿，表现为肿瘤周围大片低密度区，有时瘤体很小，而周围水肿极为明显，颇具特征（图 6-96）。部分转移瘤表现为发性脑内转移。瘤内出血常见，CT 上表现为高密度，一般来说，黑色素瘤、绒毛膜癌、肾细胞癌和肺癌的脑转移灶最易出血。

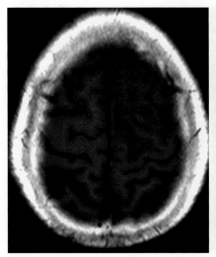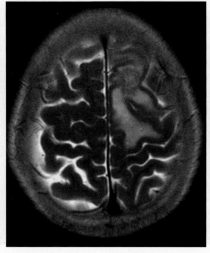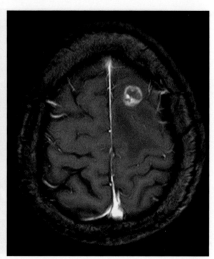

图 6-96　右下肺周围型肺癌伴左额叶脑转移

（2）MRI：大脑半球转移瘤的 T_1、T_2 弛豫时间均延长，T_1WI 上表现为低信号或与脑灰质信号相似，T_2WI 上显示为高信号病灶。瘤周水肿在 MRI 图像上可与肿瘤本身清楚区分，特别在 T_2WI 上，水肿区信号强度明显高于肿瘤本身。注射 Gd-DTPA 后，多数转移瘤增强明显，可呈现出结节状或块状均匀增强，也可呈现为不均匀增强（图 6-97），或者不规则厚壁伴结节的环状增强或规则、均匀的薄壁环状增强。

儿童最常见转移到中枢神经系统的恶性肿瘤是神经母细胞瘤、横纹肌肉瘤和肾母细胞瘤（维尔姆斯瘤）。白血病的转移灶，也称为绿色瘤，可在脑实质内发现，这些转移灶发生在有急性淋巴细胞白血病患儿颅内，CT 扫描上为高或低密度病灶，可以增强，在 MRI 扫描上，绿色瘤 T_1 和 T_2 像都为等信号。

单发性转移瘤手术切除不困难。多发性转移瘤，尤其是两侧大脑半球散在多个肿瘤时，很难做到剔除所有的病灶，最好首选放射手术（伽马刀或 X 刀）治疗，若临床表现有颅内压增高危象先兆者，放射治疗之前需行去骨片减压。

（二）颅骨和硬脑膜转移瘤

转移到颅骨的肿瘤造成局部骨质破坏，通常由板障开始向周围扩张。突破颅骨外板发展到皮下时，形成头皮肿物，有助于临床诊断；向内侵犯硬脑膜则不易被临床发现，除非影响硬膜窦，静脉回流受阻引起颅内压增高时。颅骨转移瘤手术，需行扩大病骨切除。

（三）侵入瘤

侵入瘤多由鼻咽癌而来，通常采用放疗。其他如巨细胞瘤、脊索瘤可行大部切除或全切。肉瘤仅偶见，疗效不佳。

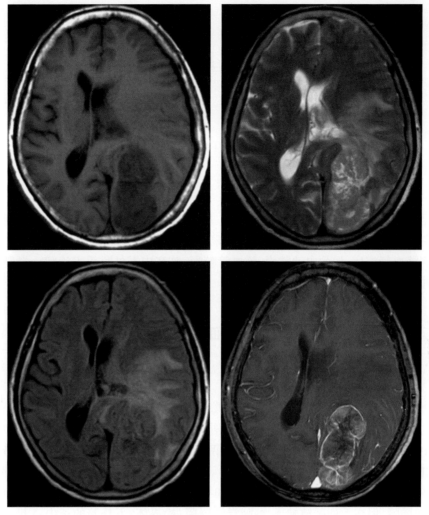

图 6-97　左侧枕顶叶转移瘤 MRI 表现

T_1WI 为低信号、T_2WI 及 FLAIR 为稍高信号,周围脑水肿明显,中线受压右移。
增强后边界清,不均匀明显强化。

（王学廉　潘力　刘洛同）

复习思考题

1. 简述颅内肿瘤的分类及其治疗原则。
2. 简述颅内大脑半球肿瘤的临床表现。
3. 常见的鞍区肿瘤有哪些? 怎样鉴别?
4. 简述垂体腺瘤的来源及分类。
5. 垂体腺瘤显微手术后的常规处理有哪些?
6. 简述胶质母细胞瘤的综合治疗。
7. 简述脑桥小脑角有哪些解剖学特点及脑桥小脑角肿瘤的临床表现。
8. 试述松果体区肿瘤的外科治疗策略。

第七章 中枢神经系统血管性疾病

脑血管疾病是神经系统常见的疾病,包括脑出血、脑血栓、颅内动脉瘤、脑血管畸形、脑血管炎、烟雾病等。脑血管疾病的发病率和死亡率都很高,严重地威胁着人类健康,它与恶性肿瘤和冠心病构成人类死亡的三大疾病。有些脑血管疾病,如颅内动脉瘤、脑血管畸形、脑卒中需外科手术治疗。脊髓血管畸形和介入神经放射学亦一并在此章阐述。

第一节 脑血管应用解剖

一、脑血管的特点

脑的动脉来自颈内动脉和椎动脉,两者在脑底部吻合成 Willis 环。进入颅腔的动脉其行程均极度弯曲,是脑动脉无搏动的主要原因。脑动脉壁很薄,类似颅外同等大小的静脉。大脑的动脉分为皮质支(供应皮质和浅层髓质)和中央支(供应基底核、内囊及间脑),两者均自成体系,互不吻合,皮质动脉在软脑膜内形成丰富的吻合,在功能上可视为脑表面的"血液平衡池"。脑的动脉和静脉多不伴行,脑静脉和硬脑膜窦无静脉瓣;毛细血管于不同脑区疏密不一,其密度与突触和神经毡数量呈紧密的平行关系。脑毛细血管与神经元间隔有血-脑脊液屏障,但在下列区域缺乏血-脑脊液屏障:松果体、下丘脑的正中隆起、神经垂体、延髓极后区、后连合、终板和脉络丛等。脑血管的变异甚多,尤其脑底动脉环。

二、脑的动脉系统

包括颈内动脉系和椎基底动脉系。以小脑幕为界,幕上结构接受颈内动脉系和大脑后动脉的血液供应,幕下结构接受椎基底动脉系的血液供应。

（一）颈内动脉系

1. 颈内动脉的行程和分段(图7-1) 颅外段(颈段)直且无分支。颅内段在造影上一般分为五段:C5 岩骨段(颈动脉管段,神经节段);C4 海绵窦段;C3 前膝段,发出眼动脉;C2 视交叉池段(床突上段);C1 后膝段,发出后交通动脉和脉络丛前动脉。C1 段再稍向前分为大脑前动脉(A1 段)和大脑中动脉(M1 段)。C1+A1+M1 称颈内动脉分叉部,在脑血管造影的前后位片上呈 T 形;在侧位片上,C2+C3+C4 呈 C 形,即虹吸部。

2. 颈内动脉的主要分支

（1）眼动脉:自 C3 段发出,经视神经管入眶。

（2）后交通动脉:自 C1 段发出,与大脑后动脉吻合。

（3）脉络丛前动脉:自 C1 段发出,经脉络裂入侧脑室下角,形成脉络丛。皮质支:供应海马和钩;中央支:供应内囊后肢的后下部和苍白球等。特点是口径细、行程长,易发生栓塞,所以临床上苍白球和海马发病较多。

（4）大脑前动脉(图7-2)

1）行程和分段:动脉造影时分为五段:A1 段,水平段;A2 段,上行段;A3 段,膝段;A4 段,胼周段;A5 段,终段,为楔前动脉。

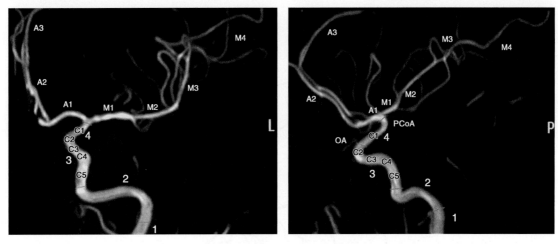

图 7-1　颈内动脉系（正位、侧位）

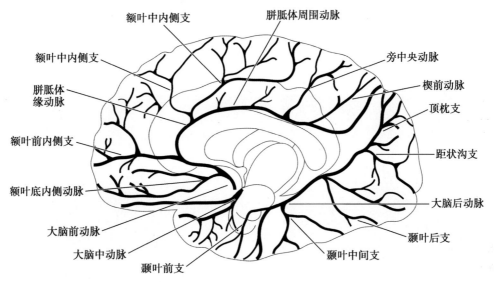

图 7-2　大脑半球内侧的动脉

2）分支及分布：皮质支包括额底内侧动脉、额前内侧动脉、额中间内侧动脉、额后内侧动脉、胼周动脉、中央旁动脉和楔前动脉，供应顶枕沟以前的半球内侧面和额叶底面的一部分，以及额、顶二叶上外侧面的上部；中央支即内侧豆纹动脉，包括返支（Heubner 回返动脉），供应壳、尾状核头及内囊前下部；基底支，供应视交叉和下丘脑。

（5）大脑中动脉（图 7-3）

1）行程和分段：M1 段，眶后段（水平段）；M2 段，岛叶段（回旋段），发出颞前动脉，呈 U 形；M3 段，外侧沟段，为 M2 基部发出向中央沟上升的升动脉；M4 段，分叉段，发出顶后动脉、角回动脉和颞后动脉处；M5 段，亦称终末支，即角回动脉。M2+M4+M5 称大脑外侧沟动脉组。

2）分支与分布：皮质支包括额底外侧动脉、中央前沟动脉、中央沟动脉、中央后沟动脉、顶后动脉、颞极动脉、颞前动脉、颞中间动脉、颞后动脉及角回动脉，供应大脑半球上外侧面的大部分和岛叶；中央支，即外侧豆纹动脉，供应前连合外侧部、壳的大部、苍白球外侧段、内囊的上半及附近辐射冠、尾状核的头和体等。此组动脉是供应纹状体和内囊的主要动脉，容易破裂出血，故称为脑出血动脉。

（二）椎基底动脉系

1. 椎动脉分段和颅内段主要分支（图 7-4）　V1 段，横突孔段；V2 段，横段，从枢椎横突孔开始；V3 段，寰椎段；V4 段，枕骨大孔段；V5 段，颅内段。颅内段主要分支为，脑膜支：1~2 支；脊髓前、后动脉；延髓动脉：1~3 支；小脑下后动脉：走行弯曲，易生血栓。

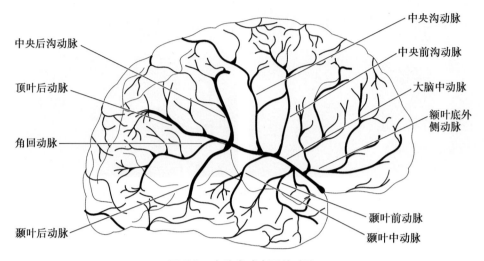

中央后沟动脉

顶叶后动脉

角回动脉

颞叶后动脉

中央沟动脉

中央前沟动脉

大脑中动脉

额叶底外
侧动脉

颞叶前动脉

颞叶中动脉

图 7-3　大脑半球表面的动脉

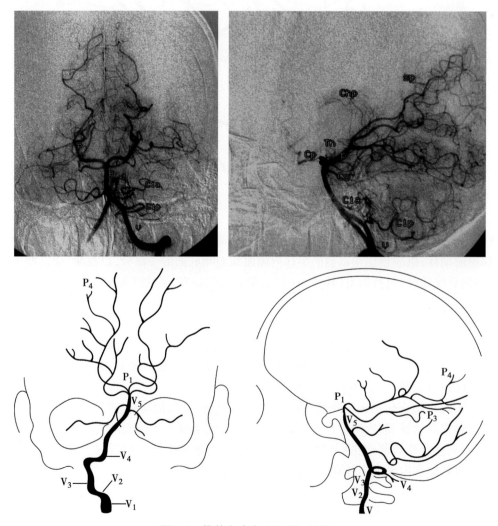

图 7-4　椎基底动脉系（正位、侧位）

2. 基底动脉 主要的分支:①小脑下前动脉;②迷路动脉;③脑桥动脉;③小脑上动脉;④大脑后动脉。行程和分段:P1 段,水平段;P2 段,纵行段;P3 段,为从 P2 段向外发出的颞支;P4 段,为从 P2 段向上发出的顶枕动脉和距状沟动脉。大脑中动脉主要分支:皮质支:包括颞下前动脉、颞下中间动脉、颞下后动脉、距状沟动脉、顶枕动脉,供应颞叶的底面和内侧面以及枕叶;中央支(穿动脉):供应脑干、背侧丘脑、下丘脑、外侧膝状体。

（三）脑底动脉环

1. 组成与位置(图 7-5) 又称大脑动脉环或 Willis 环,位于脑底部。它是由两侧的颈内动脉、后交通动脉、大脑后动脉近侧端、大脑前动脉近侧端和一条前交通动脉组成。脑底动脉环是脑内主要动脉间的吻合结构,它是一个潜在的侧副循环代偿装置,并存在变异。

2. CT 轴位扫描 取与眦耳线呈 3°~5°,基线上方 25~35mm 层面可完全显示 Willis 环(图 7-6)。

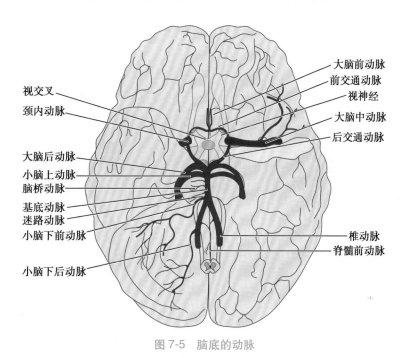

图 7-5 脑底的动脉

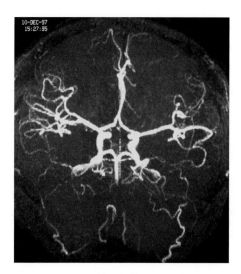

图 7-6 CT 轴位扫描显示 Willis 环

三、脑的静脉系统

分为浅、深两群（图 7-7）。

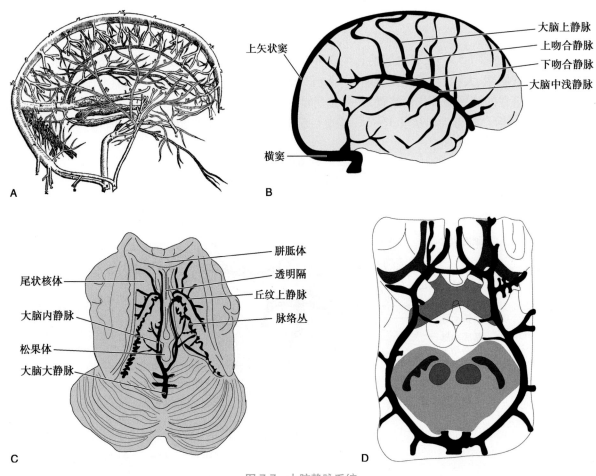

图 7-7　大脑静脉系统

A. 大脑静脉系统示意图；B. 大脑浅静脉；C. 大脑深静脉；D. 脑底静脉环（Rosenthal 环）。

1. 大脑浅静脉　①大脑上静脉：8~12 条，收集大脑背外侧面和内侧面血液，注入上矢状窦；②大脑中浅静脉：收集大脑外侧面血液，注入海绵窦。亦可经上吻合静脉（Trolard 静脉）注入上矢状窦，经下吻合静脉（Labbé 静脉）注入横窦；③大脑下静脉：1~7 支，收集大脑半球外面下部和半球下面的血液。向前与大脑上静脉吻合注入上矢状窦，向下与基底静脉和一些深静脉吻合注入海绵窦、岩上窦和横窦。

2. 大脑深静脉　①大脑大静脉（Galen 静脉）：由两侧大脑内静脉合成，注入直窦；②大脑内静脉：左右各一，位于第三脑室顶中线两侧的脉络丛内。多数（约 80%）始于室间孔后缘；③基底静脉（Rosenthal 静脉）：左右各一，由大脑前静脉和大脑中深静脉在前穿质附近合成，沿视束腹侧，绕大脑脚，经内、外侧膝状体之间，注入大脑大静脉。

3. 脑底静脉环（Rosenthal 环）　前方由前交通静脉连接左、右大脑前静脉，后方由后交通静脉连接左、右大脑脚静脉，两侧由左、右基底静脉等共同围成。比 Willis 环偏后，较深且范围较大。

Willis 环和 Rosenthal 环均是动静脉瘤的好发部位。

（冯华　陈高　陈罡）

第二节　脑卒中的外科治疗

各种原因导致的脑血管疾病在发生急性发作之前均为一缓慢过程，急性发作则称为卒中（stroke），其中,缺血性脑卒中占 69.6%~70.8%,出血性脑卒中占 18.8%~47.6%。脑卒中的发病率男性约(89.60~314.00)/10 万人年,女性约(76.70~212.20)/10 万人年。

一、高血压性脑出血

自发性脑出血(intracerebral hemorrhage,ICH)系指除外一些已知的出血原因,如动脉瘤、动静脉畸形、凝血功能障碍、头部外伤、颅内肿瘤及抗凝药物的应用等外,尤以高血压和脑淀粉样血管病(cerebral amyloid angiopathy,CAA)备受关注。本章就自发性脑出血,主要是高血压性脑出血进行简述。

高血压性脑出血(hypertensive intracerebal hemorrhage,HICH)指具有明确高血压病史的患者突然发生基底核区、丘脑、脑室、小脑及脑干等部位的脑实质出血,并排除外伤、血管结构异常性疾病、凝血功能障碍、血液性疾病、系统性疾病及肿瘤性疾病引起的继发性脑出血。HICH 具有发病率、病死率、致残率及复发率均较高的特点。HICH 的防治需要急诊科、影像科、神经内科、神经外科、重症医学科及康复科等多学科的合作。

(一)流行病学与病因学

ICH 在脑卒中的各亚型发病率中仅次于缺血性脑卒中,居第二位。人群中的发病率为(12~15)/10 万人年。在西方国家中,ICH 约占所有脑卒中的 15%,占所有住院患者的 10%~30%,我国的比例更高,为18.8%~47.6%。ICH 发病凶险,病情变化快,致死率高,超过 70% 的患者发生早期血肿扩大或累及脑室,3个月内的死亡率为 20%~30%。在存活的患者中,超过 30% 的患者遗留功能障碍,年再出血发生率达 2%~6%。男性稍多,多见于 50~60 岁。

脑出血是一种多因素疾病,确切发病机制尚不清楚,受环境因素和遗传因素共同作用影响。目前认为,高血压和脑淀粉样脑血管病,可能是脑内出血最重要的危险因素。脑叶出血和脑深部出血发病原因不同。脑深部出血与高血压密切相关,而脑叶出血可能主要是由于 CAA。

(1)环境因素:一般认为,精神压力、不良饮食习惯(尤其高盐摄入)、高血压病、高血糖、高龄和吸烟是脑卒中的诱因。

(2)遗传因素:①脑深部出血,与高血压密切相关,称为"高血压性脑出血",高血压性脑出血是高血压病最严重的并发症之一,超过 50% 的原发性脑内出血患者患有高血压病,是散发性脑出血中最常见的病因;②脑叶出血,主要可能是由于 CAA,而 CAA 与载脂蛋白 E(apolipoprotein E,Apo E)基因密切相关,多为散发病例,发病率随年龄增长而增高。

(3)其他:与血小板活化因子、凝血因子和 α1-抗胰蛋白酶等有关。

(二)病理生理

高血压病常导致脑底的小动脉发生病理性变化,突出表现是小动脉的管壁上发生玻璃样或纤维样变性和局灶性出血、缺血和坏死,削弱了血管壁的强度,出现局限性的扩张,并可形成微小动脉瘤(Charcot-Bonchard 微动脉瘤:基底核区外侧豆纹动脉的分叉处好发,又称粟粒样动脉瘤,高血压多见,可能是高血压性基底核区出血的原因)。高血压性脑出血即是在这样的病理基础上,因情绪激动、过度脑力与体力劳动或其他因素引起血压剧烈升高,导致已病变的脑血管破裂出血所致。其中豆纹动脉破裂(壳核)最为多见,其他依次为丘脑穿通动脉、丘脑膝状动脉和脉络丛后内动脉等。因此,高血压性脑出血有其好发部位,据大宗病例统计,55% 在壳核(外囊)区,15% 在脑叶皮质下白质内,10% 在丘脑,10% 在脑桥,10% 在小脑半球。而发生于延髓或中脑者极为少见。近年来,根据出血原因,将脑出血简单分为两类,即脑叶出血和深部出血(包括基底核、脑干和小脑出血)。脑叶出血是指出血位于额、颞、顶、枕叶皮质或皮质下,常不伴有明显的高血压。有时血肿扩大可破入脑室内,但一般不会穿破大脑皮质引起蛛网膜下腔出血。

血肿造成周围脑组织受压、缺血、脑梗死、坏死、同时伴有严重脑水肿,易由此发生急剧的颅内压增高与脑疝。

(三)临床特点及诊断

为突然出现剧烈头痛,并且多伴有躁动、嗜睡或昏迷。血肿对侧出现偏瘫、瞳孔的变化,早期两侧瞳孔缩小,当血肿扩大,脑水肿加重,遂出现颅内压增高,引起血肿侧瞳孔散大等脑疝危象,出现呼吸障碍,脉搏减慢,血压升高。随后即转为中枢性衰竭。出血量少时,血肿可以自行吸收消散,症状逐渐缓解。

根据高血压病史及临床特点,一般不难作出临床诊断。脑 CT、MRI 对诊断最有帮助,不仅可以早期确诊,而且能够精确了解出血的部位、出血量、波及范围、有无脑室穿破以及血肿周围脑组织情况。

1. CT 表现

(1) 急性期(图 7-8),①密度:均一高密度,CT 值 60~80Hu;②形态:基底核区血肿多呈肾形,其他部位血肿为类圆形或不规则形;③边界:清楚、锐利;④大小:血肿体积(V)可根据下列公式计算 $V = 1/2(A×B×C)$,A、B、C 分别代表血肿的 3 个方向的直径,平均血凝块体积下降 0.75mm³/d,而血凝块密度下降 2 个 CT-Hu/d,头两周变化不大;⑤破入脑室:血肿破入脑室,使脑室密度增高,或形成低密度、高密度界面或形成高密度铸型。CT 可显示血肿破入脑室的途径。血液也可进入蛛网膜下腔;⑥周围水肿:出血当天可出现,表现为血肿周围的薄层低密度带;⑦占位表现:多有占位表现,血肿较大时更明显;⑧脑积水:血肿阻塞脑脊液循环通路可引起脑积水。

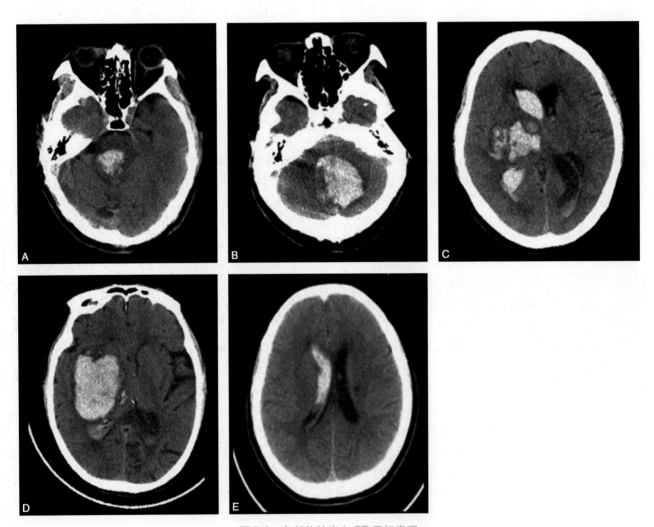

图 7-8 各部位脑出血 CT 平扫表现

A. 脑干血肿;B. 左小脑半球血肿;C. 左侧丘脑出血破入脑室;D. 右侧基底核区血肿;E. 脑室出血。

血肿扩大(hematoma enlargement,HE)的定义:较为常用的判断标准为扫描时血肿体积与首次影像学检查体积相比,相对体积增加>33% 或绝对体积增加>12.5ml,但也有大型临床研究将绝对体积增加定义为>6ml。

目前尚无统一标准,常常以首次扫描 CT 及 24~72 小时内第 2 次扫描之间体积值增加来判定。HE 的预测:随着时间的推移,有近 1/3 的脑出血患者出现 HE。

斑点征是 CTA 上血肿内 1~2mm 的增强信号影,其预测 HE 的灵敏度为 91%,特异度为 89%(图 7-9)。

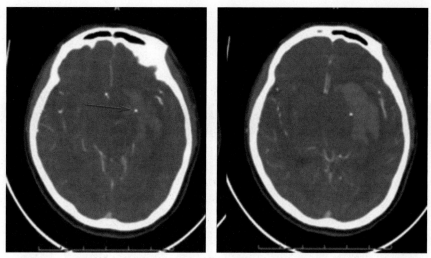

图 7-9 斑点征

患者年龄 35 岁,血肿量>30ml,GCS 9 分,血肿扩大风险 31.6%,箭头所指为斑点征的典型表现。

渗漏征是在首次 CTA 扫描 5 分钟后行延迟二次扫描,计算病变兴趣区 CT-Hu 值变化,若延迟扫描中 CT Hu 值较前>10%,则为渗漏征阳性(图 7-10)。

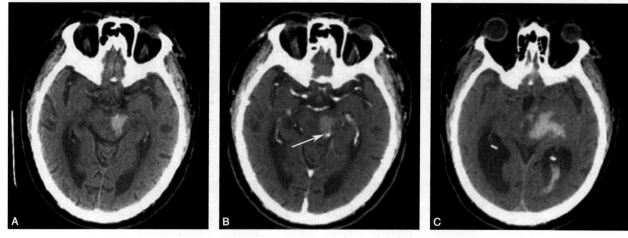

图 7-10 渗漏征

A. 发病 2 小时 CT 平扫;B. CECT 提示沙漏征;C. 17 小时复查 CT。

混杂征(blend sign)为血肿由两种密度组成,两种成分界限可肉眼轻易分辨,两种密度成分 CT 值至少相差 18Hu(图 7-11)。

黑洞征(black hole sign)为相对的低密度区包含在高密度血肿中,低密度区可以是圆形、卵圆形或棒状但是不能和周围组织接壤,低密度区域应有非常清楚的边界,低密度区至少 28Hu 的差值(图 7-12)。

李琦岛征(Liqi island sign)存在≥3 个分散小血肿全部与主要血肿分离或存在≥4 个小血肿,部分或全部与主要血肿相连。分散的小血肿(恰似分离的小岛)可以是圆形或椭圆形,与主要血肿分开。李琦医生提出的岛征反映了一种特殊类型血肿,其特征主要反映出血肿周围的多灶性小出血(图 7-13)。

(2)血肿吸收期:大约 2 周至 2 个月。在此期,血肿内红细胞破坏、血块液化、周围形成肉芽组织。①平扫:自第 2 周开始,高密度区向心性缩小,边缘模糊,血肿 CT 值降低,1 个月后血肿区形成等或低密度,仍可有占位效应;②增强扫描:90%的血肿周围可出现环状强化,环的大小和形状相当于原来血肿的大小和形状。环厚 2~6mm,CT 值 32~55Hu。

(3)囊变期:出血 2 个月后。此期坏死组织被清除,周围结缔组织和胶质纤维增生形成囊腔,小者形成

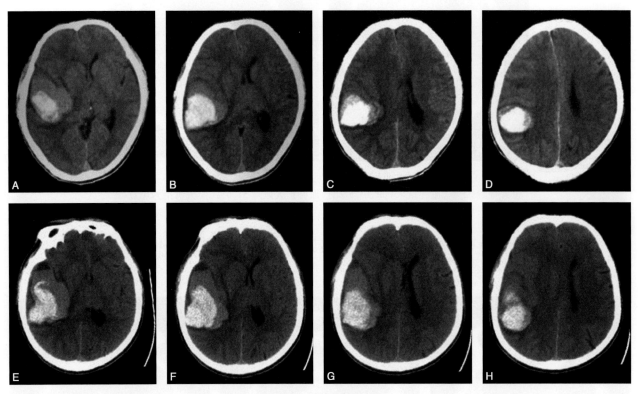

图 7-11 混杂征
A~D. 发病 2 小时;E~H. 发病 6.5 小时。

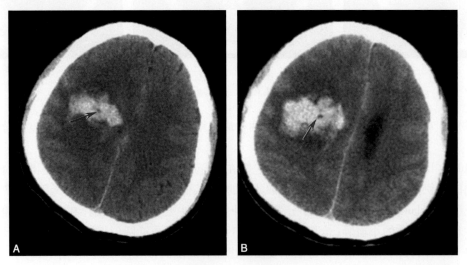

图 7-12 黑洞征
A. 发病 2 小时;B. 发病 7 小时。

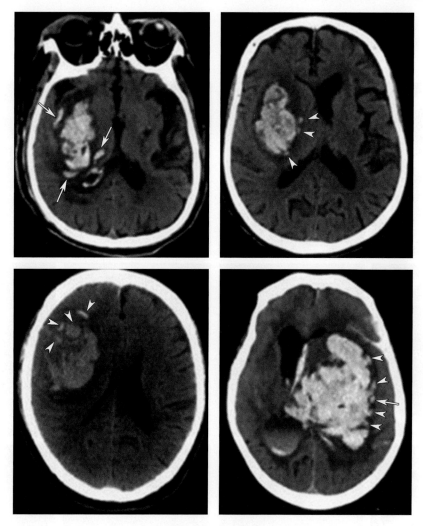

图 7-13　李琦岛征

胶质瘢痕。此期血肿完全吸收,呈脑脊液样低密度囊腔,边界清楚,不再出现强化环,周围水肿消失,无占位表现且邻近脑室、脑沟和脑池扩大,中线结构可向患侧移位。外囊血肿形成的囊腔多呈条带状或新月状。

2. MRI 表现　MRI 不作为首先检查,表现非常复杂(图 7-14),根据血凝块体积吸收缩小的时间长短(血块寿命)而变化,详见表 7-1。血肿在 MRI 上可分为 4 层:核心层、核外层、边缘层和周围脑组织反应带,核心层位于血肿中心,核外层位于核心层外周,边缘层主要由吞噬了含铁血黄素的吞噬细胞沉积在血肿壁上所构成,出现较晚,周围脑组织反应带主要是由于血肿造成胶质细胞增生和脑水肿。

表 7-1　脑出血后 MRI 信号变化比较

出血期	血块寿命	血红素情况	T_1WI	T_2WI
超急性期	<24 小时	氧化血红蛋白(细胞内)	等信号	略高信号
急性期	1~3 天	去血红蛋白(细胞内)	略低信号	极低信号
亚急性期				
早期	>3 天	甲基血红蛋白(细胞内)	极高信号	极低信号
晚期	>7 天	甲基血红蛋白(细胞外)	极高信号	极高信号
慢性期	>14 天			
中央区		血红蛋白色素(细胞外)	等信号	略高信号
周边区		含铁血黄素(细胞内)	略低信号	极低信号

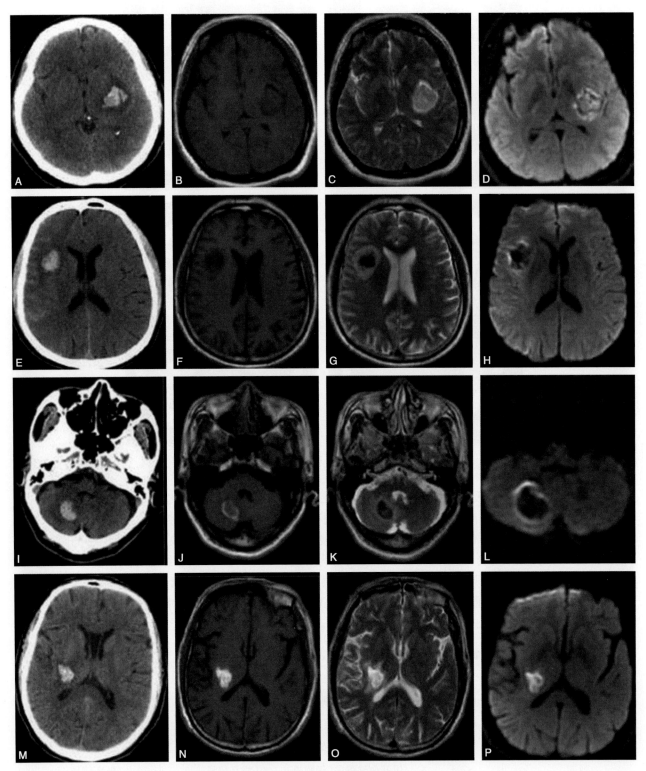

图 7-14　各时期 MRI 表现

A~D. 发病 5 小时；E~H. 发病 2 天；I~L. 发病 7 天；M~P. 发病 10 天。

（四）HICH 后的血压管理

HICH 后急性期常合并高血压。有证据显示,高血压特别是收缩压升高与 HICH 后 HE、脑水肿加重、死亡及不良预后密切相关。但降低血压可能导致脑和其他器官的缺血性损伤。因此,HICH 急性期血压管理至关重要。推荐意见:①收缩压在 150~220mmHg,且无急性降压治疗禁忌证的 HICH 患者,急性期将收缩压降至 140mmHg 是安全的,降至 130mmHg 以下会增加颅外缺血风险;②收缩压>220mmHg 的脑出血患者,连续静脉用药强化降低血压和持续血压监测是合理的,但在临床实践中应根据患者的高血压病史长短、基础血压值、ICP 情况及入院时的血压情况个体化确定降压目标;③收缩压在 150~220mmHg,且无急性降压治疗禁忌证的患者,围手术期收缩压降至 120~140mmHg 可能是安全的。

（五）手术适应证与手术时机的选择

1. 手术适应证　尽管对脑出血已进行了大量的基础和临床研究,但对具体患者,究竟应该采取内科治疗,还是进行手术治疗,如何选择最佳手术时机,采取何种手术方式最为有利等问题,仍缺乏共识。其原因是目前在国内缺乏循证医学的资料,尚无在理论和实践中均适用的、能反映患者整体状况的统一血肿分类标准,尚未制定出统一的手术适应证和禁忌证的标准,以及在这一标准下手术治疗和内科治疗的详细对比资料。由于颅内病变及全身状态,尤其是内脏功能情况,每个患者均有差异。另外,患者及其家属处在不同的社会文化及经济背景下,对手术治疗的认识不同。因此,脑出血的治疗必须遵循个体化的原则,才能有效地降低病死率及致残率,提高整体治疗水平。高血压脑出血外科治疗的目的是:尽快解除血肿对脑组织的压迫、缓解严重颅内高压及脑疝、挽救生命,并尽可能降低由血肿压迫导致的继发性脑损伤,提高患者术后的生命质量。HICH 的手术时机仍存在争议。血肿清除术的理论基础是通过减轻占位效应或血液产物的细胞毒性来预防脑疝形成、减少血肿对周围组织的毒性作用。因此,理论上手术时机应越早越好。STICH Ⅱ 的亚组分析表明,发病至手术时间不超过 21 小时的患者预后较好。一项纳入 8 项 1989—2009 年采用手术清除血肿的 RCT 研究的系统评价结果显示,出血后 8 小时内进行手术有利于改善患者的预后。2020 年纳入 21 项研究共 4 145 例的系统评价结果提示,HICH 后较早进行手术干预可能有益。相反,早期的一项单中心前瞻性研究结果提示,发病后 4 小时内进行超早期开颅手术与再出血的风险增加有关,从而增加患者的病死率。但因该研究仅纳入 11 例患者,难以得出可靠的结论。目前公认的观点是,对严重颅内高压甚至已经发生脑疝的患者,必须尽早手术,越早越好。

2. 各部位脑出血手术指征

（1）小脑幕上血肿的手术指征:①颞叶钩回疝;②CT、MRI 等影像学检查有明显 ICP 升高的表现(中线结构移位超过 5mm;同侧侧脑室受压闭塞超过 1/2;同侧脑池、脑沟模糊或消失);③ICP>25mmHg。符合上述中任何一项即可尽快或紧急手术,目标是迅速缓解颅内高压或脑疝,挽救患者的生命。常见术式有骨瓣开颅、骨窗开颅、神经内镜手术及基于立定定向原理引导下的血肿穿刺清除血肿等。每种术式各有特点,术者可根据个体化设计原则,选择更符合病情且自己更擅长的术式。需要强调的是,微创是一种理念,而非一种术式和技术。依靠现有的设施条件和技术,最大限度地去除病变并保护神经、血管及组织,即为微创。任何手术和术式都应在微创理念指导下进行设计和操作。

（2）脑室出血:①少量至中等量出血、患者意识清醒、GCS>8 分及无梗阻性脑积水,可采用内科治疗或行腰池持续外引流;②出血量较大,超过侧脑室 50%;GCS<8 分,合并梗阻性脑积水者,可行脑室钻孔外引流术;③出血量大,超过脑室容积 75%,甚至全部脑室血肿铸型;GCS<8 分,明显颅内高压者,可考虑行开颅手术直接清除脑室内血肿。

（3）小脑出血手术指征:依据国内手术治疗高血压性小脑出血的经验,对于小脑出血伴有神经功能恶化或合并脑积水及脑干压迫的患者,应该尽快手术清除血肿,具体手术指征如下:①血肿直径>3cm 或血肿量>10ml,第四脑室受压或完全闭塞,有明显的占位效应和颅内高压;②脑疝(枕骨大孔疝为主);③合并明显梗阻性脑积水。术中要尽可能多地清除血肿,打通脑脊液循环通路。对于脑疝患者,可以进一步咬除寰椎后弓,开放枕骨大孔,彻底减压。

（4）脑干出血的手术治疗:高血压性脑干出血的手术治疗价值尚不明确。一项回顾性病例对照研究显示,手术治疗可以降低术后 30 天的病死率,但不能增加术后 90 天神经功能良好者的比率。国内采用手术治疗高血压性脑干出血的病例数远较国外多,积累了一定的治疗经验。游潮领导的研究提出具体的手术指征如下:①血肿量>5ml,血肿相对集中;②GCS<8分,伴神经功能进行性恶化;③生命体征不平稳,特别是出血早期出现中枢性血压、体温、呼吸等明显异常;④家属有强烈的手术意愿。同时提出显微镜直视下"脑干无牵拉、血肿轻吸引及责任血管弱电凝"的操作要点。

（六）手术方法

1. 开放手术清除血肿术　开放手术包括常规骨瓣开颅术和小骨窗开颅术。与小骨窗开颅术相比,骨瓣开颅术对头皮和颅骨的损伤较大,但可在直视下彻底清除血肿,止血可靠,减压迅速,必要时还可行去骨瓣减压,是HICH最为常用和经典的开颅手术入路。小骨窗开颅术对头皮颅骨的损伤小,操作相对简单,可迅速清除血肿,直视下止血也较满意。无论采用常规骨瓣开颅术还是小骨窗开颅术,颅内操作流程基本相同。如果术中脑组织肿胀明显,颅内压下降不满意,对骨瓣开颅者还可行去骨瓣减压术。HICH去骨瓣减压术的适应证目前仍不清楚,以下3条可供参考:①晚期脑疝患者;②术中清除血肿后,脑组织塌陷不明显,甚至高出骨窗者;③清除血肿后脑组织搏动不明显或搏动完全消失者。出现其中任何一条可考虑行去大骨瓣减压术。

2. 神经内镜清除血肿术　采用神经内镜治疗HICH可以在短时间内清除大量血肿,同时可以在直视下止血;但也存在创道较大,可能伤及重要白质纤维束等潜在的缺点。术中机械操作特别是在靠近血肿床时易损伤周围脑组织。采用神经内镜技术治疗HICH问世时间较短,尽管目前在临床方面已经显现出了诸多优势,但其确切的疗效和价值仍需要进一步大样本RCT研究结果来证实。

3. 基于立体定向技术血肿清除术　立体定向技术包括有框架定位技术、无框架脑立体定向技术、方体定向技术及神经导航技术等。有分析认为,开放手术造成的损伤(皮质切开,脑组织牵拉及电凝操作)可能不同程度抵消了血肿清除的疗效,而基于立体定向技术血肿清除术可能更有助于改善预后。

4. 脑室外引流血肿溶解术　适用于原发性脑室内出血或血肿破入脑室者,采用颅骨钻孔或锥颅后穿刺脑室,放置引流管作外引流,可立即缓解梗阻性脑积水,排出血肿的液体部分,而缩小原发血肿体积。若间断注入尿激酶,可使血肿溶解以利于引流。应急情况下可以床边锥颅,脑室外引流。方法:在眉弓中点上1~2cm额纹处锥颅,再以脑针缓慢旋转进针,脑针稍向内侧,与轴面平行,进针4~5cm,见血性脑脊液后,置入脑室外引流管。由于引流管方向与侧脑室体部平行,故它可以把侧脑室枕角的血也引出来,这是常规脑室引流所做不到的。目前,脑室引流联合溶栓药物的应用能提高患者的成活率。

（七）HICH的康复治疗

早期康复治疗对于HICH患者的功能恢复具有重要意义。2014年我国的一项随机对照研究结果显示,与非早期康复者比较,在HICH后48小时至1周内开始早期康复的患者,平均住院时间明显缩短,患者的独立活动能力更强。2019年,来自中国台湾的一项RCT研究发现,对于轻、中度病情的HICH患者(NIHSS<20分)在发病后24~72h内进行早期离开床位的康复活动(根据病情不同采取坐、站、走等活动)较常规卧床早期康复治疗更有利于患者的神经功能改善。一般来说,患者生命体征平稳后即可开始康复治疗,发病后3个月内是"黄金"康复期,4~6个月是"有效"康复期。有充分证据表明,高度组织化的多学科院内治疗(卒中单元)均有助于提高存活率、改善神经功能及患者回归家庭。国内一项RCT研究纳入了364例HICH患者,比较不同阶段在卒中单元内康复治疗与在标准病房和内科病房一般治疗患者的预后。随访6个月发现康复组的预后更好,尤以发病后第1个月最为显著。故所有HICH患者均应接受康复治疗,且应尽早开始康复治疗,并尽可能开展离开床位的康复训练。

（八）HICH的复发和预防

HICH具有高复发风险。高龄、高血压以及深部出血被认为是HICH复发的重要危险因素。其中高血压可增加脑叶和深部出血的复发风险。大量研究提示,既往有HICH病史、携带载脂蛋白Eε2或ε4等位基因以及MRI磁敏感加权成像序列显示大量微出血的患者具有较高HICH复发风险。不同人种HICH复发的部位也有差异,亚洲人多见于深部半球,其中基底核区最多。对于HICH复发的预防,重点在于控制血压。此外,也应尽量避免其他危险因素的暴露,包括阻塞性睡眠呼吸暂停、肥胖及不良生活方式等。抗栓药物的使用有导致HICH复发的风险,由于抗栓治疗能够降低血栓事件的风险,故应谨慎评估HICH复发与血栓的风险获益比后,再行必要的抗栓治疗。

二、缺血性脑卒中的外科治疗

脑的供应动脉狭窄或闭塞可引起缺血性脑卒中,严重者可致死亡。缺血性脑卒中发病率高于出血性脑卒中,年龄多在 40 岁以上,男性较女性多。颈内动脉和椎动脉都可出现闭塞或狭窄,主要原因是脑动脉硬化,其次还有先天畸形、外伤、炎症、肿瘤、动脉瘤和手术损伤等。颈椎骨质增生或颅底陷入压迫椎动脉,也可造成椎动脉缺血。

（一）临床表现

根据脑动脉狭窄和闭塞后,神经功能障碍的轻重和症状持续时间,分 3 种类型。

1. 短暂性脑缺血发作(transient ischemic attack,TIA)　定义为局限性神经功能缺损持续时间不超过 24 小时,约 70% 不超过 10 分钟,90% 患者发生后 4 小时可逆转,无后遗症,脑内无明显梗死灶。颈内动脉缺血表现为突然肢体运动和感觉障碍、失语、单眼暂时性失明(一过性黑矇)等,少有意识障碍。椎动脉缺血表现为眩晕、耳鸣、听力障碍、复视、步态不稳和吞咽困难等。

2. 可逆性缺血性神经功能障碍(reversible ischemic neurological deficit,RIND)　局限性神经功能缺损持续超过 24 小时而小于 1 周,但最终可逐渐恢复正常。脑部可有小的梗死灶,大部分为可逆病变。

3. 完全性脑卒中(complete stroke,CS)　也称脑血管意外(cerebrovascular accident,CVA),为永久性的不可逆的神经缺损,是由脑或脑干的部分区域灌注不足引起。常有意识障碍,脑部明显的梗死灶,神经功能障碍长期不能恢复,根据严重情况又分为轻、中、重 3 型。

（二）诊断

1. 颈动脉超声与经颅多普勒超声(transcranial Doppler,TCD)　可显示血流速度和斑块厚度。作为诊断颈内动脉起始段和颅内动脉狭窄、闭塞的重要筛选手段。

2. CT 和 MRI(CTA 及 MRA)　因依据临床症状难以区分脑缺血或脑出血,故及时行 CT 检查非常重要。TIA 和 RIND 时,脑组织常正常或发生腔隙性脑梗死。腔隙性脑梗死是指脑深部(内囊、基底核区)发生的小灶性梗死,也指小血管发生的梗死,其 CT 表现为圆形、卵圆形低密度灶,边界不清,直径为 5~15mm,24 小时内 CT 扫描可为阴性,小于 10mm 的病灶,有时 CT 也不易发现,一般无占位表现;MRI 优于 CT 检查,表现为长 T_1、长 T_2 异常信号、多位于基底核-内囊区、丘脑和脑干,直径 5~15mm,也有较大者(图 7-15)。CS 在 CT 上有明显的低密度梗死灶(图 7-16),可有脑室扩大。脑梗死急性发作初期 CT 不能发现异常,24~48 小时后可显示缺血病灶,而 MRI 可早期显示,梗死 6 小时后,梗死灶呈长 T_1、长 T_2 异常信号(细胞毒性脑水肿),24 小时后,血脑脊液屏障破坏,可被 Gd-DTPA 强化(图 7-17),1 周后为稍长 T_1、长 T_2 信号,梗死灶内有出血,呈短 T_1、长 T_2 信号。

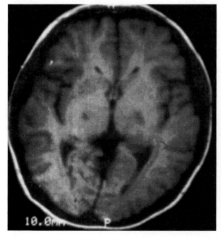 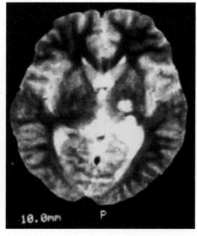 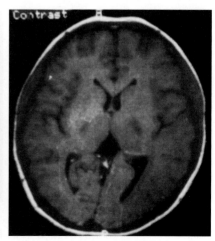

图 7-15　左丘脑腔隙性脑梗死 MRI 表现
T_1WI 轴位未见异常,T_2WI 见左丘脑异常信号,病变无强化。

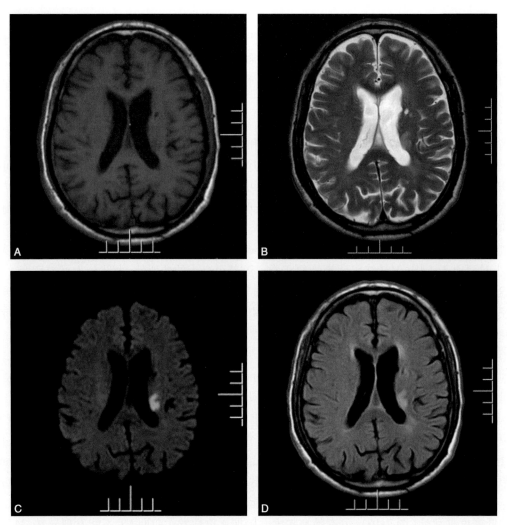

图 7-16　左侧侧脑室旁-基底核区急性/亚急性脑梗死
A、B. 左侧侧脑室旁-基底核区见斑片状长 T_1、长 T_2 信号；C. DWI 呈高信号；D. FLAIR 呈高信号。

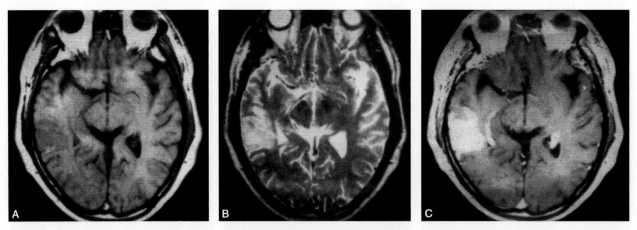

图 7-17　右颞叶脑梗死 MRI 表现
A. T_1WI 像；B. T_2WI 像；C. T_1WI 增强像。示右颞叶长 T_1、T_2 信号，病灶明显增强。

　　MRA 可提示动脉系统的狭窄和闭塞,对于一些颈内动脉狭窄者可免除全脑血管造影,特别是有症状患者,可见有局限性的信号密度丢失的"裂隙"伴远端信号的重现,但有时过度估计了狭窄程度(图 7-18)。CTA 可显示颈动脉的管腔内结构以及狭窄程度和范围。

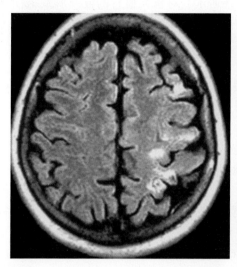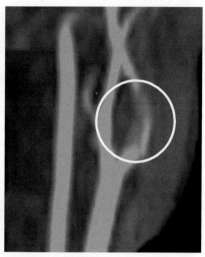

图 7-18　MRI 示左侧大脑半球脑梗死,MRA 示左颈内动脉起始部狭窄,粥样斑块形成

　　3. 脑血管造影　为"金标准"。可准确显示狭窄程度,但不能提供斑块厚度的信息(图 7-19)。狭窄程度可以通过以下公式计算:狭窄程度(%)=(1−N/D)×100%,N 是颈动脉最大狭窄部位的线性直径,D 是颈动脉球或其远端的正常动脉的直径。

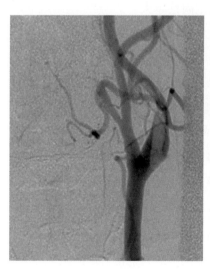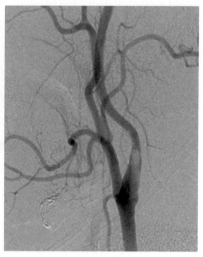

图 7-19　左颈总动脉造影示左颈内动脉起始部狭窄

　　4. SPECT/PET　可了解脑血流、脑代谢情况,间接反映血管狭窄对脑组织造成客观影响程度。

　　5. CT 灌注成像(CT perfusion imaging,CTPI)　可从不同的方面了解脑血流,不仅能够诊断超急性期缺血性脑卒中,而且对于判断不同发病时间的脑梗死患者是否存在缺血半暗带具有一定的价值。

　　(三) 治疗

　　1. 病因治疗　针对动脉粥样硬化、高血压、心脏病、血液病等疾病进行积极治疗,可有效地减少脑缺血脑卒中的发生。

　　2. 内科药物治疗　①抗血小板治疗:阿司匹林(aspirin,ASA)每天 325mg,分 2~3 次,口服,可减少 TIA 和脑卒中的发生率和死亡率;②适当的降压治疗:将平均血压控制在 140mmHg(或 170/110mmHg)以下,但应不低于 100/60mmHg。而降压药主张选择 β 受体阻滞剂和血管紧张素转化酶抑制剂;③如有糖尿病,应加强血糖检测,有效控制血糖;④如有无症状的心房纤颤,则应抗凝治疗;⑤必要时抗脂治疗。

3. 外科治疗 20 世纪 60 年代后,外科技术逐渐应用于脑缺血性疾病的治疗,目前应用最多的是颈动脉内膜剥脱术、颅外-颅内动脉吻合术和颅外-颅内血管连通术。对较大血管的栓塞所致脑梗死急性期的外科治疗手段还包括开颅减压手术和介入治疗(如血管内置入支架与介入血栓溶解,见相关介入治疗章节和文献)。

(四) 颈动脉内膜切除术

1954 年,Eastcott 和 Pickering 成功完成第一例颈动脉内膜切除术(carotid endarterectomy,CEA),临床研究已证明 CEA 对预防和治疗脑卒中的确切作用。

1. 手术适应证

(1) TIA:①多发性 TIA,相关颈动脉狭窄;②单次 TIA,相关颈动脉狭窄≥70%;③颈动脉软性粥样硬化斑或有溃疡形成;④抗血小板治疗无效;⑤术者以往对此类患者手术的严重并发症率(卒中和死亡)<6%。

(2) 轻、中度卒中,相关颈动脉狭窄。

(3) 无症状颈动脉狭窄:①狭窄≥70%;②软性粥样硬化斑块或有溃疡形成;③术者以往对此类患者手术的严重并发症率<3%。

2. 术前危险性评估 ①内科危险因素:心绞痛;6 个月内心肌梗死;严重高血压(>180/110mmHg);慢性阻塞性肺疾病(chronic obstructive pulmonary disease,COPD);年龄>70 岁;严重糖尿病;②神经功能危险因素:进行性神经功能缺失;单发性 24 小时内的神经功能缺失;广泛性脑缺血;CVA 发生在 7 天之内;多发CVA 后的神经功能缺失;不能用抗凝剂控制的频繁 TIA;③血管造影所见危险因素:对侧颈内动脉闭塞;同时存在颈内动脉虹吸部狭窄;血栓在颈内动脉远端延伸>3cm,或在颈总动脉近端>5cm;颈动脉分叉在 C₂ 水平并有短厚的颈部;溃疡部位内血栓形成。依据患者的神经功能状况、内科疾病和血管造影所见,将患者术前危险性分为 5 级(表 7-2)。患者术前分级越高,手术的危险性越大。

表 7-2 颈动脉内膜剥脱术术前危险性分级(Mayo Clinic 标准)

分级	危险因素
I	神经功能稳定,无严重内科或血管造影所见的危险因素,仅有造影单侧或双侧颈动脉溃疡、狭窄
II	神经功能稳定,无严重内科危险因素,有明显的血管造影所见危险因素
III	神经功能稳定,有严重内科危险因素,有或无血管造影所见危险因素
IV	神经功能不稳定,有或无内科危险或血管造影所见的危险因素
V	颈动脉急性闭塞引起偏瘫,常需同时做大脑中动脉栓子摘除术

3. 围手术期治疗

(1) 术前治疗:阿司匹林每天 325mg,分 2~3 次口服,至少术前服用 2 天,最好 5 天。

(2) 术中监测:全麻下脑功能监测主要方法:①脑电图(EEG)监测:简单易行,应常规应用;②体感诱发电位(SSEP);③颈总动脉闭塞后测量远端残端的压力(并不可靠)。如果压力<25mmHg 则提示术中应该应用转流管。

(3) 术后治疗:①ICU 监护;②保持患者补液充足(大多数成人静脉输入≤100ml/h);③收缩压理想值为 110~150mmHg(较高血压对于慢性严重高血压者可耐受)。血压在术后第一个 24 小时常不稳定,可能由于颈动脉球的"新"的压力,要预防反跳性高血压或低血压,避免用长效药。低血压时检查心电图,排除心源性休克,如果轻微,开始补液(晶体或胶体),或使用去甲肾上腺素。高血压时硝普钠是推荐用药,在预期出现低血压时需尽快减量;④抗血小板凝集,术后继续用阿司匹林,剂量 75~1 000mg 不等,最佳剂量尚未确定;⑤低分子右旋糖酐 40 以 40ml/h 速度术后应用 24 小时,抑制血小板聚集。

(4) 术后病情观察:除了常规外,还有以下检查,①由于脑功能障碍可能引起的神经状况改变,包括旋前肌偏移(pronator drift)(以排除新的偏瘫)、失语表现(尤其左侧手术)、表情肌对称(评价面神经功能);

②瞳孔直径和反射(排除 Horner 综合征);③颞浅动脉搏动(排除颈外动脉闭塞);④伸舌活动(排除舌下神经损伤);⑤检查嘶哑(排除喉返神经损伤);⑥唇的对称(排除由于牵拉靠下颌的面神经的下颌缘支而引起的下唇降肌的无力,需 6~12 周恢复,必须与 CVA 引起的中枢性面神经瘫痪区分);⑦评估在手术部位的血肿:注意任何的气管移位,吞咽困难。

4. 手术时机　以往认为脑梗死后如果需行 CEA,要待数月后才可实施,恐早期手术有致梗死区出血的危险。但目前观念有所改变,认为梗死后数星期,病情平稳便可实施手术。患者有 CEA 手术指征而仅表现 TIA 时,可以在两周内行 CEA。患者表现轻度单侧肢体瘫痪或偏瘫,随即很快恢复时,早期手术亦可预防脑卒中。患者出现皮质和皮质下梗死(面积>2.5cm²)伴明显的神经功能障碍(尤其是意识障碍)时,宜保守治疗。患者有反复发作的半球症状时,可以在症状缓解 2~4 周后行 CEA。许多学者建议,对于脑缺血症状明显并逐渐加重的患者,如每次症状持续 10 分钟以上,内科抗凝治疗无效,检查又证实存在脑供血不足,可尽早手术(尤其女性)而不必延迟。

5. 麻醉方法　麻醉方式选择上尚有争议。局麻的优点是能持续观察患者的神经功能状态,而不需要额外使用其他监测手段,能更准确地决定是否需要术中转流。局麻也可以减少心肺的并发症,缩短住院时间。其缺点是在紧急情况下不易控制通气道,术中血压波动比较明显,要求患者能够主动配合才能完成手术。全麻较常用,可使患者在手术中完全松弛并静止,镇痛效果好,且降低脑代谢,有效控制气道,提高脑血流,缺点是不能完全准确地判定脑灌注的状态,特别是在颈动脉夹闭时。最近有学者提出全麻术中唤醒的麻醉方法,以综合全麻与局麻两种麻醉方法的优点,而避开其缺点。目前的资料表明不同的麻醉方法之间术后死亡率和并发症并没有显著差异。

6. 手术技术

(1) 常规 CEA 技术要点:轻柔暴露颈动脉分叉处,充分暴露颈动脉直至超过斑块的边缘。细致彻底地剔除斑块,尽可能形成一个完整平滑的颈内动脉远端。电生理监测下选择性地应用转流技术,避免脑缺血性损害。适当使用自体或人工合成生物补片以便扩大管腔。认真缝合颈动脉切口或者补片,确保术后不出现管腔狭窄和血流动力学改变。缝合后严格按顺序恢复颈动脉血流:按照颈外动脉、颈总动脉、颈内动脉的先后顺序恢复血流,以预防肉眼不易看到的气栓和颈动脉斑块碎片进入颈内动脉系统。

(2) 显露高位颈内动脉:双侧颈总动脉在颈部的走行基本相同和对称,通常颈动脉分叉位于下颌角下约 2.5cm 处,老年患者稍高,该处粥样硬化斑块常局限于颈内动脉远端 3cm 以内。暴露方法有 2 种:①通过切除乳突和茎突,继而辨认和显露面神经,并将其牵拉向上,将腮腺亦向前上牵开,分离二腹肌和茎突舌骨肌,从而暴露出远端颈内动脉;②当下颌骨的垂直支阻挡手术野时,须去除。在分离开二腹肌后腹、茎突舌肌、茎突咽肌和茎突舌骨肌后,将下颌骨的垂直支在冠状和髁状突之间向上于骨膜下锯开至下颌切迹,注意保护下牙槽动脉和神经。下颌骨的颞下颌关节段旋向外,从而理想地暴露出高位颈内动脉。术毕将下颌骨缝合复位。

(3) 修补技术:若颈内动脉较细,在完成动脉内膜切除后由于缝合有造成狭窄的危险时,需考虑修补。特别是当颈动脉内径<5mm,斑块长度>20mm,再次手术的患者或是患者年龄<60 岁时。补片材料有自身的大隐静脉等,也有合成的材料,可根据医生自身经验和习惯采用。由于人工补片材料较大隐静脉补片可产生更多新生内膜,故多倡导采用大隐静脉。补片通常采用椭圆形或两头尖形,先缝合两端,再缝合周边。

(4) 翻转式颈内动脉剥脱术:1991 年,首先由匈牙利医生提出,并被相当一部分学者所推崇。即在起始处切断颈内动脉,完全翻转颈内动脉来切除斑块,然后将剥除病变内膜后的颈内动脉与颈总动脉重新吻合。其优点是手术时间短,术后再狭窄发生率低。但是对颈总动脉存在明显斑块的患者,此术式明显不适合。此外,术中需要转流术时操作比较困难。与使用补片的 CEA 相比,翻转式 CEA 并未显示出任何优势。

(5) 颈动脉分流管的放置:常规应用术中分流的依据是,①大部分患者由于术中颈动脉阻断可能发生神经系统并发症;②颈动脉阻断时间与神经系统并发症之间关系密切,而术中分流保证了脑组织的血流灌注,延长手术时间,提高手术效果;常规术中分流还避免了某些技术不熟练者带来的不良结果。有内置分流和外置分流两种。有研究显示颈内动脉反流压低于 25mmHg 时,患者出现脑血供下降不能耐受颈内动脉阻断,并以此作为术中应用分流的指征。但对于既往有脑梗死的患者,因梗死后半暗带内的脑组织对灌注压和血流下降更为敏感,不能以此为标准,需要常规行术中分流。

(6) 颈动脉梗阻:众多研究证实急性颈动脉梗阻的患者接受再通手术是有临床意义的,尤其是对那些仅表现为 TIA 或轻度脑卒中的病例。手术时机在梗阻后的 3~5 天内。文献报道未能再通的颈动脉梗阻患者年脑卒中率为 5%。

7. 术后并发症

(1) 动脉缝合处破裂:较少见,但紧急。表现为:①颈部肿胀:破裂可能产生假性动脉瘤;②气管移位(可看到,触及或胸片证实);③症状:吞咽困难、憋气或嘶哑加重。动脉缝合处破裂可导致严重后果,如窒息、脑卒中、大出血、形成假性动脉瘤(危险为 0.33%),表现为颈部肿物,有伤口感染或用移植片时危险要比单独内膜剥脱术增加。处理方法:打开伤口,清除血块,止血而不损伤动脉;气管插管;如果有急性气管阻塞,伤口需立即打开;做好内膜切除术准备。

(2) 缺血性脑卒中(脑梗死):术中或术后发生率为 5%。栓塞性是术后轻微神经功能障碍最常见原因,栓塞来源可能是内膜剥脱术的剥脱的血管中层。脑内出血发生率<0.6%,大多与大脑高灌注有关。通常发生于 2 周之内,常术后 3~4 天在基底核区出血并伴有高血压发作。术后颈内动脉闭塞是术后脑卒中的最常见原因,但可能并无症状;通过手术中技术细节的注意可降低危险性。

(3) 癫痫发作:常为局限性并可能有大发作,常发生较晚(术后 5~13 天),发生率为 0.4%~1%。原因有脑高灌注、栓塞和/或脑内出血。常常起初难以控制,可用苯妥英钠和地西泮治疗。

(4) 延迟性狭窄复发:CEA 疗效取决于术后动脉的通畅程度。在术后早期,0.8%~5% 患者由于手术的问题、抗凝治疗不足等原因会发生颈动脉血栓形成和闭塞。而于手术数月(年)以后发生的再狭窄以内膜改变为主要机制。一般认为,管径狭窄超过 50% 为临床上有意义的再狭窄,发生率为 10%~15%,其中 1/3 患者出现症状或需要再次手术。

(5) 脑高灌注综合征(也称正常压力高灌注突破):由于慢性脑缺血引起的区域失去自动调节后重新予以血流灌注而发生的,多发生在高度狭窄的患者。常表现为同侧血管性头痛或眼痛,几天后可缓解,可合并癫痫发作及引起脑内出血,大多数并发症发生于术后数天。

(6) 声音嘶哑:最常见原因是喉水肿,喉上或喉返神经损伤少见。

(7) 脑神经损伤:①舌下神经,伸舌偏向伤侧,发生率 1%。单侧损伤可能引起说话、咀嚼及吞咽困难;双侧损伤可引起上呼吸道阻塞,单侧麻痹是再行对侧内膜剥脱术的禁忌证,可持续 4 个月之久;②迷走或喉返神经,单侧声带麻痹;③面神经下颌支,单侧唇降肌麻痹。

(8) 高血压:可能术后 5~7 天出现。长期的高血压可能作为失去颈动脉窦压力感受反射的结果而存在。

(康德智　胡锦　胡荣)

第三节　颅内动脉瘤

一、病因学及流行病学

动脉瘤这一词源于拉丁语 aneurusma,乃"扩张"的意思。脑动脉瘤(cerebral aneurysm)是血管壁局部病理性扩张,这种扩张通常起因于先天性的血管壁结构缺损,也有外伤、全身或局部疾病等发生在动脉管壁的后天因素。动脉瘤有真性和假性之分,假性动脉瘤是由于血肿机化后形成的纤维囊穴,并无真正的动脉瘤壁。真性动脉瘤有 3 种主要形式,即囊状、梭形和夹层动脉瘤(dissecting aneurysm)(图 7-20)。

以往认为,多数颅内浆果状(囊状)动脉瘤是先天性动脉瘤,主要缘于动脉壁中层缺损,经长期的血流冲击,造成内弹力层破坏,管壁变得薄弱并逐渐发展为管壁的囊状膨起。近来研究表明,尽管遗传相关因素增加了颅内动脉瘤的发病风险,但动脉瘤发生的最主要原因可能是由于慢性血液流变学应力导致的血管退行性损伤。颅内动脉瘤的发生、长大、血栓形成以及动脉瘤破裂的原因,均可解释为异常的血液流变学剪切应力对颅底大血管壁,尤其在分叉部作用引起的。

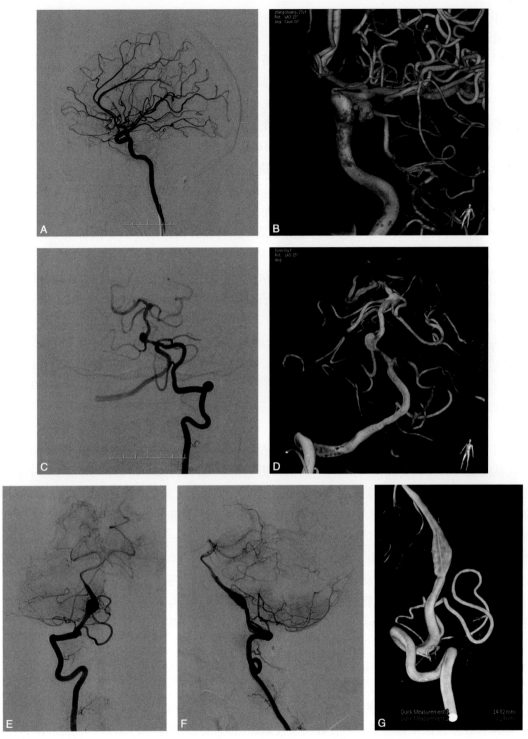

图 7-20　囊性动脉瘤和夹层动脉瘤脑血管造影及三维成像

A、B. 右侧颈内动脉脉络膜动脉起始部动脉瘤,动脉瘤瘤体可见多发子瘤;C、D. 左侧椎动脉造影见小
脑下前动脉起始部、基底动脉夹层动脉瘤;E~G. 右侧椎动脉梭形动脉瘤。

1. 动脉瘤发生的相关条件　对动脉瘤的成因争论较多,多种迹象表明颅内动脉瘤的发病可能与多种致病因素有关。动脉粥样硬化、高血压、血流动力学因素与先天性颅内血管发育异常相互作用可能导致动脉瘤的发生。有报道动脉管开窗现象导致多发性动脉瘤,然而,近来证据证明动脉管开窗处囊状动脉瘤的发病率并不比血管分叉处高。另外,颅内动脉瘤的发生可能与常染色体显性遗传性疾病有关,如多囊肾、肌纤维发育不良(fibromuscular dysplasia,FMD)、动静脉畸形、奥斯勒-韦伯-朗迪(Osler-Weber-Rendu)病、主动脉狭窄、烟雾病、马方(Marfan)综合征、埃勒斯-当洛(Ehlers-Danlos)综合征Ⅳ型、胶原病(包括系统性红斑狼疮、结节性硬化症、镰状细胞性贫血、真菌性感染、神经纤维瘤病Ⅰ型、α1-抗胰蛋白酶缺乏症）等。凡以上各种疾病均可同时伴有颅内动脉瘤。

2. 血流动力学与动脉瘤增大 在同一个血管网络中，血管分叉点是承受由血流冲击而产生的剪切应力最大的位点。血流动力学因素与颅内动脉瘤的发生、发展以及动脉瘤本身的架构等方面密切相关。血流冲击对管壁所产生的剪切应力向有利于形成动脉瘤方向迅速改变着血液流向，血液在心缩期和心舒期均持续产生对瘤颈处血管内皮的损伤。这些扩张性的血流动力学应力可能会导致动脉瘤的发生，多数情况下最终发展成为囊性动脉瘤。动脉瘤内血栓形成以及动脉瘤破裂，均可用瘤腔内血流动力学应力改变来解释。新近的研究表明，动脉瘤与载瘤动脉之间的几何关系是决定瘤腔内血流模式的主要因素。如动脉瘤从载瘤动脉侧壁发出，DSA可以观察到典型的血流进出动脉瘤，并在瘤腔中心血流缓慢形成漩涡，造影剂缓慢散去且常会见到造影剂瘤腔内滞留。与载瘤动脉侧壁动脉瘤相比，发自动脉分叉处或动脉末端分叉处动脉瘤，瘤腔内血流速度快，瘤腔中心形成漩涡和造影剂滞留少见。这些瘤腔内血流模式不仅影响着动脉瘤本身的结构和发展，同时也为血管内栓塞治疗动脉瘤提供决策依据。巨大颅内动脉瘤，若瘤壁高度静脉化变得菲薄时，易导致破裂出血。有的巨大动脉瘤囊壁内层反复沉积不同时期的附壁血栓，瘤壁外层纤维化增厚，所以这部分巨大动脉瘤很少破入蛛网膜下腔，更多的是其占位效应。

3. 发病率 Locksley统计英、美24个医疗中心5 831例蛛网膜下腔出血（subarachnoid hemorrhage，SAH）患者，其中51%~85%由动脉瘤破裂引起。最近资料显示美国动脉瘤性SAH的发病率为10~28/10万人年，估计至少有200万未破裂的颅内动脉瘤，每年有1%~2%发生破裂，约28 000例。我国尚无颅内动脉瘤发病率的流行病学大宗调查结果，但没有证据提示比欧美和日本低，即使按6/10万人计算，每年也有近8万人破裂。总的来说，其发病率为5%，破裂与未破裂比为5∶6~5∶3（粗略为1∶1），即50%的动脉瘤破裂。

4. 发病年龄 有症状的颅内动脉瘤患者年龄多在40~60岁之间。儿童则少见，占患者的2%以下，儿童组颅内动脉瘤通常有外伤史或先天血管发育异常，男童稍多见，且为大动脉瘤，平均直径约17mm。

5. 动脉瘤位置（图7-21） 动脉瘤通常发生于大血管分叉处，绝大多数位于Willis环或大脑中动脉分叉处。如动脉瘤发生于颅内动脉末梢处多由于外伤和感染引起。非外伤性动脉远段动脉瘤特别是位于大脑前动脉的动脉瘤，自发性出血的危险性很高。①前循环动脉瘤：约85%的颅内动脉瘤发生在前循环。其中前交通动脉（ACoA）占30%~35%，颈内动脉后交通段（PCoA）占30%~35%，大脑中动脉（MCA）分叉处约20%；②后循环动脉瘤：约15%的颅内动脉瘤发生于椎基底动脉系统。5%位于基底动脉（BA）分叉处，颅后窝其他血管发生动脉瘤的比率为1%~5%，位置包括小脑上动脉（BA-SCA或SCA）、椎动脉在小脑下后动脉（posterior inferior cerebellar artery，PICA）起始处，小脑下前动脉发生动脉瘤的可能性较小。

6. 动脉瘤大小 小型：直径<0.5cm，中型：直径0.5~1.5cm，大型：直径1.6~2.5cm，巨大型：直径>2.5cm。

7. 多发性动脉瘤（图7-22） 在动脉瘤患者中多发者占15%~20%，其中约75%为2个，15%为3个；3个以上占10%。在多发性动脉瘤患者中有着明显性别倾向，男女总比例为1∶5，3个以上患者中男女比例为1∶11。多发性动脉瘤与常染色体显性遗传病如FMD及其他胶原病密切相关。多囊肾患者相关颅内动脉瘤发病率为10%，且动脉瘤常为多发。多发性动脉瘤可对称发于同一位置，称为镜影动脉瘤，也可发自不同血管同一位置，多个动脉瘤也可发同一动脉。

8. 动脉瘤自然转归 研究表明，虽有不少动脉瘤尚未破裂，但从长远看对人体仍构成潜在威胁，训练有素的专业医师行动脉瘤夹闭术的死亡和重残风险率大约为3.5%。最新观点是无症状未破裂动脉瘤患者动脉瘤夹闭术后生存期超过3年，那么患者的手术受益就大于手术风险。

动脉瘤破裂后接受保守治疗的患者，再次出血的风险很高，首次出血的2周内再出血率大约为20%~50%，而再次出血的死亡率接近85%。对未破裂动脉瘤风险高低无统一见解，动脉瘤大小是判断动脉瘤破裂风险的重要依据，但不是绝对依据。一项长期研究表明，直径大于10mm的动脉瘤在随访中均发生破裂，

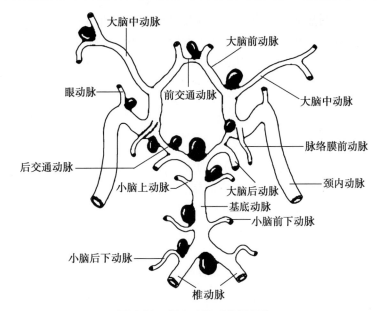

图 7-21 颅内动脉瘤常见部位

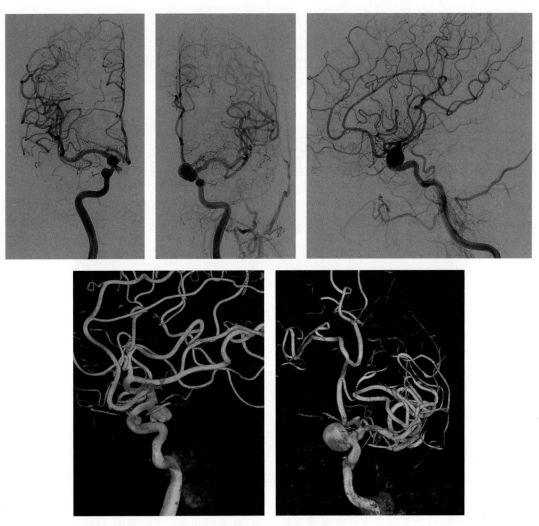

图 7-22 脑血管造影图片

左侧颈内动脉床突段动脉瘤,动脉瘤颈可见一瘤样突起,为一微小动脉瘤。右侧颈内动脉后交通段及眼动脉段分别可见一囊性突起,为颅内动脉瘤,动脉瘤瘤体可见多发突起。

而小的无症状动脉瘤破裂比例明显减少。有学者建议将动脉瘤横径在 4~7mm 之间定位为破裂的临界值，但动脉瘤直径在临界值以内并不意味着就不会出血。正是因为小的无症状动脉瘤并不安全，所以检查中发现的未破裂动脉瘤应积极外科干预。其他的风险因素有患者的年龄、性别、血压以及是否多发动脉瘤等。这些风险因素看起来并不与动脉瘤破裂直接相关。

二、病理生理改变

囊状动脉瘤又称浆果状动脉瘤，通常位于大动脉的分叉处，这类动脉瘤被认为是真正意义上的颅内动脉瘤。由于局部动脉管壁的全层薄弱而出现了局部的管腔扩张。

血管壁通常由 3 层组成：内膜层，血管内皮；中间层，含血管平滑肌；血管外膜，由结缔组织组成。动脉瘤囊本身通常仅有内外两层组成。尽管内膜下层细胞增殖不良，但内膜层通常发育正常，内弹力板变薄或缺如，血管壁的中层终止于动脉瘤颈与载瘤动脉连接处。外膜有淋巴细胞和吞噬细胞浸润。瘤腔内常有血栓形成载瘤动脉也常有粥样硬化改变。

由于特殊的血流动力学，动脉瘤顶部往往是最容易破裂的部位。颅内动脉瘤破裂后的病理生理变化包括：

1. 破裂后立即死亡。

2. 破裂后立即发生的原发性改变

（1）蛛网膜下腔出血（SAH）：由动脉瘤破裂所致的 SAH 占所有自发性 SAH 的 50%~80%，又称为动脉瘤性 SAH（aneurysmal SAH）。

（2）脑内血肿：动脉瘤破裂后颅内血肿的发生率 30%~60%，而脑内血肿是动脉瘤破裂后发生昏迷的主要原因，单纯 SAH 只有约 50% 患者昏迷，合并脑内血肿则超过 2/3 的患者昏迷。

3. 破裂后的继发性改变

（1）脑积水（hydrocephalus）：动脉瘤破裂后 1/3 出现脑积水，可为急性或慢性。急性脑积水可导致患者死亡；慢性脑积水多为交通性，是病情恶化原因之一。

（2）脑血管痉挛（cerebral vasospasm，CVS）：颅内动脉瘤破裂后脑血管痉挛发生率很高，严重者可致脑缺血或脑梗死。对其原因及治疗的研究是全世界神经外科学界的热点。

1）概念：Wilaius 指出所谓的 CVS 是"SAH 后 DSA 见一条或多条脑血管发生部分或完全性狭窄"。严重的脑血管痉挛可造成脑缺血或脑损害，是动脉瘤破裂后引起死亡或致残的主要原因。

2）发生率：动脉瘤性 SAH 后 2~3 天很少有 CVS，4~12 天内有 30%~70% 患者发生 CVS，30% 患者出现症状。

3）病因：导致 CVS 的原因多种多样，包括神经因素、机械因素、生物化学因素（5-羟色胺、儿茶酚胺和血管紧张素）、红细胞分解产物、炎性和免疫反应、血管壁增厚引起的血管腔狭窄、平滑肌细胞的钙超载。

（3）迟发性脑功能障碍。

4. 破裂后的全身并发症　多见于前交通动脉瘤破裂后所致下丘脑功能紊乱的患者，可出现脑耗盐综合征（cerebral salt wasting syndrome，CSWS）和抗利尿激素分泌失调综合征（syndrome of inappropriate antidiuretic hormone secretion，SIADH）。

三、临床表现

动脉瘤破裂以前多数患者没有症状，一旦破裂将导致高病残率和死亡率。

1. 自发性蛛网膜下腔出血　颅内血管破裂后，血液流入蛛网膜下腔，称为蛛网膜下腔出血（SAH）。可分为损伤性和非损伤性，后者又称自发性蛛网膜下腔出血，其原因很多，统计表明 75%~80% 自发性蛛网膜下腔出血是由于动脉瘤破裂所致，另外 5% 是由于动静脉畸形，其余 15% 为其他因素（表 7-3、表 7-4）。颅内动脉瘤破裂后最常见的临床表现是蛛网膜下腔出血，因此，对所有的自发性 SAH 患者均应首先考虑动脉瘤所致。

表 7-3　自发性 SAH 的常见原因

病因	所占比例	病因	所占比例
颅内动脉破裂	75%~80%	中脑周围非动脉瘤性 SAH	1%~2%
颅内 AVM 破裂	4%~5%	镰状细胞性贫血和垂体卒中	1%
其他脑血管病或肿瘤	2%~4%	其他不明原因	14%~22%
凝血功能障碍或药物	1%~3%		

表 7-4　自发性 SAH 的鉴别诊断

	动脉瘤	动静脉畸形	动脉硬化	烟雾病	脑瘤卒中
发病年龄	40~60 岁	<35 岁	>50 岁	青少年多见	30~60 岁
前驱症状	多无症状,Ⅳ Ⅲ	常见偏瘫	高血压史	可见偏瘫	Ⅱ CP 和病灶症状
血压	正常或增高	正常	增高	正常	正常
再出血	常见且有规律	少见(2%/年)	可见	可见	少见
意识障碍	多较严重	较重	较重	有轻有重	较重
脑神经麻痹	Ⅱ~Ⅳ	无	少见	少见	颅底肿瘤常见
偏瘫	少见	较常见	多	常见	常见
眼症状	可见玻璃体积血	少见	眼底动脉硬化	少见	视神经水肿
CT	SAH	增强可见 AVM	脑萎缩或梗死	脑室出血	脑瘤增强影

　　SAH 的临床表现有,①头痛:以急性发作剧烈头痛为主要特征,患者常描述为这是"一生中最严重的头痛"。动脉瘤扩张、血栓形成或瘤壁内出血也可导致亚急性单侧眶周痛,但无特异性。②意识改变:动脉瘤破裂引起的颅内压急剧升高和反应性血管痉挛可导致脑有效灌注量急剧下降,患者可出现突发意识丧失,多持续几秒到几分钟,部分患者可持续昏迷。③癫痫发作:大约 25% 的动脉瘤性 SAH 患者可出现部分性或全身性癫痫发作。多发生于起病 24 小时内。④脑膜刺激征:SAH 患者可出现颈项疼痛或强直、畏光、畏声或其他感觉过敏现象。脑膜刺激征在出血后 4~6 小时才出现,深昏迷的患者则多无此征。⑤自主神经功能紊乱:蛛网膜下腔内血液降解产物的积聚可引起发热、恶心呕吐、出汗、寒战和心律失常。⑥局灶性神经症状:SAH、脑缺血及脑内血肿可导致局灶性神经功能缺损,包括肢体无力、偏身感觉障碍和偏侧运动丧失、语言障碍、嗅觉障碍和记忆力丧失等综合症状。

　　自发性 SAH 的预后:10%~30% 在入院前死亡,8% 由于初次出血后病情恶化而死亡,7%~21% 入院后由于脑血管痉挛死亡,7% 出现严重神经功能废损,SAH 后 30 天内的死亡率高达 46%,只有约 1/3 患者预后良好。

　　2. 未破裂动脉瘤患者临床症状　大部分未破裂动脉瘤患者常无明显不适。症状性未破裂动脉瘤常表现为脑神经损害、头痛、癫痫、栓塞卒中或偏瘫,将来出血的危险性大于无症状未破裂动脉瘤。颈内动脉眼动脉瘤可压迫视神经、视交叉,小脑下前动脉瘤或基底动脉瘤可压迫第六对脑神经,巨大动脉瘤可压迫脑干导致偏瘫、影响脑脊液循环造成脑积水等。当动脉瘤生长时经常发生粥样硬化,部分动脉瘤内形成血栓,导致栓塞卒中。未破裂动脉瘤癫痫较少见,主要是位于大脑中动脉和后交通动脉的动脉瘤常出现癫痫,术中探查可发现动脉瘤的漏血以及周围脑组织含铁血黄素的沉积,闭塞动脉瘤当然会有利于控制癫痫。鞍旁动脉瘤可影响垂体功能,导致内分泌功能障碍。

　　3. 颅内动脉瘤的病情分级　颅内动脉瘤的临床表现差异很大。动脉瘤未破裂之前可以不出现任何症状而呈隐匿性,只是在偶然的 CT 脑扫描或脑血管造影时被发现,而动脉瘤破裂后,都会引起不同程度的症状和体征。一些作者提出病情分级,有助于诊断、选择手术时机和判断预后。目前世界上常用的是 Hunt-Hess 分级(表 7-5)以及 Dr. Drake 的 WFNS 分级,但多数神经外科医师习惯采用 Hunt-Hess 分级。

表 7-5　Hunt-Hess 分级(1968)

级别	症状和体征	级别	症状和体征
Ⅰ级	无症状或轻度头痛和轻度强直	Ⅳ级	昏迷,中或重度偏瘫,可由早期去脑强直和脑神经功能紊乱
Ⅱ级	中度或重度头痛,重度强直,除脑神经瘫痪外,无其他神经症状	Ⅴ级	深昏迷,去脑强直,垂危状态
Ⅲ级	嗜睡或有轻度局灶神经症状		

注:1974 年,Hunt 与 Kosnik 对原有分级标准作了进一步修改,增加 1 个 0 级,Ⅰ级又分出Ⅰa 级。现多采用此分级方法。未破裂为 0 级;无急性脑膜刺激征,但有固定的神经功能障碍为Ⅰa 级;凡是有心、肺、肾、胃肠道等多器官衰竭的患者分级时应加一级。

四、影像诊断学

1. CT 及 CTA　头颅 CT 扫描可以显示蛛网膜下腔出血,明确出血部位、范围,并可提示动脉瘤的位置(图 7-23)。在动脉瘤破裂出血急性期,CT 对 SAH 诊断阳性率很高,出血当日为 95% ~ 100%,第 2 天为 90%,第 5 天内为 80%,至 1 周时为 50%,1 周以后已很难检出。SAH 的 CT 征象为:基底池、侧裂池及脑沟内广泛的高密度影,出血愈多,密度愈高。随着出血后时间延长,血液被稀释,红细胞分解,密度渐低,与脑组织呈等密度,可依据基底池与脑沟影像消失而诊断。出血散布于大脑纵裂时,可见大脑镰增宽。CT 扫描出血较厚的部位常提示动脉瘤部位,如鞍上池及外侧裂积血多由后交通动脉瘤及大脑中动脉瘤破裂造成,

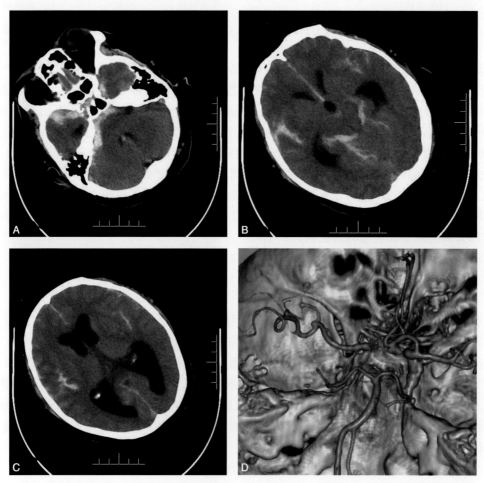

图 7-23　蛛网膜下腔出血

A~C.鞍上池、环池、双侧外侧裂池、桥前池、双侧半球脑沟内高密度影;四脑室积血;幕上脑积水;D.CTA 检查可见前交通动脉瘤。

额底纵裂内血肿或破入侧脑室往往提示前交通动脉瘤破裂,椎基底动脉系统动脉瘤临床症状多较重,出血多淤积颅后窝,出现局部脑梗死的一侧提示该侧出血并有较严重的脑血管痉挛。因此,仔细分析临床表现及现有的 CT 扫描资料十分重要。CT 扫描直接显示出动脉瘤的影像的检出率为 10%～30%,小的动脉瘤已破裂出血者,显示率较低,较大的动脉瘤检出率较高,动脉瘤为一圆形或椭圆形略高密度影,注射造影剂后,该影像呈均一强化,边缘清楚,增厚的动脉瘤壁可能显出一稍弱的强化环。巨大动脉瘤内有血栓形成时的典型影像:平扫为圆形等密度(血栓部分)及环形钙化灶内有一中心性或偏心性稍高密度影(瘤腔部分)。注射造影剂后,血管丰富的动脉瘤壁强化,从而形成强化与非强化密度不等的同心圆状,即靶征(target sign)。CT 扫描如能显出动脉瘤,则可以反映动脉瘤的真实大小。而脑血管造影显示出的动脉瘤影像,只反映动脉瘤内有血液流动的瘤腔大小,常小于动脉瘤实际大小。CT 扫描尚可显示脑积水、脑梗死、脑水肿等征象以及共存的其他颅内病变。

三维 CT 血管造影(3D CTA)是快速 CT 扫描技术同计算机图像处理技术相结合的产物。近十年来随着 CT 扫描和计算机技术的发展,特别是多排螺旋 CT 机的出现,达到了亚秒和亚毫秒扫描水平,使其在诊断颅脑血管性疾病的作用日益突出,其中又以诊断颅内动脉瘤的作用最大。虽然脑动脉数字减影造影术(DSA)仍是诊断颅内动脉瘤的"金标准",但现在已经有许多文献报道在 CTA 检查后就直接行动脉瘤夹闭术,而不行 DSA 检查,对于小动脉瘤(≤5mm),容积重建 3D CTA 诊断的准确性及与手术的相关性已经超过了 DSA。3D CTA 的突出优点在于无创及速度快,并可为动脉瘤夹闭手术和血管内栓塞术提供比常规血管造影更多的有用信息。在急诊条件下,无需特殊准备,完成扫描只需几秒时间,通过工作站后处理,20～30 分钟就可以得到诊断结果。三维 CT 在显示动脉瘤与周围骨性标志的关系以及反映瘤壁钙化与动脉粥样硬化斑方面,有 DSA 不可比拟的优越性,并可与 MRI,尤其是 DSA 检查结果参照对比,更利于诊断和治疗及疗效随访(图 7-24)。在有条件的单位,在急诊情况下,3D CTA 已经可以取代常规血管造影,直接指导动脉瘤夹闭术。

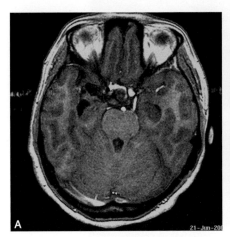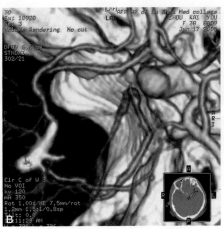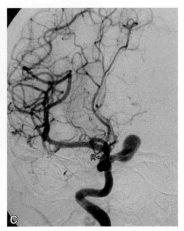

图 7-24　左垂体上动脉动脉瘤

A. MRI 见左鞍旁瘤内流空现象;B. CTA 能清楚显示动脉瘤形态、大小、指向、瘤颈宽度、载瘤动脉及毗邻关系;C. DSA 表现与 CTA 表现一致。

2. MRI 及 MRA　对急性 SAH 的 MRI 诊断不如 CT,但对于亚急性期,MRI 对 SAH 的诊断阳性率要高于CT。诊断颅内动脉瘤 MRI 较一般普通的 CT 脑扫描优越,尤其是 MRI 本身可以显示脑血管,即 MRA 脑血管扫描,无需注射造影剂。动脉瘤的影像,在 T_1 和 T_2WI 上表现为不同信号分层病灶。典型图像是中心为血管相连的低信号或无信号区即动脉瘤腔内的"流空现象",周围为一高信号带,系由靠近血流处的血栓内正铁血红蛋白形成;再外层为一混合信号带,为血栓其他部分的正铁血红蛋白、去氧血红蛋白和含铁血黄素等所形成;最外层显示脑水肿带、胶质增生或并发的出血带(图 7-25)。MRA 对动脉瘤的诊断仅做参考,较CTA 和 DSA 阳性率低(图 7-26)。

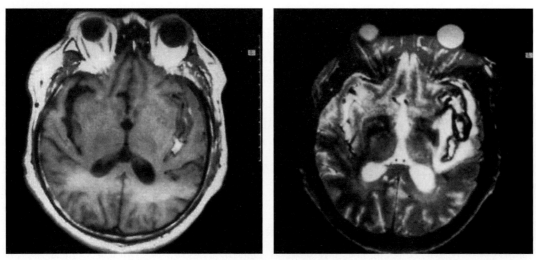

图 7-25　蛛网膜下腔出血 MRI 表现

T_1WI 和 T_2WI 示外侧裂内信号高低混杂区,相邻脑组织明显水肿表现为 T_2 高信号。

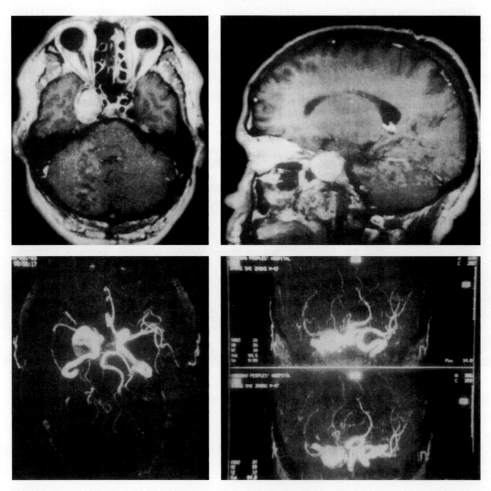

图 7-26　右颈内动脉动脉瘤 MRA

T_1WI 右鞍旁见异常信号,中心区呈高信号,周围绕一低信号流空区,病变不均一强化。MRA 示右颈内动脉扩张,其外侧为动脉瘤,动脉瘤后部示低信号血栓,右侧大脑前动脉未显示。

（王硕　孙晓川　李定君）

3. **数字减影血管造影（DSA）** 尽管 CTA 及 MRA 在诊断脑血管疾病方面显出良好前景，但全脑血管造影目前仍是颅内动脉瘤诊断和术前决策的金标准（图 7-27）。诊断性脑血管造影可以确定自发性蛛网膜下腔出血患者出血来源是否为动脉瘤破裂，同时也可确定动脉瘤与载瘤动脉、邻近分支的关系，脑底 Willis 环开闭状态以及评估 SAH 后脑血管痉挛程度。造影剂注入后与流动的血液混合，按血流动力学规律在血管内流动，如造影剂随血液进入动脉瘤腔，那么瘤腔内血液流经部分将显影，使脑血管在各期可视化。

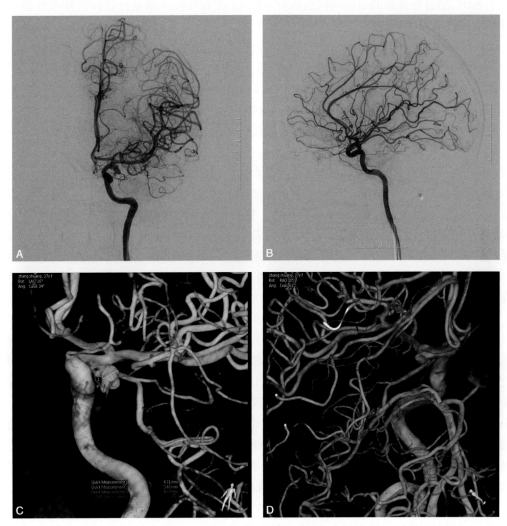

图 7-27 DSA 对颅内动脉瘤的诊断

A、B. 左侧颈内动脉造影，见左侧脉络膜前动脉起始部动脉瘤；C、D. DSA 可动态显影动脉瘤与载
瘤动脉的关系，并通过三维重建与融合，鉴别后交通动脉与脉络膜前动脉。

在影像学上颅内动脉瘤还需与血管弯曲部及漏斗样扩张部分相区别。脑血管弯曲部是由于 X 线透照过程中，将三维血管结构变成二维成像的结果，血管弯曲部由于重叠而较动脉瘤浓染，应用不同的投射角度可加以区别。脑血管的漏斗样扩张部多发生在发自颈内动脉的后交通动脉根部，是由于胎儿发育过程中管壁一定程度上退行性变造成的。脉络膜前动脉根部漏斗样扩张比较少见。漏斗样扩张部的横径多小于2mm，局部光滑并呈漏斗样扩张，形态规则，其分支血管主干从漏斗顶部发出。

在遇到多发动脉瘤时，破裂动脉瘤往往呈分叶状、外形不规则。多发性动脉瘤中责任动脉瘤的确定，对手术治疗有决定性的意义。最主要是根据出血的 CT，患者的临床有定位意义的症状和体征，其次是动脉瘤的形态和脑血管痉挛发生的部位等。但有时临床确定有一定的困难。另外大动脉瘤也相对容易破裂，有时局部脑血管痉挛对破裂动脉瘤的诊断也很有帮助，但应注意血管痉挛并不仅仅发生在破裂动脉瘤附近。

对自发性蛛网膜下腔出血患者，即使行全脑血管造影，仍有约 15% 的患者没有发现异常。有两种情况需特别注意：一是所谓的中脑周围蛛网膜下腔出血，出血量少，血液局限在中脑周围的脑池，有时可达视交叉池，但不会向侧裂池扩展。这类患者若初次血管造影阴性，提示预后较好，往往不需复查脑血管造影；另一种患者是发病后头颅 CT 扫描，提示出血弥散于整个蛛网膜下腔，但全脑血管造影是阴性结果，这部分患者再次出血、脑缺氧、神经功能障碍的风险很高，需定期复查脑血管造影以发现隐藏的动脉瘤，据统计这部分患者动脉瘤再显率为 10%～20%。

如果发生 SAH，脑血管造影的最佳时机选择应考虑：①在有外科手术及血管内治疗条件的单位，此类患者应尽快进行脑血管造影，但一般在发病 6 小时后进行更为安全。再破裂及脑血管痉挛不应成为推迟造影的理由。而延误诊断，推迟治疗造成再出血的危险远远高于脑血管造影的再出血。②只有神经外科手术条件而无血管内栓塞治疗的单位，应在发病 3 天内造影，以便在条件允许的情况下行超早期开颅手术治疗。③在不具备神经外科手术及血管内治疗条件的单位，只要病情允许，应尽快转送到有条件的神经外科及介入治疗中心，酌情尽早行脑血管造影。④Hunt-Hess 分级有重要的决策价值，一般Ⅰ～Ⅲ级患者应积极行脑血管造影以便及时采取治疗措施，部分Ⅳ级患者在考虑预后及权衡利弊后，仍可尽快造影，为下一步治疗创造条件，Ⅴ级患者应慎重。

脑血管造影的步骤及经验：①先做患侧脑血管造影。因为病情变化、脑血管痉挛、药物反应及 X 线设备故障等因素，都可能使造影突然中断。先对可疑的脑血管进行造影，有可能在这些意外情况出现以前及时捕捉到有益的信息，明确诊断，为积极治疗打下基础。推测出血颅内动脉瘤的部位可根据临床症状及 CT 扫描所见，如动眼神经麻痹多因同侧颈内后交通动脉瘤及大脑后动脉瘤破裂所致。②尽量做双侧颈内动脉及双侧椎动脉，总共 4 根血管的全脑血管造影。警惕多发性颅内动脉瘤，如系多发性动脉瘤，出血的动脉瘤应优先治疗。动脉瘤较大，存在假性动脉瘤，形状不规则，载瘤动脉痉挛明显等血管造影影像学特征多能提示出血动脉瘤。③颅后窝出血较多或伴有血肿的患者，常规的左侧椎动脉造影未发现异常时，应再做右侧椎动脉造影。另外，应警惕颈段的椎管内及脊髓血管畸形，必要时做选择性脊髓动脉造影。④颈内动脉巨大动脉瘤，除患侧造影外，还应在压迫患侧颈动脉同时，行对侧颈内动脉及椎动脉造影，了解前交通动脉及后交通动脉的交叉充盈代偿（cross filling test）情况。⑤部分患者需加做患侧颈外动脉造影，如某些颈内动脉巨大动脉瘤，交叉充盈不充分，或为改变动脉瘤血流方向，在闭塞载瘤动脉前需先做颅内外血管搭桥手术，需要了解同侧颈外动脉主要分支的状况。另外，怀疑脑膜脑动静脉畸形或硬脑膜动静脉瘘的患者一定要做颈外动脉造影。⑥脑血管造影：当脑血管造影阴性时，2 个月后应再次造影，以排除"假阴性"。病情较重，脑动脉有明显局部痉挛征象者，在积极的内科治疗 1～2 周后，在症状缓解情况下可尽早重复造影。⑦以下患者不宜行脑血管造影：碘过敏、濒死状态、严重多脏器衰竭、严重高颅压、严重脑功能障碍如脑干较大血肿、脑功能区大片梗死等。⑧对可疑动脉瘤多设几个投射角度，如侧位、前后位、斜位、汤氏位、斯氏位及其他可能显示动脉瘤的投影位。有条件的单位可以行动态 DSA 三维成像及"血管内镜"成像更利于判断复杂动脉瘤。造影完成后要选出最佳的"工作投射位"，以便行血管内栓塞术。⑨脑血管造影应为全时像，有利于临床医师读片。因为动脉瘤所致 SAH 虽然占 75%～80%，但静脉畸形、颅内静脉和窦闭塞等也可能引起 SAH。

4. 脑血管痉挛的诊断　目前脑血管造影仍是 CVS 的"金标准"，能准确显示血管狭窄的部位，但其缺点为侵袭性；经颅多普勒超声检查（TCD）能测量血液流经大脑动脉的速度（cm/s），故 TCD 既可用来预测血管痉挛的发生又可监测其过程。在 TCD 中速度的增加则预示着出现血管痉挛，大脑中动脉的不正常速度应被首先考虑，当速度超过 200cm/s 时可认为是重度血管痉挛。有人建议当椎动脉血流超过 80cm/s 时应诊断为椎动脉痉挛，当基底动脉血流超过 95cm/s 时要考虑基底动脉发生痉挛。但 TCD 检查有很多影响因素，包括患者局部的高动力状态。TCD 是操控者依赖型的检查，且大脑的血液循环十分复杂。一般来说，血流速度每日增加 25～50cm/s 便可认为是发生 CVS 的先兆。CT 不能直接发现 CVS，但可发现因 CVS 而引起的脑梗死；MRI 是一种既能显示血管形态，又无侵袭性的方法，但精确性不如 DSA；X-CT、SPECT 和 PET 能提供更详细的信息，但目前诊断 CVS 并不依靠大脑血流量的测量。

五、治疗

动脉瘤患者从初次出血打击存活下来后立即面临再出血、脑血管痉挛和各种并发症的威胁。从理论上讲，为了防止再出血，所有患者均应立即手术，但事实上必须全面考虑到患者的各种因素，才能确定最佳手术时机和合适的手术方式。

（一）手术时机选择（确定手术时机应考虑的因素）

1. 再出血的危险性　动脉瘤初次出血死亡率为 30%~40%；再次出血死亡率即上升至 70%；第三次出血死亡率>90%。从防止再出血考虑手术应尽早施行。

2. 患者的临床状态　Hunt 和 Hess 认为，Ⅰ~Ⅱ级均应尽早施行手术；Ⅲ~Ⅳ级患者除意识障碍系由 CVS 所致者应延期手术外，原则上也宜早行手术；Ⅴ级患者死亡率极高，除非同时有巨大血肿可能造成脑疝者外，均宜延期施行手术。

3. 脑血管痉挛的威胁和手术的影响　脑血管痉挛为动脉瘤破裂影响预后的重要因素，多发生于出血后第 3 天，6~8 天为高峰；早期手术是否能真正减轻 CVS 存在争议，如 Sundt 发现 SAH 后 0~3 天手术的血管痉挛率比 4 天后手术者较高，但多数学者认为在 CVS 高峰期（SAH 后 4~10 天）进行手术将加重脑缺血。

4. 患者的年龄　总的来说年龄愈大手术效果愈差；ICSTAS 的统计中 30 岁以下者恢复良好率>90%；但不应将高龄作为手术禁忌，由于老年人再出血率、脑缺血率均高，宜早期施行手术。

5. 动脉瘤的部位　Willis 环前循环动脉瘤宜早期施行手术；椎基底动脉瘤（vertebrobasilar aneurysms，V-B 动脉瘤），尤其是巨大动脉瘤，宜待初次出血组织反应消退后再施行手术。

6. 有无较大脑内血肿　血肿大者可引起脑疝，应紧急行手术清除血肿并夹闭动脉瘤；小的血肿可不作为选择手术时机的因素；脑积水经脑室引流后有利于显露动脉瘤，一般不会影响手术时机。

7. 手术医师处理动脉瘤的经验和技术　动脉瘤手术是一种高难度、高风险性的手术。手术医师必须具备丰富的临床经验和显微手术的技巧，稍有不慎可能导致极为严重的后果，且手术需要良好的麻醉配合，故经治医师应审时度势，仔细权衡，确定最佳手术时机与方式。

8. 患者转送到神经外科中心的时间。

20 世纪 90 年代 Kassell 和 Torner 对手术时机进行了国际性专题协作研究（International cooperative study on timing of aneurysm surgery，ICSTAS），对手术 6 个月的结果进行分析认为：延期手术（SAH 后 10 天）与早期手术（0~3 天）的总处理结果差别不大，仅有一点是明确的，即意识清醒者（Ⅰ~Ⅱ级）无论何时手术效果十分好，早期手术效果尤佳。

（二）手术方式

合理选择颅内动脉瘤的治疗手段是改善动脉瘤治疗效果的必由之路，选择开颅瘤颈夹闭或血管内治疗是颅内动脉瘤治疗的根本途径（图 7-28）。

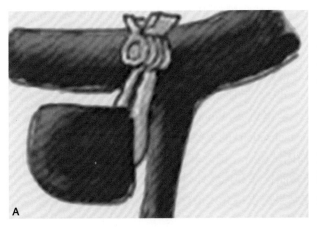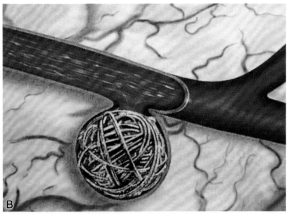

图 7-28　颅内动脉瘤手术示意图
A. 夹闭；B. 介入治疗。

1. 显微手术夹闭动脉瘤颈在目前仍是处理颅内动脉瘤的金标准，既将动脉瘤排除于动脉循环之外，又保持载瘤动脉的通畅，可有效地防止动脉瘤再度破裂出血，使一个可以致死的病变得以终生治愈（图 7-29）。

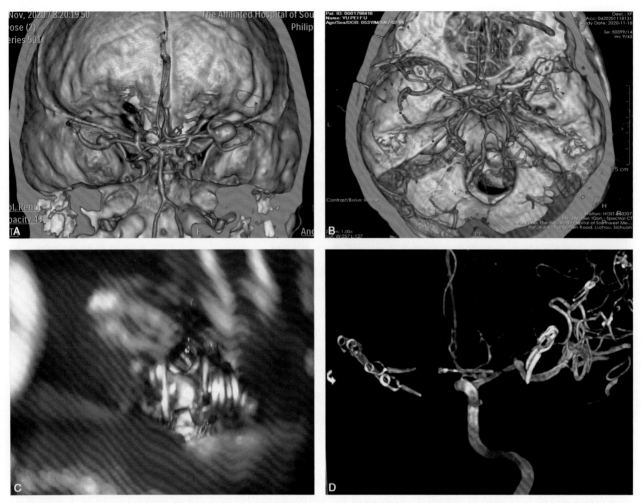

图 7-29　右大脑中动脉分叉部动脉瘤开颅夹闭术手术前后影像学表现

A. 术前 CTA 检查提示颅内多发动脉瘤;B. 夹闭术后行 CTA 复查,提示动脉瘤未见显影,载瘤动脉通畅;C. 动脉瘤夹闭手术过程截图;D. 行 DSA 检查随访,明确动脉瘤无复发及新发。

瘤颈夹闭的适应证:①瘤颈粗的动脉瘤;②巨大动脉瘤和部分血栓的动脉瘤;③SAH 病情较轻(Ⅰ ~ Ⅲ级)者;④Willis 环前循环动脉瘤;⑤<75 岁的患者。

2. 血管内栓塞的适应证(图 7-30)　①窄形动脉瘤;②SAH 病情较重(Ⅳ~Ⅴ级);③Willis 后循环,手术危险性大的动脉瘤,如 VB 动脉瘤;④>75 岁的患者;⑤患者全身情况太差,不能耐受手术者;⑥合并有 AVM 的动脉瘤。

3. 目前存在的问题及对策　无论是手术夹闭或血管内栓塞都面临一个共同的问题,即夹闭不全或栓塞不全,留有瘤颈或瘤囊残余(图 7-31、图 7-32)。最近 Feuerberg 与 Thornton 等统计大宗病例证实手术夹闭后瘤颈残余率为分别 3.8%、5.2%;血管内栓塞术的闭塞不全率更高,Vinuela 与 Hayakawa 等统计瘤颈残余率高达 21.4% ~ 50%;另外,49%在栓塞后有血管再通(recanalization)的现象。

手术与介入治疗的比较:2002 年一项多中心随机临床试验——国际蛛网膜下腔出血动脉瘤试验(International Subarachnoid Aneurysm Trial,ISAT)对血管内弹簧圈栓塞和神经外科夹闭两种方法进行了比较,结果表明前者能够提高患者术后 1 年独立生活的机会,研究结果更支持介入治疗,但实际上两种治疗手段各有优势,而且对于介入治疗的研究,大都存在一定的缺点,包括样本量小、选择偏倚、随访期短,尤其是长期疗效尚不确定等。介入治疗的完全栓塞率低,栓塞后再出血率、再通率较高,尚需要长期随访的结果。因此,目前确定哪种手段更优还为时过早。此外,最重要的还是要针对患者进行个体化处理。

Yasargil 和 Mecle 总结为:瘤颈夹闭术和血管内治疗两者不应互相排斥,因为任何一种治疗都不能处理所有的动脉瘤。这一认识已在国际神经外科学界取得共识。

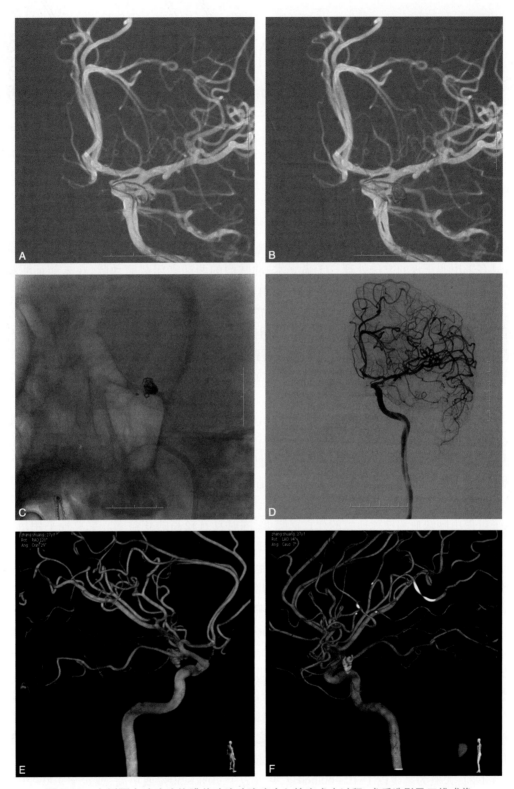

图 7-30　左侧颈内动脉脉络膜前动脉动脉瘤介入栓塞术中过程、术后造影及三维成像
A. 栓塞微导管进入动脉瘤；B. 填塞弹簧圈过程中；C. 弹簧圈在 X 线下影像；D. 栓塞术后造影，未见造影剂进入动脉瘤内，载瘤动脉及周围血管通畅；E、F. 术后三维成像，多角度明确动脉瘤栓塞情况及脉络膜前动脉通畅情况。

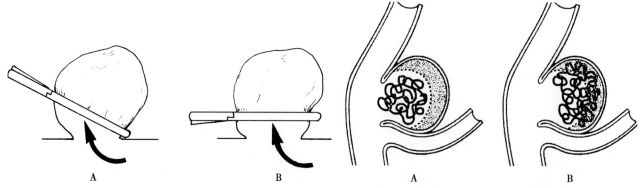

图 7-31　开颅夹闭手术后动脉瘤残留
A. 狗耳形（dog ear）；B. 宽基形（broad based）。

图 7-32　介入治疗后动脉瘤闭塞不全
A. 图示手术过程中弹簧圈填塞示不充分；B. 图示复查显示瘤颈部分存在残留。

4. 其他治疗方法　有些动脉瘤由于部位、大小和形状等原因,既不能夹闭瘤颈,也不宜血管内栓塞。对这些动脉瘤只有采用非正规的方法处理。①孤立术:动脉瘤的两端夹闭载瘤动脉,在未能证明脑的侧支供血良好情况时应慎用,或加行内-外动脉吻合术;②动脉瘤壁加固:疗效不肯定,应尽量少用;③近端结扎:主要用于巨大动脉瘤的治疗,如颈内动脉眼动脉段动脉瘤,无法开颅手术或加固,唯一办法是将载瘤动脉近端结扎。采用这一术式要慎重,术前应做好充分准备和评估,判断患者能否耐受。深低温停循环直接手术主要用于常规方法下无法手术或手术风险极大的病变,特别是巨大的后循环动脉瘤尤为适合。近年来神经内镜已应用在颅内动脉瘤手术中,有助于提供关于瘤颈、重要穿支、脑神经、夹闭位置等重要信息,提高手术的疗效。

5. 脑血管痉挛的防治　由于 CVS 是多因素造成,故治疗措施很多,但迄今为止,一旦 CVS 形成尚无有效方法使其缓解。目前常采取以下几类方法。

（1）早期清除积血:应在痉挛发生以前清除,同时处理动脉瘤以防再出血。

（2）药物治疗:①钙离子通道阻滞剂:尼莫地平是一种具有脑组织选择性的钙离子通道阻滞剂。尽管尚未有明确的结论它可以阻碍或减少血管造影上的血管痉挛,但已证实它具有神经保护功能。研究证实:使用尼莫地平可使由脑缺血和梗死所致的死亡率降低,同时具有较高的获益率。尼莫地平用量为 60mg,每 4 小时 1 次,口服 3 周。副作用是导致低血压,这与 3H 疗法目的相悖,应慎用。用药总剂量可分次服用,避免血压突降。②除钙通道阻滞剂外,其他如平滑肌松弛剂、术中局部应用 3% 罂粟碱或氯丙嗪或钙通道阻滞剂;全身应用硝酸甘油、异山梨醇等,以硝普钠为好,但药物有扩张血管、降压作用,不利于脑灌注,均因各种弊端,作用有限。③近年来研究如何有效防治脑血管痉挛已经成为一个热点,目前最有应用前景的是血管内皮素受体（endothelin receptor,ETR）拮抗剂,其中 Bosentan、TAK-044 等已开始进行 II 期临床试验。

（3）3H 治疗（triple-H therapy）:即升压（hypertension）、扩容（hypervolemia）、稀释血液（hemodilution）。3H 疗法的基本出发点是血液流经狭窄动脉时具有压力依赖性。血容扩大的具体指标尚未确定。用以扩容的液体如:普通生理盐水、白蛋白、林格乳酸盐、血浆胶体液等。维持静脉液体入量在 100～200ml/h,同时有必要增加胶体溶液。不主张使用羟乙基淀粉和右旋糖酐,因为有增加出血的危险性。血液稀释使得血流速度增加,可补偿减少的携氧量。在携氧能力和血流量之间,绝大多数专家认为血细胞比容 30%～35% 是一个合理的中间值。通常使用一种血管活性药物,如多巴胺、肾上腺素可获得一定的高血压水平。文献报道的升压效果各有不同,大概为基线以上 10～60mmHg、基线以上 20%～30% 或更高,或定于 100～200mmHg。也有建议将收缩压升至 240mmHg,主要是根据患者对治疗的反应。血管活性药物和高血压可增加心肌工作负荷,并且可导致心肌缺血,因此应密切关注有心脏疾病的患者。如 CT 上有梗死形成的表现或存在颅内压增高或脑水肿时,不主张使用于 3H 疗法。此外,3H 疗法可加剧甚至导致水肿。3H 疗法禁用于有心肾疾病的患者。

（4）血管内治疗:若患者对 3H 疗法不敏感或因出现 3H 疗法所致的并发症而不能应用,血管内治疗则是另一个选择。目前使用的有两个方法:经皮腔内血管成形术(percutaneous transluminal angioplasty,PTA)和动脉内罂粟碱输注。两者可单独或联合使用。但迄今适应证及疗效均受限,尚有很多问题有待深入探讨。

6. 保守治疗　当治疗的风险大于自然破裂风险的时候,保守治疗可能是个较好选择。高血压、饮酒、吸毒、高脂血症、吸烟等均与动脉瘤的形成和蛛网膜下腔出血有关,所以降低破裂风险非常重要,例如戒烟、控制高血压、高血脂等。目前尚无资料证明应用抗凝剂会增加未破裂动脉瘤患者蛛网膜下腔出血的风险,但对于未破裂动脉瘤患者来说,避免应用抗凝剂会降低动脉瘤破裂后不良预后的风险。在保守观察过程中如发现动脉瘤增大,可停止观察而选择手术治疗,同时应考虑患者的意愿。当然对易患人群的筛选可能会有益处。

六、颅内动脉瘤显微手术夹闭策略

神经外科的先驱 Dandy 在 1937 年已成功地进行了颅内动脉瘤夹闭手术,但由于条件限制,大多数患者仍采用保守治疗。直到 20 世纪 60 年代,McKissock 发表了系列前瞻随机研究报告,表明对于某些颅内动脉瘤,手术获益超过动脉瘤的风险,夹闭术才逐渐成为颅内动脉瘤的标准治疗方法。随着显微外科技术、设备、麻醉、影像学的不断进步,手术风险在不断地下降,确立了动脉瘤手术夹闭这一金标准的牢固地位。

1. 麻醉　动脉瘤手术对麻醉的要求是快速而平稳的诱导,控制血压的升高,维持低碳酸血症,降低颅内压力,麻醉要有足够深度,避免疼痛、挣扎、闭气、呛咳等引起血压波动,手术后要尽早苏醒以便观察神经功能状况。低血压麻醉可降低动脉瘤壁内外的穿壁压(transmural pressure),对防止动脉瘤破裂有利,但全身性低血压会加重暂时阻断载瘤动脉时供血区的脑缺血,而暂时阻断载瘤动脉又是防止术中破裂有效而又常用的方法,故目前已较少采用低血压麻醉。当暂时阻断载瘤动脉时反而要提高血压以增加其供血区的侧支循环灌注。

2. 手术入路　脑动脉瘤常位于颅底,手术入路应充分利用脑的自然间隙,如侧裂、纵裂、额底或颞底,减少正常脑组织的损伤和牵拉,同时应在选择手术入路时要有利于载瘤动脉近端的显露。为了缩短到达动脉瘤的距离,减少显露动脉瘤时对脑的牵拉,合理设计手术入路至关重要。经翼点入路和经额下入路时,骨窗下缘应尽量靠近颅底,经翼点入路时还应将蝶骨嵴磨除以扩大操作空间(详见第二章及第六章相关内容)。经颞下入路时骨窗下缘应达到颧弓平面,经纵裂入路处理大脑前动脉瘤时骨窗内侧缘应跨过矢状线,经枕下入路处理椎基底动脉瘤时骨窗处侧缘应达到乙状窦或采用经岩骨入路(transpetrosal approach)。

3. 缩小脑体积　采用脱水、过度通气、引流脑脊液等方法使脑塌陷。甘露醇不仅有脱水作用,还可降低血液的黏稠度,有助于改善缺血区的微循环。经脑室或预置于腰池的导管引流脑脊液是使脑塌陷最有效的方法,但应注意在切开硬脑膜之前不可大量引流脑脊液,否则会造成脑的大块移位和增加动脉瘤的穿壁压导致动脉瘤过早破裂。

4. 显露　经蛛网膜下腔用锐性分离(sharp dissection)技术沿载瘤动脉的正常解剖由近及远接近动脉瘤,便于必要时暂时阻断载瘤动脉以预防和处理术中破裂出血,而不应从瘤顶或从血肿中寻找动脉瘤,因为86%以上的破口位于瘤囊顶部,吸除血肿可松动堵塞破口的血块而使破口重新出血。

5. 暂时性阻断载瘤动脉　目前,暂时性动脉阻断已普遍用于动脉瘤的手术中,在无出血之虑的状态下,仔细分离出瘤颈甚至整个瘤囊,然后精确地夹闭瘤颈,是防止术中破裂的最佳方法。其主要适应证:①防止和处理动脉瘤术中破裂;②大型或巨大动脉瘤需切除部分瘤壁行动脉瘤缝合术(aneurysm orrhaphy);③瘤囊内有血栓和钙化斑块需加以清除;④复杂的动脉瘤需用多种方法处理者,如缝合术、动脉吻合、血管移植等。注意事项:①暂时性动脉夹设计和性能;②阻断动脉供血区缺血的术中监测和阻断的安全时限;③脑缺血的保护措施。

(1) 暂时性动脉夹:暂时性动脉夹在设计要求上与永久性动脉瘤夹不同,后者要求在一定磁场下不发生移位,瘤夹叶片的夹闭力通常为150~200g,为了夹闭坚硬的瘤颈,特制的瘤夹其夹闭力在300g以上。暂时性动脉夹只要求阻断管径不大的载瘤动脉,而且避免损伤动脉内膜以免形成血栓而闭塞动脉,故其夹闭力只有40~80g,叶片内面的沟槽较浅以减少动脉壁的损伤。管径愈大所需的夹闭力也愈大,管径在2.0mm以下的动脉,如大脑前动脉和大脑中动脉的分支,只需40g的动脉夹即足以将其夹闭,基底动脉、颈内动脉和大脑中动脉的主干需用 70~80g 的动脉夹方能夹闭。按照惯例,暂时性动脉夹要镀成金色以区别于永久性动脉瘤夹,以便在狭小的手术区内有多个夹子时可以识别。

（2）局部性脑缺血:阻断一条主要脑动脉其供血区的缺血程度并不是均匀的,其中心部分(central core)缺血较重,耐受阻断的时间较短,超过此时限即不可逆转,其周边部分由于侧支供血较多,可耐受较长时间的缺血,如果在一定时限内恢复供血可完全恢复,此区称为缺血半暗区(ischemic penumbra)。故暂时阻断动脉后其供血区是否可逆决定于两个条件,即缺血的程度和持续的时间。很多学者对暂时阻断动脉的安全时限进行了探讨,因为有个体差异,故其数据只能作为参考而不能照搬应用于临床。一般认为,在没有任何脑保护措施的条件下阻断大脑中动脉最好不要超过 15 分钟。对一些没有侧支供血的终动脉(end artery),例如前脉络膜动脉、大脑中动脉发出的穿动脉等,阻断时间不要超过 5 分钟。

（3）脑缺血的术中监测:为了避免暂时阻断动脉后发生永久性神经功能障碍,应对其供血区的供血状态进行连续监测。主要方法:①直接监测局部脑血流量和氧代谢;②电生理监测。

（4）脑缺血的保护:暂时阻断脑动脉时脑保护措施的原理是改善脑灌注,降低脑的代谢需求,使脑能耐受较长时间的缺血而不致发生永久性神经功能缺失,为处理动脉瘤提供安全的条件。

6. 夹闭动脉瘤　充分的脑松弛、近侧载瘤动脉控制和动脉瘤内减压是安全完成手术和避免致残的重要步骤。夹闭瘤颈时必须保持载瘤动脉通畅,避免穿支损伤。多瘤夹夹闭、动脉瘤排空、重建载瘤动脉也是一种解决瘤颈夹闭困难的重要方法。当巨大动脉瘤颈很宽或梭形扩张时,计划近侧或远侧母动脉闭塞时,手术者应准备进行血管重建。

7. 手术设备和技术的改进　深低温停循环直接手术主要用于常规方法下无法手术或手术风险极大的病变,尤为适合巨大的后循环动脉瘤。近年来神经内镜已应用在颅内动脉瘤手术中,有助于提供关于瘤颈、重要穿支、脑神经、夹闭位置等重要信息,提高手术的疗效。神经保护剂有苯巴比妥、依托米酯和异丙酚等,在发生缺血前应用可以防止由暂时性阻断引起的局部缺血。术中微型多普勒超声和术中血管造影(如吲哚菁绿等)可评估和确认载瘤动脉的通畅情况和动脉瘤内血流是否消失。术中 EEG 监护、脑干诱发电位监护更能增加手术的安全性。

（张鸿祺　黄昌仁　万伟峰）

第四节　中枢神经系统血管畸形

中枢神经系统血管畸形包括动静脉畸形(arteriovenous malformation,AVM);海绵状血管畸形(cavernous malformation,CM);静脉畸形(venous malformation,VM);毛细血管扩张(telangiectasis);混合畸形(mixed malformation)。其中 AVM 是临床上最常见也是仅能行血管内栓塞治疗的血管畸形,余皆不适宜行血管内栓塞治疗。

一、脑动静脉畸形

（一）概述

AVM 每年新发病率约为 1/10 万,每年的人群致病率约为 18/10 万。男性稍多于女性,64% 在 40 岁以前发病。AVM 通常是先天性的血管病变,由缺乏中间毛细血管床的动脉和静脉之间复杂的短路连接构成。其动脉的肌层缺如,引流静脉由于通过瘘口的高流速血流,常扩张扭曲。多发生在大脑半球,呈楔形,其尖端指向侧脑室。

AVM 是局部脑血管的异常发育,由迂曲、相互吻合的不同管径的异常血管组成的畸形血管巢(nidus)构成病变的核心,同时邻近供血给畸形团的动脉和引流畸形团的静脉也有不同程度的扩张、狭窄、迂曲和增生,病变核心的畸形血管巢内有脑组织,体积可随人体发育而增长,其周围脑组织可因缺血而萎缩,呈胶质增生带,有时伴陈旧性出血。畸形血管间无毛细血管,血管巢内存在着高流量的动静脉分流,也可伴有供血动脉和引流静脉之间直接的动静脉瘘。脑动静脉畸形的发病机制尚不明确,目前多数观点认为与在脑的胚胎发育过程中,局部毛细血管的形成和发育障碍有关,而与遗传、种族和环境因素无关。在胚胎时期,原始动脉和静脉并行,紧密相依,中间隔以两层血管内皮细胞,如两者之间发生瘘管,血液就直接从动脉流入静脉,形成血流短路,引起脑血流动力学改变。极少数罕见的遗传性疾病患者,如朗-奥-韦(Rendu-Osler-Weber)综合征(遗传性出血性毛细血管扩张症)、斯德奇-韦伯(Sturge-Weber)综合征(颜面脑血管病)、神经纤维瘤病和脑视网膜血管瘤病(von Hippel-Lindau 综合征,视网膜中枢神经血管母细胞瘤伴肾脏肾上腺肿瘤病)等,可能伴有 AVM。

Pfannenstiel(1887)首次在尸检报告中提到了颅内动静脉畸形,Hoffmann(1898)首次作出了临床诊断。Pean(1889)施行了首例颅内动静脉畸形的全切除术。以后 Cushing 和 Dandy 及 Yasargil 等对颅内动静脉畸形手术治疗作出了巨大贡献。但是,到目前为止,血管内治疗和显微外科也只能有选择地治疗部分颅内动静脉畸形,手术切除巨大或重要部位的动静脉畸形难度仍高。

(二) 临床表现

该病以 20~40 岁最多见,但随着年龄的增加,发生神经功能损害的风险就越来越大,特别是发生颅内出血的概率就越大,到 40 岁时约 50% 发生颅内出血。因而对于大部分患者,一旦发现都应积极治疗。约 50%~70% 表现为颅内出血,约 17%~40% 表现为癫痫,其他表现头晕痛或进行性神经功能障碍等。

1. 颅内出血 是颅内动静脉畸形最主要的致残、致死原因之一。出血的高峰年龄为 20~40 岁,病灶绝大部分位于幕上,约占 90%,少数位于幕下。患者头痛呕吐、意识障碍,小的出血症状不明显。临床研究发现首次出血率为每年 2%~4%,首次出血后一年内的再出血率可高达 18%,一年后的出血率不确定。颅内动静脉畸形致颅内出血的死亡率为 10%~15%,致残率约为 40%。出血部位的频率由多至少依次为脑实质、蛛网膜下腔和脑室,占 SAH 的 9%,次于颅内动脉瘤,再出血率和出血后死亡率也都低于颅内动脉瘤,这是由于出血源多为病理循环的静脉,压力低于脑动脉压。另外,出血较少发生在基底池,脑血管痉挛少见。影响 AVM 出血因素尚不十分明确。一般认为出血的危险与颅内动静脉畸形大小呈反相关,与引流静脉数的多少密切相关。畸形血管团体积越大,引流静脉数越多,引流灌注压力越低,越不容易破裂出血,小型、隐匿型,向深部引流的颅内动静脉畸形引流静脉少,且多趋向于屈曲走行,使 AVM 内血流缓慢,引流灌注压力高,故颅内动静脉畸形越小,流量越低,阻力越大,越易出血,尤其小型多支动脉供血和单支静脉引流的 AVM,最易破裂出血。出血与性别、头部外伤关系不大。妇女妊娠期,AVM 出血危险性增大。癫痫对出血无直接影响。

2. 癫痫 年龄越小出现的概率越高,1/3 发生在 30 岁前,多见于额、颞部 AVM。体积大的脑皮质 AVM 比小而深在的 AVM 容易引起癫痫。发生癫痫与脑缺血、病变周围胶质增生,以及出血后的含铁血黄素刺激大脑皮质有关。早期癫痫可服药控制发作,但最终药物治疗无效。由于长期癫痫发作,脑组织缺氧不断加重,致使患者智力减退。

3. 头痛 一半患者有头痛史,为单侧局部或全头痛,间断性或迁移性。头痛可能与供血动脉、引流静脉以及窦的扩张有关,或因 AVM 小量出血、脑积水和颅内压增高引起。

4. 神经功能障碍 脑内血肿可致急性偏瘫、失语。4%~12% 未出血的 AVM 患者呈进行性神经功能缺损,出现运动、感觉、视野以及语言功能障碍,原因可能与 AVM 增大的团块效应,或引流静脉的静脉高压,以及盗血作用或合并脑积水等有关。个别患者可有三叉神经痛或头颅杂音。

5. 大脑大静脉动脉瘤样畸形(aneurysmal malformation of vein of Galen) 是一种少见的特殊类型的脑血管畸形,多见于小儿。包括 3 种病变:①大脑大静脉瘘,主要的病理改变是动静脉瘘,可以是大脑后动脉和大脑前动脉的大分支,也可以是后组的穿支血管。这类患者往往存在较大流量的动静脉分流,病儿多表现为充血性心力衰竭和脑积水。对于较简单的单一或少数几支较大动脉供血的动静脉瘘,可以通过栓塞的方法治愈。对于较复杂的、有穿支血管供血的动静脉瘘,治疗较为棘手,往往只能通过栓塞较大的瘘口以减轻分流,改善症状。②邻近深部的颅内动静脉畸形向大脑大静脉引流,畸形团静脉引流可以是通过大脑内静脉或基底静脉回流到大脑大静脉,也可以是直接引流到大脑大静脉,引起大脑大静脉扩张。对于这一类患者的治疗同其他深部的动静脉畸形。③大脑大静脉曲张扩大,是继发于流出道梗阻但不伴有异常的动静脉瘘或动静脉畸形,临床上多无症状,只是偶然发现,无需治疗。

AVM 一般用 Spetzler 分级法分成 5 级。①AVM 大小:直径<3cm 为 1 分,直径 3~6cm 为 2 分,直径>6cm

为3分；②AVM部位：位于非功能区为0分，位于功能区为1分；③AVM引流：表浅静脉引流为0分，深部静脉引流为1分。根据此3项得分相加的结果数值定级（分级=AVM大小分数+AVM部位分数+AVM引流分数）。级别越高手术难度越大，预后越差，完全位于功能区的巨大AVM或累及下丘脑和脑干的AVM视为6级，危险性极大。

AVM与动脉瘤的关系：7%的AVM患者有动脉瘤，75%位于主要的供血动脉，动脉瘤也可在畸形血管内或引流静脉上。通常先治疗有症状的一个，但若能同时处理则一并处理，如果不能明确哪个病变出血，应优先处理动脉瘤。

（三）诊断

AVM脑出血常有头痛或癫痫史而无高血压史，有高颅压但症状发展较高血压出血慢，年轻且部位为非典型的高血压脑出血部位。CT、MR是最好的定位诊断方法，能清晰地显示血肿的大小、位置、血肿扩展方向、时期和可能伴随的病变如脑积水等。虽然CT上显示病灶影像常被血肿掩盖，但部分患者在高密度的血肿影像内或周围仍可见有条索状、不规则或圆形的低密度影或高密度影，即NSS征，可伴有病变周围及远处脑萎缩，因此CT可作为疑诊病例的筛选手段，对一些发病较急的出血致脑疝不能及时进行脑血管造影时，可依据CT做出初步诊断，及时手术挽救生命（图7-33）。CT增强扫描上述点状、线状血管影强化，还可见与血管团相连的引流血管，并可行头部CTA检查（图7-34）。氙CT脑血流检查可以发现AVM周围的血运变化情况，血流量减少提示可能灌注压突破并发症的风险较大。

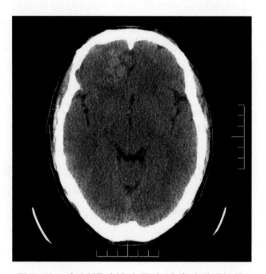

图7-33　右侧额叶镰旁见有稍高密度影，呈分叶状，密度不均匀，内见小片状密度减低影，以及少许结节状钙化

MR可清晰显示畸形血管、引流静脉的三维结构及其与周围的正常脑组织特别是与脑干的关系。表现为大脑半球或脑干内不规则形状的或球状的团块，AVM位于皮质、皮质下或深部的灰白质，T_1、T_2以及FLAIR（液体衰减反转恢复）序列扫描影像上供应动脉、血管巢中的动脉瘤、引流静脉形成的"流空"效应表现为小圆低信号的点状分布在团块中间或周围，发生血肿时，这些特征可不明显（图7-35）。陈旧性出血时，AVM团块内或周边的含铁血黄素表现为低信号。MRI还可明确诊断对造影不显影的隐匿性动静脉畸形，fMRI可确定脑功能区。

1周内CT诊断价值较大，而亚急性和慢性期，MR优于CT。3D-CTA的影像可进行不同平面和角度的旋转，有利于观察病灶的立体形态、大小及与邻近解剖结构的相互关系。与DSA、CT、MR结合可提供更多的脑血管局部解剖学细节，对手术有很大指导价值。

DSA是诊断AVM的金标准。它不仅能显示病变的大小、位置供血动脉及引流静脉及周围结构和三维解剖关系，还能反映其血流动力学特点如高流量动静脉瘘、脑盗血及病灶内或其他部位可能合并的动脉瘤等，对于选择治疗方式、决定手术入路有指导意义。典型表现为动脉期可见粗细不等、迂曲的血管团，供应动脉增粗，引流静脉早期显现（图7-36~图7-38）。所以对病情允许者，应积极进行全脑血管造影，包括颈外动脉的影像。

（四）治疗

选择治疗方案时应该考虑：①患者年龄；②一般情况；③既往出血的病史；④既往治疗措施；⑤临床症状；⑥AVM位置、体积。目前，针对颅内动静脉畸形的治疗方法：显微外科手术、血管内栓塞治疗、立体定向放射治疗及多种方法结合的综合治疗和随访观察。各项治疗方法的最终目标应该是彻底消除畸形团。对于部分患者，其治疗风险大、出血风险又较低，也可密切随访保守治疗。目前比较认可的治疗方法的选择原则是：①位于皮质的表浅的小AVM（≤3cm），应该首选显微外科手术，也可以先行术前栓塞，再行显微外科手术完全切除病灶；但是对于单一动脉供血，导管到位容易的患者，也可首选血管内栓塞；②位于中央部位

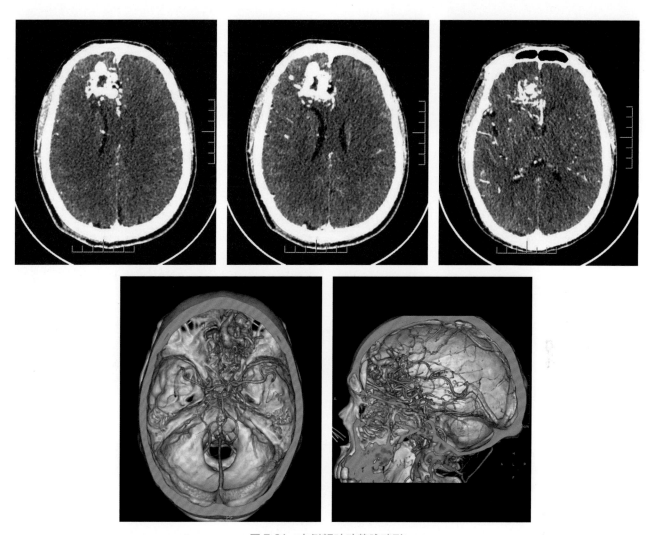

图 7-34　右侧额叶动静脉畸形

右侧额叶见不规则迂曲增粗血管影,右侧大脑前动脉供血,粗大引流静脉汇入上矢状窦,部分汇入大脑大静脉池。

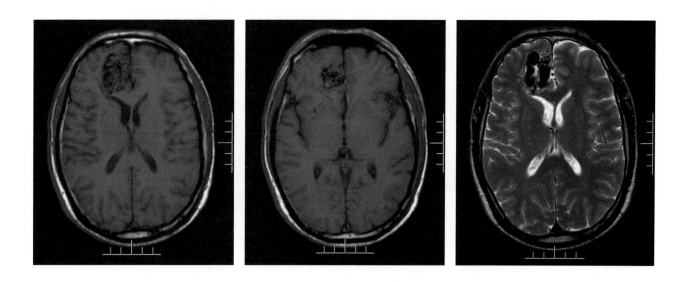

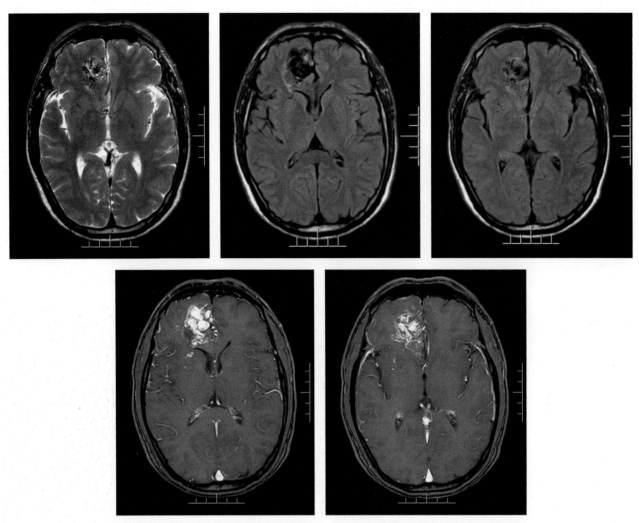

图7-35 右侧额叶见团片状 T₁WI 信号、T₂WI 混杂信号、FLAIR 混杂信号影。其内及周围见多发迂曲条状低信号影。增强扫描见迂曲血管缠绕成团,周围血管增粗,可见粗大引流静脉汇入上矢状窦。

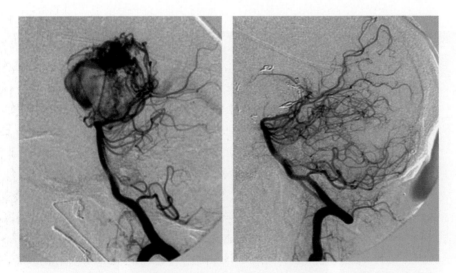

图7-36 椎动脉造影示大脑后动脉供血的血管畸形开颅切除术手术前后 DSA 表现

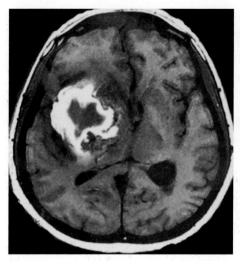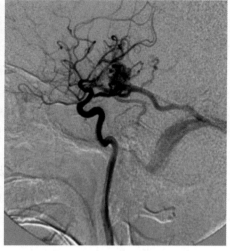

图 7-37　MRI 示右颞叶血肿,右颈内动脉造影,可清楚显示供血动脉(MCA)、畸形血管团及引流(深)静脉

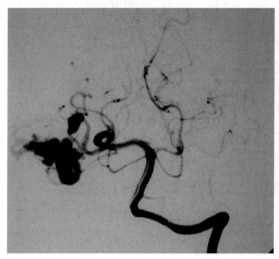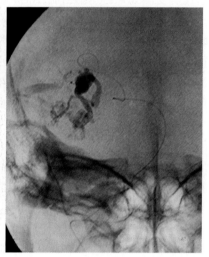

图 7-38　右颞叶 AVM 合并动脉瘤 DSA 表现及介入手术过程中

的小 AVM(≤3cm),应首选立体定向放射治疗;但对于单一动脉供血,导管到位容易的患者,也可首选血管内栓塞;③中等大小的 AVM(3～6cm),根据病灶的血管构筑学情况,可以先行栓塞,减小病灶的体积,以利于显微外科手术或立体定向放射治疗,最终完全消除畸形团;④对于大的 AVM(≥6cm),各种治疗方法的治疗风险都很大,除部分有明显症状或高危出血的患者外,宜随访保守治疗;⑤伴发于颅内动静脉畸形的血流相关的动脉瘤或供血动脉的动脉瘤宜采用血管内栓塞治疗;⑥对于单一的动静脉瘘首选血管内栓塞。但由于各家单位的具体情况不同,有的显微外科手术的技术很高,有的擅长于血管内栓塞治疗,故各家治疗机构都应根据自身的情况制定自己的治疗选择方案,但不能违背治疗的总原则:以完全消除病灶为目标,选择治疗时要平衡治疗的风险和收益,不能让治疗的风险超过疾病自身的风险。

1. 手术　显微手术是 AVM 主要的治疗方法。手术可以阻断供血动脉,切除畸形血管团,解决盗血,预防出血,治疗癫痫、顽固性头痛及恢复神经功能,疗效确切。多数学者认为原则上不论 AVM 是静止或活动,一旦诊断明确应尽早手术。对由于 AVM 出血形成的颅内高压、脑疝应积极手术清除血肿,对 Spetzler-Martin 分级Ⅰ～Ⅱ级,病灶较局限、显微镜下边界清楚,即使位于语言运动等重要功能区或位于除脑干以外的深部结构中,不论有无出血病史,都应争取一期全切。手术治疗应注意的问题如下。

(1) 手术时机:除非合并巨大的颅内血肿,需要急诊手术抢救患者生命外,AVM 手术通常为择期手术。对于合并巨大的颅内血肿的 AVM 患者,手术的原则是仅清除血肿,抢救患者的生命,而不强调切除畸形血管,等几周后,此时脑组织水肿已消失、残存的血肿溶解和脑组织自我调节功能恢复后,经行脑血管造影,再择期手术。对于没有准备的急诊手术,切除畸形血管是非常危险的。

(2)分离病变和引流静脉的保留:分离病变时应逐层分离,由周边逐渐分离病变。在完全分离好AVM病变前,若病变的某一侧分离得太深会十分危险。这种从上向下的分离方式叫作螺旋式分离。尽可能电灼后剪断所有供血动脉,但不能将所有引流静脉都去除。从开始分离病变到完全分离,至少要保留一支主要的引流静脉,待基本切断所有的供血动脉后再最后离断。可达到静脉引流目的,避免组织肿胀、AVM组织断裂。完全分离病变时,所有的供血动脉已截断,保留的静脉应变为浅蓝色,这证明所有的供血动脉已全部清除。这时AVM仅与静脉相连,可安全地将其离断。

分辨动脉化的静脉与供血动脉是很重要的。在刚开始分离病变时,供血动脉和引流静脉常不易区分。引流静脉常常走行于脑组织表面。由于平滑肌和弹力纤维较少,供血动脉一般是扩张的,而且动脉壁较薄。静脉倾向于不太充盈,与动脉相比,静脉的直径更大、壁更薄。当深部有主要的引流静脉时,表面的小引流静脉可以剪断。但病变很可能没有深部引流静脉,所以至少应保留一条表浅引流静脉到病变分离的最后才剪断。

沿着皮质表面动脉化的引流静脉,并从皮质组织中分离,逆向追寻到畸形。也有一些扩张了的供血动脉沿着脑沟通往病变。如果存在脑出血,AVM就是血肿的壁。通过术前血管造影和病变的位置可以定位供血动脉。应尽量靠近病灶剪断供血动脉。只有在确认了动脉在穿过了病变后没有供应正常脑组织时,才能剪断供血动脉。这样的血管在外侧裂周围和胼胝体处的病变很常见。临时阻断夹在确认动脉搏动和证实血管是否穿行时很有帮助。显微AVM夹(No.3~No.5)用于永久性阻断直径>1mm的动脉。安全分离那些靠近室管膜下的小而脆的供血动脉是手术中最困难的部分。用电凝的方法难以处理这些血管,使用这种显微夹可以避免切除过多的脑组织来暴露深部供血动脉。

一般可用双极电凝处理供血动脉和引流静脉而无需动脉夹。对一些较大的供血血管在离断前需要钳夹以避免后期出血。区分供血动脉和正常动脉可能会有些困难,当不能辨别是否为供养动脉时,应在明确了血管的性质后再做处理。脑表面的出血不能用压迫方法止血,因为血管多会缩进脑组织内继续出血。在剪断供血动脉前,应先将其暴露几毫米长,再电凝剪断,这样可以防止这类情况发生。随着由皮质到白质的逐步深入,AVM的分离也越来越困难。很多幕上AVM底部呈圆锥形,圆锥顶部紧邻或位于脑室内。深部的供血动脉进入圆锥顶部,这种情况较难处理,需格外小心。

(3)子病变识别和处理:除了主要病变外,还有一些范围较小、残余的子病变隐藏在白质内。这些子病变通过供血动脉和引流静脉与主要病变相连。如未去除这些子病变,将可能带来非常危险的后果,术后易发生致命的出血。那些在远侧先接受动脉供血,再引流到主要病变的子病变更加危险。完全切除主要病变后,仔细检查AVM床的情况,任何不明原因的持续性出血或异常血管都可能提示有残余病变,高度怀疑是子病变未处理好。应认真检查并清除残余病变,即使可能会累及大脑功能区也应进行彻底的清查。

(4)止血:全部切除畸形团并确保白质深处无残余的病变后,应仔细检查AVM床,并确切止血。细小的供血动脉或引流血管,管径很细,血管壁脆弱易断裂。在分离和电凝时,血管易黏于双极上而断裂出血,电凝后会缩回白质,使得AVM手术中的止血较困难,需要耐心地彻底止血。手术中最确凿的止血方法是使用双极电凝,单纯覆盖止血材料(海绵)并不安全。最后,AVM床壁再覆盖止血材料(海绵)。周围脑组织可能会持续回缩,最终将缓慢复原并填充切除病变所释放的空间。在较大的空隙处,用组织胶固定止血材料,以确保彻底止血。最后,升高平均动脉压,超过患者正常值的15~20mmHg 15分钟,检测确认止血效果。彻底止血后,病变残腔充满生理盐水溶液,严密缝合硬脑膜。

(5)合并动脉瘤:7%的AVM患者有动脉瘤,可分为5类(不包括畸形团内的静脉瘤)。Ⅰ:同侧主要AVM供应动脉的近端,占75%,可能是由于血流的增加;Ⅱ:与AVM有关的对侧主要动脉的近端;Ⅲ:浅表供应动脉的远端;Ⅳ:深部供应动脉的远端或近端;Ⅴ:与AVM无关的动脉上。动脉瘤可在畸形团内或在引流静脉上形成,而血管巢中的动脉瘤破裂出血的风险高于AVM周边的动脉瘤。当治疗这些并存的病变时,要避免遗漏动脉瘤,如果可能,应一次手术同时治疗两种病变;否则,通常先治疗有症状的一个。如果不能明确哪个出血,优先处理的应是动脉瘤。

（6）正常灌注压突破（normal perfusion pressure breakthrough，NPPB）：AVM 手术中或术后并发症，很多情况与大脑血流动力学变化有关。与大脑血流动力学有关的并发症是脑血管畸形特有的，即术中、术后脑出血，脑组织水肿。这些并发症可能由于 AVM 引起的循环异常导致自主调节功能丧失，血管畸形周围的缩血管神经调节功能异常。切除畸形脑血管后，缺血的脑组织恢复了正常的充盈压。缩血管神经调节功能异常的血管还无法恢复到正常的充盈压，导致微循环障碍，通透性增强，邻近脑组织水肿、出血。

2. 血管内栓塞治疗　栓塞的适应证是大型高血流量的 AVM 部位深，重要功能区的供血动脉伴有动脉瘤，引流静脉细小屈曲，引流不畅，有出血可能者，AVM 伴动静脉瘘，且瘘口较多或较大者。对大型、复杂的Ⅲ级以上者，栓塞与手术结合是较佳方案。对大型功能区的 AVM，栓塞可缩小其体积，改变血流动力学分布，利于 AVM 手术切除或放射外科治疗，使不可手术的 AVM 变成可手术。栓塞可使 AVM 塑形，手术中病灶边界更清、更软、易于分离，对正常脑组织的牵拉可减轻，有助于减轻术后水肿，恢复脑血管自动调节功能，防止 NPPB 的发生。

3. 立体定向放射治疗　放射治疗可使 AVM 的病变区形成血栓。直径<3cm 的 AVM 可考虑立体定向放射治疗。通常需要 1~3 年后才能见效，治疗期间有出血可能。另外，约 1%~3% 的 AVM 患者，会出现放射治疗后脑损伤，患者出现短时或永久的神经功能障碍。目前大多数学者将出血后 AVM 的伽马刀治疗时机选择在血肿吸收后进行，即出血后 1~3 个月。对于手术后残留或仅行血肿清除术后的 AVM 病例，通常需待脑水肿完全消失、正常结构复位、全身状态稳定后再考虑伽马刀治疗。已行栓塞治疗而未完全闭塞的 AVM 病例，若需联合使用放射治疗，应尽可能安排在栓塞治疗后的 3 个月内进行，以避免潜在的畸形血管再通可能。

二、脊髓动静脉畸形

脊髓动静脉畸形（spinal arteriovenous malformation，sAVM）是一种少见先天性的严重致残性疾病，因其长时间内可无症状，或者症状较轻，临床认识不足，易误诊。目前尚无人群发病率的准确数据。本病平均发病年龄在 20 岁，50% 以上的患者发生在 16 岁以前，男多于女，可以发生在脊髓任何节段，但最常见为颈段和圆锥。治疗较复杂，Elsberg 于 1914 年完成了首例切除手术，其后，学者们对其进行各类分型，20 世纪 70 年代初，Doppman 和 Djindjian 等开展了介入治疗。

（一）脊髓的血管解剖概要

1. 脊髓的动脉（图 7-39、图 7-40）

（1）根动脉：根动脉分为前根动脉和后根动脉。在胚胎期根动脉有 31 对，到成人时大部分已经退化，前根动脉仅余 6~8 支，后根动脉仅余 10~23 支。

前根动脉较粗大，其中最大的一支为根髓大动脉（Adamkiewicz 动脉）。根动脉在神经袖套的前方进入椎间孔，穿过硬脊膜，在齿状韧带的前方向上行，然后形成一锐角反折向下，类似发卡样，同时发出一向上的分支。前支走行在前正中裂，后支走行在两侧的后外侧沟神经后根的内侧，这些向上和向下的动脉称脊髓动脉。

（2）脊髓动脉及其纵轴：前、后根髓动脉发出的脊髓动脉分别加入脊髓前动脉、脊髓后动脉。

1）脊髓前动脉：最上者由双侧椎动脉在汇合为基底动脉前发出。在颈髓 2~3 水平处合为一根动脉，向下走行在前正中裂，逐个与不同节段根动脉发出的脊髓动脉的上升支吻合，纵贯脊髓全长，直达圆锥，形成脊髓供血的前纵轴。在血管造影上，可见典型的发卡样血管影，有的根动脉与脊髓前动脉之间的夹角较大。其下降支较上升支粗，位于椎管的正中，除颈、腰膨大动脉略呈波纹状外，一般呈直线样。侧位像示脊髓前动脉紧贴椎体后缘，其间隙不超过 2mm。前纵轴在中胸段最窄，甚至可能中断。

2）脊髓后动脉：双侧脊髓后动脉分别起于左右椎动脉，向下走行在脊髓左右后外侧沟内，与不同节段根髓动脉发出的脊髓后动脉上升和下降支吻合，但很难形成两条完整的脊髓供血后纵轴，而多以血管网的形式存在。在血管造影上，也呈发卡样血管影，但根髓动脉与脊髓后动脉之间的夹角较脊髓前动脉小，甚至有时相互靠拢。位于椎管的两侧，走行略呈波纹状，管径较脊髓前动脉细。侧位像示脊髓后动脉与椎体后缘有一段距离，约 10~13mm。

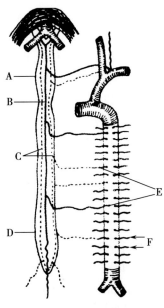

图 7-39 前后根动脉正位像

A. 颈膨大；B. 脊髓前轴；C. 脊髓后轴；D. 腰膨大；
E. 前后根髓动脉；F. 根动脉。

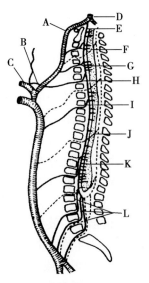

图 7-40 前后根动脉侧位像

A. 椎动脉；B. 颈深动脉；C. 锁骨下动脉；D. 基底动脉；E. 脊髓前动脉；F. $C_3 \sim C_4$ 根髓动脉；G. $C_5 \sim C_7$ 根髓动脉；H. $C_7 \sim T_3$ 根髓动脉；I. $T_3 \sim T_{11}$ 根髓动脉；J. 脊髓后动脉；K. 根髓大动脉（Adamkiewicz 动脉）；L. 腰骶根动脉。

3）根软膜动脉：此动脉沿神经根走行至软膜表面，参与软膜冠状网及向心性脊髓供血。无明显的上升和下降支，在造影中不呈发卡样，与脊髓后动脉有区别。由于其供应脊髓的血运范围局限，在 AVM 中又多有参与供血，因此是超选择性栓塞的重要血管。前后纵轴在圆锥下 1.5cm 处吻合，形成十字形血管吻合弓。脊髓周围有冠状丛连接各纵轴。

（3）脊髓内的血液供应：可分为中央和周围两部分。

1）中央动脉（沟联合动脉）：起源于脊髓前动脉，穿过前正中裂、发出分支直接供应腹侧锥体束。在前正中裂的底部，分支向左右两侧分布，终止在两侧前角之间灰质的深部。供应的区域包括前角灰质、中央管周围区、后角的底部、Clarke 束、皮质脊髓束、脊髓丘脑侧束及薄束、楔束的腹侧等脊髓前 4/5 的血运。

2）周围动脉：起于周围冠状动脉丛，除了一些不规则的、长短不一的动脉外，一些主要较恒定的动脉沿后正中沟、前外侧和后外侧沟走行，主要供应的区域归入周围动脉的供血范畴。中央动脉和周围动脉都是终末动脉。

2. 脊髓的静脉 从脊髓内的毛细血管床，通过髓内静脉引流到髓周静脉（静脉血管冠），然后再通过根静脉到椎静脉丛和脊柱外静脉网。①髓内静脉：这些静脉在髓内呈放射状排列，在前正中裂汇成前正中静脉，在后正中沟汇成后正中静脉，在前、后正中静脉之间存在吻合，其中往往有一支静脉较为粗大。②髓周静脉（静脉血管冠）：除了一些不规则的前外侧和后外侧静脉外，在前正中裂脊髓前动脉之后为脊髓前静脉，正中静脉引流入内。脊髓前静脉在脊髓膨大处较粗，在颈髓和上胸髓有时为双干。在后正中沟内的脊髓后静脉，较脊髓前静脉粗大。③根静脉：与根动脉一样，分布不甚规则，而且不一定与根动脉伴行。Suh 和 Alexander 统计约有 14 支根静脉，7 支前根静脉，7 支后根静脉。其部位相对恒定：C_3、C_5 水平各 1 支，上胸部 1 支，中胸部 1 支，下胸部 1 支，腰段 2 支。④静脉的回流：根静脉汇入椎-髓静脉形成的椎管内静脉丛，前后各两条纵轴，由前、后、两侧横行静脉相连。椎管内静脉丛与椎管外前、后静脉丛相连。在腰段，椎管外静脉丛引流入腰升静脉；在胸段，入半奇静脉和奇静脉；在下颈段，入上肋间静脉，然后入奇静脉弓；在上颈段，引流入椎静脉丛和颈部的静脉；在颈、延髓交界的前方，脊髓前静脉可与延髓前静脉相连；在后方，脊髓后静脉与延髓后静脉相连，经颅内静脉途径回流。

（二）分类

脊髓动静脉畸形的临床表现、病理生理和治疗在各种类型之间差别很大,因此,认识这些疾病有赖于其分类。结合影像学表现及病理解剖表现,将脊髓血管畸形作如下分类。

1. Ⅰ型　椎管内动静脉畸形,分3个亚型。

（1）Ⅰa:髓内动静脉畸形(intramedullary arteriovenous malformation),又分如下两型,一是血管球状畸形,在髓内有一动静脉血管团,常见颈脊髓内。其特点是在血管造影中显示为高血流量和稀疏的静脉回流血管,常有静脉瘤和静脉曲张。二是未成熟型畸形,以高血流量和广泛而复杂的动、静脉解剖为特点。病变可占据整个脊髓,侵及硬膜,甚至延及椎体和椎旁组织。

（2）Ⅰb:硬脊膜下髓周动静脉瘘(subdural perimedullary),病变位于胸腰连接处的硬膜内脊髓外区,脊髓前动脉的一根分支为动静脉畸形的滋养动脉,然后经瘘回流到大小不等的髓外静脉。动静脉瘘及其回流静脉位于脊髓外,不在脊髓内。

（3）Ⅰc:硬脊膜动静脉瘘(spinal dural arteriovenous fistula,SDAVF),其动脉供应来源于脊柱的节段动脉的硬膜分支,供应神经根和硬膜。在硬膜内较低的血流量经病变处,其静脉回流至硬膜内,再回流到脊髓的冠状静脉。此组静脉位于脊髓背外侧,无静脉瓣,因而脊柱的节段动脉与脊髓回流静脉之间形成动静脉瘘交通。此瘘亦与脊髓后侧和后外侧的冠状静脉交通。同时与脊髓后侧和后外侧的冠状静脉丛之间也形成交通。冠状静脉丛的血流向上流向枕骨大孔。

2. Ⅱ型　海绵状血管畸形:海绵状血管畸形可以单一病变存在或为颅脊髓海绵状血管瘤的一部分的形式发生在脊髓内。这些低流量的病变由脊髓实质内分层状的血管或多节段的血管通道组成。可以发生椎管内出血或者压迫症状。病变由一些菲薄的没有明显弹性蛋白或平滑肌的血管壁层的血管组成,薄壁管道衬以内皮细胞,常常有陈旧性出血。在血管壁之间看不到散在分布的正常脊髓或脑实质。

3. Ⅲ型　椎旁血管畸形:主要包括两类,一类是椎旁动静脉瘘或大的血管瘤,另一类为节段性血管瘤病(科布综合征,Cobb 综合征),或全身弥散性血管结构不良症,如 Osler-Weber-Rendu 综合征等。

（三）临床表现

临床征象可分为两大类型,即急性或亚急性脊髓功能障碍和慢性进行性脊髓功能受损。一类是以硬脊膜内血管畸形为代表,以出血为代表性症状,可引起急性瘫痪;另一类以硬脊膜动静脉瘘为代表,以脊髓静脉压增高、缺血或脊髓腔隙性改变的症状为主,起病缓慢。脊髓动静脉畸形的主要临床表现有以下两方面,①疼痛、感觉障碍、运动障碍及自主神经功能障碍:一半以上的患者以急性疼痛发病,为刺痛或灼痛,疼痛部位与畸形所在脊髓节段相符合;②间歇性跛行:具有一定的特征性,主要是由于盗血使脊髓及神经根处于相对缺血状态引起。

1. 髓内动静脉畸形　发病年龄多见于 40 岁以下,平均 20 岁,男女发病率相当,常发生髓内和蛛网膜下腔出血,可同时伴有或没有急性神经功能障碍。76% 的患者在某一时期曾有出血,24% 的患者因出血出现神经功能障碍。髓内出血似乎在颈髓动静脉畸形中更常见。一些患者表现为进行性无力、感觉障碍、括约肌功能异常和阳痿,常合并有髓内出血。约有 20% 的髓内动静脉畸形患者可发生髓内动脉瘤。这些脊髓动脉瘤常常位于供给髓内动静脉畸形的主要滋养血管。病变位于中胸段的患者比病变位于其他部位的患者预后要差,这可能与该区段侧支分布少有关。病变位于颈段的患者预后较好。

2. 硬脊膜下髓周动静脉瘘　男女发病率无明显差别。大部分患者表现为进行性发展的脊髓病并有疼痛、无力、感觉和括约肌功能障碍,或者蛛网膜下腔出血。

3. 硬脊膜动静脉瘘　男性多于女性,病变多发生于胸腰段,主要表现为疼痛。胸腰段背部或臀部的疼痛可能为其主要症状,有时可出现根性疼痛。在 6 个月至 2 年中,胸腰段水平以下的进行性自下而上的感觉障碍及性功能障碍,如双下肢不对称性烧灼感或蚁走感、间歇性跛行等。1/3 的患者有运动功能障碍的表现。这些患者通常有上运动神经元和腰骶部脊髓有关的下运动神经元的混合功能障碍体征,如臀肌和腓肠肌的萎缩、下肢反射亢进。体力劳动、长时间站立和各种俯身、弯腰、伸展或屈曲等姿势加重静脉的淤血可使症状加重。患者就诊时的主诉症状最多见为圆锥综合征,其次为马尾症状,第三为痉挛性截瘫。由于脊髓损伤和动静脉瘘的水平主要在胸腰段,感觉受累平面通常在 T_{10} 以下。

脊髓硬脊膜动静脉瘘患者典型的病史之一,是进行性发展的有上运动神经元和下运动神经元表现的混合性瘫痪,常合并有疼痛、感觉障碍、臀肌萎缩和中老年男性的括约肌功能障碍。80% 的患者为缓慢进展的脊髓病,10%~15% 的患者呈严重的脊髓功能障碍而急性发病。福-阿(Foix-Alajouanine)综合征:急性坏死性脊髓病可能导致突然的瘫痪,这可能是由于突然发生的回流静脉血栓形成引起。

4. 海绵状血管瘤　可表现为急性神经功能障碍,这常与出血有关,由于血管的急性扩张常并发出血。其他患者可以表现为进行性的神经功能障碍,并有一种在较严重功能障碍发作以后出现神经功能改善的趋势。也可能发生反复出血,出血后神经功能的恶化可持续数小时或数天。

5. 椎旁血管畸形

(1) 科布(Cobb 综合征)是一种先天性疾病。其临床表现包括 3 个方面:①脊髓表现:为蛛网膜下腔出血、脊髓内出血及神经根刺激症状,由于椎体硬脊膜 AVM 及扩张的硬脊膜外静脉丛压迫导致的脊髓受压症状等;②表皮表现:为表皮的血管瘤,即所谓的"假平面血管瘤"。其表面血供丰富,温度较高;③脊柱症状:为椎管内神经根硬脊膜血管瘤,一个或多个椎体血管瘤以及椎旁血管瘤,这些血管瘤可引起不同程度的脊髓压迫症状。个别病例可出现半身肢体肥大、过度生长等。

(2) Osler-Weber-Rendu 综合征:可伴有脊髓 AVM,成年后可产生神经功能障碍。既往可有反复出血史,特别是鼻出血。另外,常伴有皮肤、黏膜的血管瘤。如口唇、额部、舌、指腹、内脏,甚至脑组织。而脊髓血管瘤可发生在颈、胸、腰、骶的任何节段也可累及髓外。所有病变均可用栓塞治疗。

(四) 诊断

脊髓动静脉畸形可以出现急性或亚急性神经功能障碍,表现为蛛网膜下腔出血或脊髓出血呈进行性地瘫痪、感觉和括约肌功能丧失,或表现为慢性进行性脊髓功能受损的症状。其诊断较困难,常与其他脊柱疾病如退行性疾病和肿瘤等相混淆。近年来有关神经影像学的进展,特别是 MRI 检查和脊髓血管造影的广泛开展,在一定程度上提高了诊断率,但是,由于一些脊髓动静脉畸形在 MRI 上呈隐性表现,往往只有行脊髓造影和/或脊髓血管造影后才能作出诊断。选择性脊髓动脉造影是目前确诊和进行脊髓动脉静脉畸形分类的唯一方法。

1. X 线片　髓内动静脉畸形可见椎管及椎弓根间距增宽,类似髓内肿瘤。

2. 脊髓碘油造影　可见到迂曲扩张的蚓状充盈缺损或造影剂在椎管内梗阻。

3. CT　在脊髓造影明确病变节段后,再行 CT 扫描,可检出髓内血肿和钙化。鞘内注射造影剂可见蛛网膜、硬脊膜下隙有异常的充盈缺损。增强扫描后,可显示髓内髓外异常的血管团。CTA 在脊髓硬脊膜动静脉瘘的诊断上往往比 MRI 检查更具敏感性和特异性,在 CTA 上可以看到脊髓的背外侧一个较大且呈卷曲状的血管。

4. MRI　在髓内动静脉畸形的诊断上,MRI 检查具有特殊的辅助作用,可以从矢状、冠状、水平面三维断层图像全面认识髓内动静脉畸形的部位、血管团的大小和有无静脉血栓形成。髓内动静脉畸形的畸形血管呈蚯蚓样改变,在 MRI 检查矢状位 T_1、T_2 相上显示为蛛网膜下腔或髓内的低信号流空的血管影,有时为异常条索状的等 T_1 信号,静脉比动脉明显粗大。合并出血时,病变中混有不规则点片状短 T_1 高强度信号。髓内动静脉畸形病灶可通过 T_1WI 上的流空征象加以识别。在 T_2WI 上常合并有脊髓内异常信号,脊髓周围的流空征象提示脊髓病变周围的部分。

5. 脊髓血管造影　选择性脊髓动脉造影是确定诊断的方法,也是目前确诊和分类脊髓动静脉畸形的唯一方法,可清楚地显示病变的范围、位置、大小、供血动脉和引流静脉的数目和位置、病变和脊髓的相互关系等。这些资料对手术治疗或血管内介入治疗是必不可少的。根据临床或脊髓造影定位,做椎动脉、锁骨下动脉、肋间动脉或腰动脉造影。

(1) 硬脊膜动静脉瘘:供血动脉可来自肋间动脉、腰动脉或骶动脉。造影时可见血流缓慢地从一至数根纤细的硬脊膜动脉通过硬脊膜内微小的瘘口,引流到一根迂曲而扩张的静脉内。通过血管断层造影,可看清瘘口多位于椎间孔硬膜的外侧面,有时(特别是在腰骶段时)位于硬脊膜的前或后面。

(2) 髓内动静脉畸形:脊髓动脉造影在确定髓内病变上是必要的,对髓内动静脉畸形可了解其体积、流速、形态、纵向或横向的伸延,供血动脉来源、引流静脉的方向和有无静脉瘤样扩张。

（3）硬脊膜下髓周动静脉瘘：根据造影分为 3 型，①A 型，纤细的供血动脉和引流静脉之间仅有一小瘘口，血流速度缓慢，引流静脉轻度扩张，行走迂曲，常可上升至颈胸段；②B 型，有多根供血动脉，脊髓前动脉可扩张迂曲，瘘口处血流速度较快，静脉端可有静脉球样扩张，引流静脉也有迂曲；③C 型，瘘口往往很大，流速极快，有多支供血动脉，引流静脉呈瘤样扩张。

（五）治疗

脊髓血管畸形的治疗原则是尽早去除出血因素，在最大程度保证脊髓功能的前提下，尽可能完全消灭畸形团。

对脊髓动静脉畸形患者的处理的理想结果依赖于及时的诊断、详细的神经影像学检查、正确的血管内介入治疗和显微外科手术处理。脊髓动静脉畸形的处理很复杂，从较简单的髓外动静脉瘘口处静脉结扎到极其复杂的硬脊膜内血管畸形的介入治疗和显微外科手术。血管内介入栓塞术除可直接治疗部分病例外，还可使部分病变体积变小，供血减少，为手术治疗创造条件。动静脉畸形范围广泛的，可先行血管内介入栓塞治疗后再手术切除。脊髓动静脉畸形的手术治疗有其独特之处。首先，病变富于血管，且常是脆弱的病理性血管，术中止血困难；其次，病变多位于脊髓髓内，且无明确包膜，术中脊髓容易受损。因此，良好的设备和熟练的显微外科技术是手术成功的前提。显微外科手术是目前治疗本病最重要和最有效的方法。介入治疗内容参见脊髓血管畸形的血管内栓塞治疗。

1. 手术

（1）适应证：①硬脊膜动静脉瘘，只有当脊髓前动脉与硬脊膜下髓周动静脉瘘（SAVF）供血动脉在同一水平时或栓塞失败后可行手术切除；②髓内动静脉畸形，畸形血管团边界清楚，呈团块状，病变范围在两个椎体以内；病变位置靠后，与脊髓前动脉距离远，手术便于处理而不损伤动脉主干；引流静脉不阻挡手术入路；手术可接近扩张的瘤样血管者行手术切除；③硬脊膜下髓周动静脉瘘，A 型首选手术切除，部分瘘口位于背侧的 B 型病变亦可手术治疗。

（2）禁忌证：①弥漫性动静脉畸形不宜手术；②全身情况很差不能耐受手术者；③脊髓功能差，无恢复希望者。

2. 栓塞

（1）适应证：①硬脊膜动静脉瘘应首选栓塞；②髓内动静脉畸形：畸形主要由脊髓后动脉供血；脊髓前动脉的供应扩张，较少迂曲；供血动脉直接进入畸形；在畸形血管的上下有正常脊髓前动脉的侧支循环；③硬脊膜下髓周动静脉瘘：A 型首选的治疗是选择性插管球囊栓塞；腹侧 B 型中等大小的血管瘘口可用粒子进行栓塞；腹侧 C 型可用粒子进行栓塞。

（2）禁忌证：髓内动静脉畸形为脊髓前动脉供血，尤其为 Adamkiewicz 动脉供血者，超选择插管不能避开由此供血动脉分支供应正常脊髓组织时，栓塞有可能将正常供血动脉分支栓塞而加重脊髓功能障碍者。

3. 各类脊髓动静脉畸形治疗方法的选择

（1）硬脊膜动静脉瘘：治疗的目的是消除引起静脉压升高的动静脉瘘连接处，主要是栓塞或闭塞远端的滋养动脉、动静脉交通处和硬脊膜内静脉回流的近侧部分。血管内介入治疗或显微外科手术均可以达到此目的。由于血管内介入治疗在一定程度上比显微外科手术侵入性小，故提倡首先选择血管内介入治疗。如果节段性脊髓动脉难以选择性插管，或脊髓前动脉直接的或有侧支的血液供应通过节段性脊髓动脉供养硬脊膜的动静脉瘘，则应进行外科手术。显微外科治疗脊髓硬脊膜动静脉瘘包括硬脊膜内回流静脉的电凝和切断，或硬脊膜内神经根袖动静脉瘘病灶的切除，同时行回流静脉的电凝和切断。对显微外科手术有禁忌的患者或者术后随访动静脉瘘未完全闭塞的患者，适宜行血管内介入治疗。

（2）髓内动静脉畸形：治疗常需结合血管内介入治疗和显微外科手术的方法。当脊髓后动脉的分支有很多动脉供应时，血管内介入治疗是最有效的方法。脊髓前动脉的注射造影可能损害正常的脊髓血流而变得复杂，特别是在脊髓前动脉不终止于动静脉畸形的情况下更是如此。暂时性球囊阻塞、异戊巴比妥试验和体感诱发电位有助于选择进行血管内介入治疗的病例。髓内动静脉畸形的显微外科治疗适用于畸形血管团边界清楚的球形病变。这些病变常有明确的动脉供应。一般情况下，位于背侧或中线部位的病变最适于外科手术。未成熟型病变在脊髓内趋向更广泛，涉及的范围较弥散；病变向头、尾两个方向延伸超过两个椎体节段,以及病变与脊髓前动脉密切相连者,则不适于外科手术。

（3）硬脊膜下髓周动静脉瘘:宜将血管内治疗和显微外科手术相结合进行治疗,适宜于硬脊膜下髓周动静脉瘘。由于 A 型病变通常为较小的滋养动脉,血流量较低,通常不适于血管内治疗,外科处理对 A 型、部分 B 型病变是有效的治疗方法,尤其适合于胸腰椎管侧方的病变。对 C 型病变,可选择使用漂浮球囊进行血管内栓塞治疗。硬脊膜下髓周动静脉瘘病变的治疗效果良好。

4. 手术入路与操作　取侧卧位或俯卧位,颈段病变也可取坐位,取后方正中入路行椎板切除术或椎板成形术。

（1）硬脊膜动静脉瘘切除术:①定位后,以病变为中心,沿背部中线棘突做直线切口,切开皮肤和皮下脂肪,直至棘上韧带。显露病变部位上下各 2 个椎板,用磨钻将此 2 椎板各切除半个,切除上下关节突内侧半。②切开硬脊膜及神经根袖套,打开蛛网膜以后,辨认滋养动脉分支,沿着这些分支到与病灶连接处,即可见到位于神经根袖套上的瘘口及走向脊髓表面的动脉化的引流静脉。锐性分离、游离动脉分支,并电凝和切断。③分离并切除瘘口。瘘口切除完全时,引流静脉将完全变黑。如不能分离并切除瘘口,可单纯阻断引流静脉。由于隔断了瘘口与脊髓间的联系,也可达到治疗目的。④严密缝合硬脊膜后关闭各层。

（2）髓内动静脉畸形切除术:入路同上。切开硬脊膜时应尽可能保持蛛网膜完整。在病变上方或下方用硬脊膜钩挑起硬脊膜,用尖刀切开一小口,再用显微剥离器将深面的蛛网膜剥开,然后向病变方向扩大硬脊膜切口。用 Adson 硬脊膜镊轻轻提起硬脊膜切开缘,用显微剪刀或金刚石刀分离硬脊膜与蛛网膜和病变间的粘连。如有血管跨越硬脊膜和病变间,应电凝后切断。硬脊膜切开后用丝线牵向两侧,四周敷以棉片,使术野与四周隔离。蛛网膜切开应力求保持完整,切开后用微型银夹固定于硬脊膜上。术毕用 9-0 缝线间断缝合蛛网膜,恢复蛛网膜下腔的完整性。病变常有一部分暴露于脊髓表面,但大部分埋于脊髓实质内。一般有一条主要的引流静脉向上或向下走行,此静脉务必妥善保护直至畸形完全分离。供血动脉的处理:原则上在手术过程中为避免畸形血管破裂,应先阻断主要供血动脉,供血动脉可有数条,应尽可能予以阻断,最后阻断回流静脉。供血动脉常位于畸形的外侧部分,较粗大,有搏动,色泽较红。在显微镜下,对于完全位于脊髓背侧的畸形,尚易辨认。对于脊髓背外侧或外侧的畸形,由于病变与神经根和根动脉互相缠绕,特别当粘连较多时,辨认比较困难,可根据术前造影所见寻找。阻断供血动脉时,应尽可能接近畸形血管团。先用银夹将动脉夹闭,然后在邻近畸形血管处双极电凝后切断。处理来自脊髓前动脉的供血动脉是手术中困难的一环,来自脊髓前动脉的供血动脉表面看不到,仅当畸形分离到一定程度时才能见到。这些供血动脉常较粗大,在其未获阻断前,畸形团一直保持较高张力。阻断这些供血动脉时应特别小心,否则极易损伤脊髓。一旦来自脊髓前动脉的供血动脉阻断后,畸形将更加松软,也具有更大的活动度。切除畸形灶及回流静脉:沿畸形四周进行分离,同时处理进入畸形的血管,使畸形血管张力逐渐降低并有一定活动度。切除过程从上极或下极,即远离回流静脉的一端开始。先将引向上极或下极的血管切断,将畸形血管提起。将蛛网膜沿畸形血管边缘切开,分离血管与软脊膜的粘连。畸形血管与脊髓的软脊膜下正常动脉和髓内动脉有吻合支交通,将这些吻合小血管用血管夹夹闭,或用双极电凝后逐个切断,逐步向畸形的另一端解剖,沿途遇到供血根动脉用银夹夹闭后切断。只要将畸形血管轻轻提起,就能清楚看到进入畸形的大小血管,切断这些血管时应尽可能接近畸形血管团。继续分离残余畸形,直至引流静脉完全变黑,张力明显下降。此时电凝并切断引流静脉,回流静脉较粗,管壁较薄。用血管夹夹闭,或用双极电凝电凝后切断。探视创面并用生理盐水冲洗。如有难以制止的出血点,则很可能有畸形残留,应进一步寻找并切除之。

（3）髓周动静脉瘘切除术:定位准确时仅切除一个椎板,即可获充分显露。沿瘘口四周进行分离,电凝并切断供血动脉和引流静脉即可将瘘口取下。迂曲扩张的引流静脉完全变黑,张力下降。不必分离切除。

（4）供血动脉结扎术:一般不作为首选。结扎血管畸形的部分供血动脉,能降低畸形血管中（特别是引流静脉）的血压,以减少病变出血机会,促使病变发生血栓形成,达到改善脊髓组织的血液供应,减轻神经症状的目的,可获得一定效果。动脉的结扎部位可选在供血动脉从大动脉主干的分出点,主要适用于胸段血管畸形,这种畸形较大,供血动脉较少,且常限于一侧。通过开胸手术暴露主动脉,将扩张粗大的肋间动脉（血管畸形的供血动脉）在主动脉分出点结扎。在接近血管畸形处结扎供血动脉,结扎部位可在硬脊膜外或硬脊膜内。在硬脊膜内寻找供血动脉比较困难,因为供血动脉与引流静脉不易区别而且如果手术在胸段进行,由于椎管较狭,操作困难。在硬脊膜外结扎供血动脉可避免这些困难之点。

（5）椎板切除减压术:适用于不能切除或只能部分切除的脊髓血管畸形。减压范围要充分,硬脊膜最好能扩大修补,以防畸形血管与脊膜外组织粘连。硅橡胶薄膜不引起粘连,最为适用。

三、脑静脉畸形

脑静脉畸形(venous angioma malformation)是无动脉成分的血管畸形,是先天性正常局部脑引流静脉的异常扩张。本病占血管畸形 2%～9%,无遗传性。70%以上发生在额、顶叶,其次是小脑。病变主要位于皮下深部的白质,有时可合并有 AVM、海绵状血管瘤或面部血管瘤。静脉畸形是由一簇脑内静脉汇集到一个粗大的静脉干构成,静脉缺乏平滑肌和弹力纤维,在扩张的血管之间有正常脑组织,此点与海绵状血管瘤不同。

1. 脑静脉畸形临床表现　①癫痫:为最常见的临床表现,主要为癫痫大发作;②局限性神经功能障碍:表现为单侧肢体轻瘫,可伴有感觉障碍;③慢性头痛;④颅内出血:病变内处于低血流量和低压力状态,因此出血少见,幕下病灶比幕上病灶更易于出血。患者表现为突发剧烈头痛、偏瘫或昏迷。

2. 诊断(图 7-41)　①脑血管造影:病灶只在静脉期显影,典型表现为“水母样”,即数条扩张的静脉扇形汇聚成一条扩张的中央静脉,从中央静脉再向浅静脉系统、深静脉系统或硬膜窦引流。动脉期和脑循环时间正常。②CT 及 MRI:CT 平扫多正常,增强 CT 可见病灶呈条索状强化。在 T_1WI 上病灶为低信号,T_2WI 上为高信号;增强扫描可见脑实质内一条粗线条状的增强影指向皮质和脑深部,其周围无水肿和团块占位。

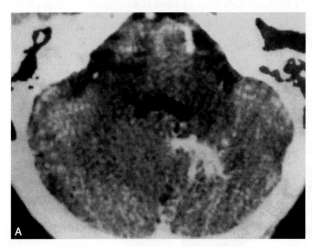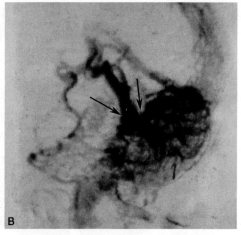

图 7-41　小脑静脉畸形

A. 增强 CT 显示左小脑半球蚓部附近条索状增强,后方有多支血管汇入;B. 脑血管造影静脉期侧位片显示小脑半球静脉畸形,充盈造影剂的髓静脉呈放射状汇入一支粗大的引流静脉。

3. 治疗　因病变在脑内分布广泛,手术切除对正常脑组织损伤严重,只有证明其为癫痫灶或出血者,才考虑手术治疗。

四、海绵状血管瘤

海绵状血管瘤(cavernous angiomas)也称海绵状血管畸形(cavernous malformations,CM),是一种比较常见的神经系统血管畸形,为边界清楚的良性血管性错构瘤,由不规则的厚薄不一的蕈样血管性腔道组成。位于脑内,但没有神经实质及大的供血动脉及引流静脉,通常大小为 1～5cm,50% 为多发,偶见脊髓。因为在脑血管造影中没有异常血管的发现,CM 曾被归为隐匿性血管畸形。由于 CT 和 MRI 的广泛应用,使 CM 在生前诊断成为可能。特别是 MRI 检查,发现了大量家族性患者和脑内多发海绵状血管瘤,更清楚地了解其自然病史和发展规律。

（一）病理学特征

CM 病因仍不明确,一些病例是获得性的,因为在这些患者既往的 MRI 正常,其中包括有家族史的患者,或既往曾受放射治疗的患者。CM 发生在脑或脊髓的实质以及脑和脊神经,可见多发,体积从几个毫米到数个厘米不等。有时还可伴发脑的静脉畸形,或身体的其他部位如肝脏 CM。病变实质是畸形血管团,通常呈分叶的外观,切面形似海绵,由许多薄壁扩张的毛细血管组成,为非真性血管瘤。典型的大体标本为桑葚状,黑红色或是紫色。病变的内部是薄壁血管形成的蜂房样结构。在病变周围,或在病变内部可有小的出血灶,但是很少有大的血肿,有时见到小血管进入病变。病变的周围,包绕着黄染的胶质组织。因为反复小量出血,病变可逐渐增大,出现透明样变性,血管壁增厚,最终血管闭塞。显微镜下可以看见不规则的窦状空间,以及大量包括血栓、没有弹性组织和平滑肌支持的薄壁组织,壁由单层的上皮组织组成,并有细胞外成分,无神经组织。病变周围被一层胶质组织包绕并有含铁血红素的巨噬细胞。不同时期血肿,可存在广泛钙化,还可看到密集的毛细血管。

（二）临床表现和自然病史

CM 发生率为 0.5% ~ 0.7%,占脑血管畸形的 8% ~ 15%,在中枢神经系统血管畸形中排第二位,仅次于颅内动静脉畸形。可以发生在任何年龄段,男女发病率相同。无明显的好发部位,大多数都位于幕上大脑半球内。主要临床表现是出血、癫痫、头痛和神经功能缺失,也可以无症状。许多患者可能同时出现几个症状。不论患者临床表现如何,在病变附近脑实质通常都存在出血。血肿一般很小,个别情况下比较大,会导致患者病情的迅速恶化。一些逐渐增大的 CM,因为病变的占位效应,可以引起进行性的神经功能障碍。文献中,目前还没有足够的资料阐明 CM 的自然病史。除个别病例外,大多数患者出血的后果不严重。但是,连续出血可导致患者病情进行性恶化,同时,出血和神经功能的障碍有很大的联系。所以了解患者多长时间内出血,对决定治疗方案非常重要,特别是在一些偶然发现或者仅有轻微症状的患者。通常,CM 初次出血的概率很低。每个病变每年的出血率仅有 0.17%,且与动脉瘤和动静脉畸形相比,其出血很少是灾难性的。但也有学者报道初次和再出血率都很高。有关癫痫发展的危险,有症状未加重的报道,也发现癫痫发展加重的危险是每人每年 1.5%。

（三）影像学表现

CM 为隐匿性血管畸形,血管造影不显影,CT 及 MRI 可发现。CT 不具特征性,病灶小可漏诊,MRI 表现可有特征性表现。

1. CT　表现为脑实质中毛糙的环形或不规则形状的占位病变征象,边界清晰,周围无明显脑水肿,出血急性期可见高密度影,低密度区代表血栓形成部分,或缓慢流动的血池。如有钙化斑,呈不均匀斑点状或洋葱头状钙化。注射造影剂后轻度或明显强化,但不显示异常血管(图 7-42)。

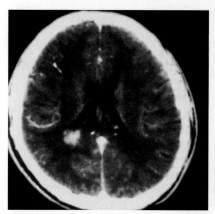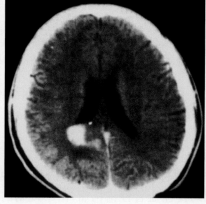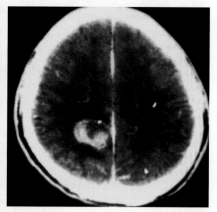

图 7-42　右顶叶海绵状血管瘤并出血 CT 增强扫描
右顶叶不均一强化及环状强化的病变,内无强化区,周围有低密度区。

2. MRI　优于 CT,是术前特异性检查手段,可清楚显示肿瘤边界,周围含铁血黄素黑环征,偶见引流血管的流空影。其典型表现是:病变边界清楚,并伴有一个密度混杂的网状或不规则的核心,在病变边缘有非常明显的低信号区(盐和胡椒征)。病变中央或者周围,有时可以看到不同时期的出血,很少情况下还能看到引流的静脉流空影。在 T_2 像中,病灶周边的脑组织因为水肿表现为高信号。强化扫描后,病变轻微强化或不强化。肿瘤反复多次出血所存留的正铁血红蛋白,含铁血黄素沉积、血栓、钙化及周围反应性神经胶质增生,使其 MRI 表现呈特异性,特别对于慢性反复出血者。出血时期不同的 MRI,其信号不同,急性期 T_1 高信号,T_2 低信号。慢性期病灶既含游离稀释的高铁血红蛋白(methemoglobin,MHB),又有含铁血黄素沉积,MRI 表现为混杂信号。脑内海绵状血管瘤出血 1 周后病灶即有含铁血黄素沉积现象,这一现象首先始于周边部,逐渐向中心部扩延,含铁血黄素沉积在 T_1 和 T_2 像均为持久低信号,在 T_2WI 更明显,在病灶外周形成含铁血黄素黑环(hemosiderin ring)。反应性胶质增生呈长 T_1、长 T_2 信号,可在含铁血黄素黑环外形成环型增强(图 7-43、图 7-44)。脑实质外脑内海绵状血管瘤,病灶外周无含铁血黄素黑环形成。

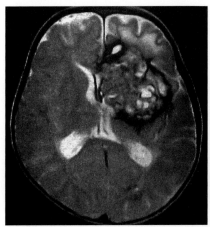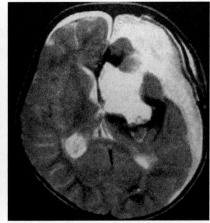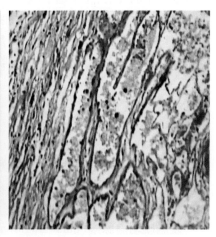

图 7-43　左岛叶基底核海绵状血管瘤手术前后 MRI 表现及病检

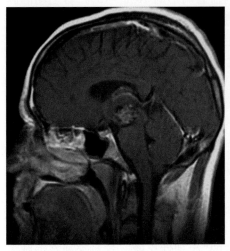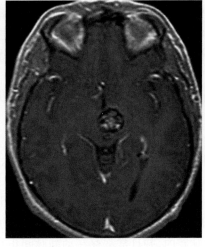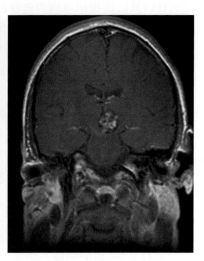

图 7-44　丘脑和脑桥连接处海绵状血管瘤 T_1WI 表现

　　3. DSA　绝大部分 CM 的脑血管造影正常,在动脉期难以见到供血动脉和病理血管,毛细血管期也很难见到病灶部分染色。脑内 CM 不显影的原因是:①循环时间过慢,使造影剂稀释;②供血动脉口径太细;③血管内血栓形成或血管痉挛;④病变周围血肿压迫 CM 的血管腔。有文献报道,极个别情况下,可以看到无血管的团块占位或毛细血管影。因为 MRI 技术的广泛应用,血管造影已很少被采用。如果 MRI 提示病变伴有其他的血管畸形或者诊断不明确,才考虑行脑血管造影检查。

　　4. 腹部 B 超　可发现患者的肝脏是否同时存在脑内海绵状血管瘤。

　　(四) 治疗

　　手术切除是最佳的治疗方式。手术治疗的目的是全切除病变,消除病灶出血风险,减少或防止癫痫发作,恢复神经功能,目前主要采用微创神经外科手术技术。在术前评估时,患者的年龄,病灶的出血风险,既往出血的症状以及手术的风险需要谨慎考虑。

治疗方案的选择取决于患者的年龄、身体状况、临床表现、病变部位和出血情况。下列情况建议保守治疗：①患者无临床症状；②伴有药物可控制的癫痫；③病变位于重要功能区，且仅有一次出血或轻微症状；④多发病变，且不能确定症状是由哪个病变产生的；⑤患者高龄、身体虚弱且症状不严重。对这类患者可随访，3~6个月行CT和MRI头部扫描，如病变发展应及时手术治疗。有症状的儿童CM常需手术治疗，因为随着患者年龄的增长，出血和癫痫的潜在危险性较大。

手术适应证：①病变出血并伴发新的进展性神经功能障碍；②药物治疗无效的顽固性癫痫；③病变增大，占位效应明显；④病变多次出血；⑤有明显局限性神经功能障碍；⑥脑干内CM。随着神经外科显微技术和微创技术的发展，位于脑干、基底核和丘脑等深部病变也能手术切除，并获得良好效果。对于多发的CM手术切除的原则为，首先切除引起症状的病灶；一个手术野内可以同时切除的病灶，也可以一次手术切除。

CM对放射线不敏感，而且不良反应很大，因此，放射外科治疗CM有较大争议。目前，仅试用于手术难以切除或位于重要功能区的有明显临床症状的CM，并适当降低周边剂量（12~16Gy），以防放射性脑损伤。

（江涌　庞金伟　包堃旸）

第五节　颅内动静脉瘘

颅内动静脉瘘是指动静脉发生短路，常见硬脑膜动静脉瘘、颈内动脉海绵窦瘘等。

一、硬脑膜动静脉瘘

硬脑膜动静脉瘘（dural arteriovenous fistula，DAVF）是指发生在硬脑膜及与其相连的大脑镰、小脑幕、静脉窦的动脉和静脉直接交通的一种血管性疾病，也被称为硬脑膜动静脉畸形（dural arteriovenous malformation，DAVM），这提示该病为进展性疾病，据国外学者统计，其约占颅内血管畸形的10%~15%，幕上动静脉畸形的6%，幕下动静脉畸形的35%。硬脑膜动静脉瘘可发生于硬脑膜的任何部位，但以横窦、乙状窦、海绵窦最为多见。常为静脉窦阻塞所继发，为后天获得性疾病。DAVF主要由颈外动脉供血，颈内动脉、椎动脉的脑膜支也可参与供血。该病临床表现多样，常以眼征或其他表现就诊，在临床上容易引起误诊漏诊。Sachs于1931年首次报道，1951年Fincher提出DAVF的概念，1965年Verbes进行了DAVF的第一例手术治疗，1973年Kerber通过对硬脑膜血管的解剖研究将该病归因于后天获得性，同年，Djindjian首先采用动脉法栓塞治疗方法。

（一）解剖与病因

多年临床观察发现DAVF可能与创伤、炎症、脑静脉窦血栓形成、血液高凝状态或某些先天性疾病有关，但具体的发病机制仍不清楚。

1. 先天性病变　以往DAVF被认为是先天性疾病，与脑血管畸形相似，是由于硬膜血管的发育异常而造成的。对硬膜血管超微结构的研究发现，硬脑膜存在着极为丰富的血管网，动脉吻合尤为发达，静脉系统常与动脉并行，有时动脉会突入静脉腔内，并且常常存在动静脉间正常的"生理性交通"，这种交通在静脉窦附近特别多见，因此，有人认为DAVF是由于胚胎发育过程中脑血管发育异常而使硬脑膜内的"生理性动静脉交通"增加而形成的，或是静脉窦附近的血管异常增生所造成的。临床上也发现婴儿期可出现DAVF，并且DAVF可与脑血管畸形等先天性疾病同时存在，这些都提示DAVF可能与先天性因素有关，并可能与先天性的颅内血管肌纤维发育不良有关。但是，除此之外，目前还没有更具有说服力的胚胎学和病理解剖学方面的依据来支持DAVF的先天性学说。

2. 获得性病变　目前已有大量临床和实验资料显示DAVF是获得性疾病。硬脑膜动脉在硬脑膜外层通过，硬脑膜静脉在两层之间走行，两者十分靠近，正常情况下存在丰富的吻合网，称为生理性动静脉分流，直径50~90μm。在颅脑外伤、颅脑手术、颅内感染、高凝状态（妊娠、口服避孕药）等因素下均可导致静脉窦血栓形成，致使闭塞处近侧的生理性动静脉分流开放，异常分流逐渐增加，致使静脉窦压力增加，可能伴发软脑膜静脉逆流，即使静脉窦再通，异常动静脉瘘仍持续存在，发生DAVF。①静脉窦炎或栓塞：正常情况下,部分脑膜动静脉终止于窦壁附近,发出许多细小分支营养窦壁硬膜;另外,Hamada 等发现该病的病变基础是在硬膜动脉与扩张的小静脉之间存在一种直接交通,并将其命名为裂隙样血管(crack-like vessle),直径约为 $30\mu m$,有一层内皮细胞层和平滑肌细胞层,而通常在动静脉之间存在的毛细血管网在上述结构中没有发现。这提示在硬膜上存在一种动静脉直捷通路,正常情况下该血管完全闭合,而某些病理情况下,如静脉窦炎或栓塞时,静脉回流受阻,静脉窦压力升高,使这一通道开放,形成 DAVF。②临床观察中似有女性多发的倾向,但目前尚不能确定 DAVF 发生的性激素影响及性别差异。③外伤、手术等可诱发 DAVF 形成,其原因在于静脉窦高压或闭塞。

（二）临床表现

与瘘口所处的位置及引流静脉的类型密切相关,如:位于侧窦或颈静脉孔区的 DAVF 典型症状为搏动性耳鸣,可在患侧颞部或乳突部位听诊闻及的搏动性颅内血管杂音,偶有突眼、结膜充血、水肿等特征,也可出现头痛、头晕、视力下降等高颅压症状;位于岩骨尖部及大脑大静脉区的 DAVF 常表现肢体运动障碍、共济失调以及后组脑神经麻痹症状;位于上矢状窦区的 DAVF 常引起肢体活动障碍,严重者可出现意识障碍;位于海绵窦区的 DAVF 常表现为明显的眼部症状,如突眼、球结膜充血、水肿,视力降低,眼肌麻痹,眼球运动受限以及显著眼压增高,有时也出现颅内血管性杂音或耳鸣,偶有头痛等,与创伤性颈动脉海绵窦瘘(traumatic carotid cavernous fistula,TCCF)颇为相似,但症状多比后者轻。枕骨大孔区 DAVF(颅颈交界处)或小脑幕 DAVF 伴有脊髓静脉引流为一特殊类型,可以导致渐进性的脊髓功能障碍,表现为上行性感觉障碍、截瘫等,因为本病不在脊髓病变的鉴别诊断之列,病灶远离体征部位,而常常出现误诊或延期诊断而影响治疗。除此之外,若病变部位刺激或压迫脑神经,亦可出现如面肌抽搐、面瘫、三叉神经痛、舌肌萎缩等相关脑神经症状。

静脉引流方式的不同临床表现亦有所不同:①静脉引流为顺流时,临床症状主要表现为动静脉短路,即出现搏动性耳鸣及颅内血管杂音;②静脉引流为逆流时,除了动静脉短路的症状外,还有静脉高压的表现,此时静脉扩张、迂曲、血管壁逐渐变薄,可引起颅内出血、剧烈头痛、神经功能障碍;③若静脉直接引流到蛛网膜下腔或皮质静脉,使这些静脉呈瘤样扩张,则极易引发蛛网膜下腔出血;④当伴有硬脑膜或硬膜下静脉湖时,血流直接引流到静脉湖中,颅内占位效应明显,该型病情严重,中枢神经系统症状、颅内压增高表现最为明显,颅内出血的概率也最大;⑤儿童 DAVF 较为少见,主要位于颅后窝,临床表现为动静脉高流量分流表现,如心脏扩大、心肌肥厚、充血性心力衰竭、口唇发绀、呼吸困难,可引起神经功能发育不全、偏瘫、失语、头皮静脉显著扩张等,有 2/3 的患儿因严重心力衰竭而死亡。

本病总的出血率为 17%~24%,主要出血原因为颅内引流静脉的皮质静脉反流(cortical venous reflux,CVR)以及皮质静脉直接引流;个别患者出现单眼盲,说明 DAVF 的临床过程也可以是侵袭性的。此外尚有因静脉高压导致的缺血性脑卒中,表现为失语或痴呆等。有 CVR 的患者可因静脉高压和淤血而导致静脉充血性脑病(venous congestive encephalopathy,VCE)。引流静脉的皮质静脉反流或引流是 DAVF 预后的重要影响因素。出现 CVR 的患者如不彻底治疗,35% 会出现颅内出血,30% 出现神经系统功能障碍,45% 死亡,年死亡率为 10.4%。

基于分流位置、静脉引流特征和静脉流出血管构筑,Cognard 将 DAVF 分为 5 型:Ⅰ型顺行引流至硬脑膜静脉窦;Ⅱa 型硬脑膜动静脉瘘引流至静脉窦,窦内血流逆向流动;Ⅱb 型硬脑膜动静脉瘘引流至静脉窦,窦内血流顺向流动,伴皮质静脉反流;Ⅱa+b 型,硬脑膜动静脉瘘引流至静脉窦,窦内血流逆向流动,伴皮质静脉反流;Ⅲ型动静脉瘘直接向皮质静脉回流,无静脉扩张;Ⅳ型动静脉瘘直接向皮质静脉回流伴静脉扩张;Ⅴ型从颅内病变直接引流入脊髓的髓周静脉,50% 出现进行性脊髓功能障碍。Borden 简化了 Cognard 分类:Ⅰ型瘘口直接向脑膜静脉或硬脑膜窦引流;Ⅱ型向硬脑膜窦回流伴皮质静脉反流;Ⅲ型直接向皮质静脉反流;该分型强调了皮质引流静脉是一个预测临床诊疗结局的主要因素。了解其自然史、病理生理、临床表现、影像学特征及详细分型有利于临床风险评估、治疗策略制定及疾病预后判断。

（三）诊断

由于 DAVF 临床与影像特征明显,诊断一般不困难。由于以往的教科书不论及本病,所以诊断的关键是要考虑到本病。患者的临床症状提示该病可能性时,应先行头颅 CT(CTA)或 MRI(MRA)检查,如果高度怀疑本病,应及时做全脑血管造影(DSA)。这是该病确诊的最佳也是唯一方法。

1. TCD　对诊断有一定帮助,可通过对扩张引流静脉直径的测量,血流方向、血流速度及血流波形的观察,了解颅内静脉系统的血流动力学变化,间接提示 DAVF 发生的可能。

2. CT(CTA)　当颅内静脉窦与引流静脉压力明显增高时,CT 扫描常有异常表现,主要包括:骨窗见颅骨骨质异常,颅骨内板血管压迹明显扩大,硬脑膜窦明显扩大,静脉高压所致脑水肿,增强扫描见到脑膜异常增强,颅内蠕虫样静脉血管扩张影像,甚至可见引流静脉的动脉瘤样扩张,可出现局部占位效应及脑积水;CTA 可显示异常增粗的供血动脉和扩张的引流静脉与静脉窦,但瘘口具体的情况及危险吻合显示欠佳。

3. MRI(MRA)　在颅内或皮下可出现弥散的血管"流空"现象,清楚显示供血动脉、引流静脉与静脉窦,可发现静脉窦的扩张、闭塞或血栓形成,相应的脑组织可出现水肿征象;MRA 可显示瘘口紧邻硬膜窦,出现增粗的供血动脉、扩张的引流静脉与静脉窦,但对于早期病变、细小或流量低的血管敏感性差,常显示不清。近年来,随着影像技术的发展,4D MRA 和 MRV 也逐渐在脑血管疾病的检查中开展起来,在诊断 DAVF 上敏感性可达80%以上,特异性可接近100%。

4. DSA　选择性脑血管造影是目前确诊和研究本病的唯一可靠手段(图 7-45)。其方法为:①颈内动脉和椎动脉造影,用以除外脑动静脉畸形,并确认这些动脉的脑膜支参与供血的情况。②颈外动脉超选择造影:显示脑膜供血动脉及动静脉瘘情况,寻找最佳治疗方法和途径。有时主要供血动脉栓塞后,次一级的供血动脉方可出现。③了解引流静脉及方向、瘘口位置和脑循环紊乱情况,有助于解释临床症状和判断预后。

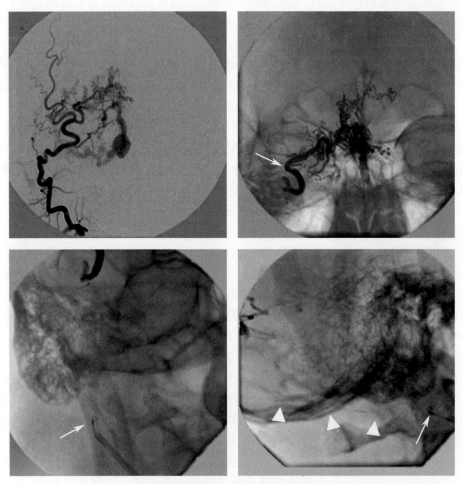

图 7-45　右枕部硬脑膜动静脉瘘
供血动脉为右大脑中动脉和右枕动脉,引流至直窦和枕窦。

根据血管造影,DAVF 的供血动脉包括:①病变位于颅前窝,其供血动脉为硬膜动脉及眼动脉分支筛前动脉,多向矢状窦引流;②病变位于颅中窝,供血动脉常来自脑膜中、咽升、颞浅动脉或脑膜垂体干前侧支,静脉引流向海绵窦；③病变位于横窦或乙状窦附近,供血动脉可来自脑膜垂体干、椎动脉脑膜支、脑膜中、咽升、耳后、枕动脉及大脑后动脉,静脉引流向横窦或乙状窦。脑血管造影应注意有无"危险吻合"存在,常见的危险吻合包括:脑膜中动脉颅底组前支或前组与眼动脉脑膜回返支的吻合;咽升、颈深、颈升和枕动脉肌支与椎动脉肌支在颈枕联合区及上颈段存在的广泛吻合;脑膜中动脉与颈内动脉的吻合;脑膜中动脉岩骨后支与同侧面神经供血动脉的吻合等。

(四) 治疗

治疗方法较多且复杂,包括保守观察、颈动脉压迫法、血管内介入治疗、手术切除和放射治疗。上述方法可单独应用,也可联合使用。应根据血管造影,确定是属于哪一类,决定其必须治愈,还是可以姑息治疗,并因此选择不同的治疗方法。

1. 保守观察或颈动脉压迫法　对于发病早期,症状较轻,瘘口血流量小而较慢的 Cognard Ⅰ 型患者,即没有 CVR 的患者(良性 DAVF)发生出血等严重后果的可能性很低,可先观察一段时间,部分可自愈,也可试用颈动脉压迫法;海绵窦区 DAVF 由于瘘口存在于海绵窦壁,该窦为多个纤维小梁分隔的多腔隙性静脉窦,因此,血流较为缓慢,容易产生局部血栓,故该区无皮质静脉逆流的病变可先行观察或颈动脉压迫法治疗。

2. 介入治疗　因本病为静脉来源的疾病,所以经静脉途径较为合理。途径:经颈内静脉-岩上窦、面静脉、眼上静脉(superior ophthalmic vein,SOV)、乙状窦-横窦-矢状窦等,栓塞材料有 α-氰基丙烯酸正丁酯(NB-CA)、弹簧圈等。传统的经动脉介入治疗手术简便,但 DAVF 供血动脉往往很复杂,有广泛吻合,易于复发,所以一般用于无静脉窦引流,或者静脉窦狭窄的病变。

3. 手术治疗　采用 DAVF 切除;或软膜反流静脉选择性切断术,即选择性切断 DAVF 的皮质引流静脉,而保留硬膜以及静脉窦避免脑脊液漏等并发症的发生。传统的开颅静脉窦填塞/切断/孤立/成形术,依然用于复杂病例。

4. 立体定向放射治疗　立体定向放射治疗是安全的、相对有效的治疗方法。但由于立体定向放射治疗使瘘口闭合所花费的时间较长,因此,对于存在皮质静脉反流或已出现神经侵袭症状的患者,暂不将放射治疗作为首选,以防症状进一步加重或颅内出血的发生。立体定向放射治疗可以作为血管内介入治疗或手术治疗不满意患者的补充治疗,或作为不愿接受侵袭性治疗的患者选择之一。

5. 特殊类型 DAVF

(1) 脊髓型 DAVF 的治疗:包括脊髓 DAVF(常见于下胸腰段)和颅内 DAVF 脊髓引流,如果能在早期根据病变部位行硬膜内引流静脉切断术,可以与介入治疗结合,常能在临床上逆转脊髓功能障碍的病理生理过程,明显地改善症状。

(2) 筛窦 DAVF:为一特殊类型,常表现为急性出血,需要外科治疗,为了避免眼动脉栓塞而影响视力,手术治疗一直是首选。

二、创伤性颈动脉海绵窦瘘

创伤性颈动脉海绵窦瘘(TCCF)一般系指由外伤造成颈内动脉海绵窦段本身或其分支破裂,与海绵窦之间形成的异常动静脉交通,并由此引发一系列的临床症状和体征。多数情况由颈内动脉本身破裂引起,极少数主要或完全由颈外动脉供血,特称创伤性颈外动脉-海绵窦瘘。

(一) 病因病理及发病率

大宗病例统计,TCCF 在颅脑外伤中发生率为 2.5%。颈内动脉海绵窦段的出口与入口处被硬脑膜紧紧固定,颅脑损伤时颅底骨折可撕破颈内动脉及其分支,或骨折碎片刺破颈内动脉,或颈内动脉壁挫伤形成的动脉破裂,或火器伤或锐器直接损伤动脉壁及胸部挤压伤等,这些因素都可以形成 TCCF。若动脉壁已存在炎性、动脉硬化或先天性如原始三叉动脉瘤,即使轻度损伤也可发生 TCCF。最常受累部位是 C4 段。

颈内动脉与海绵窦相通,大量动脉血进入海绵窦,同侧大脑半球灌注不足,部分乃至全部由对侧颈内动脉或椎动脉系统供血。高流量的动脉血进入海绵窦后,来不及正常回流入颈内静脉,积聚或反流入所属的静脉引流属支或相关的颅内静脉,包括眼静脉、大脑中静脉、岩静脉及蝶顶窦等。有人报告,外伤性 CCF 并非由于骨折等直接暴力损伤,而是由于颅内血管压力变化所致;年轻人比年龄大者易于发生;锐器直接经眼眶刺入海绵窦及颈内动脉也可引起小瘘口的 TCCF。随着颅底手术广泛开展如鼻窦入路治疗垂体瘤和鼻中隔手术,医源性 CCF 亦有报道。

（二）临床表现和分型

1. 临床表现　与海绵窦充血、压力增高以及瘘口流量、回流静脉的方向有关,并主要基于眼眶的血液循环障碍,发生严重的眼部症状。瘘口大且主要向眼静脉引流则出现搏动性突眼、球结膜充血水肿、眼外肌麻痹、进行性视力下降甚至失明和颅内血管杂音等,血流快且主要向后方引流瘘,杂音更明显。眼运动神经麻痹则与窦内压、病史长短有关。如有皮质静脉引流则可能有颅内出血的危险。

（1）搏动性突眼:颈内动脉或其分支破裂后,动脉血进入海绵窦,使窦内血压升高,眼静脉回流受阻,该侧眼球明显突出,并可见与脉搏一致的眼球搏动。如果海绵间窦发达,瘘口较大,一侧 CCF 的动脉血向双侧海绵窦→眼静脉引流,可引起双侧搏动性突眼;如果 CCF 的动脉血主要经海绵间窦向对侧海绵窦→眼静脉引流,突眼则可发生在 CCF 的对侧;不经眼静脉回流的 CCF 则可能无搏动性突眼。

（2）球结膜水肿和充血（结膜动脉化）:由于眼静脉无瓣膜,高流量的动脉血进入海绵窦后,直接引起窦腔及眼静脉内压力增高,眼部的血液回流障碍而出现淤血与水肿,严重者可导致眼睑外翻。充血水肿的眼结膜可破溃出血（图 7-46）。

（3）眼外肌麻痹:出现各种程度的眼球运动障碍甚至眼肌麻痹（包括支配眼外肌的第三、四、六对脑神经受损）。患者可有眼球固定,或出现复视。部分患者有三叉神经支配区的皮肤、鼻及结膜感觉在瘘侧受损及面神经周围支麻痹。

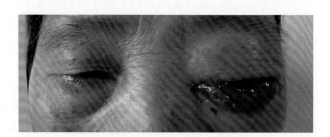

图 7-46　左侧颈内动脉 CCF
可见左侧睑结膜充血水肿,突出。

（4）进行性视力下降:系眼静脉压增高及眼动脉供血不足所致。少数患者可出现眼压升高等。在眼底方面,表现为视网膜血管异常（视网膜中心静脉栓塞）,视神经萎缩和视力与视野改变。

（5）颅内血管杂音及眶后疼痛:主诉头部有与脉搏同步的轰鸣声,听诊时在眼球、眶额部或外耳道处能听到明确的血管杂音,在触诊时眼球多有震颤。压迫病变侧颈总动脉可使杂音与震颤减弱或消失。

（6）神经系统功能障碍及 SAH:当 TCCF 向皮质静脉引流时,脑皮质局部静脉淤血,可产生精神症状、抽搐或偏瘫、失语等。尤其是向颅后窝引流时,可引起小脑、脑干充血、水肿,严重时可引起呼吸停止。皮质表面静脉高度怒张,周围缺乏保护性组织结构,也可发生硬脑膜下或蛛网膜下腔出血。

（7）致命性鼻出血:当 TCCF 同时伴有假性动脉瘤时,患者可发生严重鼻出血。

2. 临床分型　颈内动脉及其在海绵窦的分支与 CCF 的部位和治疗方法有关。Barrrow 按动脉血的解剖来源分 4 型:A 型,颈内动脉与海绵窦直接交通,高流量,多见;B 型,颈内动脉的脑膜血管支与海绵窦直接交通,低流量;C 型,颈外动脉脑膜血管支与海绵窦直接交通,低流量;D 型,颈内、外动脉脑膜血管支共同参与海绵窦交通,低流量。该分型可指导治疗。

依瘘口的多少尚可分为单瘘口、双瘘口、多瘘口。依瘘口侧别可分为单侧瘘口、双侧瘘口。依瘘口血供来源可分为单支动脉供血、多支动脉供血。依瘘口性质可分为小瘘口、宽颈瘘口、复杂特殊类型。依引流静脉也可分为普通型 TCCF、危险型 TCCF。后者引流静脉可不通过眼静脉,故眼部症状表现不充分,容易漏诊;或引流不畅,向脑表面静脉引流常可导致颅内出血或鼻出血。在介入治疗时应仔细研究判读 DSA 图像,逐一栓塞瘘口,尽量保持颈内动脉通畅。

（三）影像学检查

1. CT　海绵窦显影并明显强化,鞍旁密度增高,增强时更明显;眼静脉增粗,直径可达 1.5cm;眼球突出;眶内肌群弥漫性增厚;眼球边缘模糊;眼睑肿胀;球结膜水肿;尚可见颅眶损伤、颅底骨折或脑组织挫裂伤。

2. MRI 和 MRA　除有 CT 所显示的征象外,最有利于临床判断的 MRI 影像则是静脉引流至皮质时可能显示的脑水肿;MRA 则可显示早期出现增粗的引流静脉形态及与海绵窦的关系。

3. TCD　同侧眼上静脉扩张伴反向动脉化血流,朝向探头,呈红色或红蓝相间,同侧颈内动脉高血流量,舒张期流速增加,平均流速增加,瘘口近端血管阻力减低,远端分支血管如大脑中动脉、大脑前动脉、眼动脉等流速减低;压迫患侧颈总动脉,显示患侧颈内动脉瘘口上段出现倒灌血流,同时血管杂音减弱或消失。

4. DSA　是诊断 CCF 的金标准。除行患侧颈内动脉造影外,还要在颈部压迫患侧颈总动脉的同时分别行对侧颈内动脉及椎动脉造影,必要时行双侧颈外动脉造影(图 7-47)。

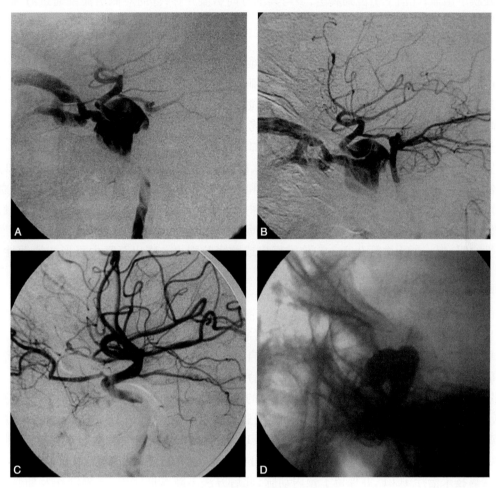

图 7-47　左侧颈内动脉海绵窦瘘

A. 车祸致头外伤后 2 个月突发左眼搏动性突出,DSA 可见左 ICA-TCCF,瘘口远端显影不良,瘘内血液主要向前方的眼静脉引流;B. 压迫患侧颈总动脉,并行椎动脉造影可见血液经后交通动脉逆行流入瘘口,并供应瘘口远端的血管,CCF 瘘口位于 ICA 海绵窦段部;C. 经股动脉用 Magic-BD 球囊超选进入 CCF 瘘内,置入 2 枚 Balt 可脱球囊封闭瘘口,栓塞后造影见 CCF 消失,ICA 通畅;D. 栓塞后头颅 X 线可见规则的球囊。

行 DSA 检查时注意主要了解如下情况:

(1) 瘘口的部位及大小:由于大量造影剂经患侧颈内动脉进入海绵窦,形成一大团浓集影,很难分辨出瘘口位置,故有时压迫患侧颈内动脉同时行椎动脉造影,通过后交通动脉逆行充盈颈内动脉,常可较好地显示瘘口位置。

(2) 侧支循环:在进行健侧颈动脉及椎动脉造影时,应压迫患侧颈动脉,以了解通过前、后交通动脉向患侧大脑半球供血情况。有时出现"盗血"情况,可见患侧大脑中、大脑前动脉充盈不良,有时甚可出现全"偷流"现象,患侧颈内动脉造影时,瘘口以远的颈内动脉完全不充盈,血流全部经瘘口引流到静脉内。患者常无任何半球缺血症状,这是 Willis 环自然代偿良好的表现,遇到此情况不应误诊为颈内动脉闭塞。

(3) 颈外动脉供血及其他异常血供情况:部分 TCCF 可有颈外动脉参与供血,主要来自脑膜中动脉、脑膜副动脉、咽升动脉等,这些动脉与海绵窦底部或海绵间窦相通。有些 TCCF 患者在球囊栓塞后症状不缓解,这与仍有部分颈外脉供血存在有关。还应研究有无血管性病变的并发症,如假性动脉瘤、动脉硬化和狭窄等。其他可能影响治疗的脑底动脉环变异或异常,如存在原始三叉动脉或原始舌下动脉等。

(4) 静脉引流方向:静脉引流分前、后、上、下和对侧 5 个方向,与临床症状有密切关系。①向前多经眼静脉引流,球结膜充血、水肿、突眼均较明显;②向后主要通过岩上窦或岩下窦,有时也往小脑表面引流,颅内杂音在耳后或枕后最明显;③向上则通过侧裂静脉向皮质表面或深部引流,易引起头痛、颅内压增高、蛛网膜下腔或硬膜下出血;④向下引流到翼丛,多与其他方向引流并存;⑤向对侧引流系通过海绵间窦到对侧海绵窦及相应方向的静脉,临床症状则以对侧为显著。

(四) 诊断与鉴别诊断

根据病史、临床症状、体征和影像学检查一般不难诊断。本病应注意与海绵窦血栓形成、眶内脑膜膨出、眶内动脉瘤、眼眶部动静脉畸形、眶内静脉曲张和眶内肿瘤相鉴别。主要依靠脑血管造影,除行双侧颈内动脉造影外,尚应作颈外动脉与椎动脉的鉴别性造影,采用减影技术及放大技术对诊断更有帮助。在鉴别脑动静脉畸形与自发性颈内动脉海绵窦瘘时,必须考虑到 DAVF 的可能性。非海绵窦区的 DAVF(比如颅前窝的高流量 DAVF)也有类似于自发性颈内动脉海绵窦瘘的临床症状,应注意鉴别。

与突眼鉴别:①突眼性甲状腺肿、眶内假性肿瘤、眶后肿瘤等。这些疾病多无眼球搏动和血管杂音。②眶内血管性肿瘤。例如海绵窦血管瘤以及动脉瘤和动静脉畸形等,可有搏动性突眼。需脑血管造影区别。③海绵窦血栓形成。症状与 TCCF 相似,但无眼球搏动和血管杂音。④先天性、创伤性或肿瘤性眶壁缺损。如有眶顶缺损、脑向缺损处膨出,可引起突眼,脑搏动传至眼球引起眼球搏动。蝶骨嵴脑膜瘤可破坏眶壁引起搏动性突眼,但一般无血管杂音。⑤脑膜膨出或脑膜脑膨出。膨出至眶内可形成搏动性突眼,但无血管杂音。

(五) 治疗

治疗目的:消除颅内血管杂音,使突眼回缩,防止视力进一步下降,纠正脑盗血,防止脑缺血,预防脑出血及严重鼻出血等严重并发症。理想的治疗方法是可靠地封闭瘘口,同时保持颈内动脉的通畅。有时眼球活动障碍术后改善并不明显。约 50% 低流量 CCF 可自行栓塞,故对视力稳定且眼压<26mmHg 者,尽量观察较长时间,高流量或合并进行性视力恶化者,则要求治疗。

TCCF 的治疗经历了一个从无法诊治到有效治疗的漫长过程。1809 年 Travers 首先结扎颈总动脉,但效果不可靠,而且有造成脑缺血之虞。1930 年 Brooks 用肌肉条栓塞治疗。1933 年 Hamby 等结扎颅内和颈部颈内动脉"孤立术"效果可靠,但患者遭受较大痛苦。1968 年 Arutiunov 用放风筝的方法,效果满意,但操作复杂,易出现并发症,另外动脉腔内永远保留一根线可导致血栓形成。1971 年苏联的 Serbinenko 首创用同轴导管可脱球囊技术治疗 TCCF,并保留了颈内动脉,此后方法不断发展完善,导管制作及插管技术不断改进,1975 年 Debrun 在此基础上对球囊解脱方法改进,使用了 Magic-BD 微导管,简捷可靠。目前,在导管的制作、插管技术、脱离球囊的方法及填充球囊的物质均有较大的发展,除动脉途径外,还可经静脉途径,在 X 线监视下,可以准确地将球囊放在瘘口处,患者痛苦小,疗效确切。介入治疗是目前治疗 TCCF 最理想的方法,居于其他方法不可替代的地位。详见本章第八节相关内容。

三、非 Galen 静脉脑动静脉瘘

非 Galen 静脉脑动静脉瘘(nongalenica ariovenous fistula,NGAVF)是区别于 Galen 大脑大静脉动脉瘤样畸形的一种少见而特殊的颅内血管畸形,其实质是一种脑内动静脉瘘。该病多在出生后即有临床表现,影响患儿的生长发育,甚至出现严重的神经系损害症状及死亡。与脑动静脉畸形不同的是,NGAVF 在影像上缺乏畸形血管团,主要表现为脑内动静脉瘘管,动脉内高流量、高流率血液通过瘘管,直接冲击瘘管后静脉,使静脉扩张,甚至呈瘤样改变。临床上该病可单独存在,也可伴有脑动静脉畸形。如仅为动静脉瘘,不伴有静脉扩张球,则为脑动静脉畸形的一种类型。

(一) 病理与临床

1928 年,Dandy 首次报道 1 例并成功手术夹闭瘘口,Noran 于 1945 年从病理形态上详细描述此病,此后 Amacher 等陆续从临床上报道了该病,但无大宗病例报道。

在解剖上,NGAVF 缺乏典型动静脉畸形所常见的毛细血管床或畸形团,表现为动静脉之间的直接沟通,单支或多支畸形的软脑膜动脉直接流入静脉管道,近瘘口处静脉因静脉端高压及湍流,引流静脉近端呈瘤样扩张乃至形成静脉球,远端引流静脉多呈均匀扩张,向静脉窦引流。引流静脉多为单一途径,偶有旁路途径,多支动脉供血时,可有多个瘘口。在血流动力学上呈低动脉流入压、高静脉流出压。静脉高压是动静脉瘘的一个重要病理特征,尤其伴有深静脉引流时,病变更为复杂。临床所见的非 Galen 静脉脑动静脉瘘如伴深静脉引流,Galen 静脉扩张迂曲常十分明显,血管构筑复杂,血流动力学改变明显,处理上往往十分困难。

发生病变的主要机制为占位压迫、盗流、静脉高压及出血。动静脉瘘患者大量瘘管将动脉血引流入上矢状窦和窦汇,产生窦内高压及血栓形成,同时常伴发静脉窦发育异常甚至闭塞,颅内静脉回流障碍,导致脑水肿、脑缺氧和交通性脑积水。在婴幼儿,大量的动脉血经瘘口直接进入静脉内,增加了回心血量及心输出量,加重了心脏负荷,从而产生充血性心力衰竭。

临床表现与 Galen 型动静脉瘘相似,各年龄组均有发生,但常见于 2 岁以上的儿童和青少年患者。多数患者(60% 以上)出现临床症状,主要表现为占位效应,约 1/3 的患者出现癫痫,部分还有脑出血及心力衰竭表现,其严重程度取决于病变部位、瘘管大小、引流静脉及供血动脉类型及患者全身状况。Amacl 和 Shillico 将患者按发病年龄分为 4 组,①新生儿组:主要表现为心力衰竭;②婴幼儿组(2 岁以下):可出现局灶性神经损坏症状,如头围扩大、癫痫及颅内杂音,也可出现心力衰竭,脑出血少见;③儿童/少年组(2～15 岁):主要表现为头痛、局灶症状,可有头痛(伴有或不伴有恶心、呕吐)、癫痫、脑出血,少见心力衰竭;④成人组:主要表现为占位效应,也可出现头痛、三叉神经痛、蛛网膜下腔出血、癫痫。

Lownie 在脑动静脉瘘命名前冠以"非 Galen(nongalenic)",以与 Galen 大脑大静脉动脉瘤样畸形相区别。从影像和病理的角度分析,两者的主要区别在于瘘口的位置及供血动脉不同。非 Galen 静脉动静脉瘘瘘口及其后的扩张静脉球,可位于颅内任何脑叶的蛛网膜下腔,供血动脉可为大脑前、中、后动脉单独或联合参与,引流静脉常循一条主要途径入静脉窦,较少伴有下游静脉窦的狭窄和闭塞。而后者瘘口的位置位于大脑大静脉(Galen 静脉)壁上,造成 Galen 静脉的扩张,形成动脉瘤样改变,常伴下游静脉的狭窄或闭塞。如果非 Galen 静脉脑动静脉瘘远端引流静脉向 Galen 静脉引流,也可造成 Galen 静脉的扩张,压力上升。若伴有下游静脉梗阻,这种变化则更加明显。治疗非 Galen 静脉脑动静脉瘘时,一旦瘘口闭塞,血流动力学会发生巨大变化,如何使长期低灌注的正常脑组织适应这种变化,是血管内治疗过程中需密切关注的重点。

(二)诊断

1. 影像学诊断

(1)颅骨 X 线片:颅内压增高者可出现颅缝增宽、颅腔增大、闭合延迟等征象;部分患者可见颅骨钙化斑及局部破坏;脑静脉的钙化常分布于深浅脑静脉交界处。

(2)CT:可发现脑水肿、脑软化、脑缺血和颅内出血同时对深浅脑静脉交界处脑表静脉的钙化较为敏感。增强扫描可显示脑动静脉瘘的巨大曲张静脉团,偶见血栓形成。CTA 能较好地显示脑动静脉瘘的血管结构学特征及其与邻近脑组织的关系,并可识别钙化灶。

(3)MRI:可见巨大、迂曲的血管流空影,MRA 除可显示瘤样静脉外,尚可显示粗大的供血动脉、引流静脉。

(4)DSA:是诊断动静脉瘘的最佳手段,可清晰地显示其瘘口部位、供血动脉及引流静脉情况。主要表现为扩张的供血动脉与巨大的引流静脉直接沟通经扩张的引流静脉向静脉窦引流,曲张的静脉团呈瘤样扩张。

2. 鉴别诊断　NGAVF 与脑动静脉畸形(AVM)及大脑大静脉动脉瘤样畸形(vein of Galen aneurysmal malformation,VGAM)的鉴别如表 7-6。

(三)治疗

NGAVF 治疗方法主要有外科手术、血管内栓塞及药物治疗,临床医生可根据患者的年龄、体质、临床表现及病变的部位、瘘口类型等,选择适当的治疗方法。

表 7-6 NGAVF、AVM 及 VGAM 的鉴别要点

	NGAVF	AVM	VGAM
就诊年龄	任何年龄	新生儿	婴儿
CSF 循环障碍	−	−	+++
出血发生率	高	高	较低
瘘口及静脉球的位置	任何脑叶的蛛网膜下腔	−	Galen 静脉
胚胎残余镰窦	−	−	+
血流动力学变化	+++	+	+++
单纯栓塞治愈率	>80%	20%	60%

药物治疗主要是针对脑动静脉瘘的继发性损害,如脑水肿、癫痫。对非 Galen 型脑动静脉瘘,以往多采用手术夹闭、切除供血动脉及曲张的引流静脉来治疗,现在多数学者认为,只需手术夹闭瘘口及供血动脉,扩张的引流静脉即逐渐回缩,可达到临床治愈。由于开颅手术创伤大、病变位置深、部分瘘管复杂等因素,外科手术已不再是首选治疗方法。近年来,血管内栓塞治疗可达到阻断瘘口血流,并且可免除患者开颅之苦及相关的并发症,日益成为该病的理想治疗方法,并有逐渐取代外科手术的趋势。

血管内栓塞治疗的目的是闭塞瘘口,恢复其正常的脑血液循环;减轻深静脉张力,防止脑出血。治疗的关键是将瘘口及其近瘘口端部分供血动脉闭塞。如仅栓塞供血动脉近端,可因侧支循环建立使动静脉瘘再通。较满意的情况是通过动脉端把所有瘘口及部分供血动脉闭塞。如果一次闭塞瘘口,由于急剧的血流动力学改变,有可能导致正常灌注压突破,出现严重的脑出血、脑肿胀。因此,对高血流 NGAVF,建议:①分期治疗,让脑组织逐步适应血流动力学改变;②术中及术后实施控制性降压,对高血流动静脉瘘者,采用控制性低血压(静脉滴入 0.02% 硝普钠),血压降低 15% ~ 20%(收缩压降至 90 ~ 100mmHg);③术后抗凝治疗,预防深静脉血栓形成及供血动脉逆行性血栓形成,减少神经功能损害;④镇静、卧床 24 小时,密切观察患者生命体征、意识及肢体活动情况。

(彭汤明　杨晓波　曾山)

第六节　烟　雾　病

烟雾病(Moyamoya 病)又称颅底异常血管网症,是颈内动脉末端进展性狭窄、闭塞及脑底出现异常血管扩张网所致的脑出血性或缺血性疾病,病因未明。1957 年首先由 Takeuchi 与 Shimizu 提出,其特征是:床突以上颈内动脉及大脑动脉环(Willis 环)自发性进展性梗死,并在颅底出现大量侧支代偿血管。因这些异常血管在血管造影上似"烟雾状",Suzuki 与 Takaku 于 1967 年将该病命名为 Moyamoya 病(日文"烟雾"义)。

一、病理与病因学

Moyamoya 病的基本病理变化为:颈内动脉末端,大脑前动脉和大脑中动脉的主干狭窄、闭塞;由于长期缺血的刺激,使 Willis 环及其周围主干动脉与周围大脑皮质、基底核、丘脑和硬脑膜有广泛的异常血管网。上述两种病理改变分别是引起脑缺血与脑出血的主要原因。目前该病的病因仍不明确。一般认为,Moyamoya 病与中枢神经系统慢性炎症相关。近年来,由于病理研究强烈提示该病主要在内膜进展,且研究已证明内膜增厚、中膜变薄,Moyamoya 病血管的形成与平滑肌细胞的增生与移行有关,许多研究员转向研究各种生长因子、细胞活素以及它们的受体,如 Kim 等发现患者脑脊液中细胞视黄酸结合蛋白(CRABP-I)高表达,而 CRABP-I 影响平滑肌细胞增生,提示该蛋白可能与 Moyamoya 病内膜增厚有关,但尚无法确定其特异性;而 Rina 等发现肝细胞生长因子(HGF)在患者脑脊液中含量增高,并在颈动脉分叉处浓聚,提示 HGF 可能是moyamoya 病病理过程的一种关键蛋白。该病家族性发病患者占总数的 10% 左右,且发病率在远东人群中最高,这些事实强烈提示其遗传学背景。既往的研究已发现 Moyamoya 病的发生与染色体 3p,6p,17q 与 8q 异

常有关。此外,环境因素对该病的发生也有影响,已发现放射照射及一些特定的感染可能参与发病。

二、临床表现

成年与小儿患者的临床表现相差甚大。儿童患者主要表现为脑缺血症状,如短暂性脑缺血发作(transient ischemic attack,TIA)、缺血性脑卒中和脑血管性痴呆等,也可有头痛或癫痫。Moyamoya 病的患儿因慢性缺血而使脑血管扩张,过度换气仍会使其脑血管收缩使得原本已是低的脑灌注量进一步下降而激发 TIA。因此 TIA 可能会被一些儿童的普通事件,如哭闹引起的过度换气而激发。Moyamoya 病患儿普遍出现智商下降,其速度与程度目前无法预测。幼年患者疾病进展快速,预后多不良,提示早期手术的必要性,但目前缺少相关的临床试验来证实早期手术的益处。成人患者则多表现为脑出血症状,包括脑内出血、脑室内出血和蛛网膜下腔出血 3 种类型。可有头痛、昏迷、偏瘫及感觉障碍。至少有 2/3 成年患者以出血为首发症状,首次出血后 46% 的患者能恢复优良,7% 的患者死亡。每年有约 7% 可能再次出血,其部位常常与原发出血位置不同且预后更差,仅有 20% 患者仍恢复优良,约 30% 因再次出血死亡。此外,脑缺血(TIA 或脑梗死)也是成年患者另一常见的症状,但出现缺血症状的年龄相对较小(小于 30 岁),年龄较大的患者几乎全部表现为脑出血,表现出 Moyamoya 病患者随年龄增长,其临床表现由脑缺血逐渐过渡到脑出血的迁移特征。

三、诊断

1997 年,日本的厚生省 Moyamoya 病研究委员会提出了诊断指导方针。Moyamoya 病的放射学诊断标准为:①颈内动脉末端及大脑中动脉和大脑前动脉起始段的狭窄或闭塞;②颅底动脉充盈相可见闭塞处附近的异常血管网;③双侧受累。全部满足上述 3 个条件并排除系统性疾病后诊断可成立。在儿童 Moyamoya 病中,有时烟雾状血管首发于一侧,随着年龄的增长,另一侧病变再逐渐出现,因而发生于儿童的单侧病变通常也被认为是 Moyamoya 病,而成人的单侧改变只被认为是可能的 Moyamoya 病。Moyamoya 病综合征或称类 Moyamoya 病则指有明确原发病或诱因(如放疗、动脉硬化、颅脑损伤、脑膜炎及系统性红斑狼疮、合并甲状腺肿等),并有典型烟雾状代偿血管生成的一类病变。目前,DSA 仍是诊断 Moyamoya 病的金标准(图 7-48)。MRI(MRA)的应用为 Moyamoya 病的病理血管检出提供了一种无创方法。

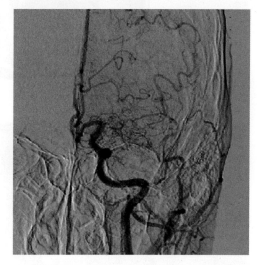

图 7-48　Moyamoya 病的 DSA 表现

MRI 表现(图 7-49):由于颅内动脉狭窄或闭塞,单侧或双侧大脑中动脉主干的流空效应减弱或消失,并在邻近出现较多纤细不规则具有流空效应的异常血管及侧支循环,单侧或双侧尾状核、豆状核、内囊以及下丘脑侧支循环建立,呈无数点状、细条状的低信号影。继发改变:①多发性梗死灶、缺血灶和脑软化处在 T_1WI 上呈低信号,在 T_2WI 上呈高信号;②新鲜出血在 T_1 和 T_2WI 上均为高信号,随有时间延长,T_2WI 上信号逐渐降低。

四、治疗

可药物治疗或手术治疗。药物治疗至今尚无确切的疗效。而手术能有效降低脑卒中及 TIA 的发生率。手术前需行灌注 CT、SPECT 等评估。手术治疗主要为搭桥手术,包括直接搭桥、间接搭桥及联合搭桥三类。但手术治疗有一定的风险,国际上报道风险率在 10% ~ 15%。

直接搭桥是指颅内外动脉的吻合术(图 7-50)。供体动脉为颞浅动脉(superficial temporal artery,STA),受体动脉为大脑中动脉(middle cerebral artery,MCA),有时也用大脑前动脉(anterior cerebral artery,ACA)。直接搭桥术能迅速有效地改善脑灌注,并减少颅底 Moyamoya 异常血管,但其操作难度较大。尤其对于年龄偏小的患儿,由于血管管径过小、脆弱而只能接受间接搭桥术。对于直接搭桥术能否有效地降低再次出血

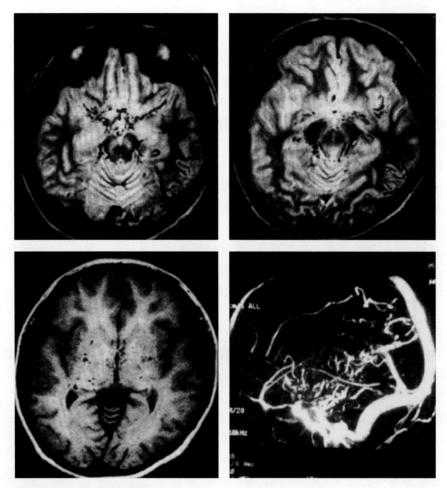

图 7-49　Moyamoya 病的 MRI 和 MRA 表现

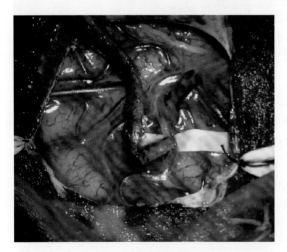

图 7-50　颞浅动脉-大脑中动脉端侧吻合搭桥术中摄影

的风险,目前仍存在争议。

间接搭桥术术式较多,常用的有脑-硬脑膜-动脉贴敷术(encephalo-duro-aterio-synangiosis,EDAS)、脑-硬脑膜-动脉-肌肉贴敷术(encephalo-duro-arterio-myo-synangiosis,EDAMS)、带状 EDAMS、脑-肌肉贴敷术(encephalo-myo-synangiosis,EMS)及脑-肌肉-动脉贴敷术(encephalo-myo-arterio-synangiosis,EMAS)等。与直接搭桥术相比,间接搭桥术具有安全与操作简单的优点,手术时间较短,麻醉风险降低,且能够更好地作用于大脑前动脉及大脑后动脉灌注区。缺点是有时不能形成足够的侧支循环,并可能出现仅在手术区域附近的脑组织的循环代谢得到改善的情况。经过长期随访,证明该手术安全、有效、效果持久,可作为小儿患者的首选治疗方式。

联合搭桥则指直接与间接搭桥术或几种不同的间接搭桥术合用。一种具代表性的术式是将 STA-MCA 搭桥术与间接搭桥术如 EDAS 合用。

五、预后

病死率为 7.5%,其中成人为 10%,儿童为 4.3%,导致死亡的原因主要为脑出血,58% 预后较好。

（郑皓文　田俊杰）

第七节 斯德奇-韦伯综合征

斯德奇-韦伯综合征即脑颜面血管瘤病(encephalotrigeminal angiomatosis),又称为脑三叉神经血管瘤、面部和软脑膜血管瘤病、Sturge-Weber综合征。为先天性神经皮肤血管发育异常,此综合征少见,主要为一侧大脑半球顶枕区软脑膜血管瘤,以静脉性血管瘤为主。单侧多见,较少累及双侧,因此被认为是由体细胞突变(GNAQ基因错义突变)引起的,并有同侧颜面三叉神经分布区紫红色血管瘤,常伴有患侧大脑发育不良或皮质萎缩及钙化(图7-51)。

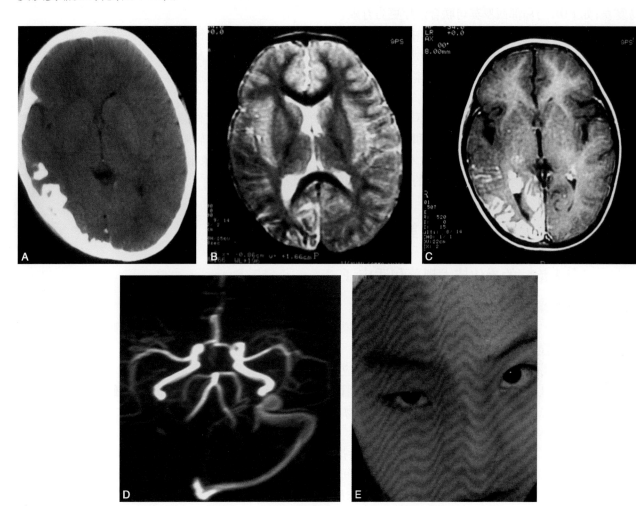

图7-51 脑颜面血管瘤病
A. CT像;B、C. MR像;D. MRA像;E. 患儿面部体征。

1. 临床表现

(1)患者多于10岁前发病,随年龄增加症状加重,无明显性别差异和家族遗传性,同侧颜面三叉神经分布区,特别是面上部、眼睑的血管瘤,紫红色或葡萄酒色,亦称为火焰痣,出生即有。

(2)约90%患者出现癫痫发作。常有智力发育障碍和精神异常。

(3)对侧肢体轻度偏瘫,感觉异常。少数患者可出现青光眼、眼球突出、隐睾及脊柱裂等。

2. 影像表现

(1)X线片:①X线片可见顶枕区双轨状弧形钙化;②脑血管造影可显示皮质表面静脉减少或完全消失,大脑深部静脉系统增粗。

(2)CT:①平扫于患侧顶枕区沿大脑表面显示弧线状或脑回状钙化。钙化周围可见脑梗死灶,偶见脑内出血。②伴有患侧大脑发育不良或皮质萎缩、脑沟及蛛网膜下腔增宽。③少数可有同侧颅腔缩小、颅板增厚等表现。④增强扫描可见皮质表面软脑膜异常血管呈脑回状或扭曲状强化,并有向深部引流的扭曲静脉。

（3）MRI:典型表现为枕叶钙化和脑萎缩,皮质钙化区为长 T_1、短 T_2 信号,但与萎缩的脑质和脑脊液信号掺杂而失去特征性,梯度回波扫描可证实钙化存在。脑萎缩表现为半球较小,脑沟增宽。

3. 治疗

（1）Sturge-Weber 综合征（SWS）的特征是影响面部、眼睛和中枢神经系统的葡萄酒色斑（portwine stain,PWS）。脉冲染料激光（pulsed dye laser,PDL）是 PWS 的标准疗法,但由于血管的重新形成和再灌注,非常容易复发;如 PDL 与局部西罗莫司联合治疗更为有效。

（2）当葡萄酒色斑累及患者眼睑时具有很高的继发性青光眼发生率;针对 SWS 早发型青光眼最常见的治疗方式为外路小梁切开术以及新型滤过手术——EX-PRESS 引流钉植入术,在患者疾病早期进行外路小梁切开术具有很高的中期手术成功率,且安全性较高;EX-PRESS 引流钉植入术可以有效降低 SWS 继发性青光眼患者眼压。

（3）Sturge-Weber 综合征累及中枢神经系统者常合并癫痫发作,反复发作癫痫者也需外科手术治疗,这些患者需行手术来充分控制癫痫发作和防止精神运动恶化。大多数患者的软脑膜血管瘤位于颞叶、顶叶和枕叶,可以根据情况行功能性半球切除术、半球分化术、半球形切开术和后象限切除术;而与切除手术相比,大脑半球后象限离断术治疗这种类型的顽固性癫痫发作则预后更佳。

第八节　介　入　治　疗

一、介入治疗的操作技术规范和适应证

（一）基本操作技术规范

1. 麻醉　介入治疗全过程应始终保持患者头位固定,因此,应在神经安定麻醉甚至插管静脉麻醉进行,脑动脉瘤、脑血管畸形等首选全麻。

2. 全身肝素化　所有的介入神经治疗操作都应在全身肝素化情况下进行。

（1）原因:①介入神经治疗使用的导管、微导管、导丝等不抗凝同轴系统中极易形成血栓;②操作时间较长;③中老年患者多,尤其已使用了大量止血药物,有血栓形成的倾向;④脑血管痉挛,文献报道蛛网膜下腔出血时脑血管痉挛发生率高达 30%~70%。

（2）肝素化方法:世界介入神经放射学联合会推荐的系统肝素化使用方法为肝素 5 000IU 静脉团注,加上 1 000IU/h 持续静脉滴注,维持激活全血凝固时间（activated clotting time,ACT）值于 200 秒。国内部分中心（如上海市第六人民医院神经介入中心）提出:未破裂动脉瘤在置入导引导管前实施系统肝素化;破裂动脉瘤在置入微导管前实施系统肝素化。具体方法是:首次剂量为 50IU/kg,静脉团注约 4 000IU/h。第 2 小时为首次计量的 1/2,约 2 000IU/h,从第 3 小时开始约 1 000IU/h,维持活化部分凝血活酶时间（activated partial thromboplastin time,APTT）或 ACT 值是正常值的 2~3 倍（APTT>120 秒,ACT>250 秒）。结束手术拔除导管鞘前,可用鱼精蛋白中和肝素（按 1~1.5mg 鱼精蛋白中和 125IU 肝素计算）。

3. 入路　尽量应用股动脉经皮穿刺插管入路。对于主动脉弓迂曲患者也可选择经桡动脉入路,其他如肱动脉、颈动脉或椎动脉入路,由于并发症较多且对穿刺技术要求较高,一般不作为首选。如需同时观察交叉充盈情况及插入双套导管时,可同时做两侧股动脉穿刺入路;经静脉途径栓塞时可选择股静脉穿刺,部分可选择经颈内静脉、眼上静脉、面静脉、内眦静脉。操作台及手术野要清洁整齐,切忌血迹斑斑,杂乱无章。防止局麻药物和任何无用的颗粒碎屑和血栓误注导管内引发血栓事件等。

4. 导管操作　①治疗用导管、微导管多为同轴系统,管内间隙甚小,如血液反流,久之极易形成血栓。除了脑梗死的风险外,尚可使导管系统内阻力加大,微导丝或纤细、柔软的微弹簧圈推进困难,如用力过大,很可能刺破病灶造成出血或造成微弹簧圈解旋。因此,须在导管鞘与导管、导管与导管之间均应用加压袋

装生理盐水在同轴导管系统加压持续滴注。②向导管内注射时,特别注意导管与注射器之间不能存在气泡,注射时注射器尾部抬高并回抽,如有气泡,保证其漂至注射器后方,这是介入治疗中频率最高的操作,应形成一种正确的习惯动作。③导丝在体内导管内停留时间不宜过长,退出导丝后,应适当回血,排除气泡和可能形成的微小血栓。④导管插入拔出时均应注意动作轻柔,切忌大进大出,暴力操作。微导管要循序渐进,不应过多盘曲于血管及导管内。

5. 导管及栓塞材料的选用　介入神经治疗器材多种多样,而且新的简便可靠的品种不断地被开发研制出来。应熟悉每一种材料的性能、操作方法及其局限性。

栓塞后的抗凝治疗对某些疾病至关重要,如动脉瘤致密栓塞后及脊髓、脊膜 AVF 瘘口栓塞后,皆应予以适当抗凝治疗及有关监测。介入性诊断治疗操作应有详细的记录,包括栓塞途径、方法、材料、用量,影像学资料,治疗效果及有无并发症等。特别强调术后患者的随访,这是正确估价疗效及预后的科学依据。如颅内动脉瘤栓塞后,应常规在手术后 3 个月、半年及 1 年行脑血管造影术观察疗效,了解是否存在复发等情况。

(二) 适应证和禁忌证

1. 目前比较成熟的适应证

(1) 血管内栓塞术:①颅内动脉瘤(特别是巨大型动脉瘤、后循环动脉瘤和多发动脉瘤);②脑动静脉畸形(AVM)包括脑膜颅内动静脉畸形,特别是巨大、深在、富血 AVM,尤其近期有出血,造影见畸形结构中存在出血因素(如动脉瘤)者;③脑动静脉瘘(AVF);④Galen 静脉动脉瘤样扩张(vein of Galen aneurysmal dilatation,VGAD);⑤脊髓血管畸形;⑥颈内动脉海绵窦瘘(CCF);⑦硬脑膜动静脉瘘(DAVF);⑧头、面、颈和颅内肿瘤术前栓塞。

(2) 血管内药物灌注术:①脑血栓的超早期动脉内溶栓治疗,包括尿激酶、r-tPA;②脑静脉(窦)血栓溶栓治疗;③颅内外恶性肿瘤的脑动脉内超选择化疗。

(3) 血管成形术:①缺血性脑血管病经皮腔内血管成形术(PTA)和经皮腔内血管成形并支架植入术(percutaneous transluminal angioplasty and stenting,PTAS);②静脉窦内溶栓及静脉窦狭窄支架放置术。此外,还有椎间盘突出髓核溶解抽出术等。以上绝大多数疾病的血管内治疗都应该在 DSA 机(包括 C 臂及导管床)上进行,除非在抢救情况下,一般不应在不具 DSA 条件的 X 线机上进行。

2. 禁忌证　①病情危重濒死,如颅内压过高或头痛不能耐受者;②有严重心、肝、肾等重要器官功能障碍者;③碘过敏;④高龄患者、血管硬化迂曲、导管难以到位者;⑤穿刺部位存在感染、创面或肿瘤者;⑥患者及其家属拒绝。

二、颅内动脉瘤介入治疗

与外科动脉瘤夹闭术相比,颅内动脉瘤血管内栓塞治疗起步较晚。20 世纪 60 年代末、70 年代初首先由法国 Djindjian 教授开创了颈动脉造影和选择性脊髓血管造影,1973 年苏联 Serbinenko 教授首次成功地用可脱性乳胶球囊经血管内闭塞了载瘤动脉,在有限的病例中进行了血管内治疗颅内动脉瘤的最初尝试。随后,美国、欧洲和日本进一步改良了可脱性球囊,包括硅胶和乳胶球囊,但由于其存在术后球囊泄漏和术中导致动脉瘤破裂等并发症而未得以广泛应用。1988 年 Hilal 教授用机械性解脱的铂金弹簧圈动脉瘤内闭塞动脉瘤尝试。动脉瘤血管内治疗技术里程碑性质的发展是起始于 1990 年,意大利 Guglielmi 教授在美国研制出电解脱铂金弹簧圈系统,又称为 GDC(Guglielmi detachable coils),开创了血管内技术治疗颅内动脉瘤的新纪元。

(一) 颅内动脉瘤血管内治疗材料

理想的栓塞材料应符合以下要求:无毒、无抗原性、具有较好的生物相容性,能按需要闭塞不同口径、不同流量的血管,易经导管运送,易消毒,不粘管;能控制闭塞血管的时间,一旦需要可经皮回收或使血管再通。目前临床应用的栓塞材料都不能完全符合上述条件。

1. 微弹簧圈　GDC 是依临床治疗需求而创新设计的,整个弹簧圈由铂金材料制成,双螺旋结构,柔软且具有记忆性。电解脱过程稳定、安全、无创。随着 GDC 临床应用经验的积累,产品设计也不断创新。目前临床应用广泛的有:Axium 弹簧圈系列(机械解脱);Orbit Galaxy 弹簧圈系列(水压解脱/电解脱);Target 弹簧圈系列(电解脱)和 Microplex 系列(电解脱)等,每种弹簧圈均有各自的特点和相应的优缺点。目前,国内多个厂家推出了相应的国产品牌,在临床使用中部分替代国外产品,其实有代表性的有:Numen 弹簧圈系列(电解脱),Jasper 弹簧圈,Perdenser 弹簧圈,部分可媲美国外品牌弹簧圈的优点。

2. 血管内支架　复杂宽颈动脉瘤或某些梭形动脉瘤,可先在载瘤动脉内放置一或数枚支架,挡住宽颈口并在动脉内保持血流通道,然后将微导管通过支架网孔植入动脉瘤腔内。也可先将微导管送入瘤腔,然后再放置支架,再用 GDC 等微弹簧栓塞宽颈动脉瘤时,弹簧圈则不会脱出进入载瘤动脉。目前的临床常用支架有:Enterprise 支架系列(闭环设计雕刻支架);LVIS/LVIS jr 支架系列(编织支架);Neuroform EZ/Atlas 颅内支架系列(开环设计雕刻支架);LVO/LVO Baby 支架系列(编织支架);Solitaire AB 支架系列(闭环设计,电解脱雕刻支架)。目前国内未研制出可替代的相关产品,这些颅内支架柔软光滑可通过颅内迂曲的血管到达理想位置,但每种支架各有优缺点和产品性能,需要术者根据血管特点、载瘤动脉直径、使用熟练程度等指标进行选择。

3. 血流导向装置(flow diverter,FD)　以前很多不适合介入手术的诸如宽颈动脉瘤、巨大动脉瘤等,颅内支架的应用使得介入手术变为可能。近年,血管内治疗理念从血管内填塞转变为载瘤动脉的血管重建,血流导向装置应运而生。FD 从概念到实际应用来源于重叠多重支架技术的启示,增加支架网孔密度可以达到血管重建的效果,同时不会导致覆盖分支血管的闭塞。FD 主要适用于:颈内动脉大型及巨大型动脉瘤;颈内动脉宽颈、多发的、小型及中型动脉瘤。对于后循环动脉瘤,Willis 环远端的宽颈动脉瘤,由于穿支血管的存在导致风险及潜在的并发症增高。FD 治疗破裂动脉瘤也有文献报道,但并发症发生率较高,目前处于探索阶段。目前国内应用的主要有:Pipeline Flex 血流导向栓塞器械系列,Tubridge 血管重建装置。

4. 颅内覆膜支架　目前只有 Willis 覆膜支架系统,该产品在钴基合金支架上镶嵌膨体聚四氟乙烯膜,可以在支架扩张到预定直径时通过聚四氟乙烯膜隔断进入动脉瘤、颈内动脉海绵窦瘘的血流,促进动脉瘤、瘘内的血栓化,同时修复载瘤动脉的内膜,治愈动脉瘤。由于该类支架顺应性较普通颅内支架较差,且易导致载瘤动脉上的分支血管的覆盖闭塞引起相应的临床症状,故适用范围需术者严格把控,但对于部分血泡样动脉瘤、颈内动脉海绵窦瘘等效果较好。

5. 可脱性球囊　主要为乳胶和硅胶球囊。乳胶球囊弹性好,更适合于颅内动脉瘤栓塞。乳胶球囊各种型号充盈后长度 9~30mm,直径 6~12mm,容量 0.2~3.0ml。可脱性球囊一般多用于巨大动脉瘤、假性动脉瘤或夹层动脉瘤治疗时闭塞载瘤动脉。

使用球囊闭塞载瘤动脉时,栓塞前一定做好交叉充盈循环试验,或称球囊闭塞实验(balloon occlusion test,BOT),了解交叉代偿循环情况。球囊到位后,在全身肝素化下,注入造影剂充盈球囊闭塞载瘤动脉观察患者情况。代偿良好的标志是:①对侧颈内动脉及椎动脉造影见前、后交通动脉通畅,向患侧供血良好,毛细血管充盈完全,静脉期两侧接近同时出现,患侧延长不超过 1.5 秒;②降低血压 20~30mmHg,患者无脑缺血症状;③暂时性闭塞载瘤动脉后持续观察 30 分钟以上,患者无偏瘫、失语、失明及意识障碍等;④脑血流监测,但术中常难施行。至少施行以上一项临时闭塞实验,并提示代偿良好后,方可解脱球囊闭塞载瘤动脉。

6. 非黏附性液体栓塞材料　由非水溶性大分子聚合物溶于相应的溶剂配制而成,当与水溶液接触时,溶剂挥发,聚合物沉淀析出而起到栓塞作用。目前在临床上开始应用是 Onyx 胶。Onyx 是乙烯-乙烯基醇共聚物(EVAL)、二甲基亚砜(DMSO)和钽的混合物。EVAL 溶解在 DMSO 中,当进入血液后,DMSO 逐渐挥发,EVAL 如同海绵状聚集、沉积,但不与血管壁粘连。钽的加入是使 Onyx 不能被 X 线透过而增加其可视性。根据 EVAL 的含量的不同,有不同的 Onyx 胶,其中用于动脉瘤栓塞的是 Onyx HD500。优点:为非黏附性的液体栓塞材料,注射过程中不粘导管,可经同一微导管多次注射栓塞,栓塞后组织反应轻。主要用于颈内动脉系统巨大动脉瘤和脑动静脉畸形的栓塞治疗。缺点:其溶剂 DMSO 的血管毒性及刺激作用不容忽视,而且栓塞过程中要反复使用球囊闭塞瘤颈处载瘤动脉,操作烦琐费时,容易产生并发症。目前 Onyx 胶仅用于动脉瘤本身不发出血管及载瘤动脉无穿支动脉的患者,适应证较窄。EVAL 胶和 Onyx 胶效果相仿,被许多医院采用。

(二) 颅内动脉瘤血管内栓塞治疗

颅内动脉瘤的血管内治疗在过去十年中很快由最初的血管内球囊闭塞载瘤动脉发展为直接栓塞

动脉瘤腔,栓塞材料也由可脱性球囊变为微弹簧圈。其最满意的结果是:栓塞物填塞瘤腔,阻断血流进入及消除涡流,促进血栓形成、机化,结缔组织形成,血管内皮生长并覆盖动脉瘤口隔离动脉瘤(图7-52、图7-53)。

1. 适应证　通常以下情况血管内治疗比外科手术更受欢迎,特别是出血早期及老弱患者。介入治疗皆因其创伤小,入路简单而相对开颅手术有其较大的优越性,而且某些病情危重,开颅手术无法进行的患者,往往依靠介入治疗而获得了不同程度的治疗效果,如:①患者临床症状很重,处于 Hunt-Hess 分级Ⅳ~Ⅴ级,患者病情不稳定;②动脉瘤解剖位置复杂,外科手术风险较大,如颈内动脉海绵窦段动脉瘤、基底动脉末端动脉瘤;③颅后窝窄颈动脉瘤;④早期出现血管痉挛患者;⑤动脉瘤没有明显适合手术夹闭的瘤颈,尽管这部分患者可能也不适合栓塞,但应首先选择血管内治疗方法去尝试;⑥多发性动脉瘤且处在重要解剖区域,外科手术风险大等情况。结合《颅内动脉瘤血管内介入治疗中国专家共识(2013)》提出的推荐意见:①发生破裂出血的动脉瘤均应尽早进行病因治疗,以降低动脉瘤再次破裂出血风险。②症状性未破裂动脉瘤也应尽早治疗,以避免症状继续加重,危及生命。③对于直径≥5mm 的无症状未破裂动脉瘤建议进行干预。若动脉瘤直径<5mm,应根据动脉瘤的形态、位置、数量和患者情况等综合判断,对于伴有子囊,多发,位于前交通动脉、后交通动脉和后循环,预期寿命大于 10 年,伴有动脉瘤性蛛网膜下腔出血(aneurysmal subarachnoid hemorrhage,aSAH)病史,有家族史或需长期口服抗凝、抗血小板药物的动脉瘤患者推荐积极干预。④未治疗的未破裂动脉瘤建议动态随访,随访过程中发现动脉瘤进行性增大、形态改变,建议进行干预。⑤对由于未破裂动脉瘤导致心理障碍的患者,严重影响工作生活的可适当放宽干预指征,采取更加积极的治疗策略。⑥动脉瘤的治疗方案(夹闭或介入),应依据患者特点和动脉瘤的特点等多因素考虑后制定。⑦对于从技术

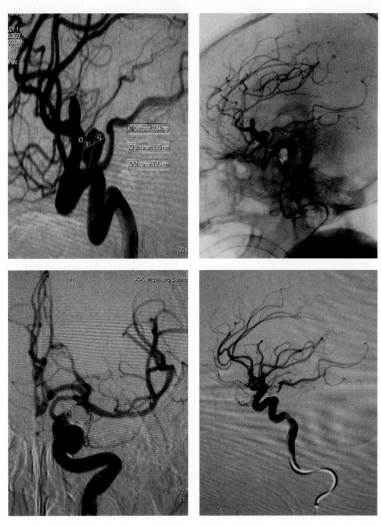

图 7-52　左后交通动脉瘤介入治疗前后,尤其术后保留了后交通动脉的畅通

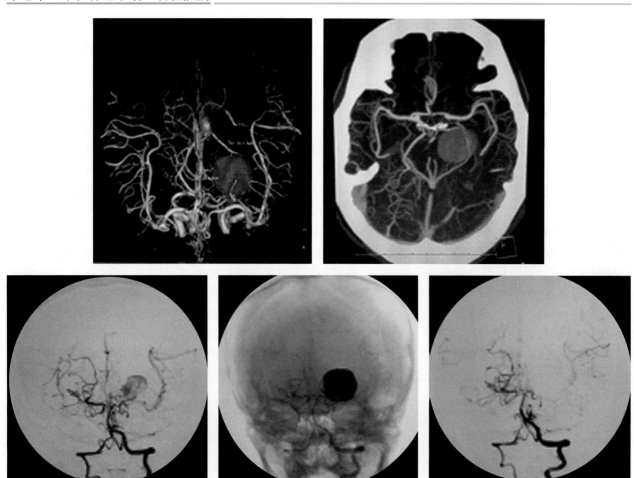

图 7-53　左大脑后动脉 P2 段巨大动脉瘤栓塞术前后

上既可以开颅夹闭又可行介入治疗的动脉瘤患者,推荐行血管内介入治疗。⑧后循环动脉瘤患者、高龄患者(>70 岁)、自发性 aSAH 分级较差(WFNS 分级 V ~ Ⅵ)患者以及处于脑血管痉挛期患者应优先考虑介入治疗。

2. 禁忌证　动脉瘤小而宽颈,小动脉瘤不能容纳最小型栓塞物,瘤颈狭窄难以通过导管。

3. 技术要点　以颅内动脉瘤 GDC 栓塞为例作简介。

(1) 采用 Seldinger 股动脉穿刺插管技术,穿刺点位于腹股沟韧带下方 1.5cm 动脉搏动明显处,用 16G 或 18G 穿刺针,与皮肤成 45°角,针尖向患者头端刺入股动脉。穿刺成功后经穿刺针置入短导丝,退出穿刺针,沿导丝捻转插入 6F 扩张器和导管鞘(目前市面上使用较多的是各型血管穿刺鞘组 5F/6F/8F,及需要加强支撑使用的 shuttle 长鞘),导管鞘与加压输液管相连,缓慢持续滴入生理盐水,连接时注意排气。

(2) 全身肝素化,常用的方法有 2 种:①手术开始时静脉内注射肝素 60~125IU/kg 体重,随后每隔 1 小时按半量给药,24 小时总量不超过 500IU/kg 体重;②手术开始时静脉内注射肝素 2 000~4 000IU,以后每隔 1 小时给药 1 000~2 000IU(亦可参照前述基本操作规范中全身肝素化方法)。

(3) 配制一定浓度的肝素盐水(儿童按 1 000ml 生理盐水加 2 000IU 肝素,成人按 1 000ml 生理盐水加 4 000IU 肝素),在每一灌注线内(同轴导管、导管鞘内)持续缓慢滴入。

(4) 将 5F 造影导管插入导管鞘,行全脑血管造影,以了解脑血管的整体状况以及动脉瘤的位置、大小、形态、方向,还可行 DSA 三维成像技术,选择栓塞治疗的最佳工作位置。

(5) 诊断性造影确定了动脉瘤的位置后,用交换导丝将 6F 的导引导管放置在颈内动脉或椎动脉,末端尽量小心地接近颅底,以保证微导管的稳定。导引导管尾端接 Y 形阀,Y 形阀的侧臂与加压盐水输液管相连,持续缓慢滴入。

(6) 根据动脉瘤的大小、方向、形态选择适宜的微导管,选择配套的"0.010~0.014 英寸"末端柔软的微导丝,并依据动脉瘤与载瘤动脉的角度行微导管头端蒸汽塑形及微导丝末端塑形。通常动脉瘤大小可通过直接测量,也可参照邻近大血管、标志物和已知直径的导引导管来估算。弹簧圈栓塞治疗的动脉瘤的瘤颈不能太宽,理想的腔颈比>3∶1,瘤颈宽>4mm 时不适合单独使用弹簧圈栓塞,否则弹簧圈容易脱入载瘤动脉,造成远端栓塞。

（7）将装有导引导丝的微导管经 6F 导引导管送入载瘤动脉,在微导丝和微导管到达动脉瘤腔的过程中路图技术(road mapping)非常重要。微导管在可控导引微导丝导引下植入瘤腔内,理想的植入位置应使微导管尖端在瘤腔中前 1/3 处,不能贴壁。

（8）当微导管尖端处于理想位置后,退出微导丝,锁紧 Y 形阀固定微导管。第一枚弹簧圈应选择直径略小于动脉瘤最大内径且大于瘤颈的弹簧圈(动脉瘤体的最大径即长宽的平均),这样弹簧圈在栓入过程中可多次经过瘤颈在瘤腔内形成篮筐,而后用柔软型弹簧圈充填其中,尽量达到致密填塞。每次弹簧圈解脱前均应造影,以了解载瘤动脉通畅情况和瘤腔填塞程度。当推进导丝上不透 X 线的标记重叠或超过微导管上第 2 个标记时,说明连接弹簧圈的解脱点已送出微导管进入动脉瘤腔内,仔细检查弹簧圈进入动脉瘤内是否准确无误,如无疑问,可进行解脱。注意微导管与微导丝之间,微导管与弹簧圈之间皆应连接 Y 形阀,并接加压生理盐水持续滴注,这样可以保证所有同轴导管系统内不易形成微血栓,同时减少同轴系统内摩擦力,保持微导管内通畅,微导丝或弹簧圈进出容易,操作稳妥,不至于戳破动脉瘤壁。

（9）栓塞结束后透视下小心退出微导管,再次造影从不同角度了解动脉瘤栓塞情况和载瘤动脉通畅情况。

（10）术后不中和肝素(根据各术者习惯,亦可手术结束后中和肝素),回病房密切观测生命体征,6 小时后拔除导管鞘,穿刺部位压迫 15~20 分钟,检查无渗血局部加压包扎(可术后拔出导管鞘,使用封堵止血器封堵股动脉穿刺口,常用的有:Exoseal 血管封堵器、Perclose Proglide 血管缝合器、Starclose SE 血管闭合系统;亦可直接使用压迫器压迫股动脉内穿刺点止血)。

4. 颅内宽颈动脉瘤栓塞的瘤颈重塑技术(Remodeling 技术)简介(图 7-54)　是用于宽颈动脉瘤的球囊辅助可脱弹簧圈栓塞技术,为法国学者 Moret 最早设计使用。需双侧股动脉置管(目前可单侧股动脉穿刺置管),常先经左侧股动脉穿刺植入 6F 导管鞘,再插入 6F 导引导管并放置在患侧颈内动脉或椎动脉颈 2 椎体平面,沿指引导管送入不可脱球囊微导管,用于暂时性阻断血流,常用 Hyperform/Hyperglide 球囊、Scepter 球囊等微导管,将球囊放置在动脉瘤颈开口处。可视下缓慢将指引导管退至主动脉弓颈总动脉或椎动脉开口处。再经右侧股动脉置管,经 6F 的指引导管将栓塞动脉瘤的微导管,在导丝导引下送入动脉瘤内,先经微导管植入

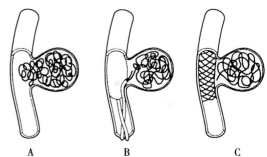

图 7-54　宽颈动脉瘤治疗示意图
A. 宽颈动脉瘤;B. 弹簧圈从瘤颈脱出;C. 弹簧圈加支架术。

第一枚适合动脉瘤大小的弹簧圈,在 X 线监视下慢慢充盈动脉瘤开口处的球囊,暂时阻断载瘤动脉血流和闭塞瘤颈开口,使这枚微弹簧圈稳妥地放置于动脉瘤腔内。试抽瘪球囊恢复血流,微弹簧圈不向瘤颈口处膨出,可通电解脱弹簧圈。如果弹簧圈逸出瘤颈,则应在球囊充盈挡住瘤颈的情况下解脱,尽快再放入数枚微弹簧圈,使之相互缠在一起不再向瘤颈膨出。如此反复直至致密填塞动脉瘤腔。球囊每次可持续充盈 20~30 分钟,但原则上应以尽量缩短球囊充盈闭塞载瘤动脉的持续时间,以减少并发症。该技术的主要优点是,可使弹簧圈栓入过程中稳定,且相互缠绕致密填塞,并有效避免栓入瘤腔内弹簧圈脱出到载瘤动脉内。但 Remodeling 技术并不能解决所有宽颈动脉瘤的栓塞问题,通常要求动脉瘤的腔颈比>1∶1,瘤颈<4mm。由于高科技介入材料的不断问世,Remodeling 技术也在不断进步,目前使用的多种颅内支架问世后,暂时性阻断血流球囊被永久性颅内支架取代,而且疗效可能更有效。目前使用球囊 Remodeling 技术在部分不适合使用颅内支架的患者中仍有应用,部分适用在颈内动脉海绵窦瘘中,使用 Onyx 胶及弹簧圈栓塞瘘同时保留颈内动脉通畅。

另外尚有诸多操作技术用于复杂宽颈动脉瘤栓塞,如三叶微弹簧圈技术(trispan technique)、蚕食技术

（nibbleat technique）、双微导管技术、双支架或双阻挡球囊技术等，均可根据患者具体情况及医生的经验酌情应用。

（三）并发症及其处理

1. 脑缺血及脑梗死　较常见，主要原因可能系：①脑血栓形成，文献报道发生率为 4.6% ~ 10.1% ；②球囊或微弹簧圈到位不正确造成正常动脉的栓塞；③动脉瘤内原已存在的血栓逸出栓塞正常动脉；④大型动脉瘤栓塞后导致载瘤动脉的机械压迫；⑤脑血管痉挛。防治方法是：①介入治疗应在正规的全身肝素化下进行；②栓塞成功后，如发现重要动脉内血栓形成，可使用替罗非班行抗血小板聚集治疗，或尿激酶等溶栓治疗；③介入治疗前、后及术中予以血管扩张药物，如罂粟碱、尼莫地平等；④操作时务必动作轻柔，导管不能大进大出，球囊未到位时不应过大充盈，解脱球囊时一定在 X 线监视下进行，用力要缓慢，球囊要保持原位不动；⑤可脱性球囊装置在导管内输送时应牢靠。采取上述措施一般可避免球囊误脱。大脑中动脉等重要血管被误脱的弹簧圈或球囊栓塞后，常会出现相应的神经功能缺失，如无良好的代偿循环，则需行颈内外动脉旁路移植术。单个小型弹簧栓脱落在动脉内，造成的脑栓塞似乎比球囊轻。必要时可用 Lasso 导管、取栓支架、GooseNeck Microsnare 器械经血管内取出逃逸的微弹簧圈，对于不能取出的逃逸弹簧圈可以使用颅内血管支架将弹簧圈压在血管壁上避免堵塞血管。

2. 动脉瘤术中破裂　是最危险的并发症。术前应充分估计到易破裂的危险动脉瘤：①新近出血，病情较重及连续出血动脉瘤；②造影见动脉瘤不规则，有小阜突出，或呈分叶状、哑铃状、长条状者；③CT 片见动脉瘤附近有血肿，造影见动脉瘤呈葫芦状，末端者多为假性动脉瘤；④载瘤动脉明显痉挛者；⑤造影见瘤颈与载瘤动脉成角不好，如前交通动脉瘤顶指向上方，估计导管进入困难者；⑥老年嗜烟或血压未能较好控制及长期服用阿司匹林的患者；⑦麻醉不佳，患者躁动不安不配合时；⑧大而宽颈的动脉瘤。一旦出现术中动脉瘤破裂出血，不应惊慌，使用球囊辅助栓塞时立即充盈球囊快速栓塞；未使用球囊者应立即中和肝素，加深麻醉，降低平均动脉压，保持生命体征平稳，尽量少用造影剂，以防其外溢至蛛网膜下腔增加动脉痉挛，继续快速填塞动脉瘤，术后立即行头部 CT 扫描，决定是否手术清除血肿，如无血肿，则应反复腰椎穿刺或椎管内留置引流管，尽量排除血性脑脊液。

3. 脑血管痉挛　系导管机械刺激所致，故操作时应尽量轻柔，特别是使用导丝时，动作尤应轻柔。由于血管痉挛，微导管可被固定，一时难以拔出，牵动导管时患者常述头痛。此时可于动脉内注入罂粟碱 15 ~ 30mg（溶于 10ml 生理盐水中），并应用药物使患者安静，停止操作 10 ~ 20 分钟，一般痉挛可缓解，导管可徐徐拔出，切忌用力拔除微导管。在栓塞的整个过程中，应从微导管的导引导管中持续滴注罂粟碱溶液（500ml 生理盐水中加 90 ~ 150mg 罂粟碱）可预防及缓解脑血管痉挛，亦可使用尼莫地平、法舒地尔及硝酸甘油。

（黄昌仁　万伟峰）

三、脑血管畸形的血管内栓塞治疗

（一）目的

治疗目的是应用微导管技术，将导管经供血动脉送入 AVM 畸形团内，注射栓塞剂，填充铸形，将畸形团全部或部分填塞，达到治愈 AVM 或减小病灶体积或减轻临床症状。

治疗的主要策略：①通过单纯的栓塞完全消除畸形团，彻底治愈病变，占 10% ~ 40% ，彻底治愈须得到至少半年的随访证实。②术前栓塞，目的主要是减小病灶的体积和/或栓塞伴发于颅内动静脉畸形的血流相关的动脉瘤或供血动脉的动脉瘤，为手术或立体定向放射治疗提供基础。③部分栓塞，主要是位于深部或巨大的病变，目前的所有方法均不能彻底治愈，而又由于动静脉畸形的高流量的分流，导致脑缺血、静脉窦高压和心力衰竭等。通过栓塞闭塞大的动静脉瘘减轻症状。④靶点栓塞，主要是针对 AVM 的出血高危因素，以减低畸形破裂出血的风险，改变疾病的自然史，为其他治疗或随访观察提供有利条件，但由于颅内动静脉畸形破裂出血的高危因素尚不完全明晰，这一目的的部分栓塞治疗尚存争议。但是，毫无针对性的部分栓塞，不仅无益，而且会给患者带来发生治疗相关并发症的风险，故应该避免。同样，希望通过单纯栓塞一支或多支供血动脉来治愈颅内动静脉畸形的愿望也是不可靠的，因为 AVM 不是静止不动的，它存在再生长、增大及重塑等病理过程（图 7-55）。

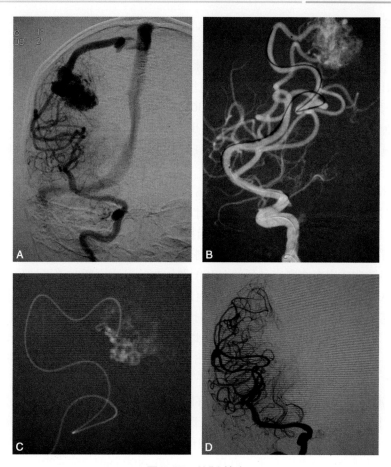

图 7-55　AVM 栓塞
A. 术前；B、C. 术中；D. 术后。

（二）栓塞材料

1. 非黏性液态栓塞剂（沉淀聚合物）　是目前 AVM 及硬脑膜动静脉瘘栓塞的首选材料。此类聚合物在水中或在血液中不溶解，但溶于非水溶剂。当注入血管系统，溶剂二甲亚砜（DMSO）消散，聚合物沉淀形成固态的栓塞物。Onyx 胶是沉淀聚合物的主要代表，替代材料为 EVAL-1 胶。它包括 ethylene-vinyl copolymer（又名 EVAL 或 EVOH）溶于二甲亚砜（DMSO）并加入钽粉使之在透视下可见。对于治疗 AVMs 的 Onyx 胶有几种型号：Onyx18 是 6% 的 EVOH，用于进一步渗透入血管巢；黏性的 Onyx34 是 8% 的 EVOH，用于高流量的 AVF 供血动脉。当混合物注入血管系统，DMSO 消散，而 EVOH 沉淀成为非黏性的、柔软的海绵状物。目前市面上常见的主要是 Onyx18，国产 EVAL-1 与其性能相当。

优点：Onyx 生成一种柔软的海绵样的固态沉淀物，在手术切除栓塞后的病变组织时，比组织胶栓塞后的组织切起来相对容易，炎症反应也弱于组织胶栓塞后。Onyx 由于无黏性，可较长时间地注射，使栓塞较为彻底而不必担心黏管问题。这些优点可令术者在操作时不像注射组织胶那样紧张，透视下非常清晰。如果技术掌握得当，可用于治疗低流量和高流量病变。

2. 组织胶　目前最常用的有 Glubran 2 组织胶（NBCA-MS）。可用于永久的彻底栓塞畸形团，也可用于外科手术前和放疗前的辅助栓塞。栓塞时根据病变的特征，用碘化油稀释配成不同比例、不同聚合时间的栓塞剂，由于存在黏管可能性，对术者技术要求较高。

3. 聚乙烯颗粒（PVA）　主要用于部分栓塞。但 PVA 不能在 X 线片上观察到，故栓塞范围只有通过造影结果来推算，而且由于形状不规则，不能严实地闭塞血管腔，故有较高的再通率。不可控制性及向静脉系统内飘逸是颗粒状栓塞剂的最大缺点。

4. 各种微弹簧圈和球囊　仅用于栓塞直接的动静脉瘘或在血流很大时，用不可解脱球囊临时阻断血流，以利于其他材料的栓塞。

（三）NBCA-MS 栓塞颅内动静脉畸形的方法

1. 常用微导管　主要使用漂浮微导管,导管近段大部为可操纵的 3F 管,远段为柔软、可随血流漂动前进的 1.2~2.5F 导管,经导引管送入颈内动脉或椎动脉后,前段可漂浮至 AVM 的供血动脉或畸形团内,然后酌情进行栓塞。常用以下两种系列:①Magic 系统(前段的粗细可分 1.2F、1.5F、1.8F 3 种),根据导管末段柔软漂浮部分长度分为 STD(10cm)、MP(20cm)、IP(30cm)3 种型号;②Spinnaker 管(前段的粗细可分 1.5F、1.8F),亦有长短 3 种型号。导管到位困难时亦可使用特制微导丝导引,Magic 管可用 Essence 微导丝,有"0.007in"及"0.009in"两种。Spinnaker 管可用 Transend 或 Mizzen 微导丝。Onyx 胶则必须用特制的微导管,并配以导引微导丝。

2. 栓塞生物胶的配制　NBCA 加碘化油配成 20%、25%、33%、50%、66% 制剂。其中以 25% 及 33% 最常用。NBCA 胶比例主要由术者的经验定,无现成的计算公式。而术者主要根据畸形团部位、大小、结构、血流速度、供血形式、有无动静脉瘘、静脉引流情况、超选择造影的手感及导管粗细长短而定,一般来说,NBCA 比较稀时易于前进弥散,铸形栓塞范围较大,但过稀则聚合过慢,往往会被血流冲向引流静脉,非但达不到栓塞目的,还有堵塞静脉造成出血之虞。过稀的 NBCA 即使在畸形团中暂时铸形,终会因其中主要成分碘化油被吸收而崩解,致 AVM 复发。高浓度的 NBCA 常用以栓塞 AVF 和瘦型的大脑大静脉畸形,有时不得不用纯 NBCA(为了可视,应佐以钽粉),注射此类 NBCA 时一定要小心,防止粘管、堵塞引流静脉及撕破 AVM。临床上常说的稀胶指 25% 以下的 NBCA,浓胶指 50% 以上的 NBCA。近年来稀胶较受欢迎。

3. 全身肝素化　只要不是近 2 小时内有新鲜出血者,脑血管造影及栓塞治疗时一律予以正规的肝素化。

4. 控制血压　①微导管到位前适当提高血压,有助于微导管到位,在插管困难时是有效的辅助方法;②微导管到位后,适当降低血压,减轻血流冲击力,便于 NBCA 在畸形团内推进弥散,充分铸形;③术中及术后降压(48~72 小时)可有效地预防 NPPB;④降低血压有利于 AVF 的栓塞。降压主要应用硝普钠,装配输液泵持续静脉滴注,同时严密监测血压变化。血压控制在 90~100mmHg/60~70mmHg 的范围内,对于有高血压者,以降低平时血压的 20%(不可超过 30%)为宜。

5. 操作步骤　以 Magic 为例简述之。

（1）置入导引导管:将带有弯导丝的直导引导管连接压力袋生理盐水持续点滴冲洗,经导管鞘一起置入靶动脉(颈内动脉或椎动脉)。如血管过于迂曲,可改用特殊弯度的造影导管进入靶动脉,再用交换导丝置换导引导管。亦可将导引导管末端熏蒸塑形,兼做造影导管。

（2）将所选用微导管支撑导丝抽出,推注生理盐水,仔细检查,观察管壁有无漏水、残次破损。根据供血动脉走行特点,将微导管头端用蒸汽熏成一适当弯度。

（3）导引导管置入微导管:将带有支撑导丝的微导管,经 Y 形阀接头,与导引导管对接。Y 形阀连接加压输液系统,持续缓慢冲洗。当微导管的柔软部分完全进入导引导管后,抽出支撑导丝,直接将导管送到所需部位。注意动作应轻柔,送管不要过快过多,导管末端不应在血管内盘曲打结。微导管的到位成功,取决于适当的捻转、导管的弯度、血流的速度、适时的注射、压迫对侧颈动脉改变血流方向、用药物短时间提高血压等方法。应用路图技术(road mapping)功能亦有助于导管到位。

（4）超选择造影:微导管接 1ml 注射器推注造影剂,行畸形血管团超选择造影,摄正、侧位片,以判断导管的确切位置,畸形团的大小、供血类型、造影剂弥散情况、血流速度以及引流情况等。微导管到位的理想状态为:导管进入畸形血管团内的某一小分支,基本阻塞了这一分支的血流,即所谓 block 状态,此时注入造影剂可见到一片畸形团显影弥散及其引流静脉。

（5）区域功能试验:微导管进入重要功能区附近或畸形中疑有正常供血动脉时,应做区域功能试验,即从微导管内推注利多卡因 20mg,观察 15 分钟,如出现一过性运动、感觉障碍、抽搐、意识障碍等情况即为阳性,不适合在此栓塞,立即退出微导管,选择另一根供血动脉。此试验多不确定,不可过于依赖,关键在于导管到位后反复进行超选择造影,确保欲栓塞畸形团内不存在正常动脉。

（6）用 NBCA 胶栓塞畸形团:①注胶前的准备:更换注射器,用 5% 葡萄糖溶液反复注射冲洗微导管及接头。将 NBCA 胶加入适量碘化油混合,配成所需浓度。②NBCA 胶的浓度配制:根据血流速度配制适当浓度的 NBCA 胶。如不存在 AVF,NBCA 一般可配制成 25%～50%,最常用比例是 25%～33%。近年来,不少术者更愿意使用 20% 以下的 NBCA。配制所用器皿应清洁干燥,使用前常需用 5% 葡萄糖液反复冲洗。③推注 NBCA 胶栓塞畸形团:在 DSA 实时路图透视(real time road mapping fluroscope)或 1 帧/秒连续 DSA 摄影条件下,缓慢持续注射已配制的 NBCA 胶。NBCA 胶的理想弥散状况:在畸形团内不断扩大范围,既不向静脉端逸走,也不向动脉端反流。注意一旦发生 NBCA 胶反流,应立即迅速将微导管连同导引导管一起拔出导管鞘。盲目地将所需 NBCA 的估计用量一次性从微导管内推入畸形血管,是非常危险及错误的。

（7）造影观察栓塞情况:重新插入造影管或导引导管造影,了解栓塞效果。

（8）终止栓塞的指征:①AVM 已 100% 消失或已达到预期的栓塞程度;②多支动脉供血的 AVM,在同一支供应主干中不应连续栓塞;③栓塞后盗流现象明显改善;④直径超过 6cm 的 AVM 一次栓塞不应超过 1/3;⑤患者出现头痛、倦怠及神经系统功能障碍。

（9）栓塞完毕后处理:中和肝素(根据肝素化时间计算其残余量,按 1mg 鱼精蛋白中和肝素 1mg 计算,静脉注射)。拔出导管及导管鞘,穿刺部位压迫 10～15 分钟,无出血后用敷料加压包扎。

（10）术后处理:①穿刺侧髋关节制动 6 小时,卧床休息 24 小时;②应用激素、适量抗生素;③维持人工低血压 48～72 小时,预防灌注压突破;④严密观察意识、肢体运动情况及生命体征,及早发现及处理并发症。

（四）Onyx 栓塞 AVM

1. 常用微导管 推荐使用 DMSO 相兼容的微导管。常用的为 Marathon 漂浮微导管、Apollo 头端可解脱微导管,导管近段大部为可操纵的 2.7F 管,远段为柔软、可随血流漂动前进的 1.5F 导管,经导引管送入颈内动脉或椎动脉后,前段可漂浮至 AVM 的供血动脉或畸形团内,然后酌情进行栓塞,导管到位困难时亦可使用特制微导丝导引,有 0.008inch 及 0.010inch 两种,常用的可选择 Synchro 10 微导丝或 Asahi Chikai 10 微导丝,其直径 0.010inch;对于更细的血管支架,可选用 Mirage 微导丝,直径 0.008inch。也可选用 Echelon 10 微导管、Headway 17、Headway Duo、Sonic 微导管等,配合微导管直径选择相对应的微导丝。

2. 肝素化及血压控制方式同 NBCA-MS 栓塞 AVM 类似。

3. Onyx 栓塞技术与 NBCA 栓塞大体类似,但有相关注意事项。

（1）在进行栓塞前,需将多支 Onyx 胶放置在自动振荡器上摇匀,使胶内的钽粉分布均匀,避免术中误判。一般摇匀时间 30 分钟。

（2）诱发试验(区域功能试验)可给术者错误的安全感,这是因为 Onyx 能够轻易地钻入之前超选造影或巴比妥注射没有发现的血管内。

（3）用白的路图蒙片,路图观察下缓慢注射 Onyx,以 0.16ml/min 的速率。如果注射速率大于 0.3ml/min,因 DMSO 的毒性,可损伤血管。且笔者术中出现过 DMSO 注射过快引起患者心率减慢的反应。

（4）如果沿导管反流,或进入静脉近段部分,或反流入其他的供血动脉,暂停注射 15 秒,然后继续注射,如果 Onyx 持续进入错误的方向,再暂停 15～30 秒,然后继续。如果 Onyx 钻入另一更好的通道,继续注射。

（5）通常要定时更新路图,这可剪影掉已经释放的栓塞物,而使新注的材料清晰可见。

（6）如果不确定注射是否达到效果,可经导引导管注射造影剂做对照造影。可显示是否还有供血动脉或血管巢,是否还要经这个位置的导管进行栓塞。

（7）有些沿导管头的反流不会有问题,因为产品有不粘连的特性。但反流长度不要超过 1cm,Onyx 也可将微导管粘在血管内。Apollo 和 Sonic 有解脱头端设计,但不要超过解脱端。

（8）暂停时间不要超过 2 分钟,因为 Onyx 可固化并堵塞微导管。

（9）碰到推注有阻力的情况,永远不要大力推注以克服阻力。如果继续注射,则堵塞的微导管可能爆裂引发出血。

（10）如果血管的空间结构已经满意栓塞,或 Onyx 反复进入错误的方向,停止注射,回抽吸注射器,缓慢持续回拉微导管(此操作可能出现患者心率减慢,可停止操作后再撤管),使之与沉淀的 Onyx 脱离并撤出。

（五）并发症

并发症发生率为 5%~15%,总死亡率达 2%。

1. 颅内出血 发生率 2%,而死亡率高达 30%~50%。主要原因:①正常灌注压突破(NPPB),主要发生在多支长供血动脉供血,高血流量、巨大的 AVM;②误栓 AVM 畸形团的引流静脉或畸形团栓塞后,血流速度变慢,静脉继发性血栓形成,引流不畅,导致畸形出血;③黏管,注射 NBCA 时,拔管不及时,导管末端与畸形团粘连,猛力拔管时撕破血管;④微导丝刺破畸形团。预防措施:①每次栓塞不得超过畸形团总体的 1/3,两次栓塞应间隔 2 周~2 个月;②术后控制性降压 48~72 小时(国内多中心通过术后持续镇静等方式将血液控制在 120/70mmHg 左右);③栓塞前仔细评价超选择造影资料,配制合理比例的 NBCA,或 Onyx 注射时一定在 DSA 条件严密监视之下,尽量不要过早栓塞引流静脉;④尽量少用微导丝导引,使用时,微导丝最好不要伸出微导管头端,导丝在微导管弯曲处,不要用力强行通过,当微导管接近畸形团时,及时拔除微导丝。AVM 术中出血处理方法:①首先中和肝素(鱼精蛋白);②继续控制血压,适当降低以控制 NPPB;③拔除全部导管,立即做 CT 检查,判断出血部位;④如脑内血肿较大,中线移位明显,则应立即开颅清除血肿、彻底止血,如有条件一并切除 AVM,但不应过于勉强;⑤如系蛛网膜下腔出血,则用脱水、止血、激素、尼莫地平等内科疗法。

2. 神经功能障碍 主要原因是 NBCA 或 Onyx 胶误栓:①微导管到位不佳,所栓塞畸形团内潜有正常供血动脉;②反复插管及 NBCA 及 DMSO 刺激导致脑血管痉挛;③微导管微导丝断裂,末段滞留在脑血管之内;④畸形团出血,形成血肿压迫脑组织;⑤插管过程中脑血栓形成,造成脑梗死。

预防措施:①微导管应精确到位,排除正常血管的存在;②必要时做区域性功能试验;③插管动作应轻柔,切忌大进大出、粗暴草率。插管时间不宜过长;④严格全身肝素化,所有同轴导管间均应有加压持续冲洗装置;⑤整个操作需要良好的 DSA 显示装置。

四、硬脑膜动静脉瘘介入治疗

除了外伤性损害和颈内动脉海绵窦瘘,硬脑膜动静脉(AV)的分流基本分为 3 类:小儿硬脑膜窦畸形合并 AV 分流、幼儿高流量的硬脑膜动静脉瘘(DAVF)和成人型 DAVF。本节将重点探讨成人型 DAVF。

成人型 DAVF 是少见的神经血管病变。根据近来的研究,成人型 DAVF 年检出率约为 0.16/10 万人口;根据血管造影研究的评估,在所有颅内动静脉分流中,硬脑膜的相关病变仅占 10%~15%。虽然如此,作为一个独特的神经病理现象,本节重点讨论 DAVF 的血管内介入治疗。

一个 DAVF 由一个或多个真性瘘构成,如同直接的动静脉连接,中间没有毛细血管网、畸形团。瘘仅限制位于硬脑膜中,这与动静脉畸形不同,后者位于脑或脊髓的软膜或软膜下。一般认为,DAVF 是后天性的,而动静脉畸形是先天性的。成人 DAVF 以"硬脑膜动静脉瘘"命名,显然优于"硬脑膜动静脉畸形"。

该瘘位于硬膜内,存在硬脑膜动静脉瘘和硬脊膜动静脉瘘;虽然它们的病理生理学机制是相同的但临床表现不同,因此它们的分类也是完全不同的。

颅内 DAVF 的分类:许多分类基于 DAVF 不同特征的研究而提出。起初,DAVF 的解剖位置被认为是关键的分类鉴别特征。1973 年,Aminoff 建议分为前下方组和后上方组。随后,其他人研究了 DAVF 位置和临床表现的关系,发现海绵窦、横窦病变结果的差异,比颅前窝、天幕区病变结果的差异更大。多年后已明确,与位置有关的静脉引流模式,比位置本身更与其临床表现相关。颅底一些部位的 DAVF 因为局部静脉解剖的因素更容易发展成 CVR,例如在附近有静脉窦的缺失时。没有一个位置的颅底 DAVF 是绝对不会发展成侵袭性的,但人们发现,某些部位的 DAVF 发展为 CVR 可能性更高。

在 Djindjian 关于静脉引流模式的研究基础上,众多颅内 DAVF 分类方案纷纷提出,其中的 Borden 和 Cognard 分类是最常应用的(表 7-7)。它们都在日常工作应用中有自己的优势:三步法 Borden 分类非常简单,只需一些脑血管造影的知识;Cognard 分类理论上有优越性,因为它包含了硬脑膜窦血液流动方向的影响,但它的多个分类步骤,需要对 DAVF 有更全面的理解。判断窦血液流动方向的重要性是显而易见的:静脉反流能阻止皮质静脉回流入相关静脉窦,从而导致在没有发生 CVR 的情况下,出现脑静脉阻塞。这两种分类的优越性已被验证。

表 7-7　DAVF 的分类图表

分类方案	各类别情况
Borden 分类	
1	静脉引流直接进入静脉窦或脑膜
2	静脉引流进入静脉窦,伴皮质静脉反流
3	静脉引流直接进入皮质静脉(仅有皮质静脉反流)
Cognard 分类	
Ⅰ	静脉引流进入静脉窦,血流在窦内为顺流
Ⅱa	静脉引流进入静脉窦,血液在窦内有逆流
Ⅱb	静脉引流进入静脉窦,血流在窦内为顺流,伴皮质静脉反流
Ⅱa+b	静脉引流进入静脉窦,血液在窦内有逆流,伴皮质静脉反流
Ⅲ	静脉引流直接进入皮质静脉(仅有皮质静脉反流)
Ⅳ	静脉引流直接进入皮质静脉伴皮质引流静脉扩张
Ⅴ	静脉引流进入脊髓的髓周静脉

颅内 DAVF 的临床特征:"良性的"和"侵袭性的"表述在文献中已有使用,在本章中也使用这两个词,来表示颅内 DAVF 的典型临床症状和体征(表 7-8)。出现非出血性神经功能缺失、出血、死亡等,认为属"侵袭性的";而有慢性头痛、搏动性耳鸣的主诉和海绵窦瘘引起的眼部症状及神经功能缺失,即使这些是患者较难忍受的,也认为是属"良性的"。

表 7-8　良性和侵袭性 DAVF 的临床特征

良性特征	侵袭性特征	良性特征	侵袭性特征
搏动性颅内杂音	颅内出血	慢性头痛	视盘水肿
眼眶充血	非出血性局灶性神经功能缺失	无症状	死亡
脑神经麻痹	痴呆		

血管内介入治疗已成为硬脑膜动静脉瘘(DAVF)的主要治疗手段。治疗途径包括动脉入路、静脉入路和手术暴露穿刺栓塞治疗 3 种,可单独,也可联合应用,其栓塞材料同动静脉畸形的介入栓塞材料,包括非黏性液态栓塞剂(沉淀聚合物)如 Onyx 胶、EVAL-1 胶、Glubran2 组织胶(NBCA-MS)、聚乙烯颗粒(PVA)、各种微弹簧圈和球囊等。

(一) 动脉入路

1. 治疗原则　单一动脉供血的瘘口,如供血动脉较粗大者,可应用可脱性球囊或高浓度 NBCA,供血动脉较细者,则用不吸收性固体颗粒栓子或 NBCA 或 Onyx 胶或国产 EVAL-1 胶;多个瘘口位于硬膜窦壁,而供血动脉在接近瘘口处又分成数个细小分支者,可用 PVA 或冻干硬膜等微粒,靠血流冲击将栓子送到各瘘口前的小分支内。不管用哪种方法,栓塞材料越接近瘘口越好(图 7-56~图 7-64)。

2. 适应证　以颈外动脉供血为主,无(或可避开)危险吻合;颈内动脉或椎动脉的脑膜支供血,栓塞时可避开正常脑组织的供血动脉。

3. 方法　采用 Seldinger 技术经股动脉穿刺插管,行全脑血管造影,了解瘘的供血动脉、瘘口的大小、位置、引流静脉的数量及方向,然后将微导管放入供血动脉并行栓塞。可供选择的微导管有 Magic 系统(前段的粗细可分 1.2F、1.5F、1.8F 3 种),根据导管末段柔软漂浮部分长度分为 STD(10cm)、MP(20cm)、IP(30cm)3 种型号;Spinnaker 管(前段的粗细可分 1.5F、1.8F),亦有长短 3 种型号;Apollo™ Onyx™ 导管系统和各种导丝导引微导管如 Echelon、Headway17、HeadwayDuo、Prowler-10 等。可供选择的栓塞材料:Onyx 胶、EVAL-1 胶、NBCA 胶、水凝胶微球、PVA 颗粒、弹簧圈、冻干硬膜微粒及球囊等。上述栓塞材料可单独使用,也可联合应用。Onyx 胶则必须用特制的微导管,并配以导引微导丝。

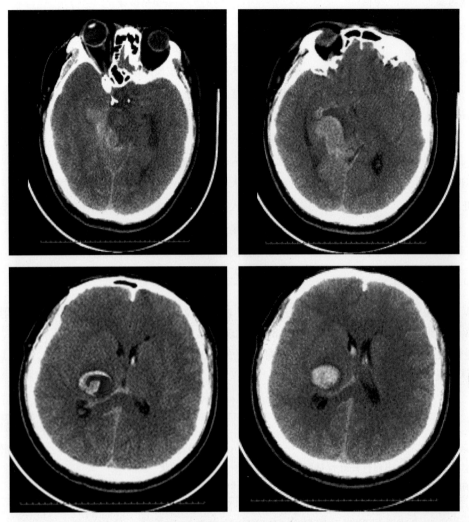

图 7-56　CT 平扫提示颅内出血

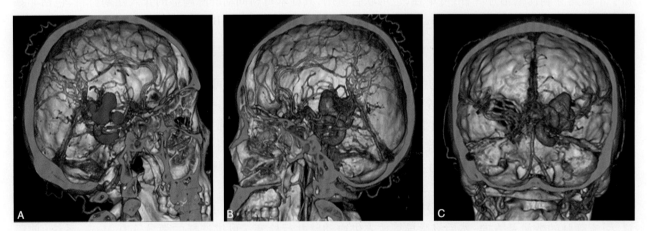

图 7-57　双侧颈外动脉参与畸形团供血,引流静脉引流入直窦、上矢状窦,右侧 IA 及 PCA 参与供血引流静脉引流入右侧乙状窦

A. 头颅 CTA 重建侧面观(右);B. 头颅 CTA 重建侧面观(左);C. 头颅 CTA 重建冠状位。

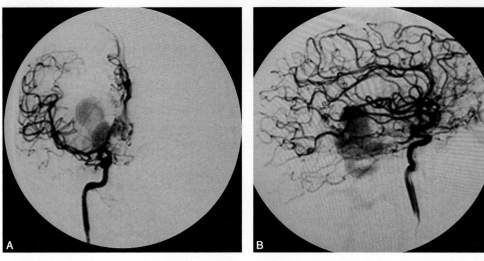

图 7-58 右侧颈内动脉造影提示脑膜垂体干参与供血
A. 正位；B. 侧位。

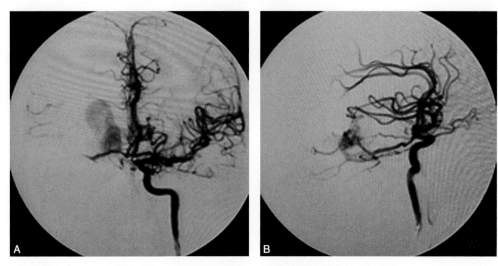

图 7-59 左侧颈内动脉造影提示脑膜垂体干参与供血
A. 正位；B. 侧位。

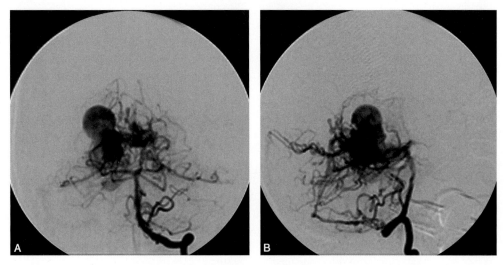

图 7-60 椎动脉造影提示双侧大脑后动脉及双侧脑膜后动脉参与供血
A. 正位；B. 侧位。

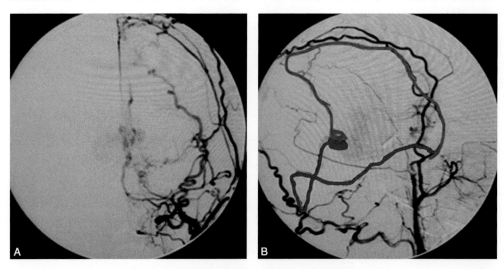

图 7-61　左侧颈外动脉造影提示脑膜中动脉参与供血
A. 正位；B. 侧位。

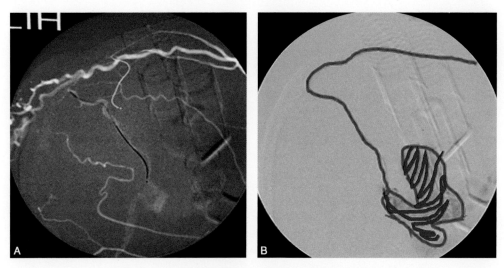

图 7-62　经颈外动脉入路，路径：左侧脑膜中动脉上干
A. 路图；B. 填塞示意图。

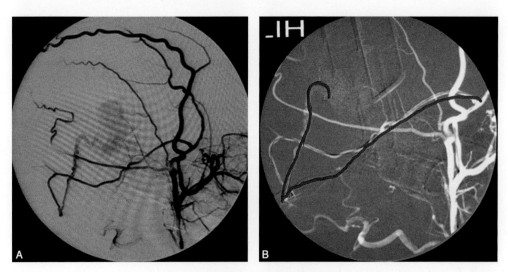

图 7-63　经颈外动脉入路，路径：左侧脑膜中动脉下干
A. 造影图像；B. 导丝路径示意图。

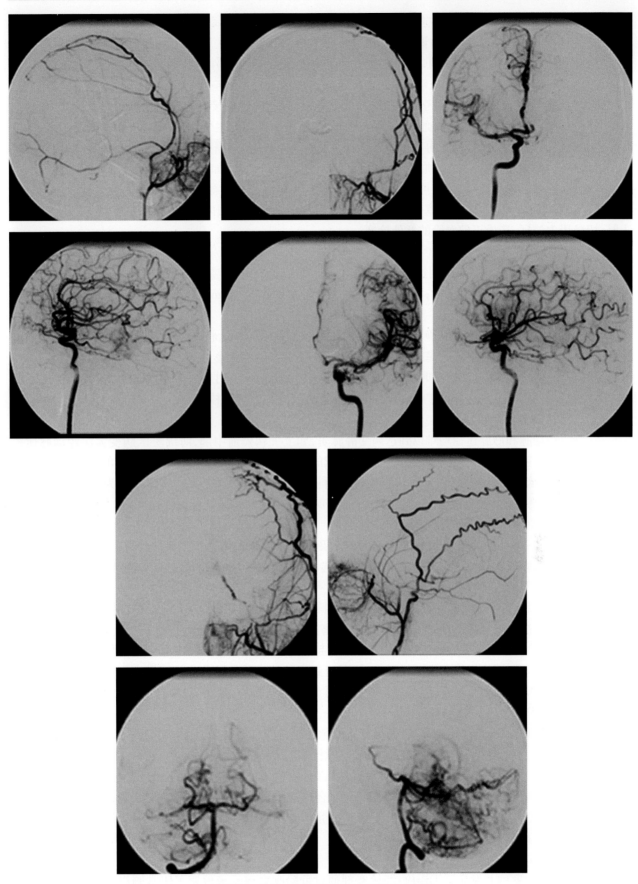

图 7-64　栓塞术后造影提示 DAVF 完全栓塞

DAVF 的供血动脉有时很多,主要有咽升动脉、脑膜中动脉、脑膜副动脉、枕动脉及耳后动脉等,应根据不同情况应用不同的栓塞材料和导管技术。无论哪种栓塞方法,皆应注意避开颅内外血管的"危险吻合"。不吸收性固体栓子是最常用栓塞剂,但固体栓子大小至关重要,栓子太小,可通过"危险吻合",造成脑内血管的意外栓塞;栓子太大,栓塞供血动脉主干,新开放的动脉支仍可供应瘘口。一般 $300 \sim 700 \mu m$ 较合适。在明确无"危险吻合"的情况下,可考虑用 NBCA 胶。此时,导管应尽量接近瘘口。根据瘘口的大小,可用高浓度 NBCA 甚至纯 NBCA。多条供血者,应逐一栓塞,切忌在供血动脉主干注射 NBCA,瘘口未能闭塞,侧支循环建立后仍向瘘口供血,且损失再次栓塞的入路。近年来,也有学者报告使用低浓度的 NBCA,期望其尽量接近瘘口,达到栓塞目的。对于颈内、外动脉同时参与供血的 DAVF,如海绵窦区病灶,可先用上述方法栓塞颈外动脉,若颈外动脉途径失败,可经股动脉穿刺置管,将微导管在微导丝导引下进入颈内动脉分支之供血支,应用弹簧圈栓子及 NBCA 栓塞,用后者栓塞时,为防止其反流到颈内动脉,需在 DSA 监视下低压缓慢注射,切忌用力过猛,造成正常血管的意外栓塞。

(二) 静脉入路

1. 适应证 无法由动脉入路到达供血动脉瘘口处;供血动脉极为复杂,难以将所有供血动脉闭塞;静脉窦阻塞且不参与正常脑组织引流者;可耐受静脉窦球囊阻塞试验者;Cognard 分型 Ⅲ~Ⅴ型或 Djindjian 分型 Ⅲ、Ⅳ型者。

2. 方法 ①经颈内静脉或股静脉途径:到海绵窦可经颈内静脉-乙状窦-岩上窦或岩下窦,或经颈内静脉-面静脉-眼上静脉;到横窦-乙状窦或上矢状窦可通过颈内静脉-乙状窦途径,用弹簧栓子或其他栓塞材料栓塞静脉窦闭塞瘘口。用此法治疗时,需有路图技术(road mapping),用超滑微导丝导引,导管到位多不困难。②经眼上静脉途径:眼上静脉扩张者可经此静脉置管到海绵窦进行栓塞。

(三) 手术暴露穿刺栓塞治疗

适应证:经动脉和静脉途径均难以到达病变静脉窦,如上矢状窦前中部,海绵窦区病变无法经动脉途径和眼上静脉、岩上窦、岩下窦等静脉途径抵达病灶区域的,瘘口位于 Galen 静脉等位置深在的;病变静脉窦阻塞且不参与正常脑组织引流者;临床症状明显,需外科措施干预以改善症状。具体方法为:颅骨钻孔暴露(窦汇、上矢状窦等)或开颅直接暴露(海绵窦等)行静脉窦的直接穿刺或切开置管栓塞。

(四) 不同 Cognard 分型的治疗策略

Cognard-Ⅰ型:为良性阶段,治疗侧重于有颅内杂音等临床症状影响患者生活的情况。当采用颈动脉压迫法治疗无效时,则应用动脉法栓塞治疗,栓塞材料选用颗粒胶。由于静脉窦仍有功能性,因此,该型患者静脉窦必须保留,不能应用静脉法或外科手术闭塞。

Cognard-Ⅱa 型:应采用动脉法栓塞治疗,栓塞材料选用颗粒或生物胶。可通过多次栓塞减少瘘及降低静脉高压,如动脉法栓塞效果不佳,可通过静脉法栓塞。该型患者血液逆流到静脉窦,逆流到皮质静脉,因此,静脉窦栓塞的风险即可能闭塞功能性皮质静脉引起静脉性梗死或静脉性出血。通常情况下,闭塞海绵窦不会造成上述影响,因为海绵窦常已经形成,使引流到该处的皮质静脉分流。而横窦一般应予以保留,只有当出现严重临床症状,而且球囊闭塞试验阴性时,才考虑闭塞横窦,否则,只能行静脉窦血管内支架成形术或静脉窦骨架术。

Cognard-Ⅱb 型与 Cognard-Ⅱa+b 型:因为皮质静脉逆流常伴有出血,故完全闭塞或阻断皮质反流是治疗重点。治疗可先给予动脉栓塞,或通过外科手术、静脉栓塞的方法闭塞静脉窦。

Cognard-Ⅲ型、Ⅳ型、Ⅴ型:上述各型具有进展性,部分闭塞不能减少颅内出血的发生,治疗者完全闭塞病灶部位,方式包括血管内治疗、外科手术、放疗或综合疗法。可先行动脉法生物胶栓塞,如疗效欠佳可给予外科手术切除瘘口或夹闭引流静脉,如果能够通过静脉入路将微导管送到引流静脉起始段,可通过生物胶栓塞达到完全治愈。

(五) 并发症

1. 动脉途径栓塞的并发症 ①误栓:即栓塞剂通过危险吻合或反流栓塞了正常脑组织的供血动脉,可引起脑缺血、神经功能障碍,甚至危及生命;②静脉栓塞:主因栓塞通过瘘口后,栓塞引流静脉所致;③局部疼痛:颈外动脉栓塞后,因局部炎症反应,可出现栓塞区的局部较剧烈疼痛。

2. 静脉途径栓塞的并发症   ①静脉栓塞:主因栓塞剂阻塞了正常引流静脉所致,可导致静脉性脑梗死;②静脉窦壁穿破:静脉置管时微导管或微导丝刺破静脉窦壁所致。

3. 手术暴露穿刺栓塞治疗的并发症:在静脉途径介入治疗风险的基础上,还可能出现穿刺部位出血或血肿、局部感染等。

(黄昌仁 彭汤明)

五、创伤性颈动脉海绵窦瘘介入治疗

颈内动脉海绵窦瘘(carotid-cavernous fistula,CCF)是一种颈内动脉和海绵窦之间的异常沟通。直接颈内动脉海绵窦瘘是指一种特定形式的颈内动脉海绵窦瘘,其发病机制通常是高压力的颈动脉血液通过海绵窦段颈内动脉的一个破口,进入低压力的海绵窦。相反,另外一些CCF则指那些"间接"的CCF,这类CCF的特点是硬膜上存在一丛由微小动脉血管构成的巢。其中直接CCF主要由闭合性颅脑损伤导致的颅底骨折造成(图7-65)。

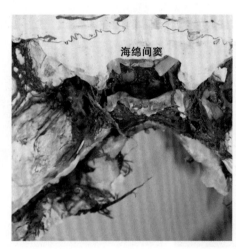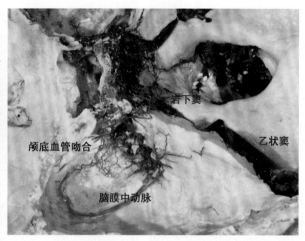

图7-65 CCF解剖示意图

CCF可以根据3个标准来分型:①根据病因学分为自发性和外伤性;②根据血流动力学分为高流量瘘和低流量瘘;③根据脑血管造影分为直接瘘和间接(硬脑膜)瘘。一些CCF是以上类型的综合。造影分型为CCF的分类提供了客观的非常有帮助的方法,决定了该疾病的预后,并可作为制定治疗方案的依据。所有的CCF都可以归类于4种造影分类中的一种,这4种分类依据是CCF是否是直接的,以及供血动脉的解剖起源。A型瘘是ICA和海绵窦的直接沟通;B、C、D型的瘘都是间接的或是硬脑膜的瘘;B型瘘是ICA脑膜支与海绵窦之间的瘘;C型瘘是颈外动脉(ECA)脑膜支与海绵窦之间的沟通;D型瘘是最常见的类型,ECA和ICA脑膜支对动静脉瘘均有血供;双侧的CCF是以上类型中的特殊类型。目前临床最常见的CCF为创伤性颈动脉海绵窦瘘(traumatic carotid cavernous fistula,TCCF),这里我们主要介绍TCCF的治疗。

介入治疗是创伤性颈动脉海绵窦瘘(TCCF)的首选治疗方法,其操作简单,创伤甚小,操作得当往往可获良效。

(一)适应证和禁忌证

1. 适应证   ①直接型TCCF,即Barrow分型为A型者;②颅内血管杂音严重影响生活者;③经保守治疗无效或症状加重者;④下列情况应做急症介入治疗:大量鼻出血、急剧视力下降或失明、颅内血肿或蛛网膜下腔出血、严重的脑缺血、蝶窦内假性动脉瘤、血管造影显示脑皮质静脉引流者。

2. 禁忌证   ①出凝血功能障碍;②严重的心、肝、肾功能不全;③蛛网膜下腔出血的急性期可先适当观察,待病情稳定后再行介入治疗;④碘过敏者。

(二)方法选择和技术要点

一般多经股动脉入路应用可脱性球囊栓塞瘘口(图7-66~图7-68),但若颈内动脉结扎或闭塞,后交通动

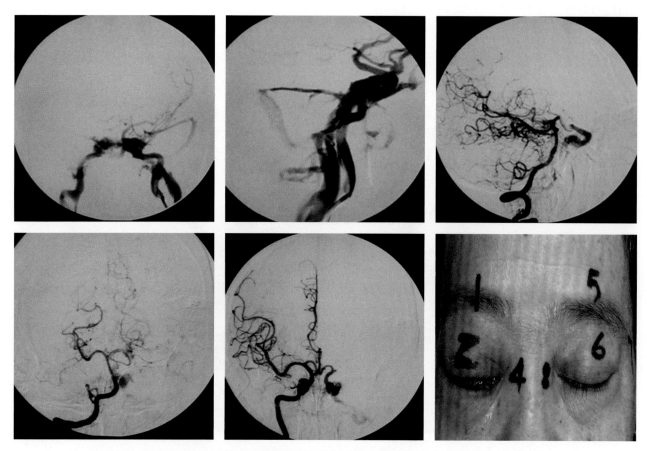

图 7-66　女性,64 岁,内开放性颅脑损伤后 3 周出现搏动性突眼、耳鸣、头晕,DSA 提示 TCCF

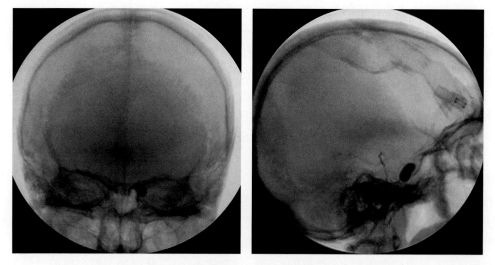

图 7-67　局麻下,金球囊栓塞,及时了解患者耳鸣与眼胀情况

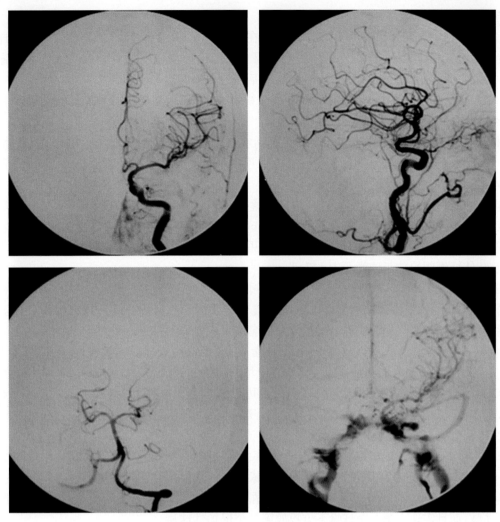

图 7-68　栓塞术后造影,瘘口完全闭塞,颈内动脉通畅

脉发育良好,也可将微导管经椎动脉通过后交通动脉到海绵窦,用可脱性球囊或微弹簧栓塞;若后交通动脉发育不良,岩下窦或岩上窦显影较好,可经股静脉入路,将微导管经颈内静脉岩下窦或岩上窦到海绵窦,用微弹簧圈栓塞;若岩下窦或岩上窦显影不良,可经眼上静脉入路栓塞海绵窦及瘘口,但要求眼上静脉较粗大平直,病程 3 个月以上,眼上静脉已动脉化者才可经此入路。也可经前交通动脉到瘘口,但因路程较长,有时前交通动脉不够粗大,到位困难而少用。

颈外动脉供血支栓塞结合颈动脉压迫法:颈内动脉无瘘口或瘘口较小,予以颈外动脉供血支栓塞后,症状明显减轻,每天压迫颈动脉可渐治愈。栓塞材料:Onyx 胶、EVAL-1 胶、聚乙烯醇泡沫(ivalon)微粒、冻干硬脑膜、IBCA 或 NBCA 胶、弹簧圈等。但在应用胶栓塞时应充分考虑到"危险吻合"及"危险血管",防止出现并发症。

1. 经动脉途径可脱性球囊栓塞技术要点

(1) 麻醉和体位

1) 患者仰卧于血管造影床上。

2) 凡能合作患者均采用神经安定麻醉加穿刺部位浸润麻醉,以便手术中观察患者意识状态、语言功能、肢体运动等。对不能合作的小儿及特殊患者采用气管插管全身麻醉。

3) 术中需麻醉师监护患者生命体征并记录。

(2) 手术步骤

1) 会阴、两侧腹股沟及大腿上 1/3 部常规消毒、铺无菌巾单。

2) 用 1% ~2% 普鲁卡因在右侧腹股沟韧带下 1.5~2.0cm,股动脉搏动明显处逐层进行浸润麻醉,并给患者神经安定麻醉。

3）用 16G 或 18G 穿刺股动脉,采用 Seldinger 法在右侧插入 8F 导管鞘,导管鞘侧臂带三通连接管与动脉加压输液袋输液管相连,注意排净管道内气泡。调节加压输液袋速度缓慢滴入。给患者实施全身肝素化:一般成人首次剂量为 40mg,1 小时后追加半量,然后每过 1 小时追加 10mg。

4）将 5F 脑血管造影管经导管鞘插入,在电视监视下,分别插入左、右颈内、外动脉与椎动脉行全脑血管造影,明确诊断和了解颅内动脉侧支循环情况。

5）用替换长导丝将造影管退出,换插 8F 导引管,在透视监视下插入患侧颈内动脉,达 C2 水平。8F 导引管尾端接一 Y 形带阀接头,Y 形阀侧臂与带三通软连接管的动脉加压输液管道相连,在排净管道内空气后,缓慢滴入生理盐水。

6）根据脑血管造影所见瘘口大小,选择适宜球囊装在 Magic-BDTE 或 Magic-BDPE 导管末端。首先用眼科剪刀剪去球囊颈部多余部分,将球囊安插于 Magic-BDTE 导管末端 teflon 导管中 1/3 段(原装微导管皆已事先安装完成,并在球囊安装袋中有一备用胶塞),用球囊镊将球囊颈张开,把带胶塞的 Magic-BDTE 导管插入球囊颈部,使球囊阀恰位于球囊颈中 1/3 部。

7）将安装好球囊的 Magic-BDTE 导管经 Y 形带阀接头,由阀臂送入 8F 导引管内,在透视监视下将其慢慢送入患侧颈内动脉,拔除支撑导丝,利用血流将球囊带入颈内动脉海绵窦瘘口或海绵窦腔内。当在监视下看到球囊突然改变方向时,即表明球囊已进入海绵窦瘘口或海绵窦腔内。

8）用非离子等渗碘造影剂,慢慢经微导管将球囊充盈(不能超过球囊容量,1 号 0.25ml、2 号 0.8ml、3 号 0.5ml),直到经导引管注入造影剂证实瘘口已完全堵塞时为止,缓慢持续牵拉 Magic-BDTE 导管,将球囊解脱留于栓塞部位。如一个球囊不能将瘘口堵塞,也可以放入多个球囊。在堵塞瘘口过程中,要反复经导引管造影,以了解瘘口堵塞情况,颈内动脉是否通畅。观察患者临床症状栓塞前后的变化,如颅内杂音是否消失,眼球突出及结膜充血水肿是否好转等。

9）如球囊无法进入瘘口或海绵窦腔,需同时闭塞颈内动脉时,则必须先做颈内动脉球囊闭塞试验(balloon occlusion test,BOT),同时经对侧颈内动脉、椎动脉造影了解前、后交通动脉侧支循环是否良好,患者能否耐受患侧颈内动脉闭塞。只有证明颅内动脉侧支循环良好,患者可耐受患侧颈内动脉闭塞时,方可用球囊闭塞颈内动脉,而且需要在第一个球囊下方投放第二个保护性球囊。

10）治疗结束,拔出导引管及导管鞘,酌情用鱼精蛋白 1∶1 中和肝素,穿刺部位压迫 10~15 分钟,无出血时覆盖无菌纱布,加压包扎。

应用可脱性球囊技术治疗 TCCF 后出现瘘口再通有以下原因:①瘘口较大,送入海绵窦内并闭塞瘘口后,窦内血栓未形成,由于水锤效应使球囊位置移动;②球囊内造影剂过早泄漏,未能形成窦内血栓;③球囊大小选择不当;④球囊被颅底骨折片刺破。当瘘口再通后,可以再次行可脱性球囊技术闭塞之。应采取以下措施预防:①瘘口过大时,一个球囊不能闭塞瘘口,则应尽可能多送入几个球囊,前几个球囊应尽量向窦内送,最后一个球囊来闭塞瘘口;②瘘口过小时,可经微导管送入微弹簧圈栓塞;③当球囊堵塞了瘘口后,在解脱球囊之前再适当充盈,在不造成颈内动脉狭窄前提下,使球囊有一定张力,固定于原位;④海绵窦内碎骨片存在时,可经微导管内送入微弹簧圈栓塞。

2. 经动脉途径弹簧圈栓塞术

(1) 适应证:①瘘口较小,球囊不能通过瘘口,又不能闭塞患侧颈内动脉者;②年幼患者,股动脉较细,不易插入较粗的导管鞘;③患侧颈内动脉已被球囊闭塞,因前、后交通动脉经颈内动脉床突上段逆流供血,TCCF 仍然存在,可经前、后交通动脉插入微导管用微弹簧圈从瘘口上方栓塞。

(2) 手术步骤:①穿刺插管采用 Seldinger,操作同可脱性球囊栓塞术手术步骤 1~4;②换 6F 导引管,末端插于患侧颈内动脉 C2 水平,导引管尾端接一 Y 形带阀接头,Y 形阀侧臂与带三通软连接管的动脉加压输液管道相连,排净管道内空气后,并缓慢滴入生理盐水;③将 0.010″~0.014″ 等导引导丝末端塑形后置于微导管内,经 Y 形带阀接头与带三通软连接管的动脉加压输液管相连,排净管道内空气,并缓慢滴入生理盐水;④将带有微导丝的微导管经 Y 形带阀接头,由阀臂送入导引管内,在透视监视下将其慢慢送入患侧颈内动脉,利用导引导丝导向将微导管通过瘘口送入海绵窦内;⑤抽出微导丝,自微导管内注入造影剂行手推注射超选择造影,了解海绵窦与瘘口情况;⑥逐个将可控性或游离微弹簧圈(如 GDC、EDC、DCS 等)推入海绵窦内,在栓塞过程中要注意避免微弹簧圈逸出海绵窦,栓塞颈内动脉;⑦治疗结束,拔出微导管导引管及导管鞘,用鱼精蛋白 1∶1 中和肝素,穿刺部位压迫 10~15 分钟,无出血时覆盖无菌纱布,加压包扎。

3. 经静脉入路栓塞术

(1) 适应证:因动脉入路栓塞失败,将瘘口近心端颈内动脉闭塞,而瘘口远端颈内动脉未闭,颅内血液仍能逆流进入瘘口,常需经静脉入路栓塞治疗。以眼静脉为主要回流者,可采用经眼上静脉入路栓塞治疗;岩上(下)窦回流明显者,也可采用经股静脉入路,经岩上(下)窦达海绵窦后部行栓塞治疗。

(2) 手术步骤

1) 经眼上静脉入路:要求病程 3 个月以上,眼上静脉已动脉化,导管不易刺破静脉。眼上静脉需较平直,以便导管顺利进入海绵窦。①在患侧眼眶周围消毒、铺巾。②用 2% 普鲁卡因做穿刺部位浸润麻醉。因操作范围局部于头面部,铺巾后患者呼吸可能受影响,亦不利于观察,故最好采用插管全麻。③选眼眶上缘中、内 1/3 交界处为穿刺点,采用 Seldinger 法用 18G 穿刺针直接垂直穿刺眼上静脉,酌情插入 5F~8F 导管鞘,或切开皮肤及浅筋膜,解剖眼上静脉,直接插入导管鞘或导管。切开法虽有遗留手术瘢痕之不足,但比较确实,且不易引起眶内血肿。④如欲用弹簧圈栓塞海绵窦瘘,则经 5F 导管鞘内插入 5F 导引管,再将微导管送入 5F 导引管内,具体方法同经动脉途径弹簧圈栓塞 TCCF 手术步骤第 3 至第 6 步。在透视监视下将可控或游离弹簧圈推入海绵窦内,直至将瘘完全填塞为止,必要时可经微导管注入适当浓度的 NBCA 胶,以期更严密地栓塞。⑤如欲用可脱性球囊栓塞海绵窦,则经 8F 导管鞘插入 8F 导引管,再经 8F 导引管插入带可脱球囊的 Magic-BDTE 导管,方法见经动脉入路可脱性球囊栓塞术第 7、第 8 步。

2) 经股静脉入路:①穿刺部位常规消毒铺巾;②用 2% 普鲁卡因在穿刺点做局部浸润麻醉;③采用 Seldinger 法分别于右股静脉、左股动脉插入到导管鞘后,全身肝素化;股动脉插入造影并送至患侧颈内动脉,造影取静脉期路图技术(road mapping);④向股静脉的导管鞘内插入 5F 或 6F 导引管,经下腔静脉、右心房、上腔静脉、颈内静脉至 C_2 椎体平面;⑤经导引管插入微导管,沿动脉造影存留的示踪路途在微导丝导引下,经颈内静脉、岩上(下)窦,送入海绵窦内后推入若干个可控性或游离微弹簧圈,直到颈动脉造影瘘口闭塞为止;⑥治疗结束,拔出导引管和导管鞘,局部压迫 10~15 分钟,盖无菌纱布,加压包扎。

颈内动脉通畅问题:文献报道应用球囊栓塞后,ICA 的保留率为 60%~80%;而用电解弹簧圈栓塞,可使 ICA 的保留率达 90%。牺牲颈内动脉必须慎重,若必须闭塞时则应先行强化闭塞试验,即在患侧颈内动脉瘘口处充盈球囊,暂不解脱,同时行椎动脉及对侧颈内动脉造影,了解向患侧的交叉充盈情况。同时还应降低全身血压,持续 30~60 分钟,观察患者有无患侧脑缺血表现。若交叉充盈代偿不良,则不宜闭塞患侧颈内动脉,以免发生脑缺血;反之,若患者耐受良好,可考虑闭塞患侧颈内动脉。

遇到下列情况时需闭塞颈内动脉:①瘘口过小球囊不能进入海绵窦内,又无别的栓塞材料或栓塞方法可用时;②瘘口太大,球囊充盈闭塞瘘口的同时也使颈内动脉狭窄或闭塞;③球囊早期泄漏致使症状性假性动脉瘤形成;④1 个球囊置入海绵窦后,无法再送入第 2 个球囊来闭塞瘘口时;⑤早脱球囊位于颈内动脉;⑥海绵窦内碎骨片存留,球囊多次被刺破,当时又无别的栓塞材料可用时;⑦静脉入路不通或不能采用时。

球囊早泄漏原因:海绵窦内有锐利骨片将球囊刺破;球囊封闭胶塞位置不当,球囊塞位置不佳、球囊胶塞老化或微导管孔过大;充盈球囊的造影剂渗透压较低;球囊老化,后 2 种原因只要合理操作都可以避免。

TCCF 痊愈标准:①搏动性突眼消失,球结膜充血、水肿逐渐消退;②颅内血管杂音消失;③眼球活动受限及视力障碍逐步恢复;④脑血管造影示瘘口消失。

TCCF 的随访意义:TCCF 随访的目的是观察视力障碍恢复情况,颅内杂音有否消失,突眼是否回缩、有无复发等。由于治疗方法的不同,有些症状一段时间才能消失,通过随访,才能了解病情恢复情况,确定是否彻底治愈。TCCF 患者,外旋神经及动眼神经受累明显,眼球活动受限,往往在栓塞后一段时间才能恢复,一般 2~6 个月,长的 1 年才可恢复,坚持随访,对指导临床治疗有重要意义。可选 CTA、MRA 检查。

(三) 术后处理

卧床休息 24 小时,避免剧烈活动以防球囊移位;行颈内动脉闭塞术者,应酌情抗凝、扩容治疗以防脑缺血;酌情予以预防感染治疗;因 8F 导管鞘比较粗大,拔除后应注意穿刺部位有无出血现象。

（四）并发症及处理

1. 穿刺部位血肿　特别是在需用较粗导管导入较大号球囊时，术后压迫股动脉不确实可能形成血肿或假性动脉瘤，如在颈部穿刺颈动脉如压迫不当出现血肿尤其严重。因此，本病最好经股动脉插管，并正规地实施肝素化、术后鱼精蛋白的中和的操作常规。

2. 脑神经瘫痪　以外旋神经瘫痪多见。多因海绵窦内血栓形成或球囊直接压迫外旋神经所致，一般多在半年内恢复。

3. 假性动脉瘤　多见于用造影剂充盈球囊者，海绵窦的其他部位则已形成血栓，当球囊迅速缩小时，在海绵窦内形成一个与球囊大小相同的空腔，与动脉相通而形成动脉瘤样影像。数月至半年多数可自行闭塞。

4. 球囊过早脱离逃逸造成脑栓塞　瘘口大，血流速度快者，如果在球囊到达海绵窦前发生脱落，可栓塞正常脑血管。凡遇此类患者，可适当压迫患侧颈总动脉，以减慢血流速度，加之操作规范及小心，微导管尽量不回拉，球囊不到位尽量不充盈，一般多能避免球囊误脱。

5. 患侧大脑半球过度灌注　多见于栓塞前较长时间处于"全偷流"现象的患者，当球囊栓塞瘘口，颈内动脉通畅时，患侧大脑半球骤然增加了血流量，可引起患者头痛、眼胀等症状，个别患者甚至可导致颅内出血。如患者出现早期症状，立即用硝普钠降压，头痛多明显好转，24~48小时后，患者可逐渐适应新的血流动力学改变。如已发生颅内出血，应急速行头颅 CT 检查，并行神经外科急诊处理。

六、非 Galen 静脉脑动静脉瘘介入治疗

血管内栓塞治疗的目的是闭塞瘘口，恢复其正常的脑血液循环；减轻深静脉张力，防止未来可能的脑出血。治疗的关键是将瘘口及其近瘘口端部分供血动脉闭塞。如仅栓塞供血动脉近端，可因侧支循环建立使动静脉瘘再通。较满意的情况是通过动脉端把所有瘘口及部分供血动脉闭塞。如果一次闭塞瘘口，由于急剧的血流动力学改变，有可能导致正常灌注压突破（normal perfusion pressure breakthrough，NPPB）。因此，对高血流 NGAVF，建议：①分期治疗，让脑组织逐步适应血流动力学改变；②术中及术后实施控制性降压，对高血流动静脉瘘者，采用控制性低血压（静脉滴入 0.02% 硝普钠），血压降低 15%~20%（收缩压降至 90~100mmHg）；③术后抗凝治疗，预防深静脉血栓形成及供血动脉逆行性血栓形成，减少神经功能损害；④镇静、卧床 24 小时，密切观察患者生命体征、意识及肢体活动情况。

常规经股动脉穿刺入路，亦可经静脉或直接经窦汇途径。经微导管血管内治疗前，先行双侧颈内动脉、椎动脉血管造影，了解病变的血管结构学特点，对栓塞材料的选择、治疗途径的实施及预后作出全面评价。

栓塞材料可采用 Onyx 胶、EVAL-1 胶、NBCA、可脱性球囊或微弹簧圈等，有时需几种材料的联合治疗。对部分高血流脑动静脉瘘，先用微弹簧圈栓塞以减慢血流速度，然后注射 NBCA 胶，可达理想的效果，亦可直接注射高浓度 NBCA 胶或纯胶栓塞。若瘘口较大，供血动脉单一、较粗，且不甚迂曲，可考虑用可脱性球囊栓塞。多瘘口、多支供血动脉，特别是并存畸形血管团者，常用高浓度 NBCA 胶或纯胶栓塞，并在胶中加入钽粉以增加栓塞过程中的可视性。

七、缺血性脑血管病介入治疗

（一）脑血栓形成的动脉内溶栓术

脑梗死最有效和最根本的治疗只有一个，即在可逆转脑细胞坏死的时间窗内尽早地恢复梗死组织的血供。尽管目前有多种溶栓手段在临床应用（如药物、超声等），药物溶栓为目前最成熟的治疗，这里仅介绍动脉内溶栓。

1. 药物溶栓理论基础

（1）溶栓时机（时间窗）：脑梗死一旦发生，即开始了脑组织缺血后的病理生理过程，最终造成脑细胞的坏死和细胞凋亡。自脑动脉闭塞至脑组织发生不可逆损害之前，即为脑梗死溶栓治疗的时间窗。理论上，脑组织只能耐受 5~10 分钟的完全缺血，但是脑梗死的发生速度和范围取决于多种变量，主要是局部侧支循环代偿能力、不同部位脑组织对缺血的耐受性和个体纤溶活性。因此，在脑梗死中心区域周围，存在着一部分可逆性的脑细胞（CT 上其密度介于梗死中心区域和正常脑组织之间），可能在一定的时间内存活，而超过

这个时间范围,即使能够恢复血供,这部分细胞也不能存活。这部分细胞即为"半暗带",这个时间范围即所谓的"时间窗"。溶栓治疗时间窗与诸多因素相关,如个体差异,梗死部位,起病速度,闭塞支的近心端血管有无慢性狭窄病史等。如白质时间窗较灰质长,亚急性起病较急骤起病的时间窗长,闭塞支的近心端血管有慢性狭窄病史者,由于缺血预适应和侧支循环早期开放,其时间窗较近心端血管正常者长。但是,根据基础研究和临床溶栓效果的观察,脑梗死超早期(发病3小时内)是溶栓治疗的最佳时机;脑梗死急性期(发病6小时内)溶栓治疗也可有良好的临床效果。总之,目前普遍接受的溶栓治疗的时间窗是脑梗死后6小时内。关于溶栓的时机,除了衡量疗效外,另一个重要的考虑为安全性,一般认为溶栓最大风险为溶栓后出血,其原因主要是因为脑血管闭塞一段时间后,由于缺乏血供,闭塞段以远血管床的完整性遭到破坏而导致血流恢复后破裂出血。大量基础和临床表明,这个时间段为6~12小时,其时间长短同样与多种因素相关。

(2) 溶栓药物作用机制:溶栓治疗通过纤溶酶破坏血栓内的纤维蛋白,从而达到溶解血栓,恢复血供的目标。生理状态下体内的纤溶酶起到对血栓的"修饰"作用,以避免因纤维蛋白清除过快而致出血,同时避免因纤维蛋白的异常堆积或持续存在而致过度血栓形成。血栓形成后,内皮细胞释放的组织型纤溶酶原激活物(tissue-type plasminogen activator,tPA)首先启动内源性纤溶过程,但由于其活性受到内皮纤溶酶原激活物抑制物(plasminogen activator inhibitor,PAI)和 α_2 纤溶酶抑制剂(α_2-antiplasmin,α_2PI)的抑制,内源性纤溶往往不能起到理想的溶栓效果。因此,需要应用超生理剂量的纤溶酶原激活剂(尿激酶或 tPA 等),加强内源性纤溶活性,溶解血栓,达到溶栓目的。

2. 患者选择　只有仔细选择入选患者,才能使"疗效/风险比"最大,其中最重要的是"时间窗"内治疗。

(1) 适应证:①发病至溶栓治疗时间小于6小时或最近4小时内卒中症状恶化,椎基底动脉系统梗死可放宽至12小时;②有明显的神经功能障碍,瘫痪肢体肌力(指最小肌力)3级;③头颅 CT 无低密度灶且排除脑出血或其他明显的颅内疾患;④年龄<75岁,无严重的心脏、肝脏、肾脏疾患;迅速昏迷者,可将年龄上限放宽;⑤无出血倾向病史,初步检查无出血倾向;⑥家属同意进行溶栓治疗并愿承担相关风险。

(2) 相对禁忌证:①年龄>75岁;②近6个月脑梗死,胃肠或泌尿生殖系统出血;③近3个月患急性心肌梗死、亚急性细菌性心内膜炎、急性心包炎及严重心力衰竭;④近6周有外科手术、分娩、器官活检及躯体严重外伤;⑤糖尿病性出血性视网膜炎以及严重肝肾功能不全;⑥孕妇;⑦起病前正在应用抗凝剂;⑧溶栓治疗前收缩压>180mmHg,或舒张压>110mmHg。

(3) 绝对禁忌证:①单纯感觉障碍或共济失调,由腔隙性脑梗死所致轻微神经系统功能缺损;②临床表现很快出现明显改善;③凝血酶原时间>15秒,血小板计数<100 000/mm^3;④溶栓前收缩压>200mmHg或舒张压>120mmHg;⑤心、肺、肾衰竭,濒死状态;⑥出血素质及出血性疾病;近半年内有活动性消化溃疡或胃肠泌尿系出血;⑦有脑出血病史;⑧已确诊颅内动脉瘤、动静脉畸形、颅内肿瘤及可疑蛛网膜下腔出血;⑨2个月内行外科手术、器官活检或有严重创伤;⑩3个月内有心肌梗死病史,行溶栓治疗者。

3. 动脉内溶栓术

(1) 术前准备:一旦确定进行动脉内溶栓术,应尽快完成以下工作:普鲁卡因和碘过敏试验;双腹股沟区备皮;急查血常规、PT、APTT、心电图;建立静脉通道;血压不超过 180/100mmHg 者无需降压;否则须应用药物将血压控制在(160~180)/(90~100mmHg)之间。根据患者临床体征,初步估计闭塞血管,如左侧大脑中动脉或基底动脉。

(2) 技术要点:能配合治疗者采用局麻,有意识障碍或烦躁者,另外给予神经安定麻醉、镇静,股动脉穿刺,置 6F 鞘,肝素化,主动脉弓造影,明确弓上血管开口状态,同时进行脑灌注造影,然后分段进行颈总动脉、颈内动脉造影及锁骨下动脉、椎基底动脉造影。如动脉硬化严重,操作困难,不必勉强进行超选造影。通过全面造影,应该明确以下几点:①闭塞血管,尤其注意豆纹动脉是否闭塞;②有无同时存在不宜溶栓的疾患如颅内动脉瘤,动静脉畸形等;③各动脉粥样硬化情况,是否存在狭窄、夹层等;④侧支循环状况。更换导引导管及微导管对闭塞动脉进行选择性溶栓。建议在路图下进行插管,以防动脉粥样硬化斑块脱落,给药时微导管的头端应该尽量靠近血栓,如微导管操作困难,应及时放弃选择性溶栓方案,抓紧时间在主干血管给药。给药方案:UK100×10^{4}IU 溶于 100ml 生理盐水中,先快速推注 5~10ml,之后以 1ml/min 的速度注入,或 rt-PA 20mg 溶于 100ml 生理盐水中,2 小时内泵入。给药过程中,随时评估患者神经系统体征变化,反复进行闭塞血管造影,一旦观察到血管再通或患者临床表现明显改善,如瘫痪肢体肌力由 1 级恢复到 4 级,应立即终止溶栓治疗。如患者临床表现明显加重,应该考虑是否有出血,必要时停止治疗并中和肝素,术后检查,根据病情的发展给予保守或手术处理。溶栓成功,但累及动脉有狭窄,易出现术后再梗死者,可以同时行支架血管内成形术。造影无明显闭塞的血管,但患者体征确切者,可根据术前估计的闭塞血管,在相应主干动脉给予少量溶栓药物。溶栓结束后,不中和肝素,保留导管鞘 6 小时后拔除。

(3)术后处理:①严密监护,特别注意观察神经系统体征变化;②抗栓治疗,术后应常规进行抗栓治疗以防止血栓再形成,建议进行抗凝、抗血小板聚集和扩容治疗。抗凝,低分子量肝素每天 0.4ml,皮下注射,分为 1~2 次,3~7 天;抗血小板聚集,抗凝治疗结束后,给予肠溶阿司匹林 300mg,1 次/d;或硫酸氢氯吡格雷(波立维)75mg,1 次/d,3 周;如术中同时进行支架血管内成形术,则需要两者联合使用 6~8 周;扩容,低分子右旋糖酐 500ml,静脉滴注,1 次/d,7~10 天;③血压调控,术后血压调控因人而异,与患者基础血压、闭塞血管粗细、发病到再通的时间、溶栓药物剂量以及发病后的不同时期等因素有关,溶栓后急性期内血压调控目标:避免血压过高导致梗死后出血及溶栓后出血,同时保证足够脑灌注压,防止再通血管的再闭塞,不必使血压降至正常;而到恢复期则应使血压达标;④术后 24 小时复查 CT,注意观察有无出血、梗死灶大小以及脑水肿情况;⑤在无颅内高压、无严重并发症和生命体征平稳的情况下,主张康复理疗的早期介入;⑥不要忽略脑梗死基础疾病的治疗。

4. 并发症及防治

(1)脑出血:通过对脑梗死患者 MRI 观察发现,多数患者在脑梗死后自然会出现脑出血,多数为少量渗血,原因是血液从再通后损坏的血管漏出,这种渗血无须特殊治疗,预后良好。溶栓后脑出血是指症状性脑实质血肿,是溶栓治疗的最严重并发症。

1)发病原因:①缺血后血管壁损伤,血管再通、恢复血流后导致血液漏出,是溶栓后脑出血最根本的原因;②少数患者继发纤溶亢进,由于适应证掌握不严,部分患者止血、凝血功能障碍;③灌注压过高;④导管、导丝刺破动脉。

2)影响因素与预防:①溶栓治疗距发病的时间超过"时间窗"血管再通距发病的时间越长,脑出血的发病率越高。因此,溶栓治疗距发病的时间是影响继发性、症状性脑出血的最重要的危险因素。严格按照动脉溶栓时间窗选择患者是预防脑出血最关键的措施。②灌注压过高,有学者发现舒张压>100mmHg 是发生脑出血的重要的危险因素。动脉溶栓治疗围手术期应控制收缩压低于 180~200mmHg,舒张压≤100mmHg;③溶栓药物使用不当,总体来说,脑梗死动脉溶栓 UK100×104IU、t-PA 总量<80mg 是安全的。用药剂量过大,速度过快都增加脑出血风险。④梗死区侧支循环不良,侧支循环好的部位,如大脑中动脉的 M2 或 M3 段血管的闭塞,不易发生继发性脑出血,侧支循环不好者,如豆纹动脉易发生继发性脑出血。因此,造影时发现豆纹动脉不显影,结合临床表现考虑此处闭塞者,溶栓药物剂量应减少,给药速度应减慢。⑤病情重和年龄大,病情较重以及年龄大于 65 岁者易出血。⑥合并用药,抗凝治疗和抗血小板聚集治疗在要进行溶栓治疗时应停止,以避免增加脑出血风险。

3)治疗:①立即停止溶栓治疗,中和肝素,停用抗栓治疗,根据出血量和病情酌情决定是否给予止血药物和脱水治疗;②密切观察,镇静避免加重出血的活动;③必要时行血肿抽吸术或血肿清除手术。

(2)再灌注损伤:临床上观察到,溶栓治疗后血管再通或血管自然再通的患者,其业已改善的临床症状重新加重,CT 检查无出血表现,DSA 检查又未见血管再闭塞,应考虑为再灌注损伤。目前其机制不甚清楚,可能是因为血流再通后,再灌注早期伴随着细胞因子、黏附分子表达,促使缺血性损伤向炎性损伤发展,由于白细胞聚集、浸润,产生大量的蛋白水解酶、氧自由基和其他效应分子,破坏已经脱离缺氧危险的脑组织。目前还没有确切的治疗脑再灌注损伤的药物,但可试用抗氧化剂和自由基清除剂。

(3)血栓再形成:脑梗死溶栓后再梗死的发生率不高,与局部血管动脉粥样硬化性狭窄严重,诱导血栓形成;动脉粥样硬化斑块脱落造成动脉栓塞、高凝状态、术后抗栓治疗不当等因素有关。术后规范的抗栓治疗对于预防再梗死至关重要。

(二)血管内成形术

缺血性脑血管病的药物治疗现状不能令人满意,一组研究发现狭窄程度 70%~99% 有症状的患者,经过规范抗血小板治疗,3年和5年随访中分别有16.8%和33.3%的患者发生卒中。另一组资料显示症状性70%~99%颈动脉狭窄患者年卒中率达13%。因此临床迫切需要治疗新的手段,以阻断动脉粥样硬化发展成为脑梗死。

1964年Dotter等首先提出经皮腔内方法治疗动脉粥样硬化性狭窄。随着球囊导管的发展,1974年由Guntzig和Hopff发明的"球囊导管技术"首先应用于下肢的周围血管病,并代替了Dotter技术,从此经皮腔内血管成形术(percutaneous transluminal angioplasty,PTA)在周围血管疾病中得到广泛应用,尤其在冠状动脉狭窄的治疗中取得令人瞩目的显著效果,1988年,仅美国每年冠状动脉PTA即达15万多例。有识之士很早就试图这项技术移植到脑血管病的治疗中,1980年Kerber首先尝试颈总动脉的PTA,Mullen也于同年报道了颈内动脉PTA。但是,由于顾虑栓子脱落可能造成严重后果,PTA技术在颈颅动脉狭窄的治疗中发展缓慢。近十余年,随着球囊导管手术方式的改进和脑保护装置的发明,手术风险大大降低。目前,多选用经皮腔内血管成形并支架植入术(percutaneous transluminal angioplasty and stenting,PTAS)治疗颅内、外动脉狭窄。

1. 作用机制 PTAS指经皮穿刺,使球囊导管到达血管狭窄部位,通过膨胀球囊压迫狭窄处扩张管腔,然后在扩张部位植入支架,维持已扩张的动脉管壁。一般认为,血管成形术包括破坏和修复两个过程。破坏是指术中人为扩张的操作,主要目的在于破坏斑块的完整性,但同时也会损伤部分正常动脉壁结构,修复则指术后机体自身对损伤的动脉壁结构进行重建的过程。血管成形术中球囊膨胀后剥脱内皮,撑裂动脉粥样硬化斑块,同时撕裂中膜,使中膜和外膜扩张;术后动脉修复和再塑形的过程即开始,可持续数周至数月完成,在这个过程中内皮细胞、成纤维细胞和平滑肌细胞增殖,但如果此正常修复机制过度活跃,则可能导致再狭窄,使PTAS失败。

对于颅外颈动脉粥样硬化,PTAS作用机制主要是通过用网状支架覆盖、支撑斑块,并最终被内皮细胞覆盖,彻底阻止栓子脱落入动脉成为栓子;同时可纠正动脉狭窄导致的血流动力学显著异常。而颅内动脉PTAS的机制,则主要是纠正狭窄引起的血流动力学紊乱,减少在局部形成血栓的机会,同时避免狭窄动脉完全闭塞。

2. PTAS适应证 恰当地选择患者是保证PTAS手术效果的第一步,对于弓上颅外段动脉狭窄,首先考虑能否达到屏蔽粥样硬化栓子的目的,而颅内动脉狭窄则重点考虑能否纠正狭窄导致的血流动力学紊乱,防止动脉完全闭塞。目前尚无统一手术适应证。

(1) 弓上颅外段动脉狭窄适应证:①有症状的动脉狭窄患者(包括TIA或缺血性卒中),临床体征与供血区域相符合,年龄在40岁以上;②动脉超声、MRA或DSA任何一项检查提示症状相关的动脉狭窄超过50%;③一侧颈动脉闭塞,另一侧颈内动脉狭窄超过50%,患者有能定侧或不能定侧的TIA发作;④无症状的动脉狭窄超过70%,有症状者虽然狭窄未超过50%但有溃疡斑块;⑤无一般神经介入的禁忌证。

(2) 颅内动脉狭窄适应证:①血管狭窄>50%;②相关脑组织缺血;③侧支循环不良;④狭窄血管结构适合血管成形(狭窄段长度<10mm,成角不明显);⑤无神经介入的禁忌证。

3. PTAS禁忌证:①高度钙化的斑块;②动脉完全闭塞;③狭窄近心段动脉严重迂曲,导丝和导管进入困难;④锁骨下动脉完全闭塞或轻度狭窄而无盗血现象或有盗血现象而无临床症状者;⑤大动脉炎活动期;⑥凝血机制障碍;⑦严重的心、肺、肾、脑等器官衰竭;⑧多支血管病变;⑨颅内肿瘤、动静脉畸形或动脉瘤;⑩颅内狭窄比颅外狭窄更严重或远段狭窄(A2、M2、P2以远)、Moyamoya病、Mori C型狭窄。

4. PTAS技术

(1) 术前准备:①一般准备同动脉溶栓;②术前3天给予抗血小板治疗;③确定狭窄血管,逐段造影,发现动脉狭窄,应进行3D成像;④确定狭窄程度:血管狭窄的准确测量在缺血性脑血管病的介入治疗中非常重要,与选择支架或球囊大小密切相关,需要准确测量狭窄远端正常动脉、狭窄段、狭窄近端直径以及狭窄血管的长度;狭窄程度(%)=[1-(狭窄处直径/正常管径)]×100%;⑤确定狭窄的Mori分型,A型:狭窄长度≤5mm、同心和中等程度的偏心;B型:长5~10mm,极度偏心,中等成角;C型:长度>10mm,极度成角(>90°);⑥脑造影:造影方法使用猪尾巴导管,头端放入升主动脉,造影剂总量40ml,每秒15ml,以每秒6帧速度观察颅内局部灌注有无减少;⑦支架的选择:由于脑动脉的特殊性,要求所选用支架在柔顺性、缩短率、自膨性和可视性都要表现优良。目前颅外段动脉多选择自膨式支架,如Precise支架和Wallstent支架。颅内动脉则选用球囊扩张的支架,目前没有专门用于颅内动脉狭窄的球扩式支架,文献中报道的资料全部为柔顺性好、释放压低的冠脉支架,如 BX 支架及 AVE 支架。支架大小确定,原则上颅内动脉狭窄的支架直径要略小于狭窄两端正常动脉直径,而颅外段血管支架管径略大于狭窄两端正常动脉直径。支架长度一般应超过狭窄段长度 1~2mm。

（2）技术要点：

1）颅外段(以颈内动脉颅外段狭窄为例)支架术技术要点:放置支架前步骤同动脉溶栓治疗,但应放置 9F 动脉鞘。将 9F 导引导管头端一般放置在颈总动脉,在路径图下将微导丝小心穿过狭窄段,其头端放置在颈内动脉 C4~C5 段。路图技术下小心将保护装置的导丝通过狭窄段进入岩段,撤出保护装置外鞘,打开保护伞。选择合适的扩张球囊通过保护伞导丝到达狭窄段,扩张球囊,满意后撤出球囊,沿保护伞导丝置入所选择的支架至狭窄段,仔细调整支架位置使其完全覆盖狭窄段,缓慢释放支架,撤出支架支撑杆,保护伞继续留在原处不动。造影观察狭窄段已经扩张满意,沿导丝回收取保护伞外鞘,将保护伞收入鞘内,拉出保护伞,常规造影决定是否进行后扩,术后保留动脉鞘,自然中和肝素。

2）颅内动脉支架术技术要点:全麻,肝素化,收缩压控制在 170mmHg 以下,右股动脉穿刺后,置 6F 鞘,在路径图下小心将微导丝穿过狭窄段并使其头段进入远端皮质动脉,沿导丝将所选支架置入狭窄段。造影观察位置准确后开始释放支架。扩张球囊压力应遵循低压、多次、缓慢的原则,一般压力从 3~5 个大气压增加到 7~8 个大气压,反复 2~3 次。术后立即复查造影观察支架位置及残余狭窄,前循环支架术后肝素自然中和,后循环持续抗凝 48 小时,维持 APTT 在 60~90 秒之间。

（3）术后处理:术后严密监护 24~48 小时,调控控制血压同动脉溶栓,但高度狭窄(>90%)动脉支架术后应严格降压,防止脑出血的发生。根据不同情况给予不同时间的抗凝治疗,之后按术前剂量继续服用抗血小板药物,并根据 TCD 或血管造影复查结果调整剂量。

5. 并发症及防治　总体发生率不高。

（1）心动过缓:最常见。颈动脉支架术中,球囊扩张及支架释放等操作均会刺激颈动脉窦,导致心率和血压下降。因此术中患者心率低于 60 次/min 时,在进行上述操作时须预先静脉注射阿托品 0.5mg。术后发生时需要静脉滴注阿托品,血压降低时需要进行升压治疗以防止脑血栓形成。

（2）再狭窄:再狭窄是成功 PTA 的最大障碍,但颈动脉支架术后随访的结果令人鼓舞,2 年以内再狭窄率在 5% 以下,远低于冠脉支架 30% 的再狭窄率。药膜支架、近距离放射治疗及服用普罗布考预防再狭窄的研究都在进行,没有明确的结论。随访造影检查时如发现再狭窄可再次 PTA 治疗。

（3）血栓形成和斑块脱落:支架术中由于导管导丝的操作,更主要的是支架膨胀或球囊扩张时引起斑块脱落,造成远端梗死。术中全身肝素化可有效降低血栓形成的发生,保护装置的应用已使栓子脱落造成梗死的风险从 5% 下降到 2% 左右。

（4）动脉破裂:为最严重的并发症,由手术前抗血小板治疗和术中肝素化,一旦发生动脉破裂,难以止血,死亡率非常高。原因:①支架选择过大,应按照原则是选用直径略小于狭窄段正常动脉的管径的支架;②球囊扩张压力过高。扩张时必须非常小心,保持缓慢,渐进的原则,扩张压力一般 1~8 个大气压,时间持续 5~20 秒;③Mori C 型狭窄。此类狭窄不宜进行支架植入术。

（5）再灌注损伤:见动脉溶栓。

（6）皮质动脉损伤:颅内血管支架植入过程中微导丝头端必须通过狭窄血管进入狭窄远端皮质动脉分支,才能使支架顺利到位,支架释放过程中导丝过度移动,导丝头端有穿破皮质动脉风险。支架到位后释放之前可略回撤导丝。

（7）血栓形成:不常见。应严格进行围手术期抗血小板治疗,术中必须全身肝素化。

八、脊髓血管畸形介入治疗

（一）材料

1. 栓塞术中使用的导管材料　①导丝导引微导管,如:Prowler-10、14 导管及其相应导丝;②漂浮微导管,如:Magic1.8F、1.5F。

2. 栓塞材料　①NBCA，为最永久的栓塞剂，以低浓度（25%～30%）、小剂量（0.08～0.15ml）缓慢注射；②Onyx 胶，其最显著的特点是凝固时间较慢，不易粘管，较 NBCA 安全；③Embosphere 为一圆形外敷亲水膜的凝胶颗粒，多用 500～700μm，少量逐个注射，可有效地闭塞畸形血管团；④Pulsar 为不透 X 射线的圆形带亲水膜的颗粒，内含钽粉；⑤球囊用于较直而粗大的血管瘘口；⑥微弹簧圈（GDC、EDC），用于动静脉瘘。

（二）治疗方法

1. 髓内动静脉畸形　一般都有较明确的畸形团，畸形团与脊髓、组织之间有结缔组织界限，它的供血可以来自本节段或者其他节段的脊髓前后动脉和/或软膜动脉，供血动脉可为单支、多支，畸形团可以位于脊髓的任何部位，内有大量或多或少的动静脉短路，引流静脉的多少、粗细及迂曲程度与血流量和出口数目、位置相关。引起脊髓功能障碍的原因可有出血、占位、偷流或椎管内静脉高压。理想的栓塞治疗是用胶栓塞，关键在于微导管超选择入畸形团内，确定没有侧支存在，胶的浓度不能过低，要恰当而且精确地注胶，胶量一般较少。以出血起病的畸形，造影中显示有明确的动脉瘤，而且无法避开正常血管，可以用可控式弹簧圈栓塞动脉瘤。对于微导管无法到位而且单纯手术较为困难的脊髓动静脉畸形，可以用线段、颗粒等固体栓塞物进行暂时的术前栓塞，以降低手术的难度。目前，在栓塞中已经很少用固体栓塞物进行永久的栓塞。手术的关键是在高倍手术显微镜下，辨别供血动脉和引流静脉的来龙去脉，分辨畸形团与正常脊髓的结缔组织界限，用精细的显微手术器械仔细将畸形团分离切除。部分畸形需要切开脊髓才能暴露，脊髓切开处应选在脊髓背方最薄处。与畸形血流相关的位于供血动脉主干的动脉瘤，如果是出血原因，应选用可控式弹簧圈进行栓塞，但是不仅要保证载瘤动脉的即刻通畅，还要防止由于畸形团消失后血管回缩引起的载瘤动脉闭塞。

2. 髓周动静脉瘘　是动静脉之间异常的直接交通，瘘口一般较大而且数量较少，没有形成畸形团。供血动脉是脊髓前动脉、脊髓后动脉、根软膜动脉等脊髓的供血动脉，引流静脉粗细和迂曲程度由于瘘口血流量和出孔的数量位置而变化。根据瘘口的数量和引流静脉的迂曲扩张程度，将髓周动静脉瘘分为三型。无论哪一型，治疗的原则都是消灭瘘口。治疗的方法有手术和/或栓塞。理想的治疗是闭塞或者切除瘘口和引流静脉近端。Ⅰ型供血动脉细，瘘口小，目前只能靠手术切除瘘口；Ⅱ型和Ⅲ型，可通过粗大的供血动脉进行栓塞，无法栓塞的瘘口，可以手术切除。栓塞材料可以是球囊、弹簧圈或胶。如果引流静脉长而迂曲，栓塞和手术后需要部分抗凝，以防止血栓过度形成，闭塞脊髓的正常静脉引流。

3. 硬脊膜动静脉瘘　治疗方法有手术或者栓塞，手术的方法是切断硬膜内引流静脉近端。栓塞目前只能选用胶通过瘘口弥散到引流静脉近端。用固体栓塞物进行栓塞是错误的，100% 复发。用胶栓塞前必须确认此节段和相邻节段没有脊髓功能血管发出。栓塞或手术后均需要部分抗凝，以防止血栓过度形成，闭塞脊髓的正常静脉引流。

4. 椎管外动静脉瘘向脊髓表面引流　是椎管外畸形团或动脉以单个瘘口引流入髓周静脉，造成脊髓淤血水肿。瘘口一般较大，多采用栓塞瘘口的方式治疗。无法栓塞者可以手术切断硬膜内引流静脉近端。

5. 体节性脊髓血管畸形　体节性脊髓血管畸形（如 Cobb 综合征）累及发生于同一体节的脊髓、椎体、肌肉和皮肤。造成脊髓功能障碍的原因可以通过上述各种机制。目前这种疾患不可能达到解剖治愈，但是可以通过栓塞减少偷流、减少出血危险、减轻椎管内静脉高压等方面达到改善症状的目的。以出血或者压迫脊髓起病的，可以在栓塞的基础上，手术切除椎管内部分病变。

（三）脊髓血管畸形栓塞治疗的注意点

1. 对椎管内动静脉畸形，无论哪种类型的病变血管内栓塞治疗成败的关键在于对病变供血动脉的超选择性插管是否成功，而且要避开供应脊髓的正常穿支，并酌情选择适宜的栓塞材料。

2. 对髓内动静脉畸形的栓塞，如能超选择插入 Magic-3F 导管达畸形血管团的边缘，避开主要功能动脉，可注入 NBCA，部分或全部栓塞畸形血管团；大部分病例难以将导管超选择插入到畸形血管团边缘，栓塞时注入微粒是利用自然血流趋向性将栓子带到病灶内，注入量过多，可能造成脊髓动脉主干闭塞，引起脊髓缺血。因此在栓塞时，当大部分畸形血管消失，即应适可而止，不要一味追求畸形血管团完全消失的解剖学治愈。当畸形血管团主要供血来自脊髓前动脉，尤其是 Adamkiewicz 动脉，必须经其栓塞时，应选择下述情况：①供血动脉扩张弯曲度大，沟联合动脉短并与畸形血管团直接交通者；②血流速度快，直接进入畸形者；③在畸形血管团的上下方有正常的脊髓前动脉或侧支循环；④导管头端应尽可能靠近畸形血管团。

3. 对髓周动静脉瘘的栓塞,只能闭塞瘘口,保留供血动脉与回流静脉,方不致加重髓内循环缓慢。

4. 对硬脊膜动静脉瘘的栓塞,要求恰好闭塞瘘口处和静脉起始端,否则附近其他动脉会很快与瘘口相通而复发。

九、头颈部富血肿瘤的术前栓塞

头颈部富血肿瘤多为良性肿瘤,如脑膜瘤、血管母细胞瘤、鼻咽部纤维血管瘤等。由于肿瘤毗邻颅底及大血管,解剖结构复杂,血供丰富,外科处理较为棘手,往往因术中出血过多而难以完全切除,甚至出现休克及生命危险。过去曾采用结扎颈外动脉以减少术中出血,但实验及临床实践证明是无效及错误的,因为侧支循环可迅速建立,并不能达到术中减少肿瘤出血的目的。近十几年来,随着 DSA 和导管技术的普及和发展,术前通过选择性颈外动脉造影及血管内栓塞,可以明显减少肿瘤术中出血,为富血肿瘤的顺利全切除创造了良好的条件。

(一) 临床应用解剖

颈外动脉一般在 C_4 椎体水平从颈总动脉发出,起点高低可有变异。先在颈内动脉的内侧向上走行,继之在颈内动脉前方绕至其外侧,经二腹肌后腹和茎突舌骨肌深面上行入下颌后窝,达下颌颈高度分为颞浅动脉、上颌动脉两个终支。颈外动脉在颈动脉三角内,表面除有颈深筋膜浅层、颈浅筋膜及颈阔肌外,舌下神经和面总静脉横过其表面,在下颌后窝内颈外动脉穿行于腮腺内。颈外动脉主要有八大分支:甲状腺上动脉、咽升动脉、舌动脉、面动脉、枕动脉、耳后动脉、颞浅动脉、上颌动脉。

颈外动脉供应头面部、耳鼻咽部、硬脑膜和上颈段的血运。颈外动脉的许多分支非常细小,但在某些病理状态下,这些血管可明显增粗,同时,颈外动脉与颈内动脉、椎基底动脉系统之间存在着较广泛的吻合,因此,研究头颈部富血肿瘤时,颈外动脉造影及超选择栓塞治疗是重要的手段之一。

在颈外动脉系统实施栓塞治疗时,应密切注意一些"危险血管"和"危险吻合"。

1. "危险血管"是指对脑神经有供血的血管及一些起源异常的血管。脑神经供血血管如脑膜中动脉前支于棘孔附近,向前入眶上裂,并发出分支供应三叉神经第一支;脑膜中动脉颅底组后支,于棘孔附近呈单支或多支向后方走行,与枕动脉的茎乳突动脉吻合于面神经管,形成面神经动脉襻,供应面神经。起源异常的血管变异常见于:①眼动脉从脑膜中动脉发出;②眼动脉从脑膜副动脉发出;③大脑前动脉和眼动脉从脑膜副动脉发出;④椎动脉从枕动脉发出;⑤咽升动脉后组从枕动脉发出;⑥小脑下后动脉从咽升动脉发出。

2. "危险吻合"系颈外动脉与颈内动脉或椎动脉之间的吻合,颅内外血管有非常丰富的"危险吻合",这些吻合常规造影时不易显示,但在某些病理状态或栓塞术中常可出现。常见的"危险吻合"有,①眼眶部:脑膜中动脉、眶下动脉、蝶腭动脉与颈内动脉分支眼动脉之间的吻合;②海绵窦区:颈内动脉的海绵窦下外侧干与颈外动脉的圆孔动脉、脑膜中动脉及脑膜副动脉在海绵窦区吻合;③斜坡区吻合:颈内动脉脑膜垂体干在斜坡与咽升动脉后组的神经脑膜支吻合;④桥小脑角区吻合:小脑下前动脉的内听动脉在脑桥小脑角的硬膜支与咽升动脉的颈静脉孔支、枕动脉的脑膜支、脑膜中动脉颅底组后支有吻合;⑤上颈部:椎动脉、咽升动脉、颈深动脉以及颈外动脉主干与椎动脉的吻合;⑥颞部:颈外动脉分支前鼓室动脉、翼管动脉及咽升动脉、耳后动脉、枕动脉与颈内动脉岩部的吻合。

(二) 头颈部常见富血肿瘤的血供特点

1. 血管母细胞瘤　多数发生于小脑半球、蚓部、第四脑室及脑干,部分见于脊髓,如肿瘤位于后颅凹,供血动脉主要来自双侧枕动脉、耳后动脉、脑膜中动脉后支、颈内动脉的脑膜垂体干、小脑下前动脉、小脑下后动脉等,脊髓内血管母细胞瘤供血可来源于脊髓前、后动脉及根动脉,血管造影应包括双侧椎动脉、甲状颈干、肋颈干。

2. 鼻咽部纤维血管瘤(nasopharyngeal fibroangioma)　良性肿瘤,主要表现为鼻塞、反复鼻出血。瘤组织富含血管及纤维组织,易侵犯鼻腔、筛窦、上颌窦、蝶窦、翼腭窝及颅内。由于血管丰富,以往术前常采用颈外动脉结扎、控制性低血压、冷冻等措施,但效果均不理想。肿瘤主要供血来自颈外动脉的颌内动脉、咽升动脉等。累及筛窦、眶尖的肿瘤,双侧颈外动脉分支均可供血。当肿瘤侵犯颅内时,颈内动脉的脑膜支甚至大脑前、中动脉的皮质支亦可参与供血,因此,对怀疑有鼻咽部纤维血管瘤患者,应作双侧颈内、外动脉造影,了解血供情况。

3. 颈静脉球瘤(glomus jugular tumour)　是颈静脉球的副神经节细胞瘤,为颈静脉球的化学感受器瘤。肿瘤多为良性,血供丰富,特点是:多中心生长或多叶性生长。肿瘤可位于体内多个神经节旁生长,如颈静脉球、颈动脉体或腹膜后同时发生肿瘤。肿瘤还可以在同一部位呈分叶状生长,各叶供血动脉来源不同,且互不沟通。每一叶有特定的供血动脉,即某一支血管仅供应肿瘤的某一叶,此种生长形式约占85%。因此,凡考虑颈静脉球瘤的患者,须从双侧颈总动脉分叉部开始造影检查每一侧。选择性造影应包括:颈内动脉、椎动脉、颌内动脉、枕动脉、咽升动脉及耳后动脉。

4. 脑膜瘤　是颅内最常见的富血肿瘤,瘤组织常富含血管甚至血窦,部分患者直接手术切除出血多,难度大,有时甚至出现休克及生命危险。脑膜瘤具有双重供血特点,颈外动脉主要供应肿瘤的中心部分,颈内动脉、椎动脉系统主要供应肿瘤周边包膜部分。根据脑膜瘤血供特点,可分为单纯颈外动脉供血型;颈内、外动脉均参与供血以颈外动脉为主型;单纯颈内动脉供血型;颈内、外动脉均参与供血以颈内动脉为主型四种类型。典型的脑膜瘤血管造影显示,颈外动脉造影见肿瘤血管呈放射状影像,从小动脉期开始显示均一的、边缘较清楚的肿瘤染色至静脉期逐渐消失;颈内动脉造影见颈内动脉分支及皮质血管明显受压移位,呈抱球状,中心部血管较少,动脉后期至静脉期,周边有一晕状染色。脑膜瘤开颅术前血管造影有助于:①可显示肿瘤的血供情况、肿瘤与周围重要血管的关系,以免手术操作时损伤瘤周的一些重要血管而引起大出血;②观察静脉窦受累情况及闭塞程度,如静脉回流功能已丧失,在切除肿瘤的同时,需将受累的静脉窦及受侵犯的颅骨一并切除,以达肿瘤全切;③术前血管造影有利于鉴别诊断,尤其是与鞍旁脑动脉瘤的鉴别,有些鞍旁动脉瘤,瘤内有血栓形成,常规影像学检查酷似脑膜瘤,术前误诊有时会带来灾难性的后果;④了解有无颅内外血管"危险吻合";⑤评价术前栓塞的必要、可行性。

DSA 提示右侧脑膜中动脉、右侧枕动脉、右侧颞浅动脉、左侧脑膜中动脉、左侧枕动脉参与脑膜瘤供血,双侧颈内动脉未参与供血。

分别栓塞右侧脑膜中动脉、右侧枕动脉、右侧颞浅动脉、左侧脑膜中动脉、左侧枕动脉,术中证实切除肿瘤时出血量约20ml。

(三) 栓塞适应证

术前栓塞可使肿瘤变小、变软、供血减少,不仅使术野清晰,为全切肿瘤提供条件,而且可明显缩短手术时间,减少术中输血及术后并发症。对于不能切除的肿瘤,血管内栓塞还可使肿瘤组织血运阻断减少,引起肿瘤细胞坏死或抑制肿瘤的生长,达到姑息治疗的目的。

凡头颈部富血即血供丰富肿瘤,有明显的肿瘤血管染色且以颈外动脉为主要供血者,均可在血管造影的同时进行选择性颈外动脉栓塞术。

鼻咽纤维血管瘤、化学感受器瘤、颌面部血管瘤多以颈外动脉分支参与供血,最适合于血管内栓塞。脑膜瘤由颈内、外动脉双重供血,有些巨大、颅底、矢状窦旁的脑膜瘤,开颅掀开骨瓣往往即出现大出血,大量输血有时都难以奏效,无疑会给患者带来某些严重并发症。对颈外动脉主要参与供血、瘤染色丰富者应进行血管内栓塞治疗。且颈内动脉供血的肿瘤也不再是栓塞的禁忌证,可通过微导管技术经颈内动脉超选择性进入肿瘤瘤床供血支实施栓塞。另外,尚可行肿瘤直接穿刺注射 NBCA 胶栓塞。

(四) 栓塞材料的选择

常使用颗粒栓塞剂,有以下几种,①明胶海绵(gelatin sponge):对人体无抗原性及毒性作用,价格便宜。使用时可根据需要临时剪制成不同直径大小的碎块。具可吸收性及可塑性,7~12 天后即被吸收,是一种暂时性颗粒栓塞剂,较适合于肿瘤术前栓塞。②冻干硬脑膜(lyophilized duramater):由人和猪的硬脑膜经冻干真空干燥而成,临用时可剪成所需要的各种大小规格,用造影剂稀释后经导管推注。组织相容性好,无毒、无致癌作用,但使用时需临时剪制,颗粒大小难以控制,闭塞血管时可遗留周围间隙。③聚乙烯醇(polyvinyl-lalchol,PAV,Ivalon):是常用的一种颗粒栓塞剂,有 10~2 000μm 等不同大小规格。具有多孔结构,吸水性强,早期可产生轻微的炎症反应。形态不规则,栓塞血管可再通。④水凝胶微球(hydrogel microsphere):表面光滑,大小较均一,亲水性、悬浮性好,易于随血流导向,可阻塞血管的全截面。

术前栓塞剂大小通常选用 250~350μm,栓塞前用造影剂稀释成了混悬液。明胶海绵、冻干硬脑膜颗粒,可术前临时剪制。颗粒栓塞剂大小多不均一,小于 $100\mu m$ 的栓子可通过"危险吻合"而进入颈内动脉系统,导致偏瘫、失语等严重并发症。小的栓塞剂还可以通过血液循环进入肺部,引起肺小动脉的栓塞,出现肺水肿等严重甚至致命性的并发症。

（五）栓塞方法

1. 采用神经安定麻醉,全身肝素化。

2. 经右股动脉穿刺,以 Seldinger 技术置 5F 导管鞘。用 5F 或 4F 造影导管选择性行双侧颈内、外动脉及椎动脉造影,分析肿瘤供血动脉情况及染色特点。

3. 颈外动脉为主供血者,将导管送入供血支（上颌动脉、枕动脉等）,导管前端尽可能接近肿瘤,注射造影剂,证实肿瘤染色。常用 5F 或 4F 普通造影导管实施栓塞,如条件许可,可选择导丝导引的微导管超选择性或接近肿瘤供血动脉,并尽可能选择直径较小的栓塞剂。栓塞目的是瘤床血管,而非供血动脉主干,如果仅栓塞供血动脉主干,无益于减少术中出血。

4. 常用 $250\sim350\mu m$ 颗粒栓塞剂,栓塞前用造影剂稀释成混悬液。选择 2ml 注射器,经导管缓慢注入颗粒混悬液,注射过程应在 DSA 监视下进行,少量多次,缓慢低压,不得反流至颈内动脉或进入"危险吻合"。边栓塞边造影观察,直到供血动脉血流缓慢、肿瘤染色完全或基本消失为止。

5. 栓塞满意后用生理盐水反复冲洗导管,再造影观察栓塞效果。

十、恶性脑胶质瘤的动脉内插管化疗

化学治疗作为脑胶质瘤综合治疗方法之一,对进一步杀灭残留肿瘤细胞起到重要作用,但治疗效果尚不理想。影响其疗效的主要因素:①血-脑脊液屏障（blood-cerebrospinal fluid barrier, BCB）的存在,影响抗肿瘤药物进入脑内;②相当一部分肿瘤对化疗药物具有耐药性;③可供选择、疗效显著的抗脑胶质瘤药物较少;④给药的途径和方式受限等。

传统的静脉化疗因肿瘤局部的药物摄取量低,且全身毒副作用大,效果不显著。经动脉内插管化疗,可使药物直接灌注到颅内肿瘤组织,延长化疗药在瘤组织内的滞留时间,有效发挥对肿瘤细胞杀伤作用,日益受到人们的重视,在临床上不断推广应用。

1. 历史回顾　经动脉途径给药治疗脑胶质瘤始于 20 世纪 50 年代,当时由于临床效果不满意并出现严重的并发症,未能推广应用。20 世纪 60 年代,Eckamn 等根据人体生理学及药物动力学的特点,肯定了颈内动脉或椎动脉灌注化疗药物的方法优于经静脉给药。Levin 等在动物实验中发现,经颈内动脉灌注卡莫司汀（BCNU）,同侧大脑半球的药物含量是经静脉给药的 $2\sim3$ 倍,在大脑中动脉主要分支供应区域药物含量为对侧相应部位的 $4\sim5$ 倍,肯定了颈内动脉给药途径的优越性。1979 年,Avellasa 首先报道经股动脉插管,选择性将导管插入患侧颈内动脉,输注 BCNU 治疗脑胶质瘤。颈内动脉 BCNU 灌注常有严重的眼部并发症,如剧烈眼痛、结膜充血、流泪等症状,尚可发生视网膜出血、眼外肌瘫痪、缺血性视神经损伤,导致视力减退,甚至失明。20 世纪 80 年代初期,Kapp 超选择性地将导管送到颈内动脉眼动脉开口之上,灌注 BCNU 化疗,有效地避免了眼部并发症。1994 年,Fujiwara 等报道椎动脉内灌注 BCNU、顺铂治疗脑干胶质瘤 4 例,均存活 1 年以上,其中 2 例存活 2 年以上。近年来,随着神经介入技术的迅速发展,微导管前端很容易插入到眼动脉以上,超选择性进入肿瘤部位颈内动脉分支,进行灌注化疗,不仅有效地避免了眼部并发症,而且增加了肿瘤局部的药物浓度。

2. 理论依据　①动脉内灌注可在不提高剂量的情况下,使肿瘤局部药物浓度显著提高,增加疗效,而全身毒性并未增加;②用 ^{14}C 标记 BCNU 实验证实:相同剂量的 BCNU 动脉内灌注,脑内浓度比静脉注射高出 4 倍;③血管造影显示肿瘤供血动脉多是颈内动脉的分支;④现代导管技术可顺利地将导管插到患侧颈内动脉,也可以将微导管插到眼动脉开口以上的大脑中或大脑前动脉;⑤BCNU 等药物半衰期短,分子量小,脂溶性高,疗效可靠。许多化疗药物在血液中不稳定,且半衰期很短（如 BCNU 为 15 分钟,顺铂 $25\sim50$ 分钟,丙卡巴肼 7 分钟,长春新碱 $7\sim75$ 分钟）,行全身化疗时效果很差,甚至无效,然而经局部动脉内给药能使之在失效前充分发挥作用;⑥脑胶质瘤是"局限性疾病",局部治疗是正确、有效的选择。

3. 适应证　①病理诊断明确,手术切除大部分或全部肿瘤;②术后复查 CT 见病灶消失或部分残留;

③无颅内压增高危象；④一般状况可，周围血常规白细胞>4×10⁹/L，血小板>100×10⁹/L；⑤无严重心、肝、肾功能障碍；⑥无凝血功能障碍。

4. 开放血-脑脊液屏障　血-脑脊液屏障(BCB)存在于血液-脑、血液-脑脊液及脑-脑脊液之间，可选择性控制进入脑脊液和脑的物质，是血液与中枢神经系统之间的调节界面，对维持中枢神经系统内环境稳定有重要的作用。对脑胶质瘤的化疗，BCB起阻碍作用，直接影响化疗药物能否接近肿瘤及其化疗效果。

脑胶质瘤患者的血-脑脊液屏障虽然受到部分破坏，血管内皮细胞结合处出现裂缝和网眼，但尚有部分完整的血-脑脊液屏障存在，化学药物仍不易通过。血-脑脊液屏障的结构为脂性基架，限制性通过大于39 684U(40kDa)的物质，因此，在化疗时应选择分子量小、脂溶性、正常 pH 时不电离、不与蛋白结合的药物，如VM-26、BCNU、CCNU、MeCCNU 等。

近年来研究表明，开放 BCB 是提高化疗效果的重要措施，下列药物有助于 BCB 开放：①高渗物质，如甘露醇、尿素、阿拉伯糖、黑糖及乳糖等，从颈动脉或椎动脉注入时，可暂时开放血-脑脊液屏障，此时再给予化疗药物，就能显著提高药物在肿瘤组织内的浓度；②放射性照射亦能破坏血-脑脊液屏障，使其功能下降，但较为有限，只能降低约 50% ~67%，在照射结束后 2~3 周，血-脑脊液屏障功能开始恢复；③一些化疗药物本身也可破坏血-脑脊液屏障，如 VP-16 经颈内动脉注射后可发生短暂血-脑脊液屏障破坏，其具体机制尚不清楚。

5. 动脉内插管化疗方法　①选择性动脉内化疗：经右股动脉穿刺，留置 5F 导管鞘，然后用 5F 造影导管插入所需的颈内动脉或椎动脉内，持续加压注入化疗药物。此方法因眼部并发症较少使用。随着化疗药物的更新，一些新的化疗药物如 ACNU 很少引起眼部的并发症因此仍可采用该方法化疗。②超选择性动脉内化疗：穿刺方法同前，用 5F 导引导管插入患侧颈内动脉或椎动脉，然后应用微导管技术，将 Magic 漂浮微导管经导引导管超选择性送至眼动脉开口以上或肿瘤供血动脉内，用输液泵持续加压灌注。此方法可避免化疗药物所引起的眼部并发症。

以经微导管超选择性动脉内灌注 VM-6 为例，具体操作步骤：①神经安定麻醉；②穿刺方法同一般脑血管造影术；③全身肝素化；④用 Magic 1.5F 或 1.8F 等漂浮微导管经导引导管超选择性进入肿瘤同侧颈内动脉的眼动脉水平以上；⑤推注造影剂 2ml 行数字减影血管造影，以明确有无肿瘤供血动脉，如无明显肿瘤供血动脉，微导管前端置于颈内动脉或相关的大脑前动脉或大脑中动脉主干；⑥成人将 150mg VM26 溶于 10% 葡萄糖溶液 250ml，放入加压袋中经微导管内加压滴注，1~2 小时滴完；⑦疗前 30 分钟经导引导管颈内动脉内灌注 20% 甘露醇 125ml，开放血-脑脊液屏障。

6. 并发症及其预防　①眼部并发症：眼动脉开口以下颈内动脉内给药，常发生严重的眼部并发症，特别是用 BCNU 灌注时，由于其本身及作为溶剂的乙醇刺激眼部，常发生结膜充血水肿、剧烈眼痛、流泪、视物模糊等症状，甚至出现眼外肌麻痹、视网膜出血、视神经缺血性损害及失明。微导管前端置于眼动脉以上可避免此并发症。②神经系统毒性反应：如头痛、嗜睡、癫痫发作、脑病等，多为可逆性，能自行缓解或对症处理后缓解。神经毒性反应多发生在超选择性动脉内化疗。③插管操作引起的并发症：主要为脑血管痉挛、断管、意外栓塞等。④低血压：VM-26 快速滴注时可出现血压明显下降，建议术中监测血压，适当控制滴速。⑤过敏反应：过敏者慎用，必要时给予激素，抗过敏治疗。⑥胃肠道反应：表现为恶心、呕吐等不适，可给予甲氧氯普胺等对症处理。⑦骨髓抑制反应：定期复查血常规，必要时给予升白细胞药、利可君等。⑧脱发：注意加强营养。

大量实验和临床研究证明，动脉内给药全身毒性反应小、并发症少。动脉内插管化疗不仅提高了胶质瘤患者的生存率、生活质量，而且显著减少了化疗患者的不良反应，不失为恶性胶质瘤化疗的一大进步。今后，动脉内插管化疗的发展有待于：①对胶质瘤癌细胞更强大、特异的新型化疗药物的研制，对正常神经组织毒性极小；②微导管技术的进步，超选择进入肿瘤的供养动脉，使化疗药物最直接地发挥作用，不良反应最小；③个体化，选择最佳的化疗方案，包括化疗药物的联合使用、药物剂量的调整、化疗开始时间及周期的安排等，以达到最满意的治疗效果。

（张鸿祺　黄昌仁）

复习思考题

1. 试述蛛网膜下腔出血的常见原因。
2. 简述颅内动脉瘤手术治疗和介入治疗各有何优缺点。
3. 简述高血压脑出血的手术治疗原则。
4. 试述动静脉畸形的分级及治疗原则。
5. 简述烟雾病的诊断标准与治疗方法。
6. 简述颈内动脉-海绵窦瘘的临床表现。

第八章　中枢神经系统感染性疾病

第一节　脑　脓　肿

脑脓肿(cerebral abscess)是颅内最常见的感染性占位性病变,由各种化脓性细菌侵入脑组织内引起局限性化脓性炎症并形成脓腔,或是从身体其他部位的感染病灶转移到脑内形成的脓肿。可发生于任何年龄,但以青年及儿童多见。脑脓肿多单发,也有多发,可发生在脑内任何部位。

一、病因及分类

1. 病原菌　有25%病例脓液培养阴性。链球菌最常见,33%~50%为厌氧菌或微需氧菌。有时可培养多种细菌,继发于中耳炎、乳突炎或肺脓肿的脓肿,常为混合感染,包括厌氧链球菌、拟杆菌、肠道菌等。创伤后脑脓肿常由金黄色葡萄球菌或肠道菌感染所致。器官移植患者,真菌感染常见,婴儿以G阴性菌常见,因为IgM不能通过胎盘。免疫缺陷者多为弓形虫病及诺卡菌属。

2. 分类及感染途径

(1) 耳源性与鼻源性脑脓肿:耳源性脑脓肿最多见,约占脑脓肿的2/3。继发于慢性化脓性中耳炎、乳突炎。感染系经过两种途径:①炎症侵蚀鼓室盖、鼓室壁,通过硬脑膜血管、导血管扩延至脑内,常发生在颞叶,少数发生在顶叶或枕叶;②炎症经乳突小房顶部,岩骨后侧壁,穿过硬脑膜或侧窦血管侵入小脑。鼻源性脑脓肿由邻近鼻旁窦化脓性感染侵入颅内所致,如额窦炎、筛窦炎、上颌窦炎或蝶窦炎,感染经颅底导血管蔓延颅内,脓肿多发生于额叶前部或底部。

(2) 血源性脑脓肿:约占脑脓肿的1/4。多由身体其他部位感染,细菌栓子经动脉血行播散到脑内而形成脑脓肿。原发感染灶常见于肺、胸膜、支气管化脓性感染、先天性心脏病、细菌性心内膜炎、皮肤疖痈、骨髓炎、腹腔及盆腔脏器感染等。脑脓肿多分布于大脑中动脉供应区、额叶、顶叶,有的为多发性小脓肿。当前呈增多趋势。

(3) 外伤性或术后脑脓肿:多继发于开放性脑损伤或神经外科手术后尤其经气窦手术后,尤其战时的脑穿透性伤或清创手术不彻底者。致病菌经创口直接侵入或异物、碎骨片进入颅内而形成脑脓肿。可在伤后早期发病,也可因致病菌毒力低,伤后数月、数年才出现症状。

(4) 隐源性脑脓肿:原发感染灶不明显或隐蔽,机体抵抗力弱时,脑实质内隐伏的细菌逐渐发展为脑脓肿。实质上是血源性脑脓肿的隐蔽型。

二、病理

脑脓肿的形成是一个连续过程,可分为3期。

1. 急性脑膜炎、脑炎期　1~3天,化脓菌侵入脑实质后,患者表现明显全身感染反应和急性局限性脑膜炎、脑炎的病理变化。脑炎中心部逐渐软化、坏死,出现很多小液化区,周围脑组织水肿。病灶部位表浅时可有脑膜炎症反应。

2. 化脓期　4~9天,脑炎软化灶坏死、液化,融合形成脓肿,并逐渐增大。如融合的小脓腔有间隔,则成为多房性脑脓肿,周围脑组织水肿。患者全身感染征象有所好转和稳定。

3. 包膜形成期　一般经2周以上,脓肿外围的肉芽组织由纤维组织及神经胶质细胞的增生而初步形成脓肿包膜,3~4周或更久脓肿包膜完全形成。包膜形成的快慢与致病菌种类和毒性及机体抵抗力与对抗生素治疗的反应有关。

三、临床表现

脑脓肿患者一般表现急性全身感染、颅内压增高和局灶定位3类征象。

1. 全身及颅内感染症状　患者除有原发感染灶症状外,病变初期表现发热、头痛、呕吐、困倦、全身无力及颈部抵抗等全身及颅内感染症状。

2. 颅内压增高症状　临床急性脑膜炎的症状逐渐消退,而随着脑脓肿包膜形成和脓肿增大,颅内压再度增高且加剧,甚至可导致脑疝形成或脓肿破溃,使病情迅速恶化。危重者如不及时救治,可死亡。

3. 病灶症状　根据脑脓肿性质和部位出现不同的局灶定位症状。由于脑脓肿周围脑组织炎症水肿较重,局灶症状往往出现较早且明显。

四、诊断

1. 临床特点　依据患者原发化脓感染病史,开放性颅脑损伤史,随后出现急性化脓性脑膜炎、脑炎症状及定位症状,伴头痛、呕吐或视盘水肿,应考虑脑脓肿。

2. 实验室检查

(1) 血常规:急性期均有白细胞增多,中性粒细胞可达每立方毫米数万个。

(2) C反应蛋白(C-reactive protein,CRP)增高。

(3) 血培养可阴性,血细胞沉降率不高。

(4) 脑脊液检查:压力高,白细胞增多,特异性病原体的IgM达诊断标准或IgG呈4倍升高。但多不能确定病原菌,培养阳性率为6%~22%,且有诱发脑疝危险,故不提倡腰穿。

3. 影像学检查

(1) X线片:可显示颅骨与鼻旁窦、乳突的感染灶。偶见脓肿壁的钙化或钙化松果体向对侧移位。外伤性脑脓肿可见颅内碎骨片和金属异物。

(2) 超声波:方法简便、无痛苦。幕上脓肿可有中线波向对侧移位,幕下脓肿常可测得脑室波扩大。

(3) 脑血管造影:颈动脉造影对幕上脓肿定位诊断价值较大。根据脑血管的移位及脓肿区的无血管或少血管来判断脓肿部位。

(4) CT:其表现依据脓肿的病变阶段而不同。在急性脑炎阶段,病灶呈边缘模糊的低密度区,并有占位效应,增强扫描低密度区不出现强化;脓肿形成后初期仍表现为低密度病灶,但增强扫描时低密度区的周围可轻度强化,表现为完整、不规则的浅淡环状强化;脓肿壁完全形成后,低密度边缘密度较高,少数可显示脓肿壁,增强扫描可见一完整、厚度均一的环状强化,周围有明显的不规则脑水肿,且有占位效应(图8-1)。大

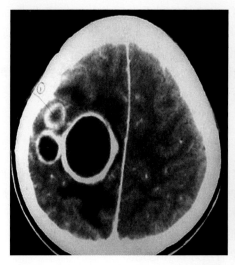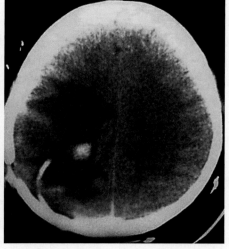

图8-1　右顶多发脑脓肿手术前后CT表现

脑半球的脓肿可引起病变对侧的侧脑室扩大，小脑半球的脓肿可有双侧侧脑室及第三脑室的扩大。如为产气杆菌感染，脓肿腔内可见气体和液平面；如果脓肿是多房性，低密度区内可呈现一个或多个间隔。对绝大多数脑脓肿可根据 CT 扫描明确其部位、形态和大小，并且有助于手术时机的选择和确定治疗方案。

（5）MRI：急性脑炎期仅表现为脑内不规则、边界模糊的长 T_1、长 T_2 信号影，Gd-DTPA 增强软脑膜明显增强（图 8-2）。脓肿包膜形成后，T_1 为边界清楚、信号均匀的类圆形低信号影或等信号影，T_2 为低或高信号，有时可见圆形点状的血管流空影，通常在注射 Gd-DTPA 后 5~10 分钟，可显示异常对比增强，延迟扫描见增强环的厚度向外进一步扩大，是脓肿周围血脑脊液屏障损害的表现（图 8-3）。脑脓肿的影像学表现有时易与其他颅内占位如脑肿瘤混淆（图 8-4）。

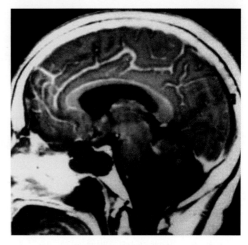

图 8-2 化脓性脑膜炎 Gd-DTPA 增强 MRI
示大脑突面软脑膜增强，呈深入脑沟及覆盖脑回表面的曲线状。

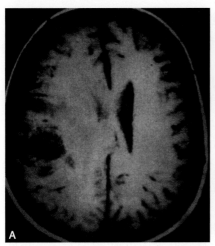
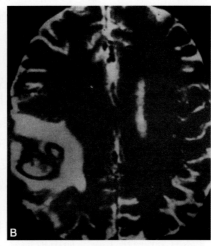
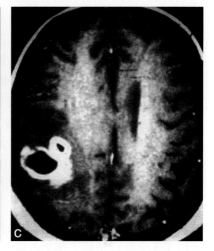

图 8-3 脑脓肿 MRI
A、B. 右侧大脑半球皮质下区有相邻的两个脓肿，脓肿壁 T_1 像等信号，T_2 像低信号，脓腔内脓液呈长 T_1、T_2 信号，脓肿周围可见长 T_1、T_2 水肿区；C. 脓肿壁明显增强。

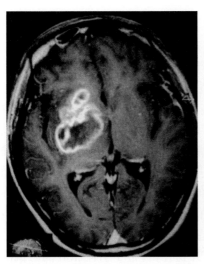
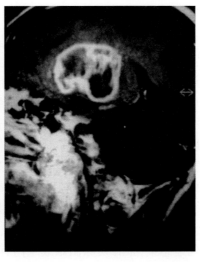

图 8-4 脑脓肿 Gd-DTPA 增强 MRI
示右基底核区脓肿壁呈不规则环状强化，与肿瘤增强不易区别，但脓肿壁密度基本均匀。

五、治疗

脑脓肿的治疗是一个综合治疗,没有单一最佳治疗方法,处理原则是:在脓肿尚未完全局限前,应进行积极的抗感染和控制脑水肿治疗。脓肿形成后,手术是有效的治疗方法。

1. 抗感染　以下情况应首先考虑药物治疗:①症状期<2周,病程处于脑炎期;②小病灶(<3cm);③治疗第1周内患者症状明显好转者;④难以耐受手术,有机会行脓肿穿刺者;⑤多发小脓肿灶,占位效应不显著。应针对不同种类脑脓肿的致病菌,选择相对应的细菌敏感的抗生素。原发灶细菌培养尚未检出或培养阴性者,则依据病情选用抗菌谱较广又易通过血-脑脊液屏障的抗生素,常用青霉素、氯霉素及庆大霉素等。

(1) 选择初始抗生素(当病原菌未明,尤其怀疑为金黄色葡萄球菌时):如果没有创伤史或手术史,耐甲氧西林金黄色葡萄球菌可能性不大(methicillin resistant Staphylococcus aureus,MRSA),可按照以下原则用药,然后根据药敏结果作适当调整。①万古霉素:成人:1g,静脉给药,每12小时1次;儿童:15mg/kg,每8小时1次。②检测血药浓度并相应调整剂量,加一种三代头孢,如头孢氨噻(头孢氨噻肟),再选择以下之一:甲硝唑(灭滴灵):成人总量30mg/(kg·d),常规静脉给药(分成每12小时或6小时1次,总量不超过4g/d);儿童:10mg/kg,静脉给药,每8小时1次;氯霉素:成人:1g,每6小时1次,静脉给药;儿童:15~25mg/kg,每6小时1次,静脉给药。③对创伤后脑脓肿:利福平9mg/kg口服,每天给药1次。

(2) 调整抗生素:①如培养发现葡萄球菌不是耐甲氧西林金黄色葡萄球菌,并且患者不对青霉素和奈夫西林过敏,可用奈夫西林替代万古霉素。成人:2g,每4小时1次,静脉给药;儿童:25mg/kg,每6小时1次,静脉给药。②如培养发现不是葡萄球菌(这在非外伤性脑脓肿常有),将奈夫西林改为青霉素(大剂量):成人:500万U,每6小时1次,静脉给药;儿童:5万~7.5万U/kg,每6小时1次,静脉给药。③如培养发现只有链球菌,可单独用大剂量青霉素。④新型隐球菌、曲真菌、念珠菌用两性霉素B:0.5~1mg/(kg·d)。⑤在艾滋病患者弓形虫是常见病原菌,经验给药为磺胺嘧啶加乙胺嘧啶。

(3) 抗生素的使用时间:静脉给药6~8周(多为6周),如果脓肿和包膜被完整切除,抗生素使用时间可缩短,可先静脉后口服。5%~20%病例由于没有连续用药而6周内复发。激素可减少脓肿纤维包裹的概率,但有可能降低抗生素进入脓腔的穿透力。CT和临床证实大的占位效应或脑水肿明显使病情恶化者可用激素。

(4) 随访和预后:一个完整的抗生素疗程结束后,每2~4周CT扫描1次,直到脓肿吸收(1~11个月,平均3.5个月),然后1年之内每2~4个月CT扫描1次。如中枢神经系统症状再次出现,随时复查。如果治疗有效,CT显示在以下方面应有所程度减低:①环形增强的程度;②水肿;③占位效应。能单用抗生素治愈的病灶,95%将在1个月内缩小。

2. 降低颅内压的治疗　因脑水肿引起颅内压增高,常采用甘露醇等高渗溶液快速静脉滴注。激素应慎用,以免削弱机体免疫能力。

3. 手术方式

(1) 穿刺抽脓术:此法简单易行,对脑组织损伤小。适用于,①凡是定位诊断明确,病情稳定者均可首选此法;②更适用于位于重要的功能区或脑深部的脓肿;③病情危重,尤其已经形成脑疝,须快速缓解颅内压者;④小儿、年老体弱及不能耐受较大手术者。不适用于多发性、多房性及脓腔内有异物者。

(2) 导管持续引流术:适用于,①单发脓肿,脓肿壁较厚,脓液黏稠甚至有脓块形成,一次抽吸很难达到目的者;②开放性颅脑损伤所致的脑脓肿,引流不畅或瘘口暂时封闭而有颅内压增高者;③脓肿位置近运动区,以穿刺法治疗无效者;④危重或小儿不能耐受大手术者;⑤对耳源性脑脓肿进行乳突手术时,如发现硬脑膜坏死,可在乳突部切开引流;⑥病程较短且影像学显示脓肿壁薄,如进行脓肿切除术囊壁易破裂而使脓液扩散者。不适用于多房性脓肿;脓肿已经穿破脑室壁,仅应用引流术难以治愈。为避免重复穿刺或炎症扩散,于首次穿刺脓肿时,脓腔内留置一内径为3~4mm软橡胶管,定时抽脓、冲洗、注入抗生素或造影剂,以了解脓腔缩小情况,一般留管7~10天。目前CT立体定向下穿刺抽脓或置导管引流技术更有其优越性。

(3) 切开引流术:外伤性脑脓肿,伤道感染,脓肿切除困难或颅内有异物存留,常于引流脓肿同时摘除异物。

（4）脓肿切除术：最有效的手术方法。适应证：①脓肿包膜形成完好，位置不很深，且不在功能区者；②反复穿刺抽吸或引流术后仍未能治愈者；③多房或多发性脑脓肿及脓肿复发者；④外伤性脑脓肿的脓腔内有碎骨片及异物存留者；⑤脓肿破溃入脑室或蛛网膜下腔，需急症处理，以及脓肿致脑疝者。脑脓肿切除术的操作方法与一般脑肿瘤切除术相似，术中要尽可能避免脓肿破溃，减少脓液污染。

（陈立华）

第二节　硬膜外脓肿

硬膜外脓肿（epidural abscess）是一种较少见的颅内感染，因颅骨与硬脑膜粘连较紧密，故使脓肿局限在颅内板与硬脑膜之间。其感染途径主要有：①直接感染：以邻近化脓性病灶直接感染者为最多，如颅骨骨髓炎、额窦炎、中耳炎和乳突炎等均可引起；②血行感染；③个别感染发生在曾经接受过放射治疗或长时间激素治疗、引起切口不愈合或切口漏液而感染。主要的致病菌是葡萄球菌，来自鼻窦感染的菌种主要为链球菌和革兰阴性杆菌。

一、临床表现

1. 急性期　多有畏寒、发热、周身不适、局限性头痛等表现，头痛的位置常与脓肿所在部位相一致。重症感染者可有高热、寒战、抽搐、谵妄和脑膜刺激症状，通常颅内压增高的症状不很明显，脑脊液检查多无改变。

2. 慢性期　症状有所减轻，临床特点与其感染途径有关，如是继发于颅骨骨髓炎，常形成脓肿或窦道，当脓液排出后症状明显好转；继发于额窦炎者，常有额部皮肤水肿及额部头痛和叩击痛；继发于中耳炎、乳突炎者，可有乳突部皮肤的水肿与压痛；如中耳炎引起岩骨尖骨质破坏，可导致同侧三叉神经和展神经损害（Grodenigo 综合征）。

二、影像学检查

1. CT　显示颅骨内板下方、脑外低密度梭形区，范围较局限，增强扫描其内缘有明显的带状强化。

2. MRI　显示颅骨内板下方一边界清楚的梭形异常信号区，T_1WI 病变信号强度介于脑组织与脑脊液之间；T_2WI 信号高于脑组织的信号（图 8-5）。若脓肿的蛋白含量高，则信号会加强，梭形区内缘在 T_1、T_2WI 均呈高信号的弧形带，为内移的硬脑膜。若脓肿腔有气体，则显示液平面，在 T_1、T_2WI 上，气体均显示黑色低信号区。

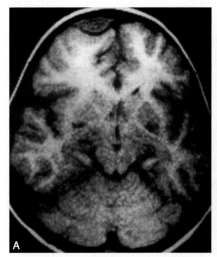
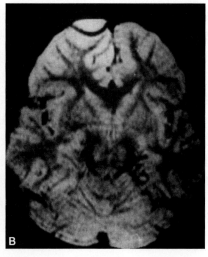

图 8-5　硬膜外积脓

A. T_1WI 示右额骨内板下有梭形液体积聚，其信号强度高于脑脊液，内缘显示有
低信号硬脑膜，形成"硬膜外征"；B. T_2 为高信号。

三、手术治疗

当出现脑压迫和颅内压增高症状或颅骨骨髓炎窦道长时间不愈合时应选择手术治疗。手术方式有如下两种。

1. 钻孔引流　无颅骨骨髓炎者,在确定脓肿部位的颅骨处钻孔,若钻孔时发现有肉芽组织,则需扩大骨窗,直至病变完全被显露,清除脓液和肉芽组织,用过氧化氢和抗生素液反复冲洗,放置多孔引流管,逐层缝合头皮。术后定期冲洗脓腔,待脓腔闭合后才可拔除引流管。

2. 清除感染病灶　如果是颅骨骨髓炎所致的硬膜外脓肿,在钻孔后要彻底咬除被感染的颅骨,清除死骨、外伤后的碎骨片、异物、肉芽组织及脓液等,根据炎性病变的范围扩大去除颅骨,直到病变周围均显露出正常的硬脑膜;如系鼻旁窦炎或中耳炎所致,于清除脓肿后,酌情施行鼻旁窦黏膜摘除和乳突凿开术。

第三节　硬膜下脓肿

硬膜下脓肿(subdural abscess)较少见,可广泛扩散。其感染途径主要有:①邻近化脓性病灶的扩展;②外伤或开颅手术;③血行感染。主要的致病菌是链球菌和葡萄球菌,若为鼻旁窦或耳部感染引起者,以链球菌较为多见;儿童多为流行性感冒杆菌或肺炎球菌,如系因化脓性脑膜炎或中耳炎引起者,则以嗜血杆菌或葡萄球菌为多见。

确诊后即应进行手术治疗。硬膜下脓肿的病灶范围大,多较广泛,通常应用多钻孔脓肿引流的方法。如果病灶内肉芽组织较多,颅内压高,甚至形成脑疝时,或是有颅骨骨髓炎者,可于钻孔排脓后,用咬骨钳扩大骨孔,开大骨窗,咬除有骨髓炎的颅骨。为利于脓腔闭合,需切除硬脑膜侧包膜,然后放置引流管。资料表明,开颅清除脓肿的疗效优于钻孔引流术。

（魏俊吉）

第四节　椎管内脓肿

椎管内脓肿包括硬脊膜外脓肿、硬脊膜下脓肿和脊髓内脓肿,是发生在硬脊膜外间隙、硬脊膜下间隙和脊髓内的化脓性感染。椎管内脓肿发病急、进展迅速,病情重,可在数小时至数日内使脊髓急性受压而出现软化,导致患者完全瘫痪,如治疗不及时可造成严重截瘫而不能恢复甚至死亡。故临床一旦怀疑是椎管内脓肿,即应尽快做出诊断并进行行急诊手术处理。其中硬脊膜外脓肿最为常见,下面作简要介绍,硬脊膜下脓肿和脊髓内脓肿较为少见,故略。

硬脊膜外脓肿(spinal epidural abscess)是发生在硬脊膜外间隙的化脓性炎症。其发病原因绝大多数是继发于全身其他部位的感染灶,常见的是来自痈、痤疮、蜂窝织炎等皮肤和皮下组织的感染,约占 1/3 的病例;也有来自于各脏器的感染,如肺脓肿、腹膜炎等,也可由全身败血症而引起。硬脊膜外脓肿的致病菌绝大多数为金黄色葡萄球菌,少数为革兰氏阳性双球菌、革兰氏阳性链球菌及乙型溶血性链球菌等。

1. 感染途径　主要有:①血源性感染,致病菌经由血液至硬脊膜外隙;②感染直接蔓延从脊柱周围化脓性感染灶直接扩散所引起,如化脓性脊柱骨髓炎、先天性皮毛窦等,也可由腰椎穿刺、硬脊膜外麻醉、与脊柱相连通的开放性外伤、异物存留等所造成的感染所引起;③感染途径不明。

血源性感染所致的硬脊膜外脓肿的病变部位,主要以脊髓背侧的中、下胸段及腰段最为常见,其次是腰骶段,极少发生在上胸段和颈段。这主要与硬脊膜外局部解剖的特点有关,硬脊膜间隙是一个环绕脊髓的潜在间隙,其前方与椎管前纵韧带附着而无实际间隙,后方及侧方间隙较宽,胸段间隙较大,至 $T_4 \sim T_8$ 段可达 0.5~0.7cm,下胸段以下直至 $S_1 \sim S_2$ 段间隙逐渐变窄,其间隙内充满脂肪丰富的疏松结缔组织和静脉丛。因脂肪组织抗感染能力低,静脉丛血流缓慢,故是血源性感染的好发部位。

2. 病理变化　硬脊膜外脓肿的急性期表现为硬脊膜外脂肪组织充血、渗出和大量白细胞浸润,继而脂肪组织坏死,硬脊膜也充血水肿,脓液逐渐增多;炎症在亚急性和慢性期表现有肉芽组织增生、并包裹脓液形成脓肿。脓液聚集使椎管内局部压力增高,对脊髓产生急性或亚急性机械压迫,同时阻碍了脊髓静脉回流,造成脊髓实质的缺血水肿等变化;血管内膜可发生炎性血栓,更加剧了脊髓实质血液循环障碍,使水肿加重,产生脊髓软化坏死,败血症性血管栓塞是脊髓功能迅速发生严重障碍的主要原因。少数患者由于抵抗力强,或是细菌毒性较弱,局部化脓感染程度较轻,以及病程较长时,脓液往往较少而逐渐形成炎性肉芽组织,有的可以完全无脓液,表现为与椎管内肿瘤难以区别的慢性脊髓压迫过程。

3. 临床表现 大多数表现为急性发病过程,少数以炎性肉芽组织为主要病理改变者,表现为亚急性或慢性病程。

(1) 急性发病者,以周身感染征象和中毒症状为主,有高热、寒战、倦怠、精神萎靡、头痛,血常规表现为白细胞计数和中性粒细胞数明显增高,进而有败血症的临床表现。部分患者有脑膜刺激征。病变早期患者感到感染部位脊椎有剧烈的疼痛,病变部位和附近棘突有压痛和叩击痛,局部皮肤有轻度水肿。由于神经根受炎性刺激,可出现神经根痛症状,患者有背部、腰及下肢的疼痛,可向胸、腹部放射,也可有尿潴留。病情进一步发展时,出现双下肢无力、麻木,检查有下肢腱反射亢进和病理反射。脊髓症状出现后,常在一天至数天内迅速出现脊髓完全横贯性损害,表现为肢体的弛缓性瘫痪,病变水平以下感觉障碍和括约肌功能障碍。一旦发生瘫痪后,经治疗虽然能挽救患者生命,但神经功能很难恢复而造成永久性瘫痪。

(2) 亚急性硬脊膜外脓肿的临床进展与急性发病相似,以背部疼痛较为明显,持续时间也长,神经根痛的症状通常在发病后1~2周内出现。每当有排便、咳嗽或是腹压增加的活动时,疼痛常加重,随着病情的进展多出现脊髓功能损害症状。

(3) 慢性硬脊膜外脓肿的病程较长,发病缓慢,无急性感染症状,可有低热,出现脊髓压迫症状时,表现为痉挛性截瘫、感觉和括约肌功能障碍,与椎管内肿瘤的临床表现很相似。

4. 影像学检查

(1) X线片:在急性和亚急性者多无改变,慢性者可有椎弓根变薄和椎弓根间距加宽等改变,脊髓碘油造影可见椎管内梗阻和充盈缺损。

(2) MRI:可见在 T_1WI 上脓肿中央呈低信号,在 T_2WI 上呈高信号。当脓肿内有肉芽肿形成时,T_1WI 上呈局限性低信号,T_2WI 上呈高信号。静脉注射造影剂后,肉芽肿呈环形或结节状增强。

5. 手术技术 硬脊膜外脓肿是神经外科的急症,需早期诊断和早期手术治疗。其治疗效果与治疗时机的早晚有非常重要的关系,如在早期没有出现完全瘫痪之前施行手术,大多数预后均良好;如晚期出现完全性截瘫后再行手术治疗,则瘫痪常很难恢复。故一旦确定诊断后,须立即进行急诊手术,引流脓肿,清除肉芽组织,解除对脊髓的压迫并控制感染。

第五节 脑寄生虫病

许多种寄生虫可引起中枢系统感染,形成寄生虫性肉芽肿(parasitic granuloma of brain)如脑囊虫病(cerebral cysticercosis)、脑棘球蚴病(又称脑包虫病,brain echinococcosis)、脑肺吸虫病、阿米巴、弓形虫等。阿米巴可通过血液传播至中枢神经系统,也可沿蛛网膜下腔播散,可形成脑脓肿。

一、脑囊虫病

脑囊虫病是最常见的中枢神经系统寄生虫感染。人在食用米猪肉后,在肠道中长成绦虫,绦虫卵跟随粪便污染食品,进入肠道后卵壳溶解,幼体钻入肠黏膜,进入淋巴和肠系膜血管,随血液循环进入肌肉及其他组织和中枢神经系统,在2~3个月内形成局部肉芽肿,肉芽肿可长期存在并最终钙化,带绦虫患者可自我感染脑囊虫病。

症状出现的时间在感染后2个月至30年,常伴有皮下结节和肌炎。50%有中枢神经系统症状,其中癫痫占53%,脑积水伴高颅压占30%,另外肉芽肿位置不同,症状体征也不同,腰椎穿刺检查脑脊液压力可增高,蛋白和IgG增高,糖降低,细胞数增加,以嗜酸细胞和淋巴细胞为主。使用ELISA检查血液或脑脊液中囊虫抗原或抗体准确率较高(可达93%)。

CT 和 MRI 诊断较容易,可见小的环状增强囊性占位,急性期周边可有脑水肿,提示虫体可能活着,可单发也可以多发(图 8-6)。MRI T_1 像可以观察到头节(图 8-7),成人中 2/3 可见钙化,提示头节已死。但是,有时脑内的多发囊虫与结核球从影像上很难鉴别;第四脑室内囊虫与脑积水区别也很困难。

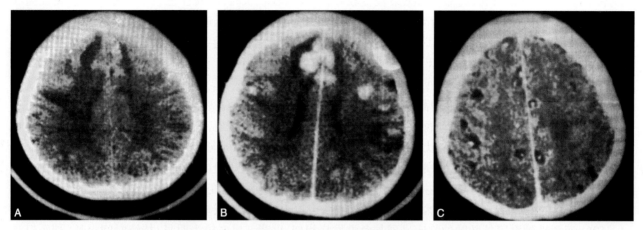

图 8-6 脑囊虫病 CT 影像

A、B. CT 平扫额顶叶多发不规则低密度区,可被强化,有轻度水肿,无占位效应;C. 高密度点状头节 CT 平扫表现。

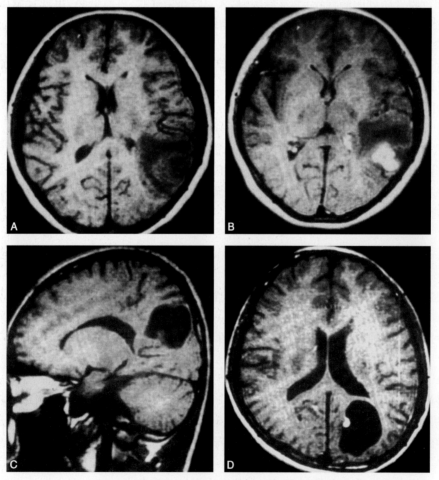

图 8-7 脑囊虫病 MRI 影像

A、B. MRI 见右颞后混杂密度信号,有轻微占位效应,可被明显强化;C、D. 左枕叶囊状长 T_1、长 T_2 均匀液性信号,并有结节向腔内突起,Gd-DTPA 增强小结节明显强化,而囊壁无强化。

手术治疗适用于脑室内脑囊虫造成梗阻性脑积水,脊髓囊虫,以及有较大占位效应者。大脑突面伴有癫痫的单发囊虫也应手术治疗。手术时应注意将囊虫完整摘除,避免囊虫囊壁破裂,囊液外溢,造成手术后无菌性脑膜炎;囊虫头节遗漏会造成手术后复发。因此,在摘除病灶时须用棉片将四周保护好,不可勉强牵拉囊虫。

阿苯达唑(albendazole)可以有效减少脑囊虫数量,55%患者可以完全消失。剂量为每天口服 15mg/kg,疗程 8 天。吡喹酮(praziquantel)可使 15%患者完全消失治愈,剂量为 20mg/kg,每天分 3 次口服,疗程 14天。治疗中虫体死亡可导致炎症反应和颅内压增高,对于有头痛、呕吐和癫痫的患者前 72 小时尤其要警惕。可使用地塞米松和脱水剂,并抗癫痫治疗。治疗前有脑积水的患者应先行分流术,颅内压已经很高的患者直接治疗比较危险,必须有效控制颅内压,必要时可选择去骨瓣减压。

在治疗脑囊虫后,还应检查患者有无绦虫病,如同时有绦虫需驱虫治疗。

二、脑棘球蚴病

又称脑包虫病,是狗绦虫的幼虫侵入人脑形成囊肿所致。在我国该病散发于西北、内蒙古、华北等畜牧地区,世界各大洲的一些畜牧地区也有此病发生。

脑包虫多见于大脑中动脉分布区额顶部囊壁 2~3mm,内含透明囊液。囊壁内层为生发层有繁殖能力,可形成子囊与生发囊,后者破裂后内含无数头节释放到囊液内。囊肿外层由生发层分泌物组成,呈半透明粉皮状。脑包虫周围脑组织有胶质纤维增生。脑包虫死亡后,囊液变混浊,囊壁可发生钙化。

结合患者来自牧区,经常与羊、狗接触,特别是已患棘球蚴病(如肝、肺等),出现脑部症状或颅内压增高时应考虑脑包囊虫。头颅 CT 和 MRI 可见颅内巨大囊性占位病变,部分病例合并钙化(图 8-8)。

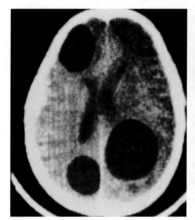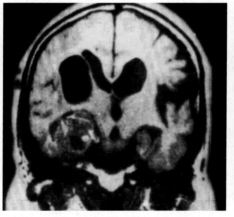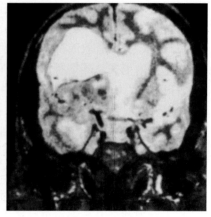

图 8-8　脑包虫病 CT、MRI 表现
为颅内巨大多发囊性占位病变。

迄今为止尚无杀灭包虫的有效药物,脑包虫病的治疗以手术为主。手术中应将包虫连同周围胶质增生一并切除,可使用细针头穿刺抽出囊液,而后注入 10%甲醛溶液充起囊腔 10 分钟以上,杀死囊内头节而后抽出囊液,然后切开囊壁,用 10%甲醛溶液涂抹囊内壁,再用生理盐水反复冲洗,最后将包囊剥出。手术时切勿将囊壁撕破,以免囊液外溢,导致头节种植而复发。

(李楠　邓华江)

第六节　脑结核瘤

脑结核瘤(brain tuberculoma)在发达国家和经济发达地区少见,国外患者多为免疫缺陷者,而在发展中国家可占到颅内占位的 20%。我国结核瘤占颅内占位病变的百分比由 20 世纪初的 30%下降到了 3%~8%,近年来由于结核的发病率有明显上升趋势,颅内结核瘤发病也有所上升。

临床表现无特殊,其影像学检查对术前诊断有一定帮助。头颅 X 线片可发现颅内压增高的迹象,一般结核瘤的钙化率为 2%～6%,通过 X 线摄片在身体其他部位可发现已愈合的结核病灶,对诊断有帮助。50% 的中枢神经系统结核,CT 和 MRI 存在颅底硬脑膜增强。不成熟结核瘤表现多样,可表现为不同密度。由于颅内结核瘤是一个不断演变的肉芽肿,早期为渗出改变,可无强化效应,肉芽肿期病变为增殖性结节,几乎所有结核瘤患者表现为环状或结节性强化,周围脑水肿明显(图 8-9)。成熟结核瘤在 MRI 表现为中央低信号占位,周围有脑水肿,钙化少见。Welchman 描述的靶样征是指环行强化包绕着中心结节状钙化或增强的病灶,这是典型的结核瘤的表现。约半数结核瘤可附着于硬脑膜,类似于脑膜瘤。广泛的血行播散在脑内产生多发粟粒性结核瘤,为明确颅内病灶的性质,胸部 X 线片和胸部 CT 检查是十分必要的。

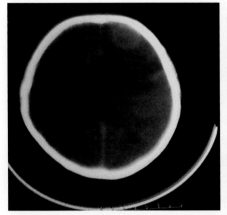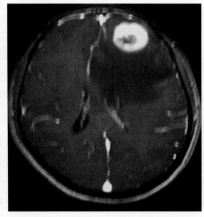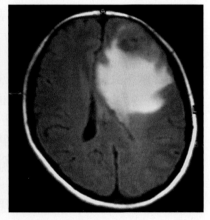

图 8-9　脑结核瘤

CT、MRI 检查示左额占位,环状或结节性强化,周围脑水肿明显,附着于硬脑膜,类似于脑膜瘤表现。

目前认为,经有效的抗结核治疗,结核瘤临床症状将明显好转。大多数结核瘤可在 1～4 个月内缩小,3～12 个月内消失。异烟肼、利福平和乙胺丁醇三种药物通过血-脑脊液屏障较好,链霉素有强大的杀灭结核分枝杆菌的效力。以异烟肼、利福平、链霉素或乙胺丁醇三联药物治疗,时间持续 3 个月或出现临床疗效为止。然后改为二联,以异烟肼、利福平最好,总疗程 1～1.5 年。患者伴颅内压增高者,应用抗结核药物同时,还应加上利尿剂和激素来减轻脑水肿,降低颅内压。对多数患者,上述治疗能有效控制病变。若保守治疗无效则需手术切除病变。

以下情况应考虑手术治疗:结核病灶较大有明显的占位效应;合并有频繁癫痫发作,药物治疗 3 个月不能控制;诊断不明确,不能排除颅内肿瘤;颅后窝结核瘤合并梗阻性脑积水等情况。患者有严重的颅内压增高、视力减退或危及生命也可以考虑去骨片减压。手术中力争完整切除病灶,以免造成结核分枝杆菌扩散并发结核性脑膜炎。结核瘤未能全切除者,手术后应继续抗结核治疗 1 年。脑积水患者可行侧脑室-腹腔分流术。对临床定性诊断不明的病例,也可采用立体定向活检术确诊。

第七节　艾滋病神经系统表现

获得性免疫缺陷综合征(acquired immunodeficiency syndrome,AIDS)简称"艾滋病",该病患者 40%～60% 将出现神经系统症状,1/3 以神经系统症状为主诉。死于艾滋病的患者尸检时只有 5% 脑组织正常。导致艾滋病中枢神经系统病变的最常见因素有,①弓形虫病(弓形虫脓肿):弓形虫脓肿为艾滋病患者最常见产生占位效应的病变(占艾滋病患者脑占位病变的 70%～80%)。中枢神经系统弓形虫病发生于 HIV 感染晚期,在 CD4+ T 细胞计数<$0.2×10^9$/L 时。②原发性中枢神经系统淋巴瘤:在艾滋病患者发生率约为 10%。常与 EB 病毒感染有关。③进行性多灶性白质脑病(progressive multifocal leukoencephalopathy,PML)。④隐球菌脓肿。

人类免疫缺陷病毒(human immunodeficiency virus,HIV)感染后中枢神经系统受累包括:①艾滋病脑病:

为最常见的神经系统受累表现,艾滋病患者 66% 出现有中枢神经系统受累;②艾滋病痴呆综合征;③无菌性脑膜炎;④脑神经病:包括贝尔麻痹(面瘫),偶尔双侧;⑤艾滋病相关性脊髓病:脊髓空洞;⑥周围神经病。

弓形虫脓肿的 CT/MRI 所见:最常见的发现有边界清楚的脓肿在 CT 上呈大的低密度病灶,有轻到中等度水肿,静脉注药后,68% 病例有边界清楚的环形增强。病灶多发(一般超过 5 个)双侧。病灶多位于基底核,也常见于皮质下,常有轻到中等度占位效应,大多数弓形虫病患者有脑萎缩。

在艾滋患者和非艾滋患者进行性多灶性白质脑病表现可不一样。CT 示弥漫性低密度区,MRI 上 T_2WI 高信号。一般只有白质受累,但有少数累及灰质,无脑水肿及占位效应,边界不如弓形虫病清晰。在 36% CT 和 13% MRI 病灶单发。多数弓形虫病灶、进行性多灶性白质脑病病灶 CT 或 MRI 均无增强。

原发性中枢神经系统淋巴瘤的 CT/MRI 所见:在艾滋病患者和非艾滋病患者原发性中枢神经系统淋巴瘤表现可不一样。CT 为多病灶,轻度水肿和占位效应,环形增强。MRI T_2WI 上呈周围低信号围绕病灶区高信号(而非艾滋病患者为均匀一致增强)。艾滋病患者比免疫抑制患者更倾向于病灶多发。

脑内病灶的处理原则:

(1)对于艾滋病患者可疑病灶,神经外科诊断常需要脑活检。需活检指征:①弓形虫滴度阴性的患者(有时患者由于无变态反应性也呈阴性滴度);②弓形虫病不典型但易接近的病灶(也就是:没有增强、基底核不受累、位于脑室附近);③如果存在与中枢神经系统有关的神经系统外感染或恶性肿瘤;④病灶可能是淋巴瘤或弓形虫病(如:单个病灶);⑤有与弓形虫病不一致的病变,合理地应用抗弓形虫治疗方案效果不佳者。

(2)立体定向活检原则:①如存在多个病灶,选择位于非功能区、最容易接近的或对治疗反应差的病灶;②活检非增强病灶的中心部位,或环形增强病灶的增强部位;③建议对活检标本作如下研究:组织切片、弓形虫免疫过氧化物酶染色、结核和真菌染色、结核培养、真菌培养和脓细胞培养。

(3)进行性多灶性白质脑病:没有有效的治疗方法。

(4)中枢神经系统淋巴瘤:常用放射治疗。

中枢神经系统弓形虫病患者平均生存期为 15 个月,与进行性多灶性白质脑病相似,但比与艾滋病相关的原发性中枢神经系统淋巴瘤时间长。艾滋病患者中枢神经系统淋巴瘤多发生于疾病晚期,患者常死于与此无关的疾病(如卡氏肺囊虫性肺炎)。

(李祥龙)

复习思考题

1. 试述脑脓肿的常见原因、临床表现及治疗原则。

2. 脑脓肿发展经过哪些阶段?

第九章　脊柱和椎管内疾病

第一节　脊髓损伤

脊髓损伤(traumatic injury of the spinal cord)约占全身各部位创伤的 0.2%~0.5%,在脊柱骨折中约占 20%。脊髓损伤可分为开放性和闭合性两类,前者主要包括钝器伤和火器伤,后者可因暴力直接作用于脊柱或作用于身体其他部位再传导至脊柱,造成骨折或脱位而伤及脊髓,无骨折或脱位的脊髓损伤可能为挥鞭样损伤或脊髓血液供应障碍等。脊髓损伤的死亡率近年来已降至 5% 以下。

脊柱作为一个具有支持和运动功能的整体,恢复和保持脊柱的稳定功能是医疗措施的第一考虑。传统把脊柱分成两部分,前方的椎体和椎间盘主要担负支持和稳定的功能,后方的椎弓和各突起主要担负肌力的传导和运动的完成。Denis 1984 年提出了脊柱稳定的"三柱"概念,前柱即前纵韧带、椎体前份和椎间盘前份;中柱即椎体后份、椎间盘后份和后纵韧带;后柱包括关节突、黄韧带、棘上韧带和棘间韧带(图 9-1)。前屈暴力主要影响前柱,纵向压缩暴力波及中柱,发生的骨折常不致影响脊柱的稳定,若同时伴发后柱的损害才导致脊柱不稳。

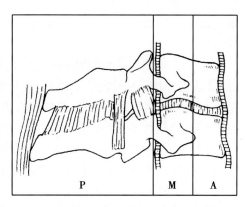

图 9-1　Denis 脊柱三柱结构
A. 前柱;M. 中柱;P. 后柱。

一、临床表现

1. 外伤史　可为屈曲性损伤、伸展性损伤、挥鞭性损伤、刀戳伤和火器伤。伤后立即出现损伤水平以下运动、感觉和括约肌功能障碍。脊柱骨折的部位可有后凸畸形,伴有胸、腹脏器伤者,可有呼吸、休克等表现。

2. 脊髓震荡　表现为不完全性神经功能障碍,持续数分钟至数小时后恢复正常。

3. 脊髓休克　损伤水平以下感觉完全消失,肢体弛缓性瘫痪、尿潴留、大便失禁、生理反射消失、病理反射阴性,持续时间依损伤严重程度而不同。一般多需 2~4 周或更长。

4. 脊髓完全性损伤　休克期过后表现为损伤平面以下肌张力增高,腱反射亢进,出现病理反射,自主运动及感觉完全消失。

5. 脊髓不完全性损伤　可在休克期过后,亦可在伤后即现。表现为损伤平面以下感觉、运动和直肠膀胱括约肌功能部分丧失。

二、辅助检查

1. 神经影像学检查　①X 线片:脊柱 X 线正、侧位摄片,检查脊柱损伤的水平和脱位情况,椎体有无骨折,并根据脊椎骨受损位置估计脊髓受损程度;②CT:可显示骨折部位,有无椎管内血肿,并可行三维重建;③MRI:可清楚显示脊髓受压及损伤程度、性质、范围,有无出血以及晚期出现外伤性脊髓空洞及软化灶。

2. 神经电生理检查。

3. 腰椎穿刺　做奎肯施泰特试验(Queckenstedt test)并了解脑脊液是否含血。

三、诊断

脊髓损伤的诊断主要依赖受伤史、临床表现和辅助检查。在辅助检查中，X线片、CT和MRI的诊断价值已为大家熟知。体感诱发电位检测可判断脊髓损伤的程度和预后：伤后完全不能引出诱发电位，且连续数周不恢复者，提示为完全损伤，预后不佳；伤后尚能引出诱发电位，或经过一段时间逐步出现者，为不完全损伤，脊髓功能有望恢复或部分恢复。

四、治疗

1. 闭合性脊髓损伤　早期综合治疗、手术复位、固定解除压迫、防治并发症、早期康复训练。

（1）非手术治疗：颅骨牵引、颈胸支架、手法整复、姿势复位；药物治疗：大剂量的甲泼尼龙、甘露醇，防止脊髓水肿及继发性损伤；条件允许下，及早行高压氧治疗。

（2）手术治疗：包括复位、融合固定和减压。不少学者认为，对脊髓受压，或脊髓不完全损伤但症状进行性加重，或脊柱不稳定者，应行减压和融合固定（图9-2、图9-3）。减压手术一般采用前方入路，因为脊柱骨折引起的脊髓损伤，大多来自压缩和脱位的椎体、粉碎骨折块或突出的椎间盘。但在棘突、椎板骨折压迫脊髓，合并有椎管内血肿，需做脊髓切开，或拟行马尾神经缝合移植者，应取后方入路。手术时机尚有争议：有学者主张及早手术，但也有学者认为早期手术可能加重神经损伤。

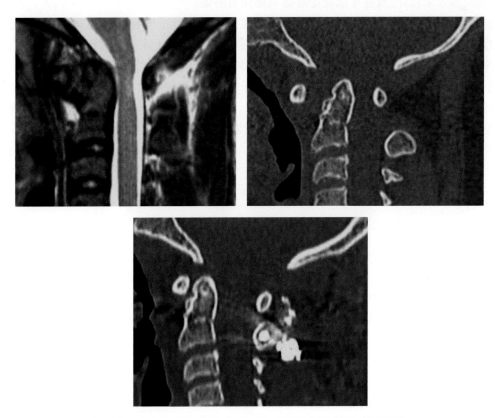

图9-2　C_1~C_2不全脱位术前MRI、CT和术后CT矢状面重建

2. 脊髓火器伤　先处理合并伤，积极抗休克，早期应用抗生素，及早实施清创术，椎管内有异物及血肿，压迫脊髓及脑脊液严重者行椎板切除术。

五、护理要点

脊髓外伤后，翻身时要保持脊柱呈直线，两人动作一致，防止再次脊髓损伤，严密观察四肢活动情况，观察感觉平面是否有上升。根据损伤的部位不同重点观察：对颈髓损伤患者应注意观察患者的呼吸；胸部损

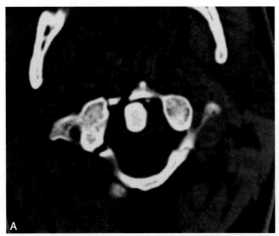
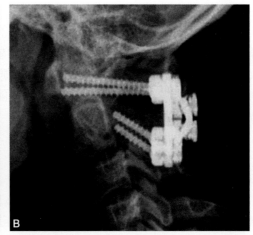

图 9-3　杰斐逊(Jefferson)骨折

A. 寰椎(C₁)破裂性骨折,前弓右侧及后弓各有两条骨折线;B. 术后半年复查 X 线片。

伤患者注意观察有无血气胸;骶尾部损伤患者应预防泌尿系感染;腹胀严重者可行肛管排气;因躯体神经麻痹、瘫痪,患者对冷热、疼痛感觉会消失,应防止烫伤;高颈髓损伤患者,体温调节中枢失调,中枢性高热可达 39~40℃,物理降温效果较好,放置导尿管注意防治泌尿系感染。

目前,脊髓损伤的治疗效果仍不理想。随着神经移植技术和分子生物学的迅速发展,利用低等动物进行的移植治疗和基因治疗在实验室已取得重大进展。尽管这些方法还处于实验研究阶段,却给临床脊髓损伤的治疗带来了希望。如将基因治疗技术和组织移植技术结合起来,通过基因转移来增强表达的神经营养因子,可不断促使胚胎神经组织发育和吸引宿主神经纤维再生,使两者之间形成更多更远的纤维交错和更多的突触连续,有可能进一步提高脊髓损伤的修复水平。或者把有丝分裂促进剂的基因插入成熟神经元的基因组,成熟神经元有可能改变不能分裂的特性而自行繁殖,修复损伤造成的缺损。

（包长顺）

第二节　椎间盘突出症

椎间盘功能是在运动情况下支撑和分散负载,同时保证稳定运动。椎间盘髓核随年龄增长,其蛋白多糖减少,同时出现脱水(水合作用减少);黏液蛋白变性,发生纤维组织长入;椎间盘间隙高度减少,并且易受损伤;机械负载下,核内的压力上升,可发生纤维环撕裂和髓核疝出。椎间盘突出症(intervertebral disc herniation)是指由于外伤和退行性改变,椎间盘纤维环破裂,髓核脱出压迫神经根和脊髓,造成疼痛和神经功能障碍。临床常见为腰椎间盘突出症(lumbar disc herniation),其次为颈椎间盘突出症(cervical disc herniation)。

一、腰椎间盘突出症

腰椎间盘突出症是因椎间盘的变性,纤维环部分或全部破裂,髓核突出刺激或压迫神经根、马尾神经所引起的一种综合征,是导致腰腿痛最常见的一种原因。后纵韧带在中线上最稳固有力,纤维环后侧可以承受不成比例的部分负载。所以,多数疝出的腰椎间盘出现于后侧,稍向一侧突出,压迫神经根,以造成严重根性疼痛为特点。

1. 病理分型　根据腰椎间盘突出的程度及病理,将椎间盘突出分为 5 种病理类型。

(1) 膨出:纤维环完整,髓核因压力而向椎管内呈均匀隆起。由于纤维环完整,因此隆起的表面光滑。此种类型在临床上较为常见,在正常人群中亦较为常见,许多患者并无明显症状或只有轻度腰痛,而且其腰痛的原因并非均由椎间盘膨出引起。

(2) 突出:纤维环内层破裂,但最外层尚完整。髓核通过破裂的通道突向椎管,形成局限性的突起。此类型常因压迫神经根而产生临床症状。

（3）脱出：纤维环完全破裂，髓核组织通过破口突入椎管，部分在椎管内，部分尚在纤维环内。此类型不仅可引起神经根损害，而且常出现硬膜囊压迫而导致马尾神经损害。

（4）游离间盘：髓核组织从纤维环破口完全脱入椎管，在椎管内形成游离的组织。此类型可引起马尾神经损害，但有时也会因为脱入椎管后，对神经根的压迫反而减轻，临床症状随之有所缓解。

（5）施莫尔结节（Schmorl nodules）：当上下软骨板发育异常或后天损伤后，髓核可突入椎体内，在影像学上呈结节样改变。由于此类型对椎管内的神经无压迫，因此常无神经根症状。

2. 临床表现　①首发症状可能是腰痛，几天或几周后逐渐加重，有时是突然产生根性疼痛，通常伴随着背痛的减轻；②很少能够明确促发因素，一半患者有外伤史；③屈膝屈股时疼痛减轻；④患者通常避免过多活动，然而，一个姿势（坐、站或卧）保持过久也可能会加重疼痛，有时强迫的体位变换从数分钟到数十分钟不等。这与持续的因疼痛而辗转不安不同，如尿路结石；⑤咳嗽、打喷嚏或用力排便时疼痛加重；⑥膀胱综合征：排尿障碍的发生率为1%～18%。多数包括：排尿困难、用力排尿或尿潴留。膀胱感觉减退可能是最早期的发现。以后，"刺激"症状出现并不少见，包括尿急、尿频（包括夜尿）、残余尿增多。

3. 神经根病变的体格检查

（1）体征/症状：①下肢放射性疼痛；②运动力弱；③皮区域性感觉改变；④反射改变：精神因素可能影响对称性。

（2）阳性神经根张力增高的体征：①Lasegue 征：即直腿抬高（straight leg raising，SLR）试验。可以协助区分坐骨神经痛与髋部病变产生的疼痛。试验方法：患者仰卧，由足部抬起患肢，直到引出疼痛（应当在<60°时出现，神经张力在这个角度之上不增加）。阳性结果包括腿痛或疼痛区域的感觉障碍（单纯背痛不符合）。患者可能伸展髋部（臀部抬离桌面）来减少角度。虽然不是 Lasegue 征的一部分，直腿抬高时踝部背屈，由于神经根压迫，增加了疼痛。直腿抬高主要增加 L_5 和 S_1 的张力，L_4 增加少，更远端神经根张力增加很少。大约83%病例神经根压迫产生了阳性 Lasegue 征。腰骶神经丛病变的患者可能阳性。提示：较之屈单侧有症状的腿，患者更容易耐受在膝部伸展的情况下，屈双侧腿（高位坐姿或坐位膝部伸展）。②Ram 试验：患者仰卧，膝部轻度屈曲的状态下，抬高有症状的腿，接着伸展膝部。结果与 SLR 相似。③健侧直腿抬高试验即 Fajersztajn 征：健侧的腿直腿抬高，造成对侧下肢疼痛（抬高的程度通常需要大于疼痛一侧）。比 SLR 特异性高，但敏感性差（有此体征的患者手术治疗，97% 有明确的腰椎间盘突出）。可能与更接近椎间盘中央突出有关系。④牵拉试验，即反向直腿抬高：患者俯卧位，检查者手掌放于腘窝，膝部最大限度背屈。经常在 L_2、L_3 或 L_4 神经根压迫时阳性，或极外侧腰椎间盘突出（亦可能在糖尿病腿神经病变或腰大肌血肿患者呈阳性）；此时，SLR 通常阴性（没有影响到 L_5 和 S_1）。⑤弓弦征（bowstring sign）：SLR 时出现疼痛，屈膝使足部降低至床面，保持髋部屈曲。这种手法使坐骨神经疼痛减轻，但髋部疼痛持续。⑥坐位膝部伸展试验：患者坐位，双髋和膝部屈曲90°，缓慢伸展一侧膝部。牵拉神经根程度与中度 SLR 相仿。

4. 辅助检查

（1）X 线片：应做正、侧位照相，病变椎间隙变窄。

（2）MRI：为最佳选择，对腰椎间盘突出诊断的特异性和敏感性优于 CT 和 CT 加脊髓 X 线摄影（图9-4）。

（3）CT：对突出椎间盘，敏感度是80%～95%，特异性是68%～88%。影像表现包括：硬脊膜外脂肪缺失（正常时表现为椎管前外侧的低密度）及鞘囊突起缺失。

（4）脊髓 X 线造影：敏感性（62%～100%）以及特异性（83%～94%）。结合脊髓造影后 CT 扫描（脊髓 X 线造影/CT），敏感特异性明显增加。疝出的椎间盘在椎间盘水平产生硬脊膜外充盈缺损。巨大椎间盘突出或严重腰椎管狭窄可能产生完全或接近完全的梗阻。

（5）椎间盘造影术：将水溶性造影剂直接注入硬脊膜外或所要观察的椎间盘髓核中，表现为充盈缺损。

5. 诊断及鉴别诊断　腰椎间盘突出症主要通过患者症状、体征、影像学检查来诊断，主要与以下疾病进行鉴别。

（1）腰肌劳损：腰肌劳损是腰部肌肉及其附着点筋膜，甚或骨膜的慢性损伤性炎症，为腰痛的常见原因。其病因常与过度劳累或久坐有关。临床上主要表现为慢性腰部疼痛，腰痛为酸胀痛，休息可缓解，但卧

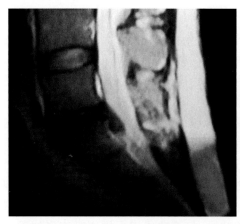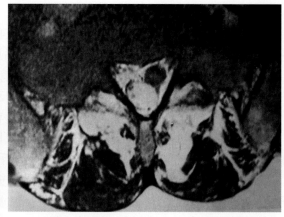

图 9-4 $L_5 \sim S_1$ 椎间盘突出 MRI 表现

床过久后会出现不适,活动后可缓解,活动过久会再次加剧。发作时往往不能久坐。疼痛有时有明确的痛点,痛点往往位于肌肉的起止点附近或神经肌肉结合点。但有时疼痛呈弥漫性,无确切位置。有时当腰痛发作较为严重时,也可出现臀部及大腿后方的疼痛甚至麻木。这是由于窦椎神经受到刺激所致,但患者往往无下肢的放射性疼痛及麻木,疼痛不会超过膝关节,影像学也没有椎间盘突出神经受压的表现。

(2)腰椎小关节紊乱:相邻椎体的上下关节突构成腰椎小关节,为滑膜关节,有神经分布。当腰椎小关节的上、下关节突在活动中发生异常错动时,可引发相应的临床症状。此时,中医常称之为腰椎小关节紊乱。到目前为止,在西医中尚无被公认的诊断名称来反映此类病症。临床上常被诊断为腰椎筋膜炎,软组织损伤或急性腰扭伤等。但国外文献常将此现象归结于腰椎不稳定范畴,认为是由于腰椎的退变或腰肌的劳损后导致节段间稳定性降低,并因此出现腰椎节段间的异常活动而引起症状。急性期可因滑膜嵌顿产生疼痛,慢性病例可产生创伤性关节炎,出现腰痛。此种疼痛多发生于一侧椎旁,即一侧的小关节位置,有时疼痛可向同侧臀部或大腿后放射,易与腰椎间盘突出症相混。该病的放射痛一般不超过膝关节,且不伴有感觉、肌力减退及反射消失等神经根受损之体征。对鉴别困难的病例,可在病变的小关节突附近进行局部封闭治疗,如症状消失,则可排除腰椎间盘突出症。

(3)腰椎管狭窄症:神经源性间歇性跛行是最突出的临床表现,患者自诉步行一段距离后,下肢酸困、麻木、无力,必须蹲下休息后方能继续行走。骑自行车可无症状。患者症状重而体征轻,即症状体征分离,这是本病的一个重要临床特点。部分患者有根性神经损伤的表现。影像学显示腰椎中央管和/或神经根管狭窄、神经受压。过去认为有无神经源性间歇性跛行是腰椎间盘突出症和腰椎管狭窄症的重要区别,但实际上大于 30%腰椎间盘突出症患者合并有间歇性跛行。两者的鉴别还需要结合影像学检查。

(4)腰椎结核:早期局限性腰椎结核可刺激邻近的神经根,造成腰痛及下肢放射痛。腰椎结核有结核病的全身反应,如低热盗汗、消瘦、食欲缺乏等。但近年来结核病的临床表现往往不很典型,但腰痛常较严重。实验室检查表现为红细胞沉降率加快,C 反应蛋白增加,有时患者可有血红蛋白降低等贫血表现。X 线片上可见椎体或椎弓根的破坏,椎间隙变窄。CT 扫描可显示 X 线片不能显示的椎体早期局限性结核病灶。有时 CT 或 MRI 可以发现椎旁脓肿形成。

(5)椎体转移瘤:疼痛加剧,有时夜间加重。

二、颈椎间盘突出症

按椎间盘突出位置分为 3 型:中央型、外侧型和前外侧型。临床常见为 $C_6 \sim C_7$ 椎间盘突出。

1. 临床表现(表 9-1) ①疼痛性的颈部活动受限;②神经根症状;③脊髓受压症状。

2. 辅助检查

(1)MRI:是对颈椎间盘突出进行最初评估的方法,有效性>95%。

(2)CT 和脊髓 X 线造影/CT:当不能行 MRI 时;当 MRI 的清晰度和质量不充分时;或当需要更多的骨质细节信息时。

表 9-1　颈椎间盘突出症临床表现

症状	颈椎间盘节段			
	$C_4 \sim C_5$	$C_5 \sim C_6$	$C_6 \sim C_7$	$C_7 \sim T_1$
占颈椎间盘百分比	2%	19%	69%	10%
受压神经根	C_5	C_6	C_7	C_8
消失的腱反射	三角肌和胸肌	肱二头肌和肱桡肌	三头肌	指反射
运动力弱	三角肌	前臂屈肌	前臂伸肌(垂腕)	手内部肌
感觉异常和感觉减退	肩	上臂、拇指	第 2、3 手指,所有的指尖	第 4、5 手指

（3）脊髓 X 线片:正侧位及双斜位。

3. 颈椎病诊断标准和鉴别诊断

（1）神经根型颈椎病:具有根性分布的症状(麻木、疼痛)和体征;压颈试验或臂丛牵拉试验阳性;影像学所见与临床表现相符合;除外颈椎外病变(胸廓出口综合征、网球肘、腕管综合征、肘管综合征、肩周炎、肱二头肌长头腱鞘炎等)所致以上疼痛者。

（2）脊髓型颈椎病:出现颈脊髓损害的临床表现;影像学显示颈椎退行性改变、颈椎管狭窄,并证实存在脊髓压迫;除外进行性肌萎缩型脊髓侧索硬化症、脊髓肿瘤、脊髓损伤、继发性粘连性蛛网膜炎、多发性末梢神经炎。

（3）交感型颈椎病:诊断较难。出现交感神经功能紊乱的临床表现、影像学显示节段性不稳定。对部分症状不典型的患者,如果行星状神经节封闭或颈椎高位硬膜外封闭后,症状有所减轻,则有助于诊断。除外其他原因所致的眩晕:①耳源性眩晕:由于内耳出现前庭功能障碍,导致眩晕,如梅尼埃病、耳内听动脉栓塞;②眼源性眩晕:屈光不正、青光眼等眼科疾患;③脑源性眩晕:因动脉粥样硬化造成椎-基底动脉供血不全、腔隙性脑梗死;脑部肿瘤;脑外伤后遗症等;④血管源性眩晕:椎动脉的 V_1 和 V_3 段狭窄导致椎-基底动脉供血不全;高血压病、冠心病、嗜铬细胞瘤等;⑤其他原因:糖尿病、神经症、过度劳累、长期睡眠不足等。

（4）椎动脉型颈椎病:曾有猝倒发作并伴有颈源性眩晕;旋颈试验阳性;影像学显示节段性不稳定或钩椎关节增生;已经除外其他原因导致的眩晕。经颅彩色多普勒(TCD)、DSA、MRA 可探查基底动脉血流、椎动脉颅内血流,推测椎动脉缺血情况,是检查椎动脉供血不足的有效手段,也是临床诊断颈椎病,尤其是椎动脉型颈椎病的常用检查手段。椎动脉造影和椎动脉 B 超对诊断有一定帮助。

（5）食管型颈椎病:具有明确的进行性吞咽困难病史,影像学检查显示颈椎前缘巨大骨赘形成;食管镜检查或者影像学检查已经除外食管和纵隔占位性病变。

三、椎间盘突出的治疗

1. 非手术治疗

（1）卧床休息:全仰卧可减少神经根压力和/或椎间盘内的压力,来减少症状,要求完全充分卧床休息,床铺最好是硬板床。

（2）活动:逐渐增加锻炼强度,建立活动目标,以便将注意力放在全部功能状态的可预期恢复上。不要经常提重物、久坐、弯腰或转腰。

（3）药物:止痛药、非甾体类抗感染药、肌肉弛缓药、类固醇和抗抑郁药(治疗慢性腰背疼痛有效)。

（4）牵引:牵引重量为体重的 25%,但临床没有被证明有效。

（5）脊柱推拿治疗:定义为手法治疗。

（6）物理疗法:包括电热疗法、冰浴超声,也没有足够证据证明有效。

2. 手术治疗

（1）腰椎间盘突出手术适应证为:①症状持续时间≥4~8 周患者;存在"危险信号",如马尾综合征,进行性神经功能缺损等,适当止痛药治疗不能控制疼痛;②症状持续超过4周,坐骨神经痛症状严重并造成残疾,不随时间延长而改善,放射线照相所发现异常与病史及体格检查表现相符。腰椎间盘突出手术治疗经历了3个阶段:以 Dandy 为代表的早期学者仅作椎间盘切除;以后不少学者主张在椎间盘切除的同时应作局部融合;再以后,Hirsch 等对常规施行脊柱融合的必要性质疑,并将椎间盘切除重新作为主要的手术方式。常用的术式包括经椎板间入路间盘切除术、经椎板间盘切除术、显微间盘切除术、经侧方椎间孔外入路间盘切除术和经皮间盘切除术。经皮间盘切除术需借助椎间盘镜。1997 年 Smith 和 Foley 又发明了显微内镜下椎间盘切除系统,能更清晰直视术野结构,更精确地摘除突出椎间盘组织,已成为当今最普及、最成功的脊柱微创手术。

（2）颈椎间盘突出仅有神经根症状者首选非手术治疗,应用适当的止痛药、抗感染药（非甾体类抗炎药,或短期减量的类固醇）以及间断颈部牵拉（如 4.5~6.5kg,10~15 分钟,每天 2~3 次）;症状严重,非手术治疗无效,或出现脊髓受压表现者,应手术治疗。外侧型可经椎板钻孔（后方入路）切除,前外侧型或中央型多取前方入路手术。

（3）与腰、颈椎间盘突出不同,胸椎间盘突出约 70% 为中央型,突出间盘组织的钙化率（70%）也明显增高,常与硬脊膜粘连,甚至穿透硬膜陷入脊髓,而胸椎管又比较窄,所以后果较严重。胸椎间盘突出的非手术治疗大多无效,手法推拿复位更属禁忌。常用的手术入路有经胸腔入路、经椎弓根-椎板入路和经肋骨横突入路。近年来,采用胸腔镜切除,侵袭性小。

（4）椎间盘突出手术的另外一项进展是人工椎间盘植入,既能增强脊柱的稳定性,又不影响脊柱活动,还有缓冲减震功能,符合生理要求,但尚存争议。

3. 手术后处理　①卧床休息 2~3 周;②护理照顾:轴向翻身,需要时导尿等;③并发症处理:主要为感染、神经损伤、脑脊液漏、椎间盘突出复发。

（韩吉中）

第三节　椎　管　狭　窄

椎管狭窄（spinal stenosis）是指各种形式的椎管、神经根管以及椎间孔的狭窄,包括软组织（如黄韧带肥厚、后韧带钙化等）引起的椎管容积改变及硬脊膜囊本身的狭窄。由于椎管狭窄造成对脊髓、马尾、神经根及其血管卡压和刺激,从而引起各种相应的症状。

椎管狭窄分类方法较多,主要依据椎管狭窄发生的时间、部位、节段及原因来区别。依据椎管狭窄发生的原因,临床通常将其分以下 3 类:①原发性或发育性椎管狭窄:由于椎管发育障碍,导致椎管狭窄;②继发性椎管狭窄:主要是脊柱发生退行性改变,脊椎骨质、韧带增生,以及骨折块占据椎管容积等造成的椎管狭窄;③混合型椎管狭窄:在发育性椎管狭窄的基础上出现的脊椎退变等造成的复合性椎管狭窄,此种狭窄极易引起临床症状。按椎管狭窄的节段可将椎管狭窄症分为:颈椎管狭窄症、胸椎管狭窄症和腰椎管狭窄症。按解剖部位可将椎管狭窄分为椎管中央性狭窄、侧隐窝狭窄和神经根孔狭窄。

一、临床表现

1. 椎管狭窄症的症状

（1）颈椎管狭窄症:根据 X 线片、CT 检查,正常 $C_3 \sim C_7$ 椎管的平均矢状径为 14mm,如矢状径<14mm,可出现不同程度的脊髓受压症状,如矢状径<12mm,患颈脊髓病的危险明显增高,如矢状径<8mm,则均有脊髓压迫出现。一般除表现为颈部疼痛、头痛、头晕、肩臂放射痛等症状外,还可能出现双下肢渐进性无力、麻木、间歇性跛行、步态不稳及行走困难。肢体麻木可由足部逐渐向上发展,甚至到胸部而出现束带感,同时也可有上肢麻木、手指不灵活、疼痛等。严重时可出现大小便异常、截瘫、四肢瘫或偏瘫等。

（2）胸椎管狭窄症:当椎管矢径径<12mm 即为胸椎管狭窄,主要原因是胸椎退行性改变,如椎间关节囊增厚骨化、后纵韧带骨化、椎板增厚>10mm、黄韧带骨化、增厚>10mm,以及椎管内增生的骨赘或椎间盘后突等。多为慢性腰背痛,单侧或双侧下肢进行性麻木、胀痛、无力、站立不稳、行走困难。麻木多从脚部开始逐渐向上发展,严重时胸腹出现束带感、大小便异常、截瘫等。

（3）腰椎管狭窄症：主要是由于腰椎退变引起,当腰椎椎管矢状径<15mm 应考虑狭窄,矢状径<12mm 为比较狭窄,矢状径<10mm 为绝对狭窄。长期腰骶部痛、腿痛,双下肢渐进性无力、麻木、间歇性跛行、步态不稳、行走困难,严重时出现大小便异常、性生活障碍等。具有特点的症状是行走时引起慢性的坐骨神经痛（腰痛、腿痛、麻木感）、神经性间歇性跛行。其症状一般较椎间盘突出症轻,无脊椎转移癌及化脓性脊柱炎时安静状态下的剧烈疼痛。

神经性间歇性跛行须与血管性间歇性跛行如闭塞性动脉硬化症及血栓闭塞性脉管炎相鉴别。神经性间歇性跛行是前屈姿势下症状改善、足底动脉有搏动、测定上肢与下肢血压比值正常,根据临床症状和狭窄状态分为 3 种类型：①神经根型间歇性跛行是以单一神经根障碍,与神经根分布一致的一侧下肢疼痛、麻木感为特征,大多数腰椎病均属此类；②马尾型间歇性跛行是全部马尾受到挤压,双腿麻木,呈多神经根性障碍,常伴有会阴部感觉障碍及膀胱直肠障碍,但疼痛较轻；③混合型间歇性跛行是神经根型与马尾型病变联合引起的障碍。

2. 体征 与主观症状相比通常客观检查阳性体征较少,对感觉、肌力、反射改变的细致检查有助于椎管狭窄的定位。当神经根或马尾受压时可以出现其支配区域的感觉障碍（减退、消失或异常感觉）、肌力减弱、肌张力下降、下肢深部腱反射减弱,以及排便、排尿障碍等。颈椎和胸椎椎管狭窄导致高位脊髓段受压,可出现上神经元受损的改变,如狭窄平面以下出现皮肤感觉麻木、肌肉张力增高、肌力减弱,腱反射亢进等。

二、影像学检查

1. X 线片 正侧位摄片检查可观察椎体排列及侧弯、滑脱等,可见椎间关节增生、肥厚性变化,椎体后缘骨峰、后纵韧带骨化形成、椎间隙狭窄、椎弓根间距缩短、椎间孔狭窄等变化。斜位片可观察脊椎小关节突、椎弓根峡部等。过屈过伸位片可显示脊椎的稳定情况。

2. CT 是诊断椎管狭窄的重要手段,不但能准确地测量椎管前后径线,还可观察蛛网膜下隙变窄、受压、变形、充盈不全、脊髓变扁、韧带骨化、钩突肥大和椎体后缘骨赘形成等变化。

3. MRI 可直接显示脊髓、蛛网膜下隙、椎间盘等结构的水平断面、冠状面、矢状面等全面图像。在 T_1WI 上,观察椎间盘突出和脊髓形态,在 T_2WI 上,因为脑脊液为高信号,所以能够观察到硬脊膜囊的压迫范围及程度。但由于骨组织和韧带组织变为低信号,欲观察骨组织和黄韧带的病变,则以 CT 影像为优。

4. 脊髓造影 属微创性检查,与 MRI 相比在腰椎前后伸屈运动中可有效地观察到压迫马尾和神经根的动态原因。除适用于观察硬脊膜管"流砂样"的绞窄压迫影、完全阻滞、神经根袖套影缺损等之外,还适于观察蛛网膜炎等。

三、手术治疗

因椎管狭窄起病较缓慢,早期症状多较轻,故早期多采用非手术治疗为主。一般非手术治疗对神经根型多能奏效,注意观察疾病变化。对于严重的全椎管狭窄,如马尾型因其无自然缓解倾向,故马尾型及混合型往往选择手术疗法。

手术的目的是扩大椎管,解除对脊髓、马尾、神经根的压迫,稳定脊柱。但通过切除脊椎结构达到的减压目的与保持脊柱稳定是相互矛盾的,所以,在保证有效减压的前提下,应该尽量保留脊椎结构。手术后肢体麻木和下肢温度的改善,可作为判定手术效果的指标。一般术后患肢的间歇性跛行可迅速消失,而安静状态下存在的症状,特别是马尾型障碍所致的足底麻木及膀胱直肠障碍一般需要数月才能恢复,甚至残留部分症状。不论神经障碍类型如何,术前安静状态下也存在神经症状的病例,往往提示病程长、严重,开始出现神经本身的变性及其他问题,如轻度粘连性蛛网膜炎,术后也未必减轻,往往于数年后症状还可能加重。

1. 手术指征 当患者生活质量降低或因疼痛不可耐受,且经非手术治疗无效,症状和体征的神经定位与影像学检查结果相一致时,应考虑手术治疗,但不能仅利用单纯影像学结果作为手术指征。对于腰椎管狭窄,手术治疗目的在于减轻下肢症状,而不是减轻腰痛。如果出现椎间盘源性腰痛或严重的腰椎小关节骨性关节炎,可考虑同时进行腰椎的融合。

2. 后部椎板、黄韧带、棘突切除术　当椎板增生、黄韧带肥厚、小关节增生内聚造成椎管狭窄时,切除增厚的椎板及黄韧带可起到直接减压的作用。减压范围应适当超过狭窄的节段,以免减压后脊髓水肿时又造成脊髓压迫。腰椎椎管减压应将侧隐窝打开,并减压到神经根管出口。但切除椎板、黄韧带及棘突、韧带可造成颈椎、腰椎在屈曲时失稳,有人长期随访发现有相当数量的患者遗留腰部症状加重。

3. 保留棘突及韧带结构的后路减压手术　后路正中切口,从一侧显露棘突、椎板,将棘突自其基部截骨,将浮动的棘突和韧带向对侧剥离,显露对侧的椎板及黄韧带,将狭窄节段的椎板及黄韧带切除,手术结束后缝合棘上韧带。此术式仅剥离一侧骶棘肌,同时保留了棘突、棘突上和棘突间韧带等结构的连续性,有助于术后腰部肌肉的恢复和减少脊柱的失稳。

4. 多节段开窗、潜形扩大减压手术　当椎管狭窄主要是因为黄韧带肥厚、小关节囊增厚引起时,可以采取双侧多节段黄韧带切除开窗减压的方法,手术中注意开窗的潜形扩大,充分减压,包括神经根管、侧隐窝。该方法可基本保留脊柱的后部张力带结构,有助于脊柱的稳定。

5. 椎管扩大成形手术　常用于颈椎管狭窄的治疗,分为单侧椎板开门及双侧椎板开门成形,椎板开门后扩大了椎管的容积,起到神经减压的目的。

6. 椎间盘、椎体切除神经减压手术　当椎管的狭窄是由于椎间盘突出或椎体后壁骨质增生引起时,可以经前路切除突出的椎间盘或次全切除增生的椎体,以达到神经减压的目的。

7. 脊柱的植骨融合、内固定手术　当椎管狭窄伴脊柱失稳、脊柱滑脱时,在采取后部椎板、黄韧带切除减压后,还应考虑脊柱的融合和固定。椎间盘髓核退行性变、纤维环松弛可造成脊柱失稳、侧弯,甚至滑移,腰椎椎弓峡部断裂也可引起腰椎滑脱。

脊柱内固定技术:

(1) 目的:①纠正脊柱畸形;②稳定脊柱;③保护神经组织;④降低融合失败或提高融合率;⑤缩短术后康复时间。

(2) 适应证:①稳定或纠正侧凸或后凸畸形;②2个或2个以上平面行较为广泛的椎板切除;③复发性椎管狭窄且伴有医源性椎体滑脱;④屈伸位X线片显示,椎体平移>4mm,成角>10°时,内固定方法的选择应以短节段固定为主,根据术者掌握的熟练程度和患者的实际情况灵活应用。越来越多的资料表明,滑脱行融合术时,同时行内固定是有益的(图9-5)。应该注意的是所有内固定器在使用的时候,需要进行精心的植骨,因脊柱的最终稳定是靠其坚固的骨性融合。

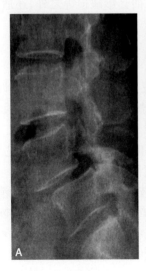
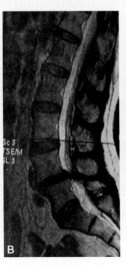
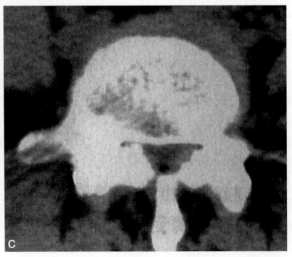

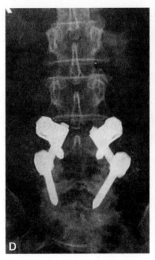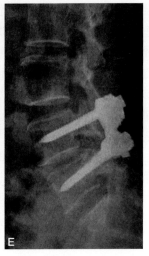

图 9-5　手术治疗 L₄ 椎体滑脱病例

A~C.椎板及黄韧带、小关节增生,导致 $L_4 \sim L_5$ 椎管狭窄;D、E.手术切除 $L_4 \sim L_5$ 黄韧带及部分增生的椎板,纠正 L_4 椎体滑脱,并在 $L_4 \sim L_5$ 节段进行植骨融合、内固定。

（严国建）

第四节　脊髓空洞症

脊髓空洞症(syringomyelia)是一种慢性进展性的脊髓退行性病变,其病因可能与颅颈交界处蛛网膜下隙梗阻引起颅内与脊髓蛛网膜下隙脑脊液循环障碍有关,通常伴有小脑扁桃体下疝畸形、丹迪-沃克(Dandy-Wallker)综合征、颅颈交界区发育异常等先天性畸形,也可继发于后天性病理过程,如第四脑室出口和颅内炎症引起的蛛网膜广泛粘连,脑干、第四脑室、颅底肿瘤等。

脊髓空洞症最常见于颈髓,其次为胸髓,很少累及腰髓。病变脊髓外观可能正常,也可出现受累节段的脊髓增粗或萎缩变细现象。空洞可为连续性,也可为节段性,空洞之间有厚薄不一的胶质纤维隔或正常脊髓组织,将空洞相互隔开。空洞的形状多不规则,早期可能只影响脊髓灰质的前联合,随着空洞的扩大,逐渐影响后角,可呈对称性或不对称性地累及脊髓前角,在水平断面上最终可见影响到单侧脊髓或整个脊髓。显微镜下,空洞壁由胶质细胞和胶质纤维组成,周围神经组织多有水肿。部分空洞壁可被覆不完整的室管膜上皮细胞。空洞形成的时间不同,空洞壁的厚薄也不一致,有时可见管壁有呈透明性变的异常血管。空洞内含有无色透明的液体,其成分与脑脊液相似。少数空洞内液体因蛋白含量较高,液体呈淡黄色。偶尔空洞可向上延伸而影响脑干的延髓,形成延髓空洞症。

一、临床表现

男女患病率比例约为 3:1,多在 20~30 岁发病。临床症状进展缓慢,部分患者的症状可多年不再进展,或呈波浪状逐渐加重,一部分患者进展较快。脊髓空洞症的临床表现多变,主要取决于空洞影响的部位和范围。最常见是感觉障碍、长束症状和营养障碍。

1. 感觉障碍　是最常见、最早出现的症状。典型特征是分离性感觉障碍,呈节段性或传导束性,表现为单侧上肢或躯干的某一局部烧灼性疼痛及痛觉、温度觉障碍,而精细触觉和深感觉存在(马甲型或半马甲型分离性感觉障碍)。但真正典型的分离性感觉障碍并不多见。随着病变的发展,感觉障碍的范围逐渐扩大,患者可能因冻伤、烫伤或割伤而不出现疼痛感觉。空洞影响到脊髓丘脑束时,出现神经束性感觉障碍,表现为损害平面以下的对侧躯干和肢体的痛觉和温觉减退或消失。

2. 运动障碍　空洞影响脊髓前角后,出现相应节段的肌肉萎缩和肌束颤动。颈膨大区空洞影响前角时,可出现单侧或双侧手和前臂肌肉萎缩,尤其是骨间肌、鱼际肌和前臂尺侧肌肉的萎缩表现更为明显。疾病发展至中期和后期,逐渐影响上肢、肩胛带和胸部的其他肌肉。受累节段出现下运动神经元性损害,多表现肌张力和腱反射减退或消失。疾病晚期可影响皮质脊髓束,出现受累节段以下锥体束损害征象,表现为双下肢痉挛性瘫痪、肌张力增高和腱反射亢进,并出现病理反射等。

3. 营养障碍 是本病的特征之一,病变影响脊髓侧角时,可出现交感神经中枢功能异常,表现为 Horner 征,受累节段汗液分泌异常以及皮肤营养障碍等,皮肤光泽消失、有增厚、变薄、角化过度或无痛性溃疡等出现,同时受累区域出现多汗或无汗症等。也可因神经营养障碍而出现关节的异常表现,如沙尔科(Charcot)关节是由于神经感觉功能丧失,局部软组织和神经营养障碍,导致关节囊和韧带松弛及骨质代谢不良,在反复机械性损伤的基础上发生关节软骨破坏和软骨下骨质硬化、碎裂及半脱位。检查可发现关节肿大、骨质脱钙、骨皮质萎缩、活动范围增大、活动时有骨擦音等,但无疼痛。X 线检查可见骨质萎缩、脱钙、骨碎片和骨关节面的破坏等。多见于肩、肘关节,其他关节,如手部各关节、颞下颌关节、胸锁关节和下肢各关节,也均可发生。临床上沙尔科关节罕见,若发现有该病时,应进一步进行检查,以排除脊髓空洞症的存在。

二、影像学检查

1. 颅颈交界区和颈椎 X 线检查 普通 X 线检查虽然不能发现脊髓空洞,但能发现同时存在的颅颈交界区和颈椎的先天性畸形(如扁平颅底、颅底陷入、寰椎枕骨融合、寰枢椎脱位等),对具体设计手术计划有一定的帮助。

2. CT 对软组织的分辨率不高,使扫描应用范围受限。但 CT 三维重建有一定帮助。

3. MRI 简化了脊髓空洞症的诊断过程。在脊髓水平断面、矢状面和冠状面扫描图像上,不仅能显示空洞的大小、形态和影响节段,而且在高分辨率的 MRI 检查片上,甚至还能显示空洞之间的薄层纤维分隔。MRI 检查能显示脊髓空洞的大小及形态,在矢状面像上,可显示空洞累及整个纵向脊髓的长度,空洞是否为连续性,空洞周围脊髓组织的厚度等。空洞内因含类似脑脊液的液体,在 T_1WI 上表现为低信号,T_2WI 上表现为高信号。空洞可位于脊髓中央,也可偏离中央,边缘多系较规则的管状扩张,但也可表现为不规则的空洞。部分空洞内因蛋白质含量较高,在 T_1WI 上表现较脑脊液信号稍高、在 T_2WI 上较脑脊液信号稍低或高、低不均的信号。少数脊髓空洞症在 T_2WI 上可见到脊髓空洞内表现为流空现象,这是因空洞内液体与脑脊液循环相通,由于空洞内液体的搏动性所造成的信号缺失。

有关脊髓的外形改变,在有空洞的脊髓节段,脊髓的形状取决于空洞内液体的张力和脊髓是否存在萎缩。张力较高的空洞,受影响节段的脊髓增粗膨大;张力不高的空洞脊髓可不增粗,甚至由于脊髓的萎缩而较正常脊髓节段更细。除此之外,MRI 检查还能显示与空洞共存的病理学改变,如颅颈交界区畸形、小脑扁桃体下疝畸形等。

三、治疗

脊髓空洞症究竟采取内科治疗还是外科治疗,尚无一致意见。但由于内科治疗措施对脊髓空洞症的疗效很不理想,单纯药物治疗难以阻止脊髓内空洞的进一步发展,加之脊髓空洞症多合并存在小脑扁桃体下疝畸形、颅颈交界区畸形等需要外科处理的病变,因而,多倾向于外科治疗。目前采用的很多外科治疗措施,确实能使绝大多数患者空洞不再发展、减小甚或消失,从而达到有效保护脊髓功能的作用。凡是张力性脊髓空洞症患者,或脊髓空洞症伴有颅颈交界区蛛网膜下隙梗阻性病变(如颅颈交界区畸形或小脑扁桃体下疝畸形)的患者,均可视为手术适应证。除有其他不适应手术的禁忌证(如严重心血管病变等)外,本病无绝对禁忌证。但对晚期脊髓空洞症的患者,脊髓实质已变得菲薄,患者临床上有显著的神经功能障碍者,手术难以奏效,可视为手术相对禁忌证。

目前尚缺乏统一的治疗标准。对脊髓空洞症成因认识的深化,已使对其手术治疗的方式有所改变。过去对脊髓空洞症手术治疗重点放在如何解决已形成的空洞上,但是实践证明,其效果并不很理想。随着对本病认识的深入,颅颈交界区畸形、小脑扁桃体下疝畸形等引起的颅颈交界区蛛网膜下隙梗阻被认为是本病形成的主要原因后,针对这些现象采取的手术方式(如颅后窝减压及颅颈交界区蛛网膜下隙疏通术等),均取得了良好效果,甚至单纯颅后窝减压术也收效甚佳。

空洞分流术是脊髓空洞症最常采用的治疗措施之一,手术方式也衍生出很多种类,目的是将空洞内液体引流到脊髓蛛网膜下隙或低压体腔(如胸膜腔和腹腔)内。根据术前 MRI 的检查结果,选择一个合适的脊髓平面(一般是在空洞最为宽大处),切除该平面的椎板,并将脊髓切开。进入空洞后,将特制的 T 形硅胶管的一端置入空洞腔内,另一端固定在低于该平面的蛛网膜下隙中,即空洞与蛛网膜下隙分流术。有学者认为,脊髓腹侧蛛网膜下隙更为宽大,蛛网膜下隙内的纤维小梁较少,将导管远端放置在脊髓腹侧较放置在脊髓背侧的并发症要少。也可通过皮下隧道、将分流管的远端引入胸膜腔或腹膜腔内,即所谓的空洞与胸腔(腹腔)分流术。该手术对一部分患者有较好效果,但缺点是分流管容易阻塞,有时可因脊髓损伤而导致神经功能障碍加重。

第五节 椎管内肿瘤

椎管内肿瘤(intraspinal tumor)是指发生于脊髓本身及椎管内与脊髓邻近的组织(如脊神经根、硬脊膜、脂肪组织、血管和先天性残留组织等)的原发性或转移性肿瘤的总称,占中枢神经系统肿瘤的15%。椎管内肿瘤发病率从 0.9/10 万~2.5/10 万不等,大约是颅内肿瘤发病率的 1/10~1/7。可发生于任何年龄,发病年龄高峰为 20~50 岁。除脊膜瘤外,椎管内肿瘤男性较女性发病率略高,约为 1.6∶1。

一、分类

1. 根据肿瘤与硬脊膜及脊髓的关系分类 一般分为硬脊膜外肿瘤、髓外硬膜下肿瘤和髓内肿瘤三大类。硬脊膜外肿瘤约占椎管内肿瘤总数的 25%,大多为恶性肿瘤(如转移瘤),少数为神经鞘瘤、脊索瘤、脊膜瘤、胆脂瘤、血管瘤和骨瘤。髓外硬膜下肿瘤最常见,约占椎管内肿瘤的 51%,肿瘤主要起源于脊髓和终丝的细胞成分、神经根或者硬脊膜。主要病理类型为神经鞘瘤及脊膜瘤,少数为先天性肿瘤。髓内肿瘤约占椎管内肿瘤的 23.8%,肿瘤多起源于脊髓的实质细胞,主要病理类型为室管膜瘤和星形细胞瘤,少数为血管网状细胞瘤、转移瘤和神经鞘瘤。另有部分特殊的肿瘤,其一部分位于椎管内之硬脊膜内或硬脊膜外,通过椎间孔生长到相邻的颈部、胸腔、腹腔或盆腔,称之为哑铃形脊髓肿瘤,常见于神经纤维瘤或神经鞘瘤。

2. 按肿瘤生长的部位分类 可分为颅颈交界区、颈段、胸段、腰段与骶尾段肿瘤,也有肿瘤为超节段生长。肿瘤可发生于自颈髓至马尾的任何节段,位于胸段最多,约占半数,颈段者约占 1/4,其余分布于腰骶段及马尾。

3. 按肿瘤性质与组织学来源分类 分为良性肿瘤与恶性肿瘤。前者有神经鞘瘤、脊膜瘤、皮样囊肿、表皮样囊肿、脂肪瘤及畸胎瘤等;后者有胶质细胞瘤、侵入瘤及转移瘤等。

4. 按肿瘤发生的数量分类 可分为单发与多发,以单发者多见,少数为多发。多发者肿瘤可位于不同的节段,或同一节段。个别病例可散在分布于脊髓和脊神经如串珠状,大小不一,多至数十个或更多。多发肿瘤的病理类型,以神经鞘瘤、脊膜瘤、室管膜瘤较为常见。

5. 按肿瘤发生来源分类 可分为原发性与继发性,在原发性肿瘤中,髓外者以神经鞘瘤、脊膜瘤最多见,髓内者以室管膜瘤、星形细胞瘤为多见。继发性肿瘤常来自肺癌、乳腺癌、前列腺癌、肾癌等的转移,或是脑瘤由脑脊液播散入椎管内,或为脊椎肿瘤向椎管内发展。原发与继发肿瘤都有单发与多发者,肿瘤可位于同一节段或不同节段。

二、临床表现

1. 首发症状 对任何类型的椎管内肿瘤神经根痛是最常见的首发症状,运动障碍、感觉异常分别为第 2 和第 3 位,以括约肌功能障碍为首发症状者极少见。

2. 分期 脊髓是中枢神经系统传入和传出通路的集中处,又包含各种脊髓反射中心。脊髓位于骨性椎骨内,当椎管内发生肿瘤时,由于椎管本身无扩张性,很容易造成对神经根的刺激与脊髓的损害,而出现相应的神经系统症状,通常可分为 3 个时期。

(1)神经根刺激期:是疾病的初期,肿瘤较小,主要表现为相应结构的刺激症状,最常见症状是神经根痛,沿根性分布区扩展,在肢体呈线状分布,在躯干呈带状分布,随着牵张或压迫的加重,疼痛可逐渐加剧。当咳嗽、用力、屏气、大便时疼痛加重。疼痛的区域固定,部分患者可出现"夜间疼痛"或"平卧痛",此为椎管内肿瘤特征性表现之一。疼痛产生的原因有:①脊神经后根或脊髓后角细胞受刺激,是引起疼痛的主要原因;②脊髓感觉传导束受刺激;③硬脊膜受压;④体位改变而牵拉脊髓。疼痛可持续在整个病程的发展中。硬脊膜外转移癌的疼痛最严重,范围也广。髓内肿瘤的疼痛除与感觉传导束受损外,肿瘤可挤压后角间接将脊神经后根压于椎管而引起。根性疼痛常见于髓外肿瘤,以颈段和马尾部肿瘤为明显,而在髓内肿瘤则极为罕见。如果肿瘤位于脊髓腹侧,可无根性疼痛,而出现运动神经根的刺激症状,表现为受压节段或所支配肌肉的抽动(肌跳),伴肌束颤动、运动不灵或无力等。这种肿瘤早期对神经根的刺激所致的感觉、运动异常,由于部位明确,固定,对定位诊断很有意义。

(2) 脊髓部分受压期:在神经根刺激症状的同时或之后出现脊髓传导束受压症状。由于髓外肿瘤常偏向一侧生长,早期出现的症状和体征是不对称的,对脊髓的压迫逐渐加重,发展为脊髓半切综合征(布朗-塞卡综合征,Brown-Séquards syndrome),即同侧的皮质脊髓束、后索和对侧的脊髓丘脑束损伤,表现为同侧运动障碍及深感觉障碍,对侧病变平面2~3个节段以下的痛温觉丧失,双侧触觉正常或减退。此综合征在髓内肿瘤极为罕见。腰髓以下病变不引起这一综合征。从脊髓的前面或后面正中生长的髓外肿瘤也无此症状,而只有两侧基本对称的感觉减退和肌力减弱,并逐渐加重。

(3) 脊髓瘫痪期:不完全性瘫痪逐渐加重,最终至完全性瘫痪。在肿瘤平面以下深浅感觉丧失,肢体完全瘫痪,自主神经功能障碍(如括约肌功能障碍),并可出现皮肤营养不良征象。瘫痪的肢体可出现静脉淤血或水肿,此期容易发生骶尾部压疮。

在分析运动和感觉传导障碍时,应注意它们发展的顺序和方向,有助于鉴别髓内与髓外肿瘤。脊髓的麻痹可分为上行性和下行性两类。由于脊髓内感觉及运动通路的纤维排列层次关系,上行性麻痹的特点是运动和感觉障碍是从肢体的远端开始的,因为最初肿瘤的压迫仅累及脊髓最表面的长传导束纤维,而后才影响到深部的短传导束纤维。上行性麻痹常见髓外肿瘤。下行性麻痹常见于髓内肿瘤,其特点是感觉、运动障碍由上向下发展。因髓内肿瘤首先压迫的脊髓深部纤维。此外应注意会阴部的感觉障碍特征,髓内肿瘤后期,当肢体感觉消失时,在会阴部、外生殖器和肛门外常发现皮肤感觉,尤其疼痛感觉依然存在,而在髓外肿瘤感觉障碍常包括会阴部。如果患者背靠位休息时疼痛加重,也是髓外肿瘤的一个重要征象,常和大的马尾部肿瘤有关。

运动障碍及反射异常:在肿瘤的平面,由于神经前根或脊髓前角受压而表现为支配区肌群下运动神经元瘫痪[弛缓性瘫痪(软瘫)]及反射减弱或消失,以颈膨大和腰膨大肿瘤更明显。在肿瘤压迫平面以下,由于锥体束向下传导受阻而表现为上运动神经元瘫痪[痉挛性瘫痪(硬瘫)]及反射亢进。圆锥和马尾部肿瘤因只压迫神经根,故只表现为下运动神经元瘫痪。

感觉障碍:当感觉纤维受压而功能尚存时,主要表现为感觉不良和感觉错误,前者有麻木、束带或蚁行感等,后者有将冷误为热、抚摸误为刺痛等。当感觉纤维的功能完全被破坏后则产生感觉丧失,其最高界面常代表肿瘤的下界。感觉障碍平面可作为定位诊断的依据之一。

自主神经功能障碍:最常见膀胱和直肠功能障碍,可伴有少汗、Horner综合征的瞳孔改变、血管舒缩和立毛反射异常等。膀胱反射中枢位于腰骶节脊髓内,故腰髓节段以上肿瘤压迫脊髓时,膀胱反射中枢仍存在,当膀胱充盈时可产生反射性排尿(自动性膀胱);腰骶节段肿瘤使反射中枢受损,从而失去排尿反射产生尿潴留,但当膀胱过度充盈后可产生尿失禁(自律性膀胱)。腰节以上脊髓受压时产生便秘,腰节以下脊髓受压产生大便失禁。

3. 各类椎管内肿瘤的临床特点

(1) 髓内肿瘤:髓内肿瘤的临床特点是多样的,早期症状多为非特征性,且进展不明显。其症状是由于直接干扰了脊髓内在的神经传导通路引起的。临床症状取决于肿瘤在脊髓中的矢状及轴状位置以及肿瘤生长的方向及速度。肿瘤在髓内呈浸润性缓慢生长,症状呈进行性加重,由于肿瘤从中心向外生长,故首先压迫深部长传导束,感觉障碍及运动麻痹是从瘤灶水平向下肢远端发展(下降型麻痹),并出现节段性感觉障碍或感觉分离的体征,即瘤灶平面以下痛温觉消失而触觉保存。其主要症状是疼痛和肌力下降。疼痛一般位于肿瘤水平,少有放射痛。肿瘤内出血会使症状突然加重,症状的分布和紧张与肿瘤位置有关,颈段肿瘤主要引起上肢症状,胸段肿瘤引起肌张力增高和感觉障碍。腰膨大或者圆锥部位的肿瘤可引起背部和下肢的放射痛,早期出现大小便功能障碍。因为骶部痛温觉纤维在外侧,故会阴区及肛门区痛温觉不受累,因此,马鞍区感觉回避是髓内肿瘤的特征。椎管内梗阻较髓外肿瘤发展慢,脑脊液蛋白增高不如髓外肿瘤明显。

(2) 髓外硬膜下肿瘤:疼痛是其最常见的症状。根性疼痛出现早且明显,常由一侧开始,疼痛可呈放射性或局限性疼痛,因脊髓受压所致的中枢性疼痛少见。可出现脊髓半切综合征,有时因肿瘤压迫脊髓移位使健侧压于骨壁上,出现患侧的痛温觉障碍,肿瘤对侧的运动和深感觉障碍。由于皮质脊髓束、脊髓丘脑束在脊髓的排列顺序从外向内为骶、腰、胸、颈,因此当脊髓外肿瘤压迫脊髓时,最先累及脊髓表面的长传导束,所产生的运动和感觉障碍是从下肢向上肢发展直达病变水平(上升型麻痹),括约肌症状出现较晚,但蛛网膜下隙梗阻出现较早,脑脊液蛋白含量常明显增高,腰椎穿刺后可使症状与体征加重。

(3) 硬脊膜外肿瘤:早期可出现剧烈的疼痛,疼痛可在肿瘤部位或呈根性分布,后者常为两侧对称性,疼痛可先于神经功能障碍前几小时、几周甚至几个月,因为此类肿瘤恶性者居多,故多数患者病程短、进展快。短期内即出现感觉障碍及截瘫,有时运动障碍先于感觉障碍,症状及体征常呈对称性。

三、诊断

椎管内肿瘤的诊断依靠病史、神经病学检查、脑脊液动力学与细胞学检查以及影像学检查。过去以脊髓造影发现脊髓蛛网膜下隙梗阻作为占位性病变的诊断依据。目前诊断主要根据脊柱与脊髓的 CT 扫描和 MRI 检查,特别是 MRI 检查能明确显示全椎管内肿瘤的部位、大小及毗邻结构的关系,并以此查明多发病灶。

(一) 病史与体格检查

脊髓压迫的基本临床特征是病程缓慢,呈进行性加重的节段性的脊髓长束压迫症状。节段性症状如病变节段的神经根痛,感觉过敏,以及下运动神经元性肌肉萎缩是早期可疑征象。脊髓长束受压如锥体束受压迫时,早期表现为步态异常或跛行,后期表现为下肢痉挛瘫痪。除细致和反复的神经系统检查外,不可忽视全身的检查。如背部中线及其附近的皮肤有窦道或陷窝,常提示椎管内的病变是胚胎残余肿瘤等。怀疑转移性肿瘤时注意检查原发病灶。一旦确诊为脊髓肿瘤,则应进一步进行定位诊断。

(二) 肿瘤平面定位

当脊髓的某节段受到肿瘤压迫性损害时,该节段的定位依据:①它所支配的区域出现根痛,或根性分布的感觉减退或感觉丧失现象;②它所支配的肌肉发生弛缓性瘫痪;③与这一节段有关的反射消失;④自主神经功能障碍。

高位颈髓($C_1 \sim C_4$):表现为颈枕部放射性疼痛,强迫头位,颈项强直,四肢不全性痉挛性瘫痪,$C_1 \sim C_4$ 以下躯体感觉障碍,膈神经受到刺激而引起呃逆,膈神经受损而出现呼吸困难,呼吸肌麻痹。

颈膨大部($C_5 \sim T_1$):双上肢呈软瘫,双下肢硬瘫、手、臂肌肉萎缩、肱二、肱三头肌腱反射消失,或 Horner 征,大、小便障碍。

胸段($T_2 \sim T_{12}$):表现为肋间神经痛,胸腹背部放射性疼痛和束带感。上肢正常,双下肢呈痉挛性瘫痪,腱反射亢进,腹壁反射减退或消失。T_{10} 节段病变者可出现脐孔上移征(Beever 征)。感觉障碍平面位于 T_2 以下。

圆锥部($S_3 \sim S_5$):发病较急,会阴部及肛门区皮肤呈马鞍状感觉减退或消失,称鞍区感觉障碍。常伴有膀胱直肠功能障碍,性功能减退或消失。若肿瘤压迫邻近的马尾神经,可出现根性疼痛和下肢某部位的软瘫及感觉障碍。

马尾(L_2 以下):常有马尾综合征表现,剧烈根痛为最常见的早期症状。表现为腰骶部疼痛或坐骨神经痛,膝、踝反射消失,鞍区感觉减退。可有下肢的下运动神经元性瘫痪,感觉及运动障碍可先从一侧开始,逐渐波及对侧。括约肌功能障碍出现较晚,足底可有营养性溃疡。早期为单侧,随后表现为双侧。

髓内、外肿瘤的鉴别诊断见表 9-2。

表 9-2　髓内和髓外肿瘤的鉴别诊断

	髓内肿瘤	髓外肿瘤
常见病理类型	神经胶质瘤、室管膜瘤	神经纤维瘤、脊膜瘤
病程	长短不一，一般病程短，胶质瘤囊性变时可进展加速	较长，进展缓慢，硬膜外转移性肿瘤呈急性病程
根痛	少见，多为烧灼性痛，少有定位意义	多见且有意义定位
感觉改变	病变节段最明显，由上向下障碍，呈节段性，有感觉分离改变	下肢的脚、趾感觉改变明显，由下向上发展，少有感觉分离
运动改变	下运动神经元症状明显，广泛肌萎缩，锥体束征，出现晚且不显著	下运动神经元症状的早期只限所在节段，锥体束征出现早且显著
脊髓半切征	少见或不明确	多且典型，症状先限于一侧
自主神经障碍	较早出现且显著	较晚出现且不显著
椎管梗阻改变	出现较晚且不明显	出现较早且明显
腰穿放液后反应	症状改变不明显	肿瘤压迫症状加重
脑脊液蛋白改变	增高不明显	明显增高
椎管骨质改变	较少见	较多见

（三）辅助检查

1. 腰穿及脑脊液检查　对诊断很有意义，作为常规检查项目。腰穿时通过奎肯施泰特试验（Queckenstedt test）进行脑脊液动力学检查，了解椎管被肿瘤阻塞程度即椎管通畅程度，如椎管蛛网膜下腔有部分或完全梗阻现象即奎肯施泰特试验阳性。留取少量脑脊液检查，测定脑脊液蛋白含量，一般来说，椎管梗阻越完全，平面越低，时间越长，脑脊液蛋白含量越高；而脑脊液细胞计数正常，即所谓蛋白-细胞分离现象，是诊断脊髓瘤重要依据。须注意腰穿后可能神经系统症状加重，如根痛、瘫痪加重。颈段肿瘤腰穿后容易出现呼吸困难，甚至呼吸停止现象，需作好应急准备。如出现上述情况，应紧急手术切除肿瘤。

2. X 线片　脊柱 X 线片诊断椎管内肿瘤的主要依据是椎管的骨质改变，拍摄相应节段脊柱正侧位片、颈部加照左、右斜位片。对有疼痛、脊髓病变的患者进行筛选检查时仍有肯定的作用，有 30% ~ 40% 的椎管内肿瘤可引起相应节段椎骨骨质的改变，其骨质改变主要表现是椎体、椎弓或椎弓根被压迫变形、骨质硬化或者椎间孔扩大等，以椎间孔和椎弓根改变最常见。X 线片上椎管管腔直径增加，椎间孔扩大，椎体后缘弧形压迹，椎体、椎弓根及邻近骨质吸收和破坏，椎管内钙化斑及椎旁软组织（肿瘤）影，脊柱弯曲异常等征象，都提示可能有脊髓肿瘤。一般骨质表现为压迫性改变，边界清晰多为良性肿瘤导致；而骨质表现为浸润破坏，边界模糊不清有可能是恶性肿瘤导致，但定性诊断意义不大。对于手术后需固定或者节段融合的患者必须行 X 线片检查。

3. 脊髓造影检查　可以提供蛛网膜下隙是否有梗阻的直接影像学证据，并能确定梗阻平面及梗阻程度。硬脊膜外肿瘤表现为造影剂在此处变细并与硬脊膜一起移向肿瘤对侧，蛛网膜下隙两侧均变窄，阻端呈横截状或梳齿状。髓外硬膜下肿瘤表现为造影剂在此处变细并有移位，蛛网膜下隙在肿瘤侧增宽，而对侧变窄，阻端呈杯口状。髓内肿瘤表现为脊髓本身无移位，造影剂通过此处蛛网膜下隙时两侧对称性变细，阻端呈梭形。造影剂常采用碘苯酯为对比剂，由于其比重大于脑脊液，可借腰椎穿刺后体位变化行上行性或下行性造影，对肿瘤的定位准确率可达 80% ~ 100%；但由于碘苯酯为油性，不能与脑脊液混合，对神经根或某些椎间隙不能显影，且吸收缓慢易造成蛛网膜下隙粘连；现常用非离子水溶性造影剂如三碘三酰苯（omnipaque，iohexol）、碘曲仑（iotrolan）等可避免此类并发症。因该检查有一定创伤，随着 MRI 检查技术的进步，肿瘤外形及毗邻结构甚至脑脊液通路均可显影，脊髓造影检查临床极少应用。

4. 脊髓血管造影　一般不必要。脊髓血管造影不仅有助于如脊髓动静脉畸形、硬脊膜动静脉瘘等血管性疾病的鉴别诊断，同时对于供血丰富的某些髓内肿瘤必不可少。如血管网织细胞瘤，有独特的血管扩张表现,显示为动脉期到静脉期均有高浓度的均匀的血管显影,能显示致密的肿瘤结节、供血动脉和引流静脉。血管造影有助于手术切除病变,并可以发现那些 CT 扫描或 MRI 检查遗漏的病变。

5. CT　能显示肿瘤与椎体及椎弓的关系,有无椎体及椎弓根骨质破坏,直接观察椎间盘及椎管内外的一些软组织结构,例如脂肪、神经节等;还能显示脊髓肿瘤本身的密度和形态,区分囊性或实性肿瘤、肿瘤钙化等,但要观察脊髓须借助脊髓造影 CT 扫描。

脊髓造影 CT 扫描:可在水平断面上显示肿瘤与硬脊膜外、蛛网膜下隙和脊髓三者的关系,定位诊断更加准确。髓内肿瘤表现为脊髓增粗、蛛网膜下隙变窄;髓外硬膜下肿瘤显示脊髓移位、变形,蛛网膜下隙在肿瘤侧明显扩大,在肿瘤对侧变窄;硬脊膜外肿瘤显示脊髓移位、变形及双侧蛛网膜下隙变小。其缺点是图像不甚清晰,且不能从矢状面、冠状面观察病变。

6. MRI　是目前最有诊断价值的影像学检查方法。MRI 因具有极高的软组织分辨力,多剖面多参数成像,无骨伪影,以及 Gd-DTPA 增强等诸多优越条件,不仅能直接观察脊髓本身、蛛网膜下隙、椎骨、椎间盘等结构,而且能从矢状面、冠状面、水平断面三个方向立体观察病变及病变与脊髓、神经、椎骨的关系,对病变进行精确定位。术前就能确定肿瘤的位置、大小、数目及其与脊髓的关系,甚至可确定部分肿瘤的性质,还能确定肿瘤病灶并将肿瘤与周围的水肿区域区分,对手术方法的选择及综合治疗帮助很大。

MRI 影像还可对大部分椎管内肿瘤作出组织学定性诊断,如脂肪瘤具有典型的短 T_1、长 T_2 脂肪信号;皮样囊肿为水与脂肪组织的混合信号;淋巴瘤常呈梭形,T_1WI、T_2WI 均呈中等信号强度。髓内胶质瘤常引起脊髓的梭形正处,T_1WI 呈等、低混杂信号,T_2WI 呈高信号,可伴有囊变及脊髓空洞等。因此,为明确病变定性诊断,我们认为 MRI 检查应该尽可能详细,不仅常规 T_1WI、T_2WI 和增强的 T_1WI 必须扫描,针对特定肿瘤可选择相应序列进行扫描如质子加权、磁敏感加权以及磁共振波谱成像均有助于特定肿瘤的诊断与鉴别。

7. 各类椎管内肿瘤的影像学特点

(1) 髓内肿瘤 MRI 检查的共同表现:①脊髓局限性增粗,呈梭形肿胀;水平断面可见肿瘤位于脊髓轮廓内。病灶在 T_1WI 为略低信号,T_2WI 为略高信号或明显高信号,信号强度常不均匀。肿瘤段可伴有囊变或空洞形成,Gd-DTPA 增强后,均可见不同程度的不规则增强,病灶范围大,周围水肿较明显。②从各个方位观察,病灶周围蛛网膜下隙变窄或闭塞,肿瘤上段可出现脊髓空洞症。

1) 室管膜瘤(图 9-6):约占髓内肿瘤的 60%,起源于中央管室管膜细胞或终丝的室管膜残留。可发生在脊髓的任何节段,包括圆锥和终丝,好发部位为颈髓、圆锥和终丝。具有髓内肿瘤的一般信号特点,但注射 Gd-DTPA 后,可见肿瘤段内增强部分的边界相对比较明确,多个增强灶可不相连。

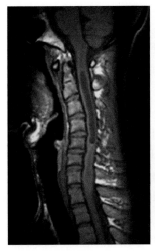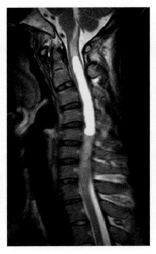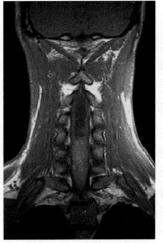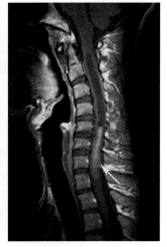

图 9-6　颈髓髓内室管膜瘤 MRI 表现

2) 星形细胞瘤:好发部位为颈胸交界处,具有髓内肿瘤的一般 MRI 特点,但在星形细胞瘤的头端和尾端常见低强度信号的囊肿,且注射 Gd-DTPA 后肿瘤段增强部分边界不很清楚,且多个增强灶可相连。

3) 血管网状细胞瘤：典型的信号特点为大囊小结节，并伴有粗大的引流血管。小结节为实体性血管巢，在 T_1WI 呈高强度信号，并散布着葡萄状血管流空影。增强检查见壁结节强化，在病变部位髓内可见到异常的小血管影。

（2）髓外硬膜下肿瘤 MRI 检查的共同表现：①病灶较局限，边缘光滑清楚，坏死囊变少。髓内一般无水肿，脊髓受压变形，并向对侧移位；②脊髓与肿瘤夹角为锐角，可见"肩胛征"；③肿瘤侧蛛网膜下隙增宽，而肿瘤对侧蛛网膜下隙变窄。

1) 脊膜瘤（图 9-7）：好发部位为胸段，其次为颈段，女性多见。具有髓外硬膜下肿瘤的一般 MRI 信号特点，肿瘤有广基底与脊膜相连，并出现脊膜增厚和强化，呈"鼠尾征"。T_1WI 呈等脊髓信号，信号均匀，边界清楚，T_2WI 呈轻度高信号，钙化呈低信号，注射 Gd-DTPA 后均匀增强。

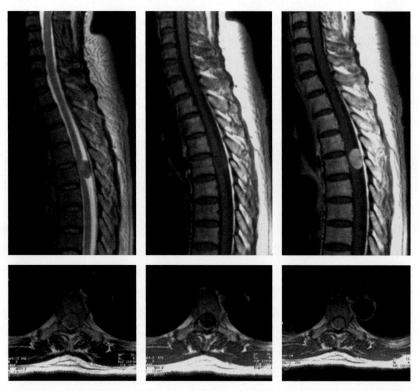

图 9-7　脊膜瘤 MRI 表现

2) 神经鞘瘤（图 9-8）：发生部位可为脊髓各节段，但以颈段多发。具有髓外硬膜下肿瘤的一般 MRI 信号特征，但 T_1WI 呈信号强度较脊髓的稍低，且信号欠均匀；注射 Gd-DTPA 后，增强均匀度不及脊膜瘤。肿块的基底部位于椎间孔水平者可视为神经鞘瘤的一个特点。

（3）硬脊膜外肿瘤 MRI 检查的共同表现：①硬脊膜外肿块形态常不规则，呈上下径较长的扁平形，两端呈"毛笔尖"样改变；②低强度信号的硬脊膜位于肿块与脊髓之间及硬脊膜外脂肪影消失为其重要特点；③肿块向内压迫脊膜囊，造成邻近蛛网膜下隙的变窄，脊髓受压向对侧移位；④肿块向外生长位于椎旁，伴有椎体和附件的骨质破坏，或可见到以椎旁为中心的病变，通过椎间孔向椎管内延伸；⑤肿瘤呈浸润性生长，与椎管内外正常组织界限欠清晰，T_1WI 呈低或略低信号，T_2WI 为高信号影。增强后，肿瘤常呈中等度强化。

1) 转移瘤：常为血源性转移所致，主要来源是肺癌与乳腺癌，其次为前列腺癌与肾癌。它最先破坏椎骨，可使其形态改变，继之侵犯椎管，但椎间隙一般不受累，是脊椎转移瘤的典型表现。MRI 呈长 T_1 低强度信号影，取代正常松质骨的高强度信号，矢位 T_1WI 可见椎体形态改变，邻近蛛网膜下隙受累及脊髓受压，椎间隙良好；水平断面 T_1WI 示椎骨的信号变化及椎体后部的结构改变，如椎间孔狭窄及神经根粗大等。

2) 脊索瘤：在椎管内好发部位为骶尾椎。其发生及信号特点与颅内脊索瘤相似，不过椎管内脊索瘤破

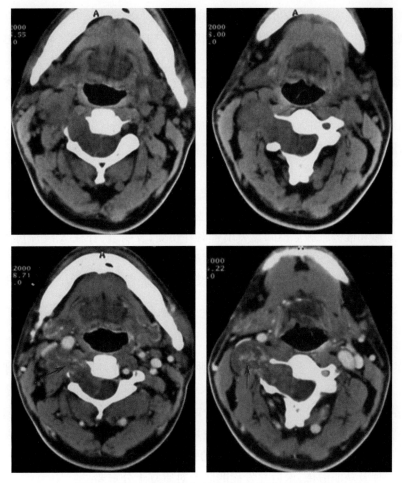

图 9-8 C_2~C_3 节段神经纤维瘤(哑铃形)MRI 表现

坏椎体骨质及椎间盘,需与转移瘤相鉴别。CT 扫描发现脊索瘤钙化,是鉴别诊断的重要依据。

(4) 先天性椎管内肿瘤影像检查的表现

1) 畸胎瘤:少见,可发生在髓内。多见于儿童与青少年,MRI 检查矢位 T_1 相示椎管内囊性瘤灶中有局灶性的短 T_1 脂肪高强度信号,可合并脊柱裂等先天畸形。

2) 脂肪瘤:少见,多位于硬脊膜外,但也可位于髓内,单纯的脂肪瘤多见于颈胸交界处和腰骶段。CT 扫描特点为椎管内有边界清楚、密度均匀的低密度肿块,CT 值为负值,相当于皮下脂肪密度,MRI 检查呈均一的高强度信号影,边界清楚,很少伴有脊柱裂、椎体发育不良等畸形。

3) 表皮样囊肿和皮样囊肿:小儿常见,好发部位为马尾部。可位于髓内、硬脊膜下、硬脊膜外,但以硬脊膜下多见。对疑有脊髓肿瘤的小儿,背部皮肤的检查不可忽视,常可在背部见脐样凹陷或小孔、多毛、血管痣及各种皮肤异常。MRI 检查特点:表皮样囊肿常表现为马尾部稍短 T_1 的高强度信号影,信号较均匀;皮样囊肿为等 T_1 信号,信号较均匀,多伴有脊柱裂、脊柱椎体异常等。

4) 肠源性囊肿:少见,好发部位为上胸段,颈段及圆锥亦可发生。可位于硬脊膜下、硬脊膜外或髓内,但以硬脊膜下者居多。MRI 检查特点为矢位 T_1 相示肠源性囊肿的信号强度稍高于脑脊液,囊肿可嵌入髓内,以致很难判断是位于髓内还是位于髓外。需与椎管内蛛网膜囊肿相鉴别。

(5) 脊椎骨原发性肿瘤:比转移瘤少见,主要包括骨样骨瘤、椎体血管瘤、骨髓瘤、椎体动脉瘤样骨囊肿及血管外皮细胞瘤。在诊断脊椎原发性肿瘤上,除了椎体血管瘤外,X 线片及 CT 扫描优于 MRI 检查。MRI 检查并不是检查椎体骨质改变的有力手段,在 MRI 上,任何骨病、骨折、骨肿瘤均可因骨髓质缺失而有共同的改变。

1) 骨样骨瘤:好发年龄为 20 岁以下。典型的骨样骨瘤 CT 扫描表现为:水平断面示椎板或横突局部膨大的骨样高密度,其中心为低密度,低密度中含有一个高密度核。

2）椎体血管瘤:X线片示增粗的骨小梁呈"栅栏状",CT扫描示"小点状",MRI检查示椎体内明显的血管流空影。

3）骨髓瘤:是浆细胞的一种恶性肿瘤,其CT扫描特点为椎体及附件溶骨性破坏,椎体前后方均可见软组织影。

4）椎骨动脉瘤样骨囊肿:本病为良性瘤,比较少见,CT扫描诊断优于MRI检查。其CT扫描特点为椎体及附件密度增高,膨胀,呈泡沫样改变,椎管变形,左右不对称。

（四）鉴别诊断

1. 与胸膜炎、心绞痛、胆石症等相鉴别。详问病史,进行系统体格检查及神经系统检查即能鉴别。

2. 与脊柱结核、椎间盘突出及脊柱转移癌等疾病鉴别。脊柱结核多见于青年人,常有结核病史,X线片可见椎体骨质破坏、变形和椎旁脓肿。椎间盘突出者有外伤史,发病急,脊柱X线片可见椎间隙变窄。后者多见于老年人,病程短、椎体骨质破坏、恶病质、严重疼痛等。

3. 与脊髓炎、脊髓蛛网膜炎等鉴别。一般根据病史和临床表现常能鉴别压迫与非压迫性脊髓病变。

四、治疗

（一）治疗原则

目前唯一有效的治疗手段是手术切除。椎管内肿瘤尤其是髓外硬膜内肿瘤属良性,一旦定位诊断明确,应尽早手术切除,多能恢复健康。髓内室管膜瘤术中借助于显微镜有利于肿瘤完全切除。髓内胶质细胞瘤与正常脊髓分界不清,只能部分切除,但必须充分减压,缓解脊髓压迫症状,以获得较长时间症状缓解。硬脊膜外的恶性肿瘤,如患者全身情况好,骨质破坏较局限,也可手术切除,术后辅以放射治疗及化学治疗。

预后:脊髓瘤的预后取决于以下诸因素:①肿瘤的性质和部位;②治疗时间迟早和方法的选择;③患者的全身状况;④术后护理及功能锻炼,术后并发症的防治对康复十分重要。

（二）手术技术

对椎管内肿瘤的手术治疗早在1887年由英国Gowers和Horsley首先开展。随着诊断设备的进步、手术器械的改进和手术技巧的不断提高,椎管内肿瘤切除的成功率和手术的安全性都有了很大提高,使椎管内肿瘤患者术后神经功能的康复获得显著改善。

1. 手术目的及适应证　切除椎管内肿瘤,解除对脊髓、马尾神经的压迫,恢复神经功能。对于肿瘤不能全切,敞开硬脊膜行去椎板减压,缓解肿瘤对脊髓或马尾神经的压迫。

（1）椎管内良性肿瘤:如脊髓神经鞘瘤、脊膜瘤等,以早期手术为好。单发的一期手术切除;多发性肿瘤,可按其部位,通过一个切口或者多个切口,一期或分期完成多个肿瘤切除。哑铃形肿瘤也可一期或分二期手术切除,应首先切除椎管内肿瘤部分,以解除肿瘤对脊髓的压迫,减少神经损害,再切除椎管外肿瘤部分。

（2）髓内肿瘤:其手术时机尚有争议,多数认为在出现中度神经废损时手术较适当,也有观点认为早期手术有助于脊髓功能的恢复。脊髓内室管膜瘤、血管网状细胞瘤、部分神经鞘瘤与周围组织边界清晰,应手术全切除。星形细胞瘤与周围组织无明显界线,要做到真正全切除是几乎不可能的。在成人,切除范围对预后的影响不明显;在儿童,脊髓内星形细胞瘤多分化良好,其临床发展类似小脑星形细胞瘤,手术应做到广泛切除减压。髓内脂肪瘤属软脊膜下肿瘤,要做到全切除几乎是不可能的,因为肿瘤紧贴或侵入脊髓组织,通常要求切除包被肿瘤的软脊膜,范围要够大。大部分切除肿瘤有效内减压后,可较长时间控制肿瘤生长和病情恶化。

（3）椎管内转移瘤:全身情况可以支持手术者;脊髓受压较明显且为单发者;有较剧烈疼痛且又经各种非手术疗法无效者;原发癌已经切除后出现的转移灶;病理诊断尚不明确,不能排除其他肿瘤者。

2. 禁忌证　①严重冠心病、糖尿病,凝血功能严重障碍者,肝功能、肾功能特别低下,全身情况不良,有恶病质,患者处于全身衰竭状态不能耐受手术者;②脊髓恶性肿瘤晚期,肿瘤无法切除者,不适于手术;③脊髓肿瘤晚期,脊髓功能已受到严重损害,完全截瘫 3 个月以上,手术切除肿瘤也难以使瘫痪恢复者,手术与否,结合年龄、全身情况确定,并且要尊重患者和家属的意愿;④全身或手术部位有急性炎症者;⑤合并全身广泛转移的椎管内转移瘤;⑥虽为转移瘤但无脊髓受压症状者;⑦原发性恶性肿瘤已属晚期不能根治处理;⑧发病 72 小时内已出现完全弛缓性截瘫,病情迅速恶化以及椎管内转移癌范围广泛者均不适宜手术。

3. 术前病灶定位　术前应定出预定切除椎板的脊椎位置,最简便的方法是根据体表标志结构确定脊髓的位置来定位。常用的体表标志:①颈后下方第 1 个后突最高的棘突是第 7 颈椎棘突;②双臂自然下垂,两侧肩胛冈内端连线通过第 3 胸椎棘突;③双臂自然下垂,两侧肩胛骨下角的连线,通过第 7 胸椎棘突;④两侧髂后上棘连线相当于第 2 腰椎椎体;⑤两侧髂嵴最高点连线,通过第 4 腰椎棘突;但是由于个别体形的差异以及在点数棘突时可能发生错误,所以常有 1~2 个棘突的误差。可采用下述比较精确的定位方法:在 X 线透视下确认标定椎体的位置,用铅字在其背侧标记并拍片,然后向铅字标记处深部的韧带或棘突骨膜下注入少许亚甲蓝,以便术中辨认。术前 CT 定位与 X 线定位相似,而 MRI 定位则是用鱼肝油丸做定位标志物,如果在患者接受 MRI 检查时就顺便做好标记会节省患者费用。

4. 术中神经电生理监测　脊髓手术中的神经监测是指对脊柱外伤、肿瘤等可能造成脊髓神经和神经根损伤的神经系统功能完整性的监测。术中神经监测技术主要包括躯体感觉诱发电位、运动系统诱发电位、肌电图和肌肉诱发电位。目前已有共识认为术中电生监测可以降低术后神经功能永久性损伤风险,术中神经电生理监测不仅有助于在病理状态下识别特定神经结构,如找到包埋在组织内的神经、确定神经在组织内走形等;同时指导手术的进行,如脊髓后正中沟切开、上行和下行神经传导完整性监测、肿瘤安全切除边界保护等。因此无论髓内外占位病变,均应要求术中电生理监测。

5. 手术入路和显露　患者插管麻醉后,根据肿瘤的部位、性质、大小等选取合适的体位和适当的手术入路,行全椎板切除、半椎板切除或椎板成形术。

(1) 后方正中入路:适用于肿瘤位于脊髓后侧和后外侧者,颈椎或胸椎前外侧肿瘤以及估计肿瘤能向背侧或一侧充分移位者,也可采用后方正中入路。于背部中线、棘突上做皮肤中线纵切口。切口长度通常至少要超过肿瘤上极与下极各一个椎板。对于脊髓腹侧肿瘤,手术切口有时需要扩大。将上、下棘间韧带切断,用骨剪或咬骨钳咬去棘突,再用椎板咬骨钳或鹰嘴咬骨钳咬除椎板。如非必需,不应咬开上下关节突的关节面。对于较小的髓外硬膜下肿瘤,应争取用微侵袭技术切除,手术时仅显露肿瘤侧半椎板。一些学者强调开椎手术还纳椎板的必要性。如果预计肿瘤切除之后,不需要椎板减压,可准备还纳椎板,则应采用椎板成形术,即在显露棘突和椎板之后,在关节突的内侧椎板上用球磨钻磨开椎板,切断上下两端的棘间韧带,用撬板撬开椎板,整块取下该段的棘突和椎板,妥善保存,以备还纳。

(2) 侧方入路:①上颈椎侧方入路:适用于位于上颈椎及枕骨大孔前方的肿瘤。患者取侧卧位,头向上方的肩部轻度侧倾斜 20°。先做颈部正中切口,上自上项线水平后弯向同侧乳突,附着于颅骨上的肌袖保留,以便缝合,皮肌瓣用拉钩拉开。肌肉的剥离可由内而外,也可由外而内暴露枕骨大孔后外侧和 C_1、C_2 椎板,去除枕骨髁内侧和 C_1 的 2/3 椎弓。在切除 C_1 外侧椎弓时,应辨别和保护由静脉丛包绕的椎动脉。②胸椎侧方入路:适用于肿瘤位于胸段前侧切除有困难者,取偏向外侧的侧方拐角切口入路。取此切口时也可进行各种改良术式,包括切除一个或多个椎弓根及其肋间神经,可切除肋骨横突,或由胸腔外入路。在椎旁肌外侧解剖,暴露椎弓根外侧部和椎体后外侧。需切除 1 根或多根近端 5cm 的肋骨。去除适当节段的椎弓根和后方椎体后暴露外侧椎管,然后切开硬脊膜侧方。此手术入路可能需切断 1 或 2 条肋神经根,术后会有躯干部分节段感觉消失。

(3) 经口腔入路:经口腔入路可到达颅颈联合处和上颈椎,此有助于处理该部位骨性病变和硬脊膜外的肿瘤。由于术野深而窄,常不能全观肿瘤的外侧部,这对腹侧硬脊膜有较多粘连附着、可能包有动脉和脑神经的肿瘤进行手术时尤其困难。此手术入路较少用于治疗硬脊膜内病变。

(4) 经颈椎前外侧入路:可到达椎管的前外侧,适用于颈椎前方的肿瘤,标准的颈椎前外侧入路,先在胸锁乳突肌和颈动脉鞘内侧进行解剖,然后解剖颈长肌外侧部分,并从内侧游离翻转,此肌的外侧附着于颈椎横突的前结节。虽然绝大多数患者椎动脉由 C_6 水平进入横突孔,但也有极少患者的椎动脉会行至颈椎横突前方,使其易被伤及。

(5) 联合入路:适用于各类椎管内肿瘤通过椎间孔生长到相邻的颈部、胸腔、腹腔及盆腔的哑铃形肿瘤。①颈段:采用后方正中入路椎板切开术联合颈部斜行皮肤切口切除颈段哑铃形脊髓肿瘤;②胸段:采取椎板切开和椎旁切口,联合一期切除胸段哑铃形肿瘤;或后方正中入路椎板切开联合常规的侧后方开胸术,一期或二期分别切除椎管内与胸腔内肿瘤;③腰段:采用椎板切除术联合腹侧面肾切除入路或其他腹部手术入路,一期或二期分别切除椎管内和腹腔内肿瘤;④腹侧面肾切除手术入路:由肋下斜向下腹部做一皮肤切口,按层切开皮下、筋膜与肌层,进入腹后壁肿瘤区,推开腹膜,显露椎旁前外方之肿瘤;⑤骶部:采用后方正中入路联合下腹部入路切除骶尾部与盆腔内哑铃形肿瘤。自 L_5 至 S_3 做一棘上纵行皮肤切口,由中线切开肌筋膜,分离棘旁肌,做椎板切除,显露肿瘤,自骶神经分离肿瘤并切除,再继续追溯至骶前孔,切除哑铃形肿瘤连接部。骶骨内的肿瘤,经扩大的骶前孔长入盆腔内,一般都难以通过椎板切开,经骶骨一期切除。盆腔内肿瘤,需另做腹部切口切除,按腹部外科手术方法,于下腹部入路,切除盆腔后壁的肿瘤。

6. 肿瘤切除 手术均于手术显微镜下进行。

(1) 神经鞘瘤:多位于脊髓之侧面,脊髓受其挤压,向侧面移位,或同时向后膨起。用显微剥离子稍牵开脊髓,可发现肿瘤。肿瘤呈长圆形,实质性,大小不一,灰褐色,其外有一层菲薄透明之蛛网膜。在肿瘤与脊髓的分界线,切开蛛网膜,有利于肿瘤自脊髓游离。稍牵引瘤体,在其侧方可见一条脊神经及其细根丝进入肿瘤内,又自肿瘤穿出至硬脊膜鞘内,神经根附近常伴有肿瘤供血动脉。探明肿瘤边界后,用细长的尖镊子或细头肿瘤钳夹住肿瘤包膜,牵引肿瘤。电凝并用显微剪切断周围细小血管与粘连,使肿瘤完全游离,将肿瘤牵出。再电凝剪断贯穿肿瘤之神经根及供应动脉,完整摘除肿瘤。小的神经鞘瘤,手术较容易,大的肿瘤切除有一定困难。若肿瘤位于脊髓之前,瘤体又很大,要先从侧面剪断 1~2 条齿状韧带,逐渐松动嵌于脊髓、神经根深处的瘤体,再整个或分块切除。巨大神经鞘瘤可能有囊性变,先切开囊壁,排空囊液,使肿瘤缩小,再游离和切除。

有一种特殊类型的神经鞘瘤,在脊髓表面呈匍匐式生长,范围较广。处理这类肿瘤,要从肿瘤与脊髓之边界,仔细地一步一步将片状的瘤组织自脊髓分离,也多能全切。无法分离者,不能勉强求全切。

多发性脊髓神经鞘瘤,如肿瘤很靠近,可扩大切口,一并切除全部肿瘤;或从一处皮肤切口分两处做椎板切开,切除肿瘤。中间的椎板可以保留不切开。肿瘤相距较远的另做一切口切除。

哑铃形神经鞘瘤可分为椎管内部分和椎管外部分,椎间孔狭窄段称峡部。可一期或二期手术切除。但无论是一期或二期手术均应先切除椎管内部分,否则在切除椎管外部分时,向椎间孔剥离易伤及脊髓。哑铃形神经鞘瘤切除术有几种方式:①通过椎板切除术并向椎管外肿瘤侧扩大显露,自硬脊膜内切除肿瘤之椎管内部分并通过扩大之椎间孔切除突向颈部、胸部、腹部及盆腔的较小肿瘤,一期同时切除椎管内和椎管外肿瘤,此适用于椎管外的瘤体较小者。②经颈部、胸部、腹部切口,通过异常扩大的椎间孔,一期同时切除椎管外与椎管内的肿瘤。此术式适合于椎管外肿瘤很大,椎间孔也显著扩大,且椎管内瘤体较小者。如颈部哑铃形神经鞘瘤采用在肿瘤部位做一颈部斜行皮肤切口。切开颈阔肌、颈前筋膜,显露颈前三角。肿瘤位于颈椎横突前,将相邻的颈动脉、颈静脉、迷走神经与副神经轻轻牵开。逐渐游离肿瘤,切断其供血动脉,达到肿瘤基底部。切开包膜,采用包膜下肿瘤切除法,将肿瘤主体切除,显露出扩大的椎间孔。先将椎间孔内肿瘤分块切除,通过扩大的椎间孔,向椎管内追溯,分离并切除硬脊膜外的瘤结节。如肿瘤还有小部分在硬脊膜下,再包绕肿瘤做硬脊膜切口,并稍扩大切口,可以看清肿瘤与脊髓、神经根的关系及其供血血管,可将瘤结节向外牵起,游离并切除。③分别做切口,一期或二期分别切除椎管内与椎管外的瘤体。如分别做椎板切开术与开胸术,切除椎管内与胸腔内的哑铃形肿瘤。

(2) 脊膜瘤:多位于椎管的前侧方,肿瘤段脊髓常向后突起,从肿瘤侧稍牵开脊髓,于蛛网膜下分离肿瘤和脊髓,由浅入深,逐步分出肿瘤的边界。从基底部一步一步电凝止血,使肿瘤自硬脊膜脱离,然后将肿瘤切除,或绕肿瘤基底部沿肿瘤周围5mm切开硬脊膜,向外牵引肿瘤并予游离,继续切断与周围的血管联系,将肿瘤连同所附着的硬脊膜一并切除。对大型脊膜瘤可先在肿瘤包膜作圆形切开,再用取瘤钳、吸引器或超声吸引器(CUSA)做包膜内分块切除,达到肿瘤内减压。再细心分离,分块切除肿瘤组织,直至完全切除。处理位于脊髓前方的或在脊髓前向两侧发展的巨大脊膜瘤时,先切断脊髓一侧或两侧的2或3条齿状韧带,以便于牵开脊髓,游离肿瘤,分块切除肿瘤。肿瘤切除过程中,要仔细分离出被肿瘤包绕的神经根,予以保存。

(3) 室管膜瘤:常位于脊髓中央,几乎完全包裹在脊髓和软脊膜内,与邻近的脊髓神经组织有一个恒定的间隔面,其边界清楚,于手术显微镜下由脊髓背侧正中沟处切开脊髓,避免损伤两侧的上下行传导束,将肿瘤显露出来,外观质地柔软呈灰色或红色肿物,数量不一的血管横过肿瘤表面。在软膜缝线牵引拉开后,轻柔地牵拉肿瘤则可露出肿瘤后方和侧方的边缘。用显微剪和剥离子平行肿瘤长轴分离,常能在肿瘤表面与周围脊髓的胶质部分边缘解剖游离出一个切除面,一旦室管膜瘤的背方和侧方识别清楚,手术者的注意力就应转向腹侧面解剖分离。肿瘤腹侧面的切除要求使用双极电凝的锐切技术。先分离肿瘤的一端,然后再将此端提起逐渐向另一端分离。如果肿瘤太大、太长,可分别从两端向中间分离,最后再完整取下。沿肿瘤周围细致而轻柔地分离,遇到血管应分辨它是供应肿瘤的,还是贴附在肿瘤上的脊髓供应血管。前者电凝切断,后者则从肿瘤上分离并保留。Epstein采用的方法是:背侧正中切开脊髓,显露肿瘤,先用超声雾化吸引器于肿瘤内广泛吸除瘤组织,但不穿透肿瘤,然后再纵贯肿瘤全长,于肿瘤的两侧由浅入深地向中心分离,直至肿瘤全切除。必要时残余肿瘤可分块切除。此手术方式有利于辨别和切断来自脊髓前动脉的肿瘤供血血管,减少术中出血和手术损伤正常脊髓组织。王忠诚等采用的办法是:先将肿瘤后侧轻轻分离,此时肿瘤会向后自动涌出一些;提起肿瘤的一端,在直视下仔细而准确地紧靠肿瘤分离;肿瘤若很长,可由两端向中间分离。对于已囊性变的肿瘤,因其囊壁含有肿瘤细胞,应予以切除。沿其界面电凝皱缩囊壁,使其与脊髓组织或软脊膜分离,便可顺利切除整个肿瘤。这样操作损伤轻、时间短。有些脊髓内室管膜瘤的实质很脆,在分离中易被撕破,牵拉时应小心。约50%的室管膜瘤好发于脊髓圆锥部位,而此区的室管膜瘤又以黏液乳头状室管膜瘤多见。切除这类肿瘤时,首先应在显微镜下区分出终丝与神经根,并利用神经电生理方法电刺激神经根确认,终丝颜色较神经根白,而且可见其内有韧带样结构。分离出终丝以后,分别于肿瘤的上下极处切断,然后由远端向近端肿瘤解剖分离,切下马尾上的整块肿瘤,然后切除圆锥下方的肿瘤残余。这样可以避免在手术过程中因牵拉而加重对脊髓圆锥的损伤。有的马尾上的室管膜瘤似是由圆锥区的尾端伸展而来,肿瘤充满了圆锥下方整个膜囊。马尾的神经根常穿过肿瘤而不是围绕肿瘤组织。这些病例中,肿瘤应在神经之间和神经外仔细地切除,直到整个瘤体被切除。圆锥、终丝或马尾的室管膜瘤多能整块切除。

(4) 星形细胞瘤:多偏于脊髓一侧,无清楚界限,不易彻底切除,可在显微镜下大体上分辨出正常和异常组织,异常组织可能是肿瘤或胶质样变组织;若肿瘤有囊性变,可穿刺抽吸其中淡黄色或橘红色液体;若肿瘤质软,则多为浸润性生长的分级高的星形细胞瘤,只能行部分或大部切除;如果肿瘤质地偏硬且与周围组织分界明显,可予全切除。大多数星形细胞瘤是灰色黏液状的,有硬性水肿基质可与邻近的正常白质相区别。切除实质性非囊性的星形细胞瘤通常是由肿瘤的中心部分,通过使用超声外科吸引器从肿瘤内部向肿瘤两端推进吸除肿瘤。接近肿瘤的头尾两端时,应停止吸引,因为这些肿瘤特征性在两端逐渐变细,使得周围正常组织易于受损。肿瘤不能全切除者,要将包含有肿瘤的部分脊髓沿后正中沟贯通切开,使未能切除的肿瘤向脊髓外生长,延缓对脊髓的压迫,起到减压作用,硬脊膜也不要缝合,使之进一步减压。成人髓内肿瘤,如果术中冷冻切片示恶性胶质细胞瘤,手术切除似乎意义不大,可终止肿瘤切除手术,而仅作减压术。由于手术切除脊髓内星形细胞瘤的盲目性相对较大,所以,术中采用运动诱发电位和体感诱发电位监视脊髓功能有助于减少手术对正常脊髓组织的损伤。

(5) 血管网状细胞瘤:属血管源性肿瘤,与脊髓组织边界清楚。要求整块切除,若分块切除将引起剧烈出血,混淆手术野,易损伤正常组织,而增加手术难度。于肿瘤上下极,相对沿中线切开,仔细剥离,可见到肿瘤与脊髓间纤维水肿带,在此层界面游离。先逐一切断其周围丰富的供应血管,然后从没有大引流静脉的一端提起肿瘤,逐步向另一端分离切除,遇到来自腹侧中央前动脉的供血动脉,应仔细分离,电凝切断。主要引流静脉应在肿瘤切除的最后分离切断,否则,会因为静脉淤血而增加手术切除的困难并损伤正常脊髓组织。对于较大的完全在髓内的血管网状细胞瘤,可从后正中沟处切开脊髓,以利于显露肿瘤。这种肿瘤能做到彻底切除,而且要把受累的软脊膜也一并切除。对于供血异常丰富的肿瘤术前血管内栓塞也可选择性采用。

(6) 脂肪瘤:多见于圆锥部位,且常伴有脊髓后正中裂和脊髓栓系。脂肪瘤是由于间质组织胚胎发育异常而引起的,常由完整的软脊膜层包绕,虽然与邻近的脊髓有分界,且为非浸润性的,但脂肪瘤与正常脊髓组织紧密粘连,几乎不可能将肿瘤完全切除而不产生严重的功能障碍,只能将突出在脊髓表面的瘤组织切除。最好的手术原则是用超声吸引器或激光作次全切除术,将肿瘤与正常脊髓交界的边缘保留。切除这类肿瘤时,软脊膜纵行切开的范围要足够大。实施肿瘤大部切除可做到有效内减压,并长期控制肿瘤生长和病情恶化。此类肿瘤利用电生理监测识别神经并确定神经走行有助于肿瘤的尽可能切除和神经根的保护。

(7) 皮样囊肿和表皮样囊肿:好发于脊髓圆锥部位,颈段及胸段脊髓少见。切除此类肿瘤,首先应仔细分离肿瘤表面的神经根,再吸除角化皮质、脂肪和毛发等。与圆锥或神经根粘连紧密的囊壁不宜勉强分离、切除,以免加重术后括约肌功能障碍。

(8) 椎管内转移瘤与侵入瘤:侵入性肿瘤都在硬脊膜外生长,而颅内恶性肿瘤如髓母细胞瘤、多形胶质母细胞瘤等,瘤细胞经脑脊液向脊髓蛛网膜下隙播散,肿瘤细胞种植于硬脊膜内髓外或髓内,形成肿瘤。转移性、侵入性与播散性的椎管内肿瘤,大多难以达到完全切除,仅极少数可以全切。通过椎板切开减压术,切除部分肿瘤,解除肿瘤对脊髓的压迫,达到减压,缓解症状的目的。

(三) 术后处理

1. 一般处理　①术后侧卧或平卧,最好卧硬板床。定时翻身,防止肺部感染。翻身时应使身躯平直,避免扭曲。椎板切除在4个以上者,应卧床休息至少2周,2周后在外部支具帮助下离床活动;颈椎手术者在3个月内颈部相对限制活动,颈部不宜过伸或过屈活动。密切观察患者的意识、呼吸、脉搏与血压,及时发现休克。颈髓手术后应注意呼吸情况,保持呼吸道通畅,防止缺氧,如呼吸困难,需立即行气管切开术,必要时用呼吸机辅助呼吸。②术后患者清醒后立即行神经系统检查并与术前对比。严密观察感觉平面有否上升。如有上升,表明脊髓功能有进一步损伤,可能有脊髓水肿或血肿形成。严密观察肢体活动情况,如出现肢体肌力较术前下降,应立即行 MRI 检查,如出现硬脊膜外或瘤腔内血肿,应及时手术清除;如出现脊髓水肿,及时应用脱水剂和皮质激素治疗,必要时行硬脊膜敞开脊髓减压术。术后脊髓功能恢复的顺序是:呼吸、循环功能、感觉功能、运动功能,最后是括约肌功能。③注意伤口是否有脑脊液漏出。如出现伤口脑脊液漏,应保持伤口干燥和避免污染,紧急做伤口补充缝合,以免伤口感染,甚至并发脑膜炎。如出现伤口脑脊液漏伴发感染,需酌情做清创缝合处理,加强抗感染治疗,并做腰椎穿刺治疗,必要时可行置管持续引流。

2. 截瘫患者的处理　①防止压疮:多翻身,局部皮肤保持清洁干燥。时常受压的部位用气圈衬垫。②防止畸形:应用夹板和支撑架,作按摩和被动运动以防止肢体畸形。③膀胱处理:小便潴留者留置导尿管。有膀胱炎者送尿培养,根据药敏试验的菌种给予抗感染处理。膀胱炎或尿道炎不能用药物控制的患者,如膀胱功能无迅速恢复的可能,而又不能行泌尿外科的特种手术时,应考虑作耻骨上膀胱造瘘术。④保持大便通畅,可给果导、番泻叶等轻泻药及服用蜂蜜、香蕉等。便秘患者每2天或3天灌肠1次,硬结大便或肠石需用手指挖出。⑤禁忌使用热敷或热水袋,以免发生烫伤。

(四) 预后

脊髓肿瘤的预后取决于以下诸因素:①肿瘤的性质和部位;②治疗时间的早晚和方法的选择;③患者的全身状况;④术后护理及功能锻炼,术后并发症的防治对康复十分重要。

(包长顺　韩吉中)

复习思考题

1. 试述髓内和髓外肿瘤的鉴别诊断。
2. 试述腰椎间盘突出的手术指征和方法。
3. 脊髓外硬膜下肿瘤有哪些主要的症状与体征?
4. 脊髓髓内肿瘤有哪些主要的症状与体征?

第十章　立体定向技术和功能神经外科疾病

功能神经外科是对中枢神经系统进行干预并改变其生理活动的神经外科学分支学科,起源于20世纪初。Victor Horskey因其三大突出贡献被誉为"功能神经外科之父":其一是最早应用局部脑组织切除术来治疗局限性癫痫发作;其二是采用了神经节切除术治疗疼痛;其三是应用部分或全部运动皮质切除术治疗运动障碍性疾病。而立体定向技术是功能神经外科手术的重要工具,两者联系非常密切,因此临床实践中常习惯将其合并称为"立体定向和功能神经外科"。

功能神经外科治疗的疾病范围非常广泛,涵盖了神经内科、神经外科、精神科等其他临床学科的很多功能性疾病。而功能性疾病是指以神经系统的生理功能障碍为主的疾病,通过调节或改变这种生理功能过程可以控制或改善其临床症状。本章内容中所涉及的功能性神经外科疾病及技术有三叉神经痛、舌咽神经痛、面肌痉挛、扭转痉挛、癫痫、帕金森病、精神病、药物依赖以及立体定向放射神经外科(γ刀)的临床应用等。

第一节　三叉神经痛

三叉神经痛(trigeminal neuralgia,TN)又称痛性抽搐,表现为一侧颜面部三叉神经分布区域内短暂性、阵发性剧烈疼痛,频繁严重的疼痛发作常给患者带来巨大痛苦,严重影响其生活质量。近年来,基于电子医疗数据库的TN发病率为26.8~28.9/10万人年,女性多于男性,且发病年龄以中老年为主,V2、V3支较V1支痛更多见。TN分原发性和继发性两种。继发性TN多由于颅后窝局部占位性病变如肿瘤、动脉瘤、动静脉畸形、肉芽肿等导致,也可继发于颅底侵入瘤、颅底蛛网膜炎等。在因面部疼痛而前往神经外科就诊的患者中约60%以上属原发性TN。CPA区三叉神经根受责任血管压迫而发生脱髓鞘病变,传入与传出神经纤维之间冲动发生短路可能是导致TN的根本病因,造成压迫的责任血管多为扩张、延长、迂曲、硬化的椎-基底动脉系血管,血管祥对三叉神经根进脑干区(root entry zone,REZ)造成的搏动性冲击性压迫是导致TN的关键。另外,多发性硬化等神经系统脱髓鞘病变也可能导致原发性TN。目前已知的可能与TN有关的危险因素有:高龄、高血压、动脉粥样硬化、颅后窝容积小、遗传等。

一、临床表现

疼痛性质犹如刀割、烧灼、针刺或电击样,骤然发作,持续数秒至数分钟后骤停。疼痛常位于上唇、鼻翼、口角、门犬齿、齿龈和颊黏膜等处,可由触摸面部、表情变化、进食、饮水、刷牙、漱口等诱发,诱发点可称之为扳机点。体检多无神经系统阳性体征。部分可见因反复揉搓面部而致皮肤粗糙增厚,或疼痛区域出现浅感觉减退。

二、辅助检查

实验室检查多无阳性发现。头颅CT、MRI等影像学检查有助于发现TN的继发性病因,应列为常规。颅后窝MRA薄扫有时可以见到血管邻近甚至压迫患侧三叉神经根,则更有助于作出原发性TN的诊断。

三、诊断与鉴别诊断

根据患者疼痛病史、发作时的典型表现多可作出 TN 的诊断。继发性 TN 的诊断在影像学检查发现原发病后也多可确立。排除了继发性者即可诊断原发性 TN。鉴别诊断包括：①原发性舌咽神经痛：原发性舌咽神经痛的临床表现类似于 TN，疼痛多由咽部或扁桃体开始，放射至同侧外耳道、耳后及下颌角。剧痛常由进食、吞咽、说话、咳嗽及下颌关节活动引起。将丁卡因溶液喷涂于咽部后疼痛立即消失可确诊。②三叉神经炎：因头面部炎症、代谢病变，如糖尿病、中毒等累及三叉神经，引起的三叉神经炎症反应，表现为受累侧三叉神经分布区的持续性疼痛；多数为一侧起病，少数可两侧同时起病。神经系统检查可发现受累侧三叉神经分布区感觉减退，有时运动支也被累及。③中间神经痛：少见，主要表现为单侧外耳道乳突部烧灼痛，可伴有同侧面瘫、带状疱疹、味觉障碍等。④蝶腭神经痛：少见，主要表现为颜面偏下部疼痛，发作时伴有鼻塞，将丁卡因棉条敷于中鼻甲后上方疼痛立即消失可确诊。⑤丛集性头痛：面部疼痛可涉及颞部，持续性，可伴有面部潮红多汗、结膜充血，服用抗组胺药物有可能缓解。⑥牙痛：牙痛主要表现为牙龈及颜面部持续性胀痛、隐痛，检查可发现牙龈肿胀、局部叩痛、张口受限，明确诊断经治疗后疼痛消失。

四、药物治疗

约有一半以上的原发性 TN 患者口服小剂量卡马西平等药物可长期有效缓解疼痛。卡马西平是目前治疗原发性 TN 效果最确切、最为常用的药物，其他药物疗效均不确切。该药主要作用于网状结构-丘脑系统，通过抑制疼痛的病理性多神经元反射来缓解症状。初始剂量 100mg/d，最大剂量不宜超过 1 000mg/d。该药的毒副作用使相当一部分患者无法耐受而寻求其他治疗方法。主要的毒副作用包括：嗜睡、头晕、胃肠道反应、共济失调、肝损害、白细胞降低等。而一旦患者出现卡马西平耐药性或者不能忍耐副作用则推荐其使用奥卡西平，其作用机制与卡马西平相同且不良反应少，更符合耐药性患者。局部喷涂、注射药物包括医用无水乙醇、甘油、多比柔星、局部麻醉药物、辣椒素等。

五、手术治疗

采用外科手术将病变切除后多可治愈继发性 TN。约 1/3 的原发性 TN 患者需外科手术介入。经多年的沿革，原发性 TN 的外科手术治疗目前主要包括 CPA 三叉神经根微血管减压术（microvascular decompression，MVD）、三叉神经根选择性部分切断术、经皮穿刺三叉神经毁损术等三大类方法。

（一）CPA 三叉神经根 MVD

Jannetta 认为 CPA 区三叉神经根受责任血管压迫而发生脱髓鞘病变，传入与传出神经纤维之间冲动发生短路是导致 TN 的根本病因，MVD 则通过用垫开物将责任血管推离三叉神经根部而达到治疗目的。20 世纪 70 年代中期以后 MVD 因其治疗原发性 TN 的安全性、有效性而迅速在临床推广。

1. 手术适应证

（1）原发性 TN，排除继发性病变。

（2）保守治疗效果差或不能耐受药物副作用或已因服药而产生肝损害。

（3）无严重全身性疾患，年龄并无严格限制。

（4）经皮三叉神经半月节射频热凝术、Meckel 囊球囊压迫术、立体定向伽马刀放射治疗无效的原发性三叉神经痛。

（5）微血管减压术后复发的典型原发性三叉神经痛。

（6）青少年期发病的典型原发性三叉神经痛。

2. 麻醉和体位

（1）麻醉：气管内插管静脉复合全身麻醉或局部麻醉。

（2）体位：取健侧向下侧卧位，头部下垂 15°并向健侧旋转 10°，颈部稍前屈，使下颌距胸骨约两横指，患侧乳突与手术台面大致平行并位于最高位置，便于保持手术显微镜光轴与入路相一致。

3. 手术步骤和术中注意事项　采用耳后发际内 0.5cm 与发际平行的竖切口，长 3~5cm；也有人采用耳后发际内枕骨向颅底转折处上方 1cm 的长 3~5cm 横切口,优点是便于术中显微镜下操作,缺点是可能伤及枕部皮神经而导致术后局部麻木。骨窗直径 1.5~2.0cm,上缘显露至横窦下,前缘至乙状窦后,最好显露横窦与乙状窦交汇点,此点可视为骨窗显露的关键点。硬膜切开:倒 T 形、Y 形或十字形剪开硬膜并悬吊于切口软组织上。探查 CPA:此后操作即在手术显微镜下进行,先使用头端宽 4mm 的脑压板将小脑半球向外下方轻压,沿天幕与岩骨硬膜夹角(即岩上窦方向)向术野深处探查,缓慢排放脑脊液,剪开覆盖在小脑表面的蛛网膜;待脑压下降后再转向上方天幕方向探查。钝性分离(用圆头显微剥离子)和锐性分离(用显微剪刀)结合充分解剖三叉神经根周围的蛛网膜;蛛网膜增厚粘连本身即可能成为 TN 的致病因素,应将其自脑干至麦氏囊全程充分解剖,使三叉神经根在轴位上彻底松解。然后将患者头部向后旋转 15° 或调整手术显微镜光轴可显露三叉神经 REZ。常见责任血管包括小脑上动脉主干及分支、小脑前下动脉主干及分支、基底动脉和岩静脉属支。任何与三叉神经脑桥侧池段相接触的血管都应视为责任血管而必须加以处理。将责任血管充分游离后,向天幕、颅底方向或内侧推移离开 REZ,垫开物置于责任血管与脑干之间。减压操作完成后,以加有地塞米松和罂粟碱的温生理盐水反复镜下冲洗术野,注意水流不能太急以免伤及娇嫩的听神经。确认无出血后,在硬膜剪开处下方小脑表面放置一小块明胶海绵以防硬膜缝合过程中损伤小脑。利用切口的肌筋膜补片或人工硬膜将硬膜严密缝合至不漏水。再次用骨蜡严密封闭骨缘乳突气房。不置引流物,严格按肌肉、筋膜、皮下组织、皮肤四层缝合切口,不留死腔。

4. **手术疗效、并发症和预后**　国内外文献报告 MVD 治疗原发性 TN 的治愈率为 65%~80%,无效率 1%~20%、复发率 3%~15%。对有经验的术者而言总效率可达 90%~95%,术者的经验和选择合适病例是影响 MVD 疗效的重要因素。典型 TN 患者 MVD 疗效好于不典型症状者。听力障碍作为主要并发症其发生率为 2%~10%,但患侧永久性听力丧失者甚为少见。发生永久性面瘫的概率也极低。小脑损伤、出血的发生率一般 <1%。严格、细致的关闭切口技术可使术后脑脊液漏的发生率由近 10% 降至 3% 以下。

(二) CPA 三叉神经根选择性部分切断术

一般认为典型原发性 TN 患者行 CPA 探查术中 100% 会发现有责任血管压迫。但临床实践中确可以遇到探查过程中未发现责任血管的患者,此时往往需行三叉神经感觉根部分切断术(partial rhizotomy,PR)。经由 CPA 入路行三叉神经根选择性部分切断术手术步骤基本同 MVD。三叉神经感觉根部分切断的比例不宜超过 3/4,位于最内上方的感觉根纤维不可切断以免影响角膜感觉。PR 术后患者面部疼痛虽可缓解,但 100% 会遗有面部麻木,是该术式的一大缺憾。

(三) 经皮穿刺三叉神经半月节射频热凝毁损术

三叉神经热凝损毁理论是基于 Letcher 和 Goldring 的实验研究,他们发现,传导痛觉的神经纤维的复合动作电位在较低温度下能够比传导触觉的神经纤维易受到阻滞,表明温度依赖的选择性损毁传导痛觉的神经纤维可以成为现实。做三叉神经射频毁损后可以选择性地保留触觉。三叉神经的电凝治疗技术起源于 1932 年,由 Kirschner 医生所创立。虽然早期报道取得令人可信的结果,但是直到 White 和 Sweet 医生做了技术改进后,才逐渐为人们接受。White 和 Sweet 提倡:①使用短效麻醉剂,保持清醒患者进行感觉测试;②电刺激精确定位;③可靠的射频电流毁损;④温度精确控制。VanIAveren 及其同行进一步改善技术,发明弯曲电极,保证精确选择性损毁三叉神经感觉根。直至今天,经皮三叉神经射频热凝毁损术依然是治疗原发性 TN 有效的方法。

1. **适应证**　①年龄 >70 岁;②全身状况较差(合并心脏、肺、肝脏、肾脏或代谢性疾病等)而无法耐受手术;③微血管减压术无效或疼痛复发;④拒绝行开颅手术;⑤疱疹后神经痛(postherpetic neuralgia,PHN);⑥鼻咽癌相关三叉神经痛。

2. **注意事项**　原发性 V1 分支三叉神经痛推荐采用低温度组 60~65℃ 射频热凝术进行三叉神经痛的治疗、原发性 V2 和 V3 分支三叉神经痛推荐采用较低温度组 65~75℃ 射频热凝术进行三叉神经痛的治疗,并根据患者的具体情况,个体化地选择其最适温度。

3. **疼痛缓解率**　治疗后 1 年、3 年和 5 年疼痛缓解率(疼痛程度减少 ≥50%)分别为 68%~85%、54%~64% 和 50%。

4. **并发症**　包括感觉缺失(50%)、感觉迟钝(6%)、痛性麻木(4%)、主诉各种不适感(12%)、角膜炎

（4%），约 50% 的 Meckel 囊球囊压迫术患者出现短暂性咀嚼困难。

六、展望

导致 TN 的病因多种多样，确诊前一定要进行详尽的检查以明确病因。并非所有的原发性 TN 都需要外科手术治疗。卡马西平在今后很长一段时间内仍将是治疗原发性 TN 效果最确切、最为常用的药物。对于能耐受开颅手术的患者而言，MVD 已成为首选外科治疗方法。如何将 MVD 与 CPA 三叉神经根选择性部分切断术有机结合尽量提高颅后窝探查术治疗原发性 TN 的有效率、降低并发症的发生率将是未来神经外科医生的主要努力方向。对于一般状况较差的患者，经皮立体定向神经根射频热凝术在外科治疗中的重要地位已获承认，尚待推广。

（于炎冰　张黎）

第二节　舌咽神经痛

原发性舌咽神经痛（glossopharyngeal neuralgia，GN）的临床表现类似于 TN，其发病率为 TN 的 0.2% ~ 1.3%，疼痛多由咽部或扁桃体开始，放射至同侧外耳道、耳后及下颌角。剧痛常由进食、吞咽、说话、咳嗽及下颌关节活动引起，发作严重时给患者带来巨大痛苦，经常更甚于 TN。口服卡马西平可以对部分患者有效，对于不能耐受卡马西平或保守治疗无效的患者，则需外科手术介入。1977 年 Janneta 认为血管在脑神经根 REZ 对其形成压迫是引起神经根病变的基础，并成功地应用 MVD 治疗多例 TN、GN、偏侧面肌痉挛（hemifacial spasm，HFS）患者，取得了良好效果。经由乙状窦后入路可行舌咽神经根 MVD 及舌咽神经根、迷走神经上部根丝选择性部分切断术（PR），两者都是治疗原发性 GN 安全有效的手术方法。经皮穿刺舌咽、迷走神经射频热凝毁损术等方法现较少应用。

一、小脑脑桥角舌咽神经根显微血管减压术

1. 手术适应证

（1）原发性 GN，排除茎突过长及小脑脑桥角（cerebellopontine angle，CPA）继发性病变。

（2）保守治疗效果差，或不能耐受药物副作用，或已因服药而产生肝损害。

（3）无严重全身性疾患。

（4）年龄无严格限制。

（5）注意与特殊类型的原发性 TN 相鉴别。

2. 麻醉和体位　同原发性三叉神经痛显微血管减压术（microvascular decompression，MVD）。

3. 手术步骤和术中注意事项　硬膜切开后先使用头端宽 4mm 的脑压板将小脑半球向内上方抬起，缓慢排放脑脊液，剪开小脑延髓池外侧的蛛网膜，显露舌咽、迷走神经，锐性解剖小脑绒球与听神经间的蛛网膜。探查舌咽神经 REZ，注意操作应远离面、听神经。仔细识别压迫责任血管，采用锐性剥离方法将责任血管充分游离后，将其推移离开 REZ 充分减压，选择合适大小和形状的 Teflon 减压垫棉置于责任血管与脑干之间防止其复位。

4. 手术疗效、并发症和预后　Kondo 通过对 16 例行 MVD 患者长达 5 年随访观察，缓解率为 100%，无一例复发。Sampson 等采用 MVD 治疗 47 例患者，术后即刻治愈率达 98%（46/47），平均随访 12.7 年，治愈率 96.6%（28/29）。吞咽困难、饮水呛咳、声嘶、阵发性干咳等后组脑神经功能障碍的发生在 GN 患者中显著增多。

二、桥小脑角舌咽神经根、迷走神经上部根丝选择性部分切断术

PR 术式的手术步骤和术中注意事项与 MVD 基本相同，手术需将舌咽神经根及迷走神经上部根丝选择性部分切断。对于个别即便应用责任动脉悬吊法也无法达到充分减压的病例，尤其是高龄患者，PR 是比较明智的选择。

第三节　面 肌 痉 挛

特发性偏侧面肌痉挛(hemifacial spasm,HFS)指一侧颜面部阵发性、不自主的肌肉痉挛。面肌痉挛影响患者容貌,给日常生活、工作造成不便。国外流行病学调查其发病率为 11/100 万,女性多于男性,左侧更多见。占绝大多数的特发性 HFS 的病因目前已确认是 CPA 面神经根受责任血管压迫而发生脱髓鞘病变、传入与传出神经纤维之间冲动发生短路而导致。目前已知可能与该病有关的危险因素有:高龄、高血压、动脉粥样硬化、颅后窝容积小、遗传等。

一、临床表现

表现为一侧颜面部阵发性、不自主的肌肉痉挛,抽搐多从眼周开始,逐步向下扩大,波及口周和面部表情肌,严重者可累及同侧颈部,情绪紧张等可使症状加重,睡眠时消失,常伴头痛、耳鸣。多无神经系统阳性体征。部分可见因长期患病或注射过肉毒毒素而导致的周围性面瘫。

二、辅助检查

实验室检查多无阳性发现。头颅 CT、MRI 等影像学检查有助于发现继发性病因。颅后窝 MRA 薄扫有时可以见到血管邻近甚至压迫患侧面神经根。

三、诊断与鉴别诊断

根据患者病史、发作时的典型表现可立即作出诊断。继发性 HFS 的诊断在影像学检查发现原发病后也多可确立。排除继发性者可诊断特发性 HFS。鉴别诊断包括:①习惯性面肌痉挛:多见于青少年,以可自控的双侧面部短暂性面肌运动为特点;②Maggie 病:少见,属锥体外系疾患,表现为双侧面部、嘴唇及舌部的不自主抽动,又称眼、口、舌综合征;③癔症性眼肌痉挛:并非少见,多见于中年以上妇女,表现为双侧眼部短暂性、强迫性运动,并伴其他癔症症状;④面神经外伤后面肌痉挛:痉挛症状多不严重、不典型,有明确颅底或面部面神经外伤史可资鉴别;⑤Bell 麻痹后面肌痉挛:痉挛症状多不严重、不典型,有明确 Bell 氏麻痹史可资鉴别。

四、手术治疗

与原发性三叉神经痛不同,MVD 是目前已知唯一可治愈特发性 HFS 的方法,特别是其完全保留血管、神经功能的特性,成为最有效的首选治疗方法。其他破坏性手术仅适用于不能耐受开颅探查术的患者。针灸、理疗等治疗方法均无确定的疗效。

1. 手术适应证　①特发性 HFS,排除继发性病变;②面神经损伤、Bell 麻痹病史;③无严重全身性疾患。

2. 手术步骤和术中注意事项　硬膜切开后探查 CPA 及面神经 REZ,钝性分离(用圆头显微剥离子)和锐性分离(用显微剪刀)结合充分解剖责任血管周围的蛛网膜。责任血管多呈袢状从面神经 REZ 通过并造成压迫。不同于三叉神经痛 MVD,注意勿将位于面神经远端段、在脑桥侧池内的游离血管,尤其是仅与面神经干接触或并行的血管误认为责任血管。常见的责任血管有:小脑前下动脉主干和/或分支(38.6%~65%)>小脑后下动脉主干和/或分支(15.3%~50%)>椎动脉(17%~25%)>多根动脉共同压迫(4.2%~19%)。将责任血管充分游离后,向颅底方向推移离开 REZ,减压垫棉置于责任血管与脑干之间。

其他主要方法有责任动脉悬吊法和架桥法。MVD 有时会出现减压困难的情况,例如:责任动脉为粗大、扩张的椎动脉,推移困难;责任动脉发出较多穿支至脑干,使得垫棉置入困难且有危险。这时可先电凝颅底硬膜使之粗糙,以 Teflon 棉包绕责任动脉后推向颅底,在 Teflon 棉与颅底粗糙硬膜之间涂以少量胶固定,从而达到满意减压效果。当责任血管发出多支穿支动脉供应脑干时,在穿支动脉间放置 Teflon 棉(架桥法)可有效避免穿支动脉损伤。

术中神经电生理监测有助于保护脑神经和术中判断效果。常用的有脑干听觉诱发电位(brain stem auditory evoked potential,BAEP)和侧方扩散反应(lateral spread response,LSR)。BAEP 的振幅、潜伏期变化可在术中提醒听神经损害发生的可能,但是目前还没有建立可靠的报警标准。BAEP 并非实时监测,可能在损害发生以后才能监测到变化,降低了其在术中的应用价值。但多数神经外科医生仍会在术中使用 BAEP 监测来保存听力。有学者认为,LSR 消失表明神经减压充分,预期将取得较好的手术效果。也有学者认为,术中确认面神经充分减压后,若 LSR 仍持续存在并不一定意味着远期手术效果差。这部分患者术后症状可能不会立即消失,经过一段时间可能逐渐改善,表现为延迟治愈的现象。尽管延迟治愈现象的发生机制尚无定论,但可从 HFS 发病机制来解释,由于长期受压,在充分减压后,脱髓鞘的面神经的修复过程可能需要一段时间,面神经核团的兴奋性异常增高也需要一定时间才能复原。

3. 手术疗效、并发症和预后　MVD 治疗 HFS 的治愈率为 70%～94.7%,总有效率为 87.5%～99.3%。听力障碍是 HFS 行 MVD 术后最常见的并发症,术中脑干听觉诱发电位监测对减少听神经损伤机会有重要作用。MVD 治疗 HFS 术后发生暂时性面瘫概率为 4%～18%,发生永久性面瘫概率为 0.9%～6%。避免对面神经、REZ 的直接损伤和脑干穿动脉损伤能有效地减少面瘫的发生。

五、展望

长期的外科实践表明,几乎所有的特发性 HFS 都起因于 CPA 面神经根受到责任血管压迫,因此 100% 治愈率将是每个施行 MVD 手术治疗 HFS 的神经外科医生的永恒追求目标。永久性患侧听力丧失是该手术后可能造成的最大弊端,如何尽量降低其发生率也是一个重要课题。作为精细程度极高的一类锁孔功能神经外科手术,其操作技术亟待推广,尽量避免发生让患方难以接受的严重并发症。责任动脉悬吊法和内镜应用是对传统 MVD 术的有益补充和改良,值得进一步完善、推广。

(舒　凯)

第四节　痉挛状态的外科治疗

一、痉挛状态外科治疗原理

脊髓牵张反射属于单突触反射。该反射传入支包括:骨骼肌肌梭、相应脊神经后根内的传入纤维(Ⅰa、Ⅰ类传入纤维);传出支包括:相应脊髓节段前角 α 运动神经元、周围神经运动支(开始位于相应脊神经前根,后来位于相应周围神经)、神经肌肉连接及肌单位。肌梭和腱器官内的牵张感受器将冲动通过Ⅰa、Ⅰ类传入纤维直接或间接的兴奋脊髓前角 α 运动神经元,然后再通过反射传出支协调协同肌和拮抗肌的运动。牵张反射在整体内受高级神经中枢的调控,在正常情况下存在抑制机制以保证反射适度。如下肢在正常情况下所需一定的肌张力以站立和行走即依靠适度牵张反射来维持。当各种脑和脊髓疾患累及锥体束时,不同类型的抑制(如Ⅰa、Ⅰ类传入抑制、突触前抑制、腱器官抑制、α 运动神经元抑制等)丧失导致牵张反射过度,协同肌和拮抗肌的运动失衡,使姿势系统趋向于过度收缩,最终导致痉挛状态(spasticity)。

痉挛状态是一组表现为痉挛性运动障碍及姿势异常的病症的总称。虽然其临床表现多种多样,但一般都有以下 4 种表现:①关节僵硬,肢体活动性下降;②腱反射亢进;③肌肉被动平伸时表现出强烈的阻力;④屈肌反射过强。导致痉挛状态的病因是多种多样的,包括脑性瘫痪(cerebral palsy,简称脑瘫)、颅脑脊髓外伤、脑脊髓血管意外、脑(膜)炎、脊髓炎、颅脑肿瘤(术后)、脊柱脊髓肿瘤(术后)、痉挛性截瘫、痉挛性斜颈、脊髓栓系综合征等。脑瘫又称 Little 病,指出生前到生后 1 个月以内各种原因导致的非进行性脑损伤,主要表现为中枢性运动障碍及姿势异常。脑瘫性痉挛在痉挛状态中占有相当大的比例。对于占全部脑瘫患者近 2/3 的痉挛型和以痉挛为主的混合型患者,单纯康复训练往往难以达到满意效果。对于这类患者施行手术先解除痉挛状态,再在此基础上进行康复运动训练方能达到最佳治疗效果。脑和脊髓血管病、颅脑脊髓损伤、颅脑脊髓肿瘤、感染等中枢神经系统疾患累及锥体束时,可通过类似于脑瘫的机制而导致痉挛状态。同时,脑脊髓血管意外、脑(膜)炎、痉挛性斜颈、脊髓栓系综合征等病因可与脑瘫有交叉合并,从而使痉挛状态的病因变得更为复杂多样。

19 世纪末 Sherrington 首次阐述了肌张力与痉挛状态的内在生理联系,为应用神经外科方法解除痉挛状态奠定了基础。神经外科手术治疗痉挛状态是通过在不同部位打断牵张反射环路或提高脊髓 α-运动神经元的抑制功能以降低受累肌肉的兴奋性,从而缓解痉挛。肌肉、肌腱、骨关节等矫形手术不在本节讨论范围内。

选择性脊神经后根切断术(selective posterior rhizotomy,SPR)原理如图 10-1 所示,单横虚线为打断牵张反射环路的位置,通过电刺激选择性切断肌梭传入的 Ⅰa 类纤维,阻断脊髓反射中的 γ 环路,降低过强的肌张力,从而解

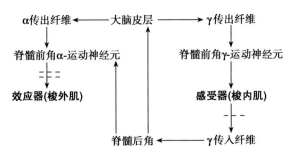

图 10-1　SPR(单横虚线)及 PN(双横虚线)手术原理示意图

除肢体痉挛。由于脑细胞及 α-运动神经元兴奋性降低,还可使部分脑瘫性痉挛患者合并的斜视、流口水、扭转、面部痉挛、手足徐动、癫痫发作、言语不清等症状得到不同程度缓解。

选择性周围神经切断术(selective peripheral neurotomy,PN)也可以按日本学者的习惯称为选择性显微缩小术。PN 手术原理如图 10-1 所示,通过术中应用电刺激选择达到周围神经部分切断后降低有害肌张力而不过多影响有用肌力的目的。

二、痉挛状态外科治疗手术方法

神经外科手术治疗痉挛状态总的原则为:全面临床评估,严格掌握手术适应证,通过解除痉挛、纠正畸形为康复治疗提供条件或起辅助作用。痉挛状态的治疗以康复治疗为主,手术治疗通过解除痉挛、纠正畸形为康复治疗提供条件或起辅助作用。必须明确,长期、正规的康复训练是治疗痉挛状态的最主要方法,手术治疗只是为康复治疗创造条件或为补充手段。对于严重痉挛状态患者,单纯康复训练往往难以达到满意效果,施行手术先解除痉挛状态,再在此基础上进行康复运动训练方能达到最佳治疗效果。

痉挛状态的神经外科手术方法包括中枢和周围两大类术式。中枢神经术式包括:脊髓切断术、脊髓切开术、立体定向脑运动核毁损术、脑深部或脊髓电刺激术等。周围神经术式包括:选择性脊神经后根切断术(selective posterior rhizotomy,SPR)、四肢周围神经选择性部分切断术(selective peripheral neurotomy,PN)、脊神经前根切断术、周围神经封闭术等。经过多年的沿革,脊髓切断术、脊髓切开术、脊神经前根切断术、周围神经封闭术等术式因并发症严重,或易复发等原因而早已废弃或极少应用。立体定向脑运动核毁损术只适用于部分扭转痉挛的病例,疗效不确切,且有可能带来新的神经功能障碍。脑深部或脊髓电刺激术价格昂贵,缺乏长期随访结果,有待进一步实践和评估。目前开展比较广泛的是 SPR 和四肢周围神经 PN 等周围神经术式,长期随访疗效确切。非破坏性、可逆性的鞘内泵入巴氯芬疗法也有望得到推广应用。

PN 的前身是周围神经切断术。周围神经完全切断后虽可极大程度上缓解痉挛,但存在肌力低下、感觉障碍、肌萎缩、建立对立畸形等严重缺点,故未能广泛应用。二十世纪七八十年代,Gros、Shindo 等学者对其进行了改良。显微缩小术的改进之一是术中应用神经肌电生理刺激仪,达到神经部分切断后降低有害肌张力而不过多影响有用肌力的目的;改进之二是显微镜下选择性部分切断而非全部切断周围神经,术中应至少保留 1/4 的运动纤维。该术式在欧美开展得较广泛,长期随访疗效确切,但在我国尚未推广,缺乏大宗病例积累和经验总结。

外科大师 Foerster 于 1908 年第一次采用脊神经后根切断术治疗痉挛状态,但因其对肢体感觉和括约肌功能的不良影响,一直未得到广泛应用。二十世纪六七十年代有学者开始考虑采用选择性更高的后根切断手术以降低其不良影响,并开始用于痉挛型脑瘫的治疗。现代腰骶段 SPR 术由意大利人 Fasano 于 20 世纪 70 年代末创立,他的创新之处在于术中电刺激方法的确立,即采用双极电极刺激后根小束,观察分析下肢肌肉肌电图反应,来决定切断哪些后根小束。20 世纪 80 年代末美国的 Peacock 对腰骶段 SPR 术做出进一步改良,将手术平面自圆锥降至马尾水平,并进一步完善了术中电刺激方法。这两位学者为现代 SPR 术的完善和推广作出了巨大贡献。

双侧颈总动脉鞘交感神经网剥脱术(即颈部去交感神经术)结合迷走神经孤立术通过改善脑血供、降低

交感神经兴奋性而对手足徐动型和部分扭转痉挛型脑瘫有一定效果,且可能改善部分患者流涎、斜视、言语不清、共济失调等症状,手术创伤小,危险不大。虽然该术式机制不明确、疗效不确定,原则上并不提倡实施,但是对于扭转痉挛、手足徐动及混合型脑瘫,目前尚无有效的手术方法进行外科干预,此种术式为外科医生提供了一种选择。

关于何类痉挛患者需外科治疗、采用何种手术治疗、是采用单一术式还是综合术式、是一期手术还是分期手术、是采用神经术式还是矫形术式等外科治疗的问题,目前国内外尚无有关方面规范化的研究。痉挛状态是一个人为的概念,不是某一个单独的疾病,而是一个综合征,其临床表现具有多样化、复杂化的特点,针对痉挛患者的外科治疗不能采取单一的、千篇一律的方法,在实施每一种手术方法治疗的过程中也要遵循个体化、规范化的原则。研究痉挛状态的个体化、规范化外科治疗方案,对提高综合治疗水平至关重要。痉挛状态的神经外科治疗属功能神经外科范畴,包括 SPR 和 PN 在内的选择性周围神经部分切断术是治疗痉挛状态安全有效的手术方法。病例选择和术前全面临床评估是决定预后至关重要的因素,可以最大限度地改善症状,避免引发新的缺陷或畸形。选择合适的病例、熟悉局部解剖、掌握显微手术技巧和术后坚持长期正规康复训练是保证疗效的关键。传统 SPR 术后尿便功能障碍、椎管内出血、感染、脑脊液漏、脊柱不稳等较严重并发症时有发生,如何在保证疗效的基础上减少并发症的发生至关重要。中国人口基数巨大,各种原因导致的痉挛患者众多,但痉挛状态的神经外科治疗及周围神经外科远未普及,有着广阔的发展空间,有待于有志于此的同道们的共同努力。

（明　扬）

第五节　脑性瘫痪的外科治疗

脑性瘫痪(cerebral palsy,CP),简称脑瘫,又称 Little 病,指在胎儿和婴儿早期(特别是出生 1 个月内),因未成熟大脑组织受到各种损害而形成的非进行性的、以肢体肌张力障碍为主要特征的一类疾病。目前,其病因机制尚不完全清楚,染色体基因突变、中毒或感染、脑缺氧等均可能是其病因。脑性瘫痪有多种临床表现类型,其中痉挛型脑性瘫痪为其最典型和最常见的类型,主要表现为以双下肢为主的肌张力增高、痉挛性伸直和内收、膝踝反射亢进等,可同时伴有癫痫、语言及智能障碍等。

一、临床表现

1. 患儿腿部运动僵硬笨拙,用双手在腋窝下抱起患儿时无蹬腿动作,仍保持腿部原伸直或屈曲状态,大多数患儿跖反射呈伸性反应。

2. 患儿学步较晚,常在四五岁时仍行走困难,迈小步时微屈双腿更僵硬,股部明显内收使两膝紧紧靠拢,行走呈剪刀或交叉步态。

3. 足部呈马蹄内翻畸形,足跟不能着地,步态多呈雀跃不稳。

4. 上肢运动不灵敏,可出现手足徐动症,面部可见痉挛样笑容,发音清晰或含糊。

5. 部分患儿可有癫痫发作。

6. 四肢肌张力增高,被动运动不灵活,腱反射亢进,双侧巴宾斯基(Babinski)征阳性。

7. 智力发育迟缓,严重者为白痴。

8. 上述症状随年龄增长略有改善。

二、辅助检查

1. 影像学检查　由于脑性瘫痪的病因、发病机制尚不完全清楚,神经影像学检查缺乏特征性表现,因此主要用于明确有无器质性病变及病变部位。多数患者头颅 CT、MRI 检查与正常无异,少数患者可有脑发育不全、瘢痕性脑软化、脑穿通畸形等,但这些改变不能作为脑性瘫痪的诊断依据,也与病情轻重无关。

2. 脑电图和神经心理检查　常见脑电图异常包括背景活动减慢,局限性慢波灶或阵发性痫样放电。神经心理检查包括智商测定、临床记忆量表测评等。

三、治疗

脑瘫的治疗以康复治疗为主,手术治疗通过解除痉挛、纠正畸形为康复治疗提供条件或起辅助作用。对于占全部脑瘫患者近 2/3 的痉挛型和以痉挛为主的混合型患者,单纯康复治疗往往难以达到满意效果。对于这类患者施行手术先解除痉挛状态,再在此基础上进行康复运动训练方能达到最佳治疗效果。目前国内针对痉挛型脑瘫的手术治疗主要集中在以下两方面:①采用腰骶段选择性脊神经后根切断术(selective posterior rhizotomy,SPR)治疗下肢痉挛状态;②采用各种骨科矫形手术治疗长期痉挛导致的肌腱挛缩及关节畸形。国外则除了以上两方面之外尚较多地开展周围神经选择性部分切断术(selective peripheral neurotomy,SPN)治疗痉挛状态。

四、选择性脊神经后根切断术

1. 手术原理 肌张力增高和痉挛是牵张反射过强的一种表现,而该反射的感受器是肌梭。肌梭有两类传入神经纤维,一类是快纤维,属于 I a 类纤维,进入脊髓后直接与支配肌肉的 α 神经元发生兴奋性突触联系;另一类属于 II 类纤维,它与本体觉有关。脊髓前角的 γ 运动神经元发出的神经纤维支配梭内肌纤维,并调节梭内肌的长度,使感受器处于敏感状态。这种 γ 神经元的活动通过肌梭传入并引起 α 神经元活动和肌肉收缩的反射过程称为 γ-α 反射环路。选择性脊神经后根切断术(SPR)的目的在于通过电刺激选择性切断肌梭传入的 I a 类纤维,阻断脊髓反射中的 γ-α 反射环路,从而降低肌张力,解除肢体痉挛,选择性保留肢体的感觉神经纤维。脊神经后根切断后还可激发脊髓和大脑皮质氧化亚氮(NO)神经元的活性提高,使之释放 NO,从而促使脊髓和大脑皮质等局部微循环改善,促进神经纤维增生、突触形成和修复,这或许也是 SPR 治疗痉挛型脑性瘫痪的重要机制之一。

2. 手术适应证和禁忌证 目前,SPR 尚无统一标准,应根据具体情况灵活掌握。由北美 SPR 委员会推荐的手术适应证标准为:①早产、低体重儿;②单纯痉挛;③躯干正常并有一定肌肉力量和控制能力;④最低限度的固定挛缩;⑤智力正常;⑥有运动治疗条件。一般认为脑性瘫痪患儿症状很轻,或患儿伴有严重的智能障碍,或手术部位合并有其他畸形、感染者应视为手术禁忌证。

3. 手术方法

(1) 非改良和改良 SPR:1978 年,Fasano 等首先利用术中电刺激技术在脊髓圆锥处行 SPR,但由于术中对后根节段鉴别较为困难,易损伤 $S_2 \sim S_5$ 神经,造成膀胱和直肠功能障碍。后来 Peacock 改良了 Fasano 术式,将手术部位移至马尾水平,但此种术式需要切开多个锥板,这使得手术创伤增大,术后脊柱失稳的概率增加。为此,有学者提出限制性锥板切除的 SPR 术式,并探讨重新开展脊髓圆锥处的 SPR 手术,这样就形成了 SPR 改良式手术和非改良式手术。非改良 SPR 手术需切除多个椎板,手术切口通常在 $L_2 \sim S_1$ 棘突,术中显露 $L_2 \sim S_1$ 的椎板和棘突,并切开 $L_2 \sim S_1$ 的椎板。但广泛性腰骶部椎板切除术可造成脊柱滑脱或脊柱腰段前凸等脊柱失稳情况。改良式 SPR 手术是指限制性切除腰骶段一个或多个椎板,手术切口为 $L_2 \sim S_1$ 的棘突,术中显露 $L_2 \sim S_1$ 的棘突和椎板,分段切除椎板及其黄韧带,保留 L_2、L_4 和 S_1 的椎板。也有的改良式 SPR 手术是根据术前所判断的下肢痉挛的范围并参考下肢痉挛所造成的畸形,施行不同类型的 SPR 手术,如 $L_2 \sim S_1$ 的 SPR,保留 L_2 与 L_4 的 SPR,保留 L_4 的 SPR,保留 L_5、S_1 的 SPR。另有研究者提出,对于混合型脑性瘫痪中伴有手足徐动症者,在施行 SPR 的同时,选择部分神经节段施行选择性脊神经前根切断术(SAR);对于三肢瘫、双重瘫、四肢瘫中的上肢痉挛较重,特别是痉挛影响日常生活基本动作的脑瘫,施行选择性颈段脊神经后根切断术(cervical selective posterior rhizotomy,CSPR)很有作用。

(2) 脊神经后根节段定位:术中神经节段的定位以及拟切断神经的选择是另一个受关注的问题。神经节段的选择应该遵循脊神经根分布节段和肢体功能的关系,结合肢体功能异常的表现形式加以选择。另外,术中电刺激诱发肢体痉挛,借助神经阈值来选择神经节段也是常用方法。通常情况下,是利用椎间孔或椎板来定位脊神经节段,即在多椎板切除的 SPR 术中,脊神经后根节段的定位可根据术中切除椎板的序数,用以定位椎间孔的序数,根据椎间孔的位置定位脊神经根的节段序数,根据神经根的节段序数再定位后根的节段序数。在限制性椎板切除的 SPR 中,对后根节段的确定主要依靠各节段相对于马尾近端的位置。

（3）脊神经切除范围选择:根据痉挛症状的定位,尽可能不涉及无关的神经根,并在每一神经根中尽量少切断一些神经束,这是 SPR 手术的基本原则。同时考虑到 L$_4$ 脊神经后根分别参与股神经、闭孔神经、坐骨神经和臀上神经的合成,对下肢诸肌群运动和协调起重要作用。因此,术中应保留 L$_4$ 脊神经后根的完整性,这样就比较均衡地保存了下股肌肉的部分张力和肌力,减少了生理性牵张反射的干扰,减轻了术后下肢乏力的现象,且增加了对膝关节的控制能力。

4. 术后康复治疗　包括多方面的内容,并且应该贯穿患者的一生。特别是在患者的儿童时期,更应根据小儿的生长和发育特点,制订合理的训练计划,这是患者功能得以恢复的重要保证。目前推荐的康复治疗方案包括 3 个阶段:第一阶段(术后 3 天~3 周),在患者伤口疼痛缓解后对其进行被动的关节活动,如屈伸髋关节、膝关节及踝关节,其目的是防止关节挛缩,同时让患者恢复关节位置觉,并鼓励患者作主动的肌肉收缩运动。待患者肌力恢复,麻木感消失后,进行主动的关节运动,目的是活动关节,增强下肢肌力和肢体运动平衡。第二阶段(术后 3~5 周),患者坐在床边,腰背挺直做屈膝、伸膝抗阻力训练。第三阶段,强化肌力训练,要针对下肢的主要肌肉进行训练,如双下肢绷紧,足跟抬离床面训练股四头肌;患者坐于床边屈伸膝关节、踝关节以训练小腿肌肉等。关于训练运动量的掌握,以患者体力极限的 60% 为宜,主要要求患者在一定体力的支持下,动作准确、均匀。

第六节　癫痫的外科治疗

癫痫(epilepsy,EP)是一种脑部疾病,其特点是脑部持续存在易导致癫痫反复发作的易感性,以及由于这种发作引起的神经生物、认知、心理和社会后果,是最常见的神经系统疾病之一。它是一种致残率高、临床反复发作和病程漫长的疾病,具有自发性、反复性、发作性和阵发性 4 个特点。据世界各地流行病学调查,EP 患病率为 4‰~6‰,而我国为 7‰,估算目前我国有约 900 万的 EP 患者,占全世界患者的 1/6~1/5,同时每年新增加的患者数约 40 万人。癫痫发作(epileptic seizure,ES)是指脑部神经元高度同步化异常活动所引起,由不同症状和体征组成的短暂性临床现象。EP 治疗的主要目的是完全控制发作并提高患者的生活质量,然而,尽管抗 EP 新药不断用于临床,据统计仍然有 30% 以上 EP 患者药物治疗无效或不能耐受药物的副作用而放弃内科治疗。这种先后经过两种或两种以上药物治疗仍不能控制的 EP,称为难治性 EP,也有人将其定义为 EP 频繁发作(每个月 4 次及以上),经正规一线抗 EP 药物治疗(血药浓度保持在有效范围,无严重副作用)2 年仍不能控制者。所有 EP 患者中约 30%~40% 属于难治性 EP,其中 5% 适于外科治疗。随着术前评估及外科技术技巧不断改进,特别是显微外科技术的应用,使 EP 外科治疗越来越安全有效,且手术能使 80% 的患者发作得到有效的控制。

癫痫根据病因可以分为两大类,原发性癫痫(特发性癫痫)是指用目前的诊断技术尚找不到明确病因的一组病例,随着技术的发展,可能发现其病因。继发性癫痫(症状性癫痫),多由急慢性脑病或损伤引起,其病因有脑肿瘤、血管畸形、脑外伤、脑炎和脑萎缩、缺氧、中毒等。

一、发病机制

目前认为脑灰质内某些兴奋度过高的神经元,生物电活动呈现超同步发放是癫痫发作的病理生理学基础。在神经生理学上把引起癫痫的特殊放电病灶称为"致痫灶",在神经病理学上称之为"癫痫病理灶"或"癫痫病灶",两者合称为"病灶-功能性致痫灶复合体",相应的局部脑组织区域称为"致痫区域"。对致痫部位病理学改变的研究是多年神经学科研究的重点。癫痫的发生机制有多种学说,如损伤学说、γ 氨基丁酸(GABA)能缺失-缺氧学说、GABA 系统失调(去抑制)学说等。

1. 癫痫发生的病理机制　颅骨变形引起颅腔容量的变化,导致并传递颅内压力的梯度变化;脑组织的移位、脑血管运动调节的改变、血管痉挛、血流变化、颅内压变化、血管通透性的改变等继发性反应;脑水肿、缺血、坏死等延迟性的病变所导致的胶质细胞增生、瘢痕和神经元数目的减少和脱失等,这些退行性病理改变是癫痫发生的病理解剖基础。

2. 癫痫发生的生理机制　神经细胞的正常生物电活动,包括其极化、去极化、反极化、复极化、超极化等生理过程,是其兴奋性的重要标志。癫痫病灶内的神经元容易发生去极化,过度放电产生同步化发放,向邻近脑回或对侧半球扩散,引起运动细胞的过度兴奋活动。神经元膜结构的损害,相对稳定的极化状态的破坏,离子平衡的紊乱带来膜去极化的不恢复,使过度兴奋状态维持,以及重复性地除极漂移发作、超极化的丧失、局部神经元活动的同步化是癫痫发生的电生理基础。

3. 癫痫发生的生化机制 目前对手术切除的致痫灶脑组织、瘢痕、实验动物模型的致痫灶脑组织的离体培养和代谢测定,发现癫痫病灶有如下代谢特点:①致痫灶乳酸聚集,H^+浓度增高;②氨基酸代谢紊乱,抑制性的氨基酸如谷氨酸、GABA缺失;③单胺类神经递质减少,神经肽类递质增加;④乙酰胆碱的合成和结合力下降;⑤离子通道和转运障碍,维持K^+浓度的能力减弱,Ca^{2+}脑内积聚增多。最近的研究又表明,脑组织损伤或皮质裂伤会引起红细胞外渗和溶解,血红蛋白沉积在神经纤维网络之间,铁离子游离,亚铁离子(Fe^{2+})氧化成高铁离子(Fe^{3+}),并形成氢氧络合物,再通过体液的自身氧化反应,引起一系列的单个电子转移反应,形成中间态自由基。铁盐及含有多不饱和脂肪酸(PUSA)或亚细胞结构的亚铁血黄素,导致自由基氧化剂的形成;自由基与邻近的二价键多不饱和脂肪酸以及细胞膜上脂类的亚甲基成分反应,引起氢的离解和过氧化反应的传递。这种非酶性脂类过氧化反应的发生和传递,引起亚细胞器膜的破裂,脱氧核糖和氨基酸的降解,导致细胞功能的破坏,是癫痫发生的生物化学基础。

近年来通过 PET、SPECT 等的应用发现癫痫发作时致痫灶局部脑血流增加,局部葡萄糖转换和代谢率增高,而其周围区域的糖代谢率降低。von Gelder 提出,任何脑的病理学改变都可能会引起神经元与周围胶质细胞之间联系的某些异常,生理上表现为同步化的高频发放,生化上表现为细胞外谷氨酸的积聚,病理上表现为脑回变窄、色泽变浅、质地硬化或软化,镜下表现为神经细胞脱落缺血、树突棘异常、胶质细胞增生等。

二、分类和临床表现

(一) 分类

癫痫的分类比较复杂,从 1954 年国际抗癫痫联盟首次对癫痫发作分类至 2001 年提出癫痫发作和癫痫综合征分类的新方案,其间共进行了 5 次修改和完善。而 2001 年的新分类法过于详细,因此目前应用最广泛的分类是 1981 年和 1989 年分别提出的癫痫发作和癫痫综合征的分类。

(二) 临床表现

1. 全身性发作 发作时意识丧失,双侧肢体强直后紧跟有阵挛的序列活动是全身性发作的临床特征。这种类型的发作多在发作初期就有意识丧失。强直-阵挛发作是最常见的发作类型。强直-阵挛发作的临床特点是意识丧失、全身肌肉强直后紧接着阵挛。可以分为 3 期:①强直期:表现为全身骨骼肌持续性收缩,眼睑上牵,眼球上翻或凝视,口强张随后猛烈闭合,可咬伤舌尖,喉肌和呼吸肌强直性收缩致患者尖叫一声,呼吸停止,颈部和躯干先屈曲而后反张,上肢由上举后旋为内收前旋,下肢先屈曲后猛烈伸直,持续 10~30 秒进入阵挛期。②阵挛期:全身肌肉节律性收缩与松弛,每次阵挛后都有一短暂间隙,阵挛频率逐渐变慢,间歇期延长,在一次剧烈阵挛后发作停止,进入发作后期。本期可续数十秒到数分钟。以上两期均伴有呼吸停止、血压升高、心率加快、瞳孔散大、唾液和其他分泌物增多,并可能发生舌咬伤。③发作后期:此期尚有短暂阵挛,随后全身肌肉松弛,可引起大小便失禁。从发作至意识恢复约 10 分钟,大部分患者有意识模糊,清醒后对发作过程不能回忆,并可有头痛,头昏,四肢乏力。部分患者有时出现精神异常兴奋,有时可以出现暂时性偏瘫或单瘫。长期反复发作所致的脑组织缺氧和毒性代谢产物堆积导致神经元损伤,从而影响智力。EP 持续发作可以引起脑水肿,严重的持续状态可以造成死亡。

2. 部分性发作 部分性发作又称为局限性发作,是局限性神经元异常放电所致。其中,部分性继发全身性发作是神经元异常放电从局部扩展到双侧脑部时出现的临床发作。

(1) 单纯部分性发作:指发作时不伴有意识障碍的部分性发作。发作后能清楚叙述发作的细节。①运动性发作表现为身体某一局部的不自主抽动,多见于一侧眼睑、口角、手指或足趾,也可涉及一侧面部或肢体。异常运动从局部开始沿皮质功能区移动,从手指-腕部-前臂-肘-肩-口角-面部组建发展的,称为杰克逊(Jackson)发作,严重者发作后可留下短暂性肢体瘫痪,称 Todd 瘫痪。②感觉性发作表现为一侧面部、肢体或躯干的麻木、刺痛等,和运动性发作一样。③自主神经性发作表现为上腹部不适、恶心、呕吐、出汗、瞳孔散大等。④精神症状性发作可表现为各种类型的遗忘症、情感异常、错觉、复杂幻觉等。

（2）复杂部分性发作：主要特点是有意识障碍，发作时患者对外界刺激没有反应，发作后不能复述发作情节。主要表现为意识障碍与自动症。部分患者发作前常有感觉和运动先兆，随后出现一些看起来有目的，但实际无目的的活动，如反复舔舌、咂嘴、咀嚼、搓手、不断地穿衣、脱衣、摸索，甚至是游走、奔跑、无目的地开门、关门，发作过程中患者对外界刺激无反应，发作后可有头昏、意识模糊。

三、诊断与鉴别诊断

1. 诊断　主要依据是典型的临床症状和脑电生理学检查。症状诊断应包括是否有突发性意识障碍、肢体抽搐，对发作前的先兆（部分可揭示致痫灶的部位）、发作过程（确定发作类型和起源）、发作的持续时间和频率、药物治疗的效果、发作后的情况及发作的反复性等都应了解。

主要的辅助诊断手段是脑电图，其特异性的发放节律异常，暴发性的棘波、尖波、棘-慢综合波，具有诊断意义。完整的脑电记录应包括发作间期、发作时和发作后的脑电图。

2. 鉴别诊断　①假性癫痫发作：多见于青年女性，其表现是杂乱的戏剧性的，多在有人或人多的场合发作，时间可超过几十分钟，可因外界的影响而停止或再次发作，发作时患者闭眼、瞳孔不散大，拇指握于其他四指背面。而癫痫发作时患者睁眼、瞳孔散大、拇指握于其他四指腹侧。②晕厥：血管抑制性晕厥发作缓和，有心慌、头晕、眼前发黑的先兆，晕厥时有四肢发凉、脉搏变慢、身出冷汗等症状，极少有肢体抽搐；体位性晕厥多发生于睡起由卧位变换为立位的时候；排尿性晕厥发生于排尿前后，多无肢体抽搐。与癫痫发作的不分体位，无固定时间，有肢体抽搐、咬舌、尿失禁等主要症状可鉴别。③发作性睡病：该病可引起意识丧失和猝倒，据其不可抑制的睡眠、睡眠瘫痪、入睡前幻觉及可唤醒可以鉴别。

四、治疗

（一）药物治疗

1. 治疗原则　①应了解癫痫发作的类型，强调个体化用药，尽量单药治疗；②单药治疗从小剂量开始缓慢增量；单药无效时才考虑联合用药，应注意药物相互作用；③监测抗癫痫药物的血药浓度，选定控制发作的最佳维持剂量，并须密切观察药物不良反应；④坚持长期规律服药，切忌私自增减量或停药；⑤停药时机应根据病情，通常在控制症状后 1~2 年逐渐减量停用药物。

2. 常用药物　传统抗癫痫药物有苯妥英钠、卡马西平、丙戊酸钠、苯巴比妥、扑痫酮、乙琥胺，新型抗癫痫药物有拉莫三嗪、托吡酯、加巴喷丁、氨己烯酸等。

3. 癫痫持续状态的治疗　癫痫持续状态是指癫痫发作时间超过 30 分钟或反复发作，且两次发作间歇无恢复期，是一种临床危象，处理不及时或不当可致命。治疗上除给予有效的抗癫痫药物外（安定 10mg 静脉缓推或 40mg 加入生理盐水静脉滴注维持），还应注意全身状况，保持呼吸道通畅，防止心、肺的合并症和身体意外伤害，维持水盐电解质平衡。

（二）外科治疗

癫痫外科手术是通过外科手术方式达到控制和治疗癫痫发作的目的，是一个系统的、复杂的整体，术前需要进行一系列的综合评估，目的是定位以及确定是否适合手术，推测术后脑结构与脑功能代偿情况。其中痫灶定位及痫灶范围确定直接关系到手术效果，是术前准备的关键。手术一般分为三大类：①切除手术；②切除癫痫放电扩散途径的手术；③毁损和刺激手术。

1. 术前检查

（1）EEG：头皮 EEG（常规、过度换气、闪光刺激）、睡眠 EEG、睡眠剥夺 EEG、蝶骨电极和鼻咽电极、视频 EEG、24 小时动态 EEG。

（2）神经心理学评估：韦氏智力量表、临床记忆或学习量表测评。

（3）CT：对癫痫患者的脑结构异常，如脑萎缩、脑室畸形扩大、蛛网膜囊肿、大小半球或脑回异常等，都可做出较正确的定位诊断，但仍有 30%~50% 患者可无任何异常或所示病变与临床症状脑电图变化不相一致，因此 CT 所见一定要紧密与 EEG 结论综合分析判断。

（4）MRI：对癫痫患者的检查有其特殊性作用，能清楚显示癫痫患者的脑灰白质异位、大小脑回畸形、小血管畸形、脑小肿瘤、囊肿、脓肿、海马硬化、结节性硬化、寄生虫等，还可对脑生化与生理改变进行波谱分析。

（5）SPECT：对癫痫灶的定位优于 CT，在癫痫发作间期，病灶 SPECT 呈现低血流区，而当癫痫发作时则呈病灶区脑组织血流量显著增加显示充血状态，经过对这两个期成像行减缩处理后所成图像对癫痫灶定位有特殊性价值。

（6）PET：与 EEG 检查合用可从不同角度反映脑功能情况，对病灶定位提供帮助。在癫痫发作期 PET 可显示病灶区代谢增加常与头皮 EEG 测定相一致。由于检查费用昂贵及受条件限制，尚难在临床推广应用。

（7）fMRI：可实时观察语言中枢及运动和感觉中枢的功能活动情况，从而判断并拟定痫灶的切除范围。

（8）脑磁图（MEG）：对癫痫定位有价值，但由于设备昂贵，检查环境条件要求很高，在国内刚起步应用。其特点：①选择性记录神经细胞内电流变化；②选择性记录与头皮呈切线方向的脑电活动，不受颅骨影响。

2. 手术适应证和禁忌证

（1）适应证：①经 2 年以上正规系统药物治疗或在血药浓度监测下足量药物治疗，仍不能控制痫性发作，每个月癫痫发作仍为 1 次以上；②因癫痫发作频繁，致残或影响工作、学习或生活者；③婴幼儿和儿童频繁发作的致残性癫痫；④脑内有明确致痫灶引起局限性癫痫发作者；⑤患者和家属对治疗能很好理解，要求手术且能够认识术后仍需用抗癫痫药物；⑥患者的智商（IQ）应在 70 以上（胼胝体切开术例外）。另外手术时机的选择也很重要，针对某些适合手术治疗的患者，若没有得到及时的外科干预，即使后期手术控制了癫痫发作，但是由于长期癫痫发作带来的参加社会活动障碍、患者的身心障碍等，则是手术后难以解决的问题。

（2）禁忌证：①内科或全身性疾病引起的癫痫；②变性或代谢性疾病引起的癫痫；③伴有血液性疾病；④智能受损严重，智商（IQ）低于 50 以下，已呈近白痴状态者。

3. 术前准备

（1）停用抗癫痫药物：抗癫痫药物能抑制癫痫波发放，而癫痫病灶切除术是以皮质 EEG 中棘波出现的部位作为手术切除依据的，因此术前应停用抗癫痫药物治疗。对于癫痫发作频繁者宜逐渐地停药，以免造成癫痫持续状态，如果手术当天癫痫有发作，则手术应延期进行。

（2）做好手术的解释工作：对于采用局部麻醉并需做电刺激测定皮质功能者，要向患者说明手术过程中的电刺激反应与感觉，以解除患者的思想顾虑并获得配合。

（3）麻醉选择：一般根据患者的具体情况及手术方式来确定麻醉的方式。①局部麻醉：对于能与医师合作的成年患者，做局部癫痫病灶切除或立体定向核团毁损时可采用局部麻醉；②全身麻醉：对于儿童、不合作的成人或估计手术时间较长的患者，一般采用全身麻醉，但在麻醉用药上要有所选择，因为许多全身麻醉药物对 EEG 的波形及癫痫波有较大的影响，若掌握不好，会影响癫痫病灶的准确定位。有研究认为，采用吸入性全身麻醉时，以氧化亚氮为主、辅以低浓度异氟烷吸入较为适宜，并加用芬太尼及肌肉松弛药以加强麻醉作用。麻醉诱导应根据术前 EEG 棘波出现的频度选用硫喷妥纳等药物。

4. 手术治疗方法选择

（1）胼胝体切开-联合纤维切断术：胼胝体是两大脑半球间信息传导的最大联合纤维，也是癫痫异常放电，由一侧半球向另一侧半球传播扩散的主要途径。切断胼胝体联合纤维，就可阻断痫性放电由一侧半球向另一侧半球的扩散，使其发作症状与频率显著减少，因此本手术非切除致痫灶，而是切断其传播扩散通路以缓解发作的一种姑息性手术。

自 1940 年 Wagenen 和 Herren 首先报道以大脑联合切开术治疗癫痫以来，国内外开展此项手术已日渐增多。在动物实验中观察到癫痫病灶部位的神经元放电可以通过胼胝体的相互传递而获得扩散和加强。手术指征：①发作期间有一侧，或继发双侧的 EEG 棘波发放；②局限性脑结构损害，不宜将部分病灶切除者；③智商正常；④早期出现偏瘫；⑤婴儿性偏瘫，如先天性婴儿偏瘫、拉斯马森（Rasmussen）综合征、伦诺克斯-加斯托综合征（Lennox-Gastaut syndrome）、单侧半巨脑症、脑皮质发育不全等；⑥伴有局部发作的全身性抽搐，包括不能控制的顽固性癫痫。

手术分胼胝体前 2/3 切断术、胼胝体后 1/3 切断术以及胼胝体前 2/3 切断术+双侧扣带回毁损术。全胼胝体切开术因并发症多，现已弃用。

通过手术前和手术后的电生理和心理检查比较,发现胼胝体切开术对智力和记忆无明显损害。切开胼胝体后的患者智力有所提高,这可能与术后癫痫发作次数减少、用药量降低或停药有关。

（2）颞叶切除术:前颞叶存在致痫灶或有影像学病灶者,前颞叶切除术是最常见也是最成功的癫痫外科手术,癫痫控制成功率高达80%,且并发症较少。

手术要点:切口取一侧颞基底部马蹄形皮-骨瓣,形成耳郭前反问号形切口,要求必须充分显露出颞尖部及颞叶新皮质,切开硬脑膜后,对颞叶皮质进行充分 ECoG 探测,确定与找出痫灶范围后,再对颞叶深部电极探测颞叶内结构的放电情况,以便确定颞叶手术切除的长度与范围。常规前颞叶切除,要求左侧从颞尖向后切除不超过 5cm,右侧不超过 6cm,以拉贝(Labbé)静脉为界,其深度包括杏仁核及部分前海马在内一并切除。在颅中窝底部一定要保护好脑底穿支静脉,勿损内侧部软膜完整,防止视束与基底核受损。切除术后,应再次采用 ECoG 探测,对残留之棘波灶区再用小头吸引器将其分块吸除至脑电波节律已基本正常为止。

（3）选择性杏仁核-海马切除术:颞叶内侧癫痫的病灶异常放电几乎所有都来源于海马、海马旁回和杏仁核。切除这些结构可以控制 EP。

手术要点:只是选择性切除颞叶内侧基底部的杏仁核、前海马及海马旁回钩的脑灰白质软膜下切除,以消除其致痫灶区而不引起任何功能障碍。一般采用翼点入路,从外侧裂进入,切除颞叶内侧部,也可从颞中回处切开皮质,进入颞角前部,从颞角内切除杏仁核及前海马旁回钩。特别注意保护后内侧的基底核及视束及小脑幕附近的大脑后动脉分支血管,并要保护好内侧的软脑膜完整,只电凝切断前1/3脉络膜前动脉的外侧支,并把 Ammon 角的动脉一并电凝后切断。彻底切除后,再采用脑深部电极探测寻找有无残留棘波区,必要时把存有棘波的位置要用小吸引器彻底吸除,复查直至棘波灶完全消失。总之,手术要在显微镜下进行,要辨认清杏仁核及海马旁回钩及旁回并彻底切除。

（4）多处软脑膜下横行纤维切断术(multiple subpial transection,MST):1967 年美国医生 Morrell 首先提出 MST,主要适用于致痫灶位于功能区而不能进行手术切除者,包括:①顽固性癫痫,特别是致痫灶位于或波及功能区的病例;②癫痫发作频繁(已行胼胝体切开或核团毁损)仍不能有效控制发作,EEG 提示病灶区在一侧大脑半球主要功能区者;③部分性癫痫发作持续状态(运动性或感觉性);④位于运动区的 Rasmussen 综合征患者(不适合行大脑半球切除术者);⑤可在大脑半球皮质切除治疗伴癫痫发作的婴儿偏瘫前试做 MST;⑥脑外伤或开颅术后引起脑局限性癫痫发作,药物治疗无效,频繁发作引起进行性脑损害者。

手术要点:以原始致痫灶或 CT、MRI 所示的病变区为中心作比痫灶略大的马蹄形皮骨瓣开颅,对一侧大脑半球多病灶或广泛性棘波灶者也可作跨多脑叶的大型骨瓣。暴露皮质后进行 ECoG 检查,从手术野中心或从一侧开始呈地毯式探测,每针间距 4~5mm,把发现的棘波灶区标以黑色字码,正常脑电波区标以红色字码,反复探测。对可疑区用过度换气或电刺激诱发的方法进行复查,然后画出皮质痫灶地域图。在致痫灶脑回的一侧缘刺一小孔,把刀球端送入,从皮质下穿向脑回对侧缘并推开脑沟内血管,把沟旁脑回边包括在横切范围内,然后在脑沟边显露出球体,这时通过软膜可清楚看到微隆起的球体,但不得穿破软脑膜,保持刀与脑回进入方向呈垂直位,深度在 4mm,然后把球体刀从软膜下顺原进口方向拉回,这样就使皮质浅层的神经元横纤维完全切断,完成了一次横切道的全过程。

疗效判断与预后:MST 切断了痫灶放电同步扩散的途径,术后将取得一定疗效,不会引起严重并发症。当然,MST 只是把脑回神经元树突切断,在脑沟深处仍有一定量神经元仍可产生一定同步放电,因此,MST 不是切除致痫灶,应充分认识之。

（5）迷走神经刺激术(VNS):VNS 装置由一个脉冲发生器和植入电极组成。电极末端分为 3 个螺旋形的线圈绕在颈动脉鞘内迷走神经上(图 10-2)。刺激装

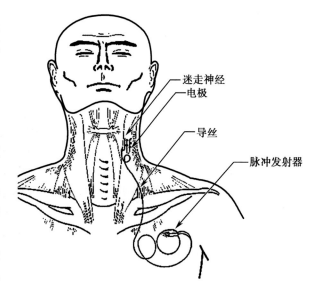

迷走神经
电极
导丝
脉冲发射器

图 10-2　VNS 手术示意图

置安在左侧锁骨下区。术后 2~4 周,VNS 装置可以通过电脑和遥控器激活。另外,患者自感有发作前先兆或有频繁癫痫发作时,可以由患者或家属启用外部磁铁,从而抑制癫痫发作、降低发作的严重性或缩短发作持续时间。

一般在全麻下安放 VNS 装置,选择左侧迷走神经手术。沿左胸锁乳头肌前缘下 2/3 向下切开约 8~10cm 切口,暴露颈动脉鞘,分离左侧迷走神经,将导线的双极电极固定于迷走神经干上。左锁骨中线下10cm 胸壁处横切 10cm,切去皮下组织,掏一个袋以置入脉冲发生器。将导线另一端从颈部切口沿皮下穿到胸部切口与脉冲发生器相连。

VNS 应用于临床 20 多年来,已有数个临床疗效判定标准,目前常用的为 McHugh 等的评级标准。 Ⅰ 级为癫痫发作减少 80%~100%;Ⅱ级为癫痫发作减少 50%~79%;Ⅲ级为癫痫发作减少<50%;Ⅰ~Ⅲ级又细分为 A、B 两种情况:A 为发作时和发作后的症状严重程度有所改善,B 为发作时和发作后的症状严重程度没有改善;Ⅳ级为只有用体装置时才有所减轻;Ⅴ级为没有任何改善。

VNS 治疗的不良反应主要是由电流刺激引起的一过性反应,常见的如声嘶、吞咽困难、咳嗽等,通常能耐受,并随着时间的推移而减轻。

(6) 立体定向毁损术:

A 类适应证:①下丘脑错构瘤。②脑室旁结节状灰质异位。

B 类适应证:①影像学较为局限的局灶皮质发育不良(主要为Ⅱb 型局灶皮质发育不良);②单侧内侧颞叶癫痫伴海马硬化(优势侧、神经心理检测基本正常或不接受手术治疗的患者);③致痫区较为局限的岛叶癫痫;④致痫区明确且局限的结节性硬化症;⑤累及脑功能区,无法手术切除的患者。⑥MRI 阴性患者应慎重选择:基于临床症状学、SEEG 记录和皮质电刺激结果,高度怀疑局灶性起始的癫痫患者可以尝试。不推荐大范围撒网式毁损。

采用不同入路行立体定向毁损脑内结构以治疗癫痫,常用的靶点:①杏仁核破坏术:适用于颞叶癫痫或顽固性癫痫、伴有行为障碍(如狂暴、攻击行为等)或精神运动性发作的癫痫患者。手术采用局部麻醉,在毁损前将深部 EEG 电极置入靶点,记录自发和诱发 EEG,同时用电刺激观察患者的反应,以验证靶点是否准确。②Forel-H 区破坏术:此种手术适用于原发性癫痫,或非局限性癫痫且药物治疗无效、严重影响生活、智能和行为者。③丘脑底核破坏术:以下丘脑的后内侧核为主,多用于癫痫性精神病并有攻击行为者。④丘脑腹后外侧核破坏术:主要用于治疗帕金森病或者其他运动障碍性疾病,靶点刺激的反应一般有两种,一种为运动反应,表现为肌肉收缩式关节运动;另一种则为感觉反应,有麻木、刺痛或触电样感觉,大多分布在头面部、四肢和躯干等部位。

(7) 脑深部电刺激术:适用于无法手术切除的病例。脑内的某些部位受到刺激后,可产生特定部位性的脑电活动,降低大脑皮质的兴奋性。这些部位包括:小脑、脑干网状结构、尾状核、丘脑等。目前,慢性小脑刺激术已在临床应用。对于不适合手术切除的难治性 EP,丘脑前核(anterior thalamus)DBS 的方法,现在认为是一项很有前途的治疗方法。现在还不是很清楚它的机制,可能是产生功能上丘脑前部切除,或者是优先重设置(override)病态的丘脑皮质间纤维网络活动,从而产生对远处皮质(如同侧颞叶皮质,额眶回)或边缘结构的抑制。

(8) 大脑半球切除术:1950 年 Krgnauw 首次对脑性婴儿偏瘫引起的顽固性癫痫行大脑半球切除术,不仅能使癫痫得以缓解,而且其行为异常也有明显改善,是在一切可采用的手术方法都无法改善痫性发作及进行性一侧大脑半球机能障碍的情况下供选择的治疗方法。

1) 手术适应证:①结构性病变限于一侧半球并伴有严重癫痫发作及偏瘫者;②婴儿偏瘫伴顽固性癫痫发作及行为障碍者;③斯德奇-韦伯(Sturge-Weber)综合征;④一侧巨脑症(hemimegaloencephaly);⑤一侧脑室穿通畸形伴癫痫(roren ephalic cyst);⑥主要血管闭塞引起的一侧严重的半球损害;⑦广泛的脑皮质发育异常(cortical dysplasia);⑧Rasmussen 综合征(一种慢性脑炎伴顽固性癫痫及严重神经症和精神缺陷);⑨广泛性一侧大脑弥漫性损害伴严重外伤后癫痫者。

2) 手术方法及技术要点:大脑半球切除有经典大脑半球切除、改良的大脑半球切除及功能性大脑半球切除 3 种。

功能性大脑半球的切除方法:在一侧矢状线内缘内作一大型马蹄形切口(包括额顶颞叶)进行开颅,要能充分显露胼胝体前部及胼胝体压部,充分显露颞叶下部。先切开硬脑膜进行 EEG 检查确定额叶、顶枕叶保留的范围,痫灶累及部分要尽量切除。

首先在外侧裂部打开蛛网膜,显露出外侧裂血管前下部,向鞍旁探查找到颈内动脉发出前、中动脉分叉部在大脑中动脉发出豆纹动脉之远端,用双 7 号线双重结扎,证实该动脉结扎确实后切断,对大脑前动脉可从 2 个途径结扎,从分叉部沿大脑前动脉,也可从胼胝体上寻找前动脉分支胼胝体周围动脉逆行找到了发出额前动脉之后方,用双 7 号线结扎后切断,这样就可基本阻断所切大脑半球的供血,以便减少切除出血。

完成功能性半球的切除:在外侧裂上把额叶、顶叶所画需切除范围与存留脑叶间的脑表软膜电凝后切开,用细头吸引器或 CUSA 向脑深部切入达脑室,在矢状窦旁纵裂侧方阻断进入矢状窦的脑表面静脉后从纵裂进入纵裂底,在扣带回上方切入并保留扣带回,把额叶后部、前后中央回区及顶叶前部的脑组织、皮质及白质整块或分块切除,这样就完成外侧裂上部的脑功能区切除。再从外侧裂向下深入岛叶,顺颞上回向后近顶枕叶区,向下延伸到颞后下面,打开侧脑室直至把整块颞叶新皮质切除,保留岛叶。在大脑半球深部的额叶白质从胼胝体嘴部切开,后方在胼胝体压部切离,使残留的额叶前部与顶枕叶区全部分开。在颞角内侧已可看到杏仁核、海马,要保留其内侧缘与软膜,把杏仁核、海马旁回逐块吸除,防止损伤基底池中的血管神经。最后尽可能完全地把脉络丛彻底电凝后切除,以减少脑脊液的分泌。

(9) γ 刀放射外科:γ 刀已应用于 EP 治疗,尤其是颞叶内侧 EP,对下丘脑错构瘤引起的癫痫亦有良好效果,其优点是不需要进行开颅手术,缺点是治疗效果完全显示常常要 1 年以上。

(10) 基因及干细胞治疗:现代分子生物学的发展及基因技术、胎脑移植术的临床应用,为癫痫的外科治疗打开了另一扇大门。若通过基因整合技术,使胎脑细胞能分泌抑制性的神经递质如 γ-GABA 等,然后再将这些细胞移植到脑内的特殊部位,其分泌的抑制性信使物即可阻止脑内痫性发作的扩散,使其局限化,从而达到治疗癫痫的目的。但是现阶段依然存在困难,如植入的干细胞在癫痫环境下是分化为正常细胞还是癫痫细胞,以及伦理方面的准备还不充分。但已有实验证实体外干细胞与癫痫细胞共培养,形成功能性轴突、无癫痫样放电,大鼠海马干细胞的移植可以显著抑制红藻氨酸引起的苔状纤维发芽以及 CA3 区锥体细胞缺失,并可减少癫痫动物脑电的痫性发放,并降低其癫痫波的波幅约 50%。这些都预示着干细胞治疗 EP 广阔的前景。

5. 术后处理 术后 1~3 天给予静脉或肌内注射抗癫痫药物,其后改口服抗癫痫药。出院后休息半年,以后酌情参加有规律无危险性的工作;监测抗癫痫药物血药浓度,定期复查(半年、1 年、2~3 年)神经心理检查和 EEG。

6. 疗效评估 癫痫术后定期、长期随访效果调查。评估手术疗效方法主要采用 Engel 分类法,如表 10-1,同时应进行生活质量(quality of life,QoL)及认知功能的评价。

表 10-1 Engel 分类法

分级		发作频率
Ⅰ级	1 年内癫痫发作消失(术后头几个星期癫痫发作除外)	①术后癫痫发作完全消失; ②术后仅有单纯部分癫痫发作; ③术后有些癫痫发作,但癫痫发作消失至少 2 年; ④仅在 AED 撤退时有全身性惊厥
Ⅱ级	癫痫发作极少或几乎癫痫发作消失(每年不超过 2 次)	①初期癫痫发作消失,但现在癫痫发作极少; ②术后癫痫发作极少; ③术后多于极少的癫痫发作,但癫痫发作极少发作至少超过 2 年; ④仅夜间发作
Ⅲ级	值得的改善(发作减少 90%)	①值得的癫痫发作减少; ②长期癫痫发作消失,间隔期大于随访期的一半,但不少于 2 年
Ⅳ级	不值得的改善(频率减少>50%,<90%)	①癫痫发作明显减少; ②无明显改变(发作频率减少<50%)

(刘金龙 张捷)

第七节　帕金森病的外科治疗

帕金森病(Parkinson disease,PD)是一种以静止性震颤、僵直、运动迟缓等为主要症状的神经退行性疾病,首先由英国医师詹姆斯·帕金森于1817年做出描述。帕金森病的发病率随年龄增长而明显增高,平均发病年龄为60岁,40岁以下起病的青年帕金森病较少见,60岁以上人群帕金森病发病率为1%,我国65岁以上人群PD的患病率大约是1.7%。随着我国人口老龄化加剧,该疾病日益受到人们的重视。科学界对该病的研究历史已近200年,尽管人们对该病的认识已经取得长足进步,但仍没有找到根治本病的方法。

临床上,PD的主要特征是静止性震颤、强直、运动迟缓和步态异常,这也被认为是PD的四主征。其他的特点还包括冻结步态、姿势不稳、言语困难、自主神经功能紊乱、感觉异常、心境障碍、睡眠障碍、认知功能减退和痴呆。这些症状因其多巴胺治疗反应不佳,故称为PD的非多巴胺能性症状。

从病理上来讲,PD的主要特征是黑质多巴胺能神经元的退化,纹状体多巴胺减少和神经元内异常蛋白聚集体路易小体的形成。

帕金森病的确切病因至今未明,可能是年龄老化(年龄超过50岁)、遗传因素(10%~15%的PD患者是家族遗传性的)、环境因素(流行病学研究显示接触杀虫剂、生活在农村和饮用井水增加PD发病的风险,而吸烟和咖啡则降低了PD的发病风险)等多种因素共同作用的结果。PD的发病率和患病率均随年龄的增高而增加,提示衰老与发病有关。研究表明随年龄增长,正常成年人脑内黑质多巴胺能神经元会渐进性减少,因此年龄老化是PD发病的危险因素之一。遗传因素在PD发病机制中的作用越来越受到学者们的重视。自20世纪90年代后期第一个帕金森病致病基因α-突触核蛋白(α-synuclein,PARK1)的发现以来,陆续发现多个致病基因与家族性帕金森病相关。另外,环境中一些神经毒性物质(如1-甲基-4苯基-1,2,3,6-四氢吡啶,MPTP)可以选择性地进入黑质多巴胺能神经元内,抑制线粒体呼吸链复合物I活性,促发氧化应激反应,从而导致多巴胺能神经元的变性死亡。一些除草剂、杀虫剂的化学结构与MPTP相似。总之,帕金森病可能是多个基因和环境因素相互作用的结果(图10-3)。

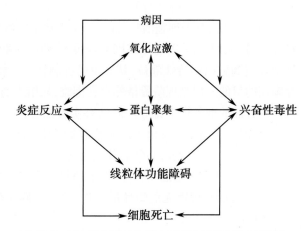

图10-3　PD的各致病因素如何通过网络模式相互作用最终导致细胞死亡

该病属于运动障碍性疾病,病情呈进行性加重,严重限制患者的活动能力和影响患者的生活质量,给患者造成了极大痛苦,也给社会和家庭带来了严重的负担,如果不进行积极有效的治疗,患者生存期明显缩短,晚期会因长期卧床而死于肺炎、尿路感染等并发症。

一、诊断

目前帕金森病的诊断仍主要依赖于临床表现,尚缺乏特异性的实验室检查或影像学检查指标,据英国一项统计,只有76%的帕金森病诊断与病理相符,即使是最有经验的医生也不能在患者生前作出百分之百准确的诊断。英国脑库帕金森病临床诊断标准(表10-2)是国际常用的帕金森病诊断标准。对于确诊的帕金森病患者,需评价病情严重程度以选择适宜的治疗方案,一般用修订后的Hoehn-Yahr分级进行评估:0级:无症状;1级:单侧受累;1.5级:单侧+躯干受累;2级:双侧受累,无平衡障碍;2.5级:轻微双侧疾病,后拉试验可恢复;3级:轻度至中度双侧疾病,平衡受影响,仍可独立生活;4级:严重残疾,仍可独自行走或站立;5级:无帮助时只能坐轮椅或卧床。

1. 临床表现　包括特征性的运动症状及非运动症状。

(1) 运动症状

1) 运动迟缓:表现为随意运动减少,主要是动作速度缓慢和幅度减小。手指精细动作障碍,书写字迹

表 10-2 英国脑库帕金森病临床诊断标准

第一步:诊断帕金森综合征	9. 早期有严重的自主神经受累
必须存在运动迟缓,并且具有以下症状之一:	10. 早期有严重痴呆,伴有记忆力、言语和执行功能障碍
1. 肌强直	11. 巴宾斯基征阳性
2. 静止性震颤(4~6Hz)	12. 影像学检查见颅内肿瘤或交通性脑积水
3. 姿势平衡障碍(并非由原发的视觉、前庭、小脑或本体感觉造成)	13. 大剂量左旋多巴治疗无效(除外吸收障碍)
	14. MPTP 接触史
第二步:诊断帕金森病需排除的情况	**第三步:支持帕金森病诊断的情况(确诊 PD 需 3 项或 3 项以上)**
排除以下情况后方可诊断帕金森病:	1. 单侧起病
1. 反复脑卒中发作史,伴随阶梯进展的帕金森病症状	2. 静止性震颤
2. 反复脑损伤病史	3. 疾病逐渐进展
3. 明确的脑炎病史	4. 症状不对称,起病侧受累更重
4. 服用抗精神病药过程中出现症状	5. 左旋多巴治疗有明显疗效(70%~100%)
5. 1 个以上亲属患病	6. 左旋多巴导致严重异动症,左旋多巴疗效持续 5 年或 5 年以上
6. 病情持续缓解 发病 3 年后仍仅表现为单侧受累	7. 临床病程 10 年或 10 年以上
7. 核上性凝视麻痹	
8. 小脑病变体征	

弯弯曲曲,越写越小呈"写字过小征";系鞋带、解纽扣、持筷夹物等精细动作不能顺利进行;面肌强直、运动减少致表情缺乏,眼球凝视,眼球运动不协调,眨眼少,呈"面具脸"。由于口、舌、腭及咽部肌肉运动障碍,自动的吞咽唾液动作消失,使唾液难以咽下,可致大量流涎,而患者的唾液分泌并无增加。病情严重时可有吞咽困难、饮水呛咳,构音含糊不清、音量降低、语言单调、平坦而无韵律,有时有加速倾向,呈暴发性语言。

2)静止性震颤:早期表现为静止性震颤,多从一侧上肢的远端(手指)开始,常为规律性的手指屈曲和拇指对掌动作,呈"搓丸样动作",逐渐发展到同侧下肢与对侧上、下肢体,呈 N 字形进展。震颤频率为 4~6Hz,随意运动时减弱或消失,疲劳、紧张及情绪激动时震颤加剧,睡眠时停止。努力控制可暂时抑制震颤,但持续时间较短,过后震颤反而加重。到晚期随意运动时震颤也不减弱或消失,而演变为经常性震颤,影响日常生活。少数患者可不出现震颤,部分患者可合并轻度姿势性震颤。

3)肌强直:由于协同肌与拮抗肌的肌张力均增高,出现伸、屈肌张力都增高,受累肢体运动缓慢,在关节做被动运动时,有均匀的阻力,呈"铅管样强直"。若合并有震颤时,被动伸屈关节时在均匀阻力上出现断续停顿的"齿轮样强直"。面部、颈部、躯干及四肢肌肉均可受累。肌强直严重者可引起肢体的疼痛,称为痛性痉挛。

4)姿势平衡障碍:帕金森病患者常出现特殊姿势:全身呈前倾屈曲体态,头颈部前倾,躯干俯屈、肘关节屈曲前臂内收,髋及膝关节略为弯曲。行走时缺乏上肢前后摆动等联合动作及姿势反射减少直至丧失,容易跌倒。步态障碍早期表现为下肢拖曳,逐渐发展为起步困难,想迈步但迈不开,双足似黏在地面上一般,一旦迈开后即可行走,一停步会再次出现起步困难,称为"冻结步态"。或迈开步后,即以极小步伐(小碎步)向前冲去,越走越快,不能及时转弯或停步,称为"慌张步态"。

(2)非运动症状

1)自主神经功能障碍:包括顽固性便秘,可能与肠系膜神经丛的神经元变性导致胆碱能功能降低,胃肠道蠕动减弱有关;尿频、排尿不畅、尿失禁,阳痿;交感神经功能障碍导致体位性低血压;汗液分泌增多或减少;头面部皮脂分泌增多呈"油脂面容",伴有脂溢性皮炎倾向。

2)精神障碍:多数表现出无欲和迟钝的精神状态,近半数患者抑郁,常伴有焦虑、淡漠、疲劳。有15%~30%的患者逐渐发生认知障碍乃至痴呆,以及幻觉、妄想及冲动控制障碍。

3)睡眠障碍:可有失眠、快速眼动期睡眠行为障碍(RBD)、白天过度嗜睡(EDS)等;有些患者夜间睡眠可伴有不宁腿综合征(RLS)、睡眠呼吸暂停。

4)感觉障碍:80%~90%的帕金森病患者出现嗅觉减退,常会有肢体麻木、疼痛等。

2. 体格检查 由于缺乏客观的能明确诊断的辅助检查手段,体格检查就显得尤为重要。应进行详细的神经系统检查,除了确定帕金森病的运动症状特征外,应注意有无提示继发性及帕金森叠加综合征的体征,如共济失调、眼球运动障碍、皮层复合感觉、语言能力、运用能力、卧立位血压及后拉试验等。后拉试验,即令患者睁眼直立,两腿略分开,做好准备,检查者用双手突然向后拉患者双肩,正常人能马上恢复直立位,有平衡障碍的帕金森病患者出现明显的后倾,轻者可自行恢复,后退 2 步及 2 步以内视为正常,3 步及 3 步以上及可能摔倒者或站立时不能维持平衡,即为阳性。

3. 辅助检查 辅助检查主要用于排除其他疾病和鉴别诊断,包括常规、生化、电生理、神经影像等。尚无可用于确诊的特异性检查。

4. 诊断标准与流程 由于帕金森病表现的复杂性,在国际运动障碍协会(MDS)最新的诊断标准以及《中国帕金森病的诊断标准(2016 版)》中将帕金森病的特征分解为核心症状、支持标准、警示标准和绝对排除标准,满足必要的条件后即可诊断为临床确诊和临床可能的帕金森病。具体诊断标准如下:

(1) 核心症状:即帕金森综合征(Parkinsonism),是诊断帕金森病的第一步,具备 1)加上 2)中两条症状的一条,即可诊断为帕金森综合征。

1) 运动迟缓。

2) 静止性震颤(4~6Hz)和/或肌强直。

(2) 临床确诊的帕金森病

1) 不存在绝对排除标准和警示征象。

2) 至少存在 2 条支持标准。

(3) 临床很可能的帕金森病

1) 不符合绝对排除标准。

2) 支持标准条数多于警示征象条数。

3) 警示征象不能多于 2 条。

(4) 支持标准

1) 对多巴胺能治疗明确且显著有效。在初始治疗期间,患者功能恢复正常或接近正常水平。缺乏初期治疗明确记录时,显著疗效包括:①症状改善是否与药物剂量相关,通过客观评价(UPDRS Ⅲ 评分改善>30%)或主观评估(由患者或照料者提供的可信的显著改变的明确记录)记录以上改变。症状轻微者无参考意义。②明显的开/关期症状波动,且在某种程度上包括可预测的剂末现象。

开/关现象是指症状在突然缓解(开期)与加重(关期)之间波动,与服药的时间、血药浓度无关,不可预知。剂末现象是指每次服药后药效维持时间越来越短,每次到用药后期会出现帕金森病的症状恶化,直到再次服药后症状才能逐渐好转。

2) 出现左旋多巴诱导的异动症。

3) 既往或本次体格检查存在单个肢体的静止性震颤。

4) 存在嗅觉丧失,或头颅超声显示黑质异常高回声($>20mm^2$)或 MIBG 闪烁显像,提示心脏去交感神经支配。

(5) 绝对排除标准:出现以下任何 1 项即可排除帕金森病:

1) 存在明确的小脑性共济失调,或者小脑性眼动异常(持续的凝视诱发的眼震、巨大方波跳动、超节律扫视)。

2) 出现向下的垂直性核上性凝视麻痹,或向下的垂直性扫视选择性减慢。

3) 发病后 5 年内,患者被诊断为高度怀疑的行为变异型额颞叶痴呆或原发性进行性失语。

4) 发病 3 年后仍局限于下肢的帕金森样症状。

5) 多巴胺受体阻滞剂或多巴胺耗竭剂治疗诱导的帕金森综合征,其剂量和时程与药物性帕金森综合征相一致。

6) 尽管病情为中等严重程度,但患者对高剂量左旋多巴治疗缺乏显著的治疗应答。

7) 明确的皮质复合感丧失(如在主要感觉器官完整的情况下出现皮肤书写觉和实体辨别觉损害),及明确的肢体观念运动性失用或进行性失语。

8）分子神经影像学检查突触前多巴胺能系统功能正常。

9）存在可能导致帕金森综合征或疑似与患者症状有关的其他疾病的证据,或专业医师基于完整的诊断性评估判断其可能为其他综合征,而非帕金森病。

（6）警示征象

1）发病后 5 年内出现快速进展的步态障碍,以至于需要经常使用轮椅。

2）运动症状或体征在发病 5 年或 5 年以上完全无进展,除非这种病情的稳定是与治疗相关的。

3）早期延髓功能障碍,即发病后 5 年内出现严重发音困难或构音障碍(绝大部分的言语难以被理解)或严重吞咽困难(需进软食,鼻饲或胃造瘘进食)。

4）吸气性呼吸功能障碍,即在白天或夜间出现吸气性喘鸣或者频繁的吸气性叹息。

5）发病后 5 年内出现严重的自主神经功能障碍,包括:①体位性低血压:站立后 3min 内,收缩压下降至少 30mmHg(1mmHg=0.133kPa)或舒张压下降至少 20mmHg,并排除脱水、药物或其他可能解释自主神经功能障碍的疾病。②发病后 5 年内出现严重的尿潴留或尿失禁(不包括女性长期或低容量压力性尿失禁);且不是简单的功能性尿失禁(如不能及时如厕)。男性患者须排除前列腺疾病,且伴勃起障碍。

6）发病 3 年内由于平衡障碍导致反复跌倒(>1 次/年)。

7）发病 10 年内出现不成比例的颈部前倾(肌张力障碍)或手足挛缩。

8）发病后 5 年内不出现以下任何 1 种常见的非运动症状:①睡眠障碍(维持睡眠障碍,EDS,RBD);②自主神经功能障碍(便秘,日间尿急,症状性体位性低血压);③嗅觉减退;④精神障碍(抑郁、焦虑或幻觉)。

9）其他无法解释的锥体束征,表现为锥体束性肌无力或明确的病理反射亢进,排除轻度的反射不对称以及孤立性的跖趾反应(偶发颈椎狭窄等)。

10）起病或病程中表现为双侧对称性帕金森综合征,无侧别优势,客观检查亦未观察到明显的侧别优势。

帕金森病诊断流程见图 10-4。

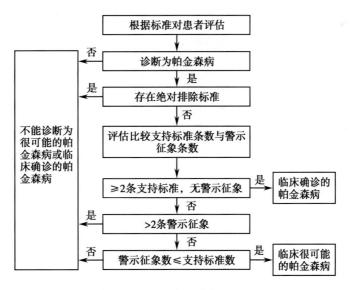

图 10-4　帕金森病诊断流程图

5. 病情评估　目前临床上帕金森病病情评估方法较多,其中修订的 Hoehn-Yahr 分级和 UPDRS 最为常用。前者用于记录病情轻重,评估方法简便易行;当需要详细评估患者运动功能障碍的程度及对治疗评判时常采用 UPDRS,评估者需要进行专业量表的培训。

6. 鉴别诊断　主要需要进行鉴别的疾病见表 10-3。

表 10-3　帕金森病的鉴别诊断

疾病名称	症状及体征	辅助检查
继发性帕金森综合征	①脑炎后：甲型脑炎、乙型脑炎等在愈合期的表现，症状； ②药物性：镇静药物、抗精神病药物、氟桂利嗪、甲氧氯普胺等，及时停用一般可逆； ③中毒性：一氧化碳中毒所致者有中毒史，弥散性脑损害症状，可有震颤，但较轻微；锰中毒者有长期接触史； ④血管性：常伴脑卒中危险因素，假性延髓性麻痹、腱反射亢进、锥体束征等；步态障碍明显，震颤少见； ⑤外伤性	①一氧化碳中毒：MRI 表现为苍白球和脑白质区 T_2 相呈对称性高信号灶； ②血管性帕金森：头颅 CT 或 MRI 可见皮质下白质弥散性脱髓鞘改变，可伴多发腔隙性梗死灶，或黑质纹状体通路上梗死灶
多系统萎缩（MSA）	病变累及脑桥、橄榄、小脑及自主神经系统，故除锥体外系症状外，常有小脑及自主神经受累，分两种临床亚型： ①MSA-P：以对称性帕金森综合征为突出表现； ②MSA-C：以小脑性共济失调为突出表现	MRI 显示壳核、小脑中脚、脑桥或小脑出现萎缩，第四脑室、脑桥小脑脚池扩大；高场强（1.5T 以上）MRI T_2 相可见壳核背外侧缘条带状弧形高信号，脑桥基底部"十字征"和小脑中脚高信号；对左旋多巴类药物反应不良
进行性核上性麻痹	垂直性眼球凝视障碍，特别是下视麻痹，早期出现平衡障碍，易向后跌倒	神经影像学检查提示，中脑顶盖部和四叠体区明显萎缩
皮质基底核变性	非对称性帕金森综合征，常有异己手（肢）综合征、失用、皮质复合感觉障碍、锥体束征	头颅 CT 或 MRI 可见单侧或双侧顶叶皮质萎缩
路易体痴呆	早期出现波动性认知功能障碍、视幻觉、对镇静安眠药物过度敏感	影像学呈弥漫性脑皮质萎缩，无特异性

帕金森病早期患者尚需与特发性震颤鉴别（表 10-4）。

表 10-4　早期帕金森病与特发性震颤的鉴别诊断

项目	早期帕金森病	特发性震颤
发病年龄	老年多见	中老年多见
家族史	10%～15%	50%～70%
遗传方式	多散发型，早发型呈 AD/AR	AD
致病基因	a-synuclein、Parkin、LRRK-2 等	PET1
病理	黑质神经元脱失、路易小体	无特殊
起病方式	非对称	多对称
受累部位	手、腿、躯干、面	手、头、腿
震颤	静止性为主	姿势性、意向性
震颤频率	4～6Hz	8～12Hz
少动	有	无
肌强直	有	无
姿势反射障碍	有，出现时间较早	无，或出现时间晚
酒精、镇静药	无效	震颤减轻
治疗	左旋多巴制剂、多巴胺受体激动剂等	普萘洛尔、阿罗洛尔、扑米酮等

二、治疗

目前帕金森病尚缺乏根治性的治疗措施,应当根据患者病情严重程度及症状进行治疗。药物治疗是帕金森病重要的治疗手段,在疾病早期即应该给予。当出现药物疗效已明显下降或出现严重的运动波动或异动症,应该考虑手术治疗。由于帕金森病是一种进行性的疾病,而手术治疗也仅是对症的手段,因此过早进行手术并不可取,但盲目延迟手术同样是不明智的。手术治疗一方面可改善症状,控制药物引起的并发症,另一方面也可减少药物的用量。为了提高患者的生存质量,不要等到病情严重时才考虑手术,否则失去了最佳手术时机,增加了手术危险。

(一) 外科治疗史

立体定向手术治疗 PD 始于 20 世纪 40 年代,美国 Spiegel 和 Wycis 将立体定向概念应用到临床治疗运动障碍性疾病,1955 年 Hassler 和 Rieche 创立了丘脑腹外侧核毁损术,它对 PD 的震颤效果明显,有效率达 80%~90%,对僵直也有较大改善。1968 年,左旋多巴成功应用于临床,对症状改善显示出良好的治疗效果,使之成为帕金森病治疗的首选药物,PD 的外科治疗一度减少。到了 70 年代后期,左旋多巴药物的缺点逐渐暴露出来,其疗效随病情发展而降低,同时患者出现一系列药物引起的副作用,如"开-关"现象、异动症、剂末现象等,使手术治疗帕金森病又重新受到人们的重视。70 年代后期,许多学者又对手术靶点进行了新的探索和研究,其中苍白球毁损术成为治疗 PD 的热门手段。脑深部电刺激(deep brain stimulation,DBS)是 70 年代发展起来的,它最早用于疼痛的治疗,作为一种治疗手段,可以达到与破坏性治疗疼痛的手术相媲美。1987 年法国 Benabid 首次采用 DBS 刺激丘脑腹外侧核治疗 PD 的震颤并取得了成功,这具有划时代的意义,也开启了 DBS 治疗 PD 的新纪元。

目前最常用的手术方式为 DBS。它是通过电极置入靶点来进行调控的。DBS 不损伤脑组织。电刺激可通过调节电极排列、电压、频率及脉冲间隔来最大化功效,最小化不良反应。如果不能忍受不良反应,可停止刺激,并可将电极移除。DBS 的优点是创伤小,并且对于双侧的治疗,相对安全。

DBS 对于治疗 PD 的靶点是丘脑底核(subthalamic nucleus,STN)或苍白球腹内侧核(internal segment of globus pallidus,GPi)。对于异动症和关期,它能出现戏剧化的变化。但是对于药物治疗无效的症状如冻结、跌倒、痴呆等,以及阻止疾病的进展也无明显效果。DBS 主要用于药物治疗不能控制的运动并发症患者。主要不良反应有手术过程中的(出血、感染、栓塞)、DBS 方面的(感染、皮肤破溃、电极移位)和刺激方面的(视觉及言语障碍、肌肉痉挛、感觉异常、抑郁、自杀)。近期对于 STN 与 GPi 靶点的比较,GPi 抑郁的发生率较低,两者对于 PD 患者均是有效的治疗方式。近期的研究集中在发现新的靶点来改善 PD 患者的步态障碍、抑郁、认知障碍。

(二) 手术靶点的选择

无论是毁损术还是电刺激,靶点的准确选择和定位是手术治疗成功的关键。目前常用的靶点是丘脑腹中间核(ventro-intermediate nucleus,Vim)、苍白球腹内侧核(GPi)和丘脑底核(STN)。STN 和 GPi 可以全面改善帕金森病三主征(即静止性震颤、强直、运动减少),而 Vim 对震颤的治疗效果最为明显,靶点与症状改善的关系详见表 10-5。

表 10-5　不同靶点术后帕金森病改善情况

	STN	GPi	Vim
静止性震颤	++	++	+++
僵直	+++	+++	+
运动迟缓	+++	+++	+
PIGD	++	+	/
LID	++	+++	/
运动波动	++	++	/
药量减少	+++	+	/

注:PIGD,姿势步态障碍;LID,左旋多巴诱导的运动障碍。

　　神经核团毁损术的优点是治疗费用低,疗效确切且无须术后反复进行刺激参数的调整,因此仍在应用。但毁损术是一种破坏性的手术,副作用和并发症更为严重。STN 毁损后可见对侧肢体偏身投掷症,双侧 Vim或者 GPi 毁损后可出现构音障碍、吞咽困难、平衡障碍及认知障碍等。因此神经核团毁损术一般根据患者症状选择 Vim 或者 GPi,并且不建议行双侧毁损术以避免严重并发症。另外,帕金森病是一种进展性的神经退行性疾病,部分患者行毁损术后也会出现症状的继续加重或累及对侧,因此毁损术的疗效存在较大的局限性。

　　脑深部电刺激(DBS)是通过向脑内植入微细的电极并连接神经刺激器,从而电刺激脑内特定核团治疗功能性脑疾病的新治疗手段。从理论上来讲,DBS 不会对脑组织造成永久性的损害,而且可调节刺激参数来应对患者症状的进展。目前 DBS 治疗帕金森病的常用靶点包括丘脑底核、内侧苍白球和丘脑腹中间核。类似于毁损术,Vim 电刺激对震颤的治疗效果最为明显,而 STN 和 GPi 电刺激可全面改善帕金森病三主征,还可以减轻运动波动和左旋多巴诱导的运动障碍(levodopa-induced dyskinesia,LID),但两者的作用机制并不相同。STN-DBS 术后患者能够减少抗帕金森病药物的用量,从而减轻 LID;而 GPi-DBS 术后并未见到药量减少,其作用是直接的。姿势异常步态障碍(postural instability gait difficulty,PIGD)在帕金森病晚期出现,也称为中线症状,可在 STN-DBS 术后短期内缓解,但长期效果不理想。另外与毁损术不同,双侧 Vim、GPi 或者STN 的脑深部电刺激术均是安全有效的手术方法。相对于以往的立体定向脑核团毁损手术,DBS 具有可逆、可调节、非破坏、不良反应小和并发症少等优点,因此成为 PD 外科治疗的首选方法,并逐步替代毁损手术。

　　(三) 手术适应证及患者选择

　　与药物治疗相同,帕金森病手术同样是对症治疗,并不能根治疾病,从而需要重视手术时机的选择。由于帕金森病早期患者对于药物治疗反应良好,且部分帕金森叠加综合征如多系统萎缩、进行性核上性麻痹等疾病早期症状与帕金森病相似,容易误诊,因此不建议患者早期接受手术治疗。但盲目延迟手术同样是不明智的,PD 终末期患者往往合并有认知障碍和精神障碍,此时接受手术治疗已不能全面提高其生活质量。年龄和疾病病程也是选择手术患者的重要因素,具体如下:

　　1. 诊断　①符合英国脑库帕金森病临床诊断标准中原发性 PD 或中国原发性 PD 诊断标准;②遗传性 PD 或各种基因型 PD,只要对复方左旋多巴反应良好,也可手术。

　　2. 病程　①5 年以上;②确诊的原发性 PD 患者,以震颤为主,经规范药物治疗震颤改善不理想,且震颤严重影响患者的生活质量,如患者强烈要求尽早手术以改善症状,经过评估后可放宽至病程已满 3 年以上。

　　3. 年龄　①患者年龄应不超过 75 岁;②老年患者进行受益和风险的个体化评估后可放宽至 80 岁左右;③以严重震颤为主的老年患者,可适当放宽年龄限制。

　　4. 药物使用情况　①对复方左旋多巴曾经有良好疗效;②已经进行了最佳药物治疗(足剂量,至少使用了复方左旋多巴和多巴胺受体激动剂);③目前不能满意控制症状,疗效明显下降或出现了棘手的运动波动或异动症,影响生活质量或为药物难治性震颤,或对药物不能耐受。

　　5. 病情严重程度　处于 Hoehn-Yahr 分期 2.5~4 期。

　　6. 共存疾病　存在以下情况者不适宜手术:①有明显的认知功能障碍,且此认知障碍足以影响患者的日常生活能力(如社交、工作和药物服用等);②明显严重抑郁、焦虑、精神分裂症等精神类疾病;③明显医学共存疾病影响手术或生存期。

　　(四) 术前评估检查

　　1. MRI 检查　排除其他帕金森综合征,了解是否存在可能构成手术禁忌或增加手术难度的其他异常(如脑萎缩),评估选择手术靶点。如 MRI 不适用,也可行 CT 检查替代。

　　2. 左旋多巴冲击试验　对复方左旋多巴的反应性良好预示着良好的手术效果。通常采用左旋多巴冲击试验(levodopa challenge test)判断运动症状改善程度。具体方法:被试者试验前 72 小时停服多巴胺受体激动剂,试验前 12 小时停服复方左旋多巴制剂及其他抗 PD 药物。本试验由 2 位未参加病例筛选的神经科医师进行评测。试验药物应采用复方左旋多巴标准片,服用剂量以之前每天早上第 1 次服用的抗 PD 药物换算为左旋多巴等效剂量(levodopa equivalent dose,LED)的 1.5 倍。空腹状态下,先进行 UPDRS-Ⅲ评分作为基线,随后口服多潘立酮 10mg,30 分钟后服用复方左旋多巴标准片,随后每 30 分钟进行 1 次 UPDRS-Ⅲ

评分,至服药后 4 小时计算 UPDRS-Ⅲ的最大改善率,最大改善率=(服药前基线评分−服药后最低评分)/服药前基线评分×100%。以 2 位评分者的平均数作为受试者服用复方左旋多巴的最大改善率。最大改善率大于等于 30%提示手术可能有良好疗效。如除震颤外的症状持续存在,提示手术疗效较差。需要指出的是,该试验对难治性震颤疗效的预测价值不大。

3. 认知精神测试　严重认知障碍(痴呆)是手术的禁忌证,约 40%的晚期 PD 患者会伴发痴呆症状,由于手术对于 PD 患者非运动症状的影响尚不肯定,且治疗目的在于改善患者生活质量,因此术前已诊断痴呆的患者暂不建议手术治疗。可采用简易智能量表(mini-mental state examination,MMSE)进行检查,严重认知障碍(MMSE 评分:文盲<17,小学<20,初中以上<24)为手术禁忌。严重及难治性精神障碍者同样是手术治疗的禁忌证,可使用汉密尔顿抑郁量表、汉密尔顿焦虑量表进行评估。

（五）手术

如果患者可以耐受的话,帕金森病的毁损术或脑深部电刺激术最好在局麻下进行,这样可以进行术中的刺激测试,保证靶点的准确性。手术入路为额部,骨孔一般在眉间上 10~11cm,中线旁开 3~4cm 处,避开大脑重要功能结构。

1. 术前用药指导　由于术中要进行刺激测试观察即刻疗效,术前停药或减量服用抗帕金森病药物是必要的。通常术前 3 天停用多巴胺受体激动剂,术前 12 小时停用左旋多巴类药物,以使患者术中处于相对"关"期状态(但要保证患者术中能配合)。

2. 靶点选择和影像学定位　如前所述,对于震颤为主要症状的患者,可选择 Vim 核团,而全面控制症状可选择 GPi。对于接受 DBS 的患者,也可以选择 STN。GPi 或 STN 电刺激孰优孰劣尚无定论,需要根据患者具体情况以及手术中心的偏好进行选择。根据以往的经验,如果以减药为目的可选择 STN;而以避免精神症状副作用为目的可选择 GPi。

靶点的定位需要术前安装立体定向头架,并进行 MRI 和/或 CT 薄层扫描(层厚 2~3mm,层间距为 0),在得到的 MRI 影像上通过头架的参考点可以算出靶点的坐标值。不同的定向仪有不同的计算方法,更可以通过配套的手术计划系统软件得到。对于 Vim 和 GPi,无论是 T_1 还是 T_2 相的 MRI 影像均不能显示其轮廓,但可以通过周围结构协助识别;另外可参考立体定向脑图谱,通过前连合(anterior commissure,AC)和后连合(posterior commissure,PC)这两个颅内参考点确定靶点坐标。Vim 靶点在 AC-PC 平面,后连合前 5~7mm,正中矢状线旁开 13~15mm;GPi 靶点在 AC-PC 平面下 4~6mm,AC-PC 中点前 2~3mm,正中矢状线旁开 18~22mm。对于 STN 核团,T_2 相可以显示其轮廓,因此通过影像学定位更为直接,其参考坐标为 AC-PC 平面下 2~4mm,AC-PC 中点后 2.5~4mm,正中矢状线旁开 12~14mm。

3. 术中微电极记录　靶点定位完成后,患者推入手术室进行手术。由于影像学或定位框架存在误差,且术中会出现脑脊液丢失较多、脑组织移位的情况等,因此术中大脑靶点位置可能并不与影像学相一致,因此可以利用电生理记录来进行调整和校正。术中微电极记录所使用的电极尖端的尺寸为微米级,阻值较大,可以记录到细胞外放电信号,表现为典型的锋电位发放,其空间分辨率更高,甚至可以描绘出神经核团的边界,从而实现术中实时准确定位。另外,植入毁损电极或者 DBS 刺激电极后,可给予一定的电刺激,观察患者症状的改善以及副作用,再次确认靶点位置。

4. 手术干预　对于毁损术,先对靶点进行可逆性的毁损,射频针直径为 1.1mm 或 1.8mm,长度为 2mm,加热至 45℃持续 60 秒,或 75℃持续 10 秒,此时要密切观察对侧肢体震颤是否减轻,有无意识、运动、感觉及言语障碍。若患者症状明显改善,而又未出现神经功能障碍,则进行永久性毁损,一般温度 65~80℃,持续 60~80 秒;对于电刺激术,将电极植入靶点并固定后,可在患者胸部皮下植入脉冲发生器,并在皮下通过延伸导线连接,一般在术后 2~4 周打开脉冲发生器进行参数调整,找到最佳的刺激参数,即以最小刺激强度获得尽可能大的收益,此过程称为程控。

5. 术后用药　患者术后清醒并可以自己摄食时即可以开始服用抗帕金森病药物,根据患者的反应调整用药,以最小有效剂量控制患者的运动症状。患者术后左旋多巴等效剂量可减少 30%~70%,多巴胺受体激动剂及复方多巴制剂是最常使用的抗 PD 药。

（六）手术并发症

手术后可能出现的并发症：①颅内出血，在术中或术后有可能出现沿植入路径的出血，选择穿刺点要尽量在脑回，避免在脑沟，可通过手术计划系统选择颅骨穿刺点的位置，在影像学上避开脑沟，术中控制平均动脉压在 100mmHg；②颅内积气及低颅压：术后可出现颅内积气及低颅压导致头痛恶心等副作用，为避免该并发症，术中用棉片填塞骨孔，尽量避免脑脊液流失，如果流失较多，在关颅时要向颅内注入生理盐水，术后要补液；③颅内感染：术后常规应用抗生素预防感染。对于脑深部电刺激手术，还可能出现设备引起的并发症，包括电极折断移位、脉冲发生器故障及异物排斥等。

（七）治疗方法展望

既然帕金森病的临床症状主要源于黑质 DA 能神经元的丢失，那么外源性地引入 DA 能神经元就有希望改善 PD 症状，因此不少学者开展了胚胎黑质细胞移植、干细胞移植、基因治疗的研究。应用胎脑黑质移植实验研究证实，在猴 PD 模型移植的胎脑黑质神经元可以存活，产生多巴胺，生长轴突且能改善 PD 的行为。近年来提出微囊化 PC12 细胞移植法，PC12 细胞是大鼠肾上腺嗜铬细胞纯化建立的细胞株，该细胞能分泌多巴胺和去甲肾上腺素等神经递质，利用该特性，将其移植入脑内，补充纹状体内多巴胺不足，从而改善症状。PD 的基因治疗是把特定功能的基因物质引入到相关的细胞和组织中去，通过转染靶细胞或直接提供表达产物而达到治疗目的。

（蔡晓东）

第八节 精神疾病的外科治疗

利用外科学的方法，治疗精神疾病，已历经一个世纪，于 1949 年获得诺贝尔奖。1976 年世界卫生组织将精神外科定义为："用选择性的手术方法来切断或毁损神经通路来达到影响行为的目的"。精神外科除涉及神经外科的基础与临床外，尚涉及精神科学、神经病学和社会心理等诸多领域；同时，精神疾病的发病机制至今仍未阐明，精神外科手术治疗仍然缺乏真正的理论依据，使得该项技术饱受争议，甚至被立法禁止应用。近十几年来，随着神经影像学、立体定向手术设备的改进及微创、无创手术方式的发展，使得精神疾病的外科治疗更加精确、损伤更小。精神外科又被逐渐应用于临床。我国精神疾病的外科治疗开始于 20 世纪 80 年代中期。近年来，随着脑立体定向技术的发展，国内功能神经外科医生在一些医院开展了精神疾病的立体定向治疗，为药物及其他治疗无效的精神疾病患者提供了容易接受的治疗途径。

一、适应证及禁忌证

1. 适应证 ①诊断符合 CCMD-Ⅲ、DSM-Ⅳ和 ICD-Ⅱ诊断标准；②CT 和 MRI 排除器质性病变，无明显精神衰退与脑萎缩；③系统应用抗精神病药物治疗，正规住院 3 次以上，联合用药 3 种以上，达到足够疗程、足够剂量，经过电休克和胰岛素冲击治疗无效的；④病程在 3 年以上，特别是伴有冲动、攻击行为和自杀企图者；重症患者 2 年以上；有严重自杀企图者病程在 1 年以上；症状持续 3 年以上的强迫症、焦虑症、恐惧症、抑郁症、神经性厌食症与某些人格障碍者；⑤年龄在 18~65 岁之间；⑥患者和/或患者家属（监护人）必须书面同意。

2. 禁忌证 ①症状性或器质性精神病；②有严重躯体症状及精神衰退者；③年龄在 18 岁以下，70 岁以上者；④有严重其他脏器功能不全者。

3. 手术时机 通常选择已患病 2~3 年，各种方法治疗无效，已成难治性精神障碍者。

二、立体定向毁损手术治疗的靶点选择及可能的机制

精神疾病的立体定向手术要根据患者的核心阳性精神症状选择手术靶点。精神外科靶点的准确设计在于对精神疾病的正确诊断、阳性核心靶症状的全面了解，因此，必须详细了解手术靶点的解剖和功能，精确确定治疗范围，同时应充分了解患者的核心症状及术前服药史，治疗靶点尽可能明确而局限，减少并发症。

1. 临床常用的毁损手术及靶点

（1）扣带回毁损术（cingulotomy）：扣带回（cingulate gyrus）是边缘系统重要组成部分，也是 Papez 环路的一部分，与皮质及皮质下有广泛的纤维联系；扣带回位于大脑半球内侧面，胼胝体上方，扣带沟与胼胝体之间。扣带回是边缘皮质多巴胺环路的重要组成部分，是皮质下一个与精神、情感活动有密切关系的重要中枢，在药物成瘾、疼痛、记忆、情感、认知、运动控制、语言、动机等方面起重要作用。临床研究发现毁损扣带回对抑郁、焦虑、强迫症、神经性厌食等症状有效。手术靶点坐标位置：x = 5～7mm，y = 自侧脑室前角尖向后6～18mm，z = 侧脑室上 0～2mm。毁损范围：10mm×10mm×10mm（前后×左右×上下）。

（2）杏仁核毁损术（amygdalotomy）：杏仁核（amygdaloid nucleus）位于颞叶海马旁回钩、半月回和环周回的深面，侧脑室下角尖的前方，部分形成侧脑室下角尖的内侧壁与背侧壁。杏仁核群是边缘系统中的一个重要结构，被认为是动机产生的关键部位。杏仁核与皮质、下丘脑网状结构及扣带回、海马等有广泛的联系，与调节人的情感与精神活动有关。临床研究发现：毁损杏仁核对兴奋、冲动、攻击、敌对行为等症状有效。手术靶点坐标位置：x = 19～21mm，y = 7～8mm，z = 14.5mm。毁损范围：10mm×10mm×10mm（前后×左右×上下）。

（3）内囊前肢毁损术（stereotactic lesions within the anterior limb of the internal capsule）：内囊（internal capsule）是上、下行纤维在端脑内的集中部分，呈"<"形，尖向内侧，位于豆状核和尾状核头部之间，称前肢（anterior limb）。通过内囊前肢的纤维束有额桥束、丘脑前辐射和额传出束。临床研究表明：毁损内囊前肢对强迫症、焦虑症和恐惧症等症状有效。手术靶点坐标位置：x = 17～19mm，y = 24mm，z = 0mm。毁损范围：10mm×10mm×10mm（前后×左右×上下）。

（4）内侧隔核毁损术（stereotactic lesions within the medial septal nucleus）：隔区（septal area）位于大脑半球内侧面，在终板和前连合的前方与上方。通常将胼胝体下区和终板旁回的皮质部合称为隔核。隔核作为 Papez 环路、基底外侧边缘环路的共有区域，参与情绪与动机的产生、内脏活动的调节、学习记忆的形成与巩固，以及睡眠、觉醒的调节。临床研究表明：毁损内侧隔核对攻击破坏行为和交感性紧张、激惹等症状有效。手术点坐标位置：x = 2～3mm，y = AC 点前 5～6mm，z = 0mm。毁损范围：3mm×4mm×5mm（前后×左右×上下）。

（5）丘脑毁损术（stereotactic lesions within the thalamus）：①丘脑背内侧核毁损术：用于治疗伴有焦虑性紧张、精神激动以及有丰富妄想与幻觉的情感压抑状态患者；②丘脑后内侧核毁损术：治疗攻击性及多动行为有效，靶点为下丘脑后区尾部，也包括乳头丘脑束后的纵束。手术靶点坐标为：AC-PC 线中点或其前 1～2mm 范围内，该线下 2～4mm，三脑室侧壁旁开 2mm。

（6）尾状核下神经束毁损术（stereotactic subcaudate tractotomy，ssT）：尾状核下神经传导束连接眶后皮质与皮质下边缘系统结构（如：扣带回、杏仁核、丘脑、海马等）。尾状核下传导束切断术于 1960 年由 Knight 首用。手术一般切断位于前额叶内下的 1/4 白质尾状核头部下的神经传导束。临床研究表明：毁损尾状核下神经束对焦虑症、强迫症、抑郁症及某些人格障碍有效。手术靶点坐标位置：x = 15mm，y = 鞍前床突前5mm，z = 眶上 11mm。毁损范围：20mm×16mm×66mm（前后×左右×上下）。

2. 诊断或症状与靶点组合

情感性精神障碍：双侧扣带回+双侧胼胝体；

强迫症：双侧扣带回+双侧内囊前肢；

癫痫性精神病：双侧杏仁核；

冲动、攻击行为：双侧杏仁核+双侧内侧隔区；

妄想、幻觉：双侧杏仁核+双侧扣带回；

淡漠、懒散、抑郁：双侧扣带回+双侧尾核下束；

妄想、退缩、木僵：双侧杏仁核+双侧扣带回+双侧尾核下束；

妄想、强迫：双侧杏仁核+双侧扣带回+双侧内囊前肢；

难治性精神分裂症：双侧杏仁核+双侧扣带回。

三、立体定向脑深部电刺激治疗

脑深部电刺激术（deep brain stimulation，DBS）是通过立体定向技术将刺激电极植入脑深部神经核团或特定部位并进行高频电刺激,从而治疗某些神经、精神疾病方法,它具有微创、神经核团非破坏性、可逆、可调节等特点。在脑深部电刺激治疗帕金森病取得良好疗效后,该方法也逐渐被应用于难治性精神疾病的探索性治疗。在美国,脑深部电刺激治疗强迫症已经获得了 FDA 的批准,对难治性抑郁症的治疗也取得了较好的疗效。脑深部电刺激具有微创、可逆、可调、无永久性并发症等优势,更易被精神科、医学伦理学界接受。随着对功能神经解剖、神经电生理、神经影像等认识的深入,脑深部电刺激在精神疾病领域的应用将会更宽广。自 20 世纪 80 年代 DBS 开始应用于治疗 PD 和 ET 以来,经过 30 余年的飞速发展,DBS 已成为功能神经外科治疗帕金森病、特发性震颤的主要手段。目前有人尝试应用 DBS 治疗除 PD、ET 以外的肌张力障碍和运动障碍性疾病以及非运动障碍性疾病,如神经性厌食症、强迫症、抑郁症、精神分裂症、抽动秽语综合征、精神分裂症、肥胖症、慢性顽固性疼痛、难治性癫痫、植物生存状态、阿尔茨海默病、耳鸣和物质成瘾等,并且取得一定成果。但是 DBS 的作用机制和一些疾病手术靶点还是不明确,还需进一步研究和探索。

近年,有报道将 DBS 应用于神经症和精神疾病,如强迫症、抑郁症、精神分裂症、药物依赖、肥胖、神经性厌食症等。Mallet 等采用 STN 作为靶点治疗强迫症取得好的疗效。Lozano 将 DBS 电极植入额叶内侧的胼胝体膝部下的扣带回进行电刺激治疗抑郁症取得较好效果。王学廉等选择内囊前肢和伏隔核作为刺激靶点治疗抑郁症也取得一定效果。也有学者设想应用 DBS 治疗精神分裂症,但鲜有临床报道,有报道用于一些冲动和暴力行为的患者。如 Kuhn 等报道了 1 例有严重自残行为的患者接受双侧下丘脑 DBS 治疗后自残行为消失。Franzini 等报道了 6 例有严重暴力和攻击行为的患者行下丘脑 DBS 治疗后,5 例患者明显改善。

也有学者利用 DBS 治疗物质成瘾。Kuhn 等采用伏隔核 DBS 治疗酒精依赖,治疗后患者症状改善。王学廉等采用以伏隔核为基础的包括内囊前肢在内的多靶点 DBS 戒毒研究也取得较好的效果。也有学者尝试应用 DBS 治疗肥胖、神经性厌食症,Wu 等报道 4 例伏隔核 DBS 治疗厌食症,随访 38 个月,平均体重增长 65%。Lipsman 等报道 6 例成人难治性神经性厌食患者行双侧扣带回下部 DBS 治疗的前瞻性研究,4 例患者的情绪、焦虑、情绪调节和厌食相关的强迫症状获得改善,随访 9 个月,3 例患者身高体重比获得提高。Whiting 等对 3 例进行胃旁路手术以期控制体质量但是却失败的肥胖症患者进行大脑双侧外丘脑 DBS 治疗,接受治疗的患者体重有明显的下降,且没有出现明显的心理及生理副作用。综上,DBS 治疗精神疾病尚处于探索和研究阶段,DBS 刺激靶点选择主要是根据过去毁损靶点进行的,新靶点有待探讨,但是 DBS 的技术使我们对精神性疾病的外科治疗充满期待。

脑深部电刺激术治疗难治性抑郁症:抑郁症患者会出现厌世、绝望、认知障碍、幻觉、妄想、并伴有自杀企图和自杀行为,严重危害健康,患病率可达 15%~20%,复发率高达 30%~40%。其中,至少对两种依从性好的药物经正规治疗后仍然无效,称之为难治性抑郁症(treatment-resistant depression,TRD)。对 TRD 治疗机制可能是 DBS 调节靶区代谢功能、降低高反应、增加快感,调节抑郁相关递质、炎症介质浓度,调节星形胶质细胞功能、兴奋性,达到抗抑郁效果。

第九节　药物依赖的外科治疗

毒品是指阿片、海洛因、甲基苯丙胺(冰毒)、吗啡、大麻、可卡因及国家规定管制的其他能够使人形成瘾癖的麻醉药品和精神药品,它具有依赖性、非法性和危害性。WHO 对各种药物依赖成瘾定义为:以非医疗用途的长期、反复、不断增加剂量为特征,强迫性自行用药行为。药物依赖或药物成瘾是慢性复发性脑疾病,既是一个复杂的生物学、心理学和社会学问题,又是医学界面临的一大难题和研究热点。长期以来,将药物依赖作为行为问题,而非一种疾病,以致轻视医疗处理。而且吸毒者是人类免疫缺陷病毒感染的高发人群,存在较高的死亡率,吸毒对自身和社会均造成巨大危害,因此帮助吸毒者及时戒毒,恢复身体健康,意义重大。

一、临床表现

成瘾是一种特殊的生理心理和社会现象,无论是物质成瘾还是行为成瘾,其主要共同特征是强迫性行为和削弱控制该行为的能力,表现为以戒断症状为特征的生理依赖,和对毒品渴求为特征的心理依赖。药物反复作用后,神经系统将产生敏感化和耐受等不同的适应性变化,耐受可使机体产生躯体依赖,而敏感化是产生药物渴求和复吸的神经基础。不同类型成瘾药物的作用各不相同,急性作用可产生奖赏、强化、愉悦、欣快、兴奋、抑制、幻觉等不同的心理作用,而慢性作用可能有相似的耐受、敏感化和条件化过程,停止使用或者降低用量可能导致戒断反应,即使在长期没有使用药物恢复后,也随时可能因环境、情绪、躯体等因素诱发复发。我国毒品成瘾以海洛因最多见,成瘾者中断用药 8~12 小时即产生戒断症状,最初表现为呵欠、流泪、流涕、出汗等症状;随后可出现瞳孔扩大、打喷嚏、流涎、苍白、肌动意向性震颤、忧虑、不安、好争吵、困倦、失眠、恶心呕吐、腹泻、胃肠绞痛、高血压、心动过速、呼吸困难等,以上症状有强烈的心理渴求,通常在 36~72 小时达到高峰,其中大部分症状 7~10 日消失。

二、诊断

根据《中国精神障碍分类与诊断标准》(第三版)(CCMD-3)进行诊断,具体如下。

1. 病史 有长期使用阿片类药物的经历,出现过躯体或心理症状。

2. 症状标准 反复使用阿片类药物,并至少有下列 2 项:①有使用该物质的强烈欲望;②对使用物质的开始、结束,或剂量的自控能力下降;③明知该物质有害,但仍应用,主观希望停用或减少使用,但总是失败;④对该物质的耐受性增高;⑤使用时体验到快感或必须用同一物质消除停止应用导致的戒断反应;⑥减少或停用后出现戒断症状;⑦使用该物质导致放弃其他活动或爱好。

3. 严重标准 社会功能受损。

4. 病程标准 在最近 1 年的某段时间内符合症状标准和严重标准。

三、外科治疗

当前,包括药物戒毒在内的各种现行治疗方法对药物依赖的治疗效果均不甚理想,复吸率非常高,并且存在一定副作用。寻找更为有效的治疗措施是药物依赖研究领域的重点。近年来对药物依赖的发病机制有了新的认识,神经影像技术、立体定向和功能神经外科及神经生理监测技术的飞速发展为手术治疗药物依赖提供了理论基础和实践保障。动物实验和临床研究均表明,对难治性的药物依赖,选择定向手术毁损伏隔核等成瘾相关脑区或神经核团可以达到戒毒目的,疗效确切,科学可行。

1. 适应证 ①患者年满 18 周岁;②药物成瘾符合 CCMD-Ⅱ-R 诊断标准;③吸毒史 3 年以上,经系统戒毒 3 次以上仍复吸者;④患者本人及家属自愿要求手术戒毒,承诺配合治疗。

2. 禁忌证 ①伴有脑退行性病变,明显智能障碍及严重精神衰退者;②未满 18 周岁、高龄或合并有全身重要器官严重损害者;③迫于社会家庭压力而要求手术戒毒者。

3. 术前准备

(1) 生理脱毒:患者手术前需先经过脱毒治疗,至临床观察戒断症状基本消除,连续 2 天吗啡尿检及纳洛酮催瘾试验结果均为阴性后可行手术治疗。

(2) 术前评估:详细记录患者吸毒史,包括毒品种类、剂型、吸食途径、剂量、频次等;详细了解患者临床症状、体征以及是否有其他共患疾病;通过心理学量表评测患者人格、性格、智力、记忆等,以便术后对比。

4. 靶点选择 立体定向手术治疗成瘾的靶点选择对于手术效果是至关重要的,虽然目前尚无定论,但可以从现有的基础研究和临床研究结果中得到提示。伏隔核作为大脑奖赏系统中的重要核团,广泛参与了成瘾过程。伏隔核壳部参与药物的直接精神活性效应,使药物具备强化作用;伏隔核壳部和核心部还分别参与了非条件性和条件性刺激诱发觅药的动机作用的形成,维持操作性行为,导致觅药和复吸;而以伏隔核为主要部分的腹侧纹状体与背侧纹状体间的多巴胺能联系,是觅药行为习惯形成和执行的神经基础;另外,前扣带回到伏隔核核心的谷氨酸能投射可能是各种因素导致复吸的共同通路。因此,以伏隔核作为手术毁损靶点,可以减少成瘾者的觅药服药行为,有效防止复吸。扣带回是边缘系统的组成部分,扣带回毁损术在20 世纪 60 年代即用于缓解癌痛,该术式较为安全,目前仍是治疗抑郁症、强迫症及焦虑症的有效手段。不少研究选择扣带回作为立体定向手术治疗成瘾的靶点,主要是由于成瘾中觅药服药行为带有"强迫性"的色彩,与强迫症有类似之处。Medvedev 即认为扣带回毁损术就是治疗强迫性觅药行为,使患者再次面对毒品时能做出正确的选择。同时,文献还报道毁损杏仁核和扣带回前部对治疗药物依赖也有效。因海马的记忆痕迹构建是药物依赖形成的关键因素之一,且复吸与陈述性和空间性学习可能相关,因而有学者选择海马作为毁损靶点之一,故有采用多靶点联合毁损治疗药物依赖的学说。

5. 手术方法

(1) 患者安装立体定向仪基环及定位框后,行 MRI 或 CT 薄层扫描(层厚<3mm,层距<2mm)。

(2) 将图像输入立体定向手术计划系统中进行处理,参照 Schaltenbrand-Wahren 人脑立体定向图谱获取靶点坐标值。

(3) 患者进入手术室,平卧位,局麻或全麻下切开头皮,切口位于眉间上 11cm,中线旁开 2.5cm,切口长约 3cm,然后颅骨钻孔,切开硬膜。

(4) 使用立体定位仪导向装置,将电极送至靶点行射频热凝毁损,温度 65~80℃,持续 60~100 秒。

(5) 毁损结束后,拆除定向仪,缝合头皮,手术结束。

6. 术后处理及手术并发症　按开颅术后常规处理,应用抗生素,严密观察病情变化,及时处理患者不适和可能发生的手术并发症,处理患者可能出现的戒断症状。术后 1 周内复查脑 MRI 或 CT。进行脱毒后康复治疗和健康教育。

立体定向手术治疗药物依赖也存在和其他立体定向手术一样的副作用和并发症,如颅内出血、伤口感染等,其他如智力下降、记忆力减退、肢体瘫痪和大小便失禁等并发症与靶点毁损位置及程度有关。但文献报道并发症发生率均较低,且一过性多见,并不严重,多数在 1 周内消失。可能的永久性并发症多见嗅觉减退和性功能改变等。

7. 术后随访

(1) 有效性:患者术后复吸与否,最长操守时间,复吸后剂量、频次,渴求及欣快感是否变化等。

(2) 安全性:一般生理学指标(血压、体温、体重等)有否变化,食欲、性欲等是否改变,各项心理学评测指标与术前对比,非特异性并发症(出血、感染等)发生率等。

(3) 毁损靶点验证:手术后行薄层 MRI 扫描,确定毁损位置及大小。

8. 疗效评价　由于药物依赖的形成机制非常复杂,其本质尚不清楚,而且存在社会伦理学问题,因而必须科学对待手术戒毒,客观评估手术疗效。影响手术效果的因素很多,如术前生理脱毒是否彻底、毁损灶大小及患者吸毒史长短、吸食毒品种类和所处社会环境。目前评估手术戒毒的疗效标准尚未统一,一般选择复吸率、手术并发症及术后相关神经功能成像技术和神经心理评估等手段多方面加以评判。

由"十一五"国家科技支撑计划支持的全国多中心手术戒毒术后 5 年以上患者的随访研究中,研究者对 2004 年 11 月前我国完成手术戒毒治疗的 1 161 名患者进行了汇总,并从中随机抽取了 150 名患者进行随访,结果成功随访到的患者共计 122 名,失访 28 名;122 名随访到的患者中,未复吸患者 75 名(61.5%);而且人格、心理健康、生活质量也有了明显改善(具体结果尚未发表),进一步证实了立体定向手术治疗药物成瘾的疗效。

四、发展前景

由于毁损术是一种不可逆的破坏性手术,可能造成永久性的并发症。而随着立体定向和功能神经外科的发展,脑深部电刺激术(deep brain stimulation,DBS)正逐渐发展而代替毁损术。DBS 是通过立体定向方法进行精确定位,在脑内特定的靶点植入刺激电极进行电刺激,从而改变相应核团功能,以达到改善疾病症状,控制疾病发作的一种功能神经外科新疗法。一般来讲,DBS 高频刺激疗效与毁损相似,而 DBS 对脑组织无创且可调节,与毁损术相比更为安全、疗效更好。DBS 已成功用于帕金森病等运动障碍性疾病的治疗,目前还被用于治疗难治性精神疾病(强迫症、抑郁症、焦虑症)、神经性厌食、疼痛、植物生存状态的唤醒等的临床研究。它使研究者们可在伦理学允许的范围内探索新的疾病治疗应用及其有效靶点,将其用于成瘾治疗有望取得更好的效果。另外,立体定向放射外科应用于治疗成瘾研究也是非常值得探讨的课题。

戒毒是一个系统工程,完整的戒毒包括脱毒、防复吸和回归社会三个连续的过程。长期以来人们一直期望通过药物治疗防止复吸,目前广泛采用的美沙酮代替疗法对于海洛因成瘾疗效肯定。但即便如此,部分海洛因成瘾者由于依从性差等原因仍然复吸,而且美沙酮本身也具有成瘾性。对于中枢神经兴奋剂(可卡因、安非他明等）成瘾而言,目前尚无可以防止其复吸的理想药物。通过立体定向外科治疗手段,对成瘾相关靶点进行直接干预,是预防复吸的新思路。以伏隔核毁损术为代表的立体定向手术戒毒为广大深陷成瘾病痛的患者带来了曙光。随着手术戒毒治疗方法的总结评估及进一步确定规范,它将会与其他治疗方法一道,协助广大成瘾患者战胜毒魔。

（姜晓峰）

第十节　立体定向放射外科的临床应用

瑞典著名的神经外科专家 Leksell 于 1951 年发表了他的开创性论文,论文题目为《脑的立体定向方法与放射外科（The Stereotactic Method and Radiosurgery of the Brain）》提出了立体定向放射外科（stereotactic radiosurgery,SRS）的概念,1953 年首次利用 280KV 工业 X 线治疗了两例三叉神经痛患者,治疗后两患者疼痛症状逐渐缓解,18 年后才报道了该疗效。1967 年第一台伽马刀原型机问世,在非临床环境下治疗了第一例颅咽管瘤患者。1968 年 1 月伽马刀正式落户到了瑞典斯德哥尔摩的 Sophiahemmet 医院。经过 50 多年的不断完善和改进,伽马刀经历了从简单到智能,从静态到旋转。其设备、结构及治疗计划系统日趋完善,技术成熟,其治疗范围已从功能性疾病囊括到血管畸形、神经系统良恶性肿瘤。治疗的有效性及安全性得到了广泛的认可。1987 年美国神经外科医师 John R. Adler 教授在伽马刀的基础上成功研发了无框架放射治疗平台——射波刀。射波刀又称"三维立体定向放射手术机器人",属于立体定向放射外科范畴,能够从三维立体的方向追踪患者体位、肿瘤位置和患者呼吸运动的反馈,并在治疗过程中针对病灶靶区,通过医学影像的引导进行照射方向的修正,从而避开高危器官,使正常组织损伤更少,只需 3~5 次照射,即可杀死肿瘤组织。射波刀与伽马刀等构成了立体定向放射外科。不同 SRS 设备的特点见下表 10-6。目前,立体定向放射外科已成为现代神经外科学的一个重要分支。以伽马刀、射波刀为代表的立体定向放射外科出现,突破了传统外科的理念,也改变了放射治疗的发展。与传统神经外科相比,它有以下优点:治疗无创伤,不需全麻,无术后出血、感染、脑脊液漏及死亡等风险,治疗时间短,患者生活质量高。

表 10-6　SRS 不同设备特点

技术	射野大小	照射野设计	射线类型
伽马刀	4mm/8mm/16mm	多个等中心	伽马射线
射波刀	圆形野 半径为 5~60mm	上百个非共面射野 不能背面野	6MV 非均整光子线
基于加速器治疗系统	标准 MLC 40cm×40cm 大小射野,micro-MLC12cm×12cm	多个等中心照射野 共面和非共面静态照射 共面和非共面拉弧照射	多种光子能量（6MV/10MV/15MV/18MV;均整和非均整）,电子线能量

传统的放射治疗依赖于放射生物学的 4R 理论,即再修复、再氧合、再分布、再增殖以及放射敏感性立体定向放射外科治疗的生物学效应:单次较高的放射剂量可以使 DNA 双链断裂,失去增殖能力,或丧失持有的功能,肿瘤细胞裂解而被吞噬细胞吞噬、吸收。丧失功能的组织纤维化,而靶外的放射剂量很小,所以对周围组织几乎无明显损伤。

一、立体定向放射外科治疗的主要适应证

（一）颅内血管性病变

1. 脑动静脉畸形（AVM）　脑动静脉畸形是脑血管畸形中的一种,是一种先天性的血管发育异常。脑血管畸形按传统可分为四类:动静脉畸形;静脉血管畸形;毛细血管扩张症;海绵状血管畸形。本病为胚胎发育异常造成的先天性局部脑血管畸形,导致动脉直接与静脉相通,形成脑动静脉之间的短路,出现一系列脑血流动力学改变。

本病的治疗选择:手术、血管内导管疗法和立体定向放射外科手术(SRS)。自1970年Steiner在瑞典应用伽马刀成功治疗第一例AVM患者以来,经过50多年的临床实践,伽马刀治疗AVM已被公认为是治疗脑动静脉畸形的标准治疗方法之一。其治疗机理:高剂量伽马射线照射后,血管内皮细胞增生,血管壁胶原纤维增生和纤维化,从而导致血管内血栓形成,血管巢闭缩。伽马刀治疗后血管闭合率与下列因素有关:①时间:脑AVM的完全闭合率与伽马刀治疗后的时间呈正相关。伽马刀治疗后第1年,闭合率为40%,第2年为80%~86%,第3年可达到90%。②体积:AVM的闭合率与AVM体积密切相关,体积越小,闭合率越高。对于体积较大的AVM,可在手术部分切除或部分血管栓塞后行伽马刀治疗。③剂量:AVM的闭合率也与周边剂量密切相关。周边剂量越高,其闭合率也越高,当AVM直径<2cm,周边剂量达到25Gy时,AVM闭塞率明显提高。此外,青少年患者AVM的闭塞率高于成年患者。AVM的治疗流程如图10-5所示。

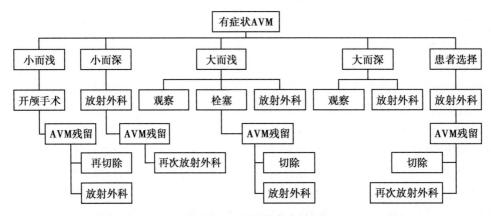

图 10-5　AVM 治疗流程

根据血管巢的大小、部位选择不同的治疗方式,小:≤10cm³,大:≥10cm³。

文献报道,AVM经过伽马刀治疗后,在AVM未闭合之前与未经治疗的AVM患者自然出血率相仿(2%~4.5%)。一旦经DSA检查证实病变完全消失,病变区将不再出血。AVM伽马刀治疗后要求连续3年的影像观察,如果伽马刀治疗后影像(MRI或DSA)检查发现仍有畸形血管未闭合者,可再次行伽马刀治疗,且同样有效,但伽马刀治疗并发症如放射性水肿、放射性脑坏死等并发症有所增加(图10-6、图10-7)。

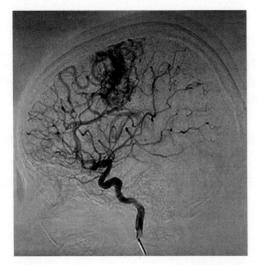

图 10-6　女性,18 岁,DSA 造影提示 AVM

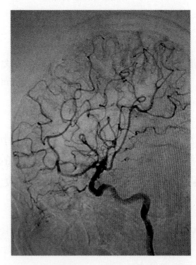

图 10-7　复查 DSA 已经没有 AVM 供血动脉,引流静脉及血管巢

2. 颅内海绵状血管瘤　又称海绵状血管畸形,是一种较为隐匿的先天性血管畸形,具有一定生长能力,并非真性肿瘤。随着MRI及CT的普及应用,颅内海绵状血管瘤的发现率逐年增加。颅内海绵状血管瘤可

分为脑内和脑外两种类型。脑外型较为罕见,常常位于海绵窦内,多与硬脑膜关系密切,所以又称之为海绵窦海绵状血管瘤,但实际上具有颅内肿瘤的扩张性及生长特性,该病缺少颅内海绵状血管瘤常见的出血和癫痫,好发于中年女性,主要表现为头痛和行走与海绵窦内的脑神经功能障碍。随着肿瘤的增大,压迫视神经可导致视力下降或视野缺损,波及三叉神经可引起面部麻木和疼痛,也可造成动眼神经麻痹出现复视或上睑下垂。上述症状可因妊娠而加重,终止妊娠而缓解。

虽同为颅内海绵状血管瘤,但二者在生物学行为、影像学特点、治疗方式上有显著不同。1999 年 Iwai 首先报道了 1 例术后残留的海绵窦海绵状血管瘤的伽马刀治疗效果,伽马刀术后病灶缩小,无脑神经损伤表现。之后国内外陆续有报道,表明海绵窦海绵状血管瘤对放射外科敏感。可选择放射外科治疗。

对于脑内型海绵状血管瘤,立体定向放射外科可作为一种治疗选择,应用于功能区、脑深部及脑干症状性海绵状血管瘤的治疗。其作用是降低病灶自然病程出血的发生率。对于合适的治疗剂量目前没有很明确的认识。所以,立体定向放射外科的应用需要根据年龄、位置、出血风险、手术风险和既往出血情况等多方面考虑,选择合适的患者。由于海绵状血管瘤的 DSA 检查为阴性,MRI 检查也无法确定血管的真正闭合,所以对治疗效果的评价是参考患者临床病程的稳定性和明显降低的再出血率。

CT 检查:平扫在海绵窦区或整个颅中窝底可见有等或高密度影,边界清晰,呈类圆形或哑铃形,密度多数均匀,瘤内无钙化灶,瘤周无水肿,与正常组织界限清楚。周边骨质正常,或有吸收现象,但无脑膜瘤常见的增生。

MRI 检查:在 T_1W_1 上多数肿瘤呈等或低信号。T_2W_1 上为高信号,与脑脊液信号相似,增强后明显强化。

DSA 检查:可见颈内动脉虹吸部开口增大,C3、4 段向前内侧移位,静脉期可见肿瘤染色。

立体定向放射外科(伽马刀)适用于术前辅助治疗以及不适合手术或术后肿瘤残留者。海绵窦海绵状血管瘤对放疗敏感,治疗后 3~6 个月复查头部 MRI 可见病灶缩小。

1999 年 Iwai 首先报道了 1 例术后残留的海绵窦海绵状血管瘤的伽马刀治疗效果,伽马刀术后肿瘤缩小,无脑神经损伤症状。之后国内外陆续有报道,国外 Thompson 等伽马刀治疗周边剂量为 13.0~17.0Gy,国内王恩敏报道周边剂量为 9.0~16.0Gy,多数肿瘤明显缩小,表明海绵窦海绵状血管瘤对放射外科(伽马刀)敏感。伽马刀术后半年或一年复查 MRI(图 10-8)。

3. 硬脑膜动静脉瘘(duralarteriovenousfistulas,DAVFs)　是海绵窦、横窦乙状窦区、矢状窦等硬膜窦及其附近动静脉间的异常交通,为颅内外供血动脉与颅内静脉窦沟通,多见于成年人。硬脑膜动静脉瘘是发生在硬脑膜的动静脉分流,其供血动脉为颈内动脉、颈外动脉或椎动脉的脑膜支,血液分流入静脉窦。由于动脉血液直接流入静脉窦而导致静脉窦内血液动脉化及静脉窦内压力增高,从而使得脑静脉回流障碍甚至逆流,出现脑水肿、颅内压增高、脑代谢障碍、血管破裂出血等病理改变。

硬脑膜动静脉瘘临床较少见,可见于任何年龄,多为后天获得,常由于外伤、炎症或肿瘤(如脑膜瘤)压迫等原因造成硬膜大静脉窦的狭窄或闭塞形成的病理改变,但在 10 岁以下的脑血管畸形患儿中也常见到,且无任何明显的诱因,因此被认为多为先天性原因造成的。

硬脑膜动静脉瘘的治疗原则是闭塞动静脉瘘口,本病的治疗方法较多且复杂,包括保守观察、颈动脉压迫、血管内栓塞、手术切除和立体定向放射治疗。上述方法可单独使用,也可联合使用。立体定向放射治疗其机制为放疗引起血管内皮细胞坏死、脱落、增生等炎症反应,逐渐闭塞瘘口,达到治疗目的。美国 Mayo 中心 1990—1997 年 9 月应用伽马刀和血管内栓塞联合治疗了 67 例硬脑膜动静脉瘘患者,50% 等剂量曲线包绕病灶,周边平均剂量 19Gy,34 例随访 1 年以上 DSA 检查显示闭合率达 76%。伽马刀术前术后对比如图 10-9。

(二) 颅内肿瘤

1. 听神经瘤　听神经瘤(acoustic neurinoma)为颅内神经肿瘤中最多见的一种良性肿瘤,又称前庭神经鞘膜瘤(neurilemnoma,schwannoma),约占颅内肿瘤的 10%,起源于听神经的前庭分支。肿瘤多为良性,生长缓慢,显微外科手术切除目前是公认的首选治疗方法,如能手术完全切除,则预后良好。有外科手术禁忌患者,可选择立体定向放射外科治疗。

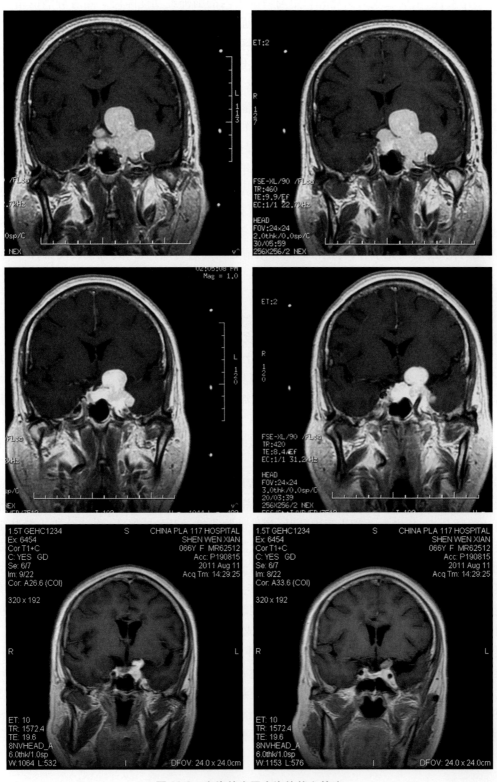

图 10-8　左海绵窦巨大海绵状血管瘤

女性,66 岁,采取伽马刀分次治疗,周边剂量 7.5Gy,中心剂量 15Gy。

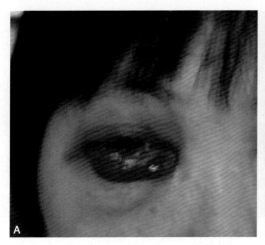
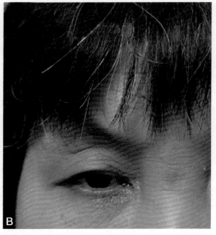

图 10-9　右海绵窦动静脉瘘栓塞术后行伽马刀术前术后对比

A. 女性,43 岁,伽马刀治疗前,右眼睑充血、黏膜外翻;B. 伽马刀治疗后 7 个月,右眼睑充血、黏膜外翻症状缓解。

自 1969 年 Leksell 首次应用伽马刀治疗听神经瘤以来,全球已治疗大量的病例,特别是近 10 年来,采用高分辨率 MRI 定位,控制肿瘤的边缘剂量从最初的 18~20Gy,逐渐下降到 12~14Gy,脑神经的并发症显著下降,肿瘤生长的控制率明显提高到 90% 以上。

伽马刀治疗听神经瘤的适应证:①中、小型肿瘤,肿瘤直径<3cm;②术后残留或复发的肿瘤;③老年体弱不能接受开颅手术者;④希望保留听神经和面神经者;⑤双侧听神经瘤,听力尚未完全丧失的一侧肿瘤。对肿瘤较大脑干受压明显,或第四脑室变形有可能引起高颅压者,或已有梗阻性脑积水者,应首选手术治疗或脑室腹腔分流术。

听神经瘤治疗方案的选择如图 10-10 所示。伽马刀治疗听神经瘤的目的是控制肿瘤生长,长期随访结果表明,平均有 92% 的患者肿瘤稳定或缩小,70% 患者听力保持治疗前水平,90% 以上患者保存面神经功能。当前神经外科界已经公认伽马刀是治疗中小型听神经瘤的首选治疗(图 10-11)。

伽马刀治疗听神经鞘瘤的主要并发症为听神经和面神经损伤,发生率为 16%,大多为暂时性损伤。有部分大中型听神经瘤,伽马刀术后出现交通性脑积水,需行脑室腹腔分流术。

2. 脑膜瘤　脑膜瘤起源于蛛网膜的内皮细胞,约占所有中枢神经系统新诊断肿瘤的 37.6%。大部分脑膜瘤为良性(WHO Ⅰ级),约占 80%,生长缓慢,WHO Ⅱ级脑膜瘤占脑膜瘤的 5%~20%,WHO Ⅲ级的间变

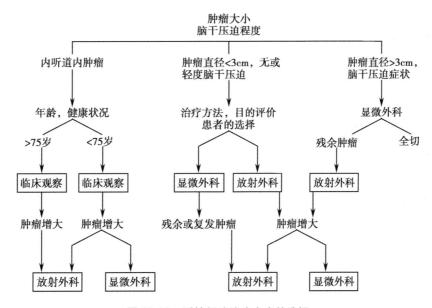

图 10-10　听神经瘤治疗方案的选择

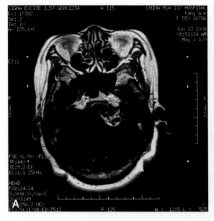
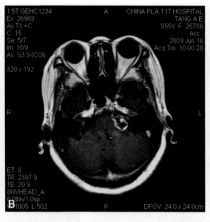
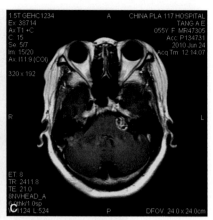

图 10-11　伽马刀治疗听神经瘤

A. 术前；B. 伽马刀术后 1 年；C. 伽马刀术后 2 年。

型/恶性脑膜瘤少见，预后不良占 1%~2%。平均发病年龄 45 岁，儿童少见，女性多发，女性和男性比例为2:1。随着现代显微神经外科技术的进步，大部分脑膜瘤可经手术全切，特别是大脑凸面及大脑镰旁脑膜瘤的手术全切率比颅底脑膜瘤高。颅底脑膜瘤由于其位置深在，周围有重要的神经结构如脑神经、静脉窦等，开颅手术造成的脑神经功能损伤仍高达 23%~46%，且术后复发率高。所以，术后残留的脑膜瘤常需行放射治疗减少脑膜瘤复发的机会（图 10-12）。研究表明，常规的外放射治疗次全切除的脑膜瘤，其局部控制率可以达到与全切除术一样的疗效。自 1990 年以来，立体定向放射外科被广泛应用于颅底脑膜瘤的治疗。适用于无法通过常规手术切除的脑膜瘤患者，或经过治疗后复发的脑膜瘤。包括伽马刀、射波刀。伽马刀治疗时以周边 12~18Gy 的剂量能很好地控制肿瘤生长，多数报道，肿瘤生长的总控制率可达 95% 以上。

放射外科治疗脑膜瘤的适应证：①术后残留或复发的肿瘤；②接受放射治疗或放射外科治疗后复发的肿瘤；③肿瘤位于颅底或脑深部，手术风险较大的病例，如蝶骨嵴内侧、鞍旁、海绵窦内、桥小脑角及岩斜坡处；④高龄、体弱不能耐受手术者。

放射性脑水肿是脑膜瘤放射外科治疗后常见的并发症，多发生在 SRS 术后 3~8 个月，水肿反应程度与治疗时肿瘤体积、周边剂量高低、局部解剖结构有关，曾有统计资料分析，凸面脑膜瘤比颅底脑膜瘤发生率高。视神经损伤是鞍区脑膜瘤可能出现的并发症，还有部分颅底脑膜瘤患者 SRS 治疗后出现症状性颈动脉狭窄。

3. 垂体腺瘤　垂体腺瘤的常用治疗方法为手术、放射治疗及药物治疗。自 20 世纪 70 年代初，采用伽马刀治疗以来，经对所治疗患者的长期随访，发现内分泌控制率可达 70%，随着伽马刀在临床的广泛应用，伽马刀已成为治疗垂体腺瘤的重要手段。

（1）伽马刀治疗垂体腺瘤适应证：①手术后残留或复发的肿瘤；②垂体大腺瘤但视力、视野无明显受损者；③无不愿意手术或药物治疗无效的垂体微腺瘤；④老年或伴有内科疾病不能耐受手术者。

（2）伽马刀治疗垂体腺瘤的目的：①控制肿瘤生长，缩小肿瘤体积。②控制内分泌紊乱，改善临床症状。③尽可能保护正常垂体组织。其治疗机理尚未完全明确，可能与单次大剂量放射线照射造成细胞损害有关。不同病理类型的垂体腺瘤对射线的敏感性不同，治疗计划给予处方剂量时，要"因瘤而异"（图 10-13）。对于无功能腺瘤，伽马刀治疗时周边剂量达到 15Gy 即可到达控制肿瘤生长的目的，而对于功能性垂体腺瘤的治疗除了控制肿瘤生长外，还应达到垂体腺瘤的生物学治疗，即激素水平下降，内分泌功能恢复正常。治疗剂量往往要高达 25~30Gy，当在不影响视神经、视交叉受量时要尽可能提高周边剂量。在对垂体腺瘤进行计划优化时，还要考虑肿瘤体积的大小、肿瘤与周边结构即视神经、视交叉的关系。原则上大肿瘤要低剂量，小肿瘤高剂量。视神经和视交叉的照射剂量要控制在 8~10Gy 以下。因眼球晶状体对放射线很敏感，在计划规划时，需注意眼球是否受到放射线的直接照射。

大腺瘤已压迫视神经引起视通路有视力视野障碍者，应首选手术切除肿瘤，行视神经减压，残余肿瘤行伽马刀治疗。而对于高龄、体弱不能耐受手术者，可考虑分次伽马刀治疗，降低单次伽马刀的治疗剂量，间隔 6~12 个月再行第二次伽马刀治疗。

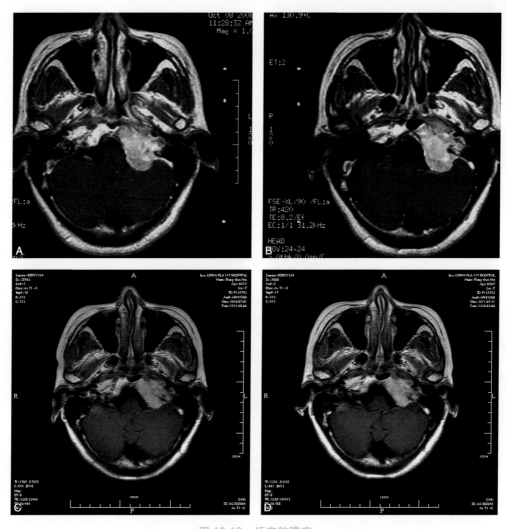

图 10-12 颅底脑膜瘤

女性,54 岁。A、B. 伽马刀治疗前定位;C. 伽马刀术后 2 年;D. 伽马刀术后 3 年。

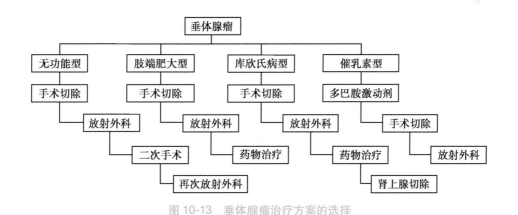

图 10-13 垂体腺瘤治疗方案的选择

　　垂体腺瘤伽马刀治疗后,要定期复查,包括影像学检查和内分泌检查。肿瘤体积的改变一般在伽马刀治疗后 1 年左右,随着时间的延长,肿瘤缩小的程度会逐年增加。所以,伽马刀治疗后每年都应复查一次MRI,若患者有不适感觉应及时检查。内分泌检查的意义在于了解患者伽马刀术后垂体功能状态,因为,内分泌激素的下降是一个缓慢的过程,若高分泌功能垂体腺瘤如催乳素瘤、生长激素肿瘤,短时间内激素水平没有降到正常值,可给予溴隐亭或长效生长激素抑制剂兰瑞肽治疗。若患者原已有垂体功能低下,或伽马刀治疗后出现垂体功能低下,及时采用激素替代疗法,或调整药量(图 10-14)。

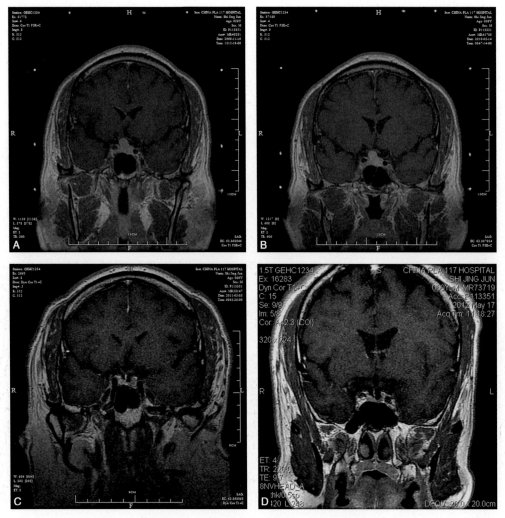

图 10-14　男性,58 岁,无功能性垂体大腺瘤
A. 术前;B. 术后半年;C. 术后 2.5 年;D. 术后 3.5 年。

4. 颅咽管瘤　颅咽管瘤(craniopharyngioma)起源于垂体胚胎发生过程中残存的扁平上皮细胞,是一种常见的先天性颅内良性肿瘤,大多位于蝶鞍之上,少数在鞍内。早在 1937 年,有人就采用放射线治疗颅咽管瘤。一般采用外照射的方法。由于大多数颅咽管瘤用手术方法不能完全切除,而其化疗又不敏感,故主张术后加用放射治疗。颅咽管瘤的术后复发率高,而再次手术的风险很大,故对复发患者也只能采用放射治疗(图 10-15)。

伽马刀治疗颅咽管瘤始于 1968 年,1972 年 Backland 首先报道伽马刀治疗 4 例实质性颅咽管瘤取得满意疗效。根据临床总结伽马刀治疗颅咽管瘤适应证:①手术后残留或复发的肿瘤;②原发性和复发性无囊腔的实质性肿瘤,肿瘤<3cm 且视力、视野无明显受损者;③老年患者或伴有严重的心脑血管疾病及不能耐受手术患者。

对于颅咽管瘤靠近视神经和视交叉,限制了伽马刀照射剂量,可以通过一定时间间隔的伽马刀治疗,达到控制肿瘤又保护视通路的效果。

5. 脑转移瘤　脑转移瘤是最常见的脑肿瘤,随着总体癌症生存率的提高,脑转移瘤的发病率也在增加。脑转移瘤预后较差,确诊后中位生存时间约为 4 个月。脑转移瘤的治疗目的:延长患者生存时间并提高生活质量。传统的治疗方法为手术切除、全脑放疗和化疗的单用或联合应用。1975 年 Karolinska 研究所首次应用伽马刀治疗脑转移瘤以来,放射外科作为新的治疗手段在全世界广泛开展,目前的指南建议,如果肿瘤总体积<7cm³,应先期采用 SRS 治疗。近十年来放射外科在美国国家综合癌症网络指南(NCCN)对于脑转移瘤治疗方式中的地位不断提升。2011 年,NCCN 指南提到,对于新诊断脑转移瘤的患者首先推荐手术,以及

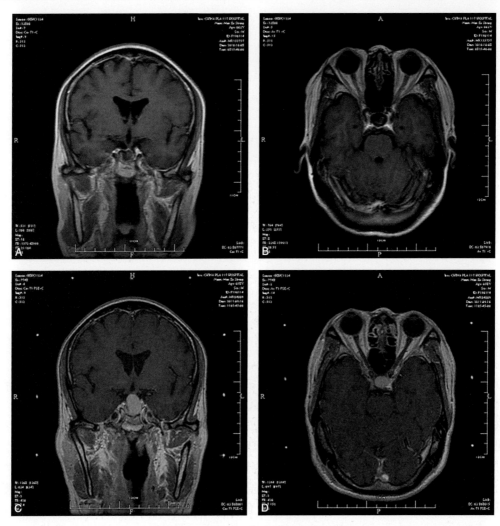

图 10-15　男性,58 岁,颅咽管瘤术后复发

A、B. 治疗前定位片;C、D. 术后 5 年,复查 MRI 提示肿瘤消失。

术后的全脑放疗。但随着放射外科技术的不断发展,NCCN 指南在 2014 年特别推荐了放射外科为治疗单发或 1~3 甚至 3~5 个脑转移瘤为主要的治疗方式。到了 2015 年,NCCN 指南优先推荐了单纯的 SRS 来治疗脑转移瘤。2018—2019 年 NCCN 指南不再强调放射外科治疗脑转移瘤的数量,广泛脑转移初始治疗可以使用 SRS 进行治疗。2021 年对于新诊断的脑转移 NCCN 指南优先推荐 SRS 作为主要的治疗手段。2022 年美国放射学肿瘤协会(ASTRO)《脑转移瘤放射治疗临床实践指南》提到:脑转移瘤数量≤4 个,推荐 SRS,脑转移瘤>4 个,推荐全脑放射治疗(whole brain radiotherapy,WBRT)。①脑转移瘤直径<2cm,推荐单次 SRA,剂量:20~24Gy;②脑转移瘤直径 2.0~3.0cm,推荐 SRS 单次,剂量 18Gy;③脑转移瘤直径 3.0~4.0cm,推荐单次 SRS,剂量 15Gy。有条件推荐分次(27Gy/3F 或 30Gy/5F);④脑转移瘤直径>4.0cm,有条件推荐手术,或分次 SRS;⑤脑转移瘤直径>6.0cm 以上,不推荐 SRS;⑥有症状脑转移瘤患者,既适合局部治疗,又适合全身系统治疗,建议优先局部治疗;⑦对于适合全身系统治疗的无症状脑转移患者,有条件推荐多学科会诊,以患者为中心的治疗决策,确定是否可以安全推迟局部治疗。

小的单发病灶,伽马刀术后可迅速改善症状,多数在 3~4 个月内肿瘤明显缩小或消失,水肿消退,肿瘤的占位效应减轻,患者临床症状得到改善。对于多发转移瘤,文献资料也支持伽马刀的治疗。据统计,伽马刀治疗后患者中位生存期 11 个月,肿瘤局部控制率 84% ~98%(图 10-16)。

(1) 伽马刀治疗脑转移瘤的适应证:①肿瘤直径<4cm。②病灶位于颅内深部或重要功能区。③多发转移灶。④脑转移瘤术后残留或术后复发。⑤有手术禁忌证。

由于伽马刀只能针对影像学上所见的病灶进行治疗,不能预防新病灶的出现,伽马刀术后 3 个月需复查

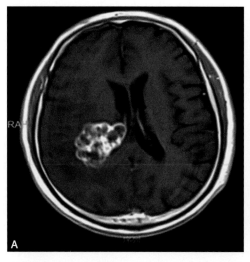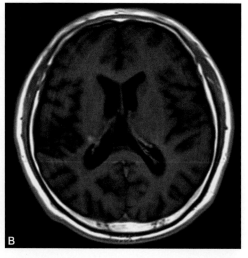

图 10-16 男性,65 岁,左肺低分化鳞癌

左侧肢体麻木,检查发现右基底核区占位,考虑脑转移瘤,予以射波刀治疗;A. 射波刀治疗前;
B. 射波刀治疗后 5 个月。

头部 MRI,如患者有新发转移灶,可考虑患者 KPS 评分,新发肿瘤数目,肿瘤位置,高颅压情况等,再次行伽马刀治疗。

伽玛刀术后是否全脑放疗,目前意见尚未统一。多数专家建议,对于多发转移瘤在伽马刀治疗后辅以 30Gy 全脑放疗。

(2) 伽马刀治疗脑转移瘤的并发症:伽马刀治疗安全有效,但由于单次照射剂量大,少数患者伽马刀术后仍会出现一些并发症。①急性并发症:约 11% 的患者伽马刀术后 12 小时内有恶心、呕吐症状,大多数原因为所照射肿瘤位于第四脑室底部呕吐中枢所致。当呕吐中枢接受 2.75Gy 以上剂量的患者,均会出现这些症状。而呕吐中枢所接受剂量低于 2.56Gy 几乎不发生恶心、呕吐。所以,伽马刀治疗后应用激素和止吐药物,可以显著降低该类并发症的发生和严重程度。有癫痫史的患者,术后应持续抗癫痫治疗。②亚急性并发症:当头皮的治疗剂量大于 4Gy 时,治疗后 2~8 周,伽马刀所照射区域会出现脱发症状。一般 4 个月后新发长出。③慢性并发症:伽马刀治疗后约有 4% 的患者出现放射性脑坏死需手术治疗。放射性脑坏死的发生与肿瘤的体积及照射剂量有关。

6. 脑胶质瘤 脑胶质瘤是神经系统最常见的原发性肿瘤,其治疗是神经外科最为棘手的问题之一。目前常用的治疗方法如手术、化疗、放疗及免疫治疗等,均未能明显改善脑胶质瘤患者的预后。由于胶质瘤呈浸润性生长,肿瘤细胞与正常脑组织的边界难以界定,不主张伽马刀作为胶质瘤治疗的首选治疗方法,近年来,通过多年临床探索放射外科在治疗胶质瘤方面也取得了一定经验。SRS 适用于部分常规外照射后的推量或作为复发肿瘤治疗的选择方式之一。

放射外科治疗胶质瘤的适应证:①诊断明确,患者没有颅内高颅压症状;②术后残留或术后复发无法再次手术者;③放疗后复发者;④肿瘤位于脑深部不能手术或预计放疗效果不佳者。

胶质瘤由于其类型多,恶性程度不同,在行放射外科治疗时,照射范围是根据影像上所示边界而定,并非真正的肿瘤边界,对于恶性胶质瘤其生长呈浸润性生长,当前的神经影像不能很好地显示肿瘤边界,肿瘤很易复发,也由于有些胶质瘤本身对射线抗拒,导致疗效不佳。有资料显示,放射外科对低度恶性(WHO Ⅰ~Ⅱ级)胶质瘤疗效肯定,且复发率低,而对高度恶性(WHO Ⅲ~Ⅳ级)胶质瘤疗效较差。也有学者在尝试分次伽马刀治疗胶质瘤,其主要目的是利用组织"4R"的特性,最大限度杀灭肿瘤,保护正常脑组织。

一直以来对于恶性胶质瘤手术加放疗后是否辅助化疗存在争议。主要因为传统的化疗药物对胶质瘤的抗肿瘤活性较低,并且血-脑脊液屏障的通透性较差。替莫唑胺(TMZ)是一种新型的口服二代烷化剂——咪唑四氮杂苯衍生物,口服后吸收快,生物利用度约为 100%,血-脑脊液屏障透过率高。国外长期大样本的临床研究表明 TMZ 可延长患者的病情无进展生存期,提高生存率改善生活质量,减少患者痛苦。自 2000 年 8 月至 2002 年 3 月间,由欧洲癌症治疗研究组织(European Organization for Research on Treatment of Cancer,

EORTC)的脑肿瘤及放疗组和加拿大国家癌症研究所的临床试验组共同进行了一项多中心期临床试验,共573 例患者(恶性胶质瘤占 92.8%),目的在于比较放疗同时联合 TMZ6 周+6 周期辅助 TMZ 化疗和单纯放疗的疗效。其中位随访 28 个月,放疗加 TMZ 组与单纯放疗相比将死亡危险降低了 37%(P<0.001),中位生存期分别为 14.6、12.1 个月,2 年生存率分别为 26.5%,10.4%,中位肿瘤无进展生存期分别是 6.9、5.0 个月。替莫唑胺加放疗组 2 年生存率是放疗组的 2 倍以上。Monika 等的进一步研究也证实了:对于含有甲基化的甲基鸟嘌呤-DNA 甲基转移酶启动基因(MGM-DNA)的脑恶性胶质瘤患者,采用同步放疗加 TMZ 化疗将会获得更好的疗效,可使患者中位生存期进一步提高到 21.7 个月,2 年生存率提高到 46%。而单纯放疗者中位生存期为 15.3 个月,2 年生存率为 22.7%(P=0.007)。其原因在于同步治疗的近期效果优于单纯放射治疗,而后的 TMZ 维持治疗使该效果得到了延长。推荐剂量首程:150mg/(m² · d),连续 5 天,每 28 天为1 周期,第二疗程前检查血常规,若没有血液毒性表现,剂量为:200mg/(m² · d),连续 5 天,每 28 天为 1 个周期。需要至少 6 个周期的化疗。

对于放疗或伽马刀结合替莫唑胺治疗的胶质瘤患者,在后续的随访中要注意假性进展(pseudoprogression)这一影像学上的表现。假性进展常见于恶性胶质瘤患者在放化疗结束后的随访过程中,在影像学上表现为放化疗结束后肿瘤和其增强影直径的增加,部分患者伴有头痛高颅压症状,或出现偏瘫等神经缺失症状,其临床及影像学表现与肿瘤复发非常相似,随着进一步的随访患者可自愈或保持疾病稳定状态,并没有神经系统症状和体征的恶化,MRI 检查可发现病变体积缩小或消失。特别是在替莫唑胺联合放疗后的患者中发生率较高。由于此病变类似肿瘤进展,故称之为假性进展(图 10-17)。

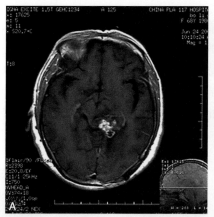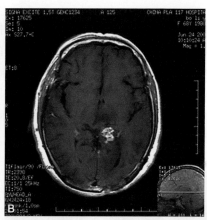

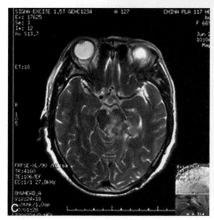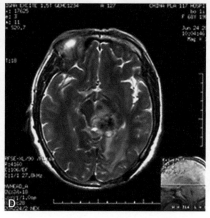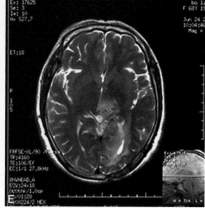

图 10-17　女性,66 岁,星形细胞瘤 3 级

术后予以伽马刀分次治疗,予以口服替莫唑胺 6 个疗程化疗。图为伽马刀术后 14 个月;A、B. MRI 可见强化明显的病灶;C~E. T₂ 像上病灶周边水肿明显。

7. 松果体区肿瘤　松果体区肿瘤是指起源松果体区肿瘤及邻近组织结构的肿瘤,种类繁多,按照病理类型一般分为三大类:①生殖细胞肿瘤,分为生殖细胞瘤、畸胎瘤、恶性畸胎瘤、内皮窦瘤、绒毛膜上皮癌和混合性生殖细胞瘤；②松果体实质细胞肿瘤，可分为松果体母细胞瘤与松果体细胞瘤；③其他肿瘤，有神经上皮肿瘤、非神经上皮肿瘤、淋巴瘤等。

松果体区肿瘤以生殖细胞瘤多见，此类肿瘤对放射治疗敏感。故目前对于松果体区肿瘤趋向于普通放射治疗、伽马刀治疗，必要时结合化疗。治疗原则为联合治疗。为了正确选择松果体区肿瘤的治疗方法，应先行立体定向肿瘤活检，明确病理性质。对于良性肿瘤、身体状况好的患者，行开颅手术切除肿瘤。如果为恶性肿瘤，又伴有明显的梗阻性脑积水，行脑室腹腔分流术后常规放疗或伽马刀治疗，或伽马刀治疗+全脑放疗。由于松果体区结构复杂，肿瘤位置深在，活检及手术均有一定难度，对没有明确病理结果的患者可以进行诊断性治疗，即用伽马刀周边剂量 10~12Gy 照射，术后 1 个月复查头部 MRI，如果肿瘤明显缩小或消失，尽快予全脑全脊髓放疗，避免肿瘤沿脑脊液播散。由于生殖细胞瘤多见于儿童或青少年，放疗敏感性较成人高，效果显著，要适当降低剂量，尽量避免放疗副反应的发生。

8. 中枢神经系统原发性淋巴瘤　原发性中枢神经系统淋巴瘤（primary CNS lymphoma，PCNSL）是一种少见于脑、软脑膜以及罕见于脊髓的肿瘤，在所有颅内肿瘤中仅占 0.85%~2.00%。最初认为这种肿瘤与先天性、医源性或获得性免疫抑制有关，但近年来发病率有明显增加趋势，PCNSL 在有免疫力的个体中的发生率也不断增高。

本病误诊率很高，最后诊断有赖于手术、立体定向活检术后的病理学检查。免疫组化检测在 PCNSL 的诊断及分类上非常有价值，它可确定瘤细胞是否为淋巴源性，免疫组化应作 LCA、$CD_{45}RO$、CD_{34}、CD_{20}、CD_{79a} 等，可以明确肿瘤细胞属性，更好地进行组织学分型和鉴别诊断。文献报道 PCNSL 90% 以上是 B 细胞来源，T 细胞仅占少数。

该病预后较差，自然病程 45~100 天，手术治疗不能延长其生存时间，该病对放射治疗高度敏感，通常采用全脑放疗有效率在 90% 以上，但易复发。较为肯定的治疗方案是化疗+放疗。鉴于常规全脑放疗的不足，目前有学者提出利用立体定向放疗技术，对病变进行局部准确、高剂量的治疗，以增加射线对肿瘤细胞的杀伤力。经病理明确诊断的淋巴瘤可选用伽马刀治疗，周边剂量 10~12Gy，再辅以全脑放疗或大剂量氨甲蝶呤（MTX）化疗，这样可获得较高的肿瘤局部控制率和临床缓解率，延长患者生存时间，平均生存期可达 3 年，5 年生存率 40%（图 10-18）。

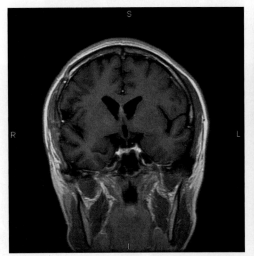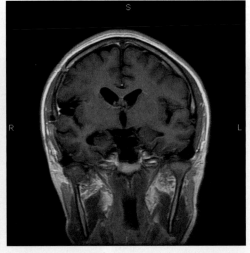

图 10-18　伽马刀术后 20 天，MRI 检查示肿瘤消失

9. 血管母细胞瘤　血管母细胞瘤又称血管网织细胞瘤，是由脑神经和脊髓神经所产生的一种高度血管分化的良性肿瘤，WHO Ⅰ 级。在大约 75%~80% 的患者中，血管母细胞瘤是一种散在的、孤立的病变，在 20%~25% 的患者中，血管母细胞瘤是常染色体显性综合征 von Hippel Lindau（VHL）病的一种表现。血管母细胞瘤的治疗以显微外科手术切除为主。对于一次外科手术不能全部切除的颅内多发血管母细胞瘤，肿瘤

直径小于 3cm 或者患者体质不能耐受手术者,放射外科作为首选治疗手段或外科手术后的辅助治疗在一系列长期随访的回顾性研究中,表现出了良好的治疗效果。放射外科治疗的周边剂量以 16~20Gy 为宜,该剂量可较好地控制肿瘤。如为 VHL 病患者需要定期随访,以便早期发现新的病灶及时治疗(图 10-19)。

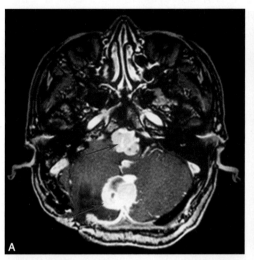 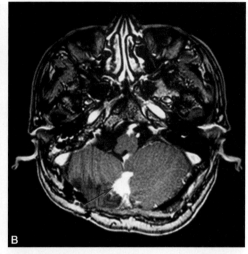

图 10-19 血管母细胞瘤

男性,46 岁,18 年前发病,检查发现小脑及左右肾病灶。左肾全切,右肾部分切除。脑部肿瘤 10 多年来经历了 3 次手术后复发。MRI 检查小脑及延髓复侧有强化明显的肿瘤;A. 放射外科治疗前;B. 放射外科治疗后 8 个月。

10. 脊索瘤 脊索瘤(chordoma)是一种少见的、具有局部破坏性的肿瘤,起源于胚胎脊索结构的残余组织,可发生在沿中线骨骼的任何部位,尤以骶尾部及颅底蝶鞍部多见。颅底脊索瘤约占脊索瘤总数的 35%,常起自人斜坡中线,位于硬膜外,呈缓慢浸润生长。向前可伸入鞍旁或鞍上;向下可突入鼻腔或咽后壁;也可向颅后窝生长,累及一侧小脑桥脑角;或沿中线向后发展而压迫脑干。由于位置深在且广泛侵犯颅底重要神经结构,颅底脊索瘤的治疗仍是神经外科的难题之一。近年来,随着神经影像学、颅底外科学以及立体定向放射外科技术的长足发展,颅底脊索瘤的诊断及治疗取得明显进展。传统的放射治疗对颅底脊索瘤的治疗作用尚存在争议。由于邻近脑干、视神经等重要结构,传统放射治疗的剂量受到严格限制从而疗效欠佳,复发率极高。1998 年 Muthukumar 等用伽马刀治疗了 15 例颅底脊索瘤患者,肿瘤平均体积 4.6ml,周边及最大平均剂量分别为 18Gy 及 36Gy,平均随访 4 年。结果:瘤体缩小 5 例,静止 5 例,增大 1 例,另有 4 例死亡。多项研究表明利用立体定向放射外科治疗脊索瘤,其肿瘤中心受照的放射生物学效应是常规分割治疗照射的 4 倍,同时 SRS 还可以作为常规分割治疗后局部推量,其作用是控制肿瘤和延长无进展生存期。

11. 三叉神经鞘瘤 三叉神经鞘瘤为颅内少见的良性肿瘤,由于肿瘤位于颅中窝或颅后窝,毗邻重要神经结构,手术常导致部分神经功能缺损,如展神经麻痹、动眼神经麻痹及视神经损伤等。近年来,伽马刀的临床使用显示了治疗三叉神经鞘瘤的较大优势。对于肿瘤直径<3cm,术后残留或术后复发的肿瘤,周边剂量 12~14Gy 可使肿瘤达到长期控制效果(图 10-20)。

12. 孤立性纤维性瘤 之前称为血管外皮细胞瘤,在 2021 版中枢神经系统肿瘤 WHO 分类中"血管外皮细胞瘤"一词已经被淘汰,该肿瘤现在仅称为孤立性纤维瘤,是一种较为罕见的中枢神经系统肿瘤。该病预后不良,具有侵袭性,易局部复发,并

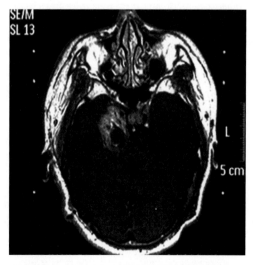

图 10-20 右三叉神经鞘瘤术后残留

男性,33 岁,伽马刀治疗,周边剂量 12Gy,中心剂量 30Gy。

437

具有向颅外转移等特点。手术全切是首选治疗方法,术后常常辅以放射治疗。文献报道 HPC 由于富血管的特性,有着较高的放射敏感性,术后放疗可以减少复发率。1993 年 Coffey 首先报道了 5 例伽马刀治疗血管外皮细胞瘤的病例。2002 年美国匹兹堡大学伽玛刀中心也报道了 14 例术后复发的血管外皮细胞瘤患者,接受伽马刀治疗后局部肿瘤控制率可达 80%。对于手术后肿瘤残留患者首先考虑伽马刀治疗,周边剂量 15~20Gy,中心剂量 30~40Gy。由于该病易复发及颅外转移,术后要求定期随访,对于复发肿瘤可考虑再次放射外科治疗。

颅内其他肿瘤:颈静脉孔区肿瘤、鼻咽纤维血管瘤及鼻咽癌颅底侵犯等(图 10-21),放射外科均可作为有效的辅助治疗手段。

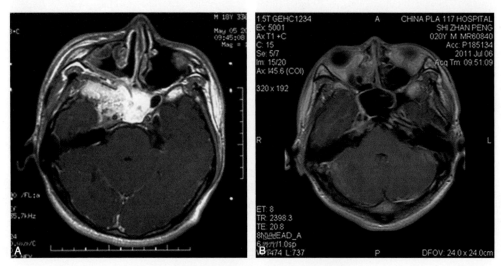

图 10-21　男性,18 岁,鼻咽纤维血管瘤
A.术后残留;B.伽马刀术后 2 年肿瘤消失。

（三）功能性疾病

1. 三叉神经痛　是指原因不明的三叉神经分布区短暂而反复发作的剧痛,一般指原发性三叉神经痛。该病病因不明,发病机制可能由于半月神经结的神经根脱髓鞘,使相邻纤维之间发生短路,当外界刺激经短路传入中枢后,中枢传出冲动又经短路成为传入冲动,如此循环反复。当传入冲动达到一定总和后激发半月神经节内的神经元,产生异常疼痛。Leksell 教授在 50 年代初就运用 280Kv、10mA 的 X 线机治疗两位三叉神经痛的患者,术后患者疼痛很快得到了缓解,随访 18 年效果良好。由于过去影像学的局限性,不能很好地显示颅内靶点(核团),限制了伽马刀在功能神经外科中的运用。1993 年 Rand R W 首先报道伽马刀照射三叉神经根部治疗三叉神经痛,取得了很好的疼痛缓解率。之后,随着神经影像学的发展,3D-TOF 的临床应用,三叉神经痛动物模型的建立,三叉神经痛病因学研究进展,放射靶区和放射剂量的研究,越来越多的学者致力于伽马刀在功能性神经外科中的运用,三叉神经痛成为了伽马刀治疗病例最多的、疗效最好的功能性疾病。

早期三叉神经痛的治疗靶点选择为三叉神经半月节,目前选择三叉神经根入脑桥区。照射剂量 70~90Gy,有效率为 86%～89%,高于此剂量可能发生面部感觉和运动功能障碍,低于此剂量止痛效果差(图 10-22)。

伽马刀治疗三叉神经痛的适应证:①长期药物治疗无效或出现药物不良反应者;②其他治疗方法(血管减压术、甘油封闭、射频治疗)无效,手术治疗失败、复发者;③高龄、体弱不能耐受开颅手术者。

2. 癫痫　20 世纪 60 年代以来,学者对伽马刀治疗癫痫进行了基础和临床研究,显示了采用伽马刀治疗癫痫有较好的前景。目前,伽马刀治疗癫痫的机理不是十分清楚,国内外的实验研究和临床总结对此进行了种种推测和假设:①射线照射阻滞了致痫神经的传导。②照射后癫痫神经元的直接破坏。③致痫神经元对射线高度敏感,较低剂量的照射就可使其活动受到抑制。④照射后致痫神经元兴奋性降低。

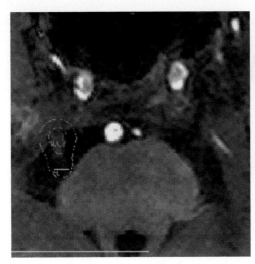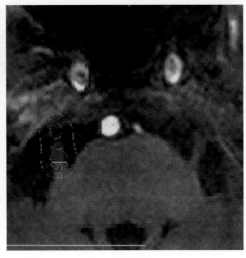

图 10-22　原发性三叉神经痛伽马刀治疗定位
设双靶点：一靶点靠近右半月节，另一靶点右神经根出脑干处，中心剂量 80Gy。

伽马刀治疗癫痫的适应证：①耐药性癫痫，病史两年以上，经过正规药物治疗无效；②通过多手段检查颅内可发现明确的单一致痫灶。

二、伽马刀治疗步骤

伽马刀由放射治疗系统、立体定向系统、治疗计划系统等组成。目前临床应用的伽马刀有静态式伽马刀和旋转式伽马刀两大类。二者的主要区别在于放射源的数目和放射源的聚焦方式。其主要治疗步骤如下。

1. 根据患者的 CT 或 MRI 检查，明确诊断后，在局麻下安装立体定位头架，尽可能使病灶位于头架中心。

2. 定位 MRI 扫描　将定位头架固定在 MRI 适配器上，根据病变类型，行 MRI 增强或平扫。

3. 将 MRI 扫描的图像通过工作站传输到伽马刀计算机的计划系统，根据病变类型，勾画出病变轮廓，标识重要结构如：视神经、视交叉、眼球及脑干等。根据病变大小和形状，选用不同大小的准直器和靶点数目，调整靶点坐标，让选用的等剂量曲线完全包绕病变，然后根据病变的性质，周边结构和治疗要求，设定合适治疗剂量。打印治疗方案。

4. 实施照射治疗　根据治疗方案实施照射治疗。

5. 治疗结束，去除头架，包扎创口。

（黄润生）

复习思考题

1. 什么是立体定向和功能神经外科学？
2. 简述三叉神经痛的诊断标准与治疗原则。
3. 简述癫痫的外科手术适应证及其手术原则。
4. 试述帕金森病的外科治疗原则。

第十一章　颅脑和脊柱先天性畸形

第一节　概　　述

颅脑和脊柱先天性畸形是指在胎儿期发育异常或停滞所致的疾病。是儿童较常见疾病，为死胎、儿童智力低下，以及躯体功能异常的主要原因，表现为表浅或内部器官、组织解剖结构异常或仅细胞或分子水平的功能异常。约1/3病例在出生时存在大体形态学异常，而部分症状和体征要随着生长发育，甚至到成年才表现出来。近年来，随着 US、CT、MRI 等影像诊断设备广泛应用于临床，颅脑和脊柱先天性畸形的诊断水平明显提高，并可在胎儿期进行早期诊断，为胎儿期母体宫内治疗提供了可能性，降低了重度畸形儿的出生率。医学影像学检查主要反映大体解剖学改变；近年来随着 MRS、PET 等分子影像学诊断技术的开发和应用，颅脑和脊柱先天性畸形的诊断有了基于分子水平的影像学依据。目前，此类设备较为昂贵，尚需推广普及和总结经验。

先天性畸形产生的原因非常复杂，约60%原因不明，40%是由于遗传和环境因素所致。遗传因素主要是单基因或多基因遗传（占20%）和染色体突变（占10%）；环境因素占10%，如感染、药物、辐射、各种病理状态导致的缺氧和营养代谢异常（见于孕妇患有糖尿病、维生素缺乏等）。

颅脑先天性畸形的分类如图 11-1：中枢神经系统的胚胎发育非常复杂，胎儿脑部发育的每一阶段都有严格的时限，某一段时间发育障碍影响本阶段及下一阶段的发育，终致畸形。先天性颅脑畸形分类法中 DeMyer 分类应用最广，将畸形分为两大类：器官源性和组织源性，前者再按解剖结构分类，后者则按细胞结构分类；有的学者将分类增加了"细胞发生障碍"一类。

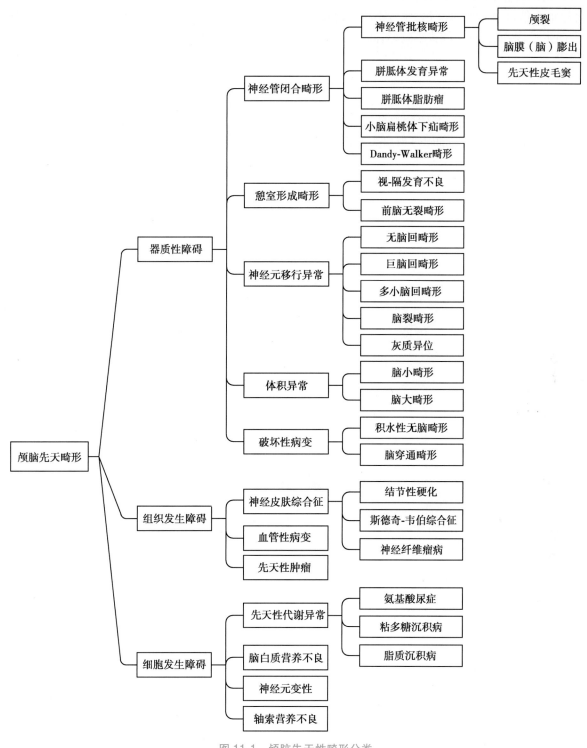

图 11-1　颅脑先天性畸形分类

第二节　狭　颅　症

狭颅症(craniostenosis)又称颅缝早闭(craniosynostosis)或颅缝骨化症(craniostosis),系由颅骨穹窿部 1 条或多条颅缝过早闭合或骨性融合所导致的先天性颅骨发育畸形,其发生率约为活婴的 1/2 500。矢状缝早闭症(sagittal synostosis,SS)在非综合征型颅缝早闭中发病率最高,占 40%~50%,男女比例 4∶1。大多数单纯颅缝早闭患儿是偶发的,可能与胚胎期中胚叶发育障碍等有关。部分单一或复合颅缝早闭可能是孟德尔遗传病引起,染色体畸变则通常造成克鲁宗(Crouzon)综合征表现。婴儿出生2个月内脑重量增加20%,至6个月增加1倍,1年时增加2倍,颅骨则随脑的发育而相应增长。颅缝早闭导致缝周颅骨不能生长,颅骨向其他方向生长,形成各种头颅狭小畸形;同时压迫和限制正在迅速发育的脑组织,引起颅内压增高和各种脑功能障碍。

一、临床表现

1. 头颅畸形　矢状缝过早闭合为舟状头(scaphocephaly)或长头畸形,是最常见的颅缝早闭;两侧冠状缝过早闭合为短头(brachycephaly)或扁头畸形;一侧冠状缝过早闭合为斜头(plagiocephaly)畸形,X线正位像上可见患侧蝶骨翼抬高,称为"harlequin eye"(丑角眼);额骨骨缝早闭的表现是三角头畸形(trigonocephaly);人字缝早闭典型的表现是后部斜头畸形。(图11-2、图11-3)

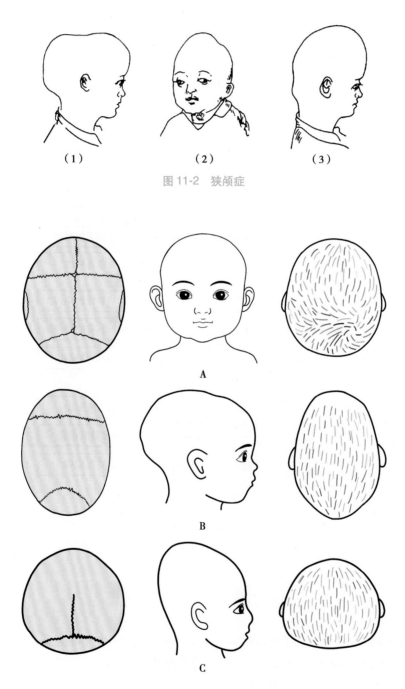

（1）　　　　　（2）　　　　　（3）

图11-2　狭颅症

A

B

C

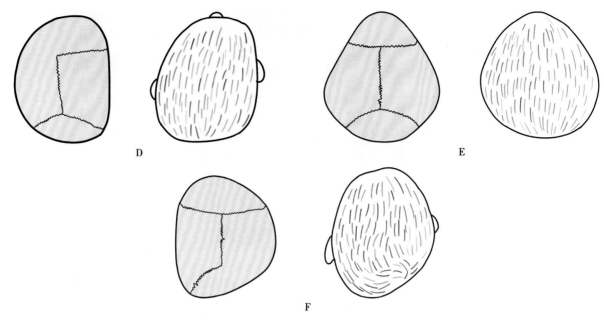

图 11-3　各类型头型
A. 正常头型;B. 舟状头;C. 短头;D. 斜头;E. 三角头;F. 后部斜头。

2. 脑功能障碍和颅内压增高　颅缝早闭导致的狭小颅腔不能满足脑的正常发育,患儿常表现出脑功能障碍、发育迟缓、认知功能障碍、智能低下、语言发育迟缓、精神萎靡或易于激动,可出现癫痫、四肢肌力减弱等,可有头痛、呕吐和视盘水肿等颅内压增高表现,晚期发生视神经萎缩、视野缺损甚至失明。

3. 眼部症状和其他　眼眶变浅,可引起突眼和分离性斜视等,常合并其他部位畸形,如并指(趾)、腭裂、唇裂及脊柱裂等。

二、影像学检查

1. 产前超声检查　虽简便易行、无辐射、低成本、快速、准确,但由于受胎儿体位的限制和分辨力较低的影响,且受操作者技术水平的影响较大,单纯依赖产前超声检查诊断非综合征型颅缝早闭十分困难。

2. 头颅 X 线片　可见骨缝出现骨桥、蜂窝征,甚至骨缝过早消失;颅骨出现脑回压迹增多、鞍背变薄等颅内压增高征象;还可见颌面部畸形及相应的软组织改变。

3. CT　CT 轴位平扫可见颅骨变形。CT 三维重建是颅缝早闭诊断的金标准,可清楚地看到各个颅缝的闭合情况,并可观察到颅内压增高患儿的颅盖骨上出现指压痕,颅板变薄,脑回压迹增多、加深,颅底下陷,眼眶容积缩小致眼球突出等表现。

4. MRI　可发现和明确胎儿颅缝早闭合并的其他颅内畸形,如脑积水、胼胝体发育不全等。出生后的患儿行 MRI 检查可发现脑组织及颅面部软组织畸形、小脑扁桃体下疝等问题。

与先天性脑发育不全的鉴别:头颅狭小系继发于脑的发育不良,无颅缝早闭,无颅内压增高。

三、手术治疗

1. 手术目的　通过切开原已闭合的骨缝或重新建立新的骨沟,使颅腔能有所扩大,以保证脑的正常发育,并避免颅内压增高引起的不良后果(图 11-4)。

2. 手术适应证　头颅畸形明显,伴有眼球突出、智力低下、视力下降及颅内压增高征象者,均需手术治疗。由于颅缝早闭导致的颅骨畸形可明显影响患儿的心理健康,所以单从美观的角度考虑,单纯性颅缝早闭也推荐手术治疗。手术越早越好,一般认为在出生后 6 个月内手术治疗效果较好。1 岁以后颅内压增高症状或视力减退明显者,亦应行手术治疗。若出现视神经萎缩和智能障碍,即使实施手术,功能已不易恢复。

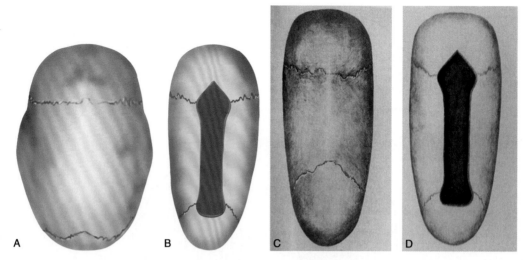

图 11-4　颅缝早闭手术（舟状头畸形）

A、C. 矢状缝早闭，头向侧方发育受限，颅穹隆前后拉长，鞍状头颅；B、D. 手术切除早闭的矢状缝。

3. 手术方式　①颅缝再造术：切除已融合的颅缝处的骨质，骨质缺损宽约 1~1.5cm，并切除两旁骨膜约 2~3cm；②颅骨切开术：切除较大面积的额、颞、顶骨，注意保护相应骨膜和外露的硬脑膜，以利新骨的形成。

（邓华江）

第三节　神经管闭合不全

神经管闭合不全（dysraphia）是指胚胎期神经沟发育成神经管的过程障碍，导致中枢神经系统形态异常或移位及周围结构不闭合。神经管闭合不全是最常见的中枢神经系统先天畸形，而以囊性颅裂和脊柱裂多见，下面简要叙述之。

一、病因

颅裂（cranioschisis）和脊柱裂（spinal bifida）是较为常见的先天性畸形，在 1 000 例新生儿中，约有 1~2 例发生。其形成原因目前尚不明确，可能与胚胎时期神经管发育不良，中胚叶发育停滞有关，也与孕妇妊娠早期叶酸缺乏有关。胚胎早期，外胚叶背面中线部位首先形成神经板，神经板中间凹陷成沟，此沟以后闭合形成神经管并与原始外胚叶分离。脑与脊髓即是由封闭的神经管逐渐发育而成。封闭过程一般起自于颈下段，分别向头端与尾端扩展，在胚胎发育的第 3 周末完成。在封闭过程中如出现发育不良，造成神经管的某段封闭不全或没有与外胚叶完全分离，导致该处由中胚叶形成的颅骨、椎管、脑膜、脊膜，以及蛛网膜等发育障碍，可能是构成颅裂和脊柱裂的基础。神经管前端及尾端封闭时间较晚，因而其以后发育而成的枕部和腰骶部发生畸形的机会也就愈大。在形成的颅骨或椎弓的缺损部位，颅内或椎管内容物部分向外膨出，在后枕部、颈后或胸腰段背部形成一个外突的软性包块，称囊性（或显性）颅裂或脊柱裂。但如中胚叶分化良好，颅内或椎管内容物未能疝出，称隐性颅裂或隐性脊柱裂。颅裂和脊柱裂常可同时伴发颅内或颅面部发育畸形，如脑积水、腭裂、唇裂，先天性心脏病、皮肤色素沉着、血管瘤和潜毛窦以及脊柱、肋骨、肢体、手足以及外生殖器畸形等。

二、囊性颅裂

1. 分类　根据膨出物的内容可分为：①脑膜膨出（meningocele）：内容物为脑膜和 CSF；②脑膜脑膨出（encephalocele）：内容物为脑膜和脑实质，不含 CSF；③脑囊状膨出（cystic encephalocele）：内为脑膜、脑实质和部分脑室，但在脑实质和脑膜之间无 CSF 存在；④脑膜脑囊状膨出（cystic meningocncephalocele）：内为脑膜、脑实质和部分脑室，脑实质与脑膜之间有 CSF。

2. 临床表现

（1）局部肿块：多位于颅骨中线部位，好发于枕部及鼻根部。出生时即有，随年龄的增长而增大。若为脑膜膨出，肿块较小，囊性感，能压缩，啼哭时张力可变。若为脑膜脑囊状膨出，肿块可甚巨大，不透光，不能压缩，覆盖于肿块表面的皮肤变薄，极易发生破溃感染。余两者介于上述两者之间。

（2）颅骨缺损：直径可较小，也可达数厘米。

（3）外观异常：鼻根部颅裂常表现为眼距增宽，眼眶变小，堵塞鼻腔引起呼吸困难、泪囊炎；从筛板突向鼻腔可类似鼻息肉。

（4）神经损害：颅底颅裂可影响相应的脑神经，出现脑神经损害的症状和体征。颅盖脑膜脑膨出，可合并脑发育不全、脑积水，可有肢体瘫痪、挛缩或抽搐等。

3. 影像学检查　颅底X线平片或X线断层摄片可显示颅骨缺损形状、范围、边缘情况。V形额骨缺损见于鼻额部脑膨出；眶间圆形骨缺损和眶距增宽见于鼻堤部脑膨出；眶内侧壁骨缺损见于鼻眶部脑膨出。有时X线片显示额、鼻、筛、眶骨，以及软组织块影不甚清楚，需CT三维图像重建，才能清晰地显示颅底骨结构。MRI可良好地显示脑组织及膨出囊的关系，有利于鉴别伴发的其他脑、脊髓畸形（图11-5、图11-6）。

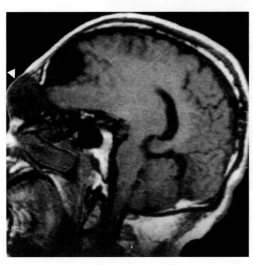

图 11-5　脑膨出 MRI 影像

正中矢状位，T_1WI，鼻根部长 T_1 信号肿块，前部有皮肤包绕，后部额骨的短 T_1 信号消失，额叶直回轻度前突。

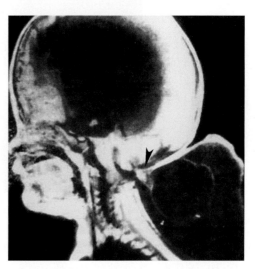

图 11-6　脑膜脑膨出 MRI 影像

正中矢状位，T_1WI，枕大孔后方有颅骨缺如，除部分脑膜、脑脊液疝出颅外，尚有小部分脑组织疝出。导水管狭窄，幕上脑室明显扩大。

4. 手术治疗　手术目的是关闭颅裂处的缺损，切除膨出的肿块。手术年龄 0.6~1 岁为宜。位于颅盖部的颅骨缺损可不修补，只需修补硬脑膜和缝合头皮。颅底部常需开颅修补颅骨裂孔及硬脑膜。有脑积水需先作 CSF 分流术。有呼吸阻碍或肿块表面变薄者，应提前手术。

三、囊性脊柱裂

脊柱裂最常见的棘突及椎板缺如，椎管向背侧开放，好发于腰骶部。

1. 分类　①脊膜膨出（meningocele）：脊膜囊样膨出，含 CSF，不含脊髓神经组织（图 11-7）；②脊髓脊膜膨出（myelomeningocele）：膨出物含有脊神经、脑脊液、硬脊膜（图 11-8）；③脊髓（myelocele）：膨出物含有脊髓、脊神经、脑脊液、硬脊膜（图 11-9）。

2. 临床表现

（1）局部囊性肿物：如图 11-10，先天性，逐渐长大，小的呈圆形，较大的可不规则，有的基底宽阔，有的为一细颈样蒂。表面可有长毛、异常色素沉着、毛细血管瘤、皮肤凹陷、皮肤瘢痕化。啼哭或按压前囟时，囊肿的张力可能增高；囊壁薄，囊腔大，透光试验可为阳性。与先天肠毛窦鉴别：窦道的管壁由皮肤组织构成，窦道长短不一，短者呈盲管状，长者深达椎管，可引起感染或并发肿瘤。

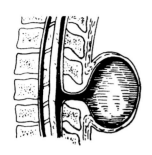

图 11-7 脊柱裂、脊膜膨出示意图,内容物为脑脊液

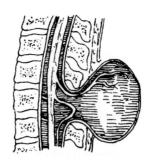

图 11-8 脊柱裂、脊膜膨出示意图,内容物为神经根、脑脊液

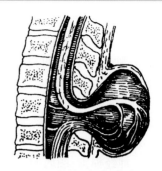

图 11-9 脊柱裂、脊膜膨出示意图,内容物为脑脊液、脊髓末端和马尾神经

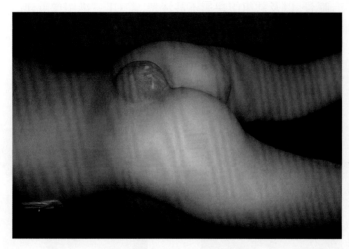

图 11-10 腰骶部脊膜膨出

(2)神经受损:下肢弛缓性瘫痪和括约肌功能障碍。某些隐性脊柱裂患者,排尿障碍渐加重,直到学龄期仍有尿失禁,这是终丝在骨裂处形成粘连紧拉脊髓产生的脊髓栓系综合征,MRI 检查可见脊髓圆锥下移,终丝变粗,横径在 2mm 以上。

3. 影像学检查 ①X 线片:脊柱 X 线正、侧位平片可明确显示脊柱畸形的类型和骨缺损范围;②CT:可断层显示颅骨缺损的范围,若是单纯囊性膨出,膨出囊内为脑脊液密度,如合并脑膜脑膨出,则膨出囊内见有脑组织密度影像;③MRI:可清晰显示膨出囊脑脊液和不同软组织信号,还可良好显示颅内外及椎管内外各类伴发的发育畸形。

4. 手术治疗

(1)适应证:一般认为此类手术应较早进行。对于单纯脊膜膨出,包块皮肤完整,考虑到婴儿对麻醉和手术的耐受安全性,出生后 1~3 个月内进行手术更为适宜;伴发脑积水者,脊膜膨出术后,脑室扩张可能进一步增大,颅内压增高症状更为明显,可先行或同时行脑室腹腔分流手术;膨出囊的囊壁菲薄,即将破裂,或已经破裂出现脑脊液漏者,应急诊手术治疗;囊壁明确有感染迹象者,应积极控制炎症,争取创面清洁或接近愈合后再行手术;囊壁溃破但急诊手术尚未具备时,创面应妥善保护,局部可用 0.25%~0.5% 硝酸银溶液连续湿敷,可以保持局部无菌,防止继发感染。

(2)禁忌证:①双下肢弛缓性瘫痪,大小便失禁,同时有进行性脑积水者;②脊髓膨出或脊髓外露造成脊髓功能严重障碍者;③脊膜膨出合并严重脑积水者,不能单纯做脊膜膨出修补术者。

(3)手术技术:切开囊壁,分离松解神经组织,将之还纳入椎管内,切除多余的囊壁,严密缝合脊膜的开口,将裂孔两旁筋膜翻转重叠修补。有脊髓栓系综合征的患者,可行椎管探查,松解粘连及切断终丝。

第四节　脊髓栓系综合征

脊髓栓系综合征(tethered cord syndrome)多为神经轴先天性发育畸形,常并发于隐性或囊性脊柱裂,其基本病理变化是脊髓低位,脊髓末端受到牵拉。存在多种原因,如终丝增粗、局部瘢痕、粘连、神经根憩室形成,或伴有各种占位,如蛛网膜囊肿、脂肪瘤、表皮样囊肿、皮样囊肿、畸胎瘤等。本病常伴有多种脊柱发育畸形,如脊柱侧弯、半椎体、椎间孔狭窄以及肋骨发育畸形。本病最常伴发于腰骶部脊膜膨出,在腰骶背部皮肤可见多毛,局部色素沉着,脊柱裂处皮肤可出现凹陷,甚至有窦道形成。胚胎早期脊髓,在椎管内大致与椎管等长。以后椎管增长较快,脊髓增长相对缓慢。脊髓栓系形成的机制:胚胎期由于脊椎、脊髓发育异常,局部瘢痕形成,神经根粘连,终丝增粗,可引起脊髓末端受牵拉,并固定于病变部位上,不能随脊柱发育而上升,由此引起相应的脊髓和神经功能缺陷。

本病多在婴幼儿期发病,成年后逐渐出现症状。婴幼儿由于表达障碍,只有靠客观体征来判断,如下肢长短不等,粗细不一,足变形;部分患儿的畸形发展较慢,症状和体征隐匿,可在青春期甚至成年后才发病,多表现为遗尿、下肢力弱、麻木、肌肉萎缩,有时腰痛或腿痛。体格检查:肌张力低,呈弛缓性肌力减退,会阴部及双下肢及深浅感觉均减退;双腿有时长短不等;足部畸形多为马蹄内翻足,严重者可瘫痪,并伴发下肢神经营养性改变,如会阴部、骶尾部出现营养性溃疡,下肢远端发凉、发绀。

MRI是诊断脊髓栓系综合征的关键检查(图11-11)。常可显示低位的脊髓末端,严重者脊髓末端达到腰骶交界或骶管内,可见腰骶椎管内终丝增粗。MRI检查可呈混杂信号,显示局部粘连,甚至合并的蛛网膜囊肿、脂肪瘤、表皮样囊肿、畸胎瘤等。

具有脊髓栓系综合征神经症状者,不论何种原因,如脊柱裂、椎管内占位、脊膜膨出等,均应积极手术治疗。手术时机应越早越好。手术目的是去除占位,松解脊髓栓系,降低脊髓张力。切除压迫神经的异常骨质,先于硬脊膜外剪除粘连带,如硬脊膜囊松解不理想,再于硬脊膜下剪断终丝,并在神经监测下选择性部分切断神经后根,术后严密缝合硬脊膜。个别病例,即使术后不能改善现有症状,也能避免该病程度的进一步加重。即使已有大小便失禁或下肢瘫痪也应争取手术,因为其中部分病例可得到明显的好转。

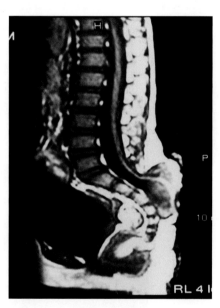

图11-11　脊髓栓系综合征MRI

第五节　颅颈区畸形

颅颈交界区(craniovertebral junction)是颅骨和上位颈椎的运动连接区,担负脑和脊髓间的功能信息传递,其发育解剖学复杂,该区骨结构可发生多种异常,并导致神经结构、椎-基底血管系统和脑脊液循环路径的受压、变形和移位。本节主要讨论寰枕畸形,也称枕骨大孔区畸形,包括扁平颅底、颅底凹陷、寰枕融合、先天性短颈综合征(Klippel-Feil综合征)、寰枢椎脱位、小脑扁桃体下疝畸形(Arnold-Chiari畸形)等。这些畸形可以单独发生,也可以几种同时存在。Meneze将颅椎交界区异常的治疗分为针对可整复的畸形和不可整复的畸形两类:前者治疗的目的是增加结构稳定性,并减轻对脑干和脊髓的压迫;后者则以手术减压为主要目的,进一步分为腹侧减压(经口腔-腭-咽部入路)和背侧减压。

一、小脑扁桃体下疝畸形

1. 病因和分型　小脑扁桃体下疝畸形又称Chiari畸形,或Arnold-Chairi畸形。是以颅后窝容积减小、小脑扁桃体向下进入椎管腔为主要病理学特征的先天性发育畸形,严重者除小脑扁桃体向下进入椎管腔外,小脑蚓部、下位脑干和第四脑室等亦随之下移,造成导水管和第四脑室变形,枕骨大孔与上颈椎管蛛网膜增厚、蛛网膜下隙狭窄等一系列变化。这些改变的结果可造成脑干和上颈髓受压、后组脑神经和上颈段脊神经根受牵拉和移位,以及脑脊液循环受阻、产生脑积水和脊髓空洞症等继发性改变。共分4型:①Chiari 畸形 I 型:临床多以此型为主,小脑扁桃体下端变尖甚至呈舌状或钉状,由枕大孔向下疝入椎管内超过 5mm,多疝至 C_1,可达 C_3。一般无延髓和四脑室变形和下疝(图 11-12)。20% ~40% 合并脊髓空洞症,多数仅限于颈段;有临床症状者,脊髓空洞症的发生率达 60% ~90%(图 11-13);可合并脑积水、颅颈交界区畸形如寰枕融合畸形或寰椎枕化。② II 型:小脑扁桃体、下蚓部与第四脑室下移并疝入椎管,四脑室变形,疝入颈部的四脑室扩张可呈泪滴状;延髓和脑桥明显伸长,延髓疝入颈椎管内。颅后窝内结构拥挤:可见顶盖鸟嘴样改变、天幕低位、小脑上疝形成的"小脑假瘤"征、枕大池极度变小、枕大孔扩大、扁平颅底等;几乎均合并显性或隐性脊椎裂,50% ~

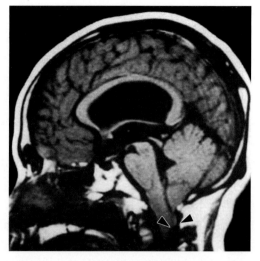

图 11-12　Chiari 畸形 I 型正中矢状位 MRI
T_1WI 小脑扁桃体下端拉长呈舌状(▲)、疝入上颈段椎管,第四脑室无变形。

90% 合并脊髓空洞症、脑积水和其他脑畸形,与 I 型的鉴别要点为延髓和第四脑室变形和下疝(图 11-14)。③III型罕见,为 II 型伴有枕下部或高颈部脑或脊髓膨出,常合并脑积水。④IV型,为严重的小脑发育不全或缺如,脑干细小,后颅凹大部分充满脑脊液,但不向外膨出,该型后小脑发育不良。III、IV型多于新生儿期发病。

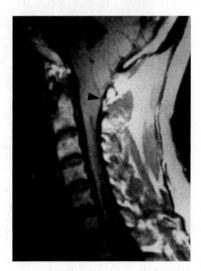

图 11-13　Chiari 畸形 I 型并脊髓空洞症 MRI
小脑扁桃体下端变尖疝入枢椎椎体水平(▲),颈段脊髓中央呈长 T_1 信号,显示脊髓空洞形成。

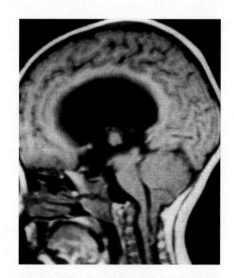

图 11-14　Chiari 畸形 II 型正中矢状位 MRI
T_1WI 小脑扁桃体、延髓和第四脑室拉长、下移并疝入上颈段椎管,延髓扭曲,天幕低位,枕大池消失,枕大孔扩大,幕上积水。

2. 临床表现　大致可分为两期:①无症状期:并非所有具有小脑扁桃体下疝畸形影像学特征的患者都会出现临床症状,有些患者可能终身不出现症状。当突向枕骨大孔下方的小脑扁桃体对脑干或上颈髓产生压迫,或由于小脑扁桃体长期在脑脊液搏动压力驱动下反复与周围组织摩擦,产生局部蛛网膜增厚、粘连,出现脑脊液循环受阻,并加重局部脑干受压后,即可能出现明显的临床症状,即进入症状期。②症状期:小脑扁桃体下疝畸形出现临床症状的年龄段多在 20 岁以后,儿童及青少年出现症状者较少。本病临床表现缺乏特异性,症状轻重似与小脑扁桃体下疝程度关系不大,主要取决于小脑扁桃体和枕骨大孔之间的比值。

该比值除受疝入的小脑扁桃体的大小影响外,也受枕骨大孔区骨结构异常的影响。该比值越小,反映延髓颈髓受压程度就可能越重,而临床症状也相应较重。最常见的症状是枕下头痛,通常表现为颈项部疼痛,向上可放射到头顶甚至到眼眶后部,向下放射到颈部和肩胛部,常在用力、屏气、头位改变时加重。女性患者可在行经前的1周头疼加重。其次是眼部症状,表现为间断性眶后疼痛或压迫感、视力模糊、闪光、怕光、复视和视野缺损等,但神经眼科学检查往往正常。耳部症状也很常见,包括头晕、平衡障碍、眼球震颤、耳部压迫感、耳鸣、听力减退或听觉过敏、眩晕等。有头晕或眩晕的患者在检查时,可能有低频的神经性听力丧失,以及不同程度的前庭功能障碍。

其他临床表现包括:①延髓和颈髓受压症状,主要表现为四肢,尤其是下肢肌力下降,肌张力增高,出现病理反射等,在合并有颅底凹陷症,尤其是延髓颈髓前方受压者,更易出现此种临床表现;②小脑受压症状,多见于颅后窝容积过小者;③也有一部分患者出现后组脑神经功能障碍,表现为呛咳、吞咽困难和声音嘶哑等症状。除以上表现外,小脑扁桃体下疝畸形的临床表现还取决于是否合并有其他继发改变,如脊髓空洞症、脑室系统梗阻,椎基底动脉供血不足等相应的临床表现。在Ⅱ型、Ⅲ型畸形,由于常在婴儿期出现症状,多表现为吞咽困难、进食后食物从口、鼻腔反流,出现误吸并发生肺炎等症状。这两型畸形还可合并有严重的其他器官畸形,如脑、脊髓等发育异常等,预后多较差。

3. 影像学检查

(1) X线片:普通X线检查不能直接发现是否存在小脑扁桃体下疝畸形,但可发现同时存在的颅颈交界区骨性异常。

(2) CT:因枕骨大孔区骨结构解剖复杂,加上CT扫描对软组织的分辨率远不如MRI检查清晰,价值有限。

(3) MRI:如前所述,MRI检查在诊断小脑扁桃体下疝畸形的优势在于,它的高软组织分辨率、多方位、多参数成像、无骨伪影,能够清晰地显示颅颈交界区三维解剖结构,以及小脑扁桃体下疝程度和与周围结构的关系。MRI检查时小脑扁桃体下疝畸形的主要表现包括:小脑扁桃体疝进入椎管内(正中矢状面小脑扁桃体下移超过枕骨大孔5mm)、颅后窝容积减小、小脑延髓池变小或消失、延髓、颈髓和第四脑室受压、变形,或向椎管方向移位等。另外,小脑扁桃体下疝畸形同时伴发的异常,如脑膜脑膨出、脑和脊髓发育异常、颅颈交界区骨性结构异常、脑积水,以及脊髓空洞症等,也能清晰地显示。

4. 手术技术

(1) 手术适应证:无症状性小脑扁桃体下疝畸形不需治疗,但应密切随访。对症状期患者,尤其是儿童和青壮年,应采取较为积极的外科治疗态度。手术的目的在于早期解除延髓颈髓受压(图11-15),扩大颅后窝容积,切除可能存在的颅颈交界区骨性压迫和纤维结缔组织粘连,疏通脑与脊髓蛛网膜下隙之间的脑脊液循环通路,重建正常的脑脊液循环,同时消除颅颈交界区的不稳定因素。另外,对无症状期小脑扁桃体下疝畸形经MRI检查提示存在脊髓空洞症的患者,也应积极进行手术干预,以阻止脊髓空洞症的进一步发展。

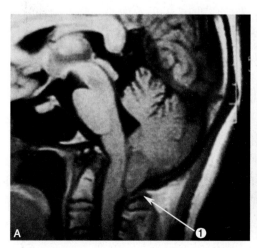
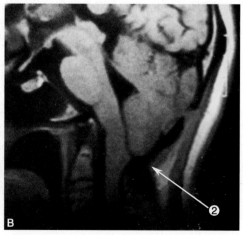

图 11-15　Chiari 畸形 I 型

A. 术前示小脑扁桃体下疝压迫延髓;B. 术后示小脑扁桃体切除,延髓压迫解除。图中箭头所指为小脑扁桃体疝的位置。

（2）手术治疗与操作

1）枕骨切除范围：由于小脑扁桃体下疝畸形的病理学基础可能与颅后窝容积减小有关，因此，枕骨切除的范围应尽可能地足够大，特别是尚处于发育期的儿童或青少年患者。但近来也有人认为，骨切除范围不需像传统所介绍的上至横窦、两侧达到接近乙状窦水平，相反只进行枕骨大孔周围 3~4cm 范围减压就已足够。因为此症多在 30 岁以后发病，该年龄段的患者通过此种方法减压并扩大硬脑膜修补、重建小脑延髓池等措施后已能充分满足减压需要。对于需要进行枕骨颈椎融合者，此种减压也有利于融合和固定。

2）上颈椎减压范围：一般进行寰椎后弓切除已经足够，枢椎椎板一般不需切除，尤其是需要行枕骨枢椎固定的患者。如小脑扁桃体下疝达到寰椎枢椎以下，且对上颈髓压迫较重者，可切除下疝的小脑扁桃体而使延髓颈髓受压得到有效的缓解。

3）硬脑膜切开：鉴于相当一部分小脑扁桃体下疝畸形患者存在寰椎枕骨交界处的硬脑膜增厚和局部纤维组织增生，为了获得充分减压，应切开硬脑膜和硬脊膜，同时切断、切除或分离局部纤维束带和纤维粘连，以达到延髓颈髓的充分减压。对无明显纤维束带粘连、压迫又不需要切除小脑扁桃体的患者，在硬脑膜切开时，应尽量保持蛛网膜的完整性。

4）小脑扁桃体切除：对严重小脑扁桃体下疝畸形的患者，疝出的小脑扁桃体由于长期的受压，常出现胶质化改变，为获得更有效的减压，疏通第四脑室中孔和颅颈交界蛛网膜下隙处的脑脊液循环，可切除下疝的单侧或双侧小脑扁桃体。其方法是将小脑扁桃体进行软脑膜下切除，然后彻底止血，并用无创性缝合线缝合切除后的小脑扁桃体处的软脑膜，以减少局部创面，防止或减轻手术后局部的粘连。

5）疏通第四脑室出口和颅颈交界处蛛网膜下隙：小脑扁桃体下疝畸形多存在第四脑室出口处以及颅颈交界处脑脊液循环受阻，在切除单侧或双侧小脑扁桃体后，第四脑室出口梗阻均能被解除。对延髓颈髓交界处存在较多纤维组织粘连的患者，在显微镜下通过锐性分离，可解除这些区域的梗阻，尤其是脊髓前方和侧方的分离，对预防和治疗脊髓空洞症十分必要。

6）仔细止血：手术创面止血要彻底。手术结束时用生理盐水反复冲洗，去除蛛网膜下隙内的血性脑脊液，防止因血液成分导致的无菌性炎症反应而使疏通后的蛛网膜下隙再度出现粘连性梗阻。

7）硬脑膜扩大修补：颅后窝因肌层很厚，切口的止血难以彻底，应将切开的硬脑膜用筋膜或硬脑膜补片进行扩大硬脑膜的修补，严密缝合，防止硬脑膜外渗血逆流入蛛网膜下隙，同时也可消除手术后创口局部的脑脊液积聚和脊髓与肌层组织的粘连。另外，通过扩大修补颅后窝上颈段硬脑膜与硬脊膜，可消除颅颈交界处固有的成角，显著地增加颅内容积，起到重建小脑延髓池的作用。

8）枕骨颈椎固定术：单纯颅后窝减压术后不需进行头颈固定处理，但对存在寰椎枕骨关节、寰椎枢椎关节不稳定应进行枕骨颈椎固定术或寰椎枢椎固定术，术后应使用 Halo 支架或颈胸石膏固定 3 个月以上。因颅骨的成骨能力较差，骨愈合所需固定时间相对较长，需摄颅颈交界区 X 线片，以便观察骨融合的愈合情况。

9）对伴存的脊髓空洞症的处理：对小脑扁桃体下疝畸形合并脊髓空洞症的处理尚缺乏一致意见，但越来越多的证据和不断增加的病例数量说明，单纯进行枕骨颈椎减压，打通第四脑室出口，疏通脑与脊髓蛛网膜下隙的交通后，脊髓空洞症不必进行手术处理，空洞也会逐渐变小甚至消失。因此，对小脑扁桃体下疝畸形合并脊髓空洞症者，经上述步骤处理后可不必进行空洞分流手术。

5. 预后 小脑扁桃体下疝畸形的预后取决于多种因素，包括脑干受压时间、是否合并斜坡齿状突型颅颈交界区畸形、是否合并脊髓空洞症等。术后脑干受压症状常最先缓解，尤其是受压症状不严重者恢复更快。合并脊髓空洞症者，与脊髓空洞症相关的临床表现改善较慢，即使手术后脊髓空洞症消失，有的患者临床症状的消失仍不太理想。

二、颅底凹陷症

颅底凹陷症（basilar invagination）是枕骨大孔周围的颅底结构向颅内陷入，枢椎齿突高出正常水平，甚至突入枕骨大孔;枕骨大孔前后径缩短和颅后窝狭小,使延髓受压和局部神经受牵拉。此种畸形很少单独存在,可合并扁平颅底(platybasia)、寰枢椎畸形、小脑扁桃体下疝等。

1. 分类　颅底凹陷症的病因可分为两大类:①先天性发育畸形,最常见,多有遗传倾向。可能是儿童开始直立行走后在头颅重力的作用下造成的后果,此类发育畸形虽然在出生后即已存在,但由于婴幼儿颅底和颈椎管化尚未形成,组织结构松而富于弹性,故此期多不出现临床症状,待成年后,寰枕区软组织增厚、粘连、损伤及瘢痕形成等因素,导致局部神经血管受损出现临床症状。②继发性异常,多见于成年人,最常见的原因是类风湿关节炎,其他少见原因包括维生素 D 缺乏病(佝偻病)、骨质软化症、甲状旁腺功能亢进和畸形性骨炎等。这类继发性异常主要是由于局部骨质成分改变后受重力影响所致。

2. 临床表现　①颈项粗短、枕后发际较低。②头颅歪斜、面颊和耳郭不对称。③神经受损:颈神经根、后组脑神经受损症状和延髓、小脑功能障碍;重者颈胸部脊神经受压,导致呼吸困难。④颅内压增高:严重者出现,可因小脑扁桃体疝而致死。

3. 影像学检查

(1) X 线片:对骨性结构异常如斜坡变平,颅后窝变浅,寰椎枕骨结构位置的改变及融合等显示较为明确。缺点是不能显示软组织的情况,且测量指标多以齿状突为标记,间接反应颅底凹陷的情况,有时还可能会造成误差。以下是主要测量指标:①Chamberlain 线:也称腭枕线,1939 年由 Chamberlain 提出,是最常采用的测量指标,即:在颅骨侧位片上,由硬腭后缘至枕骨大孔的后上缘的连线,正常枢椎齿状突位于该连接线以下,当齿状突顶点位置超过该连线以上 3mm 时,诊断可成立;与扁平颅底鉴别:扁平颅底不引起压迫症状;②Booggard 线:颅前窝底与斜坡构成的颅底角,正常为 115°~145°,大于 145°即为扁平颅底(图 11-16);③McGregor 线:也称基底线,1948 年由 McGregor 提出,方法是从硬腭后缘至枕鳞区外板最低点的连线,因枕鳞区外板的最低点容易确定,而枕骨大孔后缘在 X 线上不易确定,所以此种方法较为简便。正常时齿状突尖在此连线上方不超过 6mm。

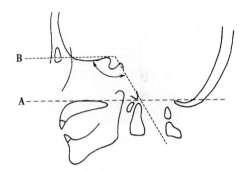

图 11-16　颅骨 X 线侧位片
A. Chamberlain 线;B. Booggard 线。

(2) CT:能进行颅颈交界区的多角度断层及矢状位重建,可直接观察局部骨结构情况,并进行骨结构径线测量。在 CT 扫描图像上,可见齿状突后移,寰椎齿状突间隙增大(>3mm)等直接征象。有时可见横韧带的断裂及其与齿状突的关系,但由于 CT 扫描对软组织的分辨率较差,故难以分辨软组织受压、移位等情况。

(3) MRI:优点在于它对软组织的分辨率极高,不仅能清晰地显示枕骨大孔附近神经组织的发育情况和受骨皮质压迫移位情况,同时还能清楚地显示伴随的其他畸形和继发性异常(如小脑扁桃体下疝畸形、脊髓空洞症以及脑积水等)。缺点是不能清晰地显示骨皮质结构,只能从髓质骨周围的低信号区域判断皮质骨的异常情况。

4. 治疗　有 X 线片证据,无明显临床症状,可暂不手术。应注意避免外伤。若已出现临床症状,则需及时手术。置手术体位时,勿使患者头部过伸,以免加重小脑扁桃体疝或上移的斜坡齿状突压迫延髓致呼吸停止或死亡。颅底凹陷一般分为两型,即枕型和斜坡齿状突型,前者和小脑扁桃体下疝畸形通常采用颅后窝减压术,广泛枕下减压术和酌情切除第 1~3 颈椎椎板,切开硬脑膜和增厚的蛛网膜,分离粘连,充分减压。而对斜坡齿状突型颅底凹陷则采用经口咽等入路行前路减压术(图 11-17、图 11-18)。有时,应联合前后入路进行减压手术。

三、丹迪-沃克综合征

丹迪-沃克综合征(Dandy-Walker syndrome)又称丹-瓦畸形,丹-瓦囊肿,是以小脑发育不良、蚓部缺如及四脑室囊性扩张为主的先天性后脑畸形。一般认为囊状扩张的四脑室是由于其出口闭锁或延迟开放所致,故又称先天性四脑室中、侧孔闭锁。

临床表现:临床症状出现的早晚与病变发生的时间和脑积水的程度有关,80%在 1 岁内就诊。常见的临

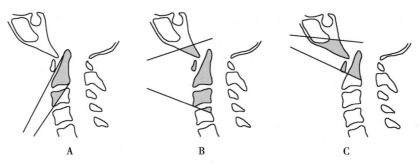

图 11-17 齿状突切除的不同手术入路

A.经口入路,直接、视野开阔;B、C.经鼻入路(B)和经颈入路(C)提供了特殊角度,但较受限。

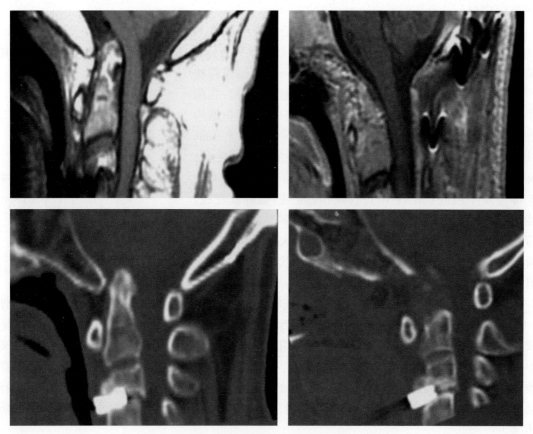

图 11-18 颅底凹陷症齿状突切除前后 MRI、CT 表现

床表现有头颅前后径扩大呈舟状,枕部尤为突出,可有头痛、呕吐等颅内压增高表现;较大儿童可表现为运动迟缓,小脑性共济失调如步态蹒跚、宽基底步态以及脑神经瘫如展神经麻痹等,严重者出现痉挛性瘫。

  MRI 是诊断本病的最佳手段,尤其是矢状和冠状面 T_1WI。典型表现包括:①颅后窝极度扩大,横窦与窦汇抬高超过人字缝,天幕上抬;②颅后窝巨大囊肿;③小脑下蚓部缺如或发育不良,小脑上蚓部受压向上向前移位,小脑半球发育不良可伴小脑后部中间隔缺如或变形;④脑干受压、导水管变形、第三脑室和侧脑室积水扩张(图 11-19)。可合并其他脑畸形的表现。

  Dandy-Walker 综合征应与后颅凹蛛网膜囊肿及大枕大池鉴别。后颅凹蛛网膜囊肿发病率为本病两倍,第四脑室受压变形,无后脑发育畸形,无天幕抬高等征象;大枕大池亦有学者称为 Dandy-Walker 变异,其特征为扩大的枕大池和完整的小脑蚓部,大枕大池不与第四脑室相通且第四脑室形态正常。

  均需手术治疗。囊肿腹腔分流术是目前较为普遍的治疗方案。5 年及 10 年生存率分别为 95%、87%。预后不良主要与分流失败和相应的并发症有关。

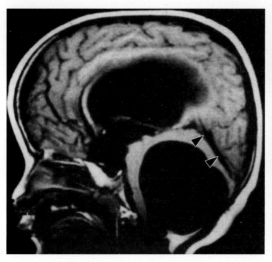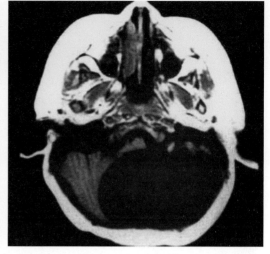

图 11-19　Dandy-Walker 综合征

T_1WI 后颅凹极度扩大,巨大长 T_1 囊性病灶,脑干受压变形,小脑半球和下蚓部发育不良,天幕抬高,第三脑室和侧脑室积水扩张。

（李祥龙）

第六节　蛛网膜囊肿

一、病因和临床表现

蛛网膜囊肿(arachnoid cyst)是指由蛛网膜形成的囊袋状结构,内含类似脑脊液的液体。蛛网膜囊肿约占所有颅内占位病变的 1%,儿童约占其中的 60%~90%。蛛网膜囊肿是先天性病变,可能是神经管发育时出现了蛛网膜分裂,也可能是胚胎期蛛网膜小块儿掉入蛛网膜下腔,最终形成囊肿。蛛网膜囊肿同相邻脑裂、脑池或蛛网膜下腔相通或不相通,因此可分为完全交通性、部分交通性和非交通性三类。蛛网膜囊肿的囊壁靠近硬脑膜内层的部分由几层类似正常蛛网膜组织的蛛网膜细胞构成,并由胶原加以连接固定。蛛网膜囊肿可因囊壁内细胞分泌液体而增大。也有理论指出囊壁上有一单向"活瓣",允许脑脊液单向流入囊腔内而导致囊肿增大。蛛网膜囊肿理论上可位于蛛网膜下腔的任何部位,约半数发生于颅中窝,约 10% 发生于小脑脑桥角、小脑蚓部、枕大池、鞍上,约 5% 发生于大脑凸面、斜坡等。蛛网膜囊肿应与其他先天性或获得性畸形相鉴别,如脑池扩张,室管膜囊肿,脑室憩室,脑穿通畸形等。蛛网膜囊肿还应与炎症、外伤、颅内感染及出血等造成的硬脑膜下腔积液相鉴别。

大多数蛛网膜囊肿患者无症状,常因头部外伤等其他原因做检查时发现。蛛网膜囊肿的临床表现与其部位密切相关,如果蛛网膜囊肿进行性增大,压迫邻近神经结构或影响脑脊液循环会产生症状。临床表现为颅内压增高、癫痫发作、运动迟滞及局灶性神经功能缺失,小儿还可出现头颅增大、局部颅骨畸形、生长迟滞、早熟等,偶见交通性或梗阻性脑积水。老年患者也可以见到类似正常压力脑积水的痴呆综合征。头部外伤等原因导致突发性囊内出血或囊肿破裂引起硬膜下积液或硬脑膜下血肿(桥静脉或走行于囊肿壁的血管出血)可引起急性颅内高压症状。

二、诊断

CT 和 MRI 是诊断蛛网膜囊肿的最好手段。CT 平扫表现为局部无血运性占位,边缘光滑、无钙化,其内充满液体,密度与脑脊液相同,常造成局部脑组织的受压移位(图 11-20)。囊肿较大时,尤其在小儿可造成颅骨变薄、膨隆。增强后 CT 扫描无强化。CT 对中线深部或颅后窝的囊肿有时显示不佳,需行脑池造影 CT 检查,它可勾画出囊肿范围,亦可显示囊肿是否与蛛网膜下腔相通。目前常用依索显、甲泛葡胺(metri-

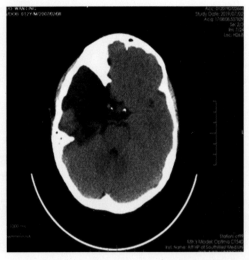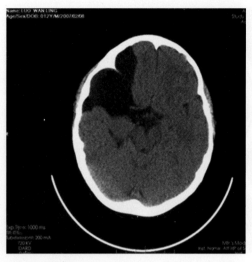

图 11-20 蛛网膜囊肿 CT 表现
右颅中窝囊性低密度病变,右颞叶受压,局部骨质受压变薄。

zamide)。做脑池造影时,先行腰穿,放出等量脑脊液后,将造影剂注入,膝胸卧位 20 分钟后行 CT 检查。脑室造影则先行脑室穿刺,放出等量脑脊液后注入造影剂,直接行 CT 检查。

MRI 对于蛛网膜囊肿的诊断优于 CT,呈长 T_1 长 T_2 信号,与脑脊液完全一致,囊壁薄不易分辨且不强化(图 11-21)。由于 MRI 无颅骨伪影的影响,可以多轴位观察,对中线和颅后窝囊肿显示相对较好。MRI 脑脊液电影成像可评估囊肿同蛛网膜下腔的交通情况,MRI 压脂相也可用于蛛网膜囊肿与上皮样囊肿或其他囊肿的鉴别。

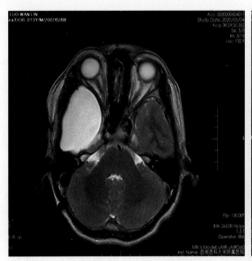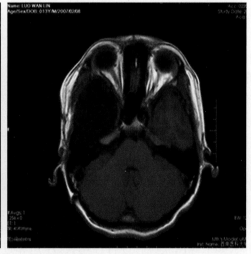

图 11-21 蛛网膜囊肿 MRI 表现
T_1 和 T_2WI 右颞叶底面边界清楚、CSF 样长 T_1、T_2 信号的囊性灶,蝶骨大翼变薄。

三、治疗

蛛网膜囊肿的治疗目前仍存有争议。一般认为未引起占位效应或症状,随访影像学检查未见囊肿大小发生变化者建议保守治疗。但外侧裂蛛网膜囊肿有易因为外伤导致出血的风险,一些学者也推荐体积较大的无症状外侧裂蛛网膜囊肿患者进行手术。因为任何手术,由于快速减压引起脑组织的迅速移位,术后感染和颅内出血等严重并发症,可加重病情,甚至造成患者死亡。

手术治疗的基本原理是消除病变产生的压力。有 3 种手术方法可供采用:显微开颅囊肿切除术+囊肿造瘘术;蛛网膜囊肿-腹腔分流术;神经内镜下囊肿造瘘术。

（1）显微开颅囊肿切除术+囊肿造瘘术：切除囊肿壁的过程中应尽量多切除囊壁的外层，不强求切除囊壁的内层，以防止损伤脑组织。手术成功的关键主要在于尽可能开放蛛网膜下腔及囊肿周围的脑池以促使囊肿内的囊液参与脑脊液循环。因此，在尽量保护脑组织的前提下尽量扩大蛛网膜下腔或脑池与囊肿之间的沟通，避免术后囊肿的复发。文献报道，手术失败和直接切除囊壁后的复发率为25%。复发与囊壁切除过少，囊壁人工开口闭塞和蛛网膜下腔脑脊液的吸收不良有关。但开颅手术风险较高，切口较大，无菌性脑膜炎、室管膜粘连等并发症发生率较高。

（2）蛛网膜囊肿-腹腔分流术：分流术的主要优点为手术简单，损伤小，效果好。一般在术后1年复查CT时，大多数囊肿可以减小甚至消失，尤其适合小儿患者（图11-22）。缺点在于跟分流管相关的并发症，如分流管堵塞、移位、脱落、返折、感染（脑部感染、腹腔感染），腹腔假性囊肿，囊肿-裂隙综合征等。不过随着分流管技术工艺的进步、手术技术的规范、可调压分流管的广泛应用，分流术的长期并发症明显减少。此外，由于囊肿缩小或消失后，蛛网膜包裹分流管，长入分流管孔隙，造成拔除困难，如果需要拔除，则必须开颅，所以许多患者面临终生置管。头部外伤后蛛网膜囊肿可以破裂，并发硬脑膜下腔积液、硬脑膜下血肿、囊内血肿、脑积水。头部外伤后，蛛网膜囊肿还可出现硬脑膜下腔积液，如果积液量较多，患者出现症状，可行蛛网膜囊肿-腹腔分流术，获得一举两得效果。对于术前有癫痫的患者，分流术并不能使癫痫消失，因此对于癫痫较重患者在明确癫痫灶后，选择开颅手术为好。

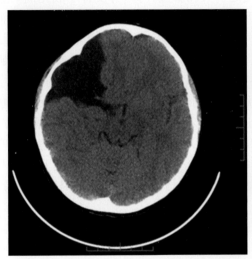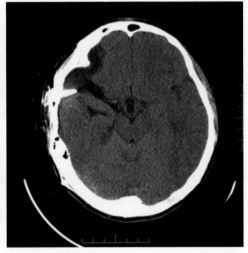

图 11-22　蛛网膜囊肿分流术前、后复查 CT

（3）神经内镜下囊肿造瘘术：神经内镜可提供清晰的术中视野、足够的操作空间，术中可清楚地辨别囊肿与脑池或蛛网膜下腔的关系后进行造瘘，重建脑脊液循环，并观察造瘘口与蛛网膜下腔以及脑室脑池之间的交通情况。对于位于中线结构且部位深在、开颅手术困难的囊肿，神经内镜具有明显的优势。神经内镜具有创伤小、预后好、明显减少患者平均住院时间及节省费用等一系列优点，被视为蛛网膜囊肿首选的手术方式。

第七节　先天性脑积水

一、分类和病因

先天性脑积水（congenital hydrocephalus）或称婴儿脑积水（infantile hydrocephalus）占儿童脑积水的55%，指婴幼儿时期由于脑脊液循环受阻、吸收障碍或分泌过多使脑脊液大量聚积于脑室系统或蛛网膜下腔，导致脑室或蛛网膜下腔扩大，形成的头颅扩大、颅内压增高和脑功能障碍。在大儿童和成人的脑积水则无头颅扩大表现。

1. 分类　根据脑脊液动力学分为两类:①梗阻性脑积水(obstructive hydrocephalus)是由于脑室系统某一通道发生完全性或部分性狭窄或闭锁所致,其梗阻部位多位于脑室系统的狭窄处,如室间孔、中脑导水管和第四脑室出口处的闭塞、狭窄或肿瘤等,使梗阻以上的脑室系统常显著扩大,先天性畸形或肿瘤是其常见的病因;②交通性脑积水(communicating hydrocephalus)多系脑脊液过度分泌或吸收障碍所致,常见病因为脉络丛分泌异常、静脉窦狭窄或阻塞、先天性脑脊液吸收障碍、脑池发育不良、蛛网膜下隙出血之后的环池或基底池粘连等。此外,根据压力可分为高颅压性脑积水和正常压力性脑积水;根据脑脊液蓄积的部位可分为脑室内脑积水和脑外积水即外部性脑积水;根据病理生理过程可分为静止性脑积水和活动性脑积水;根据脑积水发生速度又可分为急性脑积水和慢性脑积水。

2. 病因　导致脑积水的常见先天性畸形包括:①中脑导水管畸形:为婴儿脑积水最常见的发病原因,包括:导水管分叉畸形;导水管狭窄及闭锁;导水管隔膜形成;②小脑扁桃体下疝畸形:小脑扁桃体、延髓及第四脑室过度下延,达枕骨大孔,甚至入椎管内(第1至第2颈椎平面),第四脑室变为狭长,使脑脊液循环受阻而出现脑积水;③第四脑室中孔及侧孔闭锁:可部分或全部闭锁,也可能是局部狭窄;④产伤后颅内出血和新生儿或婴儿期化脓性、结核性或其他脑炎:导致颅内结构粘连,CSF流通或吸收障碍。

二、临床表现

0~2岁时脑积水患儿的头颅进行性增大,前囟也随之扩大和膨隆,与周身发育不成比例。患儿前额多向前突出,眶顶受压向下,眼球下推,以致双眼下视和巩膜外露,呈"落日征"。由于颅内压增高而引起头面部静脉压力增高,患儿头皮静脉通常比较突出,哭闹时可出现静脉怒张。颅内压增高同时导致颅缝分离,额前囟扩大、膨隆、高张力,严重者后囟或侧囟亦有扩大。正常婴儿头骨的叩诊音是"破罐音",而脑积水患儿则像"鼓音"。头颅明显增大时,患儿有时甚至不能支持头颅的重量而下垂。随着头颅的代偿性扩大,颅内压增高的一般症状在发展过程中也可得到短时期的缓解。但脑积水进展较快时,可出现反复呕吐。颅内高压、第三脑室扩张压迫视交叉可导致视神经萎缩,枕角过度扩张对枕叶皮质的损伤也会影响视力,也可出现展神经麻痹、眼球震颤和随机眼球运动。晚期可出现四肢无力,尤以下肢为重,偶可出现痉挛性瘫痪。智力发育障碍会随着患儿年龄的增长表现得更加突出。脑积水在第三脑室的扩张也可造成下丘脑内分泌功能紊乱,多数患者就诊时,显示出明显的营养不良,面部表情呆板。病情继续进展,往往因周身衰竭、压疮或呼吸道感染等并发症死亡。

2~12岁时婴幼儿期未被识别的进行性脑积水患儿通过偶然的体检被发现,或者头部受伤后神经功能迅速恶化就医时被诊断。该类患儿通常有轻微的头部增大、伴有视神经萎缩或视盘水肿、下丘脑功能异常(矮小或巨人症、肥胖、青春期延迟、原发性闭经或月经不规律以及尿崩症)和下肢痉挛。该类患儿往往表现智能低于语言智商,学习能力差。颅缝闭合后出现脑积水的患儿头围通常在正常范围内,因脑积水导致颅内压升高,头痛、呕吐和视盘水肿是常见症状,也可合并展神经麻痹、下肢痉挛与腱反射亢进。

此外,脑积水也可合并身体其他部位的先天性畸形,如脊柱裂、脊髓、脊膜膨出及颅底凹陷畸形等。

三、影像学检查

1. 头颅X线片　婴儿脑积水可见头颅增大、颅骨变薄、颅缝增宽、前、后囟闭合延迟或扩大等;较大儿童可见颅缝分离、脑回压迹增多。

2. 头颅超声　经颅超声检查发现胎儿的一侧或双侧脑室体部宽度≥10mm则需警惕脑积水可能,10~15mm之间严密观察,≥15mm诊断为脑积水。新生儿脑积水的颅脑超声诊断标准为:①侧脑室明显扩张,有张力感,前角圆钝,甚至呈球形;②矢状面侧脑室深>2mm,LVA>1/3;③冠状面第三脑室增宽,超过3mm。

3. 脑室造影　经前囟穿刺注入造影剂Amipaque 10ml,也可注入30~50ml空气,但必须与脑脊液等量交换。通过造影可显示脑室扩大的程度及皮质厚度,判断阻塞部位及原因。体质弱者慎用。

4. 放射性核素　通过腰椎穿刺向脊髓蛛网膜下隙注入放射性核素,定时扫描观察其在脑室内及蛛网膜下隙的分布情况。将含碘人血浆清蛋白100微居里(1Ci=37GBq)注入脊髓蛛网膜下隙,分别于3、6、24、48小时进行扫描。一般放射性核素随脑脊液循环方向流动,约1小时后先进入基底池,然后到大脑表面蛛网膜下隙,最后沿矢状窦分布,并在此通过蛛网膜颗粒吸收进入上矢状窦。此过程一般需 12~48 小时,儿童吸收较快。在正常情况下,放射性核素不进入脑室系统内,但如基底池或大脑表面蛛网膜下隙有梗阻而改变了脑脊液流动的方向时,则放射性核素可进入脑室系统内,放射性核素即在脑室内直接吸收。这种改变常为交通性脑积水的征象。如第四脑室或导水管有梗阻时,则放射性核素不进入侧脑室内,而其在蛛网膜下隙的分布仍属正常,此乃梗阻性脑积水的表现。本项检查有利于判断脑积水的性质及其程度。

5. CT 和 MRI

(1)CT 具有迅速、安全和无痛等优点,可直接观察到脑室系统内各个脑室的大小、形状(图 11-23),甚至脑积水的原因。一般幕上脑室扩大而不伴第四脑室扩大者,多为梗阻性脑积水,梗阻部位在中脑导水管;全脑室均扩张者,为交通性脑积水。交通性脑积水 CT 典型表现为:脑室系统普遍扩大,脑沟正常或消失。早期首先表现颞角扩大或钝圆形,明显时呈球状,继之额角扩大外上角变钝,两内侧壁之间夹角变尖锐,额角的尾状核头压迹变平,重者呈球状。进一步加重出现第三脑室及侧脑室体部扩张。最后出现第四脑室扩大。出现侧脑室旁脑白质内间质性水肿时,表现为不规则低密度。增强扫描,颅内炎症和炎性肉芽肿可出现强化。

(2)MRI 表现:脑室、脑沟、脑池形态表现与 CT 所见相同,但更能清晰显示脑白质内的间质性水肿,T_1WI 呈低或等信号,T_2WI 呈高信号,扩大的脑室系统呈长 T_1、长 T_2 信号,还可显出中脑导水管内阻塞脑脊液循环的先天性隔膜。目前,MRI 的新技术中快速自旋回波(TSE)、三维稳态干扰序列(3D-CISS)、相位对比电影成像(cine PC)用于评估脑脊液流动和/或脑池解剖已被广泛接受(图 11-24)。

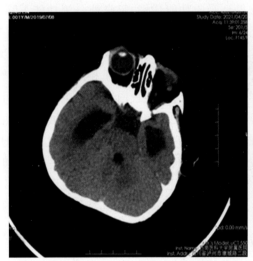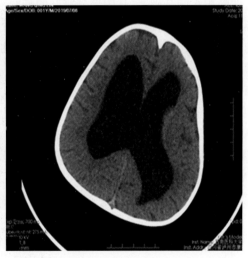

图 11-23　脑积水 CT 表现

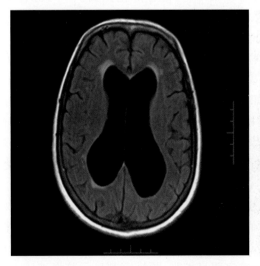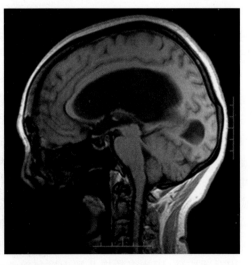

图 11-24　脑积水 MRI 表现

目前,超声检查是胎儿脑积水最常用筛查方法,既经济又操作简单;MRI 是脑积水最理想的检查方法,无创、无放射风险、图像清晰、能显示大多数脑积水病因及病理状态;CT 虽然有放射风险,但因其无创、快速的优点也决定了它是脑积水的常用检查方法;因为放射风险、操作复杂及有创性,脑室造影、头颅 X 线片、放射性核素等检查方法在临床上已很少使用。

四、诊断

根据婴幼儿头颅增大突出等临床典型症状,一般诊断脑积水无大困难,但还应仔细采集父母是否近亲史、母亲产前健康状况及服药史、有无外伤史或感染史、有无家族史等病史来鉴别是否为先天性脑积水。检查时,对早期的可疑本症的病儿,定期测量头颅大小,包括周径、前后径及耳间径。正常新生儿头围 33~35cm。后囟出生后 6 周闭合,前囟于 9~18 个月之间闭合。若出生后 1 年中的任何 1 个月内,婴幼儿头围增长速度超过 2cm,或囟门延迟闭合,应高度怀疑脑积水。为进一步确定诊断,了解脑积水的性质和程度,可进行 X 线、CT 和 MRI 检查。

本病应与婴儿硬脑膜下血肿或积液、颅内肿瘤、佝偻病等相鉴别。

正常压力脑积水(normal pressure hydrocephalus,NPH),又称常压性脑积水、代偿性脑积水、低压力性脑积水等,是一种脑室扩大而脑脊液压力正常(成人低于 $180mmH_2O$,儿童低于 $100mmH_2O$)的脑积水综合征。多发生于交通性脑积水的基础上,属其特殊类型。但也包括导水管粘连、狭窄等一些不全性梗阻性脑积水。在慢性交通性脑积水的基础上,其中部分完好的脑脊液循环吸收功能代偿、脑脊液分泌功能下降,以形成新的平衡。脑室系统虽扩大,但脑脊液压力正常(实际上多数呈波动性或间歇性高压)。常见原因有脑炎、脑膜炎所致的蛛网膜粘连、导水管粘连、蛛网膜下腔出血、颅脑损伤、动脉硬化、静脉栓塞、脑膜瘤以及脑脊液吸收障碍等。根据病因,NPH 也分为先天性和后天性。由于脑室系统扩大、皮质相对变薄,膨胀产生的剪切力作用于脑室周围的白质纤维,长期受压可累及皮质,导致胼胝体、扣带回、白质传导束、旁中央小叶等结构受损、萎缩变性。确诊时应与"脑发育不全"鉴别。正常压力性脑积水症状多呈缓慢进展,又因儿童发病诱因隐匿,发病症状与成人可有不同。相较于成人 NPH 的痴呆、步态不稳、尿失禁三联征,儿童 NPH 的主要临床表现为:①头围正常或略超出正常值;②精神运动发育迟缓;③智力低下、学习能力差;④轻度痉挛性瘫痪。CT 和 MRI 表现不典型,脑室系统扩大、脑沟加深,但两者不成比例,以脑室扩大更明显。部分病例 CT 无异常发现。MRI 脑实质内有时可见小条状异常信号,T_2WI 呈细小高信号为其特征,另外常合并长 T_1、长 T_2 梗死灶。

五、治疗

分为非手术治疗和手术治疗。以下情况可考虑非手术治疗:①部分静止性脑积水可综合临床进行观察;②存在全身情况不稳定或凝血功能障碍等手术禁忌,可先药物过渡性治疗,等待手术时机;③部分脑积水呈暂时性,可自行缓解。异山梨酯类药物和乙酰唑胺类药物可加快 CSF 吸收和减少 CSF 产生,可作为脑积水短暂的临时治疗。较严重的脑积水均需手术治疗,手术目的:①解除梗阻,消除病因(如将肿瘤切除、扩张导水管、疏通第四脑室正中孔的闭塞等);②采用改变脑脊液循环通路的手术方法(如脑脊液分流或引流手术);③减少脑脊液分泌的手术方法(如脉络丛电灼术或切除术)。近来,神经内镜技术的应用,对打通颅内脑脊液循环的通路,起到了有效作用,成为除脑积水分流手术以外的另一个有效术式。胎儿期多数主张在妊娠 18~30 周实施手术,常见术式:脑室羊膜分流术;超声引导下侧脑室针刺放液术;持续外引流术。胎儿脑积水的外科治疗目前整体治疗效果并不理想,远期疗效尚需观察,且受到医学伦理学方面的质疑。

1. 适应证　头围进行性扩大(>50cm),有颅内压增高(ICP>$250mmH_2O$)表现的各类型脑积水患儿,包括梗阻性和交通性脑积水;有脑损害症状,智力发育障碍者;经 CT 扫描或 MRI 检查证实脑室扩张者。大脑皮质厚度在 1cm 以上者可行分流手术,因为术后智力发育多可得到一定程度的恢复;而厚度在 1cm 以下时,可作为手术相对适应证,因为多数患儿智力恢复较差。脑室明显扩张,腰椎穿刺显示脑脊液压力不高,但患者伴有进行性脑功能减退表现者,仍可考虑手术。

2. 禁忌证　①颅内感染未曾控制,或头皮有破溃感染者;②脑脊液蛋白含量显著增高(>1mg/L),或有出血者;③脑室空气造影后,气体未完全吸收者;④脑室碘油造影后,非水溶性碘油仍滞留在脑室内者;⑤侧脑室体外引流术后近期;⑥有严重循环系统和呼吸系统疾病者。

3. 手术入路与操作　低月龄婴儿脑积水可先行侧脑室外引流术(external ventricular drain,EVD)、头皮下放置 Ommaya 囊引流、脑室帽状腱膜下引流,如治疗效果不佳则选择根治性手术,其中以脑室-腹腔分流术(ventriculo-peritoneal shunt,VPS)最为常用,而内镜下第三脑室底造瘘术(endoscopic third ventriculostomy,ETV)疗效不佳,可能原因为:①ETV 主要用于治疗非交通性脑积水,对依赖于主要吸收途径的患儿才有效,而胎儿、新生儿和小婴儿脑脊液吸收主要通过次要途径。②脑脊液进入矢状窦需要 ICP 和矢状窦之间有 5~7mm 汞柱的压力梯度,颅缝、囟门未闭的婴儿 ICP 与外界大气压沟通难以维持此压力梯度,从而影响脑脊液吸收。

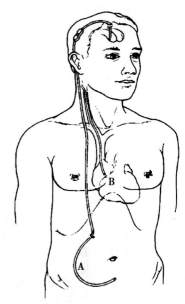

幼儿期以上的儿童,Beni-adani 提出了手术选择方案:①交通性脑积水:首选 VPS;②梗阻性伴有大部分交通性脑积水:ETV 并不能阻止临床症状进展,首选 VPS;③梗阻性伴有暂时性交通性脑积水:选择 VPS 或 ETV 结合腰椎穿刺、腰椎穿刺脑脊液外引流或 Ommaya 囊皮下埋置脑脊液外引流;④单纯梗阻性脑积水:ETV 首选。

(1) 脑脊液分流术:通过重建脑脊液通路,以达到脑脊液分流的目的,可分为:①颅内分流:指沟通侧脑室及蛛网膜下隙的分流术,如 Torkildsen 手术、第三脑室造瘘术及脑室胼胝体周围池分流术等,其中以前两种较为常用,适用于梗阻性脑积水;②颅外分流(图 11-25、图 11-26):指将脑脊液引流至心血管系统,或引流至其他脏器或体腔内,如脑室-横窦分流术、脑室-矢状窦分流术、脑室-心房分流术(ventriculo-atrial shunt)、脑室-颈外静脉分流术,

图 11-25　脑脊液分流手术方式示意图

以及脑室-腹腔分流术(VPS)、脑室-输尿管分流术、脑室-膀胱分流术等。目前以脑室-腹腔分流术最为常用。

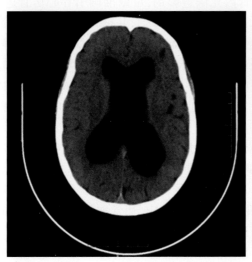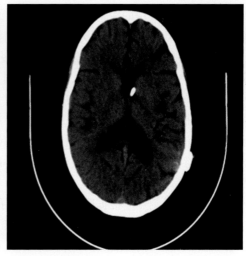

图 11-26　脑积水分流术后复查图片

(2) 脉络丛切除术或烧灼术:开颅或内镜下切除、烧灼侧脑室脉络丛,目的在于抑制脑脊液的产生,但效果欠佳,已很少使用。

(3) 第三脑室造瘘术:经神经内镜打通第三脑室底部,使脑室与脑池相通,从而使脑脊液在颅内获得分流而达到治疗梗阻性脑积水的目的。第三脑室底造瘘术简便、微创、有效,手术结果更符合正常脑脊液生理要求,能避免分流术带来的分流管堵塞、感染、过度分流或分流不足等并发症,是梗阻性脑积水的最佳选择。

但对于慢性脑积水者,其第三脑室和脚间窝的解剖关系多有变异,如第三脑室底部的基底动脉或其分支常有抬高,而在术前的影像学检查多难以发现。因此,内镜下直视手术操作需仔细地辨明其解剖结构,防止发生手术危险。

4. 术中注意事项

(1) 脑脊液分流术

1) 分流材料的无菌消毒处理:分流导管系统要严格消毒。分流装置包括一体式或分体式,需长期置入体内,容易发生感染。因此,术前要确保材料处于消毒保证期内,杜绝使用消毒过期的材料。打开分流装置时,一定要注意无菌操作。万古霉素、阿米卡星、庆大霉素等抗生素浸泡分流管 15~30 分钟,并以抗生素液反复冲洗术区,可有效降低术后感染发生率。

2) 分流管选择:分流管分固定压和可调压分流管,都应带有抗虹吸装置。但随着患儿的生长,固定压分流管的阀门开启压力将不再适合患儿而易出现过度引流,因此可调压、抗虹吸分流管是儿童脑积水治疗的最佳选择。

3) 细致操作:对于分体式分流装置,应按照分流泵上标定的方向予以安装,切忌反向安装。分流装置固定,或切口分层缝合时,缝针不要刺破分流泵和分流管。

4) 分流管脑室端长度合适:脑室导管在脑室内不宜过短,要有足够长度,以免分流后,随着脑室逐渐缩小,进入脑室内的导管长度不够,脱出进入脑皮质中,致分流失败。经额角穿刺置管深度一般在穿刺见 CSF 流出后再置入 2cm 左右,脑室较大的患儿应根据侧脑室的大小、基础头围、年龄等因素来个性化决定。经枕角穿刺者侧应将脑室端前端置于侧脑室前角,避免脉络丛包裹分流管头段侧孔导致堵管。

5) 皮下隧道:分流管所经过的头皮、颈、胸、腹部皮下隧道太浅,可造成皮肤坏死,分流管局部外露。尽量使用专用皮下隧道成形通条一次性自头部切口到腹壁切口制备皮下隧道,避免皮肤多处切口增加皮肤破溃、感染概率。穿刺点皮肤切口取 U 形,因儿童皮肤较薄,分流管脑室端硬质的直角适配器会影响直切口的愈合以及远期造成切口易被磨破。

6) 正确控制分流管心房端、腹腔端长度:患儿行脑室心房分流术时,选择心房管进入右心房的长度十分重要,心房管进入心房的长度要适中,一般宁可比较短些,避免将导管穿过心房,损伤心壁。心房导管精确定位可用如下方法进行:①在 X 线电视监视下心房管内充满造影剂,可以准确引导心房管进入右心房;②术前测量好颈部切口到心房的距离,插入心房管后,从管内注入造影剂,并拍胸部 X 线片,导管末端以位于第 5~6 胸椎平面或第 6~7 胸椎平面为宜;③按术前测量好的距离将心房管放入心房,再接上静脉液体,观察液体滴入速度。当心房管插至上腔静脉时出现脉缓及血压下降,而进入右心房内则恢复正常,滴入速度加快;当心房管进入心室时液体滴入停止,并出现期外收缩,将心房管退回心房时输液速度又加快,期外收缩消失。考虑到部分分流管依赖患儿长高后分流管过短而退出腹腔的可能,可根据患儿父母的身高预估患儿可能的身高来决定腹腔置管长度。

7) 脑室-腹腔分流术后注意事项:术后保持水平位 12~24 小时,婴幼儿可根据前囟情况允许逐渐抬高头部。如无腹胀且听到肠蠕动或肛门排气,可于 12 小时内开始进食。

(2) 第三脑室造瘘术

1) 手术切口选择:穿刺点应根据脑室形态、室间孔位置和大小决定,通常取冠状缝前 1~2cm。中线旁开 2~3cm。小儿头皮较薄,易发生脑脊液漏,多采用弧形切口。

2) 镜下解剖辨认:置入内镜后,仔细辨认脉络丛、丘纹静脉、膈静脉、室间孔等结构,避免迷失方向。内镜通过室间孔进入第三脑室时,应动作轻柔,避免损伤穹窿。

3) 造瘘操作:造瘘位置选在漏斗隐窝和乳头体之间的三角区,造瘘口不小于 5mm,避免术后粘连。注意探查第三脑室底下方的 Liliequist 膜,以同样方式打通该膜。

4) 术中冲洗:内镜操作时需要流水持续冲洗以保持术野清晰和脑室充盈,冲洗水应保持 37℃,且水流压力不易过大,避免造成第三脑室壁刺激而出现术后尿崩和中枢性发热。

5. 手术并发症及其防治

(1) 脑脊液分流术

1）分流过度:使用无抗虹吸装置的分流管、固定压分流管选择不正确或者可调压分流管初始压设定不恰当都会引起患儿 CSF 过度分流。过度分流致使大脑皮质塌陷,脑桥静脉拉紧。一旦脑桥静脉撕裂,可引起急性硬脑膜下血肿,也可缓慢出血形成慢性硬脑膜下血肿。裂隙状脑室综合征(slit ventricle syndrome,SVS)是分流过度最严重的并发症。其发病率 1.6% ~ 11.5%,发病年龄高峰在 4~6 岁。SVS 发生时间多为首次分流后 4~10 年。过度的 CSF 引流导致颅内压降低、脑室缩小与脑室壁合拢,这种状态又引起了间隙性的脑室管阻塞,从而又产生颅内压增高形成 SVS。其病理与病理生理改变有:脑室缩小呈缝状,室管膜及其下胶质增生,血管床扩张,脑顺应性降低,表现出对颅内压高峰的易感性,以及脑组织弹性的改变等。由于脑室管被脑室壁黏附,经过一段时间还可能因 CSF 聚积脑室使之扩张而再度得以开放,这样就会产生颅内低压与颅内高压的交替,从而产生慢性间歇性发作的头痛,常伴有恶心、呕吐、嗜睡、易激怒、括约肌功能障碍及原有神经系统症状加重等临床症状。加上分流阀储液囊按压后再充盈延迟及影像学检查显示的缝隙状脑室,这三者一并构成了 SVS 的特征,并作为 SVS 的诊断依据。因此,术前应根据患儿颅内压、生长速度及术后长期体位选择合适的阀门开启压力的抗虹吸固定压分流管,最佳的选择是使用可调压抗虹吸分流管,并通过随访复查适时进行阀门压力调整,从而避免过度分流。术后应定期随访复查头颅 CT 或 MRI,可及时发现过度分流情况。

2）脑内或脑室内出血:脑内隧道出血,或脑室内插管过深损伤脑室壁引起脑室内出血,一般出血量不多,常可自愈。但脑室内血量较多时,血块可堵塞管腔使分流失败。可行脑室外引流,待脑脊液彻底清亮后再做分流管通畅调整术或更换分流管。

3）心脏损伤:见于脑室心房分流。心房管插入过深可能引起心律失常,重者致心搏骤停。心房管插入过深,还可能损伤心房壁,甚至造成心房壁穿孔,导致心包积血;若导管直接进入心包腔,可产生心包积液。要防止出现这类并发症,最好在 X 线电视监护下,操作应轻柔。若发生上述危险情况,应立即拔出心房管,进行抢救。

4）术后感染:术后感染包括伤口感染并累及分流管、分流装置外露、脑室感染、腹腔感染、感染性假性囊肿等。分流装置消毒不严以及术中污染等原因,均可引起局部或颅内感染,严重时可引起局部脓肿形成,或是脑室炎、脑膜炎、败血症等并发症,常见的病原菌为表皮葡萄球菌。一旦确诊要加强局部换药处理,立即给予万古霉素等广谱强力抗生素进行经验性抗感染治疗,再根据 CSF 或血液细菌培养结果更换抗生素。抗感染无效者视感染部位和程度部分或者全部拔除分流管,高颅压者可行脑室外引流或皮下置入 Ommaya 囊外引流。待感染症状消失、CSF 化验、病原学检查恢复正常后再行分流术。

5）分流导管阻塞:见于以下 3 种情况。①分流管放置不当,脉络丛向管内生长以及从星形细胞增殖而来的胶质细胞的堵塞,也可因为脑组织碎块、血凝块、CSF 内细胞等物质堵塞;分流阀门的阻塞常因血凝块、脑组织碎块堵塞;腹腔段阻塞多由于大网膜对腹腔端的包裹。②脑室心房分流时,分流泵阀门功能不良,血液可逆流进入导管,阻断心房导管。③脑脊液蛋白含量过高也可造成阀门阻塞。为防止分流管阻塞,对脑脊液蛋白含量过高者,应禁忌做脑室分流手术。脑室穿刺时,脑室导管应带管芯引导,穿过脑室时可阻止脑组织碎屑进入管腔。脑室导管前端置于室间孔位置,可减少管端与脉络丛接触,减少因管端粘连而引起阻塞的机会。通常分流泵储液囊弹性良好。当储液囊难以按下时,可能是分流管腹腔端堵塞;当按下容易,而充盈困难时,表明分流管脑室端阻塞。在分流装置轻度阻塞时,可经皮向储液囊内缓慢注液冲洗,也可反复按压分流泵穿顶,尽量将阻塞排除。阻塞严重且以上方法无效,患者又有颅内压增高症状时,可二次手术调整分流管,或更换另一套分流管再次置入。

6）消化道症状:患儿术后可能出现腹胀、腹痛、食欲下降、恶心、呕吐等症状。发生原因除手术对腹壁有骚扰外,还可能是脑脊液对腹膜的直接刺激所致,一般很快消失。

7）腹腔导管脱出:最常见的是导管自腹部切口局限性脱出,暴露于皮外。常见于皮下隧道太浅,导管长期与皮肤表层摩擦、压迫皮肤,使组织坏死,甚至可继发感染。重者切口缝线脱落,导管脱出腹壁外。可予局部清洁消毒处理。如切口无感染,肉芽组织新鲜,导管局部脱出者,可用抗生素溶液局部湿敷 3 天后,而后将导管改道重新置入腹腔内,裂开的切口全层缝合。多数患者可以痊愈;如全身感染征象明显,可拔出分流管,以后再置入新的分流管。

8）腹腔脏器或膈肌损伤：腹腔导管末端，与腹腔脏器长期机械摩擦，可能造成肠穿孔、膀胱穿孔、横膈穿孔和阴道穿孔。目前广泛使用的新型分流导管，管壁无金属，这些并发症明显减少。也有分流管腹腔端进入胸腔的个别报道。

9）分流管断裂和分流阀脱落：分流管断裂好发于初次手术<4岁的患儿，多发生于7~8岁以后。分流管颅外段断裂可能与儿童身高的不断增加而分流管与周围组织（颈胸部最常见）存在粘连，以及宿主反应导致分流管结构退化有关；脑室端断裂估计同外伤相关；分流阀脱落主要因为结扎不牢所致。如果明确断裂部位，可更换相应分流管配件，采用新的皮下隧道置管。原分流管应尽量取出，但不必增加创伤强行取出。

（2）第三脑室底造瘘术

1）术中出血：术中损伤丘纹静脉、膈静脉、基地动脉及其分支，可造成严重后果，轻则严重残疾，重则死亡。术野渗血可经反复冲洗自行停止，也可电凝止血。如果出现汹涌出血，则需要开颅手术。因此，术中应注意操作轻柔、持续冲洗保持术野清晰、仔细辨别解剖结构。

2）损伤周围结构：术中操作不当可损伤丘脑、穹窿等重要结构。造瘘口过于偏前可影响下丘脑功能而出现术后尿崩或中枢性发热；过于偏后则易损伤乳头体，引起记忆力缺失；过于偏外则可能造成动眼神经麻痹。

3）心率改变：术中下丘脑牵拉可发生心动过速、心动过缓甚至心搏骤停。因此，术中应动作轻柔，注意控制冲洗液压力。

4）低颅压：部分患儿会出现术后低颅压反应，可能与术中脑脊液流失过多相关。手术结束时，向脑室内注满液体，可减少低颅压的发生。

5）脑脊液漏和皮下积液：部分患儿术后早期仍处于高颅压状态，可导致脑脊液漏，进而出现皮下积液。手术结束时应在内镜通道内填塞明胶海绵，严密缝合硬脑膜，一般可避免脑脊液漏。如出现皮下积液，可适当进行加压包扎，待颅内压降低后可自行缓解。

6）间脑发作：多见于婴幼儿，可能与婴幼儿间脑功能尚不成熟有关。主要表现为术后2~3小时内出现呼吸浅快、心率加快、血压升高、体温升高或正常，个别患儿会出现癫痫大发作。出现间脑发作时，使用大剂量镇静药物，必要时呼吸机控制呼吸可有效控制。

7）造瘘口闭合：造瘘口过小或者Liliequist膜未打通是造瘘口闭合的主要原因。该类患儿第三脑室底再次造瘘困难，且风险较高，多改用脑脊液分流手术。

（刘洛同）

复习思考题

1. 简述小脑扁桃体下疝畸形的分类与临床表现。

2. 什么叫脊髓栓系综合征？其手术目的是什么？

3. 简述交通性脑积水和梗阻性脑积水的鉴别诊断，其处理原则有何不同？

4. 蛛网膜囊肿的临床表现及主要诊断有哪些？

第十二章 神经外科护理技术

神经外科急症和危重患者多,其病理表现复杂多变。因护理工作量大,对护理技术要求高,有针对性提供及时、正确的护理措施,对疾病的康复有极其重要的意义。

第一节 神经外科常见症状护理

一、高热

当体温调节中枢功能发生障碍导致体温升高达39℃以上称为高热。可因感染性和非感染性疾病所致。中枢性高热是丘脑体温调节中枢受累引起中枢性体温调节异常所致高热,如丘脑部位的手术和重度脑伤、脑干损伤等容易导致中枢性高热。高热可加重脑缺氧及脑水肿。

1. 高热患者应卧床休息,以减少机体消耗。
2. 监测生命体征,每4小时准确测量并记录患者体温1次;必要时监测意识瞳孔出入水量。
3. 立即给予物理降温或药物降温。采取降温措施半小时后复查体温以观察降温效果。中枢性高热以物理降温为主,常用方法:控制室温,头部置冰帽或冰枕,乙醇或温水擦浴,降温毯使用,以及冬眠低温治疗。对于明确诊断的高热患者,可适当使用药物降温,但应注意防止大量出汗与虚脱。
4. 补充营养和水分,鼓励进食高蛋白质、高热量、高维生素易消化的流质或半流质饮食,多饮水。
5. 加强口腔护理,高热患者唾液分泌减少,加强口腔护理,每天2次。
6. 加强皮肤护理,及时更换汗湿衣服及床单,保持皮肤清洁、干燥。鼓励并协助患者翻身,防压疮发生。
7. 保持室内空气新鲜,定时开窗通风,应避免患者着凉。
8. 健康教育及心理护理。

二、意识障碍

颅脑损伤患者常有不同程度的意识障碍,对意识障碍或昏迷患者在护理时应注意:

1. 严密观察意识、瞳孔、生命体征 重视有无意识障碍及意识障碍的程度和演变过程。意识障碍患者主要观察意识、瞳孔变化及脉搏、呼吸、血压等,0.5~1小时观察一次,体温4~6小时测量1次。体温超过39℃应物理降温。如患者突然出现病情变化应及时报告医生进一步治疗处理。
2. 保持呼吸道通畅、防止窒息 ①让患者平卧头偏向一侧或侧卧位或半卧位,使口腔分泌物及呕吐物易于流出,以免误入呼吸道引起窒息。舌体后坠应托起下颌角,头微后仰。②必要时可加用口咽通气管或行气管插管。③昏迷患者,短期不能清醒者宜早期做气管切开。④翻身拍背,每2小时1次,使痰易排出或吸出,预防肺炎发生。⑤按需吸痰。
3. 补充营养和水分 因创伤后应激反应可产生严重分解代谢,使血糖升高,乳酸堆积而加重脑水肿。颅脑损伤患者早期采取肠外营养,24~48小时肠蠕动恢复后,行肠内营养支持。定期评价患者营养状况,如体重、氮平衡、血浆蛋白、血糖、电解质等,以便调整营养供给量和配方。
4. 预防并发症 意识障碍患者因长期卧床可造成多种并发症,应加强观察和护理。①压疮:保持皮肤清洁干燥,定期翻身,尤其注意骶尾部、足跟、耳郭等骨隆突部位,亦不可忽视敷料包裹部位如枕部。消瘦者伤后初期及高热者常需要每小时翻身,长期昏迷、一般情况较好者可每3~4小时翻身1次。热水擦浴2~4次/天。②泌尿系感染:昏迷患者常有排尿功能紊乱,长期留置尿管是引起泌尿系感染的主要原因。应严格执行无菌操作。留置尿管过程中,加强会阴部护理,每天用1:20碘伏消毒尿道口2次,定时放尿以训练膀胱贮尿功能。③肺部感染:加强呼吸道护理,定时翻身拍背,保持呼吸道通畅,防止呕吐物误吸引起窒息和呼吸道感染。室内空气应流通。④暴露性角膜炎:眼睑闭合不全者,给予眼药膏保护,可用纱布遮盖眼睑,保护角膜。⑤关节挛缩、肌萎缩:保持肢体于功能位,防止足下垂。每天2~3次做四肢关节被动活动及肌肉按摩,防止肢体挛缩和畸形。⑥深静脉血栓:早活动、抬高肢体、避免输液、使用弹力袜、空气波压力治疗、抗凝治疗、活动足趾、深呼吸咳嗽、穿医用弹力长袜。

三、尿崩症

鞍区肿瘤或颅脑损伤,颅脑手术后患者出现尿多、尿密度下降,每天尿量超过4 000ml,尿比重<1.005,称为尿崩症。观察护理要点如下:

1. 准确记录单位时间内的出入液量　记录尿量、饮入量,动态评估患者出入液量,保证出入液量的平衡。总结患者24小时出入液量。

2. 遵医嘱按时补充各种液体。

3. 监测血生化、尿常规　定时监测血电解质、血渗透压、尿电解质、尿渗透压、尿比重。

4. 区分不同类型的水电解质平衡紊乱　下丘脑-垂体型主要表现为脑耗盐综合征与尿崩症即低钠血症加高钠尿症。脑耗盐综合征多为反复使用降低颅内压药及利尿药所致,即高钠血症加低钠尿症。低钠患者应进食含钠高食物,如咸菜、盐开水;高钠患者多饮白开水,利于钠离子排出。

5. 观察皮肤弹性　判断皮肤有无失水及失水的程度。观察患者的意识、精神状况,有无抽搐、腹胀、腹泻、呕吐。如出现上述症状应考虑水电解质平衡紊乱的可能。患者出现头痛、恶心、呕吐、胸闷、虚脱、昏迷等脱水症状,一旦发现要及早补液。患者夜间多尿而失眠、疲劳以及精神焦虑等症状应给予护理。

6. 药物治疗及检查时,应注意观察药物疗效及副作用,遵医嘱准确用药。

7. 禁止经胃肠道或静脉摄入糖类物质,以免血糖升高,产生渗透性利尿,加重尿崩症。

四、应激性溃疡

重型颅脑损伤、高血压脑出血等疾病常因下丘脑、脑干-迷走神经障碍、胃黏膜血管痉挛、胃内pH下降,细胞缺血缺氧,屏障作用受到严重损害,发生广泛胃黏膜糜烂和出血,尤其是应用大量激素后或曾有溃疡病史者更易发生。

1. 有胃肠道出血者立即禁食、禁饮,行胃肠减压,胃内注药。

2. 严密观察生命体征变化,观察患者有无腹胀、腹痛、恶心、呕吐,对呕吐物及大便,要观察其颜色、性状及量。

3. 对出血严重者应给以胃管内或静脉使用止血药。用去甲肾上腺素32~48mg加入0.9%氯化钠溶液500ml遵医嘱口服或胃管内注入,或用凝血酶1 000~2 000U溶于5~10ml蒸馏水中,每2~4小时1次胃管内注入;奥美拉唑镁40mg+0.9%氯化钠溶液20ml静推,每12小时1次。

4. 出血停止24~48小时后可给少量无刺激、无渣温凉流质饮食,以中和胃酸,防止胃发生饥饿性萎缩,以后逐渐增加饮食量和次数。

5. 口腔护理　大量出血患者的口腔内有陈旧血液残留,有腥臭味,细菌易繁殖,做好口腔护理十分重要,每天3次。保持病室空气新鲜,整洁安静,防止交叉感染。

五、肺部感染

神经外科患者大多有意识障碍,咳嗽反射减弱,呼吸道分泌物清理无效,容易并发肺部感染,长期卧床患者易患坠积性肺炎,对排痰困难者宜尽早气管切开方便吸痰,配合胸部理疗,使患者尽快度过肺部感染。

1. 积极病因治疗,促进呼吸功能恢复。应注意保暖,病室温度保持在 20~24℃。

2. 加强呼吸道管理　由于患者咳痰能力障碍或咳嗽无力,造成气道分泌物潴留结痂,持续行气道雾化、温湿化和按需吸痰是关键。①按需吸痰:气管切开患者吸痰时先吸气管内,再吸口腔或鼻腔内的分泌物。避免导管在气管内反复上、下提插而损伤气道黏膜,每次吸痰不超过 15 秒,吸痰管一次一换。②温湿化气道:根据患者痰液黏稠度采取不同的温湿化方式,痰液黏稠不易咳出的患者,可行持续气道雾化或行气道持续温湿化。主张采用 0.45% 生理盐水气道雾化(加入适量抗生素、化痰及抗支气管痉挛药,起到抗感染、消炎、解痉、湿化气道黏膜、减轻呼吸道黏膜水肿、稀化痰液、促进排痰的作用。2~3 次/天。)

3. 改善营养状况。

4. 保持正确的体位　长期卧床、机械通气、实施肠内营养患者,一定要抬高床头 30°~40°休息,进食前吸尽痰液,进食后半小时,避免吸痰,保持床头 30°~40°休息。

5. 清洁空气　患者长期卧床及大、小便失禁是病房空气污染的重要原因。一般自然通风 2~3 次/天,20~30 分钟/次。用含氯消毒液擦地 2 次/天,每天用含氯消毒液擦拭桌子,一桌一抹布。

六、功能障碍

1. 语言障碍的护理措施　语言障碍分为失语症和构音障碍。失语症是由于脑损害所致的语言交流能力障碍。构音障碍则是因为神经肌肉的器质性病变,造成发音器官的肌无力及运动不协调所致。

(1) 心理护理:患者常因不能表达自己的需要和感情而烦躁、自卑。护士应耐心解释不能说话或说话吐字不清的原因,关心体贴尊重患者,避免使用挫伤患者自尊心的言行;鼓励患者克服羞怯心理,大声说话;鼓励家属、朋友与患者交谈,并耐心清楚地解释每个问题,营造一种和谐、轻松的语言交流环境。

(2) 沟通方法指导:鼓励患者采取任何方式向医护人员或家属表达自己的需要,可借助卡片、笔、本、图片、表情或手势等提供简单而有效的双向沟通方式。

(3) 语言康复训练:构音障碍的康复以发音训练为主,遵循由易到难的原则。护士每天深入病房,接触患者的时间最多,可以在专业语言治疗师指导下,协助患者进行床旁训练。如发音训练、复述训练、命名训练、刺激法训练、肌群运动训练等。

2. 感觉障碍的护理措施　感觉障碍指机体对各种形式刺激(痛、温度、触、压、位置、震动等)无感知,感知减退或异常的一种综合征。

(1) 日常生活护理:保持床单整洁、干燥、无渣屑,防止感觉障碍的身体部位受压或机械性刺激;避免高温或过冷刺激,慎用热水袋或冰袋,防止烫伤或冻伤;肢体保暖需用热水袋水温不超过 50℃,应外包毛巾,每 30 分钟查看更换一次部位;对感觉过敏的患者应尽量避免不必要的刺激。

(2) 心理护理:感觉障碍常使患者缺乏正确的判断而产生紧张心理或烦躁情绪,严重影响患者的运动能力和兴趣。应关心体贴患者,主动协助日常生活活动,多与患者沟通,取得患者信任,使其正确面对,积极配合治疗训练。

(3) 感觉训练:感觉训练包括在运动训练中建立感觉-运动训练一体化的概念。可进行肢体的拍打、按摩、理疗、针灸、被动运动和各种冷、热、电的刺激。如:每天用温水擦洗感觉障碍的身体部位,以促进血液循环。

3. 运动障碍的护理措施　运动障碍可分为瘫痪、僵硬、不随意运动及共济失调等。肢体因肌力下降而出现运动障碍称为瘫痪。僵硬是指肌张力增高所引起的肌肉僵硬活动受限或不能活动的一种综合征。不随意运动是由锥体外系疾病引起的不随意志控制的无规律无目的的面、舌、肢体、躯干等骨骼肌的不自主活动。共济失调是由本体感觉、前庭迷路、小脑系统损害所引起的机体维持平衡和协调不良所产生的综合征。

(1) 生活护理:保持床单位整洁干燥,无渣屑,减少对皮肤的机械刺激;指导患者学会和配合使用便器,使用便盆时动作要轻柔,避免用力过猛损伤皮肤;帮助卧床患者建立舒适的卧位,协助翻身拍背,按摩关节和骨隆凸部位等。

(2) 安全护理:运动障碍的患者要防止跌倒,确保安全。床铺要有床栏;走廊厕所要装扶手,以方便患者起坐扶行;地面要保持平整干燥防滑,防湿,去除门槛;运动场所要宽敞明亮,没有障碍物阻挡等。

(3) 心理护理:给患者提供有关疾病、治疗及预后的可靠信息。关心尊重患者,鼓励患者表达自己的感受,克服悲观情绪,适应患者角色转变。

（4）康复护理:告知患者及家属早期康复的重要性、训练内容及康复时间。早期康复有助于抑制和减轻肢体痉挛的出现和发展,能预防并发症和提高生活质量。早期康复护理的内容包括:

1）重视患侧刺激:所有护理工作,如帮助患者洗漱、进食、测血压、脉搏等应在患侧进行,家属与患者交谈时也应握住患侧手,引导偏瘫患者头转向患侧,尽量不在患肢输液,慎用热水袋。

2）正确变换体位:正确的体位摆放可以减轻患肢的痉挛、水肿、增加舒适感。患侧卧位是所有体位中最重要的体位,指导患者肩关节向前伸展并外旋,肘关节伸展,前臂旋前,手掌向上放在最高处,患腿伸展、膝关节轻度屈曲等。

3）指导选择性运动:选择性运动有助于缓解痉挛和改善已形成的异常运动模式。如十指交叉握手的自我辅助运动（Bobath 握手）:教会患者放松上肢和肩胛的痉挛,保持关节的被动上举,可避免手的僵硬收缩,同时使躯干活动受到刺激,对称性运动和负重得到改善。

（杨　欣）

第二节　神经外科常见危重症的护理

一、神经外科重症监护病房建设

神经外科重症监护病房（neurosurgical intensive care unit, NICU）的合理设计以及配置对医疗质量、患者预后以及患者与家属的就医感受有重要影响。因此,良好的神经重症监护病房设计及配置至关重要,其目的是围绕重症患者的治疗与护理的便利,以及抢救的有效性和及时性。

（一）神经外科重症病房的收治对象

中、重型急性脑血管病、重型急性颅脑损伤和脊髓损伤,中枢神经系统细菌性感染,癫痫持续状态,需要生命支持的围手术期神经外科患者以及其他进展性神经系统重症患者等。

（二）神经外科重症单元的配置条件

1. 人员配置　需要至少配备一名具备重症医学、神经科学理论和实践经验的副高级及以上医师全面负责诊疗工作。NICU 医护人员应该接受过临床神经科学和重症医学的双重培训,掌握神经解剖、神经病理生理、常见神经外科疾病和并发症等知识;掌握重症医学基本理论、基础知识和基本技能;掌握颅内压监测技术、基本脑电生理学、脑血流监测技术等。护士与床位之比≥2:1。有条件的单位可配备呼吸治疗师、电生理技师、康复理疗师、临床药师、营养师等。

2. 环境配置　规模以每 100 张神经外科床位有 10~20 张 NICU 床位为宜,单床使用面积不少于 15m^2,床间距 1m 以上,可配置满足患者不同体位变化要求的专用床。病房有良好的照明条件,室温 24℃ 左右,相对湿度 60% 左右。有独立的隔离房间,可根据情况增加单间病房的比例,并设立单独的正、负压病房,必要时配置空气净化设备和层流装置。

3. 仪器设备配置

（1）一般配置:带多功能生命体征监护仪以及可扩展其他功能的插口,带有呼气末二氧化碳浓度和有创压力监测模块,中心氧供及负压吸引系统,呼吸机,转运呼吸机,输液泵,注射泵,除颤仪,心电图机,排痰仪,胃肠营养泵,间歇充气加压泵,低温设备,血气分析仪和多功能气垫床等,相关科室应能够提供床旁 X 线拍片及相应微生物学实验室检查等。

（2）神经专科配置:颅内压监护仪、经颅多普勒超声、24 小时脑电波监测仪器和量化的脑电双频指数（bispectral index, BIS）仪等。

（3）可选配置:纤维支气管镜、超声设备、移动 CT、脑组织氧含量监测仪、脑组织微透析仪、血液净化及相关神经康复设备等。

4. 神经重症患者监护内容

（1）意识、瞳孔、生命体征、感觉和反射、肢体活动情况。

（2）颅内压监测：①在正常状态下，颅内压为 5~15mmHg，颅内压<5mmHg 为低颅压，颅内压>20mmHg 为高颅压，颅内压>40mmHg 提示脑疝危象。②观察病理性波型：A 波、B 波和不典型压力波型，持续的时间 5~20 分钟，提示颅内代偿功能濒于衰竭。

（3）体温监测：①中枢性体温升高，常见于脑干损伤、肿瘤或手术所致体温调节中枢受损，此时主要以物理降温为主。②周围性体温升高，感染引起炎症，可采取药物及物理降温。③亚低温患者的监护，最适温度以肛温 32~34℃ 为宜，多用于重症颅脑损伤，术后持续高热的患者。

（4）循环功能监测：①心率、心律、心电波形监护。②中心静脉压监测，正常值为 8~12mmH$_2$O。③血压的监测，有两种方式即无创血压监测和有创动脉血压监测。

（5）呼吸功能监测：主要包括呼吸频率和潮气量两方面。①呼吸过快：大于 30 次/分，提示脑缺氧和颅内压增高；②呼吸过慢：小于 10 次/分，可造成二氧化碳蓄积。

（6）肾功能、水电解质平衡监测：检查血清肌酐、尿素氮含量、尿比重、pH、蛋白定量、24 小时出入量、血清钾、钠、氯等。

（7）各种风险评估：压疮风险评估、跌倒风险评估、深静脉血栓风险评估、暖心温度评估、非计划拔管风险评估、疼痛评估、营养风险评估等。

二、呼吸机使用的护理

神经外科重症患者常有不同程度的意识障碍，且多伴有呼吸功能障碍，气道分泌物排出不畅，重者导致低氧血症和呼吸衰竭，影响患者预后。呼吸机是一种能够起到预防和治疗呼吸衰竭，减少并发症，挽救及延长对神经外科重症患者生命的至关重要的医疗设备。

（一）呼吸机使用适应证与相对禁忌证

1. 适应证　积极氧疗后仍不能改善缺氧，呼吸频率过快（>35 次/分）或过慢（<6~8 次/分），呼吸节律异常，通气不足和/或氧合障碍（PaO$_2$<50mmHg），动脉血 PaCO$_2$ 进行性升高，心脏功能不全等。

2. 相对禁忌证　呼吸机治疗没有绝对禁忌证。①严重肺气肿，有肺大疱和气道梗阻者；②失血性休克，血容量严重不足或未补充血容量之前；③急性心肌梗死合并严重心源性休克或心律不齐者；④大咯血呼吸道积血时；⑤未经引流的气胸或大量胸腔积液。

（二）呼吸机治疗的护理

1. 呼吸机准备

（1）检查呼吸机各管道间的连接是否紧密、有无漏气；各附件是否齐全以及送气道和呼气道内活瓣是否灵敏等。

（2）湿化器是否清洁。

（3）氧气钢瓶内或中心供氧压力是否足够（氧气压力>10kg/cm^2）。

（4）检查电源和地线。

（5）开机观察运转及性能是否良好。

（6）确定是否有呼吸机治疗的指征。

（7）判断是否有呼吸机治疗的相对禁忌证，进行必要的处理。

2. 病情观察　观察患者意识、瞳孔、生命体征，特别是血压、呼吸频率、胸廓起伏幅度、呼吸肌运动、有无呼吸困难、自主呼吸与机械呼吸的协调、胃肠功能、水电解质平衡等；呼吸机治疗早期每 30 分钟监测 1 次生命体征，数值稳定后 2~4 小时监测 1 次；定时监测血气分析，早期每小时监测 1 次血气分析，当 PaO$_2$ 稳定在 60mmHg 以上后，可按需监测（至少每 24 小时监测 1 次）。

3. 加强气道管理

（1）呼吸道湿化：可使用呼吸机自带蒸汽发生器或呼吸机雾化器，亦可以采用连续或间断气管内滴注法进行气道湿化。湿化液中可根据临床需要加入抗生素和其他药物。

（2）呼吸道分泌物的吸引：吸引负压不超过 200cmH$_2$O（19.6kPa），在吸痰前后应给予纯氧吸入 2 分钟，每次吸痰时间成人不超过 15 秒，儿童不超过 10 秒。可在吸痰前后，给予患者纯氧吸入数分钟，提高血氧含量。

4. 管道管理

（1）在呼吸机使用过程中,护理人员加强呼吸机管道管理,定时检查管路,翻身及床旁操作时,注意保持头部位置,防止气管插管移位、脱出及呼吸机管扭曲、脱出、积水等情况发生,保证人工呼吸机有效使用。

（2）呼吸机加湿罐内,应按要求加入灭菌注射用水,保持气道湿润。

（3）及时倾倒呼吸回路接水瓶中的冷凝水,防止倒流引起误吸。

5. 基础生活护理

（1）体位:床头应抬高 30°~45°,防止误吸和呼吸机相关性肺炎的发生。

（2）协助患者定时翻身、拍背,每 1~2 小时一次。保持受压局部皮肤清洁,用温水或 50% 酒精擦浴、按摩;每 4h 帮助患者活动肢体、关节以预防关节僵直硬化,按摩肌肉防止肢体失用性萎缩。

（3）加强口腔护理,预防肺炎发生。

6. 心理护理　意识清醒患者在拔管前不能进行语言交流,护士应尽量用各种方法,了解患者想法及要求,并且给予满足,如写字、打手势等。护理工作一定要细致入微、取得患者信任和配合,使之感到安全、舒适,减少躁动不安和紧张情绪,从而降低耗氧,有利康复。

7. 及时处理人机对抗

（1）人机对抗的表现:患者烦躁不安,呼吸困难,自主呼吸频率过快;心率增快,血压升高,PaO_2 降低,$PaCO_2$ 升高;不能解释的气道高压或低压报警,或气道压力表指针摆动明显;潮气量不稳定,忽大忽小。

（2）人机对抗的常见原因:①呼吸机调节不当、同步性能不好或触发灵敏装置失灵;②人工气道问题如管道漏气导致通气不足、气道阻塞或位置错误;③患者原因,如频繁咳嗽、精神因素、呼吸机治疗早期不适应,或是病情出现变化如发生气胸、肺不张、肺栓塞、支气管痉挛、心功能急性改变等。

（3）人机对抗的处理原则:①先让患者脱离呼吸机(气道高压的患者慎用),用简易呼吸气囊通气,一方面检查呼吸机问题,另一方面感受患者的气道阻力;②如是患者原因,可用物理检查、气道湿化吸痰、胸部 X 线检查等鉴别是否有全身异常,如发热、气道阻塞、气胸等,行降温、解痉、胸穿抽气等相应处理,同时做好心理护理;③排除呼吸机故障,必要时更换气管导管或套管;④如原因去除后仍不协调或短时间内原因无法去除时,可采用药物处理,以减少人机对抗所致的危害。药物作用的目的是抑制自主呼吸,常用镇静药与肌肉松弛剂。注意药物副作用如抑制排痰、低血压、膈肌上抬等。

8. 报警处理　呼吸机使用过程中一旦出现报警,须仔细检查,做出及时的处理,呼吸机常见报警原因与处理见表 12-1。

表 12-1　呼吸机常见报警原因与处理

报警项目	常见原因	处理方法
电源报警	停电、电源插头脱落或电源掉闸、蓄电池电力不足	将呼吸机与患者断开行人工通气支持,同时修复电源
气源报警	压缩氧气和空气压力低;FiO_2 分析错误	将呼吸机与患者断开,给患者行人工通气支持,同时调整或更换气源,或校对 FiO_2 分析
气道压上限	①呼吸道分泌物增加;②气管导管、通气回路曲折;③呼吸机对抗;④肺顺应性降低;⑤气道压上限报警设置过低	及时吸痰;调整导管位置;药物对症处理;调整报警上限
气道压下限	①通气回路脱接;②气管导管套囊破裂或充气不足;③气道压下限报警设置过高	连接好脱接管道;套囊适量充气或更换导管;调整报警下限
TV 或 MV 高限	①自主呼吸增强;②报警限值调节不当	适当降低机械通气量;调整报警限值
TV 或 MV 低限	①气道漏气;②机械辅助通气不足;③自主呼吸减弱	对因处理;增加机械通气量或兴奋呼吸
气道温度过高	①湿化器内液体过少;②体温过高;③湿化器温度设置过高	加适当蒸馏水;对症对因处理
呼吸暂停	自主呼吸停止或触发灵敏度调节不当	对因处理

（三）并发症的预防和护理

1. 气管损伤　由于套囊压力大,压迫气管内壁引起局部黏膜缺血坏死,严重者可穿透气管壁甚至侵蚀大血管引起致命性大出血。应定时监测气囊压力,一般气囊压力应控制在 $25\sim30cmH_2O$。

2. 呼吸机相关性肺炎　为呼吸机治疗期间最常见的并发症。应注意护理操作严格无菌操作,及时清理呼吸道及口腔分泌液,适当刺激咳嗽,经常变动体位,滴入 0.45% 的盐水或 5% 碳酸氢钠水湿化,必要时行支气管冲洗及吸引,加强抗感染,同时加强口腔护理等。

3. 通气不足　人机对抗、机械故障、气道阻力增加、管道漏气、气囊滑脱堵塞气道、呼吸机调节不当等都可造成通气不足,表现为低氧血症和高碳酸血症。护理中要注意随时吸尽呼吸道分泌物;观察管道有无漏气、气道有无堵塞,发现问题及时纠正;及时调节各种参数和通气模式,以适应患者的需要。特别要重视有效通气量,防止因气道压力过大,而导致的动态死腔量增大所引起的通气不足。

4. 呼吸性碱中毒　主要原因是潮气量过大或呼吸频率过快导致的通气过度,使 CO_2 短期内排出过多,血 $PaCO_2$ 迅速降低,碳酸氢离子在体内相对升高而发生呼吸性碱中毒。导致组织缺氧加重,并使脑血管收缩,血流减少,加重脑缺氧。碱中毒还可诱发低血钾、心律失常,甚至心室颤动,危及患者生命。预防和纠正的方法是合理调节潮气量和呼吸频率,一旦有通气过度的情况发生,应减小通气量。必要时可在呼吸机和气管导管之间新增一条管道,达到增大死腔、减少 CO_2 排出的目的。

5. 呼吸机相关性肺损伤　多由于呼吸机使用不当或气道压力过高导致肺泡内压力过高,进入气量过多,可造成不同程度的气压损伤,出现肺间质水肿、纵隔气肿、皮下气肿等。气压伤的发生与气道的峰压和肺组织情况有关。

6. 循环系统并发症　使用呼吸机可引起低血压,诱发和导致心功能不全。低血压通常多见于呼吸机使用初期,通气量过大,使 CO_2 迅速排出,CO_2 对心血管运动中枢和交感神经的兴奋作用突然消失,周围血管张力骤降所致。要积极补充血容量;在确保有效通气的前提下适当降低吸气峰压、缩短吸气时间;对心功能不全给予相应处理。

7. 消化系统并发症　常见的有胃肠胀气、消化道出血、黄疸、门静脉高压、肝功能损伤。其主要原因是静脉回流受阻,消化道淤血。应加强观察,并给予相应的处理。

（四）呼吸机的撤离

1. 撤机指征

（1）导致使用呼吸机的原发病因已经去除,一般情况好,感染控制,循环稳定。

（2）呼吸功能明显改善,自主呼吸能力强,咳嗽反射良好;血压、心率稳定。

（3）意识清醒,$FiO_2<40\%$,$PaO_2>60mmHg(8.0kPa)$,$PaCO_2<50mmHg(6.67kPa)$。

（4）肺活量 $>10\sim15ml/kg$,潮气量 $>5ml/kg$,第一秒用力呼气量 $>10ml/kg$,最大吸气负压 $\leqslant-30cmH_2O$。

（5）呼吸浅快指数(RSB)= 呼吸频率(RR)/潮气量(TV)。RSB<80 提示易于撤机,RSB 若为 $80\sim105$ 须谨慎撤机,RSB>105 则难于撤机。

（6）水、电解质紊乱得到纠正,肾功能恢复正常、血气分析正常。

2. 撤机后的护理　密切观察患者的呼吸情况,一旦出现以下变化,立即再行呼吸机辅助通气。

（1）患者神志改变,烦躁不安,口唇、甲床发绀。

（2）呼吸频率 >35 次/分或 <10 次/分,或每分钟呼吸次数增加超过 10 次,出现三凹征、鼻翼扇动等呼吸困难表现。

（3）自主潮气量 <250ml;吸氧条件下 $PaO_2<60mmHg(8.0kPa)$,$PaCO_2>50mmHg$;pH<7.3。

（4）心率增快至超过 110 次/分或每分钟增加 20 次以上;收缩压变化超过 20mmHg,或舒张压变化超过 10mmHg;或突然出现心律失常;ECG 示 ST 段明显上移。

停机后,应加强呼吸道湿化,鼓励患者咳痰。疑有喉头水肿可适当用地塞米松喷喉或静脉滴注。

三、镇痛镇静的护理

神经外科重症及术后患者常出现不同程度的昏迷、疼痛躁动、焦虑及谵妄;中枢损伤后,在去皮质抑制的状态下,交感中枢兴奋性传出增强,也可并发阵发性交感神经过度兴奋综合征,加重患者的病情或影响后续治疗。需要必要的镇痛和镇静治疗。

1. 目的与意义

(1) 消除或减轻患者的疼痛及躯体不适感,减少不良刺激及交感神经系统过度兴奋;改善患者睡眠,诱导遗忘。

(2) 减轻或消除患者焦虑躁动甚至谵妄,防止患者的无意识行为干扰治疗,保护患者的生命安全。

(3) 降低各器官代谢负荷,减少氧耗、氧需,减轻器官损害,减少各种应激和炎性损伤。保护器官储备功能,维持机体内环境的稳定,降低血压颅内压。

(4) 短期轻镇静有助于患者配合治疗和护理。

2. 疼痛与镇静程度评估

(1) 疼痛强度评估:遵嘱且能自主表达的患者,常用数字评分法(numerical rating scale, NRS),即"十分法"疼痛量表,面部表情疼痛量表(face pain scale, FPS),神经重症患者昏迷但行为可观察的患者,推荐重症监护疼痛观察量表(critical care pain observation tool, CPOT)(表 12-2)和行为疼痛量表(behavioral pain scale, BPS)(表 12-3)。

表 12-2　重症监护疼痛观察量表(CPOT)

观察指标	描述		评分
面部表情	未观察肌肉紧张	自然、放松	0
	表现出皱眉、眉毛放低、眼眶紧绷和提肌收缩	紧张	1
	以上所有面部变化加上眼睑轻度闭合	扮怪相	2
身体运动	不动(并不代表不存在疼痛)	无体动	0
	缓慢、谨慎地运动,碰触或抚摸疼痛部位,通过运动寻求关注	保护性体动	1
	拉拽管道,试图坐起来,运动肢体/猛烈摆动,不遵从指挥令,攻击工作人员	烦乱不安	2
肌肉紧张(通过被动的弯曲和伸展来评估)	对被动的运动不作抵抗	放松	0
	对被动的运动动作抵抗	紧张和肌肉僵硬	1
	对被动的运动动作剧烈抵抗,无法将其完成	非常紧张和僵硬	2
对呼吸机的顺应性	无警报发生,舒适地接受机械通气	耐受呼吸机或机械通气	0
	警报自动停止	咳嗽但是耐受	1
	不同步:机械通气阻断,频繁报警	对抗呼吸机	2
或发声(拔管后的患者)	用正常腔调讲话或不发声	正常腔调讲话或不发声	0
	叹息、呻吟	叹息、呻吟	1
	喊叫、啜泣	喊叫、啜泣	2
总分			0~8

表 12-3　行为疼痛量表(BPS)

项目	1	2	3	4
面部表情	放松	部分紧张	完全紧张	扭曲
上肢运动	无活动	部分弯曲	手指、上肢完全弯曲	完全回缩
通气依从性(插管)	完全能耐受	呛咳,大部分时间能耐受	对抗呼吸机	不能控制通气
发声(非插管)	无疼痛相关发声	呻吟 ≤3 次/分且每次持续时间≤3 秒	呻吟 >3 次/分或每次持续时间>3 秒	咆哮或使用"哦""哎哟"等言语抱怨,或屏住呼吸

（2）镇静躁动及谵妄评估：目前临床常用的主观镇静评分系统有 Richmond 躁动-镇静评分（Richmond agitation and sedation scale，RASS 表）（表 12-4）、Riker 镇静躁动评分（sedation-agitation scale，SAS）（表 12-5）。RASS 评分≥2 分，同时具有谵妄相关危险因素的患者，进行常规谵妄评估。

表 12-4 Richmond 躁动-镇静评分（RASS 表）

分数	分级	描述
+4	有攻击性	有暴力行为，对医务人员造成危险
+3	非常躁动	试着拔出呼吸管，胃管或静脉滴注
+2	躁动焦虑	身体激烈移动，无法配合呼吸机
+1	不安焦虑	焦虑紧张但身体只有轻微移动
0	清醒平静	清醒自然状态
−1	昏昏欲睡	没有完全清醒，但可保持清醒超过十秒
−2	轻度镇静	无法维持清醒超过十秒
−3	中度镇静	对声音有反应
−4	重度镇静	对身体刺激有反应
−5	昏迷	对声音及疼痛刺激都无反应

表 12-5 Riker 镇静躁动评分（SAS）

分值	分级	描述
7	危险躁动	拉拽气管插管，试图拔除各种导管，翻越窗栏，攻击医护人员，在床上辗转挣扎
6	非常躁动	需要保护性束缚并反复语音提示劝阻，咬气管插管
5	躁动	焦虑或身体躁动，经言语提示劝阻可安静
4	安静合作	容易唤醒，服从指令
3	镇静	嗜睡，语言刺激或轻轻摇动可唤醒并能服从简单指令，但又迅速入睡
2	非常镇静	对躯体刺激有反应，不能交流及服从命令，有自主运动
1	不能唤醒	对恶性刺激无或仅有轻微反应，不能交流及服从命令

3. 镇痛与镇静实施

（1）镇痛治疗：阿片类药物是镇痛管理的首选主要药物。阿片类药物包括吗啡、芬太尼、瑞芬太尼、舒芬太尼、布托啡诺等，可以联合应用非阿片类镇痛剂，以减少阿片类药物的剂量及不良反应。

（2）镇静治疗：苯二氮䓬类、右美托咪定、丙泊酚为镇静治疗的基本用药。与苯二氮䓬类相比，丙泊酚的浅镇静及拔管时间更短，右美托咪定明显降低谵妄发生率，但心动过缓发生率较高。上述镇静药物均存在不同程度的呼吸抑制以及血压下降等副作用，要把握药物剂量并实时监测。镇静治疗的同时或之前应予以镇痛治疗。镇静深度目标值为：浅镇静时，RASS −2~+1 分，SAS 3~4 分；深镇静时，RASS −4~−3 分，SAS 2 分；合并应用神经~肌肉阻滞剂时 RASS −5 分，SAS 1 分。深镇静患者，必要时可以实施每日镇静中断治疗。

4. 护理要点

（1）查找造成患者疼痛或各种不适的原因，尽可能消除这些因素或采取物理治疗、心理护理的方法减轻患者不适及睡眠紊乱;可以配合使用制动的方法,避免意外拔管或损伤。

（2）定时对患者进行镇痛镇静效果的主客观评价及记录。

（3）做好患者的口腔护理、皮肤护理等基础护理。

（4）使用耳塞、眼罩和舒缓音乐星期康复等措施改善睡眠,减少环境对危重患者身体及心理上的刺激。

（5）谵妄的识别与处理:谵妄是多种原因引起的一种意识混乱状态并伴有认知障碍。改善睡眠、改善觉醒、早期康复与活动等多元化非药物干预措施能降低部分谵妄的发生。右美托咪定可以减少谵妄的发生,在成人机械通气谵妄患者中使用,不应用抗精神病药物来预防及治疗谵妄。

四、亚低温治疗的护理

亚低温治疗又称冬眠疗法,是利用药物和物理方法降低患者体温,以降低脑耗氧量和脑代谢率,减少脑血流量,改善细胞膜通透性,增加脑对缺血缺氧的耐受力。

1. 亚低温治疗适应证　中枢性高热,原发性脑干损伤或重症脑挫裂伤,脑血管和脑室内病变致高热,严重脑水肿致颅内压居高不下时,心肺复苏术后。

2. 亚低温治疗禁忌证　全身衰竭,休克,老年和幼儿,严重心肺疾病。

3. 时机及疗程　越早使用越好,应在伤后 6 小时内开始,一般维持 3~4 天。

4. 亚低温治疗方法　根据医嘱使用足量冬眠药物,可肌内注射或静脉泵入,待患者逐渐进入冬眠状态,用冰毯及冰帽对患者进行物理降温,把患者的肛温控制在 32~34℃。

5. 亚低温治疗的监护

（1）呼吸功能:低温可致呼吸减慢,潮气量下降,甚至呼吸抑制。镇静剂对呼吸中枢也有抑制作用。应注意观察患者呼吸频率、深度,动脉血气,保持呼吸道通畅,必要时使用呼吸机。

（2）循环功能:低温可使患者心率减慢,血压下降、心电图改变。严重时出现心律失常及室颤。低温治疗期间持续心电监护,心率维持在 60 次/分。

（3）体温监测:体温监测是亚低温监护的重要内容。体温以肛温监测表示,维持在 32~34℃比较安全。

（4）胃肠功能:低温时患者肠蠕动较前减弱,应观察患者有无胃潴留,腹胀,便秘,消化道出血,防止反流和误吸。

（5）并发症预防:①肺部并发症:由于患者意识不清,肌肉松弛,易出现舌后坠,吞咽、咳嗽反射均减弱,易并发肺炎。要注意患者翻身、拍背、雾化吸入等。②低血压:低温使心输出量减少,冬眠药使周围血管阻力降低致血压下降。翻身和搬动患者时动作要轻稳慢,防止体位性低血压。③冻伤:冰袋外的布套定时更换部位,观察放置冰袋处皮肤及肢体末端处血液循环,定时局部按摩,防冻伤。

6. 缓慢复温　亚低温治疗 3~5 天后复温,以自然复温为主。先停物理降温,再逐步减少冬眠药物剂量至停用。注意严格控制复温速度,一般复温速度以 24 小时回升 2℃为宜,同时升高室内温度到 20~25℃。在体温恢复至 35℃时,可维持 2~3 小时再继续复温。复温期间要防止血压下降和心律失常的发生。

五、颅内压增高及脑疝患者的护理

颅内压是指颅腔内容物对颅腔壁产生的压力。正常颅内压为 5~15mmHg,超过 15mmHg 即为颅内压增高,15~20mmHg 为轻度,21~40mmHg 为中度,大于 40mmHg 为重度。如不能及时发现和及时处理颅内高压,可导致脑灌注降低、脑血流量减少、脑缺血缺氧造成昏迷和脑功能障碍,甚至发生脑疝,危及生命。

1. 体位　抬高头部或者床头抬高 15°~30°,保持头颈部的轴线位置,减少颈部过度屈曲或旋转。

2. 吸氧　持续或间断吸氧,改善脑缺氧使脑血管收缩,降低脑血流量。

3. 饮食与补液　控制液体摄入量,不能进食者,成人每日补液量不超过 2 000ml,保持每日尿量不少于 600ml。神志清醒者,可予以普通饮食,但需适当限盐,注意防止水、电解质紊乱。

4. 病情观察 密切观察意识、瞳孔、生命体征血压、肢体活动;密切观察头痛、呕吐、烦躁症状。

5. 生活护理 满足患者日常生活需要,适当保护患者,避免外伤。劝慰患者安心休养、避免情绪激动,以免血压骤升而增加颅内压。

6. 防止颅内压骤然增高的护理

(1) 保持呼吸道通畅:保持安静休息环境,避免情绪激动。

(2) 避免剧烈咳嗽和用力排便:腹腔内压力的升高可引起颅内压力增高导致脑疝。颅内压增高患者因限制水分摄入及脱水治疗,常出现大便干结,可鼓励患者多吃蔬菜和水果,并给缓泻剂以防止便秘。对已有便秘者,予以开塞露或低压小剂量灌肠,必要时,戴手套掏出粪块;禁忌高压灌肠。

(3) 预防或控制癫痫发作:癫痫发作可加重脑缺氧及脑水肿,引起颅内压增高。

(4) 避免躁动,必要时使用镇静药物治疗。

7. 脱水治疗护理 脱水药物应按医嘱定时准确应用,脱水治疗期间,准确记录 24 小时出入液量。使用甘露醇的注意事项:①使用前注意观察药液有无结晶;②选择粗大血管及大号针头输入,要求在 20~30 分钟内输完;③定时定量,甘露醇内一般不加入其他药物;④注意观察患者的用药反应,如意识、瞳孔、生命体征、头痛的变化及有无眩晕及视力模糊等;⑤注意观察尿量,了解电解质的变化。

8. 脑疝患者的急救和护理

(1) 快速建立静脉通道输入甘露醇、静脉推注速尿等强力脱水剂,并观察脱水效果。

(2) 保持呼吸道通畅,吸氧,留置导尿。

(3) 准备气管插管,对呼吸功能障碍者,行人工辅助呼吸。

(4) 密切观察意识、瞳孔、呼吸、脉搏、血压变化,做好心电监测。

(5) 紧急做好术前特殊检查及术前准备。

9. 颅内压监护仪的护理 患者平卧抬高床头 15°~30°,保持呼吸道通畅,防止躁动,预防管道堵塞、扭曲及脱出。有创颅内压监测,应严格保持无菌,监护时间不超过 1 周。

六、癫痫大发作的急救与护理

癫痫是脑细胞异常放电引起的突发性暂时性脑功能障碍,癫痫大发作以意识丧失和全身抽搐为特征。这种疾病的主要症状是全身肌肉持续的强烈收缩,随后阵发性收缩,常常同时出现自主神经功能紊乱和突发意识丧失的症状。

1. 尽快控制发作 迅速建立静脉通道,立即静脉缓慢推注地西泮 10~20mg,5~10 分钟推完,5 分钟后不能终止发作可重复使用,遵医嘱静脉使用抗癫痫药物。

2. 保持呼吸道通畅 发作时立即氧气吸入,协作患者平卧,解开衣领,衣扣,头偏向一侧,清除口鼻分泌物,必要时协助安放口咽通气管或气管插管,随时协助气管切开和人工辅助呼吸。

3. 观察发作过程(状况),发作持续时间,抽搐开始的部位,向哪一侧发展,抽搐后有无肢体瘫痪、意识瞳孔改变、大小便失禁。

4. 保护病员,防止意外发生,抽搐时做好安全防护,防止舌咬伤和坠床,注意保护患者,取下义齿,将缠有纱布的压舌板和手帕卷置于患者的口腔一侧上下臼齿之间,以防咬伤舌和颊部,对抽搐的肢体不能用暴力按压,以免骨折、脱臼等。在发作期,护士需守护在床旁,直至患者清醒。

5. 严密观察病情 观察患者生命体征、意识、瞳孔,观察癫痫发作前的先兆。如有异常及时通知医师进行处理,并做好记录。

七、营养管理

神经重症患者营养不足可使并发症发生率增加,造成呼吸机撤机困难、病情恶化、住院时间延长及病死率增加等。应在早期对神经重症患者进行营养评估,给予早期营养治疗,营养治疗是神经外科重症患者综合治疗的重要组成,分为肠内营养(enteral nutrition,EN)和肠外营养(parenteral nutrition,PN)。须根据患者的具体情况选择合理的肠内外营养路径与方案。

1. 启动营养治疗的时间　重症患者营养治疗时间分为超急性期(血流动力学不稳定)、急性期和后急性期。急性期又分为急性早期,重症发病后24~48小时;急性后期,重症发病后3~7天。营养原则强调早期启动、缓慢增加和重视蛋白补充,入院24~48小时内即启动肠内营养,初期1~3天可供给的目标能量40%~70%,随后增加到80%~100%,当遇到严重营养不良患者或者患者肠内营养不足以满足其营养需要时,3~7天内应该启动肠外营养。

2. 营养支持的路径

(1) 肠内营养的支持路径:根据患者的具体情况选用不同的肠内营养支持方法:①短期(<4周):患者首选鼻胃管喂养,不耐受鼻胃管喂养或有反流和误吸高风险患者选择鼻肠管喂养;②长期(>4周):患者在有条件的情况下,可选择经皮内镜下胃穿刺置管术或经皮内镜下空肠穿刺置管术;③脑室腹腔分流术后患者为避免感染,慎用穿刺置管术;④逐步能经口喂养时,可选择口服营养补充(oral nutritional supplement,ONS)。

(2) 肠外营养的支持路径:应根据患者的具体情况选用。因多数神经外科重症患者存在意识障碍且常常使用高渗液体,故首先推荐经中心静脉路径,临床上常选择颈内静脉、锁骨下静脉或经外周静脉穿刺的中心静脉导管(peripherally inserted central venous catheter,PICC)。当肠外营养液渗透压<800mosmol/L时,也可选用周围静脉,应采取全合一营养液的形式输注。

3. 营养配方选择

(1) 肠内营养:应根据患者胃肠功能、合并疾病选择营养配方。可选用整蛋白均衡配方、短肽型或氨基酸型配方、糖尿病型配方以及高蛋白配方等。

(2) 肠外营养:应兼顾必须、均衡及个体化的原则,制剂成分通常包括大分子营养素(碳水化合物、脂质及氨基酸)、电解质、小分子营养素(微量元素、维生素)等。如无配置全合一营养液的条件,可考虑采用即用型营养袋。

4. 护理要点

(1) 肠内营养要注意护理的"三度":胃肠营养时要注意温度、速度、浓度的控制。首日速度20~50ml/h,次日可根据监测胃排空情况,调至80~100ml/h,使用专用的胃肠营养泵,持续喂养、以稳定输注速度、并适当加温。

(2) 营养支持的监测与调整:在营养治疗的同时加强营养供给速度、营养达标情况以及不良反应,如呕吐、腹泻、感染、消化道出血等情况的监测,根据患者情况调整营养支持策略。

(3) 体位和管道的管理:为减少误吸导致的吸入性肺炎,在无禁忌证情况下,床头应抬高30°~45°,注意避免压疮。持续输注营养液每4小时或每次中断输注或给药前后用20~40ml温水冲管。营养输注管路应每24小时更换1次。应用经皮造瘘进行肠内营养,需要每天应用温和皂水或清水清理造口,同时防止管道堵塞和脱落。

(4) 定期监测体重、血糖、血常规、出入量、血浆蛋白、血电解质和肝、肾功能、血脂水平。血糖水平保持在7.8~10mmol/L左右。

(5) 并发症观察:注意及时处理并发症,如腹泻、胃潴留、呕吐、误吸、气胸、血胸、动脉损伤、空气栓塞、心律不齐、感染、血栓性静脉炎、导管断裂和闭塞等以及电解质紊乱、代谢性骨病、肝胆淤积性并发症等。应及时查找原因,作对症处理。

八、静脉血栓的预防与护理

静脉血栓栓塞(venous thromboembolism,VTE)是神经外科危重病患者常见且后果严重的并发症,包括深静脉血栓(deep vein thrombosis,DVT)和肺栓塞(pulmonary embolism,PE)。

1. 危险因素　除血流缓慢、血管壁损伤和血液高凝状态等常规因素外,专科因素包括合并骨盆及四肢损伤/骨折、脑卒中、瘫痪或长期卧床、渗透性脱水、高龄、中心静脉导管、血液高凝状态、长时间手术及制动、重症感染等。

2. 及时评估,高危患者做好预防护理

(1) 合理使用 Caprini 血栓评估表、D-二聚体检查、静脉超声及静脉造影等对患者进行评估确诊。

(2) 预防方法有物理预防和药物预防。物理预防可以增加下肢静脉血流回流,减少静脉血流淤滞,包括间歇充气加压泵和加压弹力袜。药物预防为各类抗凝药物。

3. 护理要点

(1) 严密观察:有无下肢肿胀或胀痛,有无深静脉扩张。尤其注意患肢皮肤温度、颜色、与对侧相比有无改变。观察呼吸情况,警惕不明原因的呼吸困难、气促等肺栓塞表现。

(2) 抗凝及溶栓治疗护理:密切观察患者皮肤黏膜、牙龈、注射部位有无出血点,注意有无咯血、便血及血尿,观察患者神志、瞳孔的变化,有无头痛、呕吐、意识障碍、肢体瘫痪等颅内出血征象。

(3) 深静脉血栓护理:①患者须卧床休息,主动踝泵运动,禁止按摩患肢,以防血栓脱落;②抬高患肢宜高于心脏平面 20～30cm,以促进血液回流;③观察患肢脉搏和皮肤温度的变化,定期测量并记录患肢的周径;④并发症的观察:出血;若患者出现胸痛、呼吸困难、血压下降等异常情况,提示可能发生肺动脉栓塞,应立即嘱患者平卧、避免作深呼吸、咳嗽、剧烈翻动,同时给予高浓度氧气吸入,并报告医生,配合抢救。

(4) 进食低脂、含丰富纤维素的食物,可适当增加饮水量。

(杨昌美　杨欣)

第三节　神经外科疾病的护理

一、颅脑损伤

颅脑损伤患者病情复杂多变,护理的目的是为脑功能的恢复创造最优良的条件,预防和治疗并发症,争取最完全的康复。

1. 护理诊断　①意识障碍:与脑伤,颅内压增高有关;②清理呼吸道无效:与脑损伤后意识不清有关;③营养失调:低于机体需要,与脑损伤后高代谢、禁食有关;④自理缺陷:与患者意识障碍,生活不能自理有关;⑤有废用综合征的危险:与长期卧床和肢体功能障碍有关;⑥有电解质紊乱的可能:与脱水利尿治疗有关。

2. 护理措施

(1) 病情观察:动态的病情观察是鉴别原发性与继发性脑损伤的重要手段。无论伤情轻重,急救时就应建立观察记录单,每 15 分钟至 1 小时观察及记录 1 次,稳定后可适当延长。观察内容包括意识、瞳孔、生命体征、神经系统体征等。

1) 意识:意识障碍的程度可视为脑损伤的轻重;意识障碍出现得迟早和有无继续加重,可作为区别原发性和继发性脑损伤的重要依据。观察患者意识状态,应注意意识障碍程度及变化。患者意识状态按传统方法分为:清醒、模糊、浅昏迷、昏迷和深昏迷。也可通过格拉斯哥昏迷评分:评定睁眼、语言及运动反应,三者得分相加表示意识障碍程度,最高 15 分,表示意识清醒,8 分以下为昏迷,最低 3 分,分数越低表明意识障碍越严重。

2) 生命体征:注意呼吸节律和深度、脉搏快慢和强弱以及血压和脉压变化。若伤后血压上升,脉搏缓慢有力,呼吸深慢,提示颅内压升高,应警惕颅内血肿或脑疝发生。在观察病情时为避免患者躁动影响准确性,先测呼吸,再测脉搏,后测血压。注意保持呼吸道通畅,加强咳嗽排痰,意识障碍影响咳嗽排痰应尽早行气管切开术。

3) 神经系统症状：原发性脑损伤引起的局灶症状，在受伤当时立即出现一侧上下肢运动障碍且相对稳定，多系对侧大脑皮质运动区损伤所致。继发性脑损伤引起的则在伤后逐渐出现一侧肢体运动障碍且进行性加重，多为幕上血肿引起脑疝。

4) 瞳孔变化：注意对比两侧瞳孔的形状、大小及光反应。伤后一侧瞳孔进行性散大，对侧肢体瘫痪、意识障碍，提示脑受压或脑疝。双侧瞳孔散大，光反射消失，眼球固定伴深昏迷或去大脑强直，多为原发性脑干损伤或临终表现。观察瞳孔时注意某些药物、剧痛、惊骇等也影响瞳孔变化，如吗啡、氯丙嗪可使瞳孔缩小，阿托品、麻黄碱可使瞳孔散大。

5) 脑脊液漏的护理：患者出现脑脊液漏，采取头高脚低患侧卧位，借助重力作用压闭漏口。保持耳和鼻腔的清洁，及时清除耳道和鼻腔外周的污迹，漏口处用无菌棉球吸附和无菌纱布覆盖，切忌填塞和冲洗，以免液体逆流引起颅内感染。严禁从鼻腔内吸痰或插胃管，叮嘱患者避免剧烈咳嗽、打喷嚏和擤鼻、用力排便等。观察记录脑脊液漏的量，注意观察患者有无头晕、呕吐、乏力等低颅压的发生并处理。

（2）加强营养：清醒患者给予高营养易消化饮食。意识障碍者 48 小时后予鼻饲流质饮食。有胃出血患者可行静脉高营养补充患者的营养需要。

（3）协助患者生活护理，防止坠床，压疮等意外发生。

3. 并发症的护理　对重症颅脑损伤患者，由于长时间卧床，常有不同程度的肢体功能障碍等后遗症，应根据病情制定康复计划，协助肢体功能锻炼，以防畸形造成日后生活障碍。如昏迷患者的护理，应激性溃疡患者的护理见前面症状护理。

二、颅内肿瘤

颅内肿瘤为神经外科中常见的病变，分原发性和继发性两大类，20~50 岁年龄组多见。

1. 护理诊断　①焦虑/恐惧/预感性悲哀：与脑肿瘤的诊断、担心手术效果和预后有关；②有受伤的危险：与神经系统功能障碍导致自理不能有关；③体液不足的危险：与呕吐、高热、应用脱水剂等有关；④感染的危险：与留置各种引流管有关；⑤潜在并发症：颅内压增高及脑疝、颅内出血、感染、中枢性高热、尿崩症、胃出血、顽固性呃逆、癫痫发作等。

2. 护理措施

（1）心理护理：应耐心细致与患者及家属沟通，详细介绍所患疾病预后，使患者安心接受手术，家属积极配合做好准备。对肢体功能障碍或视力有影响的患者防止意外受伤。

（2）病情观察及护理：常规观察生命体征、意识状态、瞳孔、肢体活动状况等。有意识障碍加深，瞳孔不等大等情况应及时报告医生妥善处理。对意识状况差的患者，及时清除呼吸道分泌物并保持通畅，必要时作气管切开。

（3）体位：全麻未清醒的患者，取侧卧位，以利于呼吸道护理。意识清醒、血压平稳后，宜抬高床头 15°~30°，以利静脉回流。幕上开颅术后，应卧向健侧，避免切口受压。幕下开颅术后早期宜无枕侧卧或侧俯卧位，后颅脑神经受损、吞咽功能障碍者只能取侧卧位，以免口咽分泌物误入气管。体积较大的肿瘤切除后，因颅腔留有较大空隙，24 小时内手术区应保持高位，以免突然翻动时发生脑和脑干移位，引起大脑上静脉撕裂、硬脑膜下出血或脑干功能衰竭。搬动患者或为患者翻身时，应有人扶持头部使头颈部保持一直线，防止头颈过度扭曲或震动。

（4）营养和补液：一般颅脑手术后第 1 天可进流质饮食，第 2、3 天给半流饮食。较大的颅脑手术或全身麻醉术后患者有恶心、呕吐或消化道功能紊乱时，术后可禁食 1~2 天，给予静脉补液，待病情平稳后再逐步恢复饮食。颅后窝手术或听神经瘤手术，因吞咽迷走神经功能障碍而发生吞咽困难、饮水呛咳者，应禁食禁饮，鼻饲供给营养，待吞咽功能恢复后逐渐练习进食。脑手术后均有脑水肿反应，故应适当控制输液量，成人每天以 1 500~2 000ml 为宜，由于脑水肿期需使用强力脱水剂，尿量增加，因此，要注意维持水、电解质的平衡。准确记录 24 小时出入液量。

（5）止痛及镇静：颅脑手术后患者若诉头痛，应了解和分析头痛的原因、性质和程度，颅内压增高所引的头痛多发生在术后2~4天脑水肿高峰期，应注意脑手术后不论何种原因引起的头痛均不可轻易使用吗啡和哌替啶，因此类药物有抑制呼吸的作用，不仅影响气体交换，还使瞳孔缩小、意识障碍加深的副作用，影响临床观察。

（6）引流管的护理：观察记录引流的量和性质，保持引流通畅，引流管不可受压、扭曲、成角、折叠，应适当限制患者头部活动范围，活动及翻身时应避免牵拉引流管。拔管后切口处若有脑脊液漏出，应立即告知医师妥善处理，以免引起颅内感染。

3. 术后并发症的观察和护理

（1）出血：颅内出血是脑手术后最危险的并发症，多发生在术后24~48小时内。患者表现为意识清醒后又逐渐嗜睡、反应迟钝甚至昏迷。一旦发现患者有颅内出血征象，应及时报告医师，并做好再次手术止血的准备。

（2）感染：脑手术后常见的感染有切口感染、脑膜炎及肺部感染。及时查明导致感染的原因，行抗炎与对症支持治疗，注意防止二重感染的发生。

（3）中枢性高热：下丘脑、脑干及上颈髓病变和损害可使体温中枢调节功能紊乱，中枢性高热多出现于术后12~48小时内，及时采取冬眠低温治疗。

（4）尿崩症：主要发生于鞍上手术后，如垂体腺瘤、颅咽管瘤等手术累及下丘脑影响抗利尿激素分泌所致。患者出现多尿、多饮、口渴，每日尿量大于4 000ml，尿比重低于1.005。在给予垂体后叶激素治疗时，应准确记录出入液量，根据尿量的增减和血清电解质调节用量。尿量增多期间，须注意补钾，每1 000ml尿量补充1g氯化钾。

（5）胃出血：下丘脑及脑干受损后可引起应激性胃黏膜糜烂、溃疡、出血。患者呕吐大量血性或咖啡色胃内容物，一旦发现胃出血，应立即放置胃管，行胃肠减压，使用保护胃黏膜药物。

（6）癫痫发作：多发生在术后2~4天脑水肿高峰期，系因术后脑组织缺氧及皮质运动区受激惹所致。癫痫发作时，应及时给予抗癫痫药物控制，患者卧床休息，保证睡眠，避免情绪激动；吸氧，注意保护患者，避免意外受伤；观察发作时表现并详细记录。

三、脑血管疾病

脑血管疾病的发病率和死亡率都较高，需外科手术治疗的脑血管病有颅内动脉瘤、颅内动静脉畸形和脑卒中。脑血管疾病可采用开颅手术治疗或介入治疗，根据不同的治疗方式采用不同的护理方法。

1. 护理诊断　①意识障碍：与颅内出血有关；②躯体移动障碍：与脑组织缺血或脑出血有关；③知识缺乏：缺乏颅内动脉瘤破裂的相关知识；④潜在并发症：颅内压增高及脑疝、脑缺血。

2. 护理措施

（1）卧床休息，保持安静，避免情绪激动，保持大便通畅，防止因便秘造成患者出血和再次出血。给患者及家属强调防止颅内动脉瘤破裂的相关知识。

（2）密切观察生命体征、意识、瞳孔变化，注意有无颅内出血致颅内压增高迹象。

（3）预防脑缺血和脑动脉痉挛：蛛网膜下腔出血、注射造影剂、手术器械接触、动脉瘤栓塞术后等均可诱发脑动脉痉挛，动脉痉挛是诱发脑缺血的重要原因，应密切观察病情变化，遵医嘱使用钙通道阻滞剂、升压、扩容等方法，防止脑血管痉挛和缺血。常规使用尼莫地平10mg微泵泵入，根据病情调整泵入速度。抗纤溶的治疗也可防止出血的发生，如应用纤溶抑制剂（6-氨基己酸、凝血酶、抑肽酶），干扰或阻断纤溶酶原变为纤溶酶，使动脉瘤破口处血块的纤溶过程延长形成瘢痕而修复。

（4）动脉造影和栓塞术后密切观察足背动脉的搏动、患肢皮肤温度，每小时1次并记录。腹股沟穿刺区加压包扎患肢制动8小时，卧床24小时，观察有无出血及血肿。注意有无插管和造影引起的并发症，给予对症处理。鼓励患者多饮水，促进造影剂的代谢。

（5）预防并发症:常见并发症有颅内压增高和脑疝、出血、癫痫等。

1）颅内压增高、脑疝:头部手术后均有脑水肿反应,应控制输液量,成人每天1 500~2 000ml为宜。脑水肿期需使用脱水剂,注意水、电解质的变化,观察生命体征、意识、瞳孔、肢体活动状况等。

2）出血的观察:颅内出血是脑手术后最危险的并发症,多发生在术后24~48小时内。患者表现为意识清醒后又逐渐嗜睡、反应迟钝甚至昏迷。一旦发现患者有颅内出血征象,应及时报告医师,并做好再次手术止血的准备。

3）癫痫的护理:多发生在术后2~4天脑水肿高峰期,系因术后脑组织缺氧及皮质运动区受激惹所致。癫痫发作时,应及时给予抗癫痫药物控制,患者卧床休息,保证睡眠,避免情绪激动;吸氧,注意保护患者,避免意外受伤;观察发作时表现并详细记录。

四、椎管内肿瘤

椎管内肿瘤包括发生于椎管内各组织,椎管内原发性和继发性肿瘤。临床表现为肿瘤所在的神经功能受损及其以下平面的感觉障碍、运动障碍、反射障碍、自主神经功能障碍。及时早期的手术治疗大多效果好。

1. 护理诊断　①恐惧:与知识缺乏有关;②便秘:与神经功能障碍有关;③预感性悲哀:疾病所致瘫痪。

2. 术前护理

（1）心理护理:由于疼痛、感觉障碍、肢体活动受限或大小便障碍等,患者易产生悲观心理。①主动关心患者、耐心倾听患者的主观感受、协助患者的日常生活;②鼓励其以乐观的心态配合治疗与护理;③镇痛药物促进睡眠,增进食欲,提高机体抵抗力。

（2）饮食:术前1~2天进流质或半流质饮食,减少粪便形成。手术前晚行清洁灌肠1次。

（3）体位:睡硬板床适当休息,保证充足的睡眠,以增进食欲,提高机体的抵抗力;训练床上大小便;肢体活动障碍者勿单独外出,以免摔倒。

（4）瘫痪患者的护理:瘫痪是因脊髓受肿瘤压迫损伤所致,表现为损伤平面以下感觉、运动障碍、被动体位。护理上要预防压疮发生;保持大小便通畅;鼓励和指导患者最大限度地自理部分生活;指导患者功能锻炼,改善肢体营养,防止肌肉萎缩。

3. 术后护理

（1）心理护理:术后麻醉反应、手术创伤,伤口疼痛,使患者产生孤独、恐惧的心理反应。及时了解患者的孤独恐惧心理,指导家属鼓励、安慰患者,消除孤独感,减少插管、穿刺等物理刺激给患者造成的恐惧。

（2）饮食:腰骶部肿瘤术后肛门排气后方可进食少量流质饮食,以后逐渐增加量。以高蛋白、高能量、易消化多纤维的食物为宜,补充维生素及水分,以促进机体康复。

（3）体位:睡硬板床以保持脊柱的功能位置。术毕平卧4~6小时后按时翻身。呈轴样翻身,保持头、颈、躯干在同一水平,防止扭转造成损伤。翻身时动作须轻柔、协调,杜绝强行的拖拉动作。颈部手术者用沙袋置头部两侧。腰部手术者用平枕置于腰部,并检查患侧瘫痪肢体运动感觉恢复情况。慎用热水袋,因患者皮肤感觉障碍,易导致烫伤。

（4）留置导尿管护理:由于脊髓受肿瘤压迫损伤使神经功能障碍,患者表现为尿潴留或尿失禁。在护理时注意:①尿道口每天用1:20碘伏清洗消毒;②训练膀胱功能,夹闭尿管每3~4小时开放1次;③鼓励患者多饮水,达到自身冲洗的作用;④怀疑泌尿系感染时,及时做尿培养,使用敏感抗生素,慎防菌群失调。可用0.9%氯化钠溶液250ml加敏感抗生素膀胱冲洗,每天2次。再次导尿时注意无菌操作。

4. 并发症护理

（1）便秘:便秘是由于脊髓受肿瘤压迫损伤使神经功能障碍、长期卧床等因素所致。促进肠蠕动的护理措施有:①合理饮食,多食粗纤维和易通便的食物,补充足够的水分;②指导并教会患者行腹部按摩,按肠蠕动方向自右下腹-右上腹-上腹-左上腹-左下腹由轻而重,再由重而轻按摩腹部;③指导患者在病情允许时活动肢体及做收腹活动;④督促患者养成定时排便的习惯;⑤用润滑剂、缓泻剂、通便、灌肠等方法解除便秘。

（2）压疮:①勤翻身,防止局部长时间受压;②常按摩骨突部位,以改善局部血液循环;③加强营养支持疗法。

（罗庆莲）

复习思考题

1. 昏迷患者的护理应注意哪些事项?
2. 癫痫持续状态的患者应如何处理?
3. 简述颅脑损伤患者的护理注意事项。